心 房 颤 动

主　　审　黄从新

名誉主编　马长生　杨延宗

主　　编　夏云龙　龙德勇　高连君　刘少稳

副主编　尹晓盟　黄　鹤　唐　闽　桑才华

学术秘书　孙源君

人民卫生出版社

·北　京·

图书在版编目（CIP）数据

心房颤动 / 夏云龙等主编 . —北京：人民卫生出版社，2023.6

ISBN 978-7-117-35006-8

Ⅰ. ①心⋯　Ⅱ. ①夏⋯　Ⅲ. ①心房纤颤–诊疗　Ⅳ. ①R541.7

中国国家版本馆 CIP 数据核字（2023）第 109126 号

人卫智网	www.ipmph.com	医学教育、学术、考试、健康， 购书智慧智能综合服务平台
人卫官网	www.pmph.com	人卫官方资讯发布平台

心 房 颤 动
Xinfang Chandong

主　　编：夏云龙　龙德勇　高连君　刘少稳

出版发行：人民卫生出版社（中继线 010-59780011）

地　　址：北京市朝阳区潘家园南里 19 号

邮　　编：100021

E - mail：pmph @ pmph.com

购书热线：010-59787592　010-59787584　010-65264830

印　　刷：北京顶佳世纪印刷有限公司

经　　销：新华书店

开　　本：787×1092　1/16　　印张：49

字　　数：1162 千字

版　　次：2023 年 6 月第 1 版

印　　次：2023 年 7 月第 1 次印刷

标准书号：ISBN 978-7-117-35006-8

定　　价：258.00 元

打击盗版举报电话：010-59787491　E-mail：WQ @ pmph.com

质量问题联系电话：010-59787234　E-mail：zhiliang @ pmph.com

数字融合服务电话：4001118166　　E-mail：zengzhi @ pmph.com

编者名单

（以姓氏汉语拼音为序）

蔡 衡	天津医科大学总医院	范朋飞	北京大学人民医院
蔡蒙醒	温州医科大学附属第一医院	付 华	四川大学华西医院
蔡阳威	重庆医科大学附属第二医院	高连君	大连医科大学附属第一医院
常 栋	厦门大学附属心血管病医院	龚畅祺	上海交通大学医学院附属新华医院
陈 娜	大连医科大学附属第一医院	关旭敏	大连医科大学附属第一医院
陈 石	四川大学华西医院	郭 琦	首都医科大学附属北京安贞医院
陈 涛	中国医科大学附属第一医院	郭豫涛	中国人民解放军总医院
陈崇杰	北京大学人民医院	韩劲松	中国人民解放军北部战区总医院
陈菲菲	大连医科大学附属第一医院	何 榕	清华大学附属北京长庚医院
陈明龙	江苏省人民医院	何长健	河北医科大学第二医院
陈三保	中国人民解放军北部战区总医院	洪 丽	大连医科大学附属第一医院
陈松文	上海市第一人民医院	胡 锋	上海交通大学医学院附属仁济医院
陈桐帅	山东大学齐鲁医院	胡 珊	武汉大学人民医院
陈样新	中山大学孙逸仙纪念医院	胡金柱	南昌大学附属第二医院
陈煜阳	中山大学孙逸仙纪念医院	黄 波	北京大学第一医院
陈子良	天津医科大学第二医院	黄 鹤	武汉大学人民医院
程 冕	华中科技大学同济医学院附属同济医院	黄从新	武汉大学人民医院
储慧民	宁波市第一医院	黄伟剑	温州医科大学附属第一医院
丛 涛	大连医科大学附属第一医院	黄尾平	武汉大学中南医院
代佰玲	大连医科大学附属第一医院	黄峥嵘	厦门大学附属第一医院
戴世煜	大连医科大学附属第一医院	姜晓晓	大连医科大学附属第一医院
丁荣晶	北京大学人民医院	蒋晨曦	首都医科大学附属北京安贞医院
董 艳	江苏省人民医院	蒋晨阳	浙江大学医学院附属邵逸夫医院
董皓宇	大连医科大学附属第一医院	金 晖	大连医科大学附属第二医院
董建增	首都医科大学附属北京安贞医院	孔令璁	上海交通大学医学院附属仁济医院
董颖雪	大连医科大学附属第一医院	赖一炜	首都医科大学附属北京安贞医院
杜先锋	宁波市第一医院	李 健	中国医科大学附属第一医院
段江波	北京大学人民医院	李 康	北京大学第一医院
樊友启	浙江大学医学院附属第二医院	李 娜	山西省心血管病医院
		李 真	大连医科大学附属第一医院

李凯歌	上海市胸科医院	马成鸣	大连医科大学附属第一医院
李绍龙	昆明医科大学附属延安医院	马长生	首都医科大学附属北京安贞医院
李述峰	哈尔滨医科大学附属第二医院	孟云帆	中国人民解放军北部战区总医院
李树岩	吉林大学白求恩第一医院	牛国栋	中国医学科学院阜外医院
李松南	首都医科大学附属北京安贞医院	潘振伟	哈尔滨医科大学药学院
李天浩	辽宁省人民医院	潘紫薇	浙江大学转化医学研究院
李学斌	北京大学人民医院	乔 宇	中国医学科学院阜外医院
李耀东	新疆医科大学附属第一医院	秦 牧	上海市胸科医院
李毅刚	上海交通大学医学院附属新华医院	曲秀芬	哈尔滨医科大学附属第一医院
梁 明	中国人民解放军北部战区总医院	桑才华	首都医科大学附属北京安贞医院
梁 平	浙江大学转化医学研究院	尚夕宁	中国人民解放军北部战区总医院
梁兆光	哈尔滨医科大学附属第一医院	申其伟	南昌大学附属第二医院
凌云龙	复旦大学附属中山医院	史铁英	大连医科大学附属第一医院
凌智瑜	重庆医科大学附属第二医院	舒鸿洋	华中科技大学同济医学院附属同济医院
刘 强	北京大学人民医院		
刘 彤	天津医科大学第二医院	宋尚明	山东省立医院
刘 旭	上海市胸科医院	苏 晞	武汉亚洲心脏病医院
刘 莹	大连医科大学附属第一医院	孙 伟	大连医科大学附属第一医院
刘 育	武汉大学人民医院	孙鸣宇	中国人民解放军北部战区总医院
刘 铮	首都医科大学附属北京朝阳医院	孙巧冰	大连医科大学附属第一医院
刘蓓蕾	武汉大学人民医院	孙儒雅	北京大学基础医学院
刘吉义	大连大学附属中山医院	孙英贤	中国医科大学附属第一医院
刘金秋	大连医科大学附属第一医院	孙源君	大连医科大学附属第一医院
刘启明	中南大学湘雅二医院	谭红伟	同济大学附属同济医院
刘少稳	上海市第一人民医院	汤宝鹏	新疆医科大学附属第一医院
刘兴鹏	首都医科大学附属北京朝阳医院	汤日波	首都医科大学附属北京安贞医院
刘耀中	中南大学湘雅二医院	唐 成	武汉亚洲心脏病医院
刘元伟	清华大学附属北京长庚医院	唐 闽	中国医学科学院阜外医院
柳江海	厦门大学附属心血管病医院	陶 玲	中南大学湘雅三医院
龙德勇	首都医科大学附属北京安贞医院	陶海龙	郑州大学第一附属医院
卢凤民	天津市胸科医院	涂 欣	华中科技大学生命科学与技术学院
卢晓峰	上海市第一人民医院	王 楠	大连医科大学附属第一医院
鲁志兵	武汉大学中南医院	王 炎	华中科技大学同济医学院附属同济医院
路 军	青岛大学附属医院		
罗鑫森	吉林大学白求恩第一医院	王国昊	大连医科大学附属第一医院
马 薇	天津市胸科医院	王海雄	山西省心血管病医院

王洪涛	西安交通大学附属第二医院	姚 焰	中国医学科学院阜外医院
王辉山	中国人民解放军北部战区总医院	姚可欣	首都医科大学附属北京安贞医院
王孟茹	华中科技大学生命科学与技术学院	叶 健	浙江大学医学院附属第二医院
王群山	上海交通大学医学院附属新华医院	易 甫	空军军医大学第一附属医院
王祥宇	吉林大学白求恩第一医院	尹晓盟	大连医科大学附属第一医院
王新华	上海交通大学医学院附属仁济医院	于 波	中国医科大学附属第一医院
王雨锋	首都医科大学附属北京安贞医院	于丰源	中国医学科学院阜外医院
王忠振	大连医科大学附属第一医院	于晓红	大连医科大学附属第一医院
王祖禄	中国人民解放军北部战区总医院	余雯曦	武汉大学中南医院
文 亮	空军军医大学第一附属医院	宇 霏	中国科学技术大学附属第一医院
吴 钢	武汉大学人民医院	喻荣辉	首都医科大学附属北京安贞医院
吴立群	上海交通大学医学院附属瑞金医院	袁义强	河南省胸科医院
吴圣杰	温州医科大学附属第一医院	曾莉钧	四川大学华西医院
吴书林	广东省人民医院	曾子悦	武汉大学中南医院
吴宗磊	大连医科大学附属第一医院	张 帆	天津市胸科医院
夏时俊	首都医科大学附属北京安贞医院	张 慧	中国人民解放军总医院
夏云龙	大连医科大学附属第一医院	张 凝	上海交通大学医学院附属瑞金医院
肖方毅	温州医科大学附属第一医院	张 培	浙江大学医学院附属邵逸夫医院
肖宪杰	大连医科大学附属第一医院	张 萍	清华大学附属北京长庚医院
谢 勇	中山大学孙逸仙纪念医院	张 澍	中国医学科学院阜外医院
谢荣盛	哈尔滨医科大学附属第一医院	张炳蔚	大连医科大学附属第一医院
谢瑞芹	河北医科大学第二医院	张存泰	华中科技大学同济医学院附属同济医院
谢双伦	中山大学孙逸仙纪念医院		
邢雪琴	山西省心血管病医院	张凤祥	江苏省人民医院
徐 健	中国科学技术大学附属第一医院	张海澄	北京大学人民医院
徐亚伟	同济大学附属第十人民医院	张劲林	武汉亚洲心脏病医院
许 静	天津市胸科医院	张丽娜	河北省人民医院
许丰强	青岛大学附属医院	张澎湃	上海交通大学医学院附属新华医院
薛玉梅	广东省人民医院	张起通	上海市第一人民医院
杨 兵	上海东方医院	张荣峰	大连医科大学附属第一医院
杨东辉	大连医科大学附属第二医院	张树龙	大连大学附属中山医院
杨桂棠	辽宁省人民医院	张艳丽	大连医科大学附属第一医院
杨明晖	大连医科大学附属第一医院	张志国	吉林大学白求恩第一医院
杨新春	首都医科大学附属北京朝阳医院	张志辉	中南大学湘雅三医院
杨延宗	大连医科大学附属第一医院	张紫冠	厦门大学附属第一医院
杨乙珩	大连医科大学附属第一医院	赵 爽	中国医学科学院阜外医院

赵春霞　华中科技大学同济医学院附属同济医院

赵铭哲　上海交通大学医学院附属新华医院

郑黎晖　中国医学科学院阜外医院

钟敬泉　山东大学齐鲁医院

周　菁　北京大学第一医院

周　静　华中科技大学同济医学院附属同济医院

周　宁　华中科技大学同济医学院附属同济医院

周达新　复旦大学附属中山医院

周根青　上海市第一人民医院

周晶亮　北京大学人民医院

朱文青　复旦大学附属中山医院

邹德玲　中国医科大学附属盛京医院

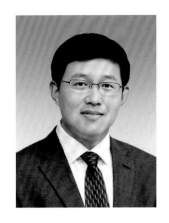

夏云龙

医学博士，主任医师，教授，博士研究生导师。大连医科大学副校长，大连医科大学附属第一医院院长，大连医科大学心血管病医院院长，国务院政府特殊津贴获得者、中华人民共和国教育部"长江学者奖励计划"特聘教授、"兴辽英才计划"科技创新领军人才、辽宁省优秀科技工作者、"辽宁好人·最美医师"。从事心血管疾病的医教研一线工作20余年，主攻方向为心律失常、心力衰竭及肿瘤心脏病学的发生机制与诊疗的基础与临床研究。现任美国心律学会资深会员，欧洲心脏病学会资深会员；中华医学会心血管病学分会委员，中国医师协会心血管内科医师分会常务委员，中华医学会心电生理和起搏分会/中国医师协会心律学专业委员会中青年委员会主任委员（双学会全国主任委员），中华医学会心血管病学分会肿瘤心脏病学组组长，中国医师协会心血管内科医师分会肿瘤心脏病学组副组长，中国临床肿瘤学会肿瘤心脏病学专家委员会候任主任委员，中国抗癌协会整合肿瘤心脏病学分会副主任委员，中国中西医结合学会第六届心血管病专业委员会肿瘤心脏病学组组长等职务。主持国家自然科学基金等国家级课题5项，省市级科研项目10余项。发表SCI论文100余篇，其中在 *Circulation*、*Hypertension*、*Heart Rhythm* 等期刊以第一或通讯作者发表论文60余篇，主编书籍6部，研究成果获得国家科学技术进步奖及省市级科技奖励共9项。

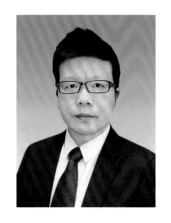

龙德勇

医学博士,主任医师,教授,博士研究生导师。首都医科大学附属北京安贞医院心律失常中心执行副主任。中华医学会心血管病学分会青年委员会副主任委员,中国生物医学工程学会心律分会常务委员、秘书长,国家卫生健康委员会心律失常介入治疗专家委员会成员,中国医师协会"全国心律失常治疗规范和新技术培训"项目导师,北京市"青苗"人才培养计划学术导师,中共中央组织部"西部之光"计划带教导师。兼任 *PACE*、*MEDICINE*、*BMC*、*Europace*、*Heart Rhythm*、中华心律失常学杂志编委和审稿人。主要从事各类快速心律失常(心房颤动、复杂房性心动过速、室性心动过速及室上性心动过速)的导管消融治疗,创新、改良了多项心律失常导管消融技术,曾应邀赴国内 20 多个省市、100 多家医学中心手术演示及教学,为我国心律失常导管消融的全面发展及技术普及作出了巨大贡献。作为中华人民共和国科学技术部创新人才推进计划重点领域创新团队和首都医科大学附属北京安贞医院心律失常团队领导成员,聚焦复杂心律失常电生理机制及临床治疗研究。发表 SCI 论文 100 篇,以第一或通讯作者在本领域顶级期刊 *Circulation:AE*、*Europace*、*Heart Rhythm*、中华心律失常学杂志发表论文 20 篇。参与或者承担的国家级科研课题 20 余项。新近获国家专利 10 项,部分专利实现了创新转化。

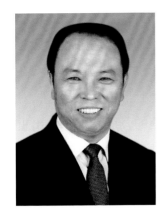

高连君

医学博士，主任医师，教授，博士研究生导师。大连医科大学附属第一医院心律失常中心主任，辽宁省特聘教授。曾留学美国纽约州立大学、美国密歇根州立大学。现任中华医学会心电生理和起搏分会常务委员、心房颤动工作组委员、室性心律失常工作组委员，中国医师协会心律学专业委员会委员，国家卫生健康委员会心律失常培训基地导师，中国研究型医院学会心房颤动专业委员会副主任委员，美国心脏病学会会员，美国心律学会 Fellow，辽宁省医学会心电生理与起搏学会主任委员，辽宁省房颤中心联盟主席，大连市医师协会心律学专业委员会主任委员等职务。曾获得国家科学技术进步奖二等奖及省市级多项科技奖励。长期从事心律失常领域的工作，包括快速心律失常的导管射频消融治疗、缓慢心律失常的起搏器治疗、心力衰竭再同步化治疗、猝死预防的 ICD 治疗。

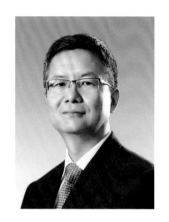

刘少稳

医学博士，主任医师，教授，博士研究生导师。上海市心脏病急救中心主任，上海市第一人民医院心血管病临床医学中心主任。擅长各种类型心律失常的药物和非药物治疗，在经导管消融治疗快速性心律失常方面处于国内领先水平，对于导管消融治疗心房颤动技术在我国的开展和推广作出重要贡献。现为欧洲心脏病学会会员，国际心律学会会员，中国生物医学工程学会心律分会副主任委员、国际合作与交流专委会主任委员，上海心律学会主任委员，长三角心血管联盟副主席兼秘书长，担任 *Pacing and Clinical Electrophysiology* 副主编。主持国家自然科学基金、多中心临床研究等科研项目 20 余项，曾获得国家科学技术进步奖二等奖 1 项、省级科研成果 4 项。累计发表学术论文 400 余篇，其中 SCI 论文 100 余篇，培养研究生 40 余名。主编专著 2 部（中英文专著 1 部），其中《心房颤动与导管射频消融心脏大静脉电隔离术》是我国第一部房颤导管消融专著。曾获"中国心律学会杰出贡献奖""上海工匠""上海好医生"等称号。

心房颤动是最常见的心律失常之一。中国成人（≥45 岁）的心房颤动标化患病率为 1.8%，75 岁以上人群的心房颤动患病率可高达 5%，心房颤动人群约 800 万。心房颤动的患病率随年龄增长逐渐增加，而近半数患者并不知晓自己患有心房颤动。在老龄化日渐加快的社会趋势下，心房颤动已成为危害人民群众健康的公共卫生问题。

心房颤动主要有四大危害：血栓栓塞，心力衰竭，痴呆和死亡。面对心房颤动防治，临床医师也有三样"法宝"，即抗凝治疗，导管消融治疗和危险因素综合管理。抗凝治疗方面，非维生素 K 拮抗剂口服抗凝药的问世，极大地改变了心房颤动抗凝的管理模式和心房颤动患者的预后，而左心耳封堵技术的发展又进一步成为卒中预防的有效补充手段。自 EAST-AFNET4 研究结果显示心房颤动患者早期节律控制明确改善预后之后，心房颤动便进入了以节律控制策略为主导的时代。导管消融作为节律控制的主要手段，随着实践经验和循证证据的积累，其发展更是如火如荼。此外，心房颤动综合管理的理念日益深入人心，优化生活方式，控制合并心血管危险因素，减少或延缓心房颤动的发生和发展，对提升心房颤动防治现状大有裨益。

近年心房颤动诊疗的新理念、新技术、新的循证证据层出不穷。以夏云龙教授为首的编委会组织我国从事心房颤动防治工作的多位专家在《心房颤动（2017 版）》的基础上对心房颤动诊疗新进展进行了总结与解读，旨在打造一部心房颤动的"百科全书"。全书共分八个部分，内容从基础研究到临床循证，从消融技术到药物管理，较上一版增加了心房颤动与肿瘤相关的学术内容，多学科交叉融合，体现了"全"的特点。全书紧扣"新"字，着重介绍最新的指南内容，循证证据及临床经验，并且结合大数据、人工智能等技术的发展增加了对可穿戴设备的介绍，体现出与时俱进。本书可作为心血管医师研究学习心房颤动诊疗的工具书，亦可作为医学生涉猎心房颤动相关知识、拓宽视野的参考书。

"学不博无以通其变，思不精无以烛其微"，我相信，《心房颤动》一书的出版发行必将规范及完善心房颤动诊疗，为人民心血管健康事业作出贡献。谨此祝贺《心房颤动》的出版！

是为序。

韩雅玲

中国人民解放军北部战区总医院

全军心血管病研究所所长、心血管内科主任

全军急危重症救治重点实验室主任

中国工程院院士

中华医学会心血管病学分会主任委员

2023 年 3 月

序 二

心房颤动为临床常见的一种心律失常,其心脏冲动几乎完全处于无规律状态,并由此可引发心力衰竭、心肌病、血栓栓塞等并发症,极大地影响到患病人群的身心健康乃至威胁到生命。基于此,加强对心房颤动的基础与临床研究,强化对心房颤动的全程、科学管理势在必行。

自《心房颤动(2017版)》问世以来,便以其丰富的学术内涵、全新的管理理念、翔实的防治方法学介绍而深受广大读者青睐。但随着对心房颤动基础与临床研究的不断深化,其新认识、新观念、新策略、新成果也在国内外不断问世,如此取之不竭的学术资源也推进了《心房颤动》的编撰,作为《心房颤动(2017版)》的延续。

《心房颤动》成文之后,作者邀我作序。鉴于几十年来,我一直在心律失常学,尤其是在心房颤动这一病种的防治上努力学习,执着研究、不断升华对心房颤动的发生、发展及其转归的全程认识,故对这一病种新的学术动态关注度极高,也就对作序欣然领命。

捧读《心房颤动》一书,我获悉了不少新的学术信息;了解了不少新的管理策略;知道了防治新法之然,并从文中也获知其所以然。实谓先睹为快,获益良好。

《心房颤动》编排科学,结构严谨,内容新颖,文笔流畅,足见作者之匠心。一字一句都凝聚着作者的执着与努力,一节一章都闪烁着医学科学的火花。这是一部不可多得的学术专著,理当珍爱、捧读;这是一部可为我们提供基础与临床研究诸多借鉴的医学专著,理当推荐、共赏。

是为序。

黄从新

2023 年 3 月

心房颤动（简称房颤）是 21 世纪持续增长的最常见的心血管疾病之一，其带来的心力衰竭、血栓栓塞等危害致死、致残率高。加强房颤的治疗、管理，最大化降低房颤带来的危害具有重要意义。

在 2017 年第十五届心房颤动国际论坛之际《心房颤动（2017 版）》出版发行，全面深入介绍了有关房颤各方面的研究成果。近年来房颤相关领域不断涌现出新的管理理念、诊疗技术和研究进展，药物治疗的循证学积累、消融和左心耳封堵技术理念的更新、可穿戴设备的应用、房颤管理的多学科交融等，临床医师及科研工作者对房颤的认知不断深入，房颤的诊疗管理趋向于综合化、交叉发展。在我国医疗卫生体系同仁的共同努力下，中国在房颤的诊疗方面取得了很大的成绩。为了跟进房颤领域最新进展，推广新理念、新技术，促进房颤的均质化规范管理，为打造出一部高质量的房颤精品专著，编委会特组织我国心律失常尤其房颤诊疗研究领域的专家、学者，聚心汇力，潜心撰写了《心房颤动》一书。经过甄选题目、约稿、编撰、审阅、修订和校对，《心房颤动》终于与广大读者见面。

《心房颤动》作为《心房颤动（2017 版）》的延续，汇总了近年房颤领域的进展、热点。近年来肿瘤心脏病学作为新兴交叉学科受到广泛关注，为顺应学科发展及读者需求，本书较《心房颤动（2017 版）》增加了房颤与肿瘤的内容。本书分为 8 篇，涵盖房颤的流行病学、基础研究、药物治疗、消融治疗、房颤与血栓栓塞、房颤与其他疾病、房颤综合管理、房颤与肿瘤，从多个角度、层面集成了房颤的新进展、新理论、新技术、新方法，旨在为临床医护人员、心电医师、科研工作者、医学生提供一本房颤相关较为全面的工具书。

至此，再次衷心感谢每一位编者，一篇篇都是辛劳与智慧的结晶，汇聚了每一位编者宝贵的经验和深厚的学术沉淀。正是众位专家、学者的付出与奉献，才成就了本书的精彩。

夏云龙　龙德勇　高连君　刘少稳
2023 年 3 月

目　录

第五篇　房颤与血栓栓塞

第六篇　房颤与其他疾病

第七篇　房颤的综合管理

第八篇　房颤与肿瘤

第一篇　房颤的流行病学

1

房颤的流行病学进展

心房颤动（atrial fibrillation，AF）简称房颤，是临床最常见的心律失常之一。随着全球平均寿命的延长和慢性病患者生存期的延长，房颤的发病率和患病率增长，因此房颤被称为21世纪心血管"流行疾病"。

房颤不仅会引起不适症状，还会增加患者死亡、卒中、心力衰竭、认知功能障碍等诸多风险，造成患者致残、需要多次住院等，明显降低了患者的生活质量，随之带来沉重的社会经济负担。

基于我国国情的房颤相关流行病学研究能够提供多维度的数据，如房颤患病率、发病率、合并症、房颤治疗情况等方面，可为房颤的防控、治疗策略提供针对性的数据支持，具有重要意义。

一、全球房颤患病率及发病率

既往大规模的房颤流行病学研究多来源于欧美，因研究开展的时间、地域、对房颤的定义及房颤确诊手段不同，所报道的房颤患病率及发病率的数据存在一定差异，但均发现近年来全球范围的房颤患病率及发病率存在显著增加趋势。

根据美国著名的Framingham心脏病队列研究数据，在过去50年中，房颤患病率增加了3倍。经年龄校正的房颤发病率并没有随着时间的推移而发生明显变化。尽管随着时间的推移，大多数危险因素的流行情况发生了改变，但其对房颤发生的影响变化不大。研究者认为，社区人群的房颤发病率和患病率呈现增长趋势，可能部分由房颤监测加强所致。

全球疾病负担项目报道了类似发现，预估2016年全球房颤的患病人口约为4 630万人，比2010年的3 350万人增加了40%，在发达国家中，房颤患病人数增长趋势更加明显。

二、我国房颤患病率及发病率

全球各地区的房颤患病率和发病率存在明显差异。全球范围内，房颤负担大多集中在低收入和中等收入国家，然而这类型国家的患病率和房颤负担的相关流行病学信息很少。通过利用科学的流行病学调查的方法，能够明确我国人群房颤的患病率及发病率，能够把握人群中房颤的发展趋势，为更好地、有针对性地开展房颤的人群预防、治疗提供了有价值的参考。

近10余年来，随着整体临床研究水平的进步，我国房颤相关流行病学研究也取得了快速发展，为更好地理解我国人群的房颤流行病学特征提供了重要数据。2003年胡大一教授等率先在我国 14 个省份开展了大规模房颤流行病学调查，29 079 名 30~85 岁参与者中，发现房颤患者 244 例，房颤粗患病率为 0.77%，年龄校正后房颤患病率为 0.61%。其后，国内又有学者基于不同地区、不同类型的调查数据库，报道了不同年龄段的房颤相关的流行病学数据。

2021 年 *Heart* 杂志报道了马长生教授等发起全国 8 个省市专家团队共同完成的心律失常流行病学调查研究（2014—2016 年），结果显示，我国成人（≥45 岁）的房颤标化患病率约为 1.8%（男性与女性分别为 1.9% 与 1.7%）。该研究采用两阶段整群抽样调查设计，从东北、华北、西北、华东、华中、华南和西南这七个地理区域选取了 39 个社区 / 乡村进行调查。共邀请了 64 893 人参加调查，其中 47 841 人完成了调查，总应答率为 74%。42 031 人接受了 12 导联心电图检查，调查共发现 932 名房颤患者，包括 598 名有房颤病史的患者及 334 名新诊断的房颤患者，校正后的房颤患病率为 1.8%（95%*CI* 1.7%~1.9%）。

根据 2010 年我国第六次人口普查数据和上述校正的患病率（1.8%），估计我国约有 790 万例房颤患者（95%*CI* 740 万 ~840 万）。

我国房颤患病率在不同特征人群中差异显著。马长生教授等的研究显示，随着年龄增长，房颤患病率逐渐增加。45~54 岁人群中，男性和女性的房颤患病率分别为 0.8% 和 0.6%；55~64 岁人群中，男性和女性的房颤患病率分别为 1.6% 和 1.4%；65~74 岁人群中，男性和女性的房颤患病率分别为 3.4% 和 2.4%；≥75 岁人群中，男性和女性的房颤患病率分别为 5.4% 和 4.9%。男性的房颤患病率高于女性（男性 1.9%，女性 1.7%），城市人群的患病率高于农村人群（城市 2.1%，农村 1.4%）。不同地域的人群房颤患病率差异巨大，北方地区的房颤患病率（2.4%）是西南地区（0.9%）的 2 倍多。中国脑卒中筛查和防治工程研究调查发现，我国高收入地区的房颤患病率最高（2.54%），其次是中等收入地区（2.33%），而低收入地区最低（1.98%）。

我国房颤患者对房颤的知晓率偏低；马长生教授等的研究发现，35.8% 的患者接受心电图检查发现房颤时，并不知晓自己罹患房颤。房颤知晓率随着年龄增加而降低，男性房颤患者的房颤知晓率（58.5%）低于女性房颤患者（68.8%），农村地区房颤患者的房颤知晓率（35.3%）低于城市地区房颤患者（78.3%）。再加上无症状性房颤的漏检，估计我国实际的房颤患病人数仍高于上述估计数字。另外，随着人口老龄化进展及筛查技术提高，我国房颤患病数仍将持续增长。

近年来，房颤流行病学研究越来越强调健康的社会决定因素（social determinants of health, SODH）的重要性，包括居住环境（即城市与农村）、疾病管理的可及性、社会经济地位，以及文化和语言方面都可能对控制房颤负担具有重要意义。马长生教授等的研究还发现，高龄、男性、城市居民、合并高血压、糖尿病、冠心病、卒中或短暂性脑缺血发作、久坐的生活方式以及肥胖与我国人群更高的房颤患病率有关。持续关注和进一步探索 SODH，有助于明确解决房颤预防中所面临的结构性挑战和不平等问题。

三、房颤的终生风险

房颤的终生风险因遗传易感性和临床危险因素的不同而有很大差异。根据 Framingham 研究的最新数据，一般人群 55 岁以后患房颤的终生风险约为 37%。该研究还发现，无论房颤的遗传易感性如何，在临床危险因素更少的个体中，房颤的发病年龄都更大；然而，即使在临床危险因素负担较低的情况下，具有高度房颤遗传倾向的个体发生房颤的终生风险依然很高。

此外，Framingham 研究还提示，男性的终生房颤风险高于女性；55 岁时无明确危险因素（不吸烟、饮酒，无治疗下血压 <120/80mmHg，空腹血糖 <100mg/dl，体重指数 <25kg/m²，无心肌梗死、心力衰竭病史）的个体，其终生房颤风险约为 1/5，而具有较多 / 较高危险因素的人，其终生房颤风险至少为 1/3；为进一步减轻房颤负担，亟须改进房颤预防的方案，更加强调针对可改变的边缘升高和增高的房颤相关危险因素，并管理好合并基础疾病（共病）。

美国 ARIC 注册研究报道了不同社会经济地位群体的房颤终生风险。研究分析的 15 343 名参与者数据，其中白种人的终生房颤风险为 1/3，非裔美国人为 1/5。在社会经济地位较高的人群中，房颤的发病率较低，但教育程度和收入水平较高人群的终生房颤风险较高。

对于已经罹患房颤的患者，控制好房颤相关危险因素同样至关重要。基于我国房颤注册研究的数据，17 898 例房颤患者中，大多数患者生活方式不健康［健康生活方式定义为不吸烟、不饮酒、体重指数（BMI）正常、未经治疗的总胆固醇 <200mg/dl、未经治疗的血压低于 120/80mmHg、未经治疗的空腹葡萄糖 <100mg/dl］，不吸烟、BMI 正常、血压和血糖水平良好（单独保持和综合保持）与房颤患者的临床预后改善有关。

四、移动医疗与人工智能助力亚临床房颤、临床房颤筛查和管理

近年来，房颤流行病学的热点聚焦在亚临床房颤和房颤筛查。亚临床房颤是指无房颤既往史患者出现的无症状性房颤发作，只能通过监测技术发现。移动医疗、人工智能技术的飞速发展，为亚临床房颤、临床房颤筛查提供了强大助力。

移动医疗技术（移动医疗、移动设备、可穿戴传感器、软件应用程序）让人们可以更密切地监测自己的健康水平和疾病状态。便携式心电监测技术诊断房颤已经获得了广泛关注和应用，更频繁的心律监测进一步提高了临床房颤和亚临床房颤的患病率。此外，移动医疗技术可以帮助控制和管理房颤相关的危险因素（如久坐、体育锻炼、体重管理、血压、糖尿病控制、用药依从性等）。不过我们也需要警惕可能随之而来的过度诊断和治疗的问题，房颤诊断的假阳性或时程很短的自限性、亚临床房颤可能会引发一系列检测和治疗的连锁反应，这可能会大大影响个体生活质量。目前仍有待进一步研究探索移动医疗技术在房颤疾病预防、筛查和管理中的有效性，定义最适合的目标人群。

人工智能技术在心血管领域的应用正快速发展。通过人工智能技术挖掘房颤大数据集、深度学习等算法自动学习脉搏、心电波形，或许能找出预测房颤发生、房颤进展的新方法，有可能提高房颤的诊断、筛查和治疗的有效性，并指导医师和患者进一步做好房颤的管理。我国目前人工智能辅助心电图诊断、预测房颤的相关研究也正处于起步阶段，有待进一步开发相关模型以及开展相关的临床研究，验证适合人工智能在我国人群中多层次应用（房颤风险预测、房颤亚型分类和管理指导，例如房颤管理决策支持工具及其可普及程度）的可能性。

（马长生　夏时俊）

参 考 文 献

［1］ SCHNABEL R B, YIN X, GONA P, et al. 50 year trends in atrial fibrillation prevalence, incidence, risk factors, and mortality in the Framingham Heart Study: a cohort study［J］. Lancet, 2015, 386（9989）: 154-162.

［2］ GBD 2016 Disease and Injury Incidence and Prevalence Collaborators. Global, regional, and national incidence, prevalence, and years lived with disability for 328 diseases and injuries for 195 countries, 1990-2016: a systematic analysis for the Global Burden of Disease Study 2016［J］. Lancet, 2017, 390（10100）: 1211-1259.

［3］ 周自强, 胡大一, 陈捷, 等. 中国心房颤动现状的流行病学研究［J］. 中华内科杂志, 2004, 43（7）: 491-494.

［4］ GUO Y, TIAN Y, WANG H, et al. Prevalence, incidence, and lifetime risk of atrial fibrillation in China: new insights into the global burden of atrial fibrillation［J］. Chest, 2015, 147（1）: 109-119.

［5］ WANG Z, CHEN Z, WANG X, et al. The Disease Burden of Atrial Fibrillation in China from a National Cross-sectional Survey［J］. Am J Cardiol, 2018, 122（5）: 793-798.

［6］ XING L, LIN M, DU Z, et al. Epidemiology of atrial fibrillation in northeast China: a cross-sectional study, 2017-2019［J］. Heart, 2020, 106（8）: 590-595.

［7］ DENG H, GUO P, ZHENG M, et al. Epidemiological Characteristics of Atrial Fibrillation in Southern China: Results from the Guangzhou Heart Study［J］. Sci Rep, 2018, 8（1）: 17829.

［8］ WANG X, FU Q, SONG F, et al. Data on prevalence of atrial fibrillation and its association with stroke in low-, middle-, and high-income regions of China［J］. Data Brief, 2018, 19: 1822-1827.

［9］ LI Y, WU Y F, CHEN K P, et al. Prevalence of atrial fibrillation in China and its risk factors［J］. Biomed Environ Sci, 2013, 26（9）: 709-716.

［10］ DU X, GUO L, XIA S, et al. Atrial fibrillation prevalence, awareness and management in a nationwide survey of adults in China［J］. Heart, 2021, 107（7）: 535-541.

［11］ WANG X, FU Q, SONG F, et al. Prevalence of atrial fibrillation in different socioeconomic regions of China and its association with stroke: Results from a national stroke screening survey［J］. Int J Cardiol, 2018, 271: 92-97.

［12］ WENG L C, PREIS S R, HULME O L, et al. Genetic Predisposition, Clinical Risk Factor Burden, and Lifetime Risk of Atrial Fibrillation［J］. Circulation, 2018, 137（10）: 1027-1038.

［13］ STAERK L, WANG B, PREIS S R, et al. Lifetime risk of atrial fibrillation according to optimal, borderline, or elevated levels of risk factors: cohort study based on longitudinal data from the Framingham Heart Study［J］. BMJ, 2018, 361: k1453.

［14］ MOU L, NORBY F L, CHEN L Y, et al. Lifetime Risk of Atrial Fibrillation by Race and Socioeconomic Status: ARIC Study（Atherosclerosis Risk in Communities）［J］. Circ

Arrhythm Electrophysiol, 2018, 11（7）: e006350.

［15］ JIANG C, LAN D H, DU X, et al. Prevalence of modifiable risk factors and relation to stroke and death in patients with atrial fibrillation: A report from the China atrial fibrillation registry study［J］. J Cardiovasc Electrophysiol, 2019, 30（12）: 2759-2766.

［16］ KASHOU A H, ADEDINSEWO D A, NOSEWORTHY P A. Subclinical Atrial Fibrillation: A Silent Threat with Uncertain Implications［J］. Annu Rev Med, 2022, 73: 355-362.

［17］ KHURSHID S, FRIEDMAN S, REEDER C, et al. ECG-Based Deep Learning and Clinical Risk Factors to Predict Atrial Fibrillation［J］. Circulation, 2022, 145（2）: 122-133.

［18］ KORNEJ J, BORSCHEL C S, BENJAMIN E J, et al. Epidemiology of Atrial Fibrillation in the 21st Century: Novel Methods and New Insights［J］. Circ Res, 2020, 127（1）: 4-20.

第二篇　房颤的基础研究

1　房颤的遗传学研究进展

房颤在人群中具有一定的遗传倾向。Framingham 心脏研究的前瞻性队列研究（1983—2002 年）结果显示，房颤患者子女房颤发生风险增加；在冰岛利用全国范围内的家谱数据库和基于人口的房颤数据进行的研究显示，房颤具有显著的家族聚集性；丹麦双生子的大型队列研究应用生物计量学模型估计房颤的遗传度为 62%（ 95%CI 55%~68% ）。此外，孤立性房颤的研究结果显示，年轻个体孤立性房颤风险，随着其亲属孤立性房颤发生率增加及发病年龄降低而增加。

1997 年 Brugada 等则应用连锁分析和单倍型分析在一个常染色体显性遗传的家族性房颤中，确定该家族性房颤的相关致病遗传风险位于人类染色体 10q22~10q24 区域；2003 年陈义汉教授等在另一个常染色体显性遗传性家族性房颤家系中克隆了位于 11p15.5 区域的首个房颤致病基因 *KCNQ1*，提示遗传因素在房颤发生、发展中具有重要作用。目前，房颤的遗传学研究主要有基于家系的连锁分析、基于候选基因的关联分析、基于病例 - 对照的全基因组关联分析，以及以高通量测序技术结合群体基因组序列数据分析等。自首个房颤致病基因 *KCNQ1* 被发现以来，迄今已发现至少 30 个房颤相关致病基因，并表现出典型的遗传异质性。这些基因编码的蛋白涉及离子通道、钙稳态、纤维化、细胞间偶联等相关基因等。

与房颤相关的离子通道包括多种外向钾离子电流通道、内向钠离子电流通道和 L 型钙离子电流通道（ 表 2-1-1 ）。①*KCNQ1* 编码缓慢激活的延迟整流钾通道的 α 亚基，其功能获得型突变 S140G 可能通过减少心房肌细胞的动作电位持续时间和有效不应期来启动和维持房颤。同时，*KCNQ1* 的功能丧失型突变 A302V 也与房颤有关，该突变表现出明显的缓慢激活延迟整流钾电流功能丧失，增强了房颤易感性；心房特异性电压门控钾电流 I_{Kur}，在人心房肌细胞的复极化中起重要作用，该通道 α 亚基 Kv1.5 由 *KCNA5* 编码，其功能丧失型和功能增益型突变均可导致房颤；此外，瞬时外向钾电流通道、快速激活的延迟整流钾通道、内向整流钾通道、超极化激活环核苷酸门控的阳离子通道等的编码基因突变与房颤发生密切关联。②除钾离子通道相关基因外，负责动作电位启动与传导的钠离子通道编码基因突变时，也可导致房颤。其中，Nav1.5 的 α 亚基编码基因 *SCN5A* 的功能丧失和功能获得型突变，分别通过降低心房传导速度、增加心房动作电位持续时间和兴奋性诱导房颤。③钙离子作为心脏收缩所必需的心脏信号离子，钙离子处理的改变促进了异位活性和舒张期钙离子通过兰尼碱受体（ RyRs ）从肌质网泄漏到细胞质，为房颤的发生和发展提供了电生理基础。

除了编码离子通道基因突变外，涉及炎症、细胞肥大、心房扩张和纤维化等心房结构重构累积相关的基因突变，也可导致异常电信号形成和传导，成为致心律失常的基质。①2008 年，Denice 等在家族性房颤患者中检测到心房利钠肽的编码基因 *NPPA* 的移码突变。利钠肽是一种循环激素，能抑制交感神经并激发副交感神经活动，并直接调节特定的心脏离子通道;除了对电生理的影响外,最近研究结果显示,大鼠中 NPPA 变异 I138T 可以通过激活 TNF-α、NF-κB 和 IL-1β 信号传导,从而导致炎症和纤维化,引起房颤。②肌细胞间闰盘处的间隙连接通道是介导心肌细胞间动作电位快速传播的关键通道,对心脏传导具有重要作用。由 Cx40 和 Cx43 形成的间隙连接提供了一个低电阻通道,允许动作电位的快速传播,使相邻细胞产生同步活动。Cx40 和 Cx43 的编码基因 GJA5、GJA1 突变可能会导致心脏组织中的间隙连接耦合受损,增加动作电位传导速度的异质性,导致房颤的产生。

表 2-1-1　基于先前的连锁作图或候选基因测序工作的部分房颤易感基因

基因	机制
钾离子通道	
KCNQ1	增强复极化(I_{Ks} 增加)
KCNE1	增强复极化(I_{Ks} 增加)
KCNE2	增强复极化(I_{Ks} 增加)
KCNE5	增强复极化(I_{Ks} 增加)
KCNH2	增强复极化(I_{Kr} 增加)
KCNJ2	增强复极化(I_{K1} 增加)
KCNA5	延迟复极化和后去极化(I_{Kur} 减少)
钠离子通道	
SCN5A	失活中的超极化转变(功能丧失)/失活中的去极化转变(功能获得)
SCN1B	I_{Na} 电流减少和通道门控改变
SCN2B	I_{Na} 电流减少和通道门控改变
离子通道相关	
GJA5	细胞转运和细胞间电耦合受损,增加不应期离散
ANK2	功能丧失会降低 Cav1.3 表达和膜蛋白靶向(I_{Ca-L} 减少)
非离子通道	
LMNA	细胞核功能破坏或与细胞质蛋白相互作用改变
NUP155	降低核膜通透性,增强复极化
AGT	未知
ACE	插入/删除,未知机制
NPPA	突变肽,增强复极化

注:根据上述基因突变,已有研究者通过突变引起的生物学机制将房颤分为不同亚型,用于解释和分析心律失常出现的不同原因,并可能有助于指导治疗策略的制订。

AF 1 的机制亚型:基因 KCNQ1、KCNE2、KCNU2、KCNE5,钾离子通道的功能增益导致增强的心房动作电位复极。

AF 2 的机制亚型:基因 KCNA5、SCN5A,钾离子和钠离子通道的功能丧失导致心房动作电位复极延迟。

AF 3 的机制亚型:基因 GJA5、GJA1,间隙连接损伤导致传导速度异常。

AF 4 的机制亚型:基因 SCN5A,细胞兴奋性过高。

AF 5 的机制亚型:基因 NPPA、ANP 对心房电生理活动的调节。

AF 6 的机制亚型:基因未知,胆碱能(迷走神经)房颤。

心脏发育相关基因也是房颤的重要遗传风险因子,GATA 家族是一个转录因子蛋白质家族,其中 GATA4、GATA5 和 GATA6 参与心脏发生和内胚层组织亚群的形成,对心脏的发育至关重要。已在房颤患者中检测到 GATA4~GATA6 突变,其功能受损易患房颤,可能部分归因于肺静脉肌袖的异常发育,而异位活动,尤其是发生在肺静脉(PV)中的异位活动。对心脏发育基因具有调控作用的其他转录因子,如与 GATA4 等具有协同作用的 NKX2-5、NKX2-6、TBX5 等也确定与房颤发生有关。

随着全基因组关联分析(genome-wide association study,GWAS)在房颤研究中的应用,与非家族性房颤相关的常见遗传风险位点也逐渐被发现。2007 年 Gudbjartsson 等在全基因组范围内对冰岛、欧洲和中国人群参与者进行研究,确定了房颤的第一个常见遗传风险位点 4q25,该位点标志了编码成对相关同源域转录因子基因 *PITX2*,在心脏发育过程中,该基因主要在流出道的形态发生和心房的左右规范两个方面发挥作用。*PITX2* 缺乏可导致电/结构重构,以及小鼠模型中的心脏修复受损。此后,随着在欧洲、东亚、南美等地其他大规模和多种族全基因组关联研究的开展,现已确定了大量与房颤发生风险相关的位点,主要涉及与肌肉组织发育、心肌收缩等与心脏发育和形态相关的生物过程。

迄今为止,房颤研究队列纳入群体已超过 100 万例,包括 60 620 例房颤患者和 970 216 例对照者,在 111 个房颤关联的人类基因座确定了 142 个独立的风险变异,标志了 151 个可能与心房颤动有关的功能性候选基因;同时,基于人类 mRNA 微阵列的表达模式分析表明,上述房颤关联基因在心房、心耳、心脏、心室等多种心脏组织中高表达,相关位点与基因的富集分析研究指向与心脏发育、形态及心肌结构重塑相关的生物过程,阐明胎儿心脏组织生长和与心脏发育相关的通路对于成人房颤发生具有重要作用。

射频消融是治疗房颤的重要方法,已成为改善症状和控制心率或节律的重要治疗策略。然而消融后心律失常的复发时常发生,已有研究结果提示,消融后房颤的复发与遗传风险因子间存在关联。人类染色体 4q25 的两个常见单核苷酸多态性位点(SNP)rs2200733、rs10033464(标志基因 *PITX2*)与消融术后房颤复发风险显著关联,在显性模型下,rs2200733 使消融术后房性心律失常发生风险增加 1.4 倍;而位于人类染色体 16q22 的房颤相关 SNP rs2106216(标志基因 *ZHFX3*)与消融的良好反应性独立相关,并且与房颤持续时间为 12~65 个月的长期持续性患者的较低房颤复发率相关。

虽然 GWAS 已识别了大量房颤遗传风险位点,然而单个 SNP 位点所能提供的信息极为有限,只能解释疾病或性状的一小部分遗传度。研究发现,房颤的分级风险通常对应于房颤风险等位基因的数量,不同遗传变异位点间的组合可以增加房颤风险。例如,人类染色体 4q25 的多个房颤相关 SNP 中,3 种最常见的房颤遗传风险 SNP rs2200733、rs7570669、rs3853445 的组合与心律失常风险增加显著关联,在携带房颤风险等位点(TT/AA/CC)组合的人群具有最大的相对风险。另外,基因-基因相互作用在疾病表型的产生中也起着重要作用,如 SNP rs2200733 与 rs2106261 相互作用增加 AF 的风险,这可能是 PITX2c 通过 miR-1 正向调节 ZFHX3 表达,而 ZFHX3 又促进 PITX2c 表达引起房颤基质的出现和维持。

同样,由于单一遗传易感位点的对房颤的影响很小,与房颤相关的大多数变异的优势比(OR)≤1.2,限制了 GWAS 研究结果的临床应用。为了提高 GWAS 发现的房颤遗传风险位点的预测价值,研究人员设计了多基因风险评分用于评价常见变异的累积效应,为遗传易感性分层提供基础。Lubitz 等在欧洲和日本人群的病例和对照队列研究中观察到与遗传性 AF 风险等位基因数量相关的房颤分级风险,包含 12 个遗传易感变异的多位点风险评分结果显示可增加 5 倍 AF 发生风险;随后,Everett 等在女性健康前瞻性研究中创建了一个由 9 个基因座中的 12 个风险等位基因组成的房颤风险预测算法,将遗传风险评分与发生风险关联,提高了预测房颤发生的能力。然而,多基因风险评分只能评估疾病的相对风险,而个人的绝对风险会随年龄、生活方式和其他非遗传因素而变化;此外,由于 GWAS 的风险模型本质上是基于特定人群的研究,而 SNP 等位基因频率、连锁不平衡模式和群体之间的等位基因效应的差异,不同人群间的风险等位可能并不适用,这些都限制了多基因风险评分在实际临床上的应用。

综上所述,最近的研究已经确定了许多与房颤相关的罕见和常见的遗传变异,但已有数据仅能解释有限的房颤遗传率,未来需要更全面地了解这些房颤遗传风险位点背后的致病机制及其之间生物学途径与年龄、环境之间的相互作用共同对个体心房电 - 机械活动的影响,并基于遗传与生物学机制建立不同类型房颤的管理与干预策略。

(王孟茹　涂 欣)

参 考 文 献

[1] CHEN Y H, XU S J, BENDAHHOU S, et al. KCNQ1 gain-of-function mutation in familial atrial fibrillation [J]. Science, 2003, 299 (5604): 251-254.

[2] ZIMETBAUM P. Atrial Fibrillation [J]. Ann Intern Med, 2017, 166 (5): C33-C48.

[3] FOX C S, PARISE H, D'AGOSTINO R S, et al. Parental atrial fibrillation as a risk factor for atrial fibrillation in offspring [J]. JAMA, 2004, 291 (23): 2851-2855.

[4] CHEN Y H, XU S J, BENDAHHOU S, et al. KCNQ1 gain-of-function mutation in familial atrial fibrillation [J]. Science, 2003, 299 (5604): 251-254.

[5] DRIDI H, KUSHNIR A, ZALK R, et al. Intracellular calcium leak in heart failure and atrial fibrillation: a unifying mechanism and therapeutic target [J]. Nat Rev Cardiol, 2020, 17 (11): 732-747.

[6] MENON A, HONG L, SAVIO-GALIMBERTI E, et al. Electrophysiologic and molecular mechanisms of a frameshift NPPA mutation linked with familial atrial fibrillation [J]. J Mol Cell Cardiol, 2019, 132: 24-35.

[7] CHENG C, LIU H, TAN C, et al. Mutation in NPPA causes atrial fibrillation by activating inflammation and cardiac fibrosis in a knock-in rat model [J]. FASEB J, 2019, 33 (8): 8878-8891.

[8] BAI D. Atrial fibrillation-linked GJA5/connexin40 mutants impaired gap junctions via different mechanisms [J]. FEBS Lett, 2014, 588 (8): 1238-1243.

[9] YANG Y Q, WANG M Y, ZHANG X L, et al. GATA4 loss-of-function mutations in familial atrial fibrillation [J]. Clin Chim Acta, 2011, 412 (19-20): 1825-1830.

[10] HUANG R T, XUE S, XU Y J, et al. A novel NKX2.5 loss-of-function mutation responsible for familial atrial fibrillation [J]. Int J Mol Med, 2013, 31 (5): 1119-1126.

［11］WANG J, ZHANG D F, SUN Y M, et al. NKX2-6 mutation predisposes to familial atrial fibrillation［J］. Int J Mol Med, 2014, 34（6）: 1581-1590.

［12］MA J F, YANG F, MAHIDA S N, et al. TBX5 mutations contribute to early-onset atrial fibrillation in Chinese and Caucasians［J］. Cardiovasc Res, 2016, 109（3）: 442-450.

［13］NIELSEN J B, THOROLFSDOTTIR R B, FRITSCHE L G, et al. Biobank-driven genomic discovery yields new insight into atrial fibrillation biology［J］. Nat Genet, 2018, 50（9）: 1234-1239.

［14］PARAMESWARAN R, AL-KAISEY A M, KALMAN J M. Catheter ablation for atrial fibrillation: current indications and evolving technologies［J］. Nat Rev Cardiol, 2021, 18（3）: 210-225.

［15］PARK J K, LEE J Y, YANG P S, et al. Good responders to catheter ablation for long-standing persistent atrial fibrillation: Clinical and genetic characteristics［J］. J Cardiol, 2017, 69（3）: 584-590.

［16］LIU L, KIRYLUK K. Genome-wide polygenic risk predictors for kidney disease［J］. Nat Rev Nephrol, 2018, 14（12）: 723-724.

［17］LUBITZ S A, YIN X, LIN H J, et al. Genetic Risk Prediction of Atrial Fibrillation［J］. Circulation, 2017, 135（14）: 1311-1320.

［18］EVERETT B M, COOK N R, CONEN D, et al. Novel genetic markers improve measures of atrial fibrillation risk prediction［J］. Eur Heart J, 2013, 34（29）: 2243-2251.

［19］LIU L, KIRYLUK K. Genome-wide polygenic risk predictors for kidney disease［J］. Nat Rev Nephrol, 2018, 14（12）: 723-724.

2 非编码 RNA 与房颤

虽然房颤的确切病理生物学机制仍在调查中,但普遍认为房颤的发生与心房病理性重构有关,即结构重构、电重构、钙处理异常、自主神经系统失调,这种病理性重构改变了电脉冲在心脏中的传播方式,而这种无序的传播又进一步导致心肌的无序刺激和随后的心律失常。非编码 RNA（non-coding RNA, ncRNA）包括微小 RNA（microRNA, miRNA）、长链非编码 RNA（long non-coding RNA, lncRNA）和环状 RNA（circular RNA, circRNA）等。这些 RNA 的共同特征是它们可以从基因组转录,但不能翻译成蛋白质,并且可以在 RNA 水平发挥各自的生物学功能。非编码 RNA 在心血管系统的生理和正常发育中起着关键作用,同时也与心血管疾病的发展密切相关。

许多研究表明,非编码 RNA 可通过调控关键通路或核心蛋白,在房颤中发挥重要作用。非编码 RNA 参与了导致房颤发生的各个基本病理过程,包括结构重构、电重构、钙处理异常、自主神经系统等。

一、miRNA 与房颤

miRNA 是一类内源性的小非编码 RNA，长度为 22 个核苷酸。miRNA 通过与 mRNA 的 3' 非翻译区（3'-untranslated region，3'-UTR）结合，在转录后水平上负调控靶基因的表达。miRNA 几乎存在于所有生命体中，并且在进化上是保守的，这些小分子有望改变 20%~30% 的哺乳动物蛋白质编码基因的表达。在心脏中，miRNA 在生理和病理事件中广泛发挥作用。在许多房颤患者或房颤动物模型中都观察到了 miRNA 含量的异常。同时，大量数据表明，miRNA 在房颤发病机制中起重要作用。某些特异性 miRNA 可以影响房颤发病和进展的几个方面，如结构重构、电重构、自主神经系统、钙处理异常等。

（一）房颤患者 miRNA 水平的变化

已有研究表明，房颤患者中多种 miRNA 的转录水平发生变化，进一步研究分析发现，这些 miRNA 均不同程度地参与了房颤的发生、发展。血浆中这些差异表达 miRNA 的含量可作为临床诊断标准之一。此外，这些差异表达的 miRNA 还可以进一步成为临床治疗中的治疗靶点。

通过比较房颤和非房颤患者的血浆 miRNA 表达谱，观察到房颤患者中 miR-9、miR-152、miR-374a、miR-454 和 miR-664 表达增加，而 miR-150、miR-21 表达下调。另一项研究比较了急性新发房颤、房颤控制良好和正常窦性心律患者的血浆中 6 种 miRNA 的含量变化，发现与健康对照组相比，急性新发房颤患者的 miR-133b、miR-328 和 miR-499 表达增加，而房颤控制良好患者的 miR-21 表达降低。进一步研究显示，这些变化的 miRNA 均与房颤密切相关。

（二）miRNA 与心房结构重构

房颤的结构重构以心房增大和纤维化为特征，后者被认为是病理过程的标志，并与房颤复发、治疗抵抗和并发症相关。心房纤维化的特征是心房成纤维细胞的异常增殖和细胞外基质的过量沉积。心房的结构重构是一个多因素过程，而 miRNA 可通过调控这些过程影响房颤。

miR-21 是较早发现的参与心房结构重构的 miRNA，可促进细胞外基质的沉积，增强 I 型、III 型胶原的表达以促进纤维化。现已发现多种 miR-21 调节心肌纤维化的机制。Oliver 等发现，miR-21 可以靶向软脂酰化磷蛋白（Sprouty1，SPRY1）并抑制其表达，SPRY1 负调控 Ras/MEK/ERK 信号通路。因此，miR-21 增多使左心房内间质纤维化增加，促进心房结构重构。另有研究发现，miR-21 可以抑制 Smad7 表达，Smad7 与 I 型和 III 型胶原增加有关。抑制 miR-21，可上调 Smad7，并抑制心房纤维化。miR-21 还可以抑制含有 WW 结构域的 E3 泛素蛋白连接酶 1（WW domain-containing E3 ubiquitin protein ligase 1，WWP-1），进而激活 TGF-β_1/Smad2 信号通路，促进心房纤维化。

单等在房颤动物模型中发现 miR-133 和 miR-590 显著下调，转化生长因子 β_1（transforming growth factor-β_1，TGF-β_1）、转化生长因子 β 受体 2（transforming growth factor-βRII，TGF-βRII）基

因表达增强。体外实验表明,过表达 miR-133 和 miR-590 可使心房成纤维细胞胶原表达降低,并使 TGF-β$_1$、TGF-βR Ⅱ 下调,减轻心房纤维化,抑制房颤。

miR-26 在犬和大鼠房颤模型中表达下调。当抑制 miR-26 的表达后,其靶基因瞬时受体电势通道 3(transient receptor potential canonical-3, TRPC3)蛋白上调,成纤维细胞的增殖、分化和活化均增加。机制上,miR-26 在 5' 启动子区域具有活化 T 细胞核因子(nuclear factor of activated T cells, NFAT)结合位点。NFAT 在房颤成纤维细胞激活中增多,并且 NFAT 通过负调控 miR-26 转录使其在房颤中下调,而 miR-26 的下调促进了其靶基因 *TRPC3* 的上调,从而促进心房的结构重构。

miR-27b 在左心房中高表达,但在血管紧张素 Ⅱ(angiotensin Ⅱ, Ang Ⅱ)刺激后 miR-27b 的表达显著降低。Masson 结果显示,用腺病毒将 miR-27b 输送至左心房,可减轻 AngⅡ 诱导的心房纤维化。miR-27b 上调后,Ⅰ 型胶原、Ⅲ 型胶原、Ⅰ 型纤溶酶原激活物抑制剂和 α- 平滑肌肌动蛋白的表达均受到抑制。在离体灌注心脏中,AngⅡ 诱导可使心房传导时间、房颤发生率和房颤持续时间增加,而 miR-27b 过表达显著抑制这些变化。机制上,miR-27b 通过与激活素样激酶 5(activin like kinase 5, ALK5)mRNA 的 3'-UTR 结合而抑制其表达,同时还抑制 AngⅡ 诱导的 Smad2/3 磷酸化,即 miR-27b 通过靶向 ALK5 使 Smad2/3 通路失活,从而改善心房纤维化和房颤。

miR-29b 可以靶向细胞外基质蛋白的相关 mRNA,包括胶原蛋白 -1A1(collagen-1A1, COL1A1)、胶原蛋白 -3A1(collagen-3A1, COL3A1)和原纤维蛋白(fibrillin)。慢性房颤患者的血浆和心房组织样本显示 miR-29b 表达降低,同时在房颤犬模型中也观察到了 miR-29b 表达降低。miR-29b 的下调使细胞外基质表达增加、心房胶原含量显著增加。当过表达 miR-29b 后,心房纤维化程度减轻。

miR-133 和 miR-30c 可直接靶向结缔组织生长因子(connective tissue growth factor, CTGF),在新生大鼠心肌细胞和成纤维细胞中,miR-133 或 miR-30c 敲低使 CTGF 在 mRNA 水平上增加 100% 以上,在蛋白质水平上增加 300%。CTGF 是纤维化过程中的关键分子,因此,心肌细胞中这些 miRNA 水平的恢复可减轻结构重构。

在房颤模型大鼠中观察到 miR-101a-3p 的下调和 zeste 同源物增强子 2(enhancer of zeste homolog 2, EZH2)的上调。心电图分析表明,miR-101a-3p 过表达恢复了房颤模型大鼠消失的 P 波、RR 间期及心房有效不应期,降低了房颤发生率,缩短了房颤持续时间。进一步研究发现,miR-101a-3p 通过靶向 EZH2 抑制胶原合成和心房纤维化来减轻房颤。

(三)miRNA 与心房电重构

在房颤兔模型中,miR-1 的表达显著增加,而钾电压门控通道亚家族 E 调节亚基 1(potassium voltage-gated channel subfamily E regulatory subunit 1, KCNE1)和钾电压门控通道亚家族 B 调节亚基 2(potassium voltage-gated channel subfamily B member 2, KCNB2)的 mRNA 和蛋白质表达水平均下调。同时,缓慢激活延迟整流钾电流(slow activating delayed rectifier potassium currents, I_{Ks})显著增强,动作电位时程和心房有效不应期缩短,促进房颤的发生。荧光素酶分析显示 KCNE1 和 KCNB2 是 miR-1 的直接靶点,而抑制 miR-1 的表达可减轻房颤中 KCNE1 和 KCNB2 的下调,从而降低房颤的易感性和发生率。最新的研究表明，miR-1 还可作为离子通道的调节器，直接与内向整流钾通道 2.1（inwardly rectifying potassium channels 2.1，Kir2.1）结合并抑制内整流钾电流（inwardly-rectifying potassium current，I_{K1}），这种内源的物理性 miR1-Kir2.1 结合存在于心肌细胞中，并在物种间保守。

miR-26 不仅参与房颤的结构重构，还参与心房的电重构过程。罗等发现，在房颤患者及房颤模型犬中，心房组织中的 miR-26 均显著下调。敲除 miR-26 促进房颤发生，而腺病毒介导的 miR-26 过表达则降低了小鼠的房颤易感性。进一步实验分析发现，内向整流钾通道亚家族 J 成员 2（potassium inwardly rectifying channel subfamily J member 2，KCNJ2）是 miR-26 的靶点，miR-26 敲除、抑制或结合位点突变都会增强 KCNJ2/Kir2.1 的表达。而 KCNJ2/Kir2.1 的表达增加会导致 I_{K1} 电流增加，从而引发房颤。

miR-499 在持续性房颤患者心房肌细胞中上调 2.33 倍，同时，小电导钙激活钾通道 3（small conductance calcium activated potassium channel 3，SK3）蛋白含量在持续性房颤患者中下调了 46%。进一步研究发现，miR-499 靶向钙激活钾离子通道亚家族 N 成员 3（potassium calcium-activated channel subfamily N member 3，KCNN3）mRNA 的 3'-UTR，抑制 SK3 蛋白表达。SK 通道参与动作电位的复极过程，SK3 蛋白含量降低会促进心房电重构的信号转导，引发房颤。

（四）miRNA 与钙处理异常

在心脏中，钙信号是肌肉收缩和电传导的重要调节信号，决定心脏节律并控制细胞生长。健康的心脏必须严格控制钙信号，钙处理蛋白的损伤是心脏病的关键标志。miRNA 作为一类新的基因调控因子，广泛参与了心脏钙循环过程。

吕等发现，在房颤患者和房颤动物模型中 miR-328 表达均增加。过表达 miR-328 促进房颤发生，而抑制 miR-328 则降低房颤易感性。miR-328 的靶基因是钙电压门控通道亚基 α1C（calcium voltage-gated channel subunit alpha 1C，CACNA1C）和钙电压门控通道辅助亚基 β1（calcium voltage-gated channel auxiliary subunit beta 1，CACNB1），在心脏中分别参与编码 Cav1.2 和 Cavβ1，这二者都是心脏 L 型钙通道的亚单位，miR-328 通过靶向 *CACNA1C* 和 *CACNB1*，降低 L 型钙电流密度，缩短动作电位时程和心房有效不应期，从而提高房颤的易感性。此外，李等还发现，当 miR-328 过表达时，肌质网钙泵（sarcoplasmic reticulum calcium pump，SERCA2a）的表达减少，细胞内 Ca^{2+} 内流增加，表明 miR-328 还可通过肌质网调节细胞内钙动力学。

miR-499 不仅参与心房的电重构过程，还与钙处理异常相关。除 SK3 外，钙电压门控通道辅助亚基 β2（calcium voltage-gated channel auxiliary subunit beta 2，CACNB2）也是 miR-499 的调节靶点。miR-499 与 CACNB2 mRNA 的 3'-UTR 结合，抑制 *CACNB2* 的翻译过程。CACNB2 是心脏中电压依赖性 L 型钙通道的主要 β 亚单位，CACNB2 的异常表达会影响 L 型钙电流的激活和失活过程。因此，miR-499 通过调控 CACNB2 蛋白参与房颤的电重构过程。

miR-208b 在持续性房颤患者心房中上调。miR-208b 过表达可抑制 *SERCA2a* 的表达和功能，以及 L 型钙通道亚单位（*CACNA1C* 和 *CACNB2*）的表达。因此，持续性房颤中特异性上调的 miR-208b 是导致心房重构期间钙处理异常的重要因素。

表 2-2-1 总结了房颤中已知心脏转录因子和 miRNA 之间的相互作用。

表 2-2-1 房颤相关 miRNA

miRNA	靶基因	作用类型
miR-21	*Sprouty1*、*Smad7*、*WWP-1*	结构重构
miR-133	*TGF-β₁*、*TGF-βRⅡ*	
miR-590	*TGF-β₁*、*TGF-βRⅡ*	
miR-26	*TRPC3*	
miR-27b	*ALK5*	
miR-29b	*COL1A1*、*COL3A1*、*fibrillin*	
miR-133	*CTGF*	
miR-30c	*CTGF*	
miR-101a-3p	*EZH2*	
miR-1	*KCNE1*、*KCNB2*、*KCNJ2*	电重构
miR-26	*KCNJ2*	
miR-499	*KCNN3*	
miR-328	*CACNA1C*、*CACNB1*、*SERCA2a*	钙处理异常
miR-499	*CACNB2*	
miR-208b	*CACNA1C*、*CACNB2*、*SERCA2a*	

二、lncRNA 与房颤

lncRNA 是指长度大于 200 个核苷酸且没有蛋白质编码能力的 RNA 分子。根据在基因组上的位置,可将 lncRNA 分为 6 类,即基因间 lncRNA、内含子 lncRNA、增强子 lncRNA、正义 lncRNA、反义 lncRNA 和双向 lncRNA。自 1991 年发现首个 lncRNA-H19 以来,科学家们已在人类基因组数据库中陆续鉴定出了 173 112 个 lncRNA。

lncRNA 在机体内发挥着重要功能,参与不同的生物学过程。lncRNA 通过与 DNA、RNA 和蛋白质相互作用,调节染色质的结构和功能以及邻近和远处基因的转录,并影响 RNA 的剪接、稳定性和翻译。此外,lncRNA 还参与细胞器和核凝聚物的形成与调节过程。

（一）房颤患者中差异表达的 lncRNA

利用微阵列和高通量测序技术比较房颤患者和窦性心律患者的 lncRNAs 表达谱,发现多种 lncRNA 在房颤患者中差异表达。阮等利用基因芯片技术检测了房颤患者外周血单核细胞差异表达的 lncRNA，鉴定出了 19 个差异表达的 lncRNA，其中 6 个 lncRNA 上调，13 个 lncRNA 下调。陈等利用微阵列技术在房颤患者左心耳和肺静脉周围左心组织中鉴定出了 94 个差异表达的 lncRNA。生物信息学分析表明，这些 lncRNA 可能在房颤的病理生理学和机制中起着重要作用。Ke 等分析了房颤患者左心耳和右心耳差异表达的 lncRNA，在左心耳中发现 263 个上调基因和 194 个下调基因，在右心耳中发现 301 个上调基因和 265 个下调基因。苏等在阵发性房颤患者中鉴定出了 2 095 个差异表达的 lncRNA，其中两种 lncRNA（ENST0000559960 和 uc004aef.3）可能有助于预测阵发性房颤。

（二）lncRNA 与心房结构重构

曹等在临床研究中发现，浆细胞瘤多样异位基因 1（plasmacytoma variant translocation 1，*PVT1*）在房颤患者心房肌组织中上调，并与细胞外基质中的两种主要蛋白——Ⅰ型胶原和Ⅲ型胶原呈正相关表达。而 *PVT1* 敲低可抑制 TGF-β_1/Smad 信号通路，减轻 Ang Ⅱ 诱导的心房纤维化。进一步研究发现 *PVT1* 与 miR-128-3p 结合，而 miR-128 能够靶向抑制转录因子特化蛋白 1（transcription specificity protein 1，Sp1），Sp1 则与 TGF-β_1 结合并激活 TGF-β_1/Smad 信号通路。因此，*PVT1* 与 miR-128-3p 竞争性结合，从而促进 Sp1 的表达，促进成纤维细胞增殖、胶原生成和心房纤维化。

陆等发现，在房颤患者中，长链非编码 RNA 生长抑制特异性转录本 5（growth arrest specific 5，GAS5）表达降低；同时体外研究发现，GAS5 对心肌细胞增殖有抑制作用。进一步的实验表明，*ALK5* 是 GAS5 的靶点，在房颤组织中 *ALK5* 的表达与 GAS5 的表达呈负相关。而 *ALK5* 可促进心肌成纤维细胞的增殖，是治疗房颤的一个新靶点。所以 GAS5 可通过抑制 *ALK5* 调节心房重构，并通过抑制成纤维细胞增殖进一步延缓房颤进程。

戴等发现，长链非编码 RNA 核富含丰富的转录本 1（nuclear-enriched abundant transcript 1，NEAT1）在房颤患者心房组织中上调。NEAT1 的缺失减弱了 Ang Ⅱ 引起的心房成纤维细胞增殖、迁移和胶原生成。在体内实验中，NEAT1 敲低改善了 Ang Ⅱ 引起的小鼠心房纤维化。机制上，NEAT1 可作为内源性竞争 RNA，负向调控 miR-320 的表达。而 miR-320 直接靶向促纤维化蛋白神经元 PAS 结构域蛋白 2（neuronal Per-Arnt-Sim domain protein 2，NPAS2），并抑制其表达。因此，NEAT1 通过 miR-320-NPAS2 轴在心脏成纤维细胞中发挥其功能。

姚等发现，在房颤患者外周血白细胞中心肌梗死相关转录本（myocardial infraction association transcript，MIAT）高表达，而 miR-133a-3p 表达减少。这与大鼠房颤模型中的结果一致。进一步研究发现，MIAT 可能通过 miR-133a-3p 调节 TGF-β_1/Smad 信号通路。敲低 MIAT 可以抑制心肌细胞凋亡，间接增强心房功能，恢复心房有效不应期，缩短房颤持续时间，从而减少房颤发生。

除 TGF-β_1/Smad 信号通路外，巨噬细胞也参与纤维化过程，抑制 M1 型巨噬细胞极化、促进 M2 型巨噬细胞极化可以减轻心脏重构。孙等发现，活化 T 细胞核因子非编码基因（noneoding repressor of nuclear factor of activated T cells，NRON）抑制 NFAT 的核转运，降低白介素 12（interleukin-12，IL-12）的表达，从而导致 M1 型巨噬细胞减少，心肌细胞纤维化减轻。而李等发现，NRON 还可以通过抑制心房肌细胞的外泌体 miR-23a，促进 M2 巨噬细胞极化，减轻心房纤维化。

（三）lncRNA 与心房电重构

电重构在心房颤动的发生和维持中起着重要作用。而 lncRNA 也已被报道参与房颤中的电重构过程。电重构的主要驱动因素包括心房有效不应期和动作电位持续时间的缩短。

杜等通过对房颤和非房颤兔模型进行高通量 RNA 测序分析鉴定出了 lncRNA TCONS-00106987。他们发现，房颤时心房内 TCONS-00106987 水平升高。慢病毒介导的 TCONS-00106987 过表达可缩短心房有效不应期，提高房颤诱导率。下调体内 TCONS-00106987 则有相反的作用。进一步研究表明，TCONS-00106987 通过与 miR-26 竞争性结合调节 *KCNJ2* 的表达。作为 *KCNJ2* 的内源性竞争 RNA，TCONS-00106987 可上调 *KCNJ2* 的表达，增加内向整流 K^+ 电流（I_{K1}），促进电重构，引发房颤。

成对同源构造域转录因子 2（paired like homeobox transcription factor-2，PITX2）参与离子通道的调节，并影响心房有效不应期。lncRNA PANCR（PITX2 adjacent non-coding RNA）位于 *PITX2* 上游，仅在心房中表达。在干细胞分化过程中，*PITX2* 和 PANCR 在左心房心肌细胞中协同表达，PANCR 敲低模型中 *PITX2* 水平同步下调。因此，PANCR 可能通过影响 *PITX2* 表达在房颤中发挥作用。

（四）lncRNA 与钙处理异常

lncRNA TCONS_00075467 在房颤动物模型中差异表达。慢病毒沉默 TCONS_00075467 后，心房有效不应期缩短，L 型钙电流和动作电位时程均缩短。miR-328 的表达与 TCONS_00075467 呈负相关。TCONS_00075467 在体内外均可通过竞争性结合 miR-328，而减轻其对 CACNA1C 的负调控作用。TCONS_00075467 的异常表达在房颤电重构的调控中发挥重要作用，而 miR-328 可以部分逆转 TCONS_00075467 异常表达对电重构的影响，将 TCONS_00075467 水平恢复正常为房颤的治疗提供潜在的靶点。

王等发现，房颤患者血浆中 lncRNA-LINC00472 水平降低，且其启动子 CpG 区域的 DNA 甲基化更为明显。进一步研究发现，lncRNA-LINC00472 可通过抑制 miR-24 调节亲联蛋白 2（junctophilin 2，JP2）和兰尼碱受体 2（ryanodine receptor 2，RyR2）的比例。在房颤患者中，lncRNA-LINC00472 下调而 miR-24 高表达，JP2 和 RyR2 的比例失调，触发房颤。

表 2-2-2 总结了房颤中已知心脏转录因子和 lncRNA 之间的相互作用。

表 2-2-2　房颤相关 lncRNA

lncRNA	靶基因 / 靶蛋白	作用类型
PVT1	miR-128-3p/Sp1/TGF-β_1/Smad	结构重构
GAS5	*ALK5*	
NEAT1	*NPAS2*	
MIAT	miR-133-3p	
NRON	IL-12、miR-23a	
TCONS-00106987	*KCNJ2*	电重构

lncRNA	靶基因 / 靶蛋白	作用类型
PANCR	*PITX2*	
TCONS_00075467	*CACNA1C*	钙处理异常
LINC00472	*JP2、RyR2*	

三、circRNA 与房颤

circRNA 是一类形成闭环结构的 ncRNA。与其他 ncRNA 一样，circRNA 在基因调控中起着重要作用，并与房颤密切相关。胡等发现，与无房颤对照组的心肌组织相比，持续性房颤患者的心房组织中有 108 个差异表达的 circRNA。其中，51 个 circRNA 在房颤中上调，57 个下调。对房颤患者和健康对照组的全基因组分析发现共有 14 215 个环状 RNA，其中差异表达的有 28 个。

上官等分析了快速心房起搏犬心房组织中的 circRNA 表达，发现差异表达的 circRNA 与房颤相关的 miRNA 和 mRNA 相互作用。这为进一步研究 circRNA 在房颤中的潜在机制作用提供了基础。张等随后提出了非瓣膜性持续性房颤中与 circRNA 相关的竞争性内源性 RNA 网络，以更好地了解其发病机制。

吴等发现，房颤患者心房组织中 hsa_circ_0099734 的表达存在显著差异。在心脏成纤维细胞中，mmu_circ_0005019 对心脏成纤维细胞增殖和迁移有抑制作用。在小鼠心肌细胞中，mmu_circ_0005019 的过表达促进了钾电压门控通道亚家族 D 成员 1（potassium voltage-gated channel subfamily D member 1，KCND1）、钠电压门控通道 α 亚基 5（sodium voltage-gated channel alpha subunit 5，SCN5A）和钙激活钾通道蛋白基因 3（calcium-activated potassium channels，*KCNN3*）的表达。在机制上，mmu_circ_0005019 通过充当 miR-499-5p "海绵" 来减轻其对 KCNN3 的抑制作用，从而发挥生物学功能。因此，mmu_circ_0005019 在房颤发生中起到保护作用，可能成为房颤治疗的一个有吸引力的候选靶点。

四、RNA 靶点药物的研发现状及展望

以上研究表明，ncRNA 在房颤的发展中起着重要作用，这些研究为了解房颤的分子机制奠定了基础，并确定了 ncRNA 将来可以作为诊断和治疗房颤的靶点。通过干预 ncRNA 治疗疾病是一种很有前途的策略，可能为房颤患者提供新的治疗选择。在过去的 10 年中，以 RNA 为靶点的药物已在临床应用方面取得了一定进展。

目前，RNA 疗法包括反义寡核苷酸（antisense oligonucleotide，ASO）、小干扰 RNA（small interfering RNA，siRNA）、短发夹 RNA（short hairpin RNA，shRNA）、anti-microRNA（anti-miR）、miRNA 模拟物、miRNA 海绵、治疗性 circRNA 和 CRISPR/Cas9 基因编辑技术。其中，ASO 具有干扰 mRNA 和调节蛋白质表达的功能，而 siRNA 和 shRNA 均可选择性抑制靶基因的表达，使得相关蛋白质无法合成，从而调节疾病进程。anti-miR、miRNA 模拟物及

miRNA 海绵均以 miRNA 为靶点,通过调节 miRNA 含量或影响其与下游靶点的结合而治疗疾病。其中,ASO 和 siRNA 应用较为广泛,并且已有一部分药物取得了美国食品药品监督管理局和 / 或欧洲药品管理局的批准,主要针对肝脏、肌肉或中枢神经系统疾病;此外,许多基于 RNA 疗法的药物正处于 Ⅱ 期或 Ⅲ 期临床开发阶段,如 anti-miR 及 miRNA 模拟物,不过暂时还没有基于 lncRNA 的疗法进入临床。

基于 RNA 的疗法具有多种优势:①一旦 siRNA/ASO 进入到特定的细胞或组织中,这种细胞类型中的所有致病基因都有可能被靶向;②RNA 疗法可以特异性地靶向单个基因,使得治疗更加精准;③与静态的小分子和抗体不同,RNA 疗法可通过药物以与疾病相同的速度进化其序列,这使得 RNA 疗法能够取得更长久的治疗效果。

目前,基于 RNA 的疗法需要克服几个主要障碍:①RNA 药物须克服多个细胞内及细胞外的障碍才能到达靶细胞内的作用位点,然而即使是目前最先进的递送剂,仍然存在相对较低的细胞内递送效率;②外源性 RNA 易被环境和组织中的核糖核酸酶(RNase)降解,且 RNase 在环境和组织中普遍存在;③外源 RNA 的强免疫原性会导致细胞毒性,而由于序列相似或过量摄入则会引起脱靶效应。这些问题均会降低 RNA 疗法的治疗效率,限制 RNA 疗法的临床转化。

尽管目前还没有以 ncRNA 为靶点的药物应用于房颤的临床治疗,但其巨大治疗潜力不可忽视。首先,血液及组织中差异表达的 ncRNA 可作为临床上诊断房颤的指标;其次,由于 ncRNA 可在表观遗传、转录、翻译及翻译后修饰等多个水平影响基因表达,以 ncRNA 为靶点的药物可通过靶向多个基因而起作用,从而引起更广泛更具体的效应。例如,miR-21、miR-29b、miR-328 均有多个下游靶点,可同时影响房颤中的结构重构、电重构、钙处理异常等调节疾病进程。因此,以这些 ncRNA 为靶点的药物将逐渐成为房颤治疗药物的研发新星。

(潘振伟)

参 考 文 献

［1］LUO X, YANG B, NATTEL S. MicroRNAs and atrial fibrillation: mechanisms and translational potential［J］. Nat Rev Cardiol, 2015, 12(2): 80-90.

［2］POLLER W, DIMMELER S, HEYMANS S, et al. Non-coding RNAs in cardiovascular diseases: diagnostic and therapeutic perspectives［J］. Eur Heart J, 2018, 39(29): 2704-2716.

［3］YAN B, WANG H, TAN Y, et al. microRNAs in Cardiovascular Disease: Small Molecules but Big Roles［J］. Curr Top Med Chem, 2019, 19(21): 1918-1947.

［4］LEWIS B, BURGE C, BARTEL D. Conserved seed pairing, often flanked by adenosines, indicates that thousands of human genes are microRNA targets［J］. Cell, 2005, 120(1): 15-20.

［5］SMALL E, OLSON E. Pervasive roles of microRNAs in cardiovascular biology［J］. Nature, 2011, 469(7330): 336-342.

［6］BARWARI T, JOSHI A, MAYR M. MicroRNAs in Cardiovascular Disease［J］. J Am Coll

Cardiol, 2016, 68（23）: 2577-2584.

［7］ DU J, LI Z, WANG X, et al. Long noncoding RNA TCONS-00106987 promotes atrial electrical remodelling during atrial fibrillation by sponging miR-26 to regulate KCNJ2［J］. J Cell Mol Med, 2020, 24（21）: 12777-12788.

［8］ LI Z, WANG X, WANG W, et al. Altered long non-coding RNA expression profile in rabbit atria with atrial fibrillation: TCONS_00075467 modulates atrial electrical remodeling by sponging miR-328 to regulate CACNA1C［J］. J Mol Cell Cardiol, 2017, 108: 73-85.

［9］ HU M, WEI X, LI M, et al. Circular RNA expression profiles of persistent atrial fibrillation in patients with rheumatic heart disease［J］. Anatol J Cardiol, 2019, 21（1）: 2-10.

［10］ SHANGGUAN W, LIANG X, SHI W, et al. Identification and characterization of circular RNAs in rapid atrial pacing dog atrial tissue［J］. Biochem Biophys Res Commun, 2018, 506（1）: 1-6.

［11］ WU N, LI C, XU B, et al. Circular RNA mmu_circ_0005019 inhibits fibrosis of cardiac fibroblasts and reverses electrical remodeling of cardiomyocytes［J］. BMC Cardiovasc Disord, 2021, 21（1）: 308.

［12］ WINKLE M, EL-DALY S, FABBRI M, et al. Noncoding RNA therapeutics - challenges and potential solutions［J］. Nat Rev Drug Discov, 2021, 20（8）: 629-651.

［13］ BENNETT C. Therapeutic Antisense Oligonucleotides Are Coming of Age［J］. Annu Rev Med, 2019, 70: 307-321.

［14］ HAJIASGHARZADEH K, SOMI M, SHANEHBANDI D, et al. Small interfering RNA-mediated gene suppression as a therapeutic intervention in hepatocellular carcinoma［J］. J Cell Physiol, 2019, 234（4）: 3263-3276.

［15］ LAMBETH L, SMITH C. Short hairpin RNA-mediated gene silencing［J］. Methods Mol Biol, 2013, 942: 205-232.

［16］ DOWDY S. Overcoming cellular barriers for RNA therapeutics［J］. Nat Biotechnol, 2017, 35（3）: 222-229.

3　人诱导多能干细胞模型在房颤研究中的应用

目前人们对于房颤的产生、维持和发展的原因缺乏深入了解,且疾病的发生、发展以及药物疗效也存在一定的个体差异。基因治疗作为新兴的治疗方式,不仅能为房颤提供新的治疗方案,还能为该病的进展提供新的研究思路。但这些基因上的发现却很难直接应用于临床,为了评估可能引起房颤的离子通道变异而建立的体外(异源表达系统)和体内(小鼠、绵羊、犬)模型并不能完整还原心房肌细胞中复杂的离子通道及其相互作用,也无法模拟人类房颤的病理特征及其药理学反应。而人源的心肌细胞极难获得且不可再生，获得人类心房组织的机会很少，且即使有机会获得，扩大和维持足够数量的心房肌细胞进行纵向研究和药物筛选也几乎不可能。因此，亟须通过合适的模型来更为准确地阐明房颤发生的潜在分子机制以及异常电生理特性，加深对房颤的病理生理学认识，从而开发出房颤的新型疗法以及具有更高疗效和安全性的药物。

一、人诱导多能干细胞（human induced pluripotent stem cell，hiPSC）的应用

自人类胚胎干细胞发现至今，其自我更新和多能性的特点使得胚胎干细胞成为研究细胞命运和组织发育的宝贵资源。最初，多能干细胞（pleuripotent stem cell，PSC）的研究均在胚胎干细胞上进行。然而，在胚胎干细胞获取过程中需要破坏早期胚胎，这使得整个研究存在伦理学争议。

iPSC 的出现及其向心肌定向分化的能力，在心血管研究和再生医学领域是一项具有变革性的成果。通过转入重编程因子（例如 Oct4、Sox2、Klf4 和 c-Myc）便能将体细胞重编程到多能状态，而通过向 iPSC 中加入小分子化合物对相关通路进行调控，便能诱导其向心肌定向分化。由于拥有患者特异的基因背景，并能够配合基因编辑和下一代测序技术，这些诱导多能干细胞衍生的心肌细胞（iPSC-derived cardiomyocyte，iPSC-CM）已被广泛用于模拟各种遗传性疾病以及评估药物的疗效和安全性。疾病模型方面，目前已经应用 iPSC-CM 成功建立了扩张型心肌病、肥厚型心肌病、长 QT 综合征及短 QT 综合征等罕见心脏病的疾病模型。药物评估方面，美国食品药品监督管理局最近启动了综合性体外致心律失常性评价（Comprehensive in vitro Proarrhythmia Assay，CiPA）计划，旨在应用 hiPSC-CM 预测药物的致心律失常风险。

此外，iPSC 向心肌细胞分化的过程中，能够分化出心室肌样细胞、心房肌样细胞和窦房结样细胞等不同的心肌细胞亚型。如何达成不同心肌细胞亚型的定向分化，无疑对疾病模型的构建十分重要。而房颤的疾病模拟和药物筛选无疑也需要 iPSC 能够分化出更多的心房肌细胞。

早期动物实验发现，在老鼠和鸡胚胎中抑制视黄酸通路可以使其发育出更大的心室，而心房体积则会更小甚至消失。而在人胚胎干细胞中，通过在发育早期给予视黄酸对心肌分化进行诱导，可以分化出更多具有心房表型的细胞。更进一步研究表明，在胚胎发育早期，心房肌细胞和心室肌细胞来自不同的中胚层群体，而视黄酸信号在中胚层发育阶段对心房定向分化起着重要作用。Zhang 及其同事进一步研究了视黄酸信号的潜在机制及其对人类胚胎干细胞心房和心室分化的影响，并发现胚胎干细胞分化过程中，视黄酸处理能够使分化出的 94% 的心肌细胞具有心房样动作电位。在此基础上，使用视黄酸处理 iPSC 使其向心房细胞定向分化的方法日趋成熟（图 2-3-1），所建立的房颤模型也陆续出现，并被陆续应用到心房特异性药物的筛选实验中（表 2-3-1）。

在人体中，心房肌细胞和心室肌细胞表现出不同的电生理学和转录组特征，这对于它们在心脏中所扮演的生理作用至关重要。与心室肌细胞和窦房结细胞相比，心房肌细胞特异性表达几种离子通道，从而表现出不同的电生理特征。这些离子通道主要包括超快速

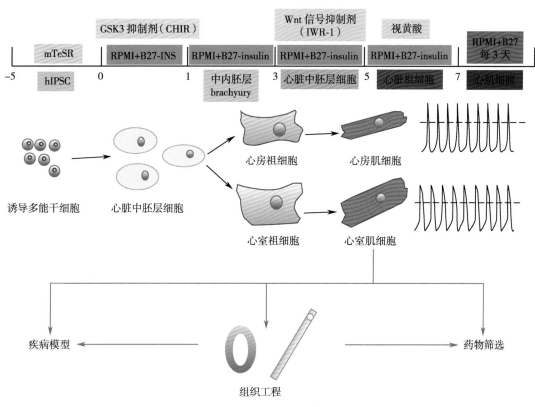

图 2-3-1　hiPSC-CM 的分化步骤及应用

图中展示了诱导多能干细胞（iPSC）向心室样心肌细胞及心房样心肌细胞分化的步骤,视黄酸的处理可以促使细胞向心房样分化,且获得细胞的动作电位也具有心房细胞的特点。后续培养成熟的细胞可以用来构建组织模型,进行药物筛选和疾病建模。

表 2-3-1　使用 hiPSC-CM 所建立的房颤疾病 / 药物筛选模型总结

模型建立	作者 （发表年份）	电生理特性	测试药物	主要发现
hiPSC-aCM 和 aEHT	Cyganek 等（2018）	aCM：APD_{50} 为（ 167 ± 5 ）毫秒,$CaTs_{20}$ 为（ 143 ± 5 ）毫秒。与 vCM 相比,有着较快的 APD 和钙瞬变（CaTs）	卡巴胆碱	主要研究 hiPSC-aCM 和 hiPSC-aEHT 的分子及功能特性,证明其在药物筛选中的作用
hiPSC-aEHT	Lemme 等（2018）	APD_{90} 为（ 166 ± 2 ）毫秒,复极化分数为 0.28 ± 0.003	卡巴胆碱、4- 氨基吡啶	hiPSC-aEHT 对心房选择性钾电流的药理学操作有特异反应
hiPSC-aCM	Argenziano 等（2018）	APD_{50} 为（ 126.3 ± 6.8 ）毫秒,APD_{90} 为（ 218.1 ± 14.0 ）毫秒	—	视黄酸诱导分化出的 hiPSC-CM 通过 COUP-TF II 对钙处理进行调节
hiPSC-aCM	Gunawan 等（2019）	aCM：$CaTD_{20}$ 为（ 180 ± 12 ）毫秒,APD_{50} 为（ 131 ± 12 ）毫秒。与 vCM 相比,有着更短的动作电位持续时程和更快的钙处理动力学	多非利特、硝苯地平、4- 氨基吡啶、AVE0118、UCL1684、维纳卡兰	通过药物作用发现 hiPSC-aCM 对心房特异性的化合物表现出更高的敏感性

续表

模型建立	作者 （发表年份）	电生理特性	测试药物	主要发现
hiPSC-CM	Benzoni 等 （2020）	房颤患者的 CM 展现出了延长的动作电位时程（约300毫秒），以及较大的延迟后去极化	—	房颤患者的 hiPSC-CM 中出现了增强的 I_f 和 I_{Ca-L} 电流，有更多的异位跳动
hiPSC-aCM，SCN5A 突变（E428K 和 N470K）	Liang 等 （2021）	房颤患者的 aCM 表现出了更短的动作电位期、更快的上升速率以及延长的动作电位时程	—	房颤 hiPSC-CM 中出现了增强的晚钠电流，RNA-seq 揭示了 NO 通路的表达差异

延迟整流钾通道（Kv1.5/Kur）、乙酰胆碱调节的钾通道（KACh）、T 型钙通道和钙激活的钾通道（KCa）等。此外，在心房肌细胞中，内向整流钾通道（K1）、缓慢激活的延迟整流钾通道（Ks）、快速激活的延迟整流钾通道（Kr）及钠离子通道的表达较低，这些差异导致心房肌细胞的动作电位具有较小的振幅、较少的负静息膜电位、较短的平台期和更快的复极化过程，使得心房肌细胞的动作定位呈三角形（图 2-3-2）。此外，间隙连接蛋白（recombinant connexin）CX43 和 CX40 是心房中主要表达的两种蛋白，但 CX40 只在心房中才有表达。

阶段	电流		主要基因	
	心室	心房	心室	心房
阶段 0：去极化	Na⁺ 内流：I_{Na}		SCN5A	
阶段 1：瞬态复极化	K⁺ 外流：I_{To}（瞬态外向）		快速 I_{To}: KCNA4、KCNA7、KCNC4 慢速 I_{To}: KCND2、KCND3	
阶段 2：稳定期	Ca²⁺ 内流：I_{CaL}	Ca²⁺ 内流：I_{CaL} K⁺外流：I_{Kur}	CACNA1C、CACNA1D、RYR2、CAMK2D、SERCA2、PLN、SLN	CACNA1C、CACNA1D、RYR2、CAMK2D、SERCA2、PLN、SLN KCN5A
阶段 3：复极化	K⁺ 外流：I_{Ks}、I_{Kr}、I_{K1}	K⁺ 外流：I_{Ks}、I_{Kr}、I_{K1} I_{KACh}	KCNQ1、KCNE1 KCNH2、KCNE2 KCNJ3、KCNJs	KCNQ1、KCNE1 KCNH2、KCNE2 KCNJ3、KCNJs KCNJ5
阶段 4：静息膜电位	K⁺ 外流：I_{k1}	K⁺ 外流：I_{k1} I_{KACh}	KCNJ3、KCNJs	KCNJ3、KCNJs KCNJ5

图 2-3-2　hiPSC-vCM 和 hiPSC-aCM 的动作电位比较

图中展示了 hiPSC-vCM 和 hiPSC-aCM 不同的动作电位，并在表格中标注动作电位的不同阶段所涉及的电流以及编码该离子通道的基因（心房特异性离子通道及编码基因在表格中用红色文字标注）。

在心室肌和心房肌的转录组结果中,可以发现分化过程中使用视黄酸处理得到的细胞中心房特异性转录本(如 *COUP-TFII*、*SLN*、*NPPA*、*NR2F2*、*PIPX2*、*KCNJ3*、*SLN*、*CACNA1D* 和 *GJA5*)表达增加,且心室特异性转录本(如 *HAND1*、*HEY2*、*IRX4* 和 *MYL2*)表达降低,而正是这些基因的表达差异,使得心房和心室呈现出不同的生理特性。

综上所述,诱导多能干细胞分化的心房肌细胞可以模拟患者的遗传背景,从而对房颤遗传机制提供独到的见解,并有助于探索表型和基因型的关系,这些细胞还能够表达心房复杂的离子通道产生心房动作电位,比异源动物模型具有更大的优势。

二、iPSC 衍生的心房肌细胞(human induced pluripotent stem cell-derived atrial myocyte, hiPSC-aCM)在药物筛选中的应用

临床上,Vaughan-Williams 抗心律失常药物 Ⅰ 类和 Ⅲ 类可治疗房颤并预防房颤转律后复发,但临床疗效和耐受性有限,且可能导致心律失常和负性肌力等不良反应。这些不良反应一定程度上限制了该类药物用于房颤治疗。房颤的药物治疗仍然比介入治疗更加广泛,因此,筛选出心房特异性的药物刻不容缓。

通过调节心房特异性表达的离子通道/蛋白质以达到治疗目的,已经成为一种新的治疗概念,靶向此类通道/蛋白质的抗心律失常药物被称为"心房选择性"药物。超快速延迟整流钾电流(I_{Kur})和乙酰胆碱调节的钾通道电流(I_{K-ACh})在心房肌细胞中特异存在,但不在心室肌细胞中出现,因此对于靶向调整心房肌细胞的电生理活动具有潜在意义。此外,研究表明,在心房中特异表达的连接蛋白 CX40,其编码基因 *GJA5* 突变能够导致房颤,虽然针对该蛋白的治疗效果有限,且不同的研究结果有所差异,但该蛋白在未来可能作为房颤特异性的治疗靶点。

2017 年,Devalla 等使用胚胎干细胞定向分化的心房肌细胞(human embryonic stem cell-derived atrial myocyte, hESC-aCM)结合单细胞膜片钳技术进行心房肌细胞的电生理特性和药物反应研究,发现在 1Hz 刺激下的心房肌细胞中,维纳卡兰(vernakalant)的药物处理能够降低心房肌细胞的 dV/dt$_{max}$ 并增加 APA$_{max}$ 和 APA$_{plat}$,进而导致早期和晚期复极化的延长;而在心室肌细胞中,维纳卡兰只会降低 dV/dt$_{max}$,而不影响其他动作电位参数。另外,两组细胞在 I_{Kur} 抑制剂 4- 氨基吡啶(4-AP)和 I_{K-ACh} 激活剂卡巴胆碱(carbachol)的处理下,均展现出心房特异性的电生理反应。该研究表明,一定程度上,hESC-aCM 可以作为心房特异性药物筛选的合适模型。

iPSC 方面,2018 年 Cyganek 等通过激活视黄酸通路获得 iPSC 定向分化出的心房样心肌细胞,并结合基因表达和电生理特点,证明获得的心房肌细胞(hiPSC-aCM)和心室肌细胞(hiPSC-vCM)分别高度对应于人体心房肌和心室肌。此后,作者利用组织工程技术(engineer heart tissue, EHT)构建了心房肌细胞来源的心脏组织(hiPSC-aEHT)。观察发现,与心室肌细胞来源的心脏组织(hiPSC-vEHT)相比,hiPSC-aEHT 具有更高的跳动频率、更短的收缩时间和更快的松弛速度,这一特点与单层心房肌细胞类似。此外,卡巴胆碱的药物处理在心房肌组织和心室肌组织中呈现出不同的药物反应,药物处理的 hiPSC-vEHT 呈现出正性肌力反应,而 hiPSC-aEHT 则呈现出负性肌力反应。随后,Lemme 等构建出的 hiPSC-aEHT 同样表达更高的心房标记物,具有更快的收缩动力学、更低的收缩力、更短的动

作电位时程（action potential duration，APD）以及更高的复极化分数，并对靶向心房特异性钾电流的药物有反应。

组织工程作为一项将 2D 细胞转化为 3D 组织的技术，无疑能够增加诱导多能干细胞分化心肌细胞的利用范围，增强心肌组织的成熟度，而各项检测技术的完善，如荧光标测技术（optical mapping）和一些高通量筛选平台的出现，进一步推动了疾病建模，特别是药物筛选的发展。Gunawan 等通过荧光标测技术对 hiPSC-CM 进行光学映射分析，结果表明，与 hiPSC-vCM 相比，hiPSC-aCM 具有更短的动作电位时程和更快的 Ca^{2+} 处理动力学。此外，光学检测同样验证出 hiPSC-aCM 对心房特异性化合物 4- 氨基吡啶、AVE0118、UCL1684 和维纳卡兰具有更高的敏感性。这些结果与之前的数据相一致，表明 hiPSC-aCM 与荧光标测技术相结合，能够有效地进行新型心房特异性化合物的临床前筛选。除此之外，Honda 则采用了使用膜电位染料（FluoVolt）对细胞的电生理活动进行光学记录以替代传统意义上通量较低的膜片钳技术，并选择 I_{Kr} 抑制剂、I_{Kur} 抑制剂、I_{K-ACh} 激动剂以及钙通道相关的药物进行验证。结果证明，I_{Kur} 抑制剂对心房肌细胞具有特异性，仅会在心房样心肌细胞中导致脉宽持续时间（pulse width duration，PWD）30cF 延长。此外，心室样心肌细胞在使用 I_{Kr} 抑制剂治疗后会表现出早期去极化，这与临床上诱导室性心律失常的表型一致。

但 iPSC-CM 模型尚有一定的不稳定性。2021 年，Goldfracht 及其同事将 ESC 定向分化技术与组织工程技术相结合，构建了环状的心室及心房组织，并使用光学动作电位记录（optical action potential recordings）和荧光标测技术对组织工程的电生理活动进行观察记录，发现与心室组织相比，心房组织的动作电位更短且呈三角形，与心室组织相比有更小的收缩力，且心房组织对钙的敏感性低于心室组织（需要更高的 Ca^{2+} 浓度来达到最大收缩幅度的 50%），这些特点均与已知的人类心脏特性相关。而在随后的药物实验过程中，氨基甲酰胆碱（carbamylcholine）和维纳卡兰对心房组织的特异性作用也被证实，且维纳卡兰终止了心房组织模型中的折返活动，并且在一定程度上减少了心律失常的发展。而用于治疗室性心律失常的 Ib 类抗心律失常药物利多卡因（lidocaine）的应用则显著减慢了心室组织中的传导速率，对心房组织无显著作用；成熟的 Ic 型抗心律失常药物氟卡尼（flecainide）则能在心房组织模型中终止房性心律失常。在观察过程中，作者发现，折返性心律失常（re-entrant arrhythmias）通常在心房组织中出现，但心室组织中却很少出现这一情况，这种心律失常的敏感性差异可能由在两种组织类型之间观察到的显著的电生理差异导致。由于组织波长（wave length，WL）是组织不应期和传导速率的产物，故与心室组织相比，在心房组织中观察到的较慢的传导速率和较短的不应期导致该类型组织的组织波长明显缩短。短的组织波长更易导致折返环路的发生，这也就解释了两种组织之间致心律失常的显著差异，也可以用来解释为什么房颤和其他房性心律失常在临床上比室性心律失常更为常见，且更易诱发。然而，随后的一篇文章中 Christ 等对该结果提出质疑，文中指出维纳卡兰的结果与人类心房数据形成鲜明对比，即相同浓度的维纳卡兰没有增加 APD，并将该结果归因于多能干细胞分化出的心肌具有不成熟的特征。作为对这封信的回应，Shiti 等澄清了他们的初步结果，并进一步证明维纳卡兰也会导致心房细胞在 2D 层面的动作电位时程延长。鉴于相互矛盾的报道和讨论，人们普遍认为，在得出与基于 hPSC-CM 的模式的药理学、分子、电生理学和收缩特性相关结论时，应考虑 hPSC-CM 的不成熟特征。

三、房颤相关 hiPSC-CM 疾病模型的建立

房颤的产生与起源于窦房结外的异位活动有关,该异位活动会进一步导致心律失常,使心脏细胞容易受到折返环路的影响。尽管最近的基因组学研究已经对家族性心房颤动的遗传形式有所了解,但却对疾病的致病机制和治疗效果知之甚少,这主要是由于目前建立的房颤模型的局限性。而患者特异性的 iPSC-aCM 带有患者特定的遗传背景,利用该技术建立起的模型能够在一定程度上有助于人们理解房颤发展背后的分子机制。目前已经从相关的家庭和个体中确定了与房颤相关的几种遗传变异,这些变异分布在编码钾通道、钠通道、兰尼碱(ryanodine)受体以及参与心脏兴奋 - 收缩耦联相关的基因上,并导致相应的功能障碍,已有综述就房颤相关基因的突变进行总结。

2020 年,Ghazizadeh 等使用带有肌球轻链蛋白 4(myosin light chain 4, MYL4)突变的 hESC-aCM 结合斑马鱼模型进行心房发病机制的研究(*MYL4* 是为数不多的与房颤相关的基因之一),通过使用以上模型并结合高通量筛选,作者发现连接蛋白 CX43 可能与 *MYL4* 存在相互作用,*MYL4* 突变会改变其与 CX43 的侧膜定位,且这一改变在房颤患者的心脏标本中也有体现,同时,来自 MYL4$^{-/-}$ hESC-aCM 的细胞膜上 Cx43 的磷酸化水平也有所增强。通过抑制由视黄酸诱导的蛋白激酶 C 能够挽救房颤模型中的异常表型,该发现可能为抗心律失常的治疗提供一条新途径来代替传统的离子通道阻断。而在更早期的研究中,Laksman 等通过将人的胚胎干细胞定向分化到心房细胞创建了房颤模型,并通过对单个位点进行快速的外部起搏来模仿房颤的主要驱动因素,进而诱导房颤表型。随后的药理干预研究表明,氟卡尼的治疗降低了最大除极速度和传导速度,而多非利特(dofetilide)则阻断了 I_{Kr} 并导致 APD 延长。以上应用该模型的研究表明,氟卡尼和多非利特具有扭转房颤的能力。

在 Benzoni 及其同事的一项研究中,作者入组了几位同一家族带有多个基因突变的房颤患者,通过 iPSC 技术建立起患者特异性的 iPSC-CM 模型。作者观察到,患者来源的 iPSC-CM 具有更高的自发收缩频率,而这是由模型中 L 型钙电流(I_{Ca-L})活性和超极化激活的起搏器电流(I_f)增加,伴随有压力下 APD 延长、异位搏动次数增加以及延迟后去极化振幅抬高所致的。这也是第一份关于患有无法治愈的持续性心房颤动的家族性房颤的人类细胞模型报道,虽然没有使用特异性分化的 iPSC-aCM,但它确定了 iPSC-CM 在患者共同遗传背景下在电生理方面的特殊功能改变,从而导致心脏更容易在压力条件下发展和适应心律失常。

此后,Liang 等使用 iPSC 心房定向分化技术,构建了携带钠通道、*SCN5A* 突变(E428K 和 N470K)的房颤患者模型,该模型复现了房颤患者的电生理表型,包括增强的晚钠电流(I_{Na-L})、延长的动作电位时程和触发样节律,随后 iPSC-aCM 的转录组测序结果揭示了一氧化氮(NO)信号通路的差异表达,而这可能与增强的晚钠电流潜在相关,使用雷诺嗪靶向抑制 I_{Na-L} 能够降低 iPSC-aCM 中的心律失常和不规则跳动概率。

此外,Sumer 等在携带有杂合 *SHOX2* 突变的房颤患者 hiPSC 谱系中通过基于同胞选择的随机富集,然后通过数字 PCR 和下一代测序技术进行等位基因定量以检测等基因亚群,

有效地建立了突变矫正的细胞系,这一结果有助于克服矫正过程中修复的低效率,为复杂疾病的体外建模提供了良好的方法。

总的来说,hiPSC 构建的心房模型为研究房颤的病理生理学以及治疗方案的有效性考察提供了良好的机会,由于 hiPSC 技术拥有与患者相同的遗传背景,故能够在 hiPSC-aCM 中表达与患者相同的离子通道,进而更好地反映出患者心房电生理的变化,以及对于相关药物的反应。但该模型仍有一定局限性,hiPSC-aCM 能够反映出单个细胞的电生理变化,但却无法准确地反映出细胞间的电信号传导状态,虽然组织工程的出现能够使细胞从 2D 向 3D 转变,进而从组织层面分析收缩力等指标,但 hiPSC-CM 成熟度的问题依然存在。使用 hiPSC-CM 的主要限制是其不成熟的电生理表型,目前全球多家实验室正在研究 hiPSC-CM 的成熟方案,包括培养条件的改善、电刺激和化学刺激等。

(潘紫薇 梁平)

参 考 文 献

[1] WOLF P A, ABBOTT R D, KANNEL W B. Atrial fibrillation as an independent risk factor for stroke: the Framingham Study[J]. Stroke, 1991, 22(8): 983-988.

[2] MORIN D P, BERNARD M L, MADIAS C, et al. The State of the Art: Atrial Fibrillation Epidemiology, Prevention, and Treatment[J]. Mayo Clin Proc, 2016, 91(12): 1778-1810.

[3] PRYSTOWSKY E N, PADANILAM B J, FOGEL R I. Treatment of Atrial Fibrillation[J]. JAMA, 2015, 314(3): 278-288.

[4] HINDRICKS G, POTPARA T, DAGRES N, et al. 2020 ESC Guidelines for the diagnosis and management of atrial fibrillation developed in collaboration with the European Association for Cardio-Thoracic Surgery(EACTS): The Task Force for the diagnosis and management of atrial fibrillation of the European Society of Cardiology(ESC)Developed with the special contribution of the European Heart Rhythm Association(EHRA)of the ESC[J]. Eur Heart J, 2021, 42(5): 373-498.

[5] DARGHOSIAN L, FREE M, LI J, et al. Effect of omega-three polyunsaturated fatty acids on inflammation, oxidative stress, and recurrence of atrial fibrillation[J]. Am J Cardiol, 2015, 115(2): 196-201.

[6] HAKALAHTI A, BIANCARI F, NIELSEN J C, et al. Radiofrequency ablation vs. antiarrhythmic drug therapy as first line treatment of symptomatic atrial fibrillation: systematic review and meta-analysis[J]. Europace, 2015, 17(3): 370-378.

[7] ARGENZIANO M, LAMBERS E, HONG L, et al. Electrophysiologic Characterization of Calcium Handling in Human Induced Pluripotent Stem Cell-Derived Atrial Cardiomyocytes[J]. Stem Cell Reports, 2018, 10(6): 1867-1878.

[8] HEIJMAN J, ALGALARRONDO V, VOIGT N, et al. The value of basic research insights into atrial fibrillation mechanisms as a guide to therapeutic innovation: a critical analysis[J]. Cardiovasc Res, 2016, 109(4): 467-479.

［9］THOMSON J A, ITSKOVITZ-ELDOR J, SHAPIRO S S, et al. Embryonic stem cell lines derived from human blastocysts［J］. Science, 1998, 282（5391）: 1145-1147.

［10］KARAKIKES I, AMEEN M, TERMGLINCHAN V, et al. Human induced pluripotent stem cell-derived cardiomyocytes: insights into molecular, cellular, and functional phenotypes［J］. Circ Res, 2015, 117（1）: 80-88.

［11］PAN Z, EBERT A, LIANG P. Human-induced pluripotent stem cells as models for rare cardiovascular diseases: from evidence-based medicine to precision medicine［J］. Pflugers Arch, 2021, 473（7）: 1151-1165.

［12］MILLARD D, DANG Q, SHI H, et al. Cross-Site Reliability of Human Induced Pluripotent stem cell-derived Cardiomyocyte Based Safety Assays Using Microelectrode Arrays: Results from a Blinded CiPA Pilot Study［J］. Toxicol Sci, 2018, 164（2）: 550-562.

［13］MUMMERY C L, ZHANG J, NG E S, et al. Differentiation of human embryonic stem cells and induced pluripotent stem cells to cardiomyocytes: a methods overview［J］. Circ Res, 2012, 111（3）: 344-358.

［14］HOCHGREB T, LINHARES V L, MENEZES D C, et al. A caudorostral wave of RALDH2 conveys anteroposterior information to the cardiac field［J］. Development, 2003, 130（22）: 5363-5374.

［15］LEE J H, PROTZE S I, LAKSMAN Z, et al. Human Pluripotent Stem Cell-Derived Atrial and Ventricular Cardiomyocytes Develop from Distinct Mesoderm Populations［J］. Cell Stem Cell, 2017, 21（2）: 179-194.

［16］STEINBERG J S, SADANIANTZ A, KRON J, et al. Analysis of cause-specific mortality in the Atrial Fibrillation Follow-up Investigation of Rhythm Management（AFFIRM）study［J］. Circulation, 2004, 109（16）: 1973-1980.

［17］GOLLOB M H, JONES D L, KRAHN A D, et al. Somatic mutations in the connexin 40 gene （GJA5）in atrial fibrillation［J］. N Engl J Med, 2006, 354（25）: 2677-2688.

［18］LEMME M, ULMER B M, LEMOINE M D, et al. Atrial-like Engineered Heart Tissue: An In Vitro Model of the Human Atrium［J］. Stem Cell Reports, 2018, 11（6）: 1378-1390.

［19］HONG L, ZHANG M, LY O T, et al. Human induced pluripotent stem cell-derived atrial cardiomyocytes carrying an SCN5A mutation identify nitric oxide signaling as a mediator of atrial fibrillation［J］. Stem Cell Reports, 2021, 16（6）: 1542-1554.

［20］SUMER S A, HOFFMANN S, LAUE S, et al. Precise Correction of Heterozygous SHOX2 Mutations in hiPSCs Derived from Patients with Atrial Fibrillation via Genome Editing and Sib Selection［J］. Stem Cell Reports, 2020, 15（4）: 999-1013.

4　生物信息学在房颤研究中的应用

一、房颤生物标志物

自 20 世纪末 Einthoven 首次通过心电图记录房颤以来,伴随着房颤的流行,房颤相关的基础与临床研究近 30 年来呈暴发式增长(图 2-4-1)。大约 1/3 的房颤患者为无症状型,故而提高房颤防治意识与房颤检测普及率极为重要。为此,全球研究团队开发了一系列房颤相关的生物标志物,以期实现对房颤的早期预防与干预。目前,采用生物信息学分析手段,已发现或证实大量极具潜力的房颤患病、预后风险生物标志物。

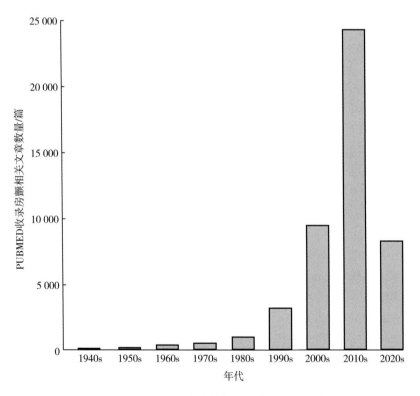

图 2-4-1　PUBMED 中房颤相关文章数量增长情况

其中,利用 RNA 测序(RNA-seq)、微阵列(microarray)等技术进行生物测序,发掘具有潜力的生物标志物,在房颤生物标志物开发中占据主流。2021 年,Pan 等对 10 例阵发性房颤患者、10 例持续性房颤患者及 10 例健康对照的心房组织进行采样,并进行 RNA-seq。利用 R 包 Limma,进行差异表达分析,获取房颤进展过程中在不同样本组间表达值出现显著变化(|log2 fold change| ≥1,FDR ≤0.1)的基因(differentially expressed gene, DEG)。经此,

获得了阵发性房颤组和健康对照组间的 558 个 DEG,持续性房颤组和健康对照组间的 582 个 DEG,以及持续性房颤组和阵发性房颤组样本间的 934 个 DEG。以上 DEG 中,约 50% 为非编码基因。其中,部分长链非编码 RNA(long non-coding RNA,lncRNA)被发现在以上各阶段间均存在差异表达,包括 MTND1P23、RP11-1081M5.2 及 XIST 等。基于 STRING 数据库中提供的蛋白质 - 蛋白质互作(protein-protein interaction,PPI)网络,研究者进一步构建了房颤相关的 PPI 网络,并采用 Cytoscape 软件对房颤 PPI 网络进行可视化。应用 Cytoscape 内置分子复合体检测(molecular complex detection,MCODE)插件,研究者识别了网络中的枢纽差异表达模块(differentially expressed module,DEM),并筛选出其中 4 个生物学显著性最高的枢纽 DEM。对各 DEM 内的差异表达 mRNA(differently expressed mRNA,DEmRNA)和差异表达 lncRNA(differently expressed lncRNA,DElncRNA),研究者计算了它们量量之间表达值的 Pearson 相关性。在此基础上,研究者构建了 DEmRNA-DElncRNA 共表达网络,并筛选出其中发挥枢纽调节作用(网络连接度≥5)的 DEmRNA 和 DElncRNA,包括 HSPB6、CTC-251I16.1、PPP1R1a、EDN1、CALCR、COL13A1、ETV5 及 C3。这些在共表达网络中发挥枢纽作用的 mRNA 及 lncRNA,被认为是极具潜力的房颤生物标志物。

近年来,随着研究的不断深入,部分微小 RNA(microRNA,miRNA)也被认为可能参与了房颤的发生、发展过程。2019 年,Li 等从公共数据库 Gene Expression Omnibus(GEO)获取了两个同时包含房颤及健康对照心房组织基因的 microarray 数据集。其中,数据集 GSE70887 包含 4 例慢性房颤患者及 4 例健康对照;数据集 GSE68475 包含 10 例持续性或永久性房颤患者(≥6 个月)及 11 例正常窦性心律健康对照。采用 GEO 提供的基于 R 编程语言的基因表达数据在线分析工具 GEO2R,研究者识别了在房颤患者与健康对照的心房组织中表达水平有显著差异($P<0.05$,|log2 fold change|>0.5)的 miRNA。进一步提取两个数据集相应的差异表达 miRNA 的交集,研究者获得了 10 个差异表达 miRNA 用于下游分析。将这 10 个 miRNA 上传到 miRNet 在线数据库,研究者获取了和它们相关的涉及 1 520 个基因的 2 235 个 miRNA- 靶基因对。利用 Cytoscape 软件,将这些 miRNA- 靶基因对和 STRING 数据库中提供的 PPI 网络中置信评分高于 0.9 分的数据整合并构建全新的 PPI-miRNA 网络。利用 MCODE 插件的模块聚类功能,研究者在 PPI-miRNA 网络中识别出了 3 个包含 miRNA 的重要潜在功能模块(Degree Cutoff=2,Node Score Cutoff=0.2)。这些模块中包含的 miRNA 包括 miR-424、miR-421、miR-15a 及 miR-542-3p。同时,研究者利用在线工具 DAVID 对前述靶基因进行了功能注释和富集分析,发现这些靶基因高度显著富集在细胞生长、凋亡相关的生物过程条目中。而在识别出的模块中,和 miR-424 有连边的在网络中"度"最高的节点基因 *CDK1*、*CDK6* 和 *CCND3* 正参与了细胞生长与凋亡相关的生物学过程。因此研究者提出,miR-424、miR-421、miR-15a、miR-542-3p 等 miRNA,以及 *CDK1*、*CDK6*、*CCND3* 等基因,可能通过调节细胞周期或凋亡等途径参与了房颤的发生、发展,是具有潜力的房颤生物标志物。

通过生物信息学手段,国内外研究者发掘了大量新的极具前途的生物标志物,加深了对房颤发病机制的理解。同时,通过整合各类生物标志物,开发了一系列房颤相关的风险评估模型,辅助指导房颤早期发现与干预、动态监测,以期提升对房颤的精细化管理。

二、房颤治疗靶标开发

当前,房颤治疗主要包括药物治疗、非手术治疗及手术治疗。遗憾的是,现有的抗心律失常药物大多减轻症状的功效有限,并且有明显的不良反应。因此,房颤治疗目前仍以降低死亡率为核心,降低死亡率的直接重要措施为降低卒中,而抗凝则是降低卒中及死亡率的关键。因此,近年来大量研究致力于开发新的房颤治疗靶标,尤其是抗凝治疗靶标,以降低房颤相关死亡。

生物信息学计算分析在房颤治疗靶标开发、治疗策略优化中发挥着重要作用。2017年,Kimura 等通过马尔科夫决策模型,分析了 10 年范围内房颤治疗方案选择相关的治疗花费以及质量调整生命年(quality-adjusted life year,QALY)。考虑到接受导管消融的患者平均年龄为 62 岁,研究采用的目标人群为无自然死亡风险的 60 岁阵发性房颤患者。研究者首先构建了马尔科夫模型来确定治疗决策相关的预期花费和 QALY。模型中纳入了导管消融治疗决定以及 5 种健康状态,包括正常窦性心律(normal sinus rhythm,NSR)、房颤、卒中、卒中后、死亡。马尔科夫模型中,患者卒中发作时则转移至卒中状态,卒中发作 12 个月后转移至卒中后状态,发生卒中相关死亡时转移至死亡状态。模型的一个周期设置为 1 个月,是采集数据的最短时间,基本情况分析的时间范围设定为 10 年。通过流行病学数据,研究者获得了模型中从一种健康状态转变为另一种健康状态的转移概率。结合从之前的研究中获取的除死亡外 4 种健康状态相应的生活质量评分数据,研究者计算得到了模型中各健康状态相应的 QALY。通过随访,研究者获得了各健康状态相应患者的治疗花费情况。$CHADS_2$ 评分广泛应用于房颤患者卒中风险评估,满分为 6 分,其中 C 为充血性心力衰竭(1 分),H 为高血压(1 分),A 为高龄(≥75 岁,1 分),D 为糖尿病(1 分),S_2 为卒中或短暂性脑缺血发作病史(2 分)。基于 4 条治疗方案分支(华法林、达比加群、华法林 + 消融、达比加群 + 消融)各自相应的治疗花费和 QALY 数据,研究者评估了 4 条分支两两相比的 $CHADS_2$ 评分增益成本效果比(incremental cost-effectiveness ratio,ICER),即获得每 QALY 所需要付出的额外成本。ICER 结果显示,达比加群单用是最昂贵而无效的选择,而对于 $CHADS_2$ 评分≥4 分的患者来说,达比加群 + 消融是最昂贵但同时也最有效的选择,因此也是最受欢迎的选择。综上,研究者提出,对于 $CHADS_2$ 评分≥4 分的人群,达比加群 + 消融是性价比最高的治疗方案。

考虑到药物开发所需的巨大花费与人力物力投入,近年来,生物信息学越来越多地被应用在药物开发各环节。在房颤研究领域,大量生物信息学研究产出了一系列极具潜力的治疗靶点,同时为优化治疗策略、改良药物设计等提供了有意义的指导。

三、房颤单细胞疾病图谱

近年来,单细胞 RNA 测序(single cell RNA-seq,scRNA-seq)以其高分辨力的优势,逐渐在心血管研究领域成为热门。单细胞转录组及免疫组库 V(D)J 测序分析,为房颤细胞组分解析与致病机制研究提供了崭新的视角。

2020 年,Suffee 等对 109 例人类右心房样本进行采样,其中 31 例取样自房颤患者。对这些样本进行组织学评估和免疫荧光发现,相较于无房颤患者,70岁以上房颤患者心房组织表现出更为明显的心外膜增厚和纤维 - 脂肪密集浸润。此外,还发现脂肪浸润比例与心外膜扩张呈负相关,"脂肪细胞 / 心外膜纤维化"比率可评估人类心房外膜区域重构。随后,在纤维 - 脂肪浸润区域又发现有细胞共表达心外膜祖细胞标志物(WT1)、肌成纤维细胞标志物(α-SMA 和 PDGFR-α)和脂肪前体细胞标志物(Pref-1),因此,研究者推测,成人心外膜祖细胞源性细胞(adult epicardial progenitor-derived cell, aEPDC)可能分化成了脂肪细胞或成纤维细胞。研究者在心房心肌病模型大鼠和 WT1$^{CreERT2+/-}$/ROSA-tdT$^{+/-}$ 小鼠中重现了上述心外膜重构。对小鼠模型进行遗传谱系追踪,研究者发现纤维 - 脂肪浸润中的成纤维细胞来源于心外膜。为了进一步确认 aEPDC 的细胞组分,研究者采用 10X Genomics 对盐水(sham)组和心力衰竭(HF)组小鼠心房的心外膜细胞进行了 scRNA-seq。其中,sham 组为健康对照组,而 HF 组为心房重构试验模型组。利用 cell Ranger 和 C-loop 软件,研究者先对 scRNA-seq 数据进行了前期处理,并对所有细胞进行了聚类,初步将所有细胞划分为 8 个细胞亚群。采用单细胞数据分析 Shiny APP 工具 SCHNAPPs,研究者进一步对细胞分群结果进行了验证,并通过质量控制,筛选出高质量的单细胞用于下游分析。利用 R 包 scater,研究者获取了各样本内表达最高的基因。观察发现,有两个 $Wt1^+$、$Pdfgr\beta^+$ 的细胞亚群在 sham 组和 HF 组中均存在。三维 t 分布随机邻域嵌入(t-distributed stochastic neighbor embedding, t-SNE)可视化结果显示,sham 组和 HF 组间存在细胞组分分离。Sham 组包括 3 个主要的细胞亚群,其中有 2 个亚群表达心外膜细胞标志物($Tbx18^+$、$Wt1^+$、Scx^+)。而 HF 组细胞组分主要为脂肪细胞和肌成纤维细胞,仅包含很少的心外膜细胞。研究者进一步利用 SCHNAPPs 中的 SCORPIUS 包,对通过 t-SNE 线性降维所获得的 t-SNE 1 和 t-SNE 3 进行轨迹分析。结果显示,从健康到疾病状态进展的过程中,同时伴随着从 sham 组心外膜未分化细胞到 HF EPDC 中占主导的脂肪细胞和心肌成纤维细胞的转变过程。这一结果提示,慢性心房心肌重构在房颤发生、发展中发挥了作用。

单细胞测序技术的引入,有助于对房颤取得超越组织块层面的理解。未来,利用单细胞转录组乃至空间组测序等新兴技术手段,必能实现更高精度的房颤疾病图谱刻画,帮助人类从更高维度理解房颤的发生、发展机制,从而为房颤的防治提供更为高效的指导。

(孙儒雅)

参 考 文 献

[1] SCHNABEL R B, YIN X, GONA P, et al. 50 year trends in atrial fibrillation prevalence, incidence, risk factors, and mortality in the Framingham Heart Study: a cohort study[J]. Lancet, 2015, 386(9989): 154-162.

[2] ROTH G A, MENSAH G A, JOHNSON C O, et al. Global Burden of Cardiovascular Diseases and Risk Factors, 1990-2019: Update From the GBD 2019 Study[J]. J Am Coll Cardiol, 2020, 76(25): 2982-3021.

[3] DILAVERIS P E, KENNEDY H L. Silent atrial fibrillation: epidemiology, diagnosis, and clinical impact[J]. Clin Cardiol, 2017, 40(6): 413-418.

[4] YANG P, CAO Y, JIAN H, et al. Identification of Hub mRNAs and lncRNAs in Atrial

Fibrillation Using Weighted Co-expression Network Analysis With RNA-Seq Data［J］. Front Cell Dev Biol, 2021, 9（3）: 722-671.

［5］ FENG H, GU Z Y, LI Q, et al. Identification of significant genes with poor prognosis in ovarian cancer via bioinformatical analysis［J］. J Ovarian Res, 2019, 12（1）: 35-77.

［6］ MOLINA C E, VOIGT N. Finding Ms or Mr Right: Which miRNA to target in AF?［J］. J Mol Cell Cardiol, 2017, 10（2）: 22-25.

［7］ LI Y, TAN W, YE F, et al. Identification of microRNAs and genes as biomarkers of atrial fibrillation using a bioinformatics approach［J］. J Int Med Res, 2019, 47（8）: 3580-3589.

［8］ HIJAZI Z, OLDGREN J, LINDBÄCK J, et al. The novel biomarker-based ABC（age, biomarkers, clinical history）-bleeding risk score for patients with atrial fibrillation: a derivation and validation study［J］. Lancet, 2016, 387（10035）: 2302-2311.

［9］ HIJAZI Z, LINDBÄCK J, ALEXANDER J H, et al. The ABC（age, biomarkers, clinical history）stroke risk score: a biomarker-based risk score for predicting stroke in atrial fibrillation［J］. Eur Heart J, 2016, 37（20）: 1582-1590.

［10］ JANUARY C T, WANN L S, CALKINS H, et al. 2019 AHA/ACC/HRS focused update of the 2014 AHA/ACC/HRS guideline for the management of patients with atrial fibrillation: A Report of the American College of Cardiology/American Heart Association Task Force on Clinical Practice Guidelines and the Heart Rhythm Society［J］. Heart Rhythm, 2019, 16（8）: 66-93.

［11］ KIMURA T, IGARASHI A, IKEDA S, et al. A cost-utility analysis for catheter ablation of atrial fibrillation in combination with warfarin and dabigatran based on the $CHADS_2$ score in Japan［J］. J Cardiol, 2017, 69（1）: 89-97.

［12］ SUFFEE N, MOORE-MORRIS T, JAGLA B, et al. Reactivation of the Epicardium at the Origin of Myocardial Fibro-Fatty Infiltration During the Atrial Cardiomyopathy［J］. Circ Res, 2020, 126（10）: 1330-1342.

［13］ JAGLA B, LIBRI V, CHICA C, et al. SCHNAPPs - Single Cell sHiNy APPlication（s）［J］. J Immunol Methods, 2021, 499: 113-176.

［14］ ROSELLI C, RIENSTRA M, ELLINOR P T. Genetics of Atrial Fibrillation in 2020: GWAS, Genome Sequencing, Polygenic Risk, and Beyond［J］. Circ Res, 2020, 127（1）: 21-33.

5　衰老与房颤

　　衰老是一个复杂的损伤修复失衡的病理生理过程,涉及氧化应激产物增多、干细胞耗竭、细胞间通信变化、基因不稳定性增加、端粒磨损、表观遗传学改变、蛋白质稳态丧失、营养感应失调和线粒体功能障碍等多种机制,包括了从微观到宏观分子、细胞、组织和器官四个层面的变化。衰老和衰老相关的基础疾病对心血管系统造成不利影响,导致组织学和超微结构水平的变化、电生理重塑，衰老与房颤的患病率独立相关，与衰老相关的心脏解剖和功能重塑可能会增加房颤的发生和维持。

一、衰老对心房电重构的影响

衰老可能通过机械电反馈、钙信号紊乱、氧化应激和代谢紊乱影响心房和肺静脉（pulmonary vein，PV）的电活动。心房电重构表现为离子通道、心房、PV 电生理特征的改变，其主要标志是心房有效不应期（atrial effective refractory period，AERP）缩短、频率适应性降低和心房传导时间延长。心房的动作电位时程（action potential duration，APD）和 AERP 的缩短有利于折返环路的形成。此外，由于衰老相关动作电位的区域性差异导致 ERP 离散度增加、传导减慢、传导不均一性增加，为折返的形成提供电生理基础，促进房颤的发生和维持。触发活动在阵发性房颤的病理生理学中起关键作用，Ca^{2+} 调节相关蛋白的失调会引起兰尼丁受体（ryanodine receptors，RyR）的 Ca^{2+} 渗漏，增加触发活动。伴随增龄，L 型 Ca^{2+} 通道（I_{Ca-L}）的峰值密度逐渐衰减，引起 I_{Ca-L} 电流幅度下降，年龄是孤立性房颤患者在接受第一次环 PV 隔离后复发的独立预测因素。衰老相关的心房以及 PV 的电生理或结构变化可能促进房颤的发生。

衰老导致心房 Ca^{2+} 信号紊乱。在衰老过程中，窦房结（sinoatrial node，SAN）内 Cav1.2 蛋白表达下降，SAN 电活动也降低。老年家兔 PV 的延迟后去极化（delayed after depolarization，DAD）、去极化静息膜电位（RMP）、APD 均增加，AP 交替和收缩交替的发生率升高，这表明 Ca^{2+} 调节异常可能是老年 PV 相关的房颤发生的基础。老年 PV 更容易受到由 RyR 增加引起的肌质网（sarcoplasmic reticulum，SR）Ca^{2+} 渗漏的影响，这反映出在衰老相关的心律失常中，RyR 功能障碍增加了 PV 相关的心律失常的易感性。

缝隙连接（connexins，Cx）的改变：Cx 在相邻心肌细胞之间提供低电阻电耦合，允许小分子在细胞间扩散的窄膜通道组成。Cx 的结构和功能异常可能成为心律失常发生的基础。研究发现，老年大鼠心肌的 Cx43 分布受到破坏，这可能为衰老相关的心律失常提供病理基础。以庚醇损伤实验兔的 Cx 会降低 SAN 电活动，促进异位电活动，并增加房颤的发生。相比之下，老化与 Cx40 表达的增加和 Cx 电阻的增加有关。一项犬类研究表明，随着年龄的增长，右心房（right atrium，RA）游离壁中的 Cx43 分布更加极化并定位于细胞，导致横向解偶联，该研究还发现随着年龄的增长，椭圆形激活模式变为方形激活模式，纵向阻滞的发生率降低，但横向阻滞的发生率增加。动物实验证实，c-Jun 氨基末端激酶（c-JNK）激活导致 Cx43 减少，导致细胞间耦联发生障碍、传导速度减慢，利于微折返的形成，提示衰老可能通过激活 c-JNK，使 Cx43 表达下降，促进房颤的发生。

二、衰老对心房结构重构的影响

房颤结构重构的特征主要为组织病理学的变化，例如心肌细胞肥大、细胞凋亡或心肌纤维化，以及解剖学变化，例如心腔扩张等。

1. 心肌细胞的病理改变 心脏在衰老过程中经历复杂的变化，心房肌细胞肥大作为一种适应性机制，到后期将导致心房功能异常，心肌细胞绝对数减少是心脏衰老的标志之一，由细胞凋亡和坏死增加所导致,心肌细胞持续损失会加重心房功能的障碍。

2. 心肌淀粉样变　年龄是心肌淀粉样变的重要影响因素,蛋白质的错误折叠导致衰老的心肌细胞出现淀粉样物质沉积,心房肌淀粉样变增加房颤的易感性。淀粉样变为心房永久性结构改变,干扰心房肌细胞的收缩和传导,并且减慢心房传导,诱导房颤的发生。研究显示,1/3 的系统性淀粉样变患者合并心脏电传导异常,包括房颤、房室传导阻滞和左束支传导阻滞。心房肌细胞和心室肌细胞均可出现淀粉样物质沉积,而孤立性心房淀粉样变的发生率高于系统性淀粉样变。心房肌细胞产生的心房肽促进淀粉样物质沉积于心房,导致孤立性心房淀粉样变,房颤患者心房肽源性淀粉样变的数量多于窦性节律的患者。

3. 心肌纤维化　年龄与心房纤维化和心肌细胞凋亡的严重程度呈正相关,为房颤的发生提供了结构支持。纤维化替代导致的细胞损失常见于老年 LA。老年大鼠心房显示高度异质性间质纤维化显著增加。不均匀的心房间质纤维化可促进衰老过程中的传导减慢、波前破裂和房颤维持。纤维化对 PV 心肌细胞具有显著的致心律失常作用。胶原蛋白是纤维化的主要成分,通过 p38 丝裂原活化蛋白激酶激活,直接增加 PV 心肌细胞的自发活动。此外,胶原蛋白的直接孵育可能缩短心房肌细胞的 APD。有部分研究表明,随着年龄的增长,ERP 没有变化,甚至延长。这种不一致表明胶原蛋白诱导的 APD 短路可能是局部的和异质的,增加了局灶 ERP 的离散并促进了微折返的发生。胶原蛋白的存在可以在 SR 中产生更大的 Ca^{2+} 瞬变和更大的 Ca^{2+} 含量,胶原蛋白处理的心房肌细胞 Thr17 磷酸化受磷蛋白的下调,SERCA2a 的表达升高。

4. 心房结构和功能的改变　年龄是影响 LA、PV 大小的重要因素,而 PV 和 LA 的大小又与房颤的发生和维持密切相关。LA 功能受损越来越多地被认为是房颤的预测指标,左心房内径(left atrium dimension,LAD)、LA 表面积和通过电解剖标测的 LA 体积均与年龄呈正相关。临床数据表明,LA 前后径和壁厚随着年龄的增长而增加,PV 的大小与 PV 介导的心律失常的发生呈正相关。在一般人群,以不同年龄进行分组,发现在 50 岁后,左心房前后径和左心房前后壁厚度伴随年龄的增加而增加,左心耳和肺静脉干也出现明显扩张。在多中心临床试验中的 3 465 名非瓣膜性房颤患者中,发现房颤患者与窦性心律患者相比,平均 LA 内径大 6mm。LA 和 PV 扩大还与房颤射频消融复发有相关性,一项研究对比手术后 1 年以上的阵发性房颤患者,发现晚期房颤复发组患者 LA 扩张,无复发组患者 LA、PV 较消融前缩小,LA 扩大和 PV 扩大更有利于容纳更多的折返环。

三、自主神经的变化

心脏的自主神经(autonomic nervous system,ANS)由内在和外在神经节组成。外在心脏神经系统的副交感神经成分起源于迷走神经,通过颈、星状(颈胸)和胸神经节介导。位于心脏和大血管中的压力感受器、化学感受器和机械压力感受器调节 ANS 张力。内在心脏 ANS 分布于心外膜的脂肪垫和 Marshall 韧带内形成神经节丛,包含交感神经和迷走神经,组成复杂神经网络,这些神经网络位于心房的多个位置。随着年龄增长,自主神经对心脏的调节功能出现异常。交感神经过度兴奋,会增加突触的 Ca^{2+} 瞬变,促进心律失常的发生。Ca^{2+} 通过电压门控钙通道进入突触前神经元对于神经递质释放至关重要。激活的 β 肾上腺素能信号通路增加 Ca^{2+} 进入突触前神经元和肌质网的自发性 Ca^{2+} 释放。

迷走神经兴奋可能异质性地缩短 APD 和 ERP,促进房颤的发展。心脏中的乙酰胆碱(ACh)激活毒蕈碱受体(主要是 M2),能直接激活内向整流钾通道(inward-rectifying potassium channel,I_{K-ACh})。I_{K-ACh} 是一种存在于窦房结和心房中的 G 蛋白门控离子通道,通过加速复极化和导致超极化来调节心率。另外,还通过调节环磷酸腺苷(cAMP)来发挥其作用,cAMP 是心肌细胞内的第二信使,参与胞内信号转导。迷走神经兴奋导致的转导延迟与迷走神经刺激诱发的房颤具有相关性,这些作用可能是由迷走神经释放的多肽和血管活性肠多肽(VIP)介导的,后者增强延迟整流钾电流(delayed rectifier potassium current,I_{Ks})并降低钠电流,进而影响心房 APD 和转导速度,增加房颤的易感性。已经证明,心房肌袖有明显的迷走神经支配,延伸到肺静脉和其他胸静脉。在正常心脏中,迷走神经的影响占主导地位,这解释了迷走神经介导的阵发性房颤的临床表现多出现在没有基础心脏病的年轻男性中。交感神经介导的房颤不太常见,并且在存在任何心脏病时都可以观察到。

四、其他原因

1. 氧化应激和炎症　慢性炎症状态是衰老的普遍特征,老年人的炎症细胞因子水平升高,特别是白介素 6(IL-6)和肿瘤坏死因子 α(TNF-α)。研究表明,老年人的细胞因子、趋化因子和急性期蛋白的水平更高,与炎症有关的基因表达更高。伴随衰老,氧自由基(ROS)生成增加,而清除能力下降,机体内氧化与抗氧化体系之间的平衡被打破,过量的 ROS 能够损伤蛋白质、脂质和 DNA,通过激活炎症细胞因子产物增强炎症反应,进一步诱发组织损伤。伴随增龄,衰老细胞在组织中蓄积增加,并且获得衰老相关分泌表型(senescence-associated secretory phenotype,SASP),涉及分泌多种可溶性分子,如白介素(IL-1α、IL-1β 和 IL-6)、趋化因子(IL-8 和生长因子)、生长因子(FGF2 和肝细胞生长因子)、金属蛋白酶(MMP1、MMP3),以及其他不溶性蛋白质和细胞外基质成分,这些分泌分子促进相邻细胞衰老,并且促进炎症环境及组织纤维化。在房颤患者的心肌组织中,超氧化物显著升高,这表明 ROS 介导心房氧化损伤。在快速心房起搏诱导的房颤动物模型,ROS 抑制剂能够减轻心房重构,这也进一步证实了 ROS 在房颤的发生中可能发挥重要作用。研究分析了 75 岁以上的老年人群,房颤人群较窦性心律者有较高水平的 IL-6,反映了在老年房颤人群中更显著的炎症状态,房颤患者体内活化的炎性细胞及炎性介质可能促进内皮细胞破坏、功能不全,以及血小板激活,从而参与血栓前状态的形成,将炎症与血栓联系起来。白细胞激活被认为是导致房颤较重要的炎性途径。通过抑制氧化应激信号通路,可以抑制年龄相关性房颤的心房重构。肾素 - 血管紧张素 - 醛固酮系统的抑制能降低 T 细胞及巨噬细胞的数量,也能抑制白细胞内氧自由基等活性氧分子的生成,降低血浆中超敏 C 反应蛋白、肿瘤坏死因子 α 的水平。针对他汀类药物治疗房颤的研究表明,他汀类药物能够抗炎及抗内皮增殖,发挥了治疗作用。

2. 代谢紊乱及线粒体功能障碍　代谢紊乱在衰老中很常见,包括线粒体功能障碍、胰岛素抵抗和能量代谢失调等。房颤心房心肌细胞的不规则收缩,导致能量需求增加,与压力相关的代谢变化和 AMP 活化蛋白激酶(AMPK)的活性改变,被认为在房颤的发病机制中起重要作用。目前实验证据表明,AMPK 在房颤的病理生理学中可能发挥作用。模拟房颤给予心肌细胞不规则起搏,增加舒张期 Ca^{2+} 水平并上调 Ca^{2+} 钙调蛋白依赖性蛋白激酶

Ⅱ和AMPK，进而增加脂肪酸转位酶（FAT/CD36）的膜表达，与匹配的窦性心律患者样本相比，房颤患者LA中的脂质积累。这些观察结果揭示出，除结构和电重构之外，还存在"代谢重构"，这可能有助于更好地理解房颤发生、发展的病理生理学。在小鼠模型中，肝激酶B1（一种AMPK激活剂）的心肌细胞特异性消融导致自发性房颤的发展以及房颤从阵发性到持续性的年龄依赖性进展。总的来说，这些发现再次表明心房"代谢重构"在房颤发生机制中的重要性。

线粒体是细胞能量ATP的主要合成场所，由于心肌细胞高代谢、高耗能的特征，线粒体功能的失调对心肌细胞存活和功能影响重大。线粒体DNA（mtDNA）裸露于线粒体基质中，没有组蛋白的结合保护，又缺少DNA损伤修复系统，线粒体是细胞内氧化ROS产生的主要场所，过剩的ROS导致mtDNA更易发生突变，引发线粒体功能紊乱，加速心肌衰老进程。持续性房颤患者的氧化应激相关生物标志物水平升高。除了ROS理论外，线粒体功能紊乱促进细胞和器官衰老的机制还包括克隆性增殖能力提高，mtDNA突变达到一定拷贝数才引起表型变化、自噬增强、分裂/融合失衡等。去乙酰化酶（sirtuin）是一组结构保守的脱乙酰基蛋白，共有7个同源蛋白sirtuin1~7（SIRT1~7），SIRT3~5局限在线粒体内。线粒体SIRT3影响线粒体ATP的产生、ROS的解毒、分裂-融合平衡、营养物质氧化、未折叠蛋白反应，随增龄SIRT3的合成和稳定性降低，导致线粒体功能失调。研究显示，*SIRT3*基因敲除小鼠（SIRT3KO）比野生型小鼠心肌肥大和心力衰竭进程加速更明显。

3. 内皮损伤和功能障碍　心房内皮损伤募集产生细胞因子的炎症细胞，引发炎症反应。房颤导致心房中的血流淤滞和/或湍流，这可能导致内皮损伤和功能障碍。研究发现，房颤患者的内皮细胞功能下降，血液流动介导的扩张与慢性房颤患者的血清CRP水平呈负相关。血管性血友病因子（vWF），一种黏附分子，是内皮损伤/功能障碍的指标；血浆vWF水平与老年人群的房颤发病率和卒中风险呈正相关。

五、小结

衰老是机体内复杂且不可避免的生命现象，导致心脏的结构和功能发生退行性变。衰老在房颤的发生中起着至关重要的作用，年龄是导致房颤发生的独立危险因素，也增加了房颤患者发生心功能不全和卒中的风险。衰老通常与心血管合并症增加、氧化应激、钙失调、伴有细胞凋亡的心房肌病和心肌纤维化相关，这些都有助于房颤的发生和维持。了解衰老导致房颤发生、发展的机制，对老年房颤的预防和诊治有重要的指导意义。

（程　冕　张存泰）

参 考 文 献

［1］FONTANA L, KENNEDY B K, LONGO V D, et al. Medical research: treat ageing［J］. Nature, 2014, 511（7510）: 405-407.

［2］LIN Y K, CHEN Y A, LEE T I, et al. Aging Modulates the Substrate and Triggers Remodeling in Atrial Fibrillation［J］. Circ J, 2018, 82（5）: 1237-1244.

［3］NATTEL S. New ideas about atrial fibrillation 50 years on［J］. Nature, 2002, 415（6868）:

219-226.

[4] HERRAIZ-MARTINEZ A, ALVAREZ-GARCIA J, LLACH A, et al. Ageing is associated with deterioration of calcium homeostasis in isolated human right atrial myocytes [J]. Cardiovasc Res, 2015, 106 (1): 76-86.

[5] NATTEL S, MAGUY A, LE BOUTER S, et al. Arrhythmogenic ion-channel remodeling in the heart: heart failure, myocardial infarction, and atrial fibrillation [J]. Physiol Rev, 2007, 87 (2): 425-456.

[6] PAN N H, TSAO H M, CHANG N C, et al. Aging dilates atrium and pulmonary veins: implications for the genesis of atrial fibrillation [J]. Chest, 2008, 133 (1): 190-196.

[7] WONGCHAROEN W, CHEN Y C, CHEN Y J, et al. Aging increases pulmonary veins arrhythmogenesis and susceptibility to calcium regulation agents [J]. Heart Rhythm, 2007, 4 (10): 1338-1349.

[8] WATANABE M, ICHINOSE S, SUNAMORI M. Age-related changes in gap junctional protein of the rat heart [J]. Exp Clin Cardiol, 2004, 9 (2): 130-132.

[9] LOUNGANI R S, REHORN M R, GEURINK K R, et al. Outcomes following cardioversion for patients with cardiac amyloidosis and atrial fibrillation or atrial flutter [J]. Am Heart J, 2020, 222: 26-29.

[10] ROCKEN C, PETERS B, JUENEMANN G, et al. Atrial amyloidosis: an arrhythmogenic substrate for persistent atrial fibrillation [J]. Circulation, 2002, 106 (16): 2091-2097.

[11] TSAI W C, LEE T I, CHEN Y C, et al. Testosterone replacement increases aged pulmonary vein and left atrium arrhythmogenesis with enhanced adrenergic activity [J]. Int J Cardiol, 2014, 176 (1): 110-118.

[12] HAYASHI H, WANG C, MIYAUCHI Y, et al. Aging-related increase to inducible atrial fibrillation in the rat model [J]. J Cardiovasc Electrophysiol, 2002, 13 (8): 801-808.

[13] LU Y Y, CHEN Y C, KAO Y H, et al. Extracellular matrix of collagen modulates arrhythmogenic activity of pulmonary veins through p38 MAPK activation [J]. J Mol Cell Cardiol, 2013, 59: 159-166.

[14] DITTRICH H C, PEARCE L A, ASINGER R W, et al. Left atrial diameter in nonvalvular atrial fibrillation: An echocardiographic study. Stroke Prevention in Atrial Fibrillation Investigators [J]. Am Heart J, 1999, 137 (3): 494-499.

[15] TSAO H M, WU M H, HUANG B H, et al. Morphologic remodeling of pulmonary veins and left atrium after catheter ablation of atrial fibrillation: insight from long-term follow-up of three-dimensional magnetic resonance imaging [J]. J Cardiovasc Electrophysiol, 2005, 16 (1): 7-12.

[16] BEAULOYE C, BERTRAND L, HORMAN S, et al. AMPK activation, a preventive therapeutic target in the transition from cardiac injury to heart failure [J]. Cardiovasc Res, 2011, 90 (2): 224-233.

[17] OYEWOLE A O, BIRCH-MACHIN M A. Mitochondria-targeted antioxidants [J]. FASEB J, 2015, 29 (12): 4766-4771.

［18］NEUMAN R B, BLOOM H L, SHUKRULLAH I, et al. Oxidative stress markers are associated with persistent atrial fibrillation［J］. Clin Chem, 2007, 53（9）: 1652-1657.

［19］PAYNE B A, CHINNERY P F. Mitochondrial dysfunction in aging: Much progress but many unresolved questions［J］. Biochim Biophys Acta, 2015, 1847（11）: 1347-1353.

［20］RAVASSA S, BALLESTEROS G, DIEZ J. Aging and atrial fibrillation: a matter of fibrosis ［J］. Aging（Albany NY）, 2019, 11（22）: 9965-9966.

6 房颤的代谢组学研究进展

越来越多的证据表明,房颤的发生与代谢性紊乱有关。房颤的代谢学研究可以帮助我们了解房颤患者心肌细胞的代谢规律及房颤的风险标志物。我们以房颤细胞代谢方面的病理生理学机制为切入点,深入研究了用代谢调节的方式治疗房颤的潜在方法。

在正常人类心肌细胞中,细胞能量代谢主要通过以下几个方面:①糖酵解途径;②葡萄糖氧化;③脂肪酸氧化;④三羧酸循环;⑤线粒体的电子传输链（ETC）。正常心肌细胞通过以上五个方面产生的 ATP 维持心脏的运行,而房颤患者主要体现在代谢能量（ATP）不足。比如,多项研究表明,房颤患者出现心房耗氧量、心脏做功增加,冠状动脉血流储备减少,能量供应减少,氧气供应受限的情况。

一、房颤患者代谢能量不足的细胞机制

在房颤的条件下,能量代谢方式反而更接近胎儿时期。主要表现为:细胞主要通过糖酵解途径和乳酸氧化的方式去产生能量。而成熟细胞主要通过脂肪酸 β 氧化来提供细胞所需能量。其中,游离脂肪酸是一种重要的能量来源,并根据机体的能量需求受到调节。一项研究表明,与窦性心律患者相比,永久性房颤的患者糖酵解相关基因要表达得更多。这一研究结果在一项以羊为样本的研究中也得到了验证,他们发现,持续性房颤的羊会出现糖代谢上调、脂代谢下调的情况。这一结果和 Li 等在二尖瓣病变相关性房颤患者中所检测到的代谢物变化较为一致。此外,房颤患者心房组织中发生了 α- 肌球蛋白重链（α-MHC）到 β 链原肌球蛋白（β-MHC）的转换,其中 β-MHC 主要存在于胚胎心脏,这一点也间接体现了房颤患者的能量代谢方式更接近于胎儿时期。另一项实验也发现,永久性房颤患者的心房组织中 β-MHC 和肌球蛋白轻链胚胎肌的表达增加。

持续性房颤患者（持续 1 周以上）的酮体代谢增强。主要表现为 β- 羟丁酸、生酮氨基酸、3- 酮酸辅酶 A 转移酶、甘氨酸表达增加。

房颤患者会发生线粒体功能障碍和活性氧（ROS）生成增加。Schild 等的研究证明,快速起搏细胞的线粒体会变得苍白和肿胀,甚至完全破坏,并伴有 ATP 产生减少和 ROS 产生增加。游离脂肪酸氧化比糖酵解途径需要更多的氧气,更容易造成低氧环境,在游离脂肪酸氧化的条件下会增加 ROS 的产生。过量的 ROS 会损伤正常的基因和蛋白质,影响心

肌细胞功能,有研究人员称,ROS还可以降解不饱和脂肪酸,导致房颤患者血浆中不饱和脂肪酸减少。研究人员发现,在房颤患者中,游离脂肪酸主要表现为血浆饱和脂肪酸增加,血浆不饱和脂肪酸减少。游离脂肪酸饱和度的不同可能会对细胞造成不同的影响,例如饱和脂肪酸可能会促进炎症的产生,而不饱和脂肪酸可能通过下调促炎因子的释放而产生抗炎作用。以上结果表明,房颤患者中,ROS不仅可以通过直接损害正常的基因和细胞干扰能量代谢,还可能通过炎症相关途径间接损害细胞,从而干扰能量代谢。在另一项研究中,Tu等将房颤患者心房组织与窦性心律的对照组相比,发现房颤组Cox5b蛋白的表达减少,表明房颤患者的线粒体ETC功能受损,能量产生受限。Tsuboi等发现,在缺失线粒体DNA(mtDNA)的人群中,房颤的患病率比正常人群要高,心房ATP的浓度比正常人要低。另外,Park发现,房颤也会诱导更高的mtDNA突变率。

房颤的发生与钙依赖途径有关,钙依赖途径中的钙离子/钙调蛋白依赖性蛋白激酶(CaMKK)可以直接调节AMP活化蛋白激酶(AMPK)。AMPK可以通过增加能量的产生和抑制能量的消耗来代偿能量不足,对房颤的进展起到一个拮抗作用。进一步对AMPK调节房颤的通路进行研究,发现AMPK作为中枢分子,在AngⅡ介导的钙信号转导通路和JNK介导的炎症诱导通路之间建立了联系。研究表明,房颤的发生机制和AngⅡ-ROS-Ca²⁺-AMPK-JNK-TGF-β轴有关。通过对轴上各代谢物进行干预,有望提出新的治疗房颤的方案。Lenski等的研究揭示了房颤患者的心房肌中,AMPK激活可能还与脂肪酸/CD36表达增加、FA摄取有关。

二、房颤患者的风险标志物

Alonso等研究发现,glycolithocholate sulfate、glycocholenate sulfate和房颤相关。随后几年他们重复了以上的研究并得到同样的结果,而且进一步提出"假尿苷、尿苷、多胺为房颤风险标志物"的观点。然而,2020年的一项研究表明,在调整影响因素后,glycolithocholate sulfate、glycocholenate sulfate和房颤的相关性显著减弱。他们提出酰肉碱的水平变化与房颤的风险增加相关,长链酰肉碱的水平变化可导致左心房电重构和结构重构,进而导致房颤。在这项研究中,还意外发现血浆中的咖啡因可能和房颤有关,这一发现和之前的一项统计不相符。这可能和之前的统计采用摄入咖啡量作为变量有一定关系。

在另一项研究中,研究人员通过液相色谱-质谱法(LC-MS)对心耳样本和血浆样本进行检测。他们表示,血浆肌酐、D-谷氨酸、胆碱是房颤患者血液中的风险标志物,可以用来区别房颤和非房颤患者。此外,他们还发现房颤患者会有"D-谷氨酰胺和D-谷氨酸"通路的改变,这些新发现的血浆生物标志物和通路可以为识别房颤提供一定帮助。另一项研究的研究人员也使用LC-MS检测房颤的风险标志物,发现房颤患者的谷胱甘肽合成酶(GSS)表达显著上升,而胱氨酸和氧化谷胱甘肽表达则发生了下调。在未经治疗的房颤患者中,检测到多种血浆游离脂肪酸的上调,这可能和心肌细胞对脂肪酸的摄取下降和脂肪酸代谢紊乱有关。其中,FA20∶2、FA22∶4与左心房面积呈高度线性相关,是临床上常用的房颤预后评估指标。

研究发现,氨基酸代谢也与房颤的发生有关。通过对房颤患者氨基酸代谢谱进行研究,发现随着房颤的持续,循环系统中的4-羟基吡咯烷-2-羧酸(4-hydroxypyrrolidine-2-

carboxylic）的含量将会逐渐减少。另外，氨基酸与氨基酸的相互作用也参与了房颤的发生。明确这些相互作用，有助于提高房颤的诊断水平并预测其预后。

除此之外，肠道中也发现了和房颤相关的风险标志物。房颤患者中肠道细菌如普雷沃菌（*Prevotella*）、粪杆菌（*Faecalibacterium*）、*Alistipes*、*Oscillibacter*、*Bilophila* 和 *Flavonifractor* 均明显减少。反之，瘤胃球菌、链球菌和肠球菌均明显增加。其中，普雷沃菌的功能是编码超氧化物还原酶、磷酸腺苷 - 磷酸还原酶，并有利于炎症的发展。目前，尚需研究证明普雷沃菌是否是通过炎症诱导的途径引发的房颤。他们还在另一项研究中发现，这些肠道菌群的失调是在房颤发生的早期阶段，并提出针对肠道菌群的干预策略可以延缓房颤的进展，目前此观点仍需大量样本的研究加以验证。总之，肠道中房颤风险标志物的发现将有利于房颤的早期发现，也为房颤的治疗提供了新的思路。

术后心房颤动（POAF）是冠状动脉旁路移植术（CABG）中常见的并发症。Li 等发现，POAF 患者 CABG 术前血浆磷脂转移蛋白（PLTP）、载脂蛋白 C3（ApoC3）降低，而胆固醇酯转移蛋白（CETP）和谷胱甘肽过氧化物酶 3（GPX3）升高。这些代谢物可以为我们术前预测 POAF 提供很大的帮助。

二尖瓣病变通常也会伴有房颤。Li 等使用多组学技术对和二尖瓣病变相关的房颤做了研究。他们发现，在房颤患者中，以载脂蛋白 A1（ApoA1）和载脂蛋白 A2（ApoA2）为代表的 PPAR-α 通路发生了表达的下调，PPAR-α 通路的功能被抑制；而以乳糖、蔗糖、肌醇半乳糖苷、棉子糖为代表的半乳糖代谢途径则发生了激活。他们还发现，RAAS 通路的主要组成部分血管紧张素原浓度在二尖瓣病变相关性房颤患者中出现了下降，之前有研究表明 RAAS 通路与房颤的启动、维持密切相关。另外，LMO7 含量也发生了显著上调，而玻连蛋白（VN）含量则表现出显著下调。以上说明多条通路和代谢物参与了二尖瓣病变相关性房颤的调节，新发现的风险标志物 ApoA1、ApoA2、LMO7 和 VN 也为更全面地为理解房颤的发生机制提供了思路。

生物信息学在预测房颤患者的风险标志物方面也起到了很重要的作用。Yan 等使用生物信息学的方法发现，K^+、Na^+ 是与房颤相关性最高的代谢物，为我们研究房颤的风险标志物提供了一个新的方法和思考方向。

三、房颤患者心房重构的代谢机制

1. 心房的电重构 房颤患者的电重构主要表现为肌膜 ATP 敏感性钾通道（$I_{K\text{-}ATP}$）上调，心房肌细胞 L 型钙电流下调。当细胞内 ATP 浓度降低时，$I_{K\text{-}ATP}$ 开放，膜电位发生超极化，动作电位时程（APD）缩短，房颤折返活动增强。线粒体 ROS 可以直接氧化钙离子 / 钙调蛋白依赖性蛋白激酶 Ⅱ（CaMKⅡ）的酶调节域，促进 CaMKⅡ 的激活。持续激活的 CaMKⅡ 将会导致肌质网钙离子外泄，Ca-L 下调，进而影响房颤的发生。

2. 心房的收缩重构 心房肌细胞收缩受多种 Ca^{2+} 处理蛋白调节，例如肌动蛋白 -ATP 酶、心肌肌质网 Ca^{2+}-ATP 酶 2a（SERCA2a）和 CaMKⅡ。其中，钙信号转导的关键激酶 CaMKⅡ可使肌质网受磷酸蛋白（PLB）磷酸化，磷酸化后的 PLB 进一步会使 SERCA 活性和肌质网钙摄取增加。房颤患者的钙处理改变会导致细胞的收缩能力降低，AMPK 的激活可以在一定程度上逆转细胞收缩能力的降低。

3. 心房的结构重构 　心房细胞的结构重构主要表现为心房扩大和心肌纤维化,其中线粒体 ROS 与成纤维细胞分化和心脏纤维化有关。研究报道,氧化应激通过刺激丝裂原活化蛋白激酶(MAPK)和 NF-κB 通路来影响 Ca^{2+} 介导的促纤维化信号。另一项研究表明,ROS 可通过 Smad2/3 激活促纤维化信号。由于 ROS 可激活 Nodal,而 Nodal 又可与磷酸化的 Smad2/3 相结合,进而影响下游的 *PITX2* 基因,故 ROS 有可能通过 Nodal/Smad2/3/PITX2 信号通路影响心肌纤维化进程。AMPK 上游因子 LKB1 的缺失会导致严重的心房扩大和纤维化。Harada 等的研究表明,缺乏 AMPK 相关代谢适应可能会导致心房结构重构和房颤治疗抵抗。我们猜测,LKB1 可能通过 AMPK 来影响心房重构,但仍需要试验加以证明。

另外,有报道称,CaMKⅡ也参与了心肌纤维化的过程。CaMKⅡ可以介导连接蛋白 43(Cx43)上调,对于成纤维细胞向肌成纤维细胞转化起到关键的作用。

四、与代谢调节相关的房颤治疗策略

1. AMPK 激活 　因为 AMPK 可以通过增加能量的产生和抑制能量的消耗来代偿能量不足,所以 AMPK 可以作为代谢调节的一个关键靶点。AMPK 激活剂 AICAR 可改善 Ca^{2+} 处理和增强细胞收缩,AMPK 激活剂二甲双胍可介导 ROS 的清除和肌溶解作用的降低。两种药物都参与了房颤的治疗。

2. PPAR-α/PGC-1α 通路 　PPAR-α 和 PGC-1α 共激活可增加脂肪酸代谢相关基因的转录。PPAR-α 可以调节细胞内的糖代谢和脂质代谢,当 PPAR-α/PGC-1α 通路被抑制时,脂肪酸的摄取和利用可能显著减少,取而代之的是葡萄糖的使用增加。这种代谢重塑可能导致心脏组织能量失衡。Sirtuin1 和 AMPK 是 PPAR-α/PGC-1α 通路的上游调控因子,可通过激活 Sirtuin1 和 AMPK 来调控此通路,达到治疗房颤的作用。PPAR-α 激动剂非诺贝特可激活 PPAR-α/sirtuin1/PGC-1α 通路来达到抑制房颤的作用。白藜芦醇可同时激活 AMPK 和 sirtuin1,从而调节心脏代谢。在心力衰竭兔模型中,白藜芦醇通过激活 PI3K/AKT/eNOS 信号通路,避免了心房电重构、收缩重构和心房结构重塑,降低了房颤的易感性。

3. PPAR-γ 通路 　噻唑烷二酮是 PPAR-γ 的激活剂,可通过激活 PPAR-γ 通路来调节脂肪酸的代谢和葡萄糖代谢。吡格列酮治疗可导致接受导管消融术的阵发性房颤合并 2 型糖尿病的患者房颤复发率降低。

4. 脂肪酸抑制剂 　在低氧条件下,脂肪酸氧化增加会增加 ROS 的产生,使糖酵解与葡萄糖氧化解偶联,从而增加乳酸和质子的生成,导致细胞酸中毒。研究报道,雷诺嗪可在无糖酵解增加或乳酸释放增加的情况下抑制脂肪酸的氧化并增加葡萄糖的氧化,从而改善糖酵解和葡萄糖 - 氧化偶联。此外,雷诺嗪已被证明可抑制室性和室上性心律失常的发生。曲美他嗪是一种通过阻断 3- 酮酰辅酶 A 硫解酶来抑制脂肪酸代谢并提高葡萄糖利用率的抗心绞痛药物。此外,它还可以激活心脏中的 AMPK,进一步影响下游分子来治疗房颤。

5. 依普利酮 　在 Jie 等以羊为模型的研究中,他们发现依普利酮可以有效提升羊心房脂质水平和酰肉碱含量,降低葡萄糖转运蛋白(GLUT4)的表达,提示依普利酮可能对房颤进展过程中的代谢重构有帮助。这一药物是否能逆转房颤患者的代谢途径，仍有待进一步研究。

6. 厄贝沙坦　厄贝沙坦是一种血管紧张素Ⅱ受体阻滞剂（ARB），可以抑制肾素 - 血管紧张素系统，具有心脏保护作用。主要机制是厄贝沙坦可以抑制AT1R的表达和活化，导致生成的ROS减少，从而阻断JNK/TGF-β_1/NF-κB炎症信号通路，以此调节房颤的发生、发展。

7. 心耳封堵术　Sattler等发现，左心耳封堵术可以通过影响心肌细胞的代谢产物来治疗房颤。他们发现，成功植入的左心耳封堵可以调控糖酵解途径、三羧酸循环、尿素循环中的代谢物，主要表现为丝氨酸、甘氨酸、天冬氨酸、symmetric dimethylarginine（SDMA）降低、丙氨酸、己糖、脯氨酸、肌氨酸升高。

（王国昊　张荣峰）

参 考 文 献

[1] LOPASCHUK G D, JASWAL J S. Energy metabolic phenotype of the cardiomyocyte during development, differentiation, and postnatal maturation[J]. J Cardiovasc Pharmacol, 2010, 56(2): 130-140.

[2] PILZ S, MARZ W. Free fatty acids as a cardiovascular risk factor[J]. Clin Chem Lab Med, 2008, 46(4): 429-434.

[3] ASSIES J, MOCKING R J, LOK A, et al. Effects of oxidative stress on fatty acid- and one-carbon-metabolism in psychiatric and cardiovascular disease comorbidity[J]. Acta Psychiatr Scand, 2014, 130(3): 163-180.

[4] TU T, ZHOU S, LIU Z, et al. Quantitative proteomics of changes in energy metabolism-related proteins in atrial tissue from valvular disease patients with permanent atrial fibrillation[J]. Circ J, 2014, 78(4): 993-1001.

[5] HARADA M, NATTEL S N, NATTEL S. AMP-activated protein kinase: potential role in cardiac electrophysiology and arrhythmias[J]. Circ Arrhythm Electrophysiol, 2012, 5(4): 860-867.

[6] SMITH E, FERNANDEZ C, MELANDER O, et al. Altered Acylcarnitine Metabolism Is Associated With an Increased Risk of Atrial Fibrillation[J]. J Am Heart Assoc, 2020, 9(21): e016737.

[7] CALDEIRA D, MARTINS C, ALVES L B, et al. Caffeine does not increase the risk of atrial fibrillation: a systematic review and meta-analysis of observational studies[J]. Heart, 2013, 99(19): 1383-1389.

[8] SIEVERS B, KIRCHBERG S, ADDO M, et al. Assessment of left atrial volumes in sinus rhythm and atrial fibrillation using the biplane area-length method and cardiovascular magnetic resonance imaging with TrueFISP[J]. J Cardiovasc Magn Reson, 2004, 6(4): 855-863.

[9] ZUO K, LI J, WANG P, et al. Duration of Persistent Atrial Fibrillation Is Associated with

Alterations in Human Gut Microbiota and Metabolic Phenotypes [J]. mSystems, 2019, 4 (6): 844-850.

[10] YAN Z T, HUANG J M, LUO W L, et al. Combined metabolic, phenomic and genomic data to prioritize atrial fibrillation-related metabolites [J]. Exp Ther Med, 2019, 17 (5): 3929-3934.

[11] HARADA M, MELKA J, SOBUE Y, et al. Metabolic Considerations in Atrial Fibrillation-Mechanistic Insights and Therapeutic Opportunities [J]. Circ J, 2017, 81 (12): 1749-1757.

[12] FRIEDRICHS K, BALDUS S, KLINKE A. Fibrosis in Atrial Fibrillation - Role of Reactive Species and MPO [J]. Front Physiol, 2012, 3 (1): 214-216.

[13] LOPASCHUK G D, USSHER J R, FOLMES C D, et al. Myocardial fatty acid metabolism in health and disease [J]. Physiol Rev, 2010, 90 (1): 207-258.

[14] KANAMORI H, TAKEMURA G, GOTO K, et al. Resveratrol reverses remodeling in hearts with large, old myocardial infarctions through enhanced autophagy-activating AMP kinase pathway [J]. Am J Pathol, 2013, 182 (3): 701-713.

[15] CHONG E, CHANG S L, HSIAO Y W, et al. Resveratrol, a red wine antioxidant, reduces atrial fibrillation susceptibility in the failing heart by PI3K/AKT/eNOS signaling pathway activation [J]. Heart Rhythm, 2015, 12 (5): 1046-1056.

[16] GU J, LIU X, WANG X, et al. Beneficial effect of pioglitazone on the outcome of catheter ablation in patients with paroxysmal atrial fibrillation and type 2 diabetes mellitus [J]. Europace, 2011, 13 (9): 1256-1261.

[17] LOPASCHUK G D, USSHER J R, FOLMES C D, et al. Myocardial fatty acid metabolism in health and disease [J]. Physiol Rev, 2010, 90 (1): 207-258.

[18] SCIRICA B M, MORROW D A, HOD H, et al. Effect of ranolazine, an antianginal agent with novel electrophysiological properties, on the incidence of arrhythmias in patients with non ST-segment elevation acute coronary syndrome: results from the Metabolic Efficiency With Ranolazine for Less Ischemia in Non ST-Elevation Acute Coronary Syndrome Thrombolysis in Myocardial Infarction 36 (MERLIN-TIMI 36) randomized controlled trial [J]. Circulation, 2007, 116 (15): 1647-1652.

[19] LIU Z, CHEN J M, HUANG H, et al. The protective effect of trimetazidine on myocardial ischemia/reperfusion injury through activating AMPK and ERK signaling pathway [J]. Metabolism, 2016, 65 (3): 122-130.

[20] CHANG S H, WU L S, CHIOU M J, et al. Association of metformin with lower atrial fibrillation risk among patients with type 2 diabetes mellitus: a population-based dynamic cohort and in vitro studies [J]. Cardiovasc Diabetol, 2014, 13 (7): 123-128.

2

7　免疫细胞在房颤中的作用

　　尽管房颤的基础和临床研究已有超过100年的历史,其具体的机制仍未被彻底揭示。研究显示,免疫相关机制在房颤的发生、发展中具有重要作用,本文主要介绍免疫细胞在房颤中的作用。

一、心房重塑和房颤

　　目前认为,心房重构(包括电重构、结构重构和自主神经重构)是导致房颤的主要机制,而房颤又会加剧重构的发生:电重构主要改变离子通道的表达和/或功能,缩短动作电位时程(action potential duration,APD),增加延迟后除极(delayed after depolarization,DAD)的风险,以此促进房颤;结构重构包括心肌细胞死亡、成纤维细胞增殖以及过量细胞外基质的产生,这些因素会导致纤维化,打断心脏传导束的连续性,并干扰局部的电传导。成纤维细胞和心肌细胞之间的相互作用也会促使返折子和异位节律点的形成;自主神经系统紊乱同样是房颤的"罪魁祸首",迷走神经过度放电增强乙酰胆碱依赖性的钾离子通道电流(acetylcholine-dependent K^+ current,I_{K-ACh}),缩短APD,使返折转子变得更加稳定。肾上腺能受体的激活能增强L型钙电流(L-type calcium current,I_{Ca-L}),增加ryanodine受体开放概率,通过钙调素依赖性蛋白激酶Ⅱ和蛋白激酶磷酸化途径导致内质网钙离子过载。尽管心房重构对于房颤至关重要,但其发生和维持的具体机制仍不明确。

二、免疫应答和房颤

　　免疫应答和房颤的关系是错综复杂的,二者孰因孰果、免疫系统如何被激活以及系统如何运转,仍需进一步探索。固有免疫应答是通过模式识别受体(pattern recognition receptor,PRR)对病原相关分子模式(pathogen-associated molecular pattern,PAMP)和/或损伤相关分子模式(damage associated molecular pattern,DAMP)的识别来激活,随后进一步激活适应性免疫应答。最早由PRR识别PAMP和DAMP后介导的反应即为炎症反应,因此可以认为炎症都是通过固有免疫和/或适应性免疫对损伤的自身成分或外来刺激进行反应而被激发的。近年来,大量证据指出了炎症和房颤的关系,这些研究表明,炎症以及与其相关的免疫应答参与了房颤的启动和维持,而房颤又能进一步促进炎症,形成了临床上一种"房颤引发房颤"的现象。其中涉及的炎症,可以来自与房颤共患的免疫相关病,比如心力衰竭、高血压、肥胖症、冠状动脉疾病等,也可以来自心脏的外科手术、导管消融术。房颤介导的心肌损伤会使细胞或者被降解的细胞外基质释放DAMP信号,包括凋亡的细胞、被降解的细胞外基质、α-淀粉样蛋白、热休克蛋白27、热休克蛋白60、热休克蛋白70及氧化低密度脂蛋白,它们均能激活心肌内的免疫应答。在PRR识别DAMP之后,固有免疫细胞和适应性免疫细胞便被激活,它们在房颤的发病机制中扮演着不同角色,为持久性房颤的转归创造了一种长期的反馈环路。以下我们将对免疫细胞在房颤中的具体作用机制展开深入探讨。

三、巨噬细胞

巨噬细胞是主要的固有免疫细胞,并协助激活适应性免疫。前期的研究证明,在房颤患者的心房中有增多的巨噬细胞聚集。通过进一步的研究,这些巨噬细胞的分型、分布和功能被渐渐阐明,揭示了巨噬细胞参与房颤发生的机制。

(一)细胞类型和分布

房颤患者左心耳的免疫细胞主要是单核/巨噬细胞,此外,$CD3^+$ T 细胞也占据了小部分。最新的研究显示,这些巨噬细胞为 iNOS 阳性,但是 Arg1 阴性,提示一种促炎的状态;清道夫受体 A 是一种成熟巨噬细胞的标志,通过对这种受体进行标记,研究者清晰地发现,成熟与非成熟巨噬细胞有着显著的位置差别——成熟巨噬细胞主要分布在心肌内,而未成熟巨噬细胞更多存在于心内膜及心内膜下。这种梯度分布表明,巨噬细胞的招募途径为心内膜→心肌的方向。

(二)巨噬细胞与心房重构

1. 巨噬细胞与心脏纤维化　结构重构,尤其是成纤维细胞介导的心房纤维化在房颤的发生过程中至关重要。巨噬细胞与心脏纤维化的关系已经逐渐被证实,作为促纤维化细胞因子的来源,巨噬细胞可以促进成纤维细胞增殖,使成纤维细胞表达更多促纤维化的物质,导致最后纤维组织的形成;巨噬细胞的聚集是心肌纤维化的重要环节,其作为纤维化后期的上游事件,促进转化生长因子 β(TGF-β)的诱导和成纤维细胞的激活;在缺血-非梗死的心脏纤维化模型中,巨噬细胞的招募对间质纤维化的发展必不可少。

随后,在一个房颤小鼠模型中,研究者发现,巨噬细胞与心房成纤维细胞之间通过 Ang/TRIF/趋化因子途径相互作用:血管紧张素 II(Ang II)与其受体作用,随之激活心房成纤维细胞,引发 β 干扰素 TIR 结构域衔接蛋白(TIR-domain-containing adaptor inducing interferon-β,TRIF)高表达,TRIF 增强心房内巨噬细胞趋化因子的表达,而 Ang II 本身也对巨噬细胞有激活作用。激活的巨噬细胞进一步诱导心房成纤维细胞增殖,导致心房纤维化,为房颤的发生提供重要的基础。

2. 在房颤中巨噬细胞同时导致结构重构与电重构　脂多糖(lipopolysaccharide,LPS)诱导产生的促炎巨噬细胞对心房重构和房颤的重要性已经得到证实,其作用主要表现在使房颤发生率上升、缩短心房有效不应期(atrial effective refractory priod,AERP)、减弱 I_{Ca-L}。巨噬细胞诱导结构重构和电重构的主要方式是分泌细胞因子。

巨噬细胞分泌促炎性细胞因子,包括肿瘤坏死因子 α(TNF-α)、白介素 1β(IL-1β)、白介素 6(IL-6)、白介素 15(IL-15),这些细胞因子在房颤患者中都是增高的。其中,TNF-α 和 IL-6 与房颤负荷关系较为密切,并且可用以评价疾病的预后。然而,有关这些细胞因子在房颤中作用机制的研究较为局限,需要进一步挖掘。TNF-α 主要由激活的巨噬细胞分泌,它不仅能作为房颤患者的炎症标志物,而且在房颤中起着多方面的作用:①TNF-α 可以改变缝隙连接蛋白 40(connexion 40)和缝隙连接蛋白 43(connexion 43)的表达和分布,导致传导的异质性并对心房纤维化起着病理性的促进作用。这一效应或许是通过 TGF-β/Smad 信号转导途径介导的,将心脏成纤维细胞转化为肌成纤维细胞,并增加基质金属蛋白酶(matrix metalloproteinase, MMP)的释放。②TNF-α 可以直接改变心肌细胞的钙离子运作,这对于心房电重构和房颤的启动有重要意义。③TNF-α 促进心肌细胞的凋亡和肌溶解,导致心房扩大和电传导异常。IL-1β 介导促炎性巨噬细胞诱导的电重构,并对房颤有着直接作用。作为经典的免疫应答途径,房颤患者心房中迁移的巨噬细胞表达 TGF-β 和 IL-6 要比正常情况下多。这两种细胞因子是公认的能够影响心肌细胞传导性和电稳定性的因子,还能够诱导成纤维细胞的激活,导致细胞外基质纤维化沉积。上述细胞因子所致的心房内改变为折返子提供了必要的基础。除了细胞因子外,巨噬细胞也能分泌趋化因子,一些临床研究报道房颤患者的白介素 8(IL-8)和单核细胞趋化蛋白 1(monocyte chemoattractant protein 1, MCP-1)水平提高,但其具体机制不明。综上可以推测,趋化因子通过提供间接活化和招募中性粒细胞及淋巴细胞的条件,使各种不同的免疫细胞相互联系,共同作用于房颤。

3. 房颤中巨噬细胞和 QKI(quaking homolog) QKI 是一种 RNA 结合蛋白,它能够维持 RNA 的稳定性,调节 RNA 剪切、靶 RNA 的核外运输和蛋白翻译。最新研究发现,LPS 诱导激活的促炎性巨噬细胞中 QKI 的表达下降,且 QKI 能够抑制单核细胞向巨噬细胞分化。QKI 的高表达能够提高白介素 10(IL-10)的表达,这意味着它实际上是一种抗炎物质,能够调节促炎/抗炎巨噬细胞的平衡。最近,生物信息学预测 QKI 能够结合在 CACNA1C(L 型钙离子通道的 α1C 亚基)的 mRNA 上,上调 CACNA1C 的表达,增加 I_{Ca-L}。按照这种方式,如果心房肌细胞 QKI 的表达被抑制,其 I_{Ca-L} 水平将会被下调,从而导致电重构。Sun 及其团队发现,巨噬细胞抑制心房肌细胞 QKI 的表达主要是通过分泌 IL-1β 来介导的,这也提示 QKI 是一个潜在的治疗靶点。

(三)巨噬细胞和 NLRP3 炎症体

NLRP3 炎症小体是一个关键的炎症信号复合物,它能够被 PAMP、DAMP、TNF、IL-1 等激活,并对固有免疫进行调节。NLRP3 在免疫细胞如巨噬细胞中的经典的作用主要是促进炎性体聚集,激活天冬氨酸特异性半胱氨酸蛋白酶 1(caspase-1),从而促进 IL-1β 和 IL-18 的释放。最近在 *Circulation* 上发表的一项研究阐述了心房肌细胞中 NLRP3 炎性体一种新的、非经典的作用途径。该研究结果显示,在小鼠模型中,仅激活心肌细胞中 NLRP3 便足够引发异位节律点和返折子的产生,其作用机制主要有激活 ryanodine 受体从而增加内质网 Ca^{2+} 释放、通过增加 Kcna5 基因的转录来缩短 AERP。除此之外,NLRP3/caspase-1 介导的心肌细胞凋亡能够引起 DAMP 的释放,激活心脏成纤维细胞并导致纤维化。尽管一些研究表明巨噬细胞中 NLRP3 炎性体的激活不会增加房颤的可诱导性,且巨噬细胞中 NLRP3 的激活对房颤的发生来说并不充分,但巨噬细胞的其他功能或许可以使其成为心肌细胞中 NLRP3 激活的重要调节者:活化的巨噬细胞能够分泌 IL-1β 和 TNF-α,二者均可启动心肌细胞 NLRP3 的激活程序;IL-1β 也能够导致心肌细胞中 QKI 下调并减弱 I_{Ca-L};TNF-α 的作用已经在前文中详细阐述。心肌细胞中活化的 NLRP3 炎性体信号会激活心脏成纤维细胞并导致结构重构,这一点由纤维化标志物 Col1a(编码胶原蛋白 1a)和 Lgals(编码半乳糖凝集素 3)升高的 mRNA 水平所证实。

四、中性粒细胞

大量证据表明,中性粒细胞,尤其是多形核中性粒细胞(plymorphonulear neutrophil,PMN)的激活是房颤的原因之一。研究发现,房颤患者在经历心包切开术、心房切开术或导管消融术之后,更容易引发剧烈的炎症反应,而其中所涉及的最主要的免疫细胞即为中性粒细胞;术后外周血中性粒细胞/淋巴细胞比值升高者具有更高的新发房颤发病率;而在导管消融术或冠状动脉旁路移植术前后,高的中性粒细胞/淋巴细胞比值与房颤的术后再发也具高度相关性。

1. PMN 促进房颤的发生　炎性相关疾病或损伤涉及的促炎性细胞因子和激素,比如 AngⅡ和 IL-8,可以促进中性粒细胞的活化。活化的中性粒细胞浸润到心肌间质,释放细胞因子(IL-6 和 TNF-α 等)、蛋白酶(如 MMP2)、过氧化物酶[如髓过氧化物酶(myeloperoxidase,MPO)]和活性氧(ROS)[如次氯酸(HOCl)],上述物质均可促进心房重构,提示中性粒细胞在房颤中的重要作用。

中性粒细胞是 ROS 和 MPO 的主要来源,MPO 对于房颤的作用在动物模型中已得到阐述:在 AngⅡ的诱导下,与对照组相比,MPO 敲除组小鼠能够避免心房纤维化的发生;这个实验同样证明,在房颤中,AngⅡ介导的心房纤维化很大程度上依赖于其对于中性粒细胞的激活,而非仅仅在于其对成纤维细胞和心肌细胞的直接作用。MPO 催化氯化物形成 HOCl,进而激活 MMP 而抑制金属蛋白酶组织抑制因子(tissue inhibitors of metalloproteinase,TIMP)。除此之外,中性粒细胞分泌的 ROS 和 MPO 能够激活更多的中性粒细胞,使其释放更多 MPO、ROS和 pro-MMP。MPO 和 ROS 能够转换 pro-MMP 为一种纤维化的关键酶——MMPS。大量试验和临床研究已明确阐述了 MMP 在房颤中的作用。活化的 MMP 降解细胞外基质(extracellular matrixc,ECM),使大量的基质蛋白片段被释放,从而激发更多的细胞因子、生长因子和 MMP。这些小分子刺激 PMN 进一步分泌 ROS 和 MPO,同时使成纤维细胞向心肌成纤维细胞分化,生成 TGF-β 等生长因子、IL-6 等细胞因子、MMP 和细胞外基质蛋白。这些分子激活更多的成纤维细胞和中性粒细胞,一步步放大,最终导致结构重构和房颤。

2. CD11b/CD18 整合素是其媒介　值得一提的是,房颤中 PMN 的作用可能是通过整合素 CD11b/CD18 介导的。PMN 释放 MPO,并且通过 CD11b/CD18/MAPK 通路来激活 PMN及其浸润;PMN 被证实通过 CD11b/CD18 整合素介导的细胞间连接向上皮细胞释放 MPO;近期研究发现,整合素 CD11b/CD18 是 PMN 浸润与纤维化重要的媒介,其促进房颤的启动和延续:缺乏 CD11b/CD18 的动物显著缺乏 PMN 浸润,也不会产生心房纤维化,与对照组相比,完全避免了罹患房颤的风险。

五、肥大细胞

除了在过敏和免疫应答方面的经典作用外,肥大细胞同样参与心血管疾病相关的炎症反应。近期研究提供了强有力的证据,证明肥大细胞在心脏纤维化的病理过程中有着必不可少的作用,它通过释放大量不同的成纤维介质,导致心脏成纤维细胞的激活、增殖和分化;在由 TNF-α 过表达导致的纤维化心肌病模型中,肥大细胞与成纤维细胞之间的相互作用被认为是心房纤维化所必需的;肥大细胞分泌的糜酶能够促进心脏重构,这一效应并非依赖于肾素 - 血管紧张素系统,而是通过改变胶原蛋白的代谢来增加 AngⅡ。

在房颤中,肥大细胞主要通过血小板获得性生长因子 A(platelet-derived growth factor-A,PDGF-A)促进心房纤维化。在小鼠模型中,动脉收缩产生的心脏压力负荷促使肥大细胞浸润,并且增加心房内 PDGF-A 的产生。PDGF-A 促进细胞增殖和胶原蛋白的表达,以此促进心房纤维化,增加对房颤的易感性。来源于肌成纤维细胞的 PDGF 能够直接作用于心肌细胞,减少 APD 和钙离子瞬态浓度,对电重构同样起作用。肥大细胞的药理学稳定、基因删除及 PDGF-A 阻滞剂可以逆转上述进程。PDGF 受体阻断同样可以阻止小鼠损伤心肌的间质纤维化。因此,肥大细胞 -PDGF-A 轴可能成为预防房颤的一个具有前景的上游抑制靶向标。

最近,另一项研究发现,在糖尿病模型中,肥大细胞也可促进房颤的发生。在肥大细胞敲除的小鼠模型中,随着心脏肥大细胞浸润明显减少,TNF-α、MCP-1、IL-1β、TGF-β 和胶原蛋白 1 的 mRNA 水平也明显降低,这意味着肥大细胞或许在糖尿病引发的房颤发生中发挥着促炎的效应。

六、T 淋巴细胞

T 淋巴细胞是重要的适应性免疫细胞。研究显示,T 细胞与动脉粥样硬化、心包炎等心血管疾病密不可分。在房颤中,T 细胞可以激活钙调磷酸酶核因子,增加增生基因的表达,诱导心房肥大。2009 年,研究者利用免疫荧光染色首次在人类房颤患者左心耳内发现活化的 CD3+ T 细胞。随后,在房颤患者的外周血 T 淋巴细胞中,CD69 和 HLA-DR 明显高于对照组,该实验再一次证明 T 细胞在房颤中确有参与;此外,房颤患者左心房心肌中 CD3+ T 淋巴细胞和 CD68/KP1 阳性细胞也显著多于窦性心律者。各种 T 细胞亚型在房颤中可能的作用机制总结如表 2-7-1。

表 2-7-1　T 淋巴细胞在房颤中的作用

前体细胞	效应细胞	主要功能分子	免疫反应	在房颤中可能的作用
CD4+ T 细胞	Th1	IFN-γ、IL-2	单核细胞炎症;巨噬细胞激活	增强巨噬细胞的作用;促进炎症反应
	Th2	IL-4、IL-10、IL-13	肥大细胞激活;介导体液免疫;抑制 IL-2、IL-12、IFN-γ	抗炎;导致心房纤维化
	Th17	IL-17A/F、IL-22	中性粒细胞、单核细胞炎症	通过中性粒细胞促进炎症和纤维化
	CD4+ CD28- T 细胞	IFN-γ、TNF-α、IL-2	细胞杀伤作用;识别自身 MHC 分子	直接心肌损伤作用
CD8+ T 细胞	细胞毒性 T 细胞	穿孔素、颗粒酶、IFN-γ	细胞毒作用	不清楚

1. **CD4$^+$ T 细胞** CD4$^+$ T 细胞的活化需要两个细胞外信号的共同刺激：①抗原呈递细胞（antigen presenting cell，APC）表面的 MHC- 抗原复合物与 T 细胞受体（TCR）的相互作用和结合；②APC 表面共刺激分子与 T 细胞表面相应配体的作用与结合。房颤中 CD4$^+$ T 细胞被激活的具体机制仍不清楚，但有可能是通过 Toll 样受体 2 和 Toll 样受体 4 介导的。近年来，PD-1/PD-L 信号途径（B7/CD28 家族）在免疫调节中受到了高度重视，其在 T 细胞激活、增殖和细胞因子生成过程中有着显著的负性调控作用。研究发现，房颤患者 CD4$^+$ T 细胞上的 PD-1、骨髓来源树突样细胞（mDC）上的 PD-L1 都有所下调，并且其下调的程度与房颤负荷密切相关，这提示 CD4$^+$ T 细胞在房颤中的激活和参与。

2. **CD4$^+$ 辅助 T 细胞亚群** 辅助性 T 细胞（helper T cell，Th cell）亚群是根据其产生的细胞因子区分的，包括 Th1，主要分泌 γ 干扰素（interferon-γ，IFN-γ）；Th2，主要分泌 IL-4、IL-10；Th17，主要分泌 IL-17 和 IL-22。

Th1 细胞主要参与细胞免疫，已有的研究提示了 IFN-γ 在房颤中的作用。Th1 细胞标志物 IL-2、IL-18 和 IFN-γ 在房颤患者血浆中显著增多。其中，IL-2 能进一步激活 T 细胞，刺激 TNF-α 和 IFN-γ 的生成；IL-18 是固有免疫细胞因子，能够促进 T 细胞和 NK 细胞生成 IFN-γ，并且促进 Th1 的分化；新蝶呤是由 IFN-γ 刺激活化的巨噬细胞生成和分泌的。通过释放细胞因子激活巨噬细胞，IFN-γ 发挥促进心房重构的生物学效应。综上，Th1 在房颤中的主要效应是促进炎症，并使巨噬细胞的效应得到最大化。

有关 Th2 细胞及其产生的细胞因子（IL-4、IL-10、IL-13）在房颤中的作用研究十分局限，其在房颤中的作用是复杂、多方面的。一方面，Th2 细胞分泌的 IL-4 和 IL-10 是抗炎细胞因子，能够负调控细胞免疫应答及细胞毒作用。IL-10 能够抑制 TNF-α、IL-6、IFN-γ 和其他一些促炎性细胞因子，鉴于炎症反应对于房颤的促进作用，IL-10 的该特性使 Th2 成为房颤中的保护性免疫调控者。房颤患者平均血清 IL-10 水平显著低于对照组。房颤患者 mDC 上 PD-L1 的下调与 Th1 细胞分泌增多而 Th2 细胞分泌减少有关。在脾切除术小鼠中，来自脾脏的 IL-10 被去除之后，小鼠对于房颤的敏感性增加。以上实验证明了 Th2 在房颤中的抗炎和保护效应。另一方面，Th2 细胞还可以促进纤维化，如肝脏纤维化和肺纤维化。也有研究表明，IL-4 和 IL-13 在老化的心脏中与心脏纤维化有关，但是 Th2 在心脏纤维化或房颤中的作用机制仍不清楚。

Th17 和 IL-17 在免疫应答中十分重要。IL-17A 主要由 Th17 产生，是中性粒细胞激活、招募和迁移的主要媒介。实验显示，IL-17 能促进炎症和心肌纤维化并导致房颤。小鼠模型表明，IL-17 影响成纤维细胞中磷脂酶 C-β 和 Erk 1/2 的磷酸化、NF-κB 的激活，进而导致心脏纤维化；高水平的 IL-17A 与中性粒细胞介导的房颤有关；IL-17A 与肾上腺皮质素诱发的心力衰竭相关，高 IL-17A 水平能够增加房颤患者栓塞形成的风险和病死率。

3. **CD4$^+$ CD28$^-$ T 细胞** CD4$^+$ CD28$^-$ T 细胞是表达 IFN-γ 的细胞毒性 T 细胞，这类细胞缺乏表面抗原 CD28，对于炎症反应十分重要。CD4$^+$ CD28$^-$ T 细胞表达 αβTCR 及 Ig 样凋亡受体，能够识别自身 MHC 分子，分泌炎性细胞因子（IFN-γ/TNF-α/IL-2）发挥细胞毒作用。CD4$^+$ CD28$^-$ T 细胞在慢性心力衰竭合并房颤患者的体内明显增多。最近，这类细胞被证明能够用来预测心脏手术后房颤的发生，而接受沙丁类药物治疗的患者 CD4$^+$ CD28$^-$ T 细胞明显减少，且术后房颤的发生也相应减少。CD4$^+$ CD28$^-$ T 细胞引起的心肌组织损伤或许能够解释此类细胞亚群与房颤之间的关系：这类具有细胞毒性的 T 细胞大量活化之后，异常的自身免疫被激活,心肌组织微小瘢痕形成,进而影响电传导并导致房颤。

4. CD8$^+$ T 细胞　CD8$^+$ T 细胞是 MHC I 类限制性 T 细胞,识别来自胞质的抗原肽,这些细胞是机体对抗微生物的主要防御方式。在大多数房颤的研究中,CD8$^+$ T 细胞几乎不被发现。这可能意味着 CD8$^+$ T 细胞并不参与房颤的发生、发展,房颤中的免疫调节过程是更加温和的,与经典的微生物感染不同,并不需要 CD8$^+$ T 细胞进行快速、及时的细胞免疫。在房颤患者或模型中,并不存在淋巴细胞的大量浸润,而只有激活,这也证明了房颤与病毒感染的不同。综上可以推测,房颤中的免疫应答不是一个由特异性抗原介导的抗原抗体反应,它只需要辅助性 T 细胞的调节作用,而不需要直接的细胞杀伤作用。

七、B 淋巴细胞

B 淋巴细胞主要通过分泌抗体发挥体液免疫的作用,当机体的免疫系统不再识别自身的正常成分为“自我”时,就会导致病理性自身抗体的形成。研究表明,自身免疫能够介导许多心血管疾病的发生,并且是房颤可能的发病机制。M2 胆碱能受体抗体(抗 M2-R)、β$_1$ 肾上腺素受体抗体(抗 β$_1$-R)、抗肌球蛋白重链自身抗体、抗钠钾泵抗体和抗热休克蛋白抗体在房颤患者中均升高。此外,自身免疫性风湿病、Graves 病、乳糜泻等自身免疫病患者的房颤发生风险显著增高,也支持“适应性免疫促进房颤”这一假说。

1. 抗 M2-R　大量证据表明,心脏自主神经系统在房颤的发生、发展和维持上起着重要作用,激活作为心脏自主神经系统激动剂的自身抗体,可能参与房颤的进程。M2 胆碱能受体介导心脏中副交感神经信号的传导,其紊乱将促进房颤。特发性房颤患者比对照组有着显著增高的抗 M2-R。在孤立性阵发性房颤患者中也发现了类似的结果,患者血清抗 M2-R 水平显著高于对照组,抗 M2-R 也可作为孤立性阵发性房颤的独立预测因子。进一步研究表明,抗 M2 胆碱能受体是特发性扩张型心肌病和 Graves 病患者中房颤发生最强的独立预测因子。

有关抗 M2-R 影响心肌细胞致不良细胞效应的机制仍不清楚。抗 M2-R 通过结合人 M2 胆碱能受体的第 2 个细胞外环,导致离体豚鼠心肌细胞的外向 K$^+$ 电流增加。抗 M2-R 阳性兔的 AERP 显著缩短,心房内激活激活时间延长,弥漫性的纤维化沉积增加。M2 胆碱能受体免疫兔还有 M2 受体蛋白和内向整流钾离子通道(GIRK4)蛋白水平的上调,以及 GIRK1 和 GIRK4 mRNA 水平的上调(K$_{ACh}$ 的 2 个同源基因)。这些结果表明,M2- 自身抗体通过激活 I_{K-ACh} 促进房颤的发展。

2. 抗 β$_1$-R　β$_1$ 肾上腺素受体属于 G 蛋白偶联受体家族,激活时介导心脏的交感神经反应。拟交感神经抗 β$_1$-R 激活抗体的表达能够显著缩短家兔 AERP。抗 β$_1$-R 阳性兔的心房内激活时间延长,心房有效不应期缩短,增加了心房致心律失常的风险。最近研究发现,与健康组相比,非瓣膜性房颤患者血清中的抗 β$_1$-R 水平显著增高;与阵发性房颤组相比,持久性房颤患者血清该抗体水平更高。

动物实验表明,抗 β$_1$-R 通过增加 cAMP 和蛋白激酶 A 的产生,从而增加 I_{Ca-L};此外,抗 β$_1$-R 以剂量依赖的方式激活细胞外信号调节激酶和 Src 样酪氨酸激酶。细胞内钙量的逐渐增加将导致心肌细胞破坏、纤维化修复和自主神经重构,这些都是房颤发生的重要机制。

3. 抗钠钾泵抗体　肌纤维膜上的钠钾泵调节心肌细胞内钠离子和钙离子的浓度,进而影响膜静息电位、心肌细胞肌力,以及心律失常倾向。在一项队列研究中,扩张型心肌病患者的抗钠钾泵抗体流行率为 28%,房颤发生率为 47%;而在缺血性心肌病患者中,抗钠钾泵抗体流行率和房颤发生率分别为 4% 和 15%。

4. 抗热休克蛋白抗体 热休克蛋白（heat shock protein, HSP）属于损伤相关分子模式,在机体受到损伤时由细胞释放,并诱导免疫应答的开始。实际上,它们参与心房重构的各个方面,包括结构重构、电重构及氧化应激。在一项前瞻性研究中,329 名患者接受了选择性原发性冠状动脉旁路移植术,多变量分析表明,术前血液样本中抗 HSP65 抗体的存在与房颤发生显著相关。另一项研究则表明,抗 HSP70 抗体水平与与房颤类型相关,即持续性房颤患者的抗 HSP70 抗体滴度高于阵发性房颤患者。

八、小结

在房颤患者中,免疫相关疾病、损伤、外科手术、消融等均可以激活免疫应答。活化的免疫细胞通过分泌各种生物活性因子促进房颤的发展:巨噬细胞主要通过分泌细胞因子发挥作用,其中 TNF-α 和 IL-1β 最为重要;中性粒细胞是 ROS 和 MPO 的主要来源,主要通过促纤维化作用促进房颤;肥大细胞在房颤中的作用可能由 PDGF-A 介导;T 细胞和 B 细胞属于适应性免疫细胞,它们在房颤中的作用缺乏足够的研究。T 细胞主要通过调节固有免疫发挥作用;B 细胞则通过释放自身抗体产生效应。房颤反过来又可以加剧免疫应答,导致恶性循环。

尽管一些免疫相关疗法对房颤有一定的治疗作用,但它们主要集中在抗炎干预并且仍存争议。近年来许多研究表明,代谢重构是房颤发生的另一个重要机制。房颤的特点是心肌细胞不规则、高频的激动和收缩,这影响了心房的能量需求、循环和氧供之间的平衡,从而导致心肌细胞中的代谢应激。有趣的是,活化的免疫细胞、心脏成纤维细胞与房颤时的心肌细胞有着相似的代谢 / 能量状态。房颤时的能量供应不足在影响心肌细胞的同时是否对免疫细胞和心脏成纤维细胞也有影响？房颤时心肌细胞、免疫细胞及心脏成纤维细胞是如何相互作用的？免疫、能量重构、结构重构三者的关系如何？进一步的研究应该从细胞角度关注房颤时整个免疫系统的激活,并探讨免疫细胞是如何系统地与心肌中各类细胞相互作用的。

（刘耀中　刘启明）

参 考 文 献

［1］VALLEE A, LECARPENTIER Y, VALLEE J N. Thermodynamic Aspects and Reprogramming Cellular Energy Metabolism during the Fibrosis Process［J］. Int J Mol Sci, 2017, 18（12）: 2537.

［2］O'NEILL L A, HARDIE D G. Metabolism of inflammation limited by AMPK and pseudo-starvation［J］. Nature, 2013, 493（7432）: 346-355.

［3］LI H, SCHERLAG B J, KEM D C, et al. Inducible cardiac arrhythmias caused by enhanced beta1-adrenergic autoantibody expression in the rabbit［J］. Am J Physiol Heart Circ Physiol, 2014, 306（3）: H422-H428.

［4］GALLOWAY A, LI H, VANDERLINDE-WOOD M, et al. Activating autoantibodies to the beta1/2-adrenergic and M2 muscarinic receptors associate with atrial tachyarrhythmias in patients with hyperthyroidism［J］. Endocrine, 2015, 49（2）: 457-463.

［5］GOLLOB M H. Atrial fibrillation as an autoimmune disease?［J］. Heart Rhythm, 2013, 10（3）: 442-443.

［6］YALCIN M U, GURSES K M, KOCYIGIT D, et al. Elevated M2-muscarinic and beta1-adrenergic receptor autoantibody levels are associated with paroxysmal atrial fibrillation［J］. Clin Res Cardiol, 2015, 104（3）: 226-233.

［7］LI H, ZHANG L, HUANG B, et al. A peptidomimetic inhibitor suppresses the inducibility of beta1-adrenergic autoantibody-mediated cardiac arrhythmias in the rabbit［J］. J Interv Card Electrophysiol, 2015, 44（3）: 205-212.

［8］PEI J, LI N, CHEN J, et al. The predictive values of beta1-adrenergic and M2 muscarinic receptor autoantibodies for sudden cardiac death in patients with chronic heart failure［J］. Eur J Heart Fail, 2012, 14（8）: 887-894.

［9］CHIARAMONTE M G, DONALDSON D D, CHEEVER A W, et al. An IL-13 inhibitor blocks the development of hepatic fibrosis during a T-helper type 2-dominated inflammatory response［J］. J Clin Invest, 1999, 104（6）: 777-785.

［10］WEI C C, HASE N, INOUE Y, et al. Mast cell chymase limits the cardiac efficacy of Ang I-converting enzyme inhibitor therapy in rodents［J］. J Clin Invest, 2010, 120（4）: 1229-1239.

［11］KATO K, FUJIMAKI T, YOSHIDA T, et al. Impact of matrix metalloproteinase-2 levels on long-term outcome following pharmacological or electrical cardioversion in patients with atrial fibrillation［J］. Europace, 2009, 11（3）: 332-337.

［12］BURSTEIN B, COMTOIS P, MICHAEL G, et al. Changes in connexin expression and the atrial fibrillation substrate in congestive heart failure［J］. Circ Res, 2009, 105（12）: 1213-1222.

［13］BOT I, SHI G P, KOVANEN P T. Mast cells as effectors in atherosclerosis［J］. Arterioscler Thromb Vasc Biol, 2015, 35（2）: 265-271.

［14］JERKE U, ROLLE S, PURFURST B, et al. β2 integrin-mediated cell-cell contact transfers active myeloperoxidase from neutrophils to endothelial cells［J］. J Biol Chem, 2013, 288（18）: 12910-12919.

［15］LIN C C, LIN J L, LIN C S, et al. Activation of the calcineurin-nuclear factor of activated T-cell signal transduction pathway in atrial fibrillation［J］. Chest, 2004, 126（6）: 1926-1932.

［16］CANPOLAT U, AYTEMIR K, YORGUN H, et al. Role of preablation neutrophil/lymphocyte ratio on outcomes of cryoballoon-based atrial fibrillation ablation［J］. Am J Cardiol, 2013, 112（4）: 513-519.

［17］ISHII Y, SCHUESSLER R B, GAYNOR S L, et al. Inflammation of atrium after cardiac surgery is associated with inhomogeneity of atrial conduction and atrial fibrillation［J］. Circulation, 2005, 111（22）: 2881-2888.

[18] FU H, YANG G, WEI M, et al. The RNA-binding protein QKI5 is a direct target of C/EBPalpha and delays macrophage differentiation [J]. Mol Biol Cell, 2012, 23 (9): 1628-1635.

8　自主神经系统与房颤

心脏自主神经系统在房颤的触发和维持中扮演了重要的角色。自主神经功能的紊乱可以诱发房颤,而房颤会进一步导致交感神经和副交感神经张力的失衡,引起自主神经重构,从而形成房颤维持和反复发作的基础。近年来,随着人们对心脏自主神经系统研究的不断深入,通过调控自主神经功能实现对房颤的控制,已成为治疗房颤的新兴策略。已有相关研究报道,包括肾动脉去交感神经术、星状神经节消融/阻滞、心脏神经节丛消融、低水平迷走神经刺激、脊髓神经刺激、颈动脉压力感受器刺激等在内的干预手段,能够改善自主神经紊乱,控制房颤的发生。然而,心脏自主神经系统与房颤之间的关系错综复杂,其作用机制尚未完全清楚。全面了解心脏的自主神经支配,探索房颤的自主神经机制,寻找安全、有效的自主神经干预靶点,是本领域科研和临床工作的热点和难点问题。

一、心脏的自主神经支配

心脏接受来自大脑高级中枢与脑干或脊髓低级中枢的神经支配。心脏自主神经系统可分为外源性心脏神经系统(extrinsic cardiac nervous system, ECNS)和内源性心脏神经系统(intrinsic cardiac nervous system, ICNS)。ECNS既包括交感神经成分,也包括副交感神经成分。其中,外源性的交感神经主要来源于椎旁神经节,包括颈上神经节、颈中神经节、颈胸(星状)神经节以及胸神经节,并发出节后神经纤维支配心脏。起源于延髓的副交感神经几乎全部走行在迷走神经中,经颈静脉孔出颅后在颈部下行于颈动脉鞘内,分为上、中、下迷走神经心支,最终汇聚于心外膜脂肪垫。ICNS是一个极其复杂的神经网络,主要由位于心脏表面和大血管附近的神经节丛(ganglionated plexi, GP),以及连接GP的神经纤维构成,其中含有大量共存的交感和副交感神经元。GP不仅是中枢神经系统通向心脏的中继站,还是心脏局部神经反射网络中的核心,能够独立参与心脏电生理活动。

自主神经在心肌各部位的分布不均匀。窦房结和房室结自主神经纤维分布很丰富,心房次之,心室肌中分布较少。心底部神经末梢分布多于心尖部,心室内传导系统分布稀少。右侧交感神经主要支配心脏右侧和心室前壁,左侧交感神经主要支配心脏左侧和心室后壁区域。心房的自主神经主要位于心外膜,但在分布上呈非均匀性分布,以心房和肺静脉交界部位的神经节分布最为密集。

心脏交感神经的节后纤维神经递质主要为去甲肾上腺素,通过和肾上腺素受体结合,增加心肌细胞的自律性、收缩力和传导性。而副交感神经节后纤维释放的递质主要为乙酰胆碱,通过心内神经节的胆碱能神经元,来实现其负性变时、变力及变传导效应。心脏交感神经与副交感神经之间存在相互作用,可以表现出相互抑制或同时激活。在同步激活过程中,副交感神经对窦房结的作用有明显优势,而对房室结、传导束心肌影响较小。

二、房颤的自主神经机制

心脏自主神经系统调控紊乱与房颤的发生、发展密切相关。研究表明,多数特发性的阵发性房颤表现为迷走依赖性,而在器质性心脏病患者中,阵发性房颤发作多为交感依赖性。手术后的阵发性房颤发作前、心房扑动发作前以及睡眠中阵发性房颤发作前,均观察到自主神经张力失衡的变化,即表现为交感张力升高或迷走张力降低;而在有孤立性房颤或夜间发作的阵发性房颤的年轻患者中,则表现为以迷走神经为优势的自主神经张力变化。上述证据表明,房颤的发生与自主神经功能变化有密切的关系,自主神经功能的变化可促使房颤发作,房颤发作后又可能使自主神经功能变化得更加显著,二者互为影响,使房颤难以自行终止。

心脏自主神经系统的异常活动能够影响心肌细胞的电生理特性,诱导房颤的触发和维持。交感神经过度激活,通过增强心肌自律性、早期后除极或延迟后除极,促进了局灶异位兴奋。研究表明,交感神经介导的肾上腺素受体活化,能够减少内向整流钾电流 I_{k1} 并增加起搏电流 I_f,引起心肌细胞自律性增强。此外,β 肾上腺素受体的活化诱导 L 型钙通道的磷酸化激活,增强动作电位平台期的跨膜钙离子流动(I_{Ca-L}),从而增加了早期后除极的可能。另外,β 肾上腺素受体激活能够促进兰尼碱受体介导的钙泄漏,有利于延迟后除极的发生。心脏副交感神经主要通过 M2 胆碱受体激活 I_{K-ACh} 钾通道,缩短动作电位时程,为发生在动作电位 3 相的早期后除极创造了条件。大量研究证实,迷走神经刺激可引起心房有效不应期缩短,离散度增加,促进房颤的发生和维持。

三、自主神经调控与房颤的治疗

1. **肾动脉去交感神经术** 肾动脉去交感神经术(renal sympathetic denervation,RDN)是通过破坏肾脏的传入和传出交感神经,抑制交感神经过度兴奋,已被研究用于难治性高血压的治疗。在房颤的动物模型中,RDN 被证实能够有效减轻心房的结构重构和电重构,降低房颤的易感性。在最近的一项前瞻性临床试验中,研究者比较了 RDN 联合导管消融与单独导管消融术治疗阵发性房颤和高血压患者的疗效。结果发现,与单纯导管消融术相比,RND 联合导管消融可显著提高患者 12 个月无房颤发作的概率,这表明 RDN 可能有助于房颤的控制。

2. **星状神经节消融/阻滞** 交感神经的过度活化是房颤触发和维持的重要机制,而星状神经节(stellate ganglion,SG)是交感神经支配心脏的主要通路。研究表明,SG 刺激可引起去甲肾上腺素浓度升高,并诱发窦性心动过速和房性心动过速。冷冻消融 SG 和 $T_2 \sim T_4$ 胸神经节的下半部分可消除房性心动过速的发作。在一项阵发性房颤的临床研究中,通过利多卡因局部注射实现 SG 阻滞,能够显著延长心房有效不应期,降低房颤诱导性,缩短房颤持续时间。以上证据表明,靶向 SG 是干预交感神经活性、控制房颤的潜在靶点。

3. **低水平迷走神经刺激** 迷走神经刺激是一把"双刃剑",尽管既往研究表明迷走神经刺激可以诱导房颤的发生,但是低水平迷走神经刺激(low-level vagal nerve stimulation, LL-VNS)不仅不会增加房颤的发生率,反而能够抑制自主神经重构,发挥抗心律失常作用。另外,LL-VNS具有良好的安全性和较少的不良反应,是一种很有前途的房颤治疗方法,并应用于癫痫、心肌梗死、心力衰竭等疾病治疗的研究。有学者在一项随机对照研究中,对心脏术后的患者进行LL-VNS,结果发现LL-VNS显著降低了术后房颤的发生率。低强度耳屏迷走神经刺激(low-level tragus stimulation, LLTS)是近年来新兴的一种无创迷走神经刺激方式。研究报道,LLTS能够减轻快速起搏诱导的犬心房电重构和结构重构,降低房颤的易感性。在阵发性房颤患者中,随机给予1小时LLTS能够显著抑制快速起搏诱发的房颤持续时间。进一步为期6个月的临床试验表明,慢性间歇性LLTS可以有效减轻患者的房颤负荷。

4. **心脏神经节丛消融**　GP作为心脏自主神经网络的整合中心,在房颤的触发和维持上发挥了至关重要的作用。肺静脉周围的GP消融术被认为是治疗房颤的一种重要辅助手段。肺静脉隔离术(pulmonary vein isolation, PVI)是房颤消融治疗的基石,但单纯PVI术后仍有不可忽视的复发率。临床研究表明,PVI联合GP消融治疗房颤,其成功率明显高于单纯PVI或GP消融,且术后房颤复发率显著降低。尽管GP消融的益处已被大量研究证实,但对于标准化的消融方案目前尚未达成共识,其成功率与特定的消融部位、手术技术、定位技术、入路方法和附加干预措施密切相关。亟待开发相关的技术和策略以确定最佳的GP消融位置和消融效果。

5. **其他手段**　除了上述干预措施外,一些其他新兴的神经调控手段,如脊髓神经刺激、颈动脉压力感受器刺激等,已在动物模型中被证实能够改善自主神经功能紊乱,降低房颤易感性,具有一定的临床转化潜能。但尚无相关临床证据,急需大样本的随机对照试验来证实其在房颤中的治疗作用。

四、小结

过去的几十年里,人们越来越认识到心脏和自主神经系统在房颤的病理生理学中的重要性。随着对房颤自主神经机制的深入探索,以及新兴干预手段的不断涌现,为房颤治疗策略的开发提供了全新的思路。然而,心脏自主神经系统对房颤的调控作用十分复杂,仍然存在许多盲区。众多神经调控手段的临床可行性、安全性及有效性仍有待进一步的研究。

（鲁志兵　曾子悦）

参 考 文 献

[1] LINZ D, ELLIOTT A D, HOHL M, et al. Role of autonomic nervous system in atrial fibrillation[J]. Int J Cardiol, 2019, 287: 181-188.

[2] CHEN P S, CHEN L S, FISHBEIN M C, et al. Role of the autonomic nervous system in atrial fibrillation: pathophysiology and therapy[J]. Circ Res, 2014, 114(9): 1500-1515.

[3] CHOI E K, ZHAO Y, EVERETT T H 4th, et al. Ganglionated plexi as neuromodulation

targets for atrial fibrillation[J]. J Cardiovasc Electrophysiol, 2017, 28(12): 1485-1491.

[4] HADAYA J, ARDELL J L. Autonomic Modulation for Cardiovascular Disease[J]. Front Physiol, 2020, 11: 617-459.

[5] YU L, HUANG B, WANG Z, et al. Impacts of Renal Sympathetic Activation on Atrial Fibrillation: The Potential Role of the Autonomic Cross Talk Between Kidney and Heart[J]. J Am Heart Assoc, 2017, 6(3): 112-117.

[6] HOU Y, HU J, PO S S, et al. Catheter-based renal sympathetic denervation significantly inhibits atrial fibrillation induced by electrical stimulation of the left stellate ganglion and rapid atrial pacing[J]. PLoS One, 2013, 8(11): 78-88.

[7] ZHOU Z, LI S, SHENG X, et al. Interactions between metabolism regulator adiponectin and intrinsic cardiac autonomic nervous system: A potential treatment target for atrial fibrillation [J]. Int J Cardiol, 2020, 302: 59-66.

[8] HANNA P, BUCH E, STAVRAKIS S, et al. Neuroscientific therapies for atrial fibrillation[J]. Cardiovasc Res, 2021, 117(7): 1732-1745.

[9] KUSAYAMA T, WAN J, YUAN Y, et al. Effects of subcutaneous nerve stimulation with blindly inserted electrodes on ventricular rate control in a canine model of persistent atrial fibrillation[J]. Heart Rhythm, 2021, 18(2): 261-270.

[10] AVAZZADEH S, MCBRIDE S, O'BRIEN B, et al. Ganglionated Plexi Ablation for the Treatment of Atrial Fibrillation[J]. J Clin Med, 2020, 9(10): 99-102.

第三篇　房颤的药物治疗

1　心房离子通道与抗心律失常药物

心房肌细胞膜离子通道的正常结构和功能是维持生命过程的基础。对心脏功能的各个方面都至关重要，包括心律和收缩性。因此，离子通道是治疗心脏疾病如房颤或心绞痛的关键靶点。同时，药物与心脏离子通道的脱靶相互作用可能是不良反应产生的部分原因。

离子通道的生理功能决定了细胞的兴奋性、不应性和传导性，并介导了兴奋 - 收缩耦联和兴奋 - 分泌耦联，调节血管平滑肌的舒缩活动，参与细胞跨膜信号转导过程及维持细胞正常形态和功能完整性。

心房肌细胞可以分为两类，即特殊纤维和普通心房肌细胞。特殊纤维（尤其是小动物特殊纤维）主要分布于心耳与静脉之间的界嵴、梳状肌等部位，有自发性节律活动。窦房结内及与心房肌连接处存在大量的过渡细胞。

一、心房肌动作电位

普通心房肌细胞动作电位的波形非常相近。在细胞受到刺激前，稳定于静息电位水平。当受到刺激后，细胞膜出现快速除极，随后快速复极 1 期及很小甚至没有平台期，然后是缓慢的复极 3 期。人心房肌细胞静息电位为 –83mV，与心室肌细胞动作电位相比，心房肌细胞动作电位平台幅度低，动作电位时程短。整个形状呈三角状，而心室肌动作电位的形状更像矩形。人和狗心房肌的动作电位（action potential，AP）约为 100 毫秒。

一般来说，AP 阶段 4（静息期）心房和心室肌细胞的静息电位稳定且为负，细胞处于不兴奋状态，仅维持在稳态的静息电位水平。当细胞受到阈上刺激时，产生一个跨膜动作电位。AP 分为 0 期、1 期、2 期、3 期、4 期。AP 产生的基本原理是，心肌组织受到刺激时会引起特定离子通道的开放及带电离子的跨膜运动，从而引起膜电位的波动。

心房肌动作电位与心室肌相比，主要特点是：①1 期复极较迅速，平台期不明显，因为心房肌 I_{to} 电流较强而 I_{Ca-L} 较弱；②3 期复极和静息期有乙酰胆碱激活的钾通道 I_{K-ACh} 参与。

二、离子通道的定义

离子通道（ion channel）是镶嵌在心肌细胞膜上的一类特殊跨膜糖蛋白，它们在细胞上形成亲水性的孔道，使带电荷的离子得以进行跨膜转运，是心肌细胞膜上的基本兴奋单元，它们能产生和传导电信号，具有重要的生理功能。根据门控机制通常将离子通道分为三类，即电压门控离子通道、配体门离子控通道、机械敏感离子通道。离子通道具有三个关键性特征，包括通透性（permeation）、选择性（selectivity）和门控（gating）。有静息、激活、失活三种状态。当激活因素存在时,离子通道会在中央形成一个孔道,允许某一类或某些离子进出细胞。研究技术包括膜片钳(patch clamp)技术和分子克隆(molecular cloning)技术。

三、离子通道的分离

根据激活的方式,分为电压门控离子通道和化学门控离子通道。心血管系统中重要的配体门控离子通道有乙酰胆碱激活的钾通道(I_{K-ACh})、ATP 敏感钾通道(I_{K-ATP})、钠激活的钾通道(I_{K-Na})、钙激活的钾通道(I_{K-Ca})、内向整流钾通道(I_{K1})。根据选择通透的离子分类,分为钠通道、钙通道、钾通道和氯通道。

(一)Na$^+$通道

在心房肌、心室肌和浦肯野纤维细胞上基本相同。在人心房肌细胞上也存在 Na$^+$ 窗口电流。I_{Na} 为心房快通道电传导速度的主要决定因素,参与心肌动作电位平台的形成和维持。经快速心房起搏后心房 ERP 缩短,ERP 适应了心率的变化,心房电传导速度显著降低。心房起搏 7 天 I_{Na} 的电流密度减少 28%,42 天的减少 52%,同时减慢传导速度。而心房起搏对 I_{Na} 电压依赖的激活和失活的特性、激活的动力学及失活后的恢复均无影响。

快速心房激活能导致细胞内 Ca^{2+} 过载,并伴随线粒体肿胀,应用钙通道阻滞剂 verapamil 能抑制其电的重塑。由于去极化的频繁增加,使处于房颤中的瞬间 Na$^+$ 内流呈增加的反应,Na$^+$/Ca^{2+} 交换模式的改变会促进 Ca^{2+} 进入心房细胞内,从而激发肌质网 Ca^{2+} 释放,诱发 Ca^{2+} 过载和导致 I_{Na} 电流密度降低。I_{Na} 电流密度下降可起到限制 Na$^+$ 内流的自动调节作用。

(二)Ca^{2+}通道

I_{Ca-L} 在许多细胞上都有分布。该电流在除极时极慢激活,当持线除极时又失活。心房肌细胞 I_{Ca-L} 与心室肌细胞和浦肯野纤维 I_{Ca-L} 相似。但蛙房肌细胞 I_{Ca-L} 电流密度比心室肌小,豚鼠的二者相近。在人心房肌细胞上,通道激活阈值为 $-40\sim-20$mV,$-10\sim0$mV 达到最大值,翻转电位为 60mV 左右,除极化前脉冲正于 -40mV 时,通道电流开始失活,失活动力学呈两项指数函数,失活时间常数分别为 60 毫秒和 157 毫秒。与哺乳动物心房不同,成人心房呈现出毒蕈碱激动剂对 I_{Ca-L} 的直接效应,可使电流幅值减少 25%~30%。然而 I_{Ca-L} 通道需要激动剂的浓度较高。但在两栖动物心房肌细胞上,低浓度的毒蕈碱激动剂可直接抑制 I_{Ca-L} 通道。I_{Ca-L} 在维持心房肌细胞的动作电位平台期和介导心率依赖的动作电位变化中起着重要作用。因此,I_{Ca-L} 构成快速心房起搏诱发动作电位变化的电流基础。I_{Ca-L} 在快速心房起搏诱导过程中进行性减小,并导致 APD、ERP 的缩短而加强房颤的维持。应用钙通道阻滞剂能防止 ERP 的缩短和伴随短暂房颤发作的收缩功能失调。I_{Ca-T} 在心房肌细胞上存在已得到证实,该电流主要特性与窦房结等组织中 I_{Ca-T} 相近。T 型 Ca^{2+} 通道(I_{Ca-T})的功能可能与维持细胞自律性和负膜电位下 Ca^{2+} 跨膜运动有关。在任何电压下,快速心房起搏不能改变 I_{Ca-T} 的振幅和密度。

（三）K⁺ 通道

K⁺ 通道在调节膜电位、细胞兴奋及心血管系统电和机械特性等功能中起着重要作用。在心房扩张、快速心房起搏和人体房颤情况下，组成 K⁺ 通道的部分通道电流发生以下变化：

1. **内向整流 K⁺ 电流（ I_{K1} ）** 心房肌细胞上 I_{K1} 与心室肌不同，当［K⁺］0 升高时，二者的稳态 I_{K1} 电流关系曲线交叉点不同。心室肌稳态 I_{K1} 曲线呈 N 形，有一个负斜率电导，但心房肌细胞 I_{K1} 曲线很少或根本不存在负斜率电导特性。缺乏负斜率电导使心房比心室有较快的初始复极。对于人心房肌细胞而言，保持电位为 –50mV，去极化从 –140~–50mV，刺激时间为 400 毫秒，可以记录到 I_{K1}。当膜电位正于 –70mV 时，该电流为外向电流，负于 –70mV 时则为内向电流。在膜电位为 –140mV 时，其稳态内向电流密度为 10.9pA/pF。该电流失活呈单项指数函数，失活时间常数约为 23 毫秒。

单通道记录表明，豚鼠心房肌细胞 I_{K1} 与心室肌不同。豚鼠和免的心房肌细胞的电导和通道平均开放时间类似乙酰胆碱诱导的 K⁺ 通道，平均开放时间为 1 毫秒，在高 K⁺ 溶液中通道电导值为 30~40pS，而在 145mmol/L K⁺ 的溶液中，单通道电导为 21~30pS。若在相对高的温度（30~36℃）时，电导值为 40~47pS。另外，通道开放呈电压依赖性，I_{K1} 的平均开放时间为 10~223 毫秒。由此可见，心房肌细胞 I_{K1} 的平均开放时间比心室肌细胞要短，豚鼠心房肌细胞上很少能测到 I_{K1} 通道活动。免心房细胞上可以见到类似于心室细胞的 I_{K1} 电流。

心房细胞的 I_{K1} 电流主要参与心房肌静息电位的形成，直接影响动作电位的平台期，决定去极化反应时间。充血性心力衰竭后扩张的心房肌细胞的 I_{K1} 减少。经快速心房起搏诱发犬的房颤模型和慢性房颤患者的 ERP、动作电位和单相动作电位减少，而 I_{K1} 未降低。在房颤患者和窦性心律患者的右心耳间 I_{K1} 密度比较无差异性。

2. **胆碱敏感的 K⁺ 电流（ I_{K-ACh} ）** 实验证明，乙酰胆碱（acetyl choline，ACh）敏感的 K⁺ 电流与内向整流 K⁺ 电流在动力学上有所不同。乙酰胆碱敏感的 K⁺ 电流也具有内向整流特性，也不存在负斜率电导，该电流在超极化时，随时间延长而增加；在除极化时，随时间延长则减少。I_{K-ACh} 在超极化时动态变化缓慢，并且对 Ca²⁺ 一般不敏感。腺苷也能激活 I_{K-ACh}，但比所有毒蕈碱激动剂的效应要低。长期暴露于任何一种毒蕈碱激动剂均可导致通道脱敏。

在细胞膜两侧 KCl 为 150mmol/L 时，其单通道平均开放时间为 1.5 毫秒，内向电流电导为 40~50pS。该通道呈现出零星开放或周期性簇发状开放。开放和关闭时间的直方图可以用单项指数式拟合，表明在簇发状开放期间，存在一个开放和关闭状态。乙酰胆碱浓度直接影响通道的开放概率，而不影响开放时间，相同浓度的乙酰胆碱对豚鼠和蛙心房肌细胞 I_{K-ACh} 的影响比对人心房肌细胞 I_{K-ACh} 大得多，表现出明显种属差异。

ACh 和腺苷受体通过百日咳毒素敏感的 G 蛋白与 I_{K-ACh} 通道偶联，活化的 G 蛋白 α 亚单位也能激活 I_{K-ACh} 通道。至少有 3 种不同 GTP 结合蛋白能够激活 I_{K-ACh} 通道，但不影响其电导。当钳制电位为 –50mV 时，全细胞记录到 10⁻⁵mol/L ACh 可以完全激活 I_{K-ACh}。

3. **瞬时外向 K⁺ 电流（ I_{to} ）** 人和兔心房肌细胞上存在瞬时外向 K⁺ 电流。该电流的两个成分：对 4–AP 敏感的电压依赖性电流（ I_{to1} ）和对咖啡因、兰尼碱（ryanodine）敏感的钙依

赖性区 K^+ 电流(I_{to2})。前者主要形成心房肌细胞动作电位复极的 1 相,后者主要参与动作电位平台期。此处重点讨论 I_{to1}。

I_{to1} 通道的激活阈值为 –40~–20mV,而人的心房肌细胞 I_{to1} 的阈值则为 –6mV。兔心房肌细胞上 I_{to1} 在 30mV 时可被完全激活。约在 10 毫秒时达到最大幅值。心房肌与心室肌细胞 I_{to1} 稳态失活不同。狗和大鼠心室肌细胞 I_{to1} 稳态失活曲线呈 S 形,其 V1/2 分别为 –47mV 及 –60mV,在 –40~–30mV 时完全失活。相反,它们的心房肌细胞稳态失活曲线 V1/2 分别是 –32mV 及 –23mV,直到 0mV 时才完全失活。所以,心房肌细胞上 I_{to1} 的电压依赖性失活比心室肌细胞处于相对更正的膜电位。I_{to1} 在不同组织中失活动力学也不尽相同,人心房肌细胞上为快速失活,时间常数为 10~40 毫秒,兔心房肌上该电流失活可用两项指数式来描述,快失活时间常数为 30~100 毫秒,慢失活时间常数为 250~470 毫秒。该通道从失活中恢复过程也非常缓慢,恢复时间常数为 350~1 000 毫秒。兔心房肌细胞上 I_{to1} 失活最慢,且呈二项指数函数。快失活相时间常数为 5 秒,慢失活相时间常数约为 15 秒。该电流从失活状态缓慢恢复的结果是缩短周期长度。兔心房肌细胞周期长度对动作电位形状有明显影响,并随心率改变 I_{to1} 电流幅值。

人心房肌与兔不同,人心房肌细胞上除有 I_{to1} 外,还有 I_{to2}。此外,随着年龄的增长,人心房肌细胞上 I_{to} 密度也增加。成人心房肌细胞动作电位比新生儿有更明显的 1 相切迹和更低的平台期幅度。

刺激心肌细胞上 α 肾上腺素受体可引起速率依赖性收缩力增加,这与动作电位增加有关。α 受体可以抑制 I_{to1},同时 PKC 活化也可抑制 I_{to1}。这提示 α 受体可能通过 PKC 系统抑制瞬时外向 K^+ 电流。

心房扩张患者的 I_{to} 密度降低。在快速心房起搏诱发犬的房颤模型中,平均 I_{to} 密度进行性降低,但 I–V 曲线却未改变。电压依赖的激活和失活曲线也没有改变,也不改变 I_{to} 的频率依赖性。慢性房颤患者的左心耳 I_{to} 密度较窦性心律患者的左心耳 I_{to} 密度减少 61%,而右心耳的 I_{to} 则减少 66%,但 I_{to} 激活和失活的动力学和电压依赖特性与窦性心律患者无差异性。

研究显示心率在 60~120 次/min,非房颤(非 AF)组心房肌细胞的 I_{to} 不具有频率依赖性。为探讨 I_{to} 改变在 AF 电重构中的作用,构建了人 AF 心房肌细胞动作电位的数学模型,发现在 I_{to} 的幅度降低 90% 时,动作电位的时程明显缩短,提示 I_{to} 的改变可能是心房肌细胞有效不应期缩短的离子基础之一,I_{to} 的改变参与了 AF 电重构的发生。但是,I_{to} 引起不应期改变的机制可能与通道阻断后导致继发性电流的改变有关。

4. 延迟整流区 K^+ 电流(I_K)　蛙和鸡心房肌细胞上存在 I_K,而哺乳动物的心房肌上该电流不明显。兔心房肌细胞上 I_K 很小且缓慢,对动作电位复极意义不大,但在豚鼠心房肌细胞上有一个较大的 I_K 电流。哺乳动物心房与心室的 I_K 特征基本相似。激活范围为 –80~–20mV,充分激活电压为 –50~–10mV。β 肾上腺素受体和相应 PKA 信号系统 α 肾上腺素受体和相应 PKC 信号系统激动时,可激活该通道,且二者的调控效应呈温度依赖性。

慢性快速心房起搏后,虽然动作电位缩短,但不改变 I_K 密度。定量 Western 杂交技术检测房颤患者与窦性心律患者的左右心耳细胞的 I_K α 亚单位蛋白(Kv1.5、Kv2.1)密度,发现 Kv2.1 蛋白表达没有变化,而 Kv1.5 蛋白在慢性房颤患者的左右心耳细胞却减少 50%。

I_{Kur}是人类心房I_K主要组成部分,Kv1.5是构成该电流的基础。免疫组织化学研究也证实,人类心房有 Kv1.5 蛋白的表达。

5. ATP 激活的区 I_K 电流(I_{K-ATP}) 该电流首先在豚鼠和兔心房肌细胞内侧向外模式的膜片钳中被发现,并发现其与心室肌细胞上I_{K-ATP}通道的特性没有差异。心肌缺血缺氧或能量代谢障碍时,该通道开放,使细胞内 K^+ 减少。另外,当灌流液中去掉 ATP,在内面向外式膜片上可记录到I_{K-ATP},其电导为 73pS,时间常数约为 1.4 毫秒。

6. 超极化激活的内向电流(I_f) 该电流主要存在于窦房结等起搏细胞上,激活电压为 –100~–50mV。但在绵羊心房的小梁蔗糖间隙实验中及在猫右心房和人心房肌细胞上也相继观察到该电流。这也是某些心房肌标本具有起搏活动的原因。人心房肌细胞上大多存在I_f电流,85% 的细胞上存在该电流。在人心房肌细胞上,当保持电位为 –40mV,超极化从 –150~–70mV,刺激脉冲时间约为 2 000 毫秒,可引出 I_{fo} Cs^+ 能可逆性地阻断I_{fo}。心房肌细胞的膜电容为(72.2 ± 15.3)pF。–140mV 时,电流幅值为(194.7 ± 99.7)pA,电流密度为(2.7 ± 1.2)pA/pF。房颤时,Cm 在房颤的心房肌细胞上,细胞膜电容增加,膜电容为(93.6 ± 19.8)pF。–140mV 时,其平均电流强度和电流密度均增加。电流幅值为(940.1 ± 290.9)pA,电流密度为(9.7 ± 3.1)pA/pF。

(四)Na^+/K^+ 泵电流(I_{Na-K})

利用 ATP 的能量泵出 3 个细胞内 Na^+,同时向细胞内泵入 2 个 K^+,形成净向外电流(超极化)。在哺乳动物心房肌细胞上观察到细胞内负荷诱发的超极化。若短时间暴露于I_{Na-K}抑制剂二氢哇巴因(二氢毒毛旋花子苷,dihydro ouabain),可抑制外向背景 K^+ 电流,从而延长浦肯野纤维的动作电位。所有心肌组织上都存在生电性 I_{Na-K},这是维持正常跨膜电化学梯度所必需的。

(五)Na^+/Ca^{2+} 交换电流(I_{Na-Ca})

一种生电性逆向转运电流,利用离子的电化学梯度作为离子运动动力。它是 3 个 Na^+ 交换 1 个 Ca^{2+},该交换方向是不可逆的。当 Ca^{2+} 外排时形成内向电流,而 Na^+ 泵出时形成外向电流。它的 I-V 曲线有不同状态,主要依赖于细胞内外 Na^+ 和 Ca^{2+} 浓度而定。一般认为,在静息电位状态时该电流是内向电流,这也可能是静息电位偏离 K^+ 平衡电位的主要原因。

(六)Ca^{2+} 激活的 Cl^- 电流(I_{Cl-Ca})

I_{Cl-Ca} 存在于犬的心房并对其复极化起着重要的作用。快速心房起搏不能改变 I_{Cl-Ca} 密度。I_{Cl-Ca} 受复杂的不同因素的控制,包括 I_{Cl-Ca} 激发 Ca^{2+} 的释放、I_{Cl-Ca} 通道密度、心房扩张对不应期肌质网中 Ca^{2+} 的负荷、肌质网功能以及系统中两个元素间物理性状的接近等。

(七)Ca^{2+} 激活的非特异性的阳离子电流

该电流主要存在于各种平滑肌细胞上。但在心房肌细胞 Ca^{2+} 超负荷时,可以诱导出该电流。其为短暂的内向电流。与心肌收缩和晚后除极有关。可能由 Na^+/Ca^{2+} 交换电流激活所致。

四、抗心律失常药物

20世纪70年代,牛津大学药理学家 Vaughan Williams 根据心脏离子电流和动作电位提出了抗心律失常药物的分类系统,成为抗心律失常药物药理研究的基础和心律失常临床治疗的圭臬,一直应用至今。2018年,牛津大学、北京大学医学部和剑桥大学的学者们共同提出了抗心律失常药物的最新分类系统,该分类系统将对临床合理应用抗心律失常药物以及研发新型抗心律失常药物产生深远影响。本文将以最新的分类系统阐述。

新的分类保留了最初的 Vaughan Williams Ⅰ~Ⅳ类,但根据最新的研究进展对原有名称做了部分修订,同时对原有分类进行了细化,比如电压门控钠离子通道抑制剂(Ⅰ类)增加了Ⅰd类。同时引入了新的靶点分类,增加了 HCN 通道相关的离子通道(0类)、机械敏感通道阻滞剂(Ⅴ类)、缝隙连接通道阻滞剂(Ⅵ类)以及影响结构重塑的上游靶点调节剂(Ⅶ类)等4类抗心律失常药物,总共分为8类,分别记为0~Ⅶ类。新的分类预期将改进心律失常领域今后的治疗观念和研究策略。

(一)0类:超极化激活环核苷酸门控通道(HCN)阻滞剂

SAN 细胞在正常生理条件下表现出特异性的自律性,产生自发的舒张期去极化,称为自律性动作电位。这是由净向内电流驱动的,其中最重要的贡献可能是由超极化激活的环核苷酸门控通道(HCN)携带的"奇特离子流"(funny current,I_f),特别是在舒张期去极化的初始阶段。目前临床唯一使用的0类药物是伊伐布雷定,它可能通过超极化激活的环核苷酸门控通道阻断作用降低心率,并可能对细胞内 Ca^{2+} 产生额外影响,可用于不适当窦性心动过速或窦性心动过速伴心力衰竭、慢性稳定型心绞痛的情况。

(二)Ⅰ类:电压门控 Na^+ 通道阻滞剂

最新的分类系统保留了原始的Ⅰ类3个子类。尽管对 APD 有不同的影响,但所有Ⅰa、Ⅰb、Ⅰc类的药物都降低了 AP 的 $(dV/dt)_{max}$,减慢了心房、心室和传导组织中的 AP 传导。

Ⅰa类药物减慢动作电位0相上升速度,优先与 Nav1.5 通道的开放状态结合,它们以离解时间常数 $\tau \approx 1 \sim 10$ 秒的速度离解。主要是通过降低动作电位传导速度,从而增加 ERP。Ⅰa类药物同时也会伴随阻断 K^+ 通道,从而增加 APD,减少折返形成。代表药物有奎尼丁、阿义马林、丙吡胺。

相比之下,Ⅰb类药物优先结合到 Nav1.5 通道的失活状态,在此状态下,它们以离解时间常数 $\tau \approx 0.1 \sim 1.0$ 秒的速度快速离解,这最小化了对心脏周期心肌细胞的干扰,并解释了Ⅰb类药物在预防心律失常方面的有效性,特别是在心室组织中,其中 Nav1.5 通道可保持较长时间的失活状态。综上所述,Ⅰb类药物的效应可导致正常心室肌和浦肯野细胞 APD 和 ERP 缩短,但其可延长缺血、部分去极化细胞的 ERP,从而延长其后极化期的不应期。代表药物有利多卡因、美西律。

Ⅰc药物与Ⅰb类相似,也是主要与失活的 Nav1.5 通道结合。然而它的离解时间常数 $\tau > 10$ 秒,离解最慢。依赖于使用的通道阻塞,因此在一定程度上源于阻滞相应通道的累积性能上,Ⅰc类 > Ⅰa类 > Ⅰb类。在高心率下 APD 增加,AP 传导减慢,自律性可能降低。这

65

些不同的解离速度也导致了 AP 传导的各异性,反映在正常心律的条件下,QRS 波的时限可正常或延长。代表药物为普罗帕酮、氟卡尼。

Id 类为新增子分类,其作用机制与传统分类中的 Ia 类到 Ic 类有很大不同。它主要抑制相对电流较小但持续的晚期 Na^+ 电流(I_{Na-L}),该电流跟随快速灭活 I_{Na} 衰减,并影响 AP 的持续时间。这在一些后天获得性或先天性心脏病促心律失常的情况下如缺氧、心力衰竭和 LQTS3 时可能参与心律失常的发生。目前在研的药物包括雷诺嗪、GS458967 和 F15845 等,还需要进一步的临床试验验证。这些药物缩短了 AP 的恢复时间,增加了不应期和复极化储备。它们对 I_{Na-L} 相关心律失常有潜在的抗心律失常作用。

因此,I 类药物不同亚组,虽然主要是针对 Na^+ 通道,但各自有着不同的临床特点并随不同的心律失常的特定电生理条件而变化。由于心房 Nav1.5 通道保持开放的时间比心室长,故 Ia 类和 Ic 类是预防室上性心律失常的有效药物。

(三)Ⅱ类:交感神经抑制与激活剂

我们同样保留了 Vaughan Williams Ⅱ 类药物分类,但将其覆盖范围扩大到除了交感神经 β 肾上腺素能效应范围之外,进一步包括了副交感神经靶点。因此,我们把 Ⅱ 类原命名"β 受体阻滞剂"更改为"交感神经抑制与激活剂"。这提供了更完整的自主神经效应作为一个整体的观念。

本类药物包括通过细胞表面的 β 受体发挥进一步的生物学效应。而膜 β 受体主要为鸟嘌呤核苷酸结合蛋白偶联受体(GPCR)。在配体受体结合后,启动 Gs 蛋白和腺苷酸环化酶激活,胞质内 cAMP 浓度增加,而后可进一步激活蛋白激酶 A,磷酸化多种离子通道,包括 Nav1.5、Kv11.1、Kv7.1(分别介导快速和缓慢的 K^+ 电流,I_{Kr} 和 I_{Ks})、Cav1.2、Cav1.3(介导 L 型 Ca^{2+} 电流)和 RyR2。cAMP 也直接影响超极化激活的环核苷酸门控通道活性,进而影响 I_f 电流。最后,据报道 cAMP 也可以触发 RyR2 介导的 Ca^{2+} 释放。这些效应共同作用产生心肌细胞的收缩性、舒张性和变时性的改变。

Ⅱa 类药物为非选择性 β 和选择性 $β_1$ 肾上腺素受体抑制剂。用于范围广泛的快速性心律失常,通常通过抑制胞内 Ca^{2+} 内流和 SR Ca^{2+} 释放,以及它们随之而来的早期去极化或延迟后去极化诱导的触发活动的心律失常。临床常用药物包括卡维地洛、普萘洛尔(非选择性)、比索洛尔、美托洛尔、艾司洛尔、阿替洛尔(选择性)。

Ⅱb 类药物为非选择性 β 肾上腺素受体激活物。临床常用药物为异丙肾上腺素。与 Ⅱa 类药物相反,异丙肾上腺素激活后使 Ca^{2+} 进入和 SR Ca^{2+} 释放。比如在完全性房室传导阻滞中,可有效地加快心室逸搏心率,这种降低的心率加速和延长的收缩期后暂停的缓解可能会进一步抑制依赖于心动过缓的早期后去极化。因此,异丙肾上腺素可以用在心动过缓依赖、药物或房室传导阻滞相关以及先天性 LQTS 2 型和 LQTS 3 型相关的尖端扭转型室性心动过速中发挥抗心律失常作用,但在肾上腺素能依赖的 LQTS 1 型相关的尖端扭转型室性心动过速中不起作用,甚至发挥促心律失常的作用。

Ⅱc 类药物为毒蕈碱受体(M2)抑制剂。在大量 G 蛋白亚型中,G_i 蛋白能介导副交感胆碱能毒蕈碱(M2)或腺苷(A1)受体激活,它们的激活和抑制分别能减少或增加细胞膜的兴奋性。特别是在预先存在腺苷环化酶活性的条件下,影响变时性和传导功能。以阿托品为例,用于缓解希氏束以上传导系统所致的窦性心动过缓,但对于部位低于希氏束的房室传导阻滞无效。

Ⅱd 类药物为毒蕈碱受体（M2）激活剂，通过激活室上性（SAN、心房、AVN）毒蕈碱 M2 胆碱能受体，进一步激活 K_{ACh} 通道发挥药理学作用。临床常用药物包括卡巴胆碱、毛果芸香碱、地高辛等。

Ⅱe 类为腺苷（A1）受体激活剂或抑制剂，包括腺苷和三磷酸腺苷（ATP）、氨茶碱等。其中，腺苷和三磷酸腺苷（ATP）为腺苷受体激动剂，氨茶碱为腺苷受体阻滞剂。氨茶碱通过阻滞腺苷受体达到提高心率的作用。但需要注意的是，短暂的静脉注射腺苷可有致房颤作用。

Ⅱ 类药物作用靶点多与 GCPR 相关，目前仍有大量 GCPR 仍然是孤儿受体，可能在将来的研究中还能提供更多潜在的治疗靶点。

（四）Ⅲ类：K^+ 通道阻滞剂和开放剂

随着我们对 K^+ 通道的理解逐步深入，在 AP 恢复和细胞膜稳定电位中发挥了很大作用。目前Ⅲ类药物也分为 3 个亚类。

Ⅲa 类包括范围更广的各种电压门控 K^+ 通道阻滞剂，包括：①非选择性 K^+ 通道阻滞剂，如决奈达隆、胺碘酮。②选择性 K^+ 通道阻滞剂：Kv11.1 通道介导的快速 K^+ 电流（I_{Kr}）阻滞剂（hERG），如多非利特、伊布利特、索他洛尔；Kv1.5 通道介导的超快速 K^+ 通道阻滞剂（I_{Kur}），如维纳卡兰（vernakalant）；Kv1.4 和 Kv4.2 通道介导的瞬时外向 K^+ 电流（I_{to}）阻滞剂，如 tedisamil（尚未上市）等。

Ⅲb 类定义为代谢依赖性 K^+ 通道开放剂。通过 ATP 敏感的 K^+ 通道（I_{K-ATP}）的开放，缩短了除 SAN 细胞外所有心肌细胞的 AP 恢复、不应期和复极储备。临床上常用药物为尼可地尔，目前主要是作为冠心病治疗稳定型心绞痛的二线用药，也可能通过使 AP 恢复时间缩短发挥抗心律失常作用。

Ⅲc 类定义为阻断递质依赖 K^+ 通道的药物（GIRK1 和 GIRK4 针对 I_{K-ACh}，以及 BMS-914392），是目前正在研究的药物，尚未上市。

需要特别说明的是，Ⅲ 类药物除了可能直接作用于相关离子通道外，还可能通过进一步的间接作用发挥药理作用，例如多非利特还可以通过对 IP3R 信号转导的抑制作用，进而抑制 I_{Kr} 和增加 I_{Na-L}。此外，要注意胺碘酮和决奈达隆在治疗房颤临床中虽广泛使用，但其在治疗浓度下，也有可能显示出不良反应。最后，尽管奎尼丁被归为 I 类，但其在 Brugada 综合征中的临床抗心律失常作用可能包括抑制 I_{to}。有学者认为，由于 I_{to} 的心外膜表达大于心内膜表达而引起心室复极分散，导致正常情况下心外膜相对于心内膜 APD 较短。

（五）Ⅳ类：Ca^{2+} 处理调节作用的药物

以前的Ⅳ类药物定义为 Ca^{2+} 通道阻滞剂。在新的分类里，我们扩展了Ⅳ类的定义，包括各种具有 Ca^{2+} 处理调节作用的药物，统一描述为 Ca^{2+} 处理调节剂。最新的Ⅳ类药物分为 5 个亚类。

Ⅳa 类定义为细胞膜 Ca^{2+} 通道阻滞剂，包括非选择性 Ca^{2+} 通道阻滞剂（bepridil）和 Cav1.2/Cav1.3（I_{Ca-L}）介导的选择性 Ca^{2+} 通道阻滞剂（维拉帕米、地尔硫䓬）。Mg^{2+} 虽然严格意义上未分类,但也具有 Ca^{2+} 通道阻断和稳定细胞膜的作用,应用于尖端扭转型室性心动过速的治疗。

Ⅳb 类定义为细胞内 Ca^{2+} 通道阻滞剂,包括内质网 RyR2 受体介导的 Ca^{2+} 通道阻滞剂及 IP3R 介导的 Ca^{2+} 通道阻滞剂。经典的 Ic 类药物氟卡尼和 IIa 类药物卡维地洛被证实均可在胞内参与 RyR2 介导的 SR Ca^{2+} 释放,表现出 Ⅳb 类的作用,这被证明可能适用于儿茶酚胺敏感的多形性室性心动过速。

Ⅳc 类定义为肌质网 Ca^{2+}-ATP 酶激活剂。目前在研新药 MYK-46196、istaroxme97 通过作用于降低心肌肌球蛋白重链或 SR Ca^{2+} 再摄取相关 ATP 酶的活性,还可以用于肥厚型心肌病和心力衰竭领域,但仍需更多的基础和临床研究数据资料。

Ⅳd 类为细胞膜表面离子交换拮抗剂,其机制主要是通过减少 Na^+-Ca^{2+} 交换,减少去极化细胞内 Ca^{2+} 离子升高的幅度。

Ⅳe 类为涉及 Ca^{2+} 稳态的蛋白质磷酸激酶和磷酸化酶拮抗剂,包括钙/钙调蛋白激酶 Ⅱ,通过提高或降低细胞内钙离子结合蛋白的磷酸化水平起到对 Ca^{2+} 通道调节的作用。

(六)Ⅴ类:机械力门控离子通道拮抗剂

第Ⅴ类定义为机械力门控离子通道拮抗剂,是指选择性的阳离子选择和机械敏感的离子通道,特别是瞬时受体电位通道(TRPCs),如 TRPC3 或 TRPC6。在心脏中存在多种 TRPCs,尽管它们的功能现在才开始被逐渐重视。虽然 TRPCs 允许一系列不同的阳离子渗透,但 Ca^{2+} 内流目前仍被认为是最重要的一环,导致局部区域内的信号转导,与 Ca^{2+} 依赖的调节蛋白直接相互作用,导致心律失常、心肌肥厚和纤维化。因此,抑制 TRPCs 介导的 Ca^{2+} 内流可能具有直接的抗心律失常作用,并可减轻心肌纤维化。目前在研的药物包括 ACA、GSK2332255B、GSK2833503A、pyrazole-3、GsMTx4、SKF 96365 等。

(七)Ⅵ类:缝隙连接通道阻滞剂

AP 的传导依赖于细胞之间局部电流的扩散,包含附着于细胞之间连接蛋白(Cx)通道的缝隙连接电传导。Cx40 主要位于心房肌细胞、AVN 和浦肯野纤维传导系统,Cx43 同时存在于心房和心室肌细胞以及远端传导系统中。Cx45 主要发生在 SAN、AVN 和浦肯野传导系统中。目前抗心律失常药物治疗方向分别有 Cx 阻断剂(carbenoxalone)和开放剂[rotigaptide(ZP-123)],后者目前的研究结果提示与房颤的治疗相关。

(八)Ⅶ类:上游靶点调节剂

Ⅶ类的引入是由于需要加强关注,重视组织结构及其相应的长期变化对心律失常疾病的影响,这与经典的 Vaughan Williams 四分类中主要关注的是特定离子通道上特定药物的短期作用形成对比。此外,影响电生理过程上游长期变化的分子机制也构成了新的潜在治疗靶点。纤维化改变与心肌梗死后慢性瘢痕相关心律失常、房颤的发生与发展密切相关。目前已经证明 ACEI、ω-3 脂肪酸和他汀类药物可以防止这种电生理和/或结构重塑。这些药物已经用于高血压、冠状动脉疾病和心力衰竭等适应证,但这些疾病也是房颤最常见的合并症。血管紧张素转换酶抑制剂或血管紧张素受体阻滞剂可能有助于改善心房基质,用于一级或二级预防,减少心力衰竭和高血压时已建立的房颤的易感性或进展。他汀类药物治疗可能有助于冠状动脉手术后新发房颤的一级预防。

随着大家对心脏离子通道及分子机制的进一步了解和深入，近年来已经有多种新型抗心律失常药物处于研发或临床前期应用状态，也有部分旧药物使用范围扩展。比如 Id 类药物雷诺嗪，既往主要用于慢性心绞痛及急性冠脉综合征的抗缺血治疗，近年来发现雷诺嗪对冠心病合并的室性心律失常，包括室性期前收缩、短阵室性心动过速及房颤有预防作用，静脉制剂可用于危重症患者。也有该药应用于 LOTS 3 型或联合其他抗心律失常药物治疗顽固性电风暴的报道。推荐剂量为 500~1 000mg，2 次 /d。目前 IIIa 类 Kv7.1 通道介导的药物、IIIc、IVb、IVc、IVd、IVe、V、VI 类药物仍处于研究阶段，尚无临床可使用的药物。

中医药治疗心律失常也取得了巨大的进步，如参松养心胶囊、稳心颗粒等。基于中医"气—阴阳—五行"思想，由十几种中药组成的复方制剂——参松养心胶囊通过"调律"的办法，通过"承制调平"来发挥综合的调节作用。研究还同时发现，参松养心胶囊通过调节离子通道 K^+、Na^+、Ca^{2+} 电流来遏制快速性心律失常，同时还能调节自主神经，改善窦房结功能，促进电传导，调节心脏的自主神经功能，提高固有频率，不延长 QT 间期，改善窦房结恢复时间、房室传导与不应期。目前的临床研究提示，参松养心胶囊在阵发性房颤维持窦性心律、室性期前收缩、缓慢性心律失常方面显示出快慢兼治的作用。稳心颗粒也对多个离子通道有调节作用，对于房性期前收缩、室性期前收缩治疗有效率高，能有效改善心悸、胸闷等临床症状，且不良反应较少，安全性好。

五、小结

近年来抗心律失常药物研究较前有了很大进步，是因为我们发现了更多潜在的治疗靶点，也拓展了传统抗心律失常药物的使用范围。未来期望能看到更多突破性的进展。

（汤宝鹏）

参 考 文 献

［1］VAUGHAN WILLIAMS E M. Classification of antidysrhythmic drugs［J］. Pharmacol Ther B，1975，1（1）：115-138.

［2］LEI M，WU L，TERRAR D A，et al. Modernized classification of cardiac antiarrhythmic drugs［J］. Circulation，2018，138（17）：1879-1896.

［3］MATHEW S T，PO S S，THADANI U. Inappropriate sinus tachycardia-symptom and heart rate reduction with ivabradine：A pooled analysis of prospective studies［J］. Heart Rhythm，2018，15（2）：240-247.

［4］LIU K，YANG T，VISWANATHAN P C，et al. New mechanism contributing to drug-induced arrhythmia：rescue of a misprocessed LQT3 mutant［J］. Circulation，2005，112（21）：3239-3246.

［5］CHORIN E，HU D，ANTZELEVITCH C，et al. Ranolazine for congenital long-QT syndrome type III：Experimental and long-term clinical data［J］. Circ Arrhythm Electrophysiol，2016，

9（10）：43-70.

［6］BERS D M. Cardiac excitation-contraction coupling［J］. Nature, 2002, 415（6868）：198-205.

［7］CLAXTON K, MARTIN S, SOARES M, et al. Methods for the estimation of the National Institute for Health and Care Excellence cost-effectiveness threshold［J］. Health Technol Assess, 2015, 19（14）：498-503.

［8］YANG T, CHUN Y W, STROUD D M, et al. Screening for acute I_{Kr} block is insufficient to detect torsades de pointes liability：role of late sodium current［J］. Circulation, 2014, 130（3）：224-234.

［9］WATANABE H, CHOPRA N, LAVER D, et al. Flecainide prevents catecholaminergic polymorphic ventricular tachycardia in mice and humans［J］. Nat Med, 2009, 15（4）：380-383.

［10］ZHOU Q, XIAO J, JIANG D, et al. Carvedilol and its new analogs suppress arrhythmogenic store overload-induced Ca^{2+} release［J］. Nat Med, 2011, 17（8）：1003-1009.

［11］AL-KHATIB S M, STEVENSON W G, ACKERMAN M J, et al. 2017 AHA/ACC/HRS guideline for management of patients with ventricular arrhythmias and the prevention of sudden cardiac death：Executive summary：A Report of the American College of Cardiology/ American Heart Association Task Force on Clinical Practice Guidelines and the Heart Rhythm Society［J］. Heart Rhythm, 2018, 15（10）：e190-e252.

2　普罗帕酮在房颤中的应用

普罗帕酮作为房颤的节律药物之一，在临床中有广泛的应用，本文就普罗帕酮药理作用、在房颤应用的时机、不良反应及使用注意事项进行阐述。

一、普罗帕酮的药理作用

普罗帕酮是一种Ⅰc类抗心律失常药，对房性心律失常及室性心律失常均有疗效。该药物对钠通道有明显的抑制作用，可降低浦肯野纤维及心室肌的自律性、减慢传导速度、延长动作电位时程和有效不应期，并具有一定的β受体阻断活性和钙通道阻断作用。口服后，普罗帕酮可被胃肠道迅速吸收，每天需要服用3次，当普罗帕酮150~300mg、3次/d口服时，半衰期为5~8小时，药物峰值-谷值血浆浓度波动较大，个体间变异显著。缓释制剂型由于其延长了半衰期可至12小时，可2次/d给药，从而提高治疗依从性。普罗帕酮由肝脏代谢，经CYP2D6酶系统代谢，氧化代谢的主要产物是5-羟基普罗帕酮和羟甲氧基普罗帕酮，5-羟基普罗帕酮与母体药物有相似的药效学特征，因此有助于提高治疗效果。从药效学而言，普罗帕酮的主要活性是抑制心律失常、减慢心内传导和β肾上腺素能阻滞。

二、普罗帕酮在房颤应用的时机

越来越多的研究支持对房颤患者采用节律控制策略,2020 年 ESC 房颤诊断和管理指南建议,采用节律控制疗法来改善症状性房颤患者的症状和生活质量(Ⅰ类推荐,A 级证据)。房颤患者的早期心律控制治疗 EAST-AFNET 4 研究主要疗效终点事件结果表明,早期进行节律控制策略与心率控制策略相比,可以降低心血管不良事件的发生。2021 年 ESC 会议上发表 EAST-AFNET 4 研究对无症状房颤亚组人群事后分析表明,房颤患者中无论是否有症状,早期节律控制均可降低心血管死亡、卒中和因心力衰竭恶化住院或急性冠脉综合征住院的复合风险。目前针对房颤,人们治疗理念普遍转向心律转复即"窦性心律优先"策略。当然对于长期房颤,大多数药物治疗的疗效有限,对于频繁发作的阵发性房颤及有症状持续性房颤,药物治疗不理想的导管消融已成为一线治疗方法,但药物心脏复律仍是房颤节律控制的重要手段,尤其是血流动力学稳定的房颤患者,药物复律是一种很好的选择。具体复律药物的选择取决于相关心脏病的类型和严重程度。药物复律对新近发作的房颤更有效。无心室功能不全及其他严重结构性心脏病房颤患者,普罗帕酮可作为房颤复律的一线药物。

1. **终止房颤急性发作**　76%~83% 的新发房颤患者在住院 48 小时内可自发转复为窦性心律,因此,对于新近发作的房颤患者,可考虑采用"等待观察"策略(通常为 <24 小时),作为早期心脏复律的替代方案。但通常对近期发作的房颤尤其持续时间低于 48~72 小时的患者,应尽快终止房颤发作。静脉注射普罗帕酮可有效将房颤转为窦性心律。使用方案通常为单次缓慢静脉注射(1~1.5mg/kg 或 70mg),10~20 分钟无效后可重复给药 1 次,心动过速终止后立即停止注射,总剂量不超过 210mg。静脉注射后维持静脉滴注可增加转复成功率,静脉滴注速度为 0.5~1.0mg/min。

普罗帕酮口服负荷剂量(450~600mg)可以快速起效,达到治疗剂量的普罗帕酮及其活性代谢物 5- 羟基普罗帕酮的血浆水平,这种治疗作用导致了"口袋里的药丸"策略,普罗帕酮口服负荷剂量可以作为静脉途径用药一种有效的替代方法。在阵发性房颤发作次数不太频繁的门诊患者中,可自行口服负荷剂量普罗帕酮进行转律,虽然转律效果略低于院内药物心脏复律,但如果药物安全性和有效性之前已在医院中确定,则首选自行口服药物,因为这样可提前转复窦性心律的时间。

2. **恢复期节律控制,预防房颤复发**　在房颤的恢复期,无严重结构性心脏病无心功能不全的患者,可以口服普罗帕酮维持窦性心律以预防房颤复发。剂量为每次 150~200mg、3 次 /d,最大剂量为 200mg、1 次 /6h。普罗帕酮缓释制剂的应用使口服给药次数由 3 次 /d 减少到 2 次 /d,减少速释制剂所观察到的血药浓度的大幅波动,提高治疗依从性。

3. **房颤消融术后空白期窦性心律的维持**　房颤消融术后 3 个月内(空白期)为减少房颤发作,维持窦性心律,通常需要抗心律失常药物口服。对无严重结构性心脏病、无心功能不全的房颤消融患者,可选择普罗帕酮维持窦性心律。但有研究表明,在空白期使用胺碘酮治疗比普罗帕酮更能有效地减少房颤早期复发。普罗帕酮具体用于恢复窦性心律的建议见表 3-2-1。

表 3-2-1　普罗帕酮用于房颤转复为窦性心律的建议

用药途径	心脏复律 初始剂量	急性成功率及转复至 窦性心律的预期时间	禁忌证 / 注意事项 / 建议
口服	450~600mg	3 小时成功率为 45%~55% 8 小时成功率为 69%~78%	• 不用于缺血性心脏病和 / 或严重 　结构性心脏病
静脉注射	1.5~2mg/kg，不 低于 10 分钟	6 小时成功率为 43%~89%	• 可诱发低血压，心房扑动房室 　1：1 传导 • 不用于心房扑动的药物复律

三、普罗帕酮的不良反应及使用注意事项

1. 普罗帕酮禁忌证　无起搏保护的窦房结功能障碍、二度或三度房室传导阻滞、双束支传导阻滞，心功能不全，结构性心脏病，肝或肾功能不全，心源性休克，严重低血压，普罗帕酮药物过敏。

2. 不良反应及处理方法　在建议的剂量下，普罗帕酮通常具有良好的耐受性。静脉注射普罗帕酮可引起血压下降，口服普罗帕酮可导致胃肠道反应，顿服普罗帕酮的主要不良反应有短暂心律失常（主要发生在房颤转复时，包括有心房扑动、缓慢性心律失常、停搏和交界性心律），可逆性 QRS 波增宽、短暂性低血压和轻度非心脏不良反应。普罗帕酮常见的不良反应及处理方法见表 3-2-2。

表 3-2-2　普罗帕酮常见的不良反应及处理方法

类别	临床表现	处理
心血管系统	• 心肌抑制，诱发加重心力衰竭 • 低血压 • 传导阻滞、窦性停搏、QT 间期延长 • 心房扑动 1：1 房室传导	• 心力衰竭禁用 • 用药时缓慢静脉注射，出现低血压及时 　停用，适当补液，必要时应用升压药 • 停药，有心动过缓症状静脉应用阿托品 　或异丙肾上腺素，必要时临时起搏治疗 • 不用于心房扑动转律，存在血流动力学 　障碍时电复律
消化系统	口干、恶心、呕吐、味觉障碍、便秘、消 化不良	减药或停药可消失
神经系统	头痛、眩晕、唇舌麻木、视觉障碍、嗜睡	减药或停药可消失
血液系统	白细胞减少、溶血反应	减药或停药可消失
其他	可能加重支气管哮喘	减药或停药可消失

3. 药物相互作用　普罗帕酮能明显增高华法林的血浆药物浓度，使其清除率减低，作用机制可能是普罗帕酮与肝脏微粒体细胞色素 P450 酶系有更大的亲和力，抑制了肝脏对华法林的代谢，当两药合用时，应监测华法林的血药浓度，适当调整剂量，以免抗凝过度。普罗帕酮可显著减低地高辛的总清除率，增加药时曲线下面积，合用时需监测地高辛血药浓度。其他抗心律失常药物可能增加普罗帕酮的不良反应，应避免普罗帕酮与引起减慢房室传导、QT

间期延长药物合用。降压药可增强普罗帕酮的降压作用,合用时需加强血压监测。

4. 用药随访监测　用普罗帕酮后应定期监测心电图,QRS 波群较基线增加 25% 应停药。监测的同时还需要监测心功能、肝肾功能、血浆电解质浓度如血钾和血镁等指标,必要时进行动态心电图、超声心电图等检查。门诊复查时需询问患者相关的症状、合并用药情况,认真进行体格检查,与基线资料对比,有助于早期发现不良反应并及时处理。

四、小结

药物心脏复律治疗新发房颤是一种安全、可行和有效的方法。在大多数新近发作的房颤病例中,药物复律可能是更具成本效益的一种复律方法,Ⅰc 类药物普罗帕酮是新近发生房颤、无严重结构性心脏病且无心功能不全患者的一线药物,可在静脉给药或口服负荷后迅速转为窦性心律,并可通过口服普罗帕酮用于房颤恢复期窦性心律的维持及在房颤消融空白期维持窦性心律。对于长期房颤,大多数药物治疗的疗效有限,频繁发作的阵发性房颤或有症状的持续性房颤药物治疗不理想的患者首选导管消融。

(邹德玲)

参 考 文 献

［1］BENJAMIN E J, MUNTNER P, ALONSO A, et al. American Heart Association Council on Epidemiology and Prevention Statistics Committee and Stroke Statistics Subcommittee. Heart disease and stroke statistics 2019 update: a report from the American Heart Association［J］. Circulation, 2019, 139（10）: e56-e528.

［2］COLILLA S, CROW A, PETKUN W, et al. Estimates of current and future incidence and prevalence of atrial fibrillation in the US adult population［J］. Am J Cardiol, 2013, 112（8）: 1142-1147.

［3］WANG Z, CHEN Z, XIN W, et al. The disease burden of atrial fibrillation in China from a national cross-sectional survey［J］. Am J Cardiol, 2018, 122（5）: 793-798.

［4］PICCINI J P, KONG D F. Mixed treatment comparisons for atrial fibrillation: evidence network or bewildering entanglement［J］. Europace, 2011, 13（3）: 295-296.

［5］HINDRICKS G, POTPARA T, DAGRES N, et al. 2020 ESC Guidelines for the diagnosis and management of atrial fibrillation developed in collaboration with the European Association for Cardio-Thoracic Surgery（EACTS）［J］. Eur Heart J, 2021, 42（5）: 373-498.

［6］GIANI P, LANDOLINA M, GIUDICI V, et al. Pharmacokinetics and pharmacodynamics of propafenone during acute and chronic administration［J］. Eur J Clin Pharmacol, 1988, 34（2）: 187-194.

［7］BORIANI G, MARTIGNANI C, BIFFI M, et al. Oral loading with propafenone for conversion of recent-onset atrial fibrillation: a review on in-hospital treatment［J］. Drugs, 2002, 62（3）: 415-423.

［8］HA A C, BREITHARDT G, CAMM A J, et al. Health-related quality of life in patients with atrial fibrillation treated with rhythm control versus rate control：insights from a prospective international registry（Registry on Cardiac Rhythm Disorders Assessing the Control of Atrial Fibrillation：RECORD-AF）[J]. Circ Cardiovasc Qual Outcomes, 2014, 7（6）: 896-904.

[9] KIRCHHOF P, CAMM A J, GOETTE A, et al. Early Rhythm Control Therapy in Patients with Atrial Fibrillation[J]. N Engl J Med, 2020, 383（14）: 1305-1316.

[10] MADONIA S, SIMONE M D, BRAI G, et al. Intravenous versus oral initial load of propafenone for conversion of recent-onset atrial fibrillation in the emergency room：a randomized trial[J]. Ital Heart J, 2000, 1（7）: 475-479.

[11] ALBONI P, BOTTO G L, BALDI N, et al. Outpatient treatment of recent-onset atrial fibrillation with the 'pill-in-the-pocket' approach[J]. N Engl J Med, 2004, 351（23）: 2384-2391.

[12] HUANG R D, LIN J J, GONG K Z, et al. Comparison of Amiodarone and Propafenone in Blanking Period after Radiofrequency Catheter Ablation in Patients with Atrial Fibrillation：A Propensity Score-Matched Study[J]. Biomed Res Int, 2020, 20（20）: 35-81.

[13] SESTITO A, MOLINA E. Atrial fibrillation and the pharmacological treatment：the role of propafenone[J]. Eur Rev Med Pharmacol Sci, 2012, 16（2）: 242-253.

[14] 郭素箴, 王彦欧, 卢成志. 心律平静脉注射与顿服转复房颤疗效比较[J]. 天津医药, 2012, 40（12）: 1265-1266.

[15] 杨露芳, 诸骏仁. 普罗帕酮的药物相互作用[J]. 中华心血管病杂志, 1997, 25（6）: 480-482.

[16] NOLAN P E, MARCUS P I, ERSTAD G L, et al. Effects of coadministration of propafenone on the pharmacokinetics of digoxin in healthy volunteer subjects[J]. J Clin Pharmacol, 1989, 29（1）: 46-52.

3 胺碘酮在房颤中的应用

盐酸胺碘酮（胺碘酮）是目前临床常用的抗心律失常药，是以Ⅲ类药作用为主的心脏离子多通道阻滞剂。对多种心肌细胞膜钾通道（I_{Kr}、I_{Ks}、I_{K1}）都有抑制作用，延长各部心肌组织的动作电位及有效不应期，有利于消除折返激动。延长心室肌细胞3相动作电位，但不影响动作电位的高度和下降速率。单纯延长心室肌细胞3相动作电位是因钾离子外流减少所致，钠离子和钙离子外流不受明显影响。抑制心房及心肌传导纤维的快钠离子内流，降低窦房结和浦肯野纤维的自律性、传导性。另外，有非竞争性的α肾上腺素能和β肾上腺素能抑制作用，可降低窦房结自律性，降低心房、房室结和心室的心肌兴奋性。减慢窦房、心房及房室结传导，延长不应期，此作用在心率快时表现更明显。减慢房室旁路的传导，并延长其不应期；无负性肌力作用。另外，胺碘酮还可降低外周阻力，减慢心率以致减少摄氧量；直接作用于心肌动脉平滑肌以增加冠状动脉输出量；降低主动脉压力和外周阻力,维持心排血量。

一、胺碘酮药代动力学

胺碘酮药代动力学复杂,在不同的患者可有明显差别。胺碘酮有静脉和口服两种剂型。静脉注射后 5 分钟起效,大约 15 分钟作用达到高峰。其后血药浓度迅速下降而发生组织渗透,停药可持续 20 分钟至 4 小时。在 4 小时内作用消失,虽然胺碘酮的清除半衰期很长,但静脉使用后其分布半衰期很短,所以如果只给予 1 剂快速静脉注射,血浓度虽可很快达峰,但消失也很快。因此,若心律失常反复发作或需较大剂量时,需在首剂静脉注射后立即给予静脉滴注。单纯静脉滴注,或首剂注射后不给予静脉滴注都将影响疗效。

口服胺碘酮吸收迟缓且不规则。生物利用度约为 50%,主要分布于脂肪组织及含脂肪丰富的器官;其次为心、肾、肺、肝及淋巴结;最低的是脑、甲状腺及肌肉。在血浆中 62.1% 与白蛋白结合,33.5% 可能与 β 脂蛋白结合。主要在肝内代谢消除,代谢产物为去乙基胺碘酮。两者都具有药理作用。单剂量口服 3~7 小时血药浓度达峰值。负荷量给药通常在 1 周(几天到 2 周)后发挥作用。胺碘酮半衰期长且有明显个体差异(14~28 天),在治疗前几天,大部分药物在组织中蓄积,尤其是脂肪组织,数天后开始清除,一至几个月后可达稳态血药浓度。稳态血药浓度为 0.92~3.75μg/ml。停药后作用可持续 8~10 天,偶可持续 45 天。有效血药浓度为 1~2.5μg/ml,中毒血药浓度 1.8~3.7μg/ml 以上,血液透析不能清除本品。由于上述特性,应给予负荷量以便使组织迅速饱和,发挥治疗作用。

二、胺碘酮在房颤中的应用

在房颤的急性和慢性治疗中,胺碘酮一直是十分重要的药物,各项指南对胺碘酮的应用均有详细推荐。

1. 房颤心室率控制　关于房颤心室率的目标各国指南推荐有所差异,2014 年 AHA/ACC/HRS 指南建议,对有明显症状者心室率控制目标为 <80 次 /min;2016 年 ESC 房颤指南建议,目标心室率控制 <110 次 /min;2013 年中国心律失常紧急处理专家共识建议,房颤急性发作期心室率控制的目标为 80~100 次 /min。胺碘酮控制心室率方面的应用主要在急性期,虽然推荐级别有所不同,但共同的推荐原则是胺碘酮主要用于危重、有心力衰竭或缺血的患者(表 3-3-1)。2016 年 ESC 房颤处理指南Ⅲ建议,在血流动力学不稳定或左室射血分数严重受损的患者,可考虑胺碘酮用于急诊心率控制(Ⅱa 类推荐,B 级证据)。2020 年 ESC 房颤诊断和管理指南建议,房颤心室率如控制不好,可考虑 β 受体阻滞剂和 / 或地高辛联合胺碘酮使用(Ⅱa 类推荐,B 级证据);在血流动力学不稳定或左室射血分数严重受损的患者,可考虑静脉胺碘酮用于急诊心率控制(Ⅱb 类推荐,B 级证据)。2019 年我国《胺碘酮规范应用专家建议》建议,胺碘酮控制心室率方面的应用主要在急性期,主要用于危重、有心力衰竭或缺血的患者。在长期的心室率控制中,优先选择的药物不是胺碘酮,但专家组建议在其他药物控制无效或无法使用时,胺碘酮也可使用。用胺碘酮控制心室率时,要注意有复律的可能。因此,需要了解患者的基础心率,既往是否有心动过缓或晕厥、黑蒙等症状。如既往有心动过缓或晕厥、黑蒙等症状,必要时可考虑起搏保护。

表 3-3-1　近年各项指南对胺碘酮在房颤心室率控制方面的推荐

指南 / 共识	推荐内容
2014 年 ACC 房颤指南	无预激综合征的危重患者,静脉用胺碘酮对心室率控制可能有用(Ⅱa 类推荐,B 级证据);当其他措施失败或禁忌时,口服胺碘酮对心室率控制可能有用(Ⅱb 类推荐,C 级证据)
2016 年 ESC 房颤处理指南	在血流动力学不稳定或左室射血分数严重受损的患者,可考虑胺碘酮用于急诊心率控制(Ⅱa 类推荐,B 级证据)
2017 年 ESC ST 段抬高心肌梗死诊疗指南	在不稳定的近期房颤发作患者中,静脉注射胺碘酮有指征用于促进电复律成功和 / 或降低电复律后房颤早期复发的风险(Ⅰ 类推荐,C 级证据)
2020 年 ESC 房颤诊断和管理指南	房颤心室率如控制不好,可考虑 β 受体阻滞剂和 / 或地高辛联合胺碘酮使用(Ⅱa 类推荐,B 级证据) 在血流动力学不稳定或左室射血分数严重受损的患者,可考虑静脉胺碘酮用于急诊心率控制(Ⅱb 类推荐,B 级证据)

　　2. 房颤复律　由于胺碘酮起效缓慢,静脉使用后多在 8~12 小时才能复律,故胺碘酮对于无明显器质心脏病、心功能良好的患者一般不作为首选的复律药物。而主要用于血流动力学稳定,但症状明显,有器质性心脏病合并心力衰竭或急性冠脉综合征的患者。一项随机对照研究中,160 例房颤持续时间 <24 小时的患者随机被分为胺碘酮组(*n*=106)和对照组(*n*=54),治疗持续 20 小时,旨在评估静脉注射胺碘酮对急性阵发性房颤转复的疗效,注射方法为 5mg/kg 30 分钟,然后 10mg/kg 持续 20 小时。结果显示,转复率为 83%,而对照组(极化液)转复率为 44%。2016 年 ESC 房颤处理指南Ⅲ建议,左室射血分数严重受损的患者,可考虑胺碘酮用于房颤复律(Ⅰ 类推荐,A 级证据)。2020 年 ESC 房颤诊断和管理指南中对胺碘酮在房颤伴心力衰竭患者的推荐级别无明显变化,建议左室射血分数严重受损或器质心脏病的患者如血流动力学稳定,可考虑静脉胺碘酮用于房颤复律(Ⅰ 类推荐,A 级证据)。2019 年我国《胺碘酮规范应用专家建议》建议在房颤复律方面应注意两个原则,一是血流动力学状态,凡血流动力学不稳定(有意识障碍、休克、低血压、合并心力衰竭、急性冠脉综合征或预激综合征伴房颤等)应给予电复律,胺碘酮等药物可用于改善和维持电复律的效果,但不宜过分依赖药物而延误复律时间,从而使患者病情恶化;二是强调基础心脏病的状态评估,根据基础心脏病和心功能情况,选择不同的复律药物(表 3-3-2)。

表 3-3-2　近年各项指南对胺碘酮在房颤复律方面的推荐

指南 / 共识	推荐内容
2014 年 ACC 房颤指南	胺碘酮用于房颤复律是合理的(Ⅱa 类推荐,A 级证据)
2016 年 ESC 房颤处理指南	左室射血分数严重受损的患者,可考虑胺碘酮用于房颤复律(Ⅱa 类推荐,B 级证据)
2017 年 ESC ST 段抬高心肌梗死诊疗指南	在不稳定的近期房颤发作患者中,静脉注射胺碘酮有指征用于促进电复律成功和 / 或降低电复律后房颤早期复发的风险(Ⅰ 类推荐,C 级证据)
2020 年 ESC 房颤诊断和管理指南	在左室射血分数严重受损或器质心脏病的患者,如血流动力学稳定,可考虑静脉胺碘酮用于房颤复律(Ⅰ 类推荐,A 级证据)

3. 预激综合征合并房颤静脉胺碘酮的使用　近年来国外指南将静脉胺碘酮列为禁忌，其原因是，有个案报道，静脉胺碘酮的 β 肾上腺素能抑制作用有可能使房室结传导减慢而使更多的房性激动沿旁路下传导，致心室率加快蜕变为恶性室性心律失常。专家组认为，遇到宽 QRS 波心动过速时，需鉴别是否为预激综合征合并房颤。若明确是后者，治疗应首选电复律。在预激综合征合并房颤患者中，胺碘酮可作为不能电复律的替代治疗使用，但需严密观察并备好除颤器，以防心室率加快造成血流动力学不稳定。在无器质性心脏病患者中，复律可选择普罗帕酮或伊布利特。

4. 房颤窦性心律维持　目前认为，胺碘酮仍然是房颤复律后维持窦性心律最有效的药物。与索他洛尔和普罗帕酮相比，房颤的复发率更低。CTAF 研究在 19 个加拿大心脏中心纳入 403 例阵发或持续 AF 患者（≥48 小时），入组前 3 周均抗凝治疗 INR 达 2.0，2∶1 随机分为 3 组，胺碘酮组［n=201，负荷剂 10mg/（kg·d）持续 14 天，继以 300mg/d 持续 4 周，然后 200mg/d 维持］、普罗帕酮（n=101）、索他洛尔组（n=101），如有必要 21 天内行电复律，随机化后 21 天开始随访，平均随访 16 个月。主要终点发生首次房颤的时长。研究发现，随访 16 个月时房颤复发率，胺碘酮和普罗帕酮 / 索他洛尔分别为 35% 和 63%（P<0.001），且对心力衰竭患者是安全的。由于消融等技术的发展，药物维持窦性心律的地位有所降低，但抗心律失常药物在射频消融早期仍是减少发作的常用药物。胺碘酮主要用于有严重器质性心脏病，特别是合并心功能不全的患者。2014 年 AHA/ACC/HRS 房颤指南及 2015 年中华医学会房颤共识将胺腆酮列为 Ⅰ 类推荐（C 级证据），虽然其维持窦性心律的效果较好，但鉴于胺腆酮有较大的不良反应，只有当其他药物无效或为禁忌时，方考虑用于维持窦性心律的治疗，并应评估其风险。但对伴有明显左心室肥大、心力衰竭、冠心病的患者，胺碘酮为首选药物，因其致心律失常的风险较低。对于不合并或无明显器质性心脏病的房颤患者，若其他抗心律失常药物无效或不能使用，有理由考虑使用胺碘酮。此时，应权衡控制房颤发作的效益与风险。

5. 胺碘酮在外科围手术期房颤中的应用　心、胸手术围手术期房颤发生率为 20%~30%，往往影响患者的恢复和 / 或预后。胺碘酮在围手术期预防房颤和治疗中仍有一定地位。须对围手术期患者进行房颤的危险分层，控制可纠正的危险因素，严密监测。在中高危的患者，可选择胺碘酮作为预防药物之一。对外科手术同时行左心房消融者，胺碘酮可在术中和术后使用，以预防和治疗房颤。在已发生房颤的患者，应根据患者的病情制订一个全面的治疗策略（包括抗凝治疗），在心室率控制和节律控制时都可使用胺碘酮。

三、胺碘酮的使用方法和剂量

（一）静脉注射胺碘酮

鉴于胺碘酮的代谢特点，首剂应快速静脉注射，如 150mg 稀释至 20ml 后 10 分钟内注入。近年来国际指南推荐，在房颤中可用 300mg 稀释至 100ml（或 5~7mg/kg）在 30~60 分钟内静脉滴注。2018 年加拿大房颤指南建议，胺碘酮用于房颤复律时首剂 150mg 静脉推注，随后 60mg/h 持续静脉滴注 6 小时，然后 30mg/h 持续静脉滴注 18 小时。多数患者 8~12 小时转复为窦性心律。可适当延长给药时间来减少静脉注射的不良反应，但不建议减少给药剂量。静脉胺碘酮使用剂量范围窗较大,国内外指南均建议对每天静脉使用胺碘酮的上限剂量不超过 2.0g 或 2.2g。

(二)口服胺碘酮

对于房颤已经复律、需预防房颤复发的患者,口服胺碘酮的剂量在不同指南/共识中有较大差别。2019 年我国《胺碘酮规范应用专家建议》提出:

1. 初次使用累积剂量 7.2g(即 600md/d 1 周,之后 400mg/d 1 周),累计最好达到 10g。而 2020 年《ESC 房颤诊断和管理指南》建议用量与我国的建议剂量差异较大,为 600mg/d 4 周,此后维持量为 200mg/d。在房颤治疗中使用较小负荷量将延长起效时间,事实上是没有完成负荷,而是改为缓慢累积,将影响起效时间。除少数患者外,一般不建议。

2. 治疗房颤的维持量要因人而异。起始维持量可考虑 200mg/d。观察 2~3 个月后,若确实有效,可逐渐减量(如 200mg/d、5d/周),最终维持剂量以最小有效剂量。在房颤治疗中,应以安全性为主。偶尔的房颤发作,症状较轻,持续时间较短,不应视为无效而加量。

3. 由于患者代谢的特点和心律失常情况不同,胺碘酮起效时的累积剂量也明显不同。对此,只能根据临床情况摸索和调整剂量。静脉胺碘酮使用剂量范围窗较大。国内外指南均对每天静脉使用胺碘酮的上限剂量作出了规定(不超过 2.0g 或 2.2g),但对少数严重顽固心律失常患者(主要是室性心律失常电风暴),在严密监测不良反应的情况下,也允许超出这一规定剂量。

4. 无论是静脉用药还是口服用药,当维持剂量减得过低,心律失常复发后,需再负荷,然后再给予新的维持剂量。单纯增加维持量不可能在短时间内有效。再负荷使用静脉还是口服?使用多大剂量?需根据心律失常的情况确定,一般小于首次负荷的剂量。

5. 长期使用胺碘酮后心电图会有 QT 间期延长,出现明显 u 波。如果没有任何其他延长 QT 间期的因素(常见的如低血钾、低血镁,合用其他延长 QT 间期的药物等),单纯由胺碘酮所致,可密切观察。2020 年 ESC 房颤诊断和管理指南建议,如果 QT 间期≥500 毫秒,应停药。

四、胺碘酮不良反应

静脉和口服胺碘酮均有一定的不良反应,这在一定程度上限制了该药的应用。及早发现并给予恰当处理,是保证疗效和安全的关键。

1. **静脉注射/滴注胺碘酮**　静脉应用胺碘酮的主要不良反应有低血压、急性肝功能损伤、静脉炎等。其主要与助溶剂(聚山梨醇酯 80)有关。对这些不良反应可采取预防措施:①低血压:减慢静脉注射速度可预防;②静脉炎:使用大静脉或中心静脉可预防;③急性肝功能损伤:应定期监测肝功能损害,目前对急性肝功能损害尚无预测指标,年轻、男性、心源性肝病似多见,应加强监测,一旦出现肝功能损害,应考虑是否减量或停药,并给予保肝治疗。出现肝损害并不意味着患者以后不能使用胺碘酮(包括口服),但再次静脉应用时应谨慎。

有甲状腺功能异常、肺部疾病的患者发生急性房颤,首先应确定心律失常有无其他处理措施,如果没有其他措施,可短时静脉应用胺碘酮,一旦心律失常控制,应及时停药。然后评价患者是否有长期使用胺碘酮的适应证和禁忌证。

2. **口服胺碘酮** 口服胺碘酮的不良反应有甲状腺功能异常、肺损伤及日光性皮炎等。①口服胺碘酮后，最常见且出现最早的改变是 TSH 增高。若用药 3 个月以后此项指标持续增高，应请患者到内分泌科进行全面的甲状腺功能检查，并听从内分泌科医师的处理意见。多数轻度增高的患者可继续用药而无须特殊处理，但须缩短复查间期。当诊断为亚临床甲状腺功能减退时，医师应评价继续使用胺碘酮的效益与风险，若必须使用胺碘酮，可在内分泌科医师指导下使用甲状腺素片。有明确甲状腺功能亢进病史者不建议应用胺碘酮。②胺碘酮所致的肺部不良反应重在早期发现。每次随访一定要询问患者是否有新发生的咳嗽、气短。查体时一定要听诊患者的背部，是否有爆裂音。若有怀疑，须行相关检查如胸部薄层 CT、呼吸功能检查等。③使用胺碘酮者需告知皮肤露出部位少晒阳光，以免发生日光性皮炎。

长期服用胺碘酮的患者，建议每 3~6 个月定期进行甲状腺功能、肺部影像学检查，尤其关注胺碘酮导致的间质性肺改变。由于其发生率较低，早期症状类似肺感染，容易被忽略。应教育患者，一旦出现咳嗽、气短等症状，应及时就诊。同时，注意心电图心率、QT 间期的变化。发现问题，及时处理，以减少胺碘酮严重并发症。

（许 静）

参 考 文 献

［1］ JANUARY C T, WANN L S, ALPERT J S, et aI. 2014 AHA/ACC/HRS guideline for the management of patients with atrial fibrillation：a report of the American College of Cardiology/ American Heart Association Task Force on Practice Guidelines and the Heart Rhythm Society ［J］. J Am Coll Cardiol, 2014, 64（21）: e1-e76.

［2］ FRENDL G, SODICKSON A C, CHUNG M K, et al. 2014 AATS guidelines for the prevention and management of perioperative atrial fibrillation and flutter for thoracic surgical procedures ［J］. J Thorac Cardiovasc Surg, 2014, 148（3）: 772-791.

［3］ 中华医学会心血管病学分会. 心律失常紧急处理专家共识［J］. 中华心血管病杂志, 2013（41）: 363-376.

［4］ PONIKOWSKI P, VOORS A A, ANKER S D, et al. 2016 ESC Guidelines for the diagnosis and treatment of acute and chronic heart failure：The Task Force for the diagnosis and treatment of acute and chronic heart failure of the European Society of Cardiology（ESC） Developed with the special contribution of the Heart Failure Association（HFA）of the ESC ［J］. Eur Heart J, 2016, 37（27）: 2129-2200.

［5］ HINDRICKS G, POTPARA T, DAGRES N, et al. 2020 ESC Guidelines for the diagnosis and management of atrial fibrillation developed in collaboration with the European Association of Cardio-Thoracic Surgery（EACTS）: The Task Force for the diagnosis and management of atrial fibrillation of the European Society of Cardiology（ESC）Developed with the special contribution of the European Heart Rhythm Association（EHRA）of the ESC［J］. Eur Heart J, 2021, 42（5）: 373-498.

4 决奈达隆在房颤中的应用

决奈达隆是Ⅲ类抗心律失常药,是不含碘的胺碘酮的衍生物,电生理作用与胺碘酮相似,但没有碘相关的肺、肝、皮肤、眼、神经和甲状腺毒性等不良反应。但随着临床试验结果的不断报道,决奈达隆与其他常用的抗心律失常药物在预防阵发性和持续性房颤复发方面具有类似的效果,且使用决奈达隆的患者显示出较低的心血管住院率和死亡率趋势。自2000年决奈达隆剂量探索研究至今,其在房颤治疗中探索的脚步从未停止,本文简述决奈达隆在房颤中的应用。

一、决奈达隆的分子结构

决奈达隆与胺碘酮有着相似的化学结构,属于苯并呋喃衍生物,化学名为 N-{2-丁基-3-[4-(3-二丁氨基丙氧基)苯甲酰基]苯并呋喃-5-基}甲基磺酰胺盐酸盐,胺碘酮分子结构的苯环上含有两个碘原子,而决奈达隆的结构上则增加了甲基磺酰胺基团。

二、决奈达隆的药理学特点

决奈达隆口服吸收率为 70%~94%,与食物同服时吸收增加 2~3 倍,存在明显的首过消除作用,其在无食物情况下绝对生物利用度较低,约为 4%。当与高脂肪膳食一起服用时,生物利用度增加至 15% 左右。口服决奈达隆 2 次 /d、每次 400mg,3~6 小时后可达到最大血浆浓度,4~8 天血浆浓度可达到稳态,平均为 111ng/ml,稳态分布容积约为 1 400L。决奈达隆主要由肝细胞色素氧化酶 P4503A(CYP3A)代谢,代谢为活性代谢物 N-二丁基和非活性代谢产物氧化 N-去氨基,其中决奈达隆与活性代谢物 N-二丁基血浆蛋白结合率 >98%。决奈达隆及其代谢物约 84% 通过粪便排泄,约 6% 通过尿液排泄,消除半衰期为 13~19 小时。另外,决奈达隆脂溶性较小,故其较少出现脂肪蓄积,分布容积较小,半衰期短,作用较快,一般无须负荷剂量。

三、决奈达隆的作用机制和心脏电生理效应

与胺碘酮相似,决奈达隆为多离子通道的抑制剂,抑制 K^+ 通道、Na^+ 通道和 Ca^{2+} 通道,非竞争拮抗 β 受体。决奈达隆通过抑制快速和慢速延迟整流钾电流,延长心房动作电位持续时程,从而维持折返房颤的不稳定性,通过抑制由副交感神经激活的乙酰胆碱敏感的内向整流钾电流抑制心房折返,拮抗迷走神经介导的房颤;决奈达隆抑制钾电流导致心室复极延长,延长 QTc 间期,增加了早期后除极风险,早期后除极可导致异位室性心动过速,并可能触发尖端扭转型心律失常。决奈达隆阻断钠通道、降低心房兴奋性并且限制异位触发

活动,通过阻断 L 型 Ca^{2+} 电流和 Na^+/Ca^{2+} 交换电流抑制肺静脉触发活动、复极异常和房颤相关电和结构重构。研究显示,决奈达隆比普罗帕酮更积极延迟心房静息膜电位 I_{Na} 的恢复,减慢通道失活,降低峰值动作电位上行速度,从而引起心房有效不应期和复极后不应期的延长。通过拮抗 β 肾上腺素受体和 Ca^{2+} 电流,降低心率。此外,决奈达隆还具有抗炎和抗纤维化功能,作为 NLRP3 炎症小体抑制剂抑制炎症并减少心房胶原沉积,改善心房的致心律失常基质。

四、决奈达隆应用的指南建议

针对决奈达隆的试验已渐少,决奈达隆的适应证趋于稳定。

2014 年 AHA/ACC/HRS 指出,决奈达隆推荐用于非持续房颤维持窦性心律（Ⅰ类推荐,A 级证据）,但是不推荐用于永久性房颤患者的心室率控制（Ⅲ类推荐,B 级证据）,因其增加了卒中、心肌梗死、全身栓塞或心血管死亡风险,对于心力衰竭和左心室收缩功能不全的患者,对于 NYHA 分级为Ⅲ级和Ⅳ级的患者或在过去 4 周内发生失代偿性心力衰竭的患者,也不推荐使用决奈达隆治疗房颤（Ⅲ类推荐,B 级证据）。

2020 年 ESC 指南推荐决奈达隆用于无或者轻微的结构性心脏病,左心室功能正常或轻度受损,或伴有射血分数保留的心力衰竭、缺血或瓣膜性心脏病的房颤患者长期维持窦性心律（Ⅰ类推荐,A 级证据）。在 2021 年决奈达隆临床应用的中国专家建议中,建议决奈达隆主要用于阵发性或持续性房颤/心房扑动病史的窦性心律患者,减少房颤或心房扑动的复发,并可降低再住院风险,其具体建议如下:推荐决奈达隆用于预防阵发性房颤的复发和持续性房颤/心房扑动患者恢复窦性心律后的维持,患者无严重基础心脏疾病且左心室收缩功能正常,或伴有射血分数保留的心力衰竭、轻度非病理性左心室肥厚（超声室壁厚度 <13mm）、稳定性冠心病、瓣膜性心脏病。合并射血分数降低的心力衰竭的房颤/心房扑动患者维持窦性心律则不建议与决奈达隆联合应用,也不建议决奈达隆用于长程持续性房颤患者以及永久性房颤患者的心室率控制。同时存在下列情况的患者在使用时应禁忌:①联合应用导致 QT 间期延长的药;②联合应用 CYP3A4 强抑制剂（维拉帕米和地尔硫䓬慎用）;③合并严重肝损伤;④合并严重心动过缓;⑤心率 <50 次/min,二三度房室传导阻滞,病态窦房结综合征（植入起搏器除外）;⑥既往服用胺碘酮出现肝或肺毒性。决奈达隆推荐的标准剂量为 2 次/d、400mg/次。

五、药物相互作用

决奈达隆是 CYP3A 和 CYP2D6 的中度抑制剂,因此同时使用 CYP3A 诱导剂（如卡马西平、苯巴比妥、苯妥英钠、利福平和圣约翰草）可降低决奈达隆血药浓度;而决奈达隆与 CYP3A 抑制剂（如克拉霉素、酮康唑、奈法唑酮、利托那韦、地尔硫䓬、维拉帕米和葡萄柚汁）同时服用会增加决奈达隆血药浓度,导致血药浓度的蓄积;决奈达隆与延长 QT 间期的药物（如吩噻嗪类抗精神病药、三环类抗抑郁药、Ⅰ类抗心律失常药物、Ⅲ类抗心律失常药物）同时服用可能会诱发尖端扭转型室性心动过速,导致恶性心律失常的发生;决奈达隆会抑制 P-糖蛋白的转运,从而增加 P-糖蛋白底物（如地高辛）的暴露,可引起严重的心律失常,如必须使用,则建议监测血药浓度并及时调整剂量;此外,决奈达隆与β受体阻滞剂和非二氢吡啶类钙通道阻滞剂联合使用时,应密切监测患者心率,从小剂量起始应用,并根据患者情况进行药物剂量调整。

抗凝作为房颤治疗中的重要一部分,其抗凝药物与决奈达隆之间相互作用显得尤为重要。维生素K拮抗剂(华法林)在体内主要经过CYP2C9、CYP3A4、CYP1A2酶的代谢,而决奈达隆对CYP2C9无明显抑制作用,对CYP3A4中度抑制剂,决奈达隆和华法林这两种药物之间未观察到临床明显的药动学相互作用,因此在两者联合使用时,要监测INR水平,调整用药剂量。

新型口服抗凝药(novel oral anticoagulant,NOAC)作为目前临床应用最为广泛的抗凝药物,对非瓣膜性房颤患者卒中预防优于华法林,但NOAC是P-糖蛋白底物,决奈达隆抑制P-糖蛋白升高NOAC血药浓度;决奈达隆抑制CYP3A4会导致经其代谢的利伐沙班和阿哌沙班血药浓度升高,可能增加出血风险。2021年EHRA关于NOAC实践指南指出,不推荐将NOAC与CYP3A4和P-糖蛋白的强抑制剂药物联合使用;2021年决奈达隆临床应用的中国专家建议中建议,与决奈达隆联用时,与阿哌沙班无须改变剂量,艾多沙班剂量减半,利伐沙班宜采用较低剂量;不建议与达比加群150mg联合应用,但可考虑与达比加群110mg联合应用。建议服药时间间隔2小时以上。

六、不良反应

决奈达隆不良反应包括QT间期延长、胃肠道反应(最常见)、电解质紊乱、肺间质病变、肾功能异常及肝损伤,所以应密切检测用药前后心电图QT间期的改变(尤其是基线和4周后的心电图)、肝功能和离子等。如果患者明确是决奈达隆引起QT间期延长≥500毫秒或者较用药前增加60毫秒立即停药,胃肠道反应一般对症治疗即可,定期复查患者的离子。

决奈达隆不含碘基且组织蓄积少,故与胺碘酮相比,肺毒性、眼毒性和甲状腺毒性低,并能减少神经病变。与胺碘酮相似,决奈达隆会抑制肾小管分泌肌酐,从而增加血肌酐水平,却不会降低肾小球滤过率。部分患者用药后早期可能会有严重肝损害,应在用药前及用药后第1个月、第6个月监测肝功能。

七、小结

决奈达隆是Ⅲ类抗心律失常药物,具有多通道阻滞作用,其疗效逊色于胺碘酮,但是不良反应小于胺碘酮。决奈达隆与其他常用的抗心律失常药物在预防阵发性和持续性房颤复发方面具有类似的效果。

决奈达隆以其优异的治疗效果和较少的心脏外毒副作用,在临床上备受推广,但因增加心力衰竭患者和永久房颤患者的死亡率,使决奈达隆的使用备受限制,最新指南推荐决奈达隆可用于阵发性和持续性房颤或心房扑动患者维持窦性节律,推荐用量为2次/d、400mg/次。禁止用于NYHAⅢ~Ⅳ级心力衰竭或此前4周内有失代偿性心力衰竭的房颤患者及永久性房颤患者。决奈达隆与多种药物之间的相互作用以及用药前后的定期体检应重点关注,尤其随着 NOAC 在临床的大量应用,使用 NOAC 和决奈达隆的患者应更加关注。应用决奈达隆期间应关注心率、QT 间期和肝肾功能变化。一项关于中国房颤患者治疗应用决奈达隆和胺碘酮的成本效益的研究表明,在中国医疗保健系统中,决奈达隆比胺碘酮更经济。希望越来越多的患者可以在其临床应用中受益。

(曲秀芬)

参 考 文 献

［1］ KHACHATRYAN A, MERINO J L, DE ABAJO F J, et al. International cohort study on the effectiveness of dronedarone and other antiarrhythmic drugs for atrial fibrillation in real-world practice（EFFECT-AF）［J］. Europace, 2022, 24（6）: 899-909.

［2］ SUN Y H, MA C S, WU S L. The Chinese expert recommendations on the clinical use of dronedarone［J］. Zhonghua Nei Ke Za Zhi, 2021, 60（12）: 1139-1147.

［3］ PATEL C, YAN G X, KOWEY P R. Dronedarone［J］. Circulation, 2009, 120（7）: 36-44.

［4］ HOY S M, KEAM S J. Dronedarone［J］. Drugs, 2009, 69（12）: 1647-1663.

［5］ HOLMES A P, SAXENA P, KABIR S N, et al. Atrial resting membrane potential confers sodium current sensitivity to propafenone, flecainide and dronedarone［J］. Heart Rhythm, 2021, 18（7）: 1212-1220.

［6］ CHEN H, CHEN X, SUN P, et al. Discovery of dronedarone and its analogues as NLRP3 inflammasome inhibitors with potent anti-inflammation activity［J］. Bioorg Med Chem Lett, 2021, 46（3）: 128-160.

［7］ MARROUCHE N F, DAGHER L, WAZNI O, et al. Effect of DrOnedarone on atrial fibrosis progression and atrial fibrillation Recurrence post-Ablation: Design of the EDORA Randomized Clinical Trial［J］. J Cardiovasc Electrophysiol, 2021, 32（12）: 3203-3210.

［8］ JANUARY C T, WANN L S, ALPERT J S, et al. 2014 AHA/ACC/HRS guideline for the management of patients with atrial fibrillation: a report of the American College of Cardiology/American Heart Association Task Force on Practice Guidelines and the Heart Rhythm Society［J］. J Am Coll Cardiol, 2014, 64（21）: 70-76.

［9］ HiNDRICKS G, POTPARA T, DAGRES N, et al. 2020 ESC Guidelines for the diagnosis and management of atrial fibrillation developed in collaboration with the European Association for Cardio-Thoracic Surgery（EACTS）: The Task Force for the diagnosis and management of atrial fibrillation of the European Society of Cardiology（ESC）Developed with the special contribution of the European Heart Rhythm Association（EHRA）of the ESC［J］. Eur Heart J, 2021, 42（5）: 373-498.

［10］ KOZLOWSKI D, BUDREJKO S, LIP G Y, et al. Dronedarone: an overview［J］. Ann Med, 2012, 44（1）: 60-72.

［11］ PAMUKCU B, LIP G Y. Dronedarone as a new treatment option for atrial fibrillation patients: pharmacokinetics, pharmacodynamics and clinical practice［J］. Expert Opin Pharmacother, 2011, 12（1）: 31-40.

［12］ROSA G M，BIANCO D，PARODI A，et al. Pharmacokinetic and pharmacodynamic profile of dronedarone，a new antiarrhythmic agent for the treatment of atrial fibrillation［J］. Expert Opin Drug Metab Toxicol，2014，10（12）：51-64.

［13］STEFFEL J，COLLINS R，ANTZ M，et al. 2021 European Heart Rhythm Association Practical Guide on the Use of Non-Vitamin K Antagonist Oral Anticoagulants in Patients with Atrial Fibrillation［J］. Europace，2021，23（10）：1612-1676.

［14］VAMOS M，CALKINS H，KOWEY P R，et al. Efficacy and safety of dronedarone in patients with a prior ablation for atrial fibrillation/flutter：Insights from the ATHENA study［J］. Clin Cardiol，2020，43（3）：291-297.

［15］ZHANG M，REN Y，WANG L，et al. Cost-Effectiveness of Dronedarone and Amiodarone for the Treatment of Chinese Patients With Atrial Fibrillation［J］. Front Public Health，2021，30（9）：726-294.

5　伊布利特在房颤中的应用

伊布利特是一种Ⅲ类抗心律失常药物,常用于 90 天内发生的持续性房颤和心房扑动的快速转复治疗,是心律失常领域应用较活跃的药物之一。与普鲁卡因胺、普罗帕酮、索他洛尔、胺碘酮相比,伊布利特具有起效快、成功率高、不良反应小等优势。但是,与所有Ⅲ类抗心律失常药物一样,伊布利特在阻断 K^+ 通道的同时,能延长动作电位时程及 QTc 间期,具有潜在的致心律失常作用。熟练掌握伊布利特的药理机制、适应证及不良反应,可以让该药在心房扑动、房颤治疗中发挥最大作用,同时有效避免不良后果。

一、伊布利特抗房颤的药理作用机制

Ⅲ类抗心律失常药物是一类延迟或阻断 K^+ 外流的药物,K^+ 通道广泛分布于心脏、心血管等部位。在多种钾通道中,最重要的是快速激活延迟整流性钾电流(I_{Kr})通道:其激活、失活都快,是复极 3 位相(快速复极相)最重要的 K^+ 电流。其次是缓慢激活延迟整流钾电流(I_{Ks})通道,其激活和失活慢,而电流强度大,主要在复极的 2、3 位相末期开放。I_{Kr} 通道在心室肌的内、外、中 3 层呈均匀分布,但中层心肌细胞的数量大,伊布利特能特异性阻断 I_{Kr} 通道,使其对中层 M 细胞的净效应最强,对内、外膜心肌细胞影响较小,应用后可使 3 位相快速复极明显延迟,进而使 QT 间期延长,由于对心外膜心肌细胞复极影响较小,同时使中层 M 心肌细胞复极时间明显延长,结果跨室壁的复极离散度明显增大,进而容易引发尖端扭转型室性心动过速(torsade de pointes，TdP)。除能增大跨室壁复极离散度之外,伊布利特尚有其他心脏电生理作用,包括激活 2 位相 Na^+ 内流,增加 2 位相 Ca^{2+} 内流。

因此,与其他Ⅲ类药物不同,伊布利特不仅阻断 K^+ 通道,还促进平台期缓慢 Na^+ 内流和

Ca^{2+} 内流,进而使心肌细胞动作电位延长更明显,并延长 QTc 间期及有效不应期,进而发挥其抗心律失常作用,尤其是折返机制参与的心律失常。主要作用机制如下:

1. 抑制延迟性整流 K^+ 电流 K^+ 外流是心肌细胞复极的主要离子流,心肌细胞的电生理研究发现,伊布利特有明显的抑制延迟性整流 K^+ 电流(I_K)的作用,对 I_{Kr} 通道的抑制作用尤为显著,对 I_{Ks} 仅有较弱的抑制作用。因此,伊布利特是一个特异性 I_{Kr} 阻滞剂,其对 I_{Kr} 通道的抑制作用呈剂量依赖性,I_{Kr} 通道的活化与失活无明显的时间依赖性,抑制复极的外向 K^+ 电流将使复极延缓,同时延长 QT 和 QTc 间期 I_{Kr} 通道主要在复极 3 位相开放,故伊布利特主要延长 3 位相使 QTc 间期延长。

2. 促进平台期 Na^+ 流,抑制 0 相快钠内流 常用剂量的伊布利特有促进平台期缓慢 Na^+ 内流的作用,通过延长 2 位相而延长动作电位时程和 QTc 间期,并减慢传导,减少折返的形成,起到将房颤或心房扑动转复为窦性心律的作用。伊布利特还使心肌细胞钠通道(I_{Na})失活后再次恢复的速率减慢,导致 I_{Na} 的峰电流降低,且对 I_{Na} 失活后的再恢复呈浓度依赖性抑制。I_{Na} 峰电流的降低使 0 相最大的除极速率($Vmax$)下降及幅度降低,也使动作电位时程因此而延长;但不同的是,这一作用影响的是心肌细胞的除极,是通过延长 0 位相而使动作电位时程适当延长,并减慢心肌传导,防止折返形成,该作用也是伊布利特终止房颤或心房扑动的电生理机制之一。

3. 促进平台期 Ca^{2+} 内流 伊布利特还有促进平台期缓慢的 Ca^{2+}($L-Ca^{2+}$)内流作用。心肌细胞复极时,K^+ 外流和 Ca^{2+}、Na^+ 内流的相对速率决定了 2 位相平台期的长短。伊布利特促进 2 位相的 Ca^{2+} 内流,可使动作电位时程进一步延长,复极时间及 QTc 间期延长。显然,这一离子通道的作用,将延长 2 位相并延长复极时间及 QTc 间期;另外,Ca^{2+} 在 2 位相平台期内流的增多,容易诱发早后除极,进而触发 TdP,是伊布利特致心律失常的机制之一。

尽管伊布利特有引发 TdP 的心脏电生理作用,但迄今为止,仍然是新近发生的房颤和心房扑动转复治疗的一线药物,在国内外房颤指南中的地位一直未动摇。主要是因为:①伊布利特的疗效明显,对治疗新发生的心房扑动有效率高达 50%~90%,治疗房颤有效率为 30%~70%,且转复心律起效快,临床医师(包括电生理医师在房颤消融后的即刻药物复律)十分偏爱;②虽然伊布利特能引发一定数量的 TdP,但绝大多数为非持续性 TdP,不引起严重后果,仅极少数患者发生持续性 TdP 或恶化蜕变为心室颤动(简称室颤)而需要紧急电转复治疗;③伊布利特引发的 TdP 多数发生在高危患者,患者存在着促发或触发 TdP 的危险因素,TdP 发生前还多有预警心电图的各种表现。

综上所述,伊布利特在心律失常尤其是房颤治疗中的应用是获益大于风险,只要我们增加 TdP 的防范意识,对 TdP 高危患者更为慎重地用药,将避免或减少发生 TdP 和室颤。大量临床经验表明,当医师提高了 TdP 的防范意识后,能安全、有效地用好伊布利特。

二、伊布利特在房颤患者中的临床应用

大量临床研究证实,伊布利特能快速、有效地转复新发生的房颤,转复房颤的平均时间为(19 ± 15)分钟,转复房颤的成功率为 31%~77%,明显高于普鲁卡因胺、普罗帕酮、胺碘酮、索他洛尔等抗心律失常药物。

鉴于伊布利特的药代学及药效学特点,使其特别适合下述新发房颤的转复治疗:

1. 无器质性心脏病患者近期发生的房颤 多项临床研究表明,伊布利特能有效转复新发生的房颤,转复率为31%~77%。在临床上,伊布利特对房颤转复的疗效优于普鲁卡因胺、普罗帕酮、索他洛尔和胺碘酮,同时也能避免这些药物引发的低血压。伊布利特还可作为房颤直流电转复前的辅助用药,预先应用能有效提高电复律的成功率和减少复律后房颤的早期复发。对于直接电复律或其他药物不能转复的房颤或心房扑动,仍可以尝试伊布利特转复;仍未成功时,可继续在伊布利特的有效期间内进行再次电复律,可提高电转复率,降低复发率。

2. 心脏外科围手术期房颤的转复 心脏外科围手术期的患者,因存在各种器质性心脏病、术前精神紧张、恐惧、术中创伤、术后各种插管、疼痛等多种因素,使用手术期房颤的发生率高达10%~40%,发生的房颤常伴快速心室率。往往需要尽快,甚至急诊处理。最新的欧美和中国房颤指南均指出,心脏外科术后房颤患者应用伊布利特复律是合理的(Ⅱa类推荐)。Vanderlugt等报道一项双盲、随机、多中心的临床研究,观察心脏外科术后1~7天内新发生的房颤或心房扑动患者302例(持续1~3小时),其中房颤201例、心房扑动101例,69%的患者行冠状动脉旁路移植术,20%的患者行心脏瓣膜术,11%的患者行心脏瓣膜术联合冠状动脉旁路移植术,31%的患者左室射血分数<40%。结果显示,伊布利特组的疗效明显高于安慰剂组,并存在明显的量效关系,安慰剂组转复率为15%,伊布利特0.25mg、0.5mg和1.0mg治疗组的转复率分别为40%、47%和57%。研究并未用达常规推荐剂量的2mg。

3. 起搏器术中伴发的房颤的转复 起搏器植入术中发生房颤,与患者年龄偏大、存在房颤发生的基质因素、精神紧张、术中电极导管对心房壁的机械刺激等有关。一旦发生房颤,将直接影响电极植入,包括术中心房起搏电极导线置放位置的判定,窦性心律时心房A波的振幅、心房起搏的阈值测定等。因此,起搏器植入术中一旦发生房颤,需要当即进行转复节律治疗。过去多用毛花苷C、普罗帕酮、胺碘酮等药物转复,但药物转复治疗的时间长、疗效不确定,不仅延误了手术时间,还可能使治疗失败。虽然除药物转复方法之外,还可行电转复,但患者需要禁食、麻醉等,部分术中患者不能应用。临床资料表明,伊布利特转复起搏器患者术中伴发的房颤,成功率高,起效快,对起搏阈值无明显影响,可作为植入起搏器术中发生房颤后的首选转复治疗。

4. 导管消融术中的应用 一般性心律失常导管消融术中新发生的房颤会影响术中的标测、诊断及治疗,需要电复律或药物转复治疗;房颤患者进行导管消融术,肺静脉隔离后如果仍为房颤,也需要进行电复律或药物转复治疗。以往介入治疗医师常用普罗帕酮、胺碘酮等药物或电转复治疗。近年来,国内外应用伊布利特有效转复治疗了大量的导管消融术中需要转复治疗的房颤患者,转复治疗的疗效好、起效快、不良反应发生率低,在很多医院已成为电生理术中转复治疗的第一选择。

5. 预激综合征伴房颤的药物转复 由于伊布利特对预激旁路的不应期和传导均有明显的延长和抑制作用,故可用于预激综合征患者伴发房颤的转复治疗。欧美和中国的房颤指南均建议,对预激综合征患者发生房颤伴旁路前传性心动过速或伴有快速心室率,且血流动力学稳定,可应用伊布利特进行复律治疗(Ⅰ类推荐)。如果预激综合征伴发房颤不需要立即电复律时,静脉注射伊布利特治疗是合理的(Ⅱa类推荐)。对血流动力学稳定的房颤经旁路前传的患者,也可考虑应用伊布利特控制心室率(Ⅱb类推荐)。

6. **妊娠妇女发生房颤时的复律治疗** 对于无器质性心脏病的妊娠妇女,转复房颤应用伊布利特(Ⅱb类推荐)。

三、伊布利特引发 TdP 的预防

临床存在多种 TdP 的易患因素和危险因素,这些因素实际也是 TdP 的促发和诱发因素,临床医师需要熟悉这些因素,才能最大限度地减少 TdP 的发生。

1. **性别** 在心律失常领域,最具性别差异的两个心律失常是男性的心肌缺血性心律失常和女性的药物性心律失常。伊布利特引发 TdP 的男女差异可能与女性激素密切相关。在心率和年龄相同的男女人群中,女性的 QT 间期略长,临床诊断长 QT 综合征(LQTS)的标准也是女性(QTc 间期 >480 毫秒)长于男性(QTc 间期为 470 毫秒)。伊布利特治疗房颤时,女性比男性更易发生药物性 TdP,发生率为男性的 2~3 倍。

2. **年龄** 年龄对心肌细胞的复极也有影响,老年人的 QTc 间期本来就相对长于年轻人,在应用相同剂量的伊布利特后,老年人 QTc 间期的延长更明显,TdP 发生率也相应增加,因此,高龄本身就是伊布利特引发 TdP 的一个危险因素。这可能与随着年龄增长 I_{Kr} 和 I_{Ks} 通道的数量也发生下调有关。此外,老年人交感神经元的数量也有减少,靶器官对交感神经调节的反应性亦下降,这些都使老年人复极储备功能下降,使老年人成为 TdP 发生的易患人群。

3. **低钾血症** 电解质紊乱是引发心律失常的常见原因,在病态心肌尤为如此。低钾血症表现突出,因其发生率高,其促发心律失常的作用也最强,尤其是心力衰竭、心肌缺血等器质性心脏病患者,以及长期大量口服利尿剂导致血钾、血镁均偏低者。

低钾血症是临床最常见的电解质紊乱,可直接或间接导致:①静息膜电位的负值变小:使心肌细胞复极化不全,更易达到阈值而表现为自律性增强;不全极化或准极化状态的心肌细胞与极化完全的心肌细胞之间存在一定的电位差,进而能形成"损伤电流"性的 ST 段压低。②I_{Kr} 电流减弱及复极延长:低钾血症可降低 I_{Kr} 电流,使 3 位相快速复极出现延迟,动作电位时程明显延长。③细胞内钙超载:低钾血症抑制 Na^+-K^+ 交换,使心肌细胞内 Na^+ 的浓度升高,并间接激活 Na^+-Ca^{2+} 转运体而使 Ca^{2+} 内流增加,进而使心肌细胞内发生 Ca^+ 超载,增加迟后除极的发生。④增强 I_{Kr} 阻滞剂的作用:低钾血症可使 I_{Kr} 阻滞剂的作用增强,进而增加跨室壁复极离散度,增加室颤的发生。血钾水平的高低与严重室性心律失常的发生呈负相关。

4. **心力衰竭与心肌肥厚** 心力衰竭患者 50% 的死亡形式为猝死,推测与恶性室性心律失常有关。衰竭心肌心电不稳定性增加的机制尚不清楚,但缺血心肌的纤维化、坏死心肌的瘢痕均能成为折返性室性心律失常的发生基质,而心肌细胞的钙摄取异常,心肌细胞的电生理特性的改变等都有很强的致心律失常作用。

衰竭心肌细胞心电重构主要表现在以下两个方面:①晚钠内流增加:晚钠电流的增强是快 Na^+ 通道失活变慢的结果,而增强的晚钠电流容易引起早后除极、迟后除极及 T 波电交替,这些心电异常都能引起触发活动及快速性室性心律失常,包括 TdP。②I_{Ks} 通道下调:对于电压依赖性 K^+ 通道,心力衰竭心肌细胞的电重构主要是 I_{to} 和 I_K 流的减少和下调,尤

其是缓慢激活的 I_{Ks} 通道。心力衰竭患者心室肌细胞的动作电位时程延长,致 QTc 间期延长,使之成为 TdP 的易患人群。

5. 遗传性离子通道病 遗传性 LQTS 是指有遗传缺陷的突变基因引起离子通道的功能障碍,使患者复极功能严重受损,进而引起持续性 QT 间期的延长。除临床显性 LQTS 外,隐匿性(或称顿挫型)并非少见,这些患者是突变基因的携带者,但无 LQTS 的临床表现,使其处于临床漏诊状态,这些患者对 K$^+$ 和 Na$^+$ 通道阻滞剂的作用十分敏感,用药后将发生 QTc 间期的显著延长或跨室壁复极离散度的明显增加。据统计,药物获得性 LQTS 伴 TdP 发作的患者进行遗传学检查时,15%~20% 的患者致病基因的检测结果为阳性,这组患者更是 TdP 的易患人群。

6. 交感神经兴奋性增加 交感神经兴奋性增强时可激活更多的 I_{Ks} 通道,使 I_{Ks} 外向离子流增强,QT 间期缩短。而 I_{Ks} 通道主要分布在心外膜,交感神经对 I_{Ks} 通道的这一作用实际缩短了心外膜心肌细胞的复极时间,但交感神经兴奋性的增强对 I_{Kr} 通道的影响小,使中层心肌 M 细胞的复极时间变化不大,结果造成跨室壁复极离散度的增大,TdP 更易发生,因此,交感神经兴奋性增强的患者也是 TdP 的易患人群。

多数 TdP 发生在静脉注射伊布利特 45 分钟内,因此,用药过程中经治医师需在床旁密切观察 45 分钟以上,少数 TdP 发生在给药 2 小时后,故心电监护需持续 4 小时以上,除颤器应一直处于备用状态。对于肝功能障碍者,因伊布利特的半衰期可能延长,需适当延长观察时间。

伊布利特应用中发生的 TdP 均伴 QTc 间期的延长,其可能为遗传性,但大多为获得性。短阵发作的 TdP 除立即停药外,还应及时静脉给予硫酸镁或补钾,一旦发生持续性 TdP 或室颤时,应立即行直流电复律。

(陈崇杰 张海澄)

参 考 文 献

[1] 中国生物医学工程学会心律分会,中国医药生物技术协会心电学技术分会,中国医师协会心血管内科医师分会.伊布利特临床应用中国专家共识(2010)[J].中国心脏起搏与心电生理杂志,2011,25(1):1-11.

[2] PERRY M, STANSFELD P J, LEANEY J, et al. Drug binding interactions in the inner cavity of HERG channels: molecular insights from structure-activity relation-ships of clofilium and ibutilide analog[J]. Mol Pharmacol, 2006, 69(2): 509-519.

[3] PERRY M, DE GROOT M J, HELLIWELL R, et al. Structural determinants of HERG channel block by clofilium and ibutilide[J]. Mol Pharmacol, 2004, 66(2): 240-249.

[4] LEE K S, LEE E W. Ionic mechanism of ibutilide in human atrium: evidence for a drug-induced Na$^+$ current through a nifedipine inhibited inward channel[J]. J Pharmacol Exp Ther, 1998, 286(1): 9-22.

[5] 张海澄,郭继鸿,方全,等.静脉注射伊布利特与普罗帕酮转复心房颤动和扑动的多中心研究[J].中华医学杂志,2005,10(12):798-801.

[6] VANDERLUGT J T, MATTIONI T, DENKER S, et al. Efficacy and safety of ibutitide

fumarate for the conversion of atrial arrhythmias after cardiac surgery［J］. Circulation，1999，100（4）：369-375.

［7］ CALKINS H，HINDRICKS G，CAPPATO R，et al. 2017 HRS/EHRA/ECAS/APHRS/SOLAECE expert consensus statement on catheter and surgical ablation of atrial fibrillation：executive summary［J］. Europace，2018，20（2）：157-208.

［8］ HINDRICKS G，POTPARA T，DAGRES N，et al. 2020 ESC Guidelines for the diagnosis and management of atrial fibrillation developed in collaboration with the European Association for Cardio-Thoracic Surgery（EACTS）：The Task Force for the diagnosis and management of atrial fibrillation of the European Society of Cardiology（ESC）Developed with the special contribution of the European Heart Rhythm Association（EHRA）of the ESC［J］. Eur Heart J，2020，42（5）：373-498.

6 维纳卡兰在房颤中的应用

维纳卡兰是具有心房选择性的新型Ⅲ类抗心律失常药物，可特异性阻断心房的钠离子内向电流（I_{Na}），并可阻断瞬时外向钾电流（I_{to}）以及延迟整流钾电流的快速成分（I_{Kr}），抑制心房复极，从而延长心房肌的有效不应期，因此维纳卡兰对心室肌复极影响较小，发生尖端扭转型室性心动过速等室性心律失常的风险较低。2020年，欧洲心脏病学会房颤指南推荐，将静脉推注维纳卡兰用于近期发作的房颤的药物复律（不包括患者近期发生急性冠脉综合征或严重心力衰竭，ⅠA类推荐）。我国《心房颤动：目前的认识和治疗建议（2018）》指出，维纳卡兰用于伴有轻度心力衰竭（NYHA Ⅰ级或Ⅱ级）、冠心病、左心室肥厚房颤患者的转律（Ⅱb类推荐），推荐维纳卡兰静脉注射剂量为3mg/kg（>10分钟）缓慢静脉注射；若未复律，15分钟后以2mg/kg剂量缓慢静脉注射（>10分钟），避免应用于SBP<100mmHg、新发ACS、NYHA Ⅲ/Ⅳ型心力衰竭、QT间期延长的患者，但国内迄今尚无此药。

一、药物作用机制

维纳卡兰主要选择性作用于心肌细胞的Kv1.5离子通道，抑制心房组织的复极过程。Kv1.5离子通道主要分布在心房，产生I_{Kr}电流，是心房肌动作电位形态的主要决定电流。除了作用于I_{Kr}电流外，维纳卡兰还抑制I_{to}、晚钠电流，对I_{Kr}、I_{Ks}电流也有微弱的作用，因此是多通道阻滞剂。动物实验表明，维纳卡兰的主要电生理作用表现为降低心房的传导速度，延长恢复时间，而不影响心室的除极。用药后心率、平均动脉压、心电图表现（PR间期、QRS时限、QT间期）并不受影响。另有动物研究发现，维纳卡兰具有抗心律失常作用，在QT间期延长和尖端扭转型室性心动过速的兔子模型中，维纳卡兰显著减少了室性心律失常的发生率。静脉注射维纳卡兰后的药物代谢呈一级动力学消除模式。既往研究中，男性最大血药浓度为 3.29μg/ml,半衰期为 3.1 小时;女性最大血药浓度为 4.57μg/ml,半衰期为 2.9 小时。一项评价维纳卡兰口服制剂(5μg/kg)生物利用度的研究发现,空腹时生物利用度为 71%,最大血药浓度为 1.8μg/ml,非空腹时生物利用度为 69%,最大血药浓度为 1.3μg/ml。维纳卡兰主要经肝细胞色素 P450(CYP)2D6 同工酶代谢。年龄、种族、肝肾功能、心力衰竭、β 受体阻滞剂及 CYP2D6 酶抑制剂并不影响维纳卡兰的清除。

二、新发房颤转复有效性

维纳卡兰的疗效在单剂量发现试验、三项随机安慰剂对照 Ⅲ 期试验、一项胺碘酮随机对照试验和一项 Ⅳ 期开放标签研究中进行了研究。CRAFT 试验结果显示,使用大剂量维纳卡兰 30 分钟内房颤终止率(61% vs. 5%,$P<0.0005$)和窦性心律维持率(56% vs. 5%,$P<0.001$)均显著高于对照组;转复时间也明显小于对照组(14 分钟 vs. 162 分钟,$P=0.016$),而小剂量组与对照组差别无统计学意义。ACT Ⅰ 试验表明,维纳卡兰在转复新发房颤方面(3 小时至 7 天)比安慰剂更有效(51.7% vs. 4%,$P<0.001$);平均转复时间为 11 分钟,而持续性房颤组中仅 7.6% 转复为窦性心律,对照组为 0($P=0.09$)。ACT Ⅲ 试验再次验证了 ACT Ⅰ 试验的结论,即维纳卡兰转复新发房颤的效果优于持续性房颤。ACT Ⅳ 研究补充了这一数据,并证明在 14 分钟内使用维纳卡兰可恢复 50.9% 的窦性心律。AVRO 试验证实与胺碘酮相比,维纳卡兰在药物输注后 90 分钟内实现新发房颤(3~48 小时)的复律更有效(51.7% vs. 5.2%,$P<0.0001$),平均转复时间(11 分钟)也显著小于胺碘酮($P<0.0001$),维纳卡兰组 53.4% 患者的房颤症状 90 分钟时完全缓解,胺碘酮组为 32.8%($P=0.0012$)。进一步的两项非随机研究比较了维纳卡兰与氟卡尼(300mg)或普罗帕酮(600mg)在新发房颤(<48 小时)的情况,维纳卡兰组 2 小时的复律成功率为 86%~93%,而氟卡尼组和普罗帕酮组在 8 小时复律成功率为 78%。维纳卡兰组复律时间更快(9~10 分钟 vs. 163~166 分钟)。ACT Ⅱ 试验观察了心脏换瓣术和 / 或旁路移植术后 7 天内出现的房颤使用维纳卡兰转复的效果,静脉注射 90 分钟后,维纳卡兰组中 47% 的房颤患者转复为窦性心律,对照组中 14% 转复为窦性心律($P<0.001$),平均转复时间为 12 分钟。

三、维持窦性心律的有效性

Torp-Pedersen 等通过对比复律后不同口服剂量维纳卡兰维持窦性心律的效果,以寻找最合适的维持剂量。研究共设 3 种剂量(即 150mg、2 次 /d,300mg、2 次 /d,500mg、2 次 /d)持续服用 90 天,分别与安慰剂作比较。结果显示,只有 500mg 组平均窦性心律维持时间长于安慰剂组且超过 3 倍($P=0.028$),90 天后各治疗组窦性心律维持率为 41%(150mg 组)、39%(300mg 组)和 49%(500mg 组),对照组为 36%。该研究表明,维纳卡兰 500mg、2 次 /d 服用,能够有效维持窦性心律。

四、真实世界研究

一项真实世界研究包括房颤发病≤48 小时的患者,结果显示,84.5% 的患者转为窦性心律,平均转复时间为 9 分钟,总住院时间平均为 165 分钟。一项非随机回顾性研究比较了维纳卡兰与氟卡尼在 120 分钟内转复窦性心律的效果。维纳卡兰组复律成功率为 67%,氟卡尼组为 46%,维纳卡兰组患者年龄更大,$CHA_2DS_2\text{-}VASc$ 评分更高,但并发症发生率无差异。在最近的一项试验中,将维纳卡兰与伊布利特进行了比较,显示出相似的转复成功率(分别为 52.78% 和 52.38%),但维纳卡兰组平均转复时间更快[(11.8±4.3)分钟 *vs.*(33.9±20.25)分钟,*P*<0.000 1],与伊布利特组相比,维纳卡兰组的患者在 2 小时内好转出院的比例更高(38.89% *vs.* 11.9%)。这进一步证明了快速转复房颤的好处,包括无须电复律,缩短了住院时间,不需要伴随治疗或长期抗心律失常药物,并降低房颤的复发风险。Heikkola 等在一项回顾性研究中将维纳卡兰与电复律进行了比较,维纳卡兰组(*n*=197)成功转复的人数(66.5%)低于电复律组(*n*=199,94%),然而维纳卡兰组出院时间更快,1 年随访时房颤复发率更低(36% *vs.* 63%)。比利时一项真实世界研究评估了 2017 年和 2018 年急诊科的 97 名患者,结果显示使用维纳卡兰的患者大多数无须住院(85.4%),同时避免了电复律(84.1%)。一项真实世界的授权后安全性研究(SPECTRUM)包括了 1 778 名共计 2 009 次房颤发作的患者,所有患者均接受维纳卡兰治疗,并在最后一次输注后随访 24 小时,直至出院和/或就诊结束,并记录有关不良事件的信息,例如低血压、室性心律失常、心房扑动和心动过缓。累计数据表明,不良事件和严重不良事件的发生率与维纳卡兰临床试验安全性数据相似或更低,同时观察到的房颤转复成功率高于临床试验中报道的转复成功率,为支持维纳卡兰的疗效提供了进一步的证据。

五、安全性评估

在 Buccelletti 等的荟萃分析中,维纳卡兰严重不良事件(包括死亡、室性心动过速/心室颤动、心动过缓、低血压及其他延长住院时间和需要干预治疗的不良反应)的发生率为 10.4%,其中包括 4 例死亡,而对照组为 10.3%(*P*=0.75),表明静脉应用维纳卡兰转复房颤基本是安全的。Torp-Pedersen 等又对 ACT Ⅰ~Ⅳ试验和 Scene 2 试验数据分析后发现,缺血性心脏病病史并不影响维纳卡兰的用药安全。只有一项 RCT 报道了 2 名患者在输注维纳卡兰后(32 小时后、第 16 天和第 17 天)出现尖端扭转型室性心动过速。ACT Ⅰ~Ⅲ试验中也均未显示维纳卡兰增加室性心律失常的发生率。然而,ACT Ⅰ试验中,3 例患者发生了可能与维纳卡兰有关的严重不良反应,包括低血压、完全性房室传导阻滞和心源性休克,ACT Ⅱ试验中也出现了类似情况。ACT Ⅴ试验是一项Ⅲ期随机对照试验,目的是评价静脉应用维纳卡兰转复新发房颤的安全性,因试验组中 1 例患者发生心源性休克,该试验已停止。如果在使用前 4~24 小时内给予Ⅰ类或Ⅲ类静脉内抗心律失常药物,则没有足够的有关维纳卡兰给药的数据。此外,由于低血压和非持续性室性心律失常的风险增加,合并有心力衰竭患者应谨慎使用维纳卡兰。

六、小结

维纳卡兰作为新型Ⅲ类抗心律失常药物,对阵发性房颤疗效好,且复律时间短,但对长期持续性房颤或心房扑动可能无效,尤其是在转复新发房颤方面展示出良好的临床应用前景,但其有效性和安全性仍需临床实践的验证。

（徐 健　宇 霏）

参 考 文 献

[1] 李佼彦,洪思婷,梁兆光.心房颤动的药物复律治疗进展[J].医学综述,2020,26（9）:
1755-1759.

[2] HINDRICKS G, POTPARA T, DAGRES N, et al. 2020 ESC Guidelines for the diagnosis and
management of atrial fibrillation developed in collaboration with the European Association
for Cardio-Thoracic Surgery（EACTS）: The Task Force for the diagnosis and management
of atrial fibrillation of the European Society of Cardiology（ESC）Developed with the special
contribution of the European Heart Rhythm Association（EHRA）of the ESC[J]. Eur Heart
J, 2021, 42（5）: 373-498.

[3] 黄从新,张澍,黄德嘉,等.心房颤动:目前的认识和治疗建议（2018）[J].中华心律失
常学杂志, 2018, 22（4）: 279-346.

[4] 马长生,陈珂.新型抗心律失常药物维纳卡兰临床应用进展[J].中国新药杂志, 2012,
21（15）: 1752-1755.

[5] HALL A J, MITCHELL A R. Introducing Vernakalant into Clinical Practice[J]. Arrhythm
Electrophysiol Rev, 2019, 8（1）: 70-74.

[6] TORP-PEDERSEN C, RAEV D H, DICKINSON G, et al. A randomized, placebo-
controlled study of vernakalant（oral）for the prevention of atrial fibrillation recurrence after
cardioversion[J]. Circ Arrhythm Electrophysiol, 2011, 4（5）: 37-43.

[7] RITCHIE L A, QIN S, PENSON P E, et al. Vernakalant hydrochloride for the treatment of
atrial fibrillation: evaluation of its place in clinical practice[J]. Future Cardiol, 2020, 16
（6）: 585-595.

7　尼非卡兰在房颤中的应用

尼非卡兰是一种新型Ⅲ类抗心律失常药物,早在1999年就已经在日本上市,批准用于
其他药物无效或不能使用的情况下危及生命的室性心动过速、心室颤动。2014年该药在
我国获得批准上市,适应证与日本相同。我国在2017年发布了《注射用盐酸尼非卡兰临
床应用中国专家共识》,指出在部分室性心律失常（包括持续性单形性室性心动过速、多形
性室性心动过速、无脉性室性心动过速、心室颤动等）情况下可应用尼非卡兰。关于尼非
卡兰用于房颤的治疗,国内外尚无相关指南和专家共识的推荐。其对心房有着同样明显的
电生理作用,近年来,已经有相关临床研究和数据表明,尼非卡兰在房颤治疗中也有一定的
疗效。

一、电生理特点

与其他Ⅲ类抗心律失常药物（胺碘酮、索他洛尔等）相比，尼非卡兰的电生理特点明显不同。它是一种单纯的钾离子通道阻滞剂，能阻断除缓慢延迟整流钾电流（I_{Ks}）以外的几乎所有心肌细胞钾离子通道。尼非卡兰对钾离子通道的阻滞效应呈浓度依赖性，低浓度（3μmol/L）时，仅阻滞快速延迟整流钾电流（I_{Kr}）；较高浓度（10μmol/L）时，可阻滞瞬时外向钾电流（I_{to}）和内向整流钾电流（I_{Ki}）。因此，一般认为尼非卡兰的钾离子通道阻滞作用以阻断 I_{Kr} 为主。尼非卡兰通过延长心房和心室肌细胞的动作电位时程和有效不应期，发挥其抗心律失常作用，尤其对各种折返性心律失常效果明显。尼非卡兰不阻断钠离子通道，对心肌细胞动作电位幅度、除极和传导速度几乎没有影响；不阻断钙离子通道及β受体，因而没有负性肌力作用，一般不会造成低血压、心动过缓及心功能影响。心房电重构是房颤发生和维持的机制之一，电重构主要包括心房有效不应期和动作电位时限缩短、动作电位传导速度减慢、不应期离散度增加等电生理特征的改变。Tang 等通过快速心房起搏模型犬研究表明，尼非卡兰可抑制心房有效不应期的缩短和离散度的增加，从而降低房颤的诱发率，有逆转急性电重构的作用。Sonoda 等研究表明，与胺碘酮、依布利特等不同，尼非卡兰仅延长心房动作电位时限和有效不应期，对心房间传导无影响。

二、尼非卡兰在房颤中的应用

1. 预激综合征合并房颤　预激综合征合并房颤时，因旁路前传可能导致心室率过快，甚至发生心室颤动、心源性猝死。如出现血流动力学不稳定，需立即直流电复律。部分抗心律失常药物，包括维拉帕米、地尔硫䓬、腺苷、洋地黄以及静脉应用胺碘酮，抑制房室结但不延长旁路不应期，应避免使用。依布利特可减慢旁路传导，并可能转复窦性心律，因此推荐用于血流动力学稳定的预激综合征合并房颤患者。Hu 等在 2019 年发表了临床研究评估尼非卡兰在预激综合征伴房颤患者中的疗效，研究共纳入 51 例预激综合征伴房颤患者，尼非卡兰可以终止其中 33 例（65%）患者的房颤。记录到尼非卡兰可以延长最短预激 RR 间期、平均预激 RR 间期和平均 RR 间期，还可以降低 QRS 波的预激百分比和心率，升高收缩压。在阵发性室上速患者中应用尼非卡兰可以显著延长有效不应期，阻滞旁路顺向传导周长。在持续性房颤患者中应用不会减慢房颤心率。尼非卡兰对房室结顺向传导的有效不应期没有影响。研究未观察到室性心律失常等不良反应。研究表明，尼非卡兰延长旁路顺向传导和心房的有效不应期，但不阻断经房室结的顺向传导，从而可以减慢预激综合征伴房颤的心率或终止房颤。因此，在预激综合征伴房颤患者中应用尼非卡兰，可能是一种安全且有效的选择。

2. 持续性房颤　同步直流电复律是转复房颤的有效手段之一，具有转复速度快、效果确切等特点，但部分患者需要反复电复律或更高的转律能量才能转复为窦性心律。Okishige 等在 2008 年发表研究表明，静脉注射尼非卡兰可提高持续性房颤患者电复律的成功率，降低复律阈值，部分患者在首次复律失败后应用尼非卡兰，采用同样的能量可以转复窦性心律。Hayashi 等选择了 24 例收缩压低于 90mmHg、常规电复律 3 次无效的房颤患者，先予尼非卡兰静脉注射,随后予以电复律,18 例患者恢复窦性心律(占 75%),无尖端扭转型室性心动过速发生。所有患者在房颤期间,使用尼非卡兰后心率明显下降、收缩压上升。结果提示,尼非卡兰可以提高血流动力学不稳定的房颤患者电复律成功率,并且不会导致血流动力学恶化。随着导管消融经验的积累,导管消融在持续性房颤治疗中的作用得到了肯定,但是仍然有患者在完成导管消融治疗后不能转复为窦性心律,此时需给予直流电或药物复律。崔海明等研究观察了尼非卡兰对射频消融术终未转复的持续性房颤的疗效,研究纳入了 38 例行渐进式消融的持续性房颤患者,其中 23 例不能转复为窦性心律,静脉注射尼非卡兰后 14 例可转复为窦性心律,无尖端扭转型室性心动过速等恶性室性心律失常发生,提示对于渐进式射频消融术终未能终止的持续性房颤,静脉尼非卡兰是一种可供选择的转复方法。陈姗姗等通过研究对比了持续性房颤患者射频消融术中尼非卡兰与胺碘酮的转复疗效,结果表明,尼非卡兰组总体有效转复率高于胺碘酮组,平均转复窦性心律的时间少于胺碘酮组。Zhai 等研究持续性房颤导管消融中应用不同剂量尼非卡兰即时转复窦性心律的安全性和有效性,分为 0.3mg/kg 组、0.4mg/kg 组、0.5mg/kg 组和安慰剂组。研究结果表明,与 0.3mg 组相比,0.4mg 组和 0.5mg 组转复窦性心律的成功率更高,房颤终止率更高。在药物安全性方面,与 0.5mg 组相关,0.4mg 组尖端扭转型室性心动过速和心室颤动的发生率更低,与 0.3mg 相比,0.4mg 组和 0.5mg 组其他药物的不良反应更高。因此,综合安全性和有效性考虑,0.4mg/kg 是更好的选择。Kumagai 等纳入 100 例肺静脉术后的房颤患者,随机分为两组,其中药物组 50 例患者静脉应用尼非卡兰后 19 例转复窦性心律,另外31 例进行复杂心房碎裂电位(complex fractionated atrial electrograms, CFAE)消融,11 例转复窦性心律。对照组 50 例直接进行 CFAE 消融,13 例转复窦性心律。药物组 31 例每例 CFAE 消融靶点数[(18±12)个]明显少于对照组[(36±10)个,$P<0.001$],药物组每例 CFAE 消融所需时间[(162±34)分钟]明显短于对照组[(197±29)分钟,$P<0.001$]。结果表明,CFAE 消融时应用尼非卡兰可能会减少所需消融靶点数,缩短消融时间。Kawaji 等研究评估了持续性房颤导管消融术中尼非卡兰的临床效果,该研究共 157 例首次行导管消融治疗的持续性房颤患者,消融术式为环肺静脉电隔离联合复杂碎裂电位消融,根据术中是否应用尼非卡兰分为两组,研究终点为 2 年的成功率,研究结果表明,虽然尼非卡兰并不能提高导管消融维持窦性心律的成功率,但是尼非卡兰尼终止房颤可能是术后更好成功率的临床预测指标。基于目前的临床研究,尼非卡兰可作为导管消融术中转律药物的选择,具有较好的疗效和安全性,转复需要的时间更短,同时可以缩短导管消融治疗时间,能否终止房颤可作为远期成功率的临床预测指标。

3. 心房扑动　心房扑动常合并结构性心脏病,因此抗心律失常药物应用受限。2007年,Morita 等发表研究将尼非卡兰用于心房扑动患者的转律治疗,该临床研究共纳入 31 例心房扑动患者,26 例合并结构性心脏病,静脉应用尼非卡兰后 1 小时内,24 例患者(77.4%)转复窦性心律,心房扑动持续时间越短,转律的成功率越高。2 例患者出现 QT 间期过度延长(>550 毫秒),并诱发尖端扭转型室性心动过速,1 例患者进行了电复律治疗。研究结果表明,在合并结构性心脏病的心房扑动患者中,尼非卡兰可以是一种有效的转律方案选择。Yamabe 等通过研究探索了尼非卡兰终止典型心房扑动的电生理机制,分别记录了应用尼非卡兰前后的心房扑动周长、三尖瓣峡部游离壁至间隔传导时间、右心房其他部位传导时间、心房有效不应期,并计算心房扑动周长变异度。结果表明,应用尼非卡兰后,心房有效不应期、心房扑动周长变异度明显延长,但心房扑动周长并没有明显延长,这些效果可能促进了心房扑动的终止。对于合并结构性心脏病的心房扑动患者,尼非卡兰仍然有较好的转复窦性心律的成功率,用药期间需要密切观察心电图 QT 间期的变化,如果出现血流动力学不稳定的室性心动过速,需要及时电复律转律。

三、尼非卡兰的不良反应

尼非卡兰发挥其药理学作用的心电图表现为 QT 间期延长,QT 间期过度延长可导致尖端扭转型室性心动过速发作,是需要重点关注的不良反应。因此,基础 QT 间期延长的患者应避免使用,也不应与胺碘酮注射液联合应用。对于在短时间内使用过Ⅰ类或Ⅲ类抗心律失常药物者,需要注意酌情降低尼非卡兰的用量。用药前如合并低钾血症,应及时纠正。尼非卡兰通过肝脏代谢、肾脏排泄,合并严重肝功能或肾功能损害患者应谨慎应用。应用时需要密切心电监测,如发现 QT 间期过度延长(QTc ≥550 毫秒),应及时减量或停用。禁止与胺碘酮合用,合用普罗布考、吩噻嗪类、三环类抗抑郁药物、伐地那非、莫西沙星等会进一步延长 QT 间期,合用要慎重。停用药后,仍然需要 1 小时的心电监护。

四、小结

尼非卡兰是一种单纯的钾通道阻滞剂,起效迅速,维持静脉注射无蓄积作用,因此具有起效快、安全性较高的特点。目前的研究表明,可用于预激综合征伴房颤、结构性心脏病合并心房扑动患者转复窦性心律的治疗。对于行导管消融的持续性房颤患者,术中应用尼非卡兰也有着较好的转复成功率和安全性。因其没有负性肌力作用,故可用于心力衰竭、血流动力学不稳定的患者。使用尼非卡兰的主要不良反应为尖端扭转型室性心动过速,用药期间需要密切监测 QT 间期,一旦发生尖端扭转型室性心动过速,应及时处理。

(吴宗磊　刘金秋)

参 考 文 献

[1] 中国老年学学会心脑血管病专业委员会,中国医师协会心血管内科医师分会.注射用盐酸尼非卡兰临床应用中国专家共识[J].中国循环杂志,2017,32(1):8-11.

[2] HARUAKI N, HIROKO U. Electropharmacology of nifekalant, a new class Ⅲ antiarrhythmic drug[J]. Cardiovasc Ther, 1998, 16: 133.

[3] COLATSKY T J, ARGENTIERI T M. Potassium channel blocks as antiarrhythmic drugs[J]. Drug Dev Res, 2010, 33(3): 235.

[4] TANG M, ZHANG S, SUN Q, et al. Effect of nifekalant on acute electrical remodelling in rapid atrial pacing canine model[J]. Chin Med J(Engl), 2006, 119(24): 2056-2061.

[5] SONODA K, WATANABE I, OHKUBO K, et al. Rate-dependent electrophysiologic effects of the class Ⅲ antiarrhythmic drugs nifekalant, amiodarone, and ibutilide on the atrium in patients with persistent atrial fibrillation[J]. Int Heart J. 2013, 54(5): 279-284.

[6] SIMONIAN S M, LOTFIPOUR S, WALL C, et al. Challenging the superiority of amiodarone for rate control in Wolff-Parkinson-White and atrial fibrillation[J]. Intern Emerg Med, 2010, 5(5): 421-426.

[7] HU J, YU J, CHEN Q, et al. Efficacy of Nifekalant in Patients With Wolff-Parkinson-White Syndrome and Atrial Fibrillation: Electrophysiological and Clinical Findings[J]. J Am Heart Assoc, 2019, 8(13): e012511.

[8] OKISHIGE K, UEHARA H, MIYAGI N, et al. Clinical study of the acute effects of intravenous nifekalant on the defibrillation threshold in patients with persistent and paroxysmal atrial fibrillation[J]. Circ J, 2008, 72(1): 76-80.

[9] HAYASHI M, TANAKA K, KATO T, et al. Enhancing electrical cardioversion and preventing immediate reinitiation of hemodynamically deleterious atrial fibrillation with class Ⅲ drug pretreatment[J]. J Cardiovasc Electrophysiol, 2005, 16(7): 740-747.

[10] 崔海明, 汤晔华, 万文婷, 等. 尼非卡兰与伊布利特转复射频消融术终持续性心房颤动的疗效比较[J]. 中华心律失常学杂志, 2019, 1: 39-42.

[11] 陈珊珊, 陶四明, 杨志刚, 等. 尼非卡兰在心房颤动患者射频消融术中转复疗效的观察[J]. 中国心脏起搏与心电生理杂志, 2020, 34(4): 342-344.

[12] ZHAI Z, XIA Z, XIA Z, et al. Comparison of the efficacy and safety of different doses of nifekalant in the instant cardioversion of persistent atrial fibrillation during radiofrequency ablation[J]. Basic Clin Pharmacol Toxicol, 2021, 128(3): 430-439.

[13] KUMAGAI K, TOYAMA H. Usefulness of ablation of complex fractionated atrial electrograms using nifekalant in persistent atrial fibrillation[J]. J Cardiol, 2013, 61(1): 44-48.

[14] KAWAJI T, SHIZUTA S, YAMAGAMI S, et al. Clinical Utility of Intravenous Nifekalant Injection during Radiofrequency catheter Ablation for Persistent Atrial Fibrillation[J]. J Atr Fibrillation, 2018, 11(1): 1839.

[15] MORITA N, TANAKA K, YODOGAWA K, et al. Effect of nifekalant for acute conversion of atrial flutter: the possible termination mechanism of typical atrial flutter[J]. Pacing Clin Electrophysiol, 2007, 30(10): 1242-1253.

[16] YAMABE H, TANAKA Y, MORIHISA K, et al. Electrophysiologic mechanism of typical atrial flutter termination by nifekalant: effect of a pure I_{Kr}-selective blocking agent[J]. Pacing Clin Electrophysiol, 2013, 36(9): 1123-1131.

8　房颤室率控制的药物选择

心室率控制是房颤患者管理不可或缺的部分,可明显改善房颤相关症状及部分患者的心功能。房颤引发心悸等症状。过快的心室率使心室充盈时间缩短,心排血量降低、血压下降,冠状动脉灌注减少,诱发或加重心肌缺血。长期心室率过快,易致心动过速性心肌病并诱发心力衰竭。因此,心室率控制在房颤患者的综合管理中至关重要。

房颤的节律控制与心室率控制孰优孰劣、如何抉择,为学术界长期探讨的课题。既往的 AFFIRM 研究对房颤患者随访长达 5 年,对比节律与心室率控制策略的效果,结果提示,两组间缺血性卒中发生率及死亡率均无显著差异。一项来自真实世界的最新研究表明,节律控制用于改善症状,主要指征为心室率控制后仍有症状的患者。而 2020 年发布的 EAST-AFNET4 研究证实,通过药物和射频消融治疗,可有效降低包括全因死亡率在内的复合终点事件,从而开启了以节律控制为主导的房颤药物管理新时代。2020 年 ESC 房颤指南提出了房颤患者的"ABC"综合管理路径,即:抗凝与避免卒中、更好的症状管理、心血管危险因素与合并症控制。在症状管理中,推荐节律控制优先于心室率控制。尽管如此,心室率控制可明显改善房颤相关症状、提升患者生活质量,同时改善心功能、降低死亡率,仍然为房颤管理的主要策略及基本目标之一。

房颤心室率的控制,主要包括急性心室率控制和长期心室率控制。对于需要紧急控制房颤快心室率的患者,可根据其临床特征、症状、左室射血分数及血流动力学特点选择合适药物,多为静脉用药或必要时紧急心脏电复律。

2021 年抗心律失常中国专家建议指出,急性心室率控制应评估心室率增快的原因,优先推荐控制心室率可作为急性发作房颤的初始治疗策略,包括新发房颤、持续时间 >48 小时或不明;永久性房颤;合并冠心病或心功能不全的房颤;抗心律失常药物禁忌;老年患者(年龄 >65 岁);因结构性心脏病等已不考虑长期维持窦性心律或者既往复律失败等情况。根据患者临床特征、症状、左室射血分数和血流动力学特点,选择合适药物(图 3-8-1)。

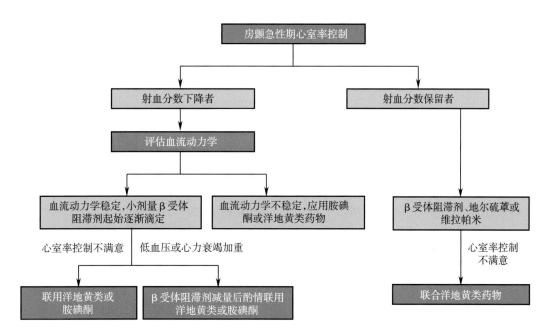

图 3-8-1　房颤急性期心室率控制流程

　　2019 年 AHA/ACC/HRS 指南对于无心力衰竭、血流动力学紊乱或支气管痉挛的急性冠脉综合征患者,建议应用静脉 β 受体阻滞剂以减缓房颤患者的快速心室反应(Ⅰ 类推荐,C 级证据)。2018 年中国房颤认识和建议推荐,静脉使用 β 受体阻滞剂(美托洛尔、艾司洛尔)或非二氢吡啶类钙通道阻滞剂(维拉帕米、地尔硫草)用于急症但不伴有预激综合征房颤患者的心室率控制(Ⅰ 类推荐,B 级证据)。

　　长期控制心室率的方法则包括口服药物及房室结消融 + 永久性心脏起搏器植入。本文重点针对长期口服药物控制心室率的方案进行探讨。2020 年 ESC 房颤管理指南中指出,心室率控制适用于绝大多数房颤患者。在永久性房颤患者的 RACE Ⅱ 随机对照试验中,严格(休息时目标心率 <80 次 /min,中等运动时 <110 次 /min)和宽松(目标心率 <110 次 /min)的心室率控制在临床终点事件、纽约心脏协会心功能分级或住院率等参数比较无明显差异。AFFIRM 及 RACE 试验也得出相同结论。因此,无论心力衰竭状态如何(除外心动过速性心肌病),宽松的心率控制为心室率管理的基本要求,除非症状明显则需采用更严格的心室率控制。

　　目前控制房颤快速心室率的药物主要包括 β 受体阻滞剂、非二氢吡啶类钙通道阻滞剂(维拉帕米和地尔硫草)、洋地黄类以及某些抗心律失常药物(如胺碘酮、决奈达隆、索他洛尔等)。房颤急性发作期主要采取静脉用药,心室率控制良好后,可选择口服药物维持心室率稳定。房颤心室率控制的药物选择见图 3-8-2。

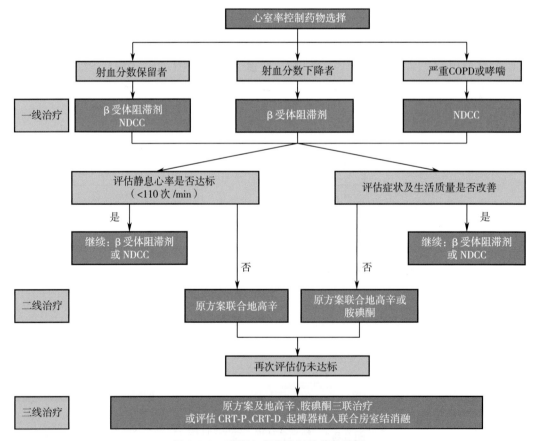

图 3-8-2　房颤心室率控制的药物选择
COPD,慢性阻塞性肺疾病;NDCC,非二氢吡啶类钙通道阻滞剂。

一、β受体阻滞剂

β受体阻滞剂通过抑制房室结中β_1受体的活性,从而降低心室率。既往已有多项研究证实,β受体阻滞剂是临床中最常用且有效的房颤心室率控制药物。此类药物主要包括口服制剂如美托洛尔、阿替洛尔、比索洛尔等,以及静脉制剂如美托洛尔、艾司洛尔等。

2020年ESC房颤指南推荐,无论对于射血分数保留或射血分数降低的房颤伴心力衰竭患者,β受体阻滞剂均可作为心室率控制的一线药物。由于β受体阻滞剂具有负性肌力作用,故在房颤伴急性充血性心力衰竭早期不推荐使用。此外,在支气管哮喘、慢性阻塞性肺疾病、二度及以上房室传导阻滞、房颤伴显性预激综合征的患者应禁用或慎用。

一项荟萃分析研究纳入了8个临床试验共34 197例患者,结果表明,β受体阻滞可以降低心力衰竭合并房颤患者的全因死亡率。而ESC-HF注册研究纳入了ESC-HF Pilot试验和ESC-HF长期注册试验的2019例患者,根据β受体阻滞剂的使用情况,将797名心力衰竭和房颤患者分为2组,发现β受体阻滞剂可以降低房颤患者全因死亡风险。在另一项随机双盲研究中,给予持续性房颤或永久性房颤患者卡维地洛,随着药物剂量自5mg增加至20mg,心室率明显逐级下降,呈现药物剂量相关的心率下降趋势。大量随机对照试验均表明,心力衰竭患者应用β受体阻滞剂可显著降低发病率及死亡率,但在房颤患者中并未得出同样结论,可能与房颤患者使用该药后心室率下降过多有关。因此,房颤伴快速心室率的患者应用较低剂量的β受体阻滞剂可能受益最大。

普萘洛尔也因其严重不良反应,除对于合并甲状腺功能亢进症的房颤患者首选外,一般不建议使用。β受体阻滞剂与非二氢吡啶类钙通道阻滞剂等其他抗心律失常药物联用时,应密切监测心室率及血压变化,避免出现严重的心动过缓及低血压。此外,房颤合并心力衰竭的患者可选择β受体阻滞剂与洋地黄制剂(如地高辛)联用,既能有效控制心室率,又能改善心功能,但需密切监测地高辛的血药浓度,以减少洋地黄中毒的发生率。

二、非二氢吡啶类钙通道阻滞剂

该类药物直接作用于房室结,阻滞L型钙离子通道,可减缓房室结的传导,并具有负性肌力和负性变时效应。因此,应避免用于左心室收缩功能下降及失代偿期的心力衰竭患者。此外,该类药物禁用于房颤伴预激综合征的患者,因其可缩短旁路不应期,进而诱发快速心室率,导致血流动力学障碍甚至触发室颤。常用药物包括维拉帕米、地尔硫䓬等。

与β受体阻滞剂一样,非二氢吡啶类钙通道阻滞剂同样为左室射血分数>40%的房颤患者控制心室率的一线用药。急性房颤患者控制心室率时,静脉应用该类药物安全、有效,但非紧急情况下不常规静脉应用,口服用药控制心室率同样效果良好。尽管该类药物(尤其是地尔硫䓬)控制心室率的效果不及β受体阻滞剂,但可维持或增加运动耐量,从而提高患者生活质量。地尔硫䓬可降低房颤相关症状的发生率及严重程度,而维拉帕米仅降低症状发生率,且生物利用率较低,故临床应用较少。

三、洋地黄类药物

洋地黄类药物通过减慢房室结传导降低房颤心室率,因此禁用于房颤合并预激综合征的患者。但由于其正性肌力作用,常用于房颤伴收缩功能减低的患者,尤其是急性心力衰竭伴快速心室率者,可作为首选。代表药物为地高辛、毛花苷 C。

洋地黄类药物可有效控制静息状态下房颤患者的心室率,但控制运动状态下的心室率效果劣于前两类药物。因此,临床常将地高辛与 β 受体阻滞剂或非二氢吡啶类钙通道阻滞剂联用,以改善房颤患者运动后的心室率。由于洋地黄类药物治疗剂量与中毒剂量接近,且不良反应较多,如房室传导阻滞、室性心律失常,少数情况下可加重窦房结功能不良,因而与其他药物联用时,需密切监测血药浓度以避免洋地黄中毒的发生。

既往的研究表明,地高辛会增加房颤患者的远期死亡率,但 2020 年 ESC 房颤指南指出上述结果可能是选择偏倚和处方偏倚所致,与地高辛毒性无关。相反,新近的研究表明小剂量地高辛有助于改善房颤患者预后,推荐 ≤250μg/d,对应血清地高辛浓度 0.5~0.9ng/ml 为适宜剂量。因此,关于地高辛在房颤室率管理中的作用仍需进一步研究。

四、其他抗心律失常药物

胺碘酮为 Ⅲ 类抗心律失常药,延长心肌细胞动作电位 3 相时程,同时具有轻度非竞争性 α 及 β 肾上腺素受体抑制作用,以及轻度 Ⅰ 类及 Ⅳ 类抗心律失常药物性质,通过延长各部位心肌细胞的动作电位及有效不应期时程,减慢窦房结、房内和房室结区传导,降低心房、结区和心室的心肌兴奋性。但该药具有诸多潜在器官毒性及药物相互作用,不宜长期应用,因此不作为房颤心室率控制的首选药物,主要用于合并严重器质性心脏病的患者或其他药物控制心室率效果不佳时。胺碘酮在减慢心室率的同时有明确的转复心律作用,因此,对存在血栓栓塞风险或未进行充分抗凝的房颤患者,应慎用胺碘酮控制心室率。

决奈达隆为较新的抗心律失常药物,为胺碘酮的近似物,由于不含碘基,对甲状腺及肺等脏器无毒性。该药具有负性传导作用,可减慢房颤的心室率且不降低运动耐量。ATHENA 试验表明,决奈达隆在维持窦性心律的基础上,可降低房颤复发时的心室率。ERATO 试验发现,决奈达隆与常规控制心室率药物如 β 受体阻滞剂联用时,控制心室率作用叠加效果更佳。故临床室率控制不佳时,可选择加用决奈达隆。但对心力衰竭失代偿期及左心室收缩功能严重障碍的房颤患者不推荐使用。

索他洛尔是 β 受体阻滞剂与钾通道阻滞剂的耦合体,可减慢传导速度,并通过阻断延迟整流钾电流以延长 QT 间期,从而呈现对动作电位持续时间的反向依赖(即心率和 QT 间期之间负相关),提示随着心率减慢,QT 间期可能延长,此为心动过缓导致尖端扭转型室性心动过速的可能原因,故索他洛尔对显著心动过速无效。因此,不推荐索他洛尔作为心室率控制药物常规使用。总之,Ⅲ 类抗心律失常药物虽然具有控制心率的特性(如胺碘酮、决奈达隆和索他洛尔),但权衡利弊,不推荐其作为常规或首选的心室率控制药物。

五、小结

综上所述,心室率管理作为房颤患者综合管理路径的重要环节,对于改善患者预后及提高生活质量具有深远意义。由于房颤的发病机制仍在不断探索中,故相关治疗方案亦会随之更新。此外,目前房颤指南仅推荐一般情况下的室率管理方案,对伴有其他合并症或复杂基础疾病患者的相关建议仍需进一步完善,同时也应密切关注心室率的日常监测,使得心室率的控制目标更具针对性。

（王洪涛）

参 考 文 献

［1］BUNCH T J, STEINBERG B A. Revisiting rate versus rhythm control inatrial fibrillation-timing matters［J］. N Engl J Med, 2020, 383（14）: 1383-1384.

［2］KIRCHHOF P, BREITHARDT G, CAMM A J, et al. Early Rhythm-Control Therapy in Patients with Atrial Fibrillation［J］. N Engl J Med, 2020, 383（14）: 1305-1316.

［3］黄从新,张澍,黄德嘉,等. 心房颤动:目前的认识和治疗的建议（2018）［J］. 中国心脏起搏与心电生理杂志, 2018, 32（4）: 315-368.

［4］MA G G, FANG Q, WANG F X. The effect of beta-blockers on mortality in patients with heart failure and atrial fibrillation: A meta-analysis of observational cohort and randomized controlled studies［J］. Cardiol J, 2019, 26（6）: 744-752.

［5］OZIERAŃSKI K, KAPŁON-CIEŚLICKA A, BALSAM P, et al. Effect of β-blockers on 1-year survival and hospitalizations in patients with heart failure and atrial fibrillation: results from ESC-HF Pilot and ESC-HF Long-Term Registry［J］. Pol Arch Intern Med, 2018, 128（11）: 649-657.

［6］IOUE H, ATARASHI H, OKUMURA K, et al. Heart rate control by carvedilol in Japanese patients with chronic atrial fibrillation: the AF carvedilol study［J］. J Cardiol, 2017, 69（1）: 293-301.

［7］AGUIRRE DÁVILA L, WEBER K, BAVENDIEK U, et al. Digoxin-mortality: randomized vs. observational comparison in the DIG trial［J］. Eur Heart J, 2019, 40（40）: 3336-3341.

［8］DAVY J M, HEROLD M, HOGLUND C, et al. Dronedarone for the control of ventricular rate in permanent atrial fibrillation: the Efficacy and safety of dRonedArone for the cOntrol of ventricular rate during atrial fibrillation（ERATO）study［J］. Am Heart J, 2008, 156（3）: 527.e1-e9.

3

9　房颤的急诊药物治疗策略

快心室率房颤是急诊中最常见的心律失常之一,使心脏舒张期缩短,左心室舒张期充盈不足,心排血量下降,从而导致心力衰竭。因此,根据患者症状、心室率、血流动力学状态、是否合并器质性心脏病等进行综合评估,进一步制订房颤的急诊药物治疗策略:血流动力学稳定者,紧急控制心室率;心室率控制后,无转复禁忌证,可予恢复窦性心律;预防血栓栓塞并发症。

一、心室率控制

房颤症状的轻重在很大程度上受心室率快慢的影响,心室率控制是一项基本治疗措施。恰当的心室率控制可以有效缓解症状、提高生活质量、改善心功能、减少血栓栓塞并发症、降低病死率等。目前指南推荐所有房颤快心室率的患者、无或轻微症状的患者、节律控制失败的患者、恢复窦性心律后风险高于获益的患者均需按照宽松的心室率控制(心室率<110 次 /min),而后根据情况进行节律控制。控制心室率的药物包括 β 受体阻滞剂、非二氢吡啶类钙通道阻滞剂、洋地黄类制剂、钾通道阻滞剂等。以下将临床上常用于控制房颤心室率药物的选择及应用作简单概述:

1. **β 受体阻滞剂**　对于控制房颤患者的心室率,β 受体阻滞剂是临床上最常见且最有效的药物,包括静脉应用的艾司洛尔、普萘洛尔、美托洛尔,以及口服制剂比索洛尔、美托洛尔、普萘洛尔、阿替洛尔、卡维地洛等。因为 β 受体阻滞剂可以抑制交感神经,具有负性肌力作用,所以合并急性充血性心力衰竭早期不推荐使用。对于伴有射血分数降低的慢性心力衰竭患者,首选 β 受体阻滞剂,因其能更好地控制运动时的心室率,也可改善慢性心力衰竭的病死率。若反应欠佳时,可联合应用地高辛控制心率。β 受体阻滞剂不能耐受者推荐洋地黄类,以上两者均不耐受者考虑胺碘酮。合并预激综合征患者,β 受体阻滞剂禁用。

2. **非二氢吡啶类钙通道阻滞剂**　地尔硫䓬和维拉帕米可拮抗房室结的钙通道,延迟房室传导。在不能耐受 β 受体阻滞剂的患者,比如严重的慢性阻塞性肺疾病、支气管哮喘、代谢综合征等,可优先考虑非二氢吡啶类钙通道阻滞剂。另外,也可作为 β 受体阻滞剂单类药物无法控制心室率的联合应用。因其负性肌力作用,应避免用于左心室收缩功能不全或合并失代偿性心力衰竭患者。此外,因其可缩短旁路不应期,抑制房室结传导,加快心室率,导致恶性快速性心律失常及血流动力学紊乱,所以不用于伴有预激综合征的房颤患者。

3. **洋地黄类制剂**　洋地黄类药物包括地高辛、去乙酰毛花苷、毒毛花苷 K 等,应用于房颤的治疗历史悠久,短期使用能有效改善患者症状,长期应用对预后的影响鲜有前瞻性的研究证据。因此,该类药物并不推荐作为一线药物控制房颤患者的心室率,仅作为心室率控制的辅助治疗药物,或仅在某些特殊情况下使用。洋地黄类药物的正性肌力作用使它尤其适用于伴有心力衰竭的房颤患者。因其仅可控制静息状态下的心室率,在运动状态下无效,故地高辛常需联合 β 受体阻滞剂等药物同时控制静息及运动状态下的心率。静脉使用洋地黄制剂起效时间通常 >1 小时,而且在初次应用时 6 小时血药浓度才达到高峰。因此,如需在紧急时间控制心室率,洋地黄类药物不是最佳的药物选择。地高辛的治疗窗较窄,它对房颤患者的获益与维持其较低的有效血清浓度有关。为了降低地高辛应用的风险,临床应用时应定期监测血药浓度。洋地黄类制剂可缩短心肌动作电位时程,因此,不能应用于房颤伴显性预激综合征的治疗。

4. 钾通道阻滞剂 静脉注射胺碘酮虽可起到较好地控制心室率的作用,但其效力低于非二氢吡啶类钙通道阻滞剂,而且需要更长的时间才能达到理想的心室率控制效果,故极大地限制了其在控制房颤心室率方面的应用。决奈达隆可控制静息和活动后房颤患者的心室率,但可增加心力衰竭、卒中、心血管死亡的发生率,增加再住院率,因而目前不推荐用于持续性房颤患者心室率控制。

因此,对于房颤心室率控制如何选择抗心律失常药物,仍需个体化治疗。一线治疗是根据心功能、严重的慢性阻塞性肺疾病、哮喘等情况选择 β 受体阻滞剂或非二氢吡啶类钙通道阻滞剂。患者症状控制不佳,二线治疗可进行与洋地黄类制剂或胺碘酮的联合治疗。在联合用药的基础上症状仍然控制不佳,则选择 3 种药物联合治疗或评估是否行心脏再同步治疗起搏器、心脏再同步化治疗除颤器或起搏器植入及房室结消融术。

二、节律控制

节律控制既可减少临床症状及并发症,也可提高生活质量及运动耐量,是房颤治疗的终极目标。2020 年欧洲心脏病学会(European Society of Cardiology, ESC)公布的 EAST-AFNET4(Early Treatment of Atrial Fibrillation for Stroke Prevention Trial-Atrial Fibrillation Network, EAST-AFNET4)研究为房颤的节律控制提供了重要依据,结果显示早期节律控制可降低房颤(确诊时间 ≤1 年)患者的主要心血管不良事件。2020 年 ESC/ 欧洲心胸外科协会(European Association of Cardio-Thoracic Surgery, EACTS)联合发布的房颤诊断与管理指南对节律控制的人群推荐包括:年轻人、房颤病史较短、心动过速介导的心肌病、正常 - 中度左心房容积指数增加 / 心房间传导延迟、无或较少的合并症、心室率控制困难、短期房颤发作、患者意愿。急性复律指征为伴有血流动力学障碍的房颤。血流动力学稳定,但症状不能耐受的初发或阵发房颤(持续时间 <48 小时),且没有转复的禁忌证,可予复律。目前推荐用于节律控制的药物主要有 I c 类(普罗帕酮、氟卡尼)、Ⅲ类(胺碘酮、决奈达隆、伊布利特、维纳卡兰等)抗心律失常药物,如何选择取决于药物的致心律失常及心功能恶化等不良反应。以下将临床上常用于控制房颤节律药物的选择及应用作简单概述:

(一)Ic 类抗心律失常药物

I c 类抗心律失常药物主要有氟卡尼、普罗帕酮,它们可选择性阻滞钠离子内向电流、抑制钾离子通道的开放,尤其是延迟整流钾电流,进而延长心肌的动作电位时程,减慢心肌传导、降低自律性。与胺碘酮和普罗帕酮相比，氟卡尼的转复成功率更高。对于无器质性心脏病的房颤患者，氟卡尼的不良反应与其他抗心律失常药物相当。由于氟卡尼有负性肌力作用，目前不推荐用于合并结构性心脏病和冠心病的房颤患者复律治疗。最新指南推荐，在使用氟卡尼长期控制心律的房颤患者中，应考虑同时使用房室结阻滞药物（如能耐受）（Ⅱa 类推荐，C 级证据）。普罗帕酮建议用于无器质性心脏病的房颤患者复律，不适用于左心功能不全患者，用于心力衰竭和缺血性心肌病患者时，应进行心电监测，致心律失常风险与氟卡尼类似。普罗帕酮可通过有效抑制钠通道，增加患者室性心动过速的死亡率。

（二）Ⅲ类抗心律失常药物

1. 胺碘酮 胺碘酮是以Ⅲ类药为主的多离子通道阻滞剂，兼有Ⅰ类、Ⅱ类、Ⅳ类抗心律失常作用，通过抑制窦房结和房室交界区的自律性，减慢心房、房室结和房室旁路传导，明显延长心肌细胞的有效不应期和动作电位时程。多中心研究表明，胺碘酮可作为合并器质性心脏病、心力衰竭、缺血性心肌病房颤患者的复律首选药物。静脉应用胺碘酮能转复节律和控制心室率，短期应用安全性较好，但起效时间延迟。用药期间需监测低血压、心动过缓、肝损害、静脉炎等不良反应。对房颤超过 7 天者，药物转复成功率降低。电复律前静脉给予胺碘酮可提高电复律成功率，减少电复律次数，并可减少复律后房颤复发，有助于窦性心律的维持。2020 年 ESC/EACTS 房颤诊断与管理指南建议，胺碘酮可用于所有需节律控制的房颤患者，包括射血分数降低的心力衰竭。但由于胺碘酮心脏外的副作用，尽可能首选其他药物（Ⅰ类推荐，A 级证据）。

2. 决奈达隆 决奈达隆是无碘结构的胺碘酮类似物，亦为多离子通道抑制剂，对钠、钾、钙离子通道和 β 受体等均有阻滞作用，且同等剂量下的效应高于胺碘酮，同时还具有明显的负性肌力作用。其主要不良反应为心动过缓和 QT 间期延长。但因决奈达隆可增加永久性房颤、近期失代偿性心力衰竭患者的心血管疾病死亡率和住院风险，故决奈达隆的适应证最终被限定于无心力衰竭的非永久性房颤患者的节律控制和心室率控制。应用决奈达隆期间，应监测心率、QT 间期和肝功能。

3. 伊布利特 伊布利特属于Ⅲ类抗心律失常药物，其主要通过抑制延迟性整流 K^+ 电流，同时促进平台期缓慢 Na^+ 内流和 Ca^+ 内流，从而使心肌细胞动作电位明显延长。由于口服伊布利特的生物利用率很低，故临床采用静脉注射给药方式复律房颤。大量研究证实，伊布利特能快速转复新发生的房颤或心房扑动。另外，伊布利特作为房颤电复律前用药，可增加电复律成功率。因伊布利特可延长旁路不应期，所以对于预激综合征发生房颤伴快速心室率、血流动力学稳定者，可推荐伊布利特复律。由于伊布利特可增加平台期 Ca^{2+} 内流，引起心室肌复极离散度增加、延长 QT 间期，可能导致尖端扭转型室性心动过速，故应避免用于低钾血症、低镁血症、QT 间期延长、不稳定型心绞痛、严重心力衰竭患者，故用药过程中可预防性补钾、补镁，严密监测 QT 间期。

4. 维纳卡兰 维纳卡兰是一种特异性作用于心房的多通道阻滞剂，目前认为它的抗心律失常作用主要通过选择性阻断心房细胞钠通道，并可阻断瞬时外向钾电流，对多个通道阻断作用抑制心房复极，从而延长心房肌的有效不应期。维纳卡兰对心室肌复极影响较小，发生尖端扭转型室性心动过速等恶性心律失常的风险较低。基于目前的医学证据，维纳卡兰在无或者轻微心脏结构病变的新发房颤患者中疗效是确切的,其相关的药物不良反应主要有嗅觉异常、感觉异常、低血压、心动过缓等,多为一过性,目前尚无维纳卡兰所致尖端扭转型室性心动过速的报道。

5. 索他洛尔　索他洛尔是一种没有内在拟交感活性的非选择性 β 受体阻滞剂,可通过延长动作电位时程来发挥抗心律失常作用。2020 年 ESC/EACTS 房颤诊断与管理指南建议,对服用索他洛尔治疗的房颤患者,推荐密切监测 QT 间期、血钾水平、肌酐清除率和其他致心律失常的危险因素(Ⅰ类推荐,B 级证据),在密切监测上述危险因素的情况下,左心室功能正常或缺血性心脏病患者可考虑索他洛尔作为长期节律控制药物(Ⅱb 类推荐,A 级证据)。

因此,对于房颤节律控制如何选择抗心律失常药物,指南建议在无禁忌条件下可选择氟卡尼、普罗帕酮或伊布利特进行复律。但氟卡尼和普罗帕酮仅应用于无明显缺血性心肌病或心力衰竭的患者,避免发生恶性心律失常风险。在大多数情况下,胺碘酮被作为二线复律用药。但在伴有明显左心室肥大、心力衰竭及冠心病的患者中,胺碘酮仍可作为首选。对于合并病态窦房结综合征、房室传导障碍及 QT 间期延长的房颤患者,除非已经考虑到缓慢性心律失常及药物对心率的影响,否则不宜药物转复。

三、预防血栓栓塞并发症

房颤患者出现循环系统血栓栓塞性并发症是致死、致残的主要原因,最常见于房颤诱发的缺血性卒中。指南指出,房颤的临床类型(如初发房颤、阵发性房颤、持续性房颤)不应影响血栓预防的适应证(Ⅲ类推荐,B 级证据)。无论是何种类型的房颤,在启动抗栓治疗之前,需对每位患者评估卒中和出血风险,并结合患者的利益和意愿后,进行个体化治疗。对于非风湿性二尖瓣狭窄、机械瓣或生物瓣置换术后的房颤患者,进行 CHA_2DS_2-VASc 评分,如果男性 1 分或女性 2 分可考虑抗凝,男性 ≥2 分或女性 ≥3 分应给予抗凝治疗。此外,2020 年 ESC/EACTS 房颤诊断与管理指南强调需定期动态评价血栓和出血风险,并及时调整抗凝策略(Ⅰ类推荐),低危患者需在 4~6 个月后对血栓风险进行再评价。

抗凝药物主要包括肝素、低分子量肝素、维生素 K 拮抗剂华法林和新型口服抗凝药(novel oral anticoagulants, NOAC)。NOAC 包括直接凝血酶抑制剂达比加群,直接 Xa 因子抑制剂利伐沙班、阿哌沙班与艾多沙班。华法林在房颤患者卒中一级及二级预防中的作用已得到肯定,新型口服抗凝药可特异性阻断凝血瀑布中某一关键环节,在保证抗凝疗效的同时显著降低出血风险。最新指南推荐国际标准化比值在治疗窗内的时间百分比(time in the therapeutic range, TTR)<70%,可改用 NOAC,但要确保良好的依从性和治疗的持久性(Ⅰ类推荐,B 级证据),或尽力提高 TTR(Ⅱa 类推荐,B 级证据)。若对 NOAC 无禁忌证、卒中风险高者,应将 NOAC 作为首选,次选华法林(Ⅰ类推荐,A 级证据)。对于机械瓣置换术后或二尖瓣中重度狭窄的患者仍推荐使用华法林,不推荐 NOAC 预防卒中(Ⅲ类推荐,B/C 级证据)。联合使用口服的抗凝和抗血小板药物将明显增加其出血的风险,若无使用抗血小板药物指征,应尽量避免两种药物的联合使用(Ⅲ类推荐,B 级证据)。不推荐单用抗血小板药物来预防房颤卒中的发生,无论卒中风险的高低(Ⅲ类推荐,A 级证据)。对于出血风险的评估,应使用 HAS-BLED 评分,对于高出血风险的患者(HAS-BLED 评分 ≥3 分),

应考虑尽早且频繁地进行临床检查和随访（Ⅱa 类推荐，B 级证据）。高出血风险也并非撤除口服抗凝药的指征，因为口服抗凝药净获益大。对于房颤持续时间 >24 小时接受转复者，转复成功后继续抗凝至少 4 周，4 周后是否抗凝根据血栓风险评估确定（Ⅱa 类推荐）。若房颤 <24 小时且低卒中风险，转复后可无须继续抗凝 4 周（Ⅱb 类推荐）。在转复患者中，NOAC 较华法林起效更快，有效性和安全性与其相当。

四、小结

房颤患者的急诊药物治疗是一件复杂而精细的工作，选择何种抗心律失常药物需要仔细综合评估，包括合并症、心血管危险因素、药物诱发的心律失常、心脏外毒副作用、患者的意愿等。房颤是一种进展性疾病，心室率控制可有效减轻房颤快心室率的症状，一定程度提高生活质量。节律控制既可减轻症状，又能提高运动耐量，但抗心律失常药物的转复效果及不良反应，给节律控制增加了难度。预防血栓栓塞并发症也是急诊处理重中之重，栓塞、出血风险均需评估。总之，应遵守循证、个体化评估，减少不良反应，使患者最大程度获益。

（邢雪琴）

参 考 文 献

［1］KIRCHHOF P, CAMM A J, GOETTE A, et al. Early rhythm control therapy in patients with atrial fibrillation［J］. N Engl J Med, 2020, 383（14）: 1305-1316.

［2］EPSTEIN A E, OLSHANSKY B, NACCARELLI G V, et al. Practical Management Guide for Clinicians Who Treat Patients with Amiodarone［J］. Am J Med, 2016, 129（5）: 468-475.

［3］孙艺红, 马长生, 吴书林, 等. 决奈达隆临床应用的中国专家建议［J］. 中华内科杂志, 2021, 60（12）: 1139-1147.

［4］MCINTYRE W F, HEALEY J S, BHATNAGAR A K, et al. Vernakalant for cardioversion of recent-onset atrial fibrillation: a systematic review and meta-analysis［J］. Europace, 2019, 21（8）: 1159-1166.

10 ACEI 在房颤治疗中的
地位和应用

房颤的治疗与预防一直备受关注，有学者提出，从房颤的源头进行干预或可预防房颤的发生。近年来提出的房颤上游治疗主要是指针对房颤基质的形成和发展进行治疗。上游治疗通常包括血管紧张素转换酶抑制剂（angiotensin converting enzyme inhibitor, ACEI）、血管紧张素受体阻滞剂（angiotensin receptor block, ARB）、醛固酮拮抗剂、他汀类和多聚不饱和脂肪酸、生活方式的改进等。越来越多的研究证明,这些非抗心律失常药物的抗心律失常作用对房颤的预防可起到一定作用。

已经有研究证实,通过抑制肾素 - 血管紧张素系统可预防房颤的发生,认为肾素 - 血管紧张素系统(renin-angiotensin system, RAS)可能参与房颤的作用机制。2010 年 ESC 和 2006 年 ACC/AHA/ESC 发布的房颤指南推荐, ACEI 和 ARB 应考虑用于高血压患者房颤的一级和二级预防。

一、ACEI 在预防房颤中的作用机制

房颤的发生机制主要是心房结构重构和电重构。结构重构主要是心房肌纤维化和心房扩大,电重构表现为心房有效不应期的缩短、不应期离散和频率适应性不良。有证据表明,心房肌的结构重构和电重构过程均有血管紧张素 II (Ang II)参与。Ang II 的合成始于肾小球旁细胞中的酶原"肾素原"蛋白水解和非蛋白水解激活为肾素,当肾素被释放时,血管紧张素原被裂解为血管紧张素 I ,而血管紧张素 I 又被血管紧张素转化酶转化为 Ang II 。此外, Ang II 可以通过其他酶合成,如嵌合酶、促凝乳素敏感的血管紧张素 II 生成酶和组织蛋白酶 G。

当心肌受到损伤如心肌梗死时,心肌会发生不可逆重构,主要是因为心肌局部产生 Ang II ,刺激心肌胶原蛋白 I 和 III mRNA 及纤连蛋白 mRNA 的表达量增加。此外,通过结合血管紧张素受体,能刺激促炎症因子的产生如肿瘤坏死因子 α、白介素 6 和单核细胞趋化因子 1 ,这些因子均可参与心肌的结构和电重构。房颤患者的心房肌中由于 Ang II 浓度升高,激活胞丝裂原活化蛋白激酶(MAPK)、细胞外调节蛋白激酶 1/2、p38 蛋白和 c-Jun N 末端激酶等信号通路的级联反应,这些信号通路参与了心房肌纤维化的重要机制。有报道,依那普利可降低心房 Ang II 浓度、细胞外调节蛋白激酶表达、心房纤维化、心房传导不均一性,并减少房颤持续时间。

与窦性心律患者相比,在孤立性房颤或有二尖瓣疾病的房颤患者的左心房组织中发现 1 型血管紧张素受体的上调,而在 2 型血管紧张素受体表达下调。2 型血管紧张素受体具有抗炎、抗纤维化和抗氧化作用。通过 1 型血管紧张素受体上调,从而升高 Ang II 水平,可能促进心脏电重构及房颤的发生, Ang II 确实可以缩短心房有效不应期和动作电位持续时间,增强心房肌细胞 K$^+$ 通道的慢成分。最近新的研究认为, RAS 激活可能与心外膜脂肪堆积有关,这可以通过心房重构诱发房颤。脂肪组织被认为是一种内分泌器官,可以促进循环血管紧张素原的释放,并可以产生和分泌 Ang II ,进而通过血管紧张素受体的激活诱导自分泌和旁分泌作用,这些受体都可以通过抑制脂肪组织脂肪分解和刺激脂肪组织脂肪生成来促进脂肪细胞的生长,导致心外膜脂肪堆积,使得心肌局部产生炎症,进而导致心房肌纤维化和电重构,诱发房颤的发生。

综上所述, Ang II 可通过局部炎症刺激、动作电位时程的改变和心外膜脂肪堆积,引起心房肌的结构重构和电重构,从而导致房颤的发生(图 3-10-1)。

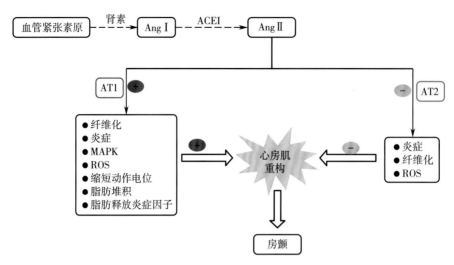

图 3-10-1 RAS 激活导致房颤发生的机制

+,促进;-,抑制。

二、ACEI 预防房颤的临床应用

临床试验数据及多项随机对照荟萃分析数据表明,ACEI 作为房颤上游治疗的重要药物,主要可用于预防高血压、心功能不全或炎症(如外科术后房颤)相关的心肌重构,进而阻止新发房颤的发生(一级预防)、减少房颤发生次数或缩短房颤发作的时间等,延缓阵发性发展为持续性房颤的进程,并在房颤复律后减少其发作(二级预防)等。虽然现有的证据认为 ACEI 主要用于预防原发性房颤而不是继发性房颤,ACEI 对于预防高血压和心力衰竭早期的房颤患者效益更大,主要由于 ACEI 可在心肌重构早期预防方面起着重要的作用,但是对于心脏电传导已经损伤或者心脏重构晚期的房颤患者,ACEI 似乎并未有预期的效果。因此,ACEI 在对于房颤二级预防的效果或心力衰竭晚期患者的疗效较低。

(一)ACEI 在房颤的一级预防的作用

1. 高血压伴房颤 高血压作为房颤的重要危险因素,多项高血压临床研究证明 ACEI 不仅有效控制血压,而且在预防房颤、卒中及高血压并发症中起到重要作用。在一项大型药物实验中,使用 ACEI 或 Ca^{2+} 通道阻滞剂作为高血压治疗的一线药物至少 6 个月,根据患者不同药物治疗的结果发现,与使用 Ca^{2+} 通道阻滞剂的患者相比,使用 ACEI 的患者房颤的风险比降低($RR=0.85$, $95\%CI$ $0.74\sim0.97$),在 7 年的随访中,ACEI 组房颤的发生率相比 Ca^{2+} 通道阻滞剂降低了 2.7%,同样伴随着房颤住院率的相对危险度减少了 26%($RR=0.74$, $95\%CI$ $0.62\sim0.89$),这种效果在有房颤既往史的高血压患者中更为显著。此临床试验显示,ACEI 可降低高血压患者房颤的发生率。

2. 心力衰竭伴房颤 已有多个关于 ACEI/ARB 在心力衰竭患者中的临床试验,比如左心功能不全研究(Studies of Left Ventricual Dysfunction,SOLVD)、缬沙坦心力衰竭研究

（Valsartan Heart Failure Trial，Val-HeFT）、坎地沙坦对于心力衰竭的研究（Candesartan in Heart failure：Assessment of Reduction in Mortality and morbidity，CHARM）和群多普利对心脏的研究（Trandolapril Cardiac Evaluation，TRACE），均能证实 ACEI/ARB 可降低慢性心力衰竭患者的房颤患病率，主要是由于 ACEI/ARB 可抑制心房的重构。其中关于 ACEI 的 SOLVD 试验表明，亚组分析入选的 374 例左室射血分数均值 <30% 的患者，平均随访（2.9±1.0）年，应用依那普利治疗明显减少了房颤的发生率（治疗组 5.4% vs. 对照组 24%，P<0.000 1）。同样 TRACE 临床研究发现，与安慰剂组相比，群多普利可降低急性心肌梗死后左心室功能不全患者的房颤发生率（2.8% vs. 5.3%，P<0.05）。SOLVD 与 TRACE 临床研究均提示，ACEI 可通过延缓心力衰竭的进展而预防房颤的发生。

3. **心肌梗死伴房颤**　多项临床试验发现，ACEI 可预防心肌梗死后的新发房颤。TRACE 试验表明，对于急性心肌梗死后左心室功能降低的患者，群多普利可降低新发房颤的发生率。SOLVD 试验中也得出了同样的结论：与安慰剂相比，依那普利可降低心肌梗死后房颤的发生率达到 78%。入选了 17 749 例急性心肌梗死患者的意大利急性心肌梗死研究 -3（Gruppo Italiano per lo Studio della Sopravvivenza nell' Infarcto Miocardico，GISSI-3），在心肌梗死后 24 小时内随机给予研究对象赖诺普利或安慰剂治疗，同时随机给予硝酸甘油或安慰剂，分析后发现赖诺普利及硝酸甘油联合治疗组的房颤发病率较对照组减少 24%（HR=0.76，95%CI 0.65~0.89）。TRACE 与 GISSI-3 两项试验进行荟萃分析得出，ACEI 可降低心肌梗死后的新发房颤率达 11%。

4. **预防电转复治疗后房颤的复发**　ACEI 不仅可以提高房颤患者电复律的成功率，而且也能预防电复律后房颤的复发。药理机制是通过抑制心房重构，而心房重构是房颤发作的基础。持续性房颤患者的研究中，有 24 例患者服用 ACEI，而其他 23 例患者并没有进行 ACEI 治疗，结果发现，ACEI 治疗组的患者其转复成功所需电击次数明显下降，因为房颤复发经常发生在复律后的最初几周。一项前瞻性随机研究表明，体外复律前的 4 周在胺碘酮基础上加用 ACEI 治疗，可降低电复律后房颤的复发率，且维持窦性心律时间与单用胺碘酮相比时间更长，ACEI 对预防复律后 5 分钟内立即复发的房颤和复律后前 4 周内早期复发的房颤方面表现较为显著。一项荟萃研究证实，ACEI 可降低房颤电复律（OR=0.47，95%CI 0.24~0.92），以及减少电复律后房颤复发率（OR=0.39，95%CI 0.2~0.75）。

5. **孤立性房颤**　孤立性房颤是指没有高血压或其他基础心脏疾病等的房颤，一项研究中发现，氯沙坦和培哚普利加入低剂量胺碘酮中联合使用与单独使用胺碘酮相比，明显减少孤立性阵发性房颤的房颤复发率。另一项研究使用雷米普利组预防孤独性房颤的患者，经过 3 年的随访，与对照组相比，使用雷米普利的房颤复发率明显下降，表明 ACEI 对房颤的预防作用并非仅见于高血压或心功能不全患者，对于无高血压及心脏疾病的正常人也仍然有效。

（二）ACEI 在房颤二级预防的作用

1. **预防导管消融术后房颤的复发**　ACEI 在房颤二级预防中也发挥着较重要的作用。最近的一项荟萃分析纳入了 13 项研究，包括 3 661 名房颤患者，房颤患者接受导管消融后使用 ACEI/ARB 治疗，房颤复发率显著减少，表明 ACEI 可降低导管消融后的房颤复发率。

2. **延缓房颤的进展**　一项包含 92 名阵发性房颤患者分别使用 ACEI 和未使用 ACEI

治疗高血压的研究发现,经过(8.3±3.5)年的随访,ACEI 组转为持续性房颤的发生率较低,且 5 年内阵发性房颤不进展为慢性房颤的比例为 88.3%,但非 ACEI 组仅为 47.5%。ACEI 可预防高血压伴有阵发性房颤患者转为慢性房颤。虽然并未对非高血压的房颤患者进行分析研究,但是 ACEI 能够延缓阵发性房颤患者的进展。

3. 预防左心房血栓的形成 一项回顾性研究中收集了 199 例接受食管超声的持续性房颤患者,根据 ACEI/ARB 用药情况分析,使用 ACEI/ARB 治疗至少 6 个月,ACEI/ARB 组左心房血栓发生率是 20.5%,而未使用 ACEI/ARB 组的左心房发生率是 33.3%,研究还分析左心房血栓的危险因素包括房颤类型、体重指数、年龄、饮酒史、高血压、糖尿病、脑梗死、左心房最大体积等,左心房体积是左心房血栓形成的独立危险因素,而左心房峰值收缩期应变随着左心房体积增大而逐渐降低,主要与左心房纤维化相关,所以左心房峰值收缩期应变标志着左心房重构。由于 ACEI 可延缓房颤中左心房重构的过程,故可有效降低房颤患者发生左心房血栓的风险。

三、ACEI 的适应证和禁忌证

在临床中房颤患者使用 ACEI 药物的适应证主要包括高血压、心力衰竭、冠状动脉疾病、糖尿病等有基础疾病的患者,并未有临床证据显示确诊房颤后就可推荐使用 ACEI。

使用 ACEI 作为房颤的一级或二级预防的禁忌证与其他情况使用 ACEI 禁忌证相似,ACEI 过敏、双侧肾动脉狭窄、肌酐 >265μmol/L 或肌酐清除率 <30ml/min、K$^+$ 浓度偏高、妊娠等均是 ACEI 的禁忌证。

四、小结

以上临床证据表明,ACEI 对房颤的治疗主要体现在一级预防中,比如对具有房颤高危因素(心力衰竭、高血压伴左心室功能障碍和心肌梗死伴左心室功能障碍)的患者有益,ACEI 可防止新发房颤的发展并降低其在高危人群中的潜在复发率,也可预防直流电复律后的房颤复发。对房颤的二级预防的临床研究也越来越多,主要体现在预防导管消融术后房颤的复发、延缓阵发性房颤转为慢性房颤,还可以预防左心房血栓的形成。2007 年欧洲高血压指南已将 ACEI/ARB 列为高血压伴非永久性房颤患者的首选降压药物。尽管接受ACEI 治疗的房颤患者中获益较多,但 ACEI 对于无结构性心脏病或左心室功能正常的房颤患者效果并未如此明显。随机对照双盲安慰剂对照试验中,心脏手术前使用雷米普利预防房颤的发生,结果表明,ACEI 不会降低窦性心律患者术后房颤的发生率。所以临床中一般不推荐常规使用 ACEI 预防房颤,应考虑将其作为合并高血压、冠心病、心力衰竭和糖尿病等临床情况的房颤患者的首选药物。对于 ACEI 在房颤中的治疗作用,仍需大规模前瞻性临床试验进一步验证其机制作用。

(吴 钢 胡 珊)

参 考 文 献

［1］ LAU D H, NATTEL S, KALMAN J M, et al. Modifiable Risk Factors and Atrial Fibrillation ［J］. Circulation, 2017, 136（6）: 583-596.

［2］ DANDONA P, DHINDSA S, GHANIM H, et al. Angiotensin Ⅱ and inflammation: the effect of angiotensin-converting enzyme inhibition and angiotensin Ⅱ receptor blockade［J］. J Hum Hypertens, 2007, 21（1）: 20-27.

［3］ LI D, SHINAGAWA K, PANG L, et al. Effects of angiotensin-converting enzyme inhibition on the development of the atrial fibrillation substrate in dogs with ventricular tachypacing-induced congestive heart failure［J］. Circulation, 2001, 104（21）: 2608-2614.

［4］ GOETTE A, ARNDT M, ROCKEN C, et al. Regulation of angiotensin Ⅱ receptor subtypes during atrial fibrillation in humans［J］. Circulation, 2000, 101（23）: 2678-2681.

［5］ ZANKOV D P, OMATSU-KANBE M, ISONO T, et al. Angiotensin Ⅱ potentiates the slow component of delayed rectifier K^+ current via the AT1 receptor in guinea pig atrial myocytes ［J］. Circulation, 2006, 113（10）: 1278-1286.

［6］ MASCOLO A, URBANEK K, DE ANGELIS A, et al. Angiotensin Ⅱ and angiotensin 1-7: which is their role in atrial fibrillation?［J］. Heart Fail Rev, 2020, 25（2）: 367-380.

［7］ L'ALLIER P L, DUCHARME A, KELLER P F, et al. Angiotensin-converting enzyme inhibition in hypertensive patients is associated with a reduction in the occurrence of atrial fibrillation［J］. J Am Coll Cardiol, 2004, 44（1）: 159-164.

［8］ VERMES E, TARDIF J C, BOURASSA M G, et al. Enalapril decreases the incidence of atrial fibrillation in patients with left ventricular dysfunction: insight from the Studies Of Left Ventricular Dysfunction（SOLVD）trials［J］. Circulation, 2003, 107（23）: 2926-2931.

［9］ PIZZETTI F, TURAZZA F M, FRANZOSI M G, et al. Incidence and prognostic significance of atrial fibrillation in acute myocardial infarction: the GISSI-3 data［J］. Heart, 2001, 86（5）: 527-532.

［10］ JIBRINI M B, MOLNAR J, ARORA R R. Prevention of atrial fibrillation by way of abrogation of the renin-angiotensin system: a systematic review and meta-analysis［J］. Am J Ther, 2008, 15（1）: 36-43.

［11］ ZAMAN A G, KEARNEY M T, SCHECTER C, et al. Angiotensin-converting enzyme inhibitors as adjunctive therapy in patients with persistent atrial fibrillation［J］. Am Heart J, 2004, 147（5）: 823-827.

［12］ UENG K C, TSAI T P, YU W C, et al. Use of enalapril to facilitate sinus rhythm maintenance after external cardioversion of long-standing persistent atrial fibrillation. Results of a prospective and controlled study［J］. Eur Heart J, 2003, 24（23）: 2090-2098.

［13］ NOVO G, GUTTILLA D, FAZIO G, et al. The role of the renin-angiotensin system in atrial fibrillation and the therapeutic effects of ACE-Is and ARBS［J］. Br J Clin Pharmacol, 2008, 66（3）: 345-351.

［14］BELLUZZI F, SERNESI L, PRETI P, et al. Prevention of recurrent lone atrial fibrillation by the angiotensin-Ⅱ converting enzyme inhibitor ramipril in normotensive patients［J］. J Am Coll Cardiol, 2009, 53（1）: 24-29.

［15］HIRAYAMA Y, ATARASHI H, KOBAYASHI Y, et al. Angiotensin-converting enzyme inhibitor therapy inhibits the progression from paroxysmal atrial fibrillation to chronic atrial fibrillation［J］. Circ J, 2005, 69（6）: 671-676.

［16］SUO Y, ZHANG Y, WANG Y, et al. Renin-angiotensin system inhibition is associated with reduced risk of left atrial appendage thrombosis formation in patients with atrial fibrillation ［J］. Cardiol J, 2018, 25（5）: 611-620.

［17］PRETORIUS M, MURRAY K T, YU C, et al. Angiotensin-converting enzyme inhibition or mineralocorticoid receptor blockade do not affect prevalence of atrial fibrillation in patients undergoing cardiac surgery［J］. Crit Care Med, 2012, 40（10）: 2805-2812.

11　他汀类药物在房颤治疗中的地位和应用

他汀类药物作为 3- 羟基 -3- 甲基戊二酰辅酶 A（HMG-CoA）还原酶抑制剂,除了降低血脂的作用外,同时还具备抗炎、抗氧化应激、改善内皮功能等多种药物效应,具有降低房颤发作的理论基础。目前已有的证据表明,他汀类药物除抗动脉粥样硬化以外,还具有抗心律失常效应,并在房颤的一级预防和二级预防中发挥着一定作用。

一、他汀类药物治疗房颤的潜在药理机制

1. 抗炎症反应　炎症反应作为心房组织重构和电重构的重要始动和促进因素,参与房颤的发生和维持。C 反应蛋白、肿瘤坏死因子、白介素 1、白介素 6、白介素 8、纤维蛋白原等炎症因子已被验证与房颤的发生及进展密切相关。他汀类药物可抑制组织相容性复合物 Ⅱ 介导的 T 细胞激活,减少 CD40 表达,抑制肿瘤坏死因子 α 和干扰素 γ 等炎症因子产生,同时可减少炎症细胞,抑制黏附分子,从而实现抗炎效应。多项临床研究也表明,他汀类药物可降低心脏外科术后及持续性房颤电复律后 C 反应蛋白水平,伴随着术后房颤发生率及复发率降低。以上证据均提示,他汀类药物可能通过其抗炎效应在房颤治疗中发挥重要作用。

2. 抗氧化应激　氧化应激在房颤的发生、维持以及血栓形成中发挥着重要作用。在快速心房起搏诱发的猪房颤动物模型中,左心房还原型烟酰胺腺嘌呤二核苷酸磷酸（nicotinamide adenine dinucleotide phosphate, NADPH）氧化酶活性和超氧化物歧化酶生成明显增加。同时研究也发现,房颤患者 NADPH 刺激的超氧化物歧化酶释放增多。Antoniades 等发现,心肌超氧阴离子（O_2^-）和过氧化亚硝酸盐（$ONOO^-$）产生是心脏外科术后房颤的独

立预测因素,而术前他汀类药物的使用可通过下调 Rac1-GTP 酶活性来减少 NADPH 氧化相关活性氧(心肌 O_2^- 和 $ONOO^-$)的产生,从而可减少心脏外科术后房颤,改善预后。

3. 改善内皮细胞功能　心内膜一氧化氮合酶表达和心房一氧化氮生物利用度的降低直接参与了房颤的发病过程。他汀类药物可通过刺激和上调内皮型一氧化氮合酶来促进内皮一氧化氮生成,从而改善内皮功能并预防房颤。

4. 调节神经内分泌系统激活　他汀类药物可减少血管紧张素 Ⅰ 型受体数量,增加血管紧张素受体阻滞剂的疗效,同时也可降低体外培养心肌细胞对 β 肾上腺素能刺激的敏感性。Yagi 等在小鼠动物研究中也发现,匹伐他汀可抑制血管紧张素 Ⅱ 诱导的心房纤维化、心肌细胞肥厚。此外,他汀类药物的降脂和抗氧化应激效应也可下调肾素 - 血管紧张素系统活性,从而实现抗心律失常作用。

二、他汀类药物对房颤的预防作用

1. 预防新发房颤　由于房颤发病率、致残率、致死率高的特点,房颤的一级预防越来越被重视。他汀类药物具有丰富的药物效应,丰富的证据提示其在房颤一级预防中可能发挥重要作用。在一项基于丹麦北部 180 万人口的病例对照研究中,匹配年龄、性别及区域后,51 374 名房颤 / 心房扑动患者及匹配的 513 670 名无心律失常对照组被纳入分析,研究结果显示他汀类药物的使用与更低的房颤发病率相关,并且这种关联性在服用他汀超过 1 年的患者中更为明显。按疾病分组的亚组分析也表明,他汀类药物预防房颤的作用在急性心肌梗死、卒中、心力衰竭和糖尿病患者中更为显著。另一项纳入心肌梗死后 89 703 名患者的研究也发现,在随访(5.0 ± 3.5)年后,服用他汀类药物治疗的患者具有更低的房颤发生率(10% *vs.* 15%, *P*<0.001),他汀类药物可使心肌梗死后新发房颤风险降低 17%。该研究还发现,辛伐他汀和阿托伐他汀对心肌梗死后新发房颤的预防作用明显强于普伐他汀。一项基于中国台湾健康保险数据库的大样本回顾性研究也报道,在平均随访 4 年后,持续使用他汀类药物的患者相较于中断他汀治疗患者房颤发生率降低 22%,并不受慢性肾脏病的影响。Hung 等在另一项研究中则报道了他汀类药物使用与新发房颤风险降低之间的剂量反应关系。

然而,一项入选了 9 项随机对照试验(约 60 000 名患者)的荟萃分析却显示,新发房颤发生率并不受他汀类药物的影响。同时另一项纳入了多个大型他汀药物临床试验的荟萃分析也显示,他汀类药物治疗无法显著降低房颤的发生率(*RR*=0.95, 95%*CI* 0.88~1.03, *P*=0.24)。值得注意的是,他汀类药物在房颤一级预防中的应用证据主要来源于多项基于人群的回顾性临床研究,因此尚需要进一步大规模的前瞻性随机对照研究进一步验证他汀类药物在房颤一级预防中的效果。

2. 预防心脏外科术后房颤　研究发现,心脏外科术后房颤的发病率可高达 20%~50%,并增加患者住院时长及死亡风险。围手术期他汀类药物的应用有望降低心脏外科术后房颤发生率,并改善患者的预后。早在 2006 年,一项前瞻性的随机对照双盲安慰剂研究纳入了 200 例行心脏外科手术的患者,所有患者既往均无房颤病史,结果显示术前 1 周开始使用阿托伐他汀(40mg、1 次 /d)治疗,可使术后房颤风险降低 61%,并且有效缩短了住院时间。在一项纳入 58 名心脏瓣膜手术患者的随机对照双盲试验中,围手术期应用阿托伐他汀（术前 3 天至术后 5 天, 40mg、1 次 /d）可有效减少术后房颤的发生（21% *vs.* 45%, *P*=0.05）。此外, 多项随机对照临床研究也表明, 阿托伐他汀可有效降低冠状动脉旁路移植术后房颤的发生率。但上述研究均受限于样本量较小, 而无法提供充分的临床证据。近年来, Zheng 等在一项大规模随机双盲对照研究中并没有取得相似的结果, 该研究共纳入 1 922 名行择期心脏外科手术的窦性心律患者, 试验组在围手术期（术前 8 天至术后 5 天）口服瑞舒伐他汀（20mg、1 次 /d）治疗。结果显示, 在心脏外科术后 5 天内, 瑞舒伐他汀药物组相较于安慰剂组并未减少术后房颤的发生率（21.1% *vs.* 20.5%, *P*=0.72）。此外, 在不同的年龄、性别、是否既往使用他汀类药物及手术方式等亚组分析中仍具有一致的结论。该研究具有更大的样本量, 相较于上述小样本临床研究, 其提供的临床证据更加充分。另一项关于围手术期高剂量阿托伐他汀应用的大型随机对照临床试验也报道了类似的阴性结果。

但一项入选了 20 项随机对照临床研究（共 4 338 名患者）的荟萃分析则显示, 围手术期他汀类药物治疗可有效降低心脏外科术后房颤风险（*OR*=0.5, 95%*CI* 0.34~0.73, *P*<0.001）, 这种效应在口服阿托伐他汀亚组以及单独行冠状动脉旁路移植术患者中尤其显著。另一项共纳入 90 000 例患者的荟萃分析也显示, 围手术期他汀类药物治疗可显著减少术后房颤的发生（*OR*=0.71, 95%*CI* 0.61~0.82, *P*<0.01）。综上, 围手术期他汀类药物治疗能否有效预防心脏外科术后房颤仍存较大争议, 近年来的两项大规模随机对照试验均未发现明显的预防效果。后续仍需更多的大型随机对照临床研究进一步明确其有效性, 并探索出围手术期他汀类药物治疗最有效药物种类、剂量及使用时长。

3. 预防房颤复律后复发 他汀类药物通过其抗炎、抗氧化应激、保护内皮等药理效应可能在预防房颤复发中发挥着重要作用, 但目前尚缺乏一致的临床证据。Suleima 等在一项纳入 125 名房颤患者的随机双盲对照试验中发现, 在环肺静脉隔离术后 3 个月, 阿托伐他汀（80mg、1 次 /d）与安慰剂组相比, 并不能显著降低房颤的复发率。另一项探讨他汀对持续性房颤患者电复律后复发影响的多中心随机对照双盲试验也提示, 阿托伐他汀（80mg、1 次 /d）在电复律后 30 天内维持窦性心律的作用并不优于安慰剂。而一项纳入 6 项临床研究共 515 例持续性房颤患者的荟萃分析则显示, 他汀类药物可显著减少房颤电复律后复发。但该结果仍存有较大局限性, 其所纳入研究大多未采取盲法、无安慰剂对照, 且在他汀类药物种类及剂量上具有明显异质性。因此, 他汀类药物用于预防房颤复发尚需更加丰富的临床研究证据支撑。此外, 上述研究对于房颤复律后的随访时间均较短, 虽然他汀类药物在服药后早期即可产生抗炎、抗氧化应激的作用, 但其对心房重构的改善作用可能需要更长的疗程, 其是否存在预防房颤复发的长期效应尚需更多的大样本随机双盲对照试验验证。

三、总结

他汀类药物通过其抗炎、抗氧化应激、改善内皮功能、调节神经内分泌效应或在房颤的上游治疗中发挥重要作用。相较于直接作用于离子通道的抗心律失常药物, 无致心律失常的作用, 且在发挥抗心律失常效应的同时, 可降低心血管疾病的发病率和死亡率。但目前他汀类药物应用于房颤一级预防及二级预防的临床证据多来自回顾性临床研究或小规模随机对照临床试验,结果缺乏一致性。围手术期他汀类药物应用预防心脏外科术后房颤的临床证据最为丰富,但争议尚存。未来仍需更多大规模随机对照临床试验验证其在房颤上游治疗中的有效性,以推广其临床应用。

（蔡阳威　凌智瑜）

参 考 文 献

［1］ PINHO-GOMES A C, REILLY S, BRANDES R P, et al. Targeting inflammation and oxidative stress in atrial fibrillation: role of 3-hydroxy-3-methylglutaryl-coenzyme a reductase inhibition with statins［J］. Antioxid Redox Signal, 2014, 20（8）: 1268-1285.

［2］ ADAM O, NEUBERGER H R, BÖHM M, et al. Prevention of atrial fibrillation with 3-hydroxy-3-methylglutaryl coenzyme A reductase inhibitors［J］. Circulation, 2008, 118（12）: 1285-1293.

［3］ PEÑA J M, MACFADYEN J, GLYNN R J, et al. High-sensitivity C-reactive protein, statin therapy, and risks of atrial fibrillation: an exploratory analysis of the JUPITER trial［J］. Eur Heart J, 2012, 33（4）: 531-537.

［4］ PATTI G, CHELLO M, CANDURA D, et al. Randomized Trial of Atorvastatin for Reduction of Postoperative Atrial Fibrillation in Patients Undergoing Cardiac Surgery［J］. Circulation, 2006, 114（14）: 1455-1461.

［5］ ANTONIADES C, DEMOSTHENOUS M, REILLY S, et al. Myocardial redox state predicts in-hospital clinical outcome after cardiac surgery effects of short-term pre-operative statin treatment［J］. J Am Coll Cardiol, 2012, 59（1）: 60-70.

［6］ YAGI S, AKAIKE M, AIHARA K, et al. Endothelial nitric oxide synthase-independent protective action of statin against angiotensin II-induced atrial remodeling via reduced oxidant injury［J］. Hypertension, 2010, 55（4）: 918-923.

［7］ VERONESE G, MONTOMOLI J, SCHMIDT M, et al. Statin use and risk of atrial fibrillation or flutter: a population-based case-control study［J］. Am J Ther, 2015, 22（3）: 186-194.

［8］ CHANG C H, LEE Y C, TSAI C T, et al. Continuation of statin therapy and a decreased risk of atrial fibrillation/flutter in patients with and without chronic kidney disease［J］. Atherosclerosis, 2014, 232（1）: 224-230.

［9］ ZHOU X, DU J, YUAN J, et al. Statin therapy is beneficial for the prevention of atrial fibrillation in patients with coronary artery disease: a meta-analysis［J］. Eur J Pharmacol. 2013, 707（1-3）: 104-111.

［10］ DEHGHANI M R, KASIANZADEH M, REZAEI Y, et al. Atorvastatin Reduces the Incidence of Postoperative Atrial Fibrillation in Statin-Naive Patients Undergoing Isolated Heart Valve Surgery: A Double-Blind, Placebo-Controlled Randomized Trial［J］. J Cardiovasc Pharmacol Ther, 2015, 20（5）: 465-472.

［11］ ZHENG Z, JAYARAM R, JIANG L, et al. Perioperative rosuvastatin in cardiac surgery［J］. N Engl J Med, 2016, 374（18）: 1744-1753.

3

［12］BILLINGS F T, HENDRICKS P A, SCHILDCROUT J S, et al. High-Dose Perioperative Atorvastatin and Acute Kidney Injury Following Cardiac Surgery: A Randomized Clinical Trial[J]. JAMA, 2016, 315(9): 877-888.

［13］YUAN X, DU J, LIU Q, et al. Defining the role of perioperative statin treatment in patients after cardiac surgery: A meta-analysis and systematic review of 20 randomized controlled trials[J]. Int J Cardiol, 2017, 228: 958-966.

［14］KUHN E, LIAKOPOULOS O, STANGE S, et al. Preoperative statin therapy in cardiac surgery: a meta-analysis of 90,000 patients[J]. Eur J Cardiothorac Surg, 2014, 45(1): 17-26.

［15］SULEIMAN M, KOESTLER C, LERMAN A, et al. Atorvastatin for prevention of atrial fibrillation recurrence following pulmonary vein isolation: a double-blind, placebo-controlled, randomized trial[J]. Heart Rhythm, 2012, 9(2): 172-178.

［16］LOFFREDO L, ANGELICO F, PERRI L, et al. Upstream therapy with statin and recurrence of atrial fibrillation after electrical cardioversion. Review of the literature and meta-analysis [J]. BMC Cardiovasc Disord, 2012, 12(1): 1-7.

12　ARNI 在房颤中的应用

肾素 - 血管紧张素 - 醛固酮系统（renin-angiotensin-aldosterone system, RAAS）在心血管健康和疾病中发挥着重要作用。短期 RAAS 激活控制水钠潴留，引起血管收缩，有利于维持低血压和早期心力衰竭时的心排血量。然而，长时间的 RAAS 激活则会导致结构重塑和心功能障碍。钠尿肽（natriuretic peptide, NP）可通过促进水钠排泄、血管舒张来平衡 RAAS 和交感神经系统激活带来的影响。脑啡肽酶是一种主要的 NP 降解酶，可降解多种血管调节因子。虽然单独抑制脑啡肽酶不足以平衡心血管疾病（如高血压和心力衰竭）中的 RAAS 激活，但血管紧张素受体 - 脑啡肽酶抑制剂（angiotensin receptor neprilysin enzyme inhibitor, ARNI）在一些临床试验中是非常有效的，同时可降低心律失常的风险。本文主要阐述 ARNI 与房颤之间的可能联系及潜在的分子机制，为 ARNI 在心血管系统中的治疗作用和安全性提供一定循证医学的依据及见解。

一、ARNI 的作用机制

作为首个 ARNI，沙库巴曲缬沙坦由脑啡肽酶抑制剂沙库巴曲和血管紧张素受体阻滞剂（angiotensin receptor blocker, ARB）缬沙坦按照 1:1 摩尔比构成，因而具有双重抑制神经内分泌系统的作用。

RAAS 在心血管疾病及肾脏的生理调节中起着非常重要的作用。心力衰竭时心排血量降低，肾血流量随之减少，RAAS 即被激活，血管紧张素 Ⅱ 和醛固酮分泌增加，从而导致全身水钠潴留,同时也启动了心肌细胞和组织的重塑,加速了心功能的恶化。血管紧张素转换酶抑制剂(angiotensin-converting enzyme inhebitor, ACEI)和 ARB 抑制循环 RAAS,可达到扩张血管、抑制交感神经兴奋的作用,进而改善心力衰竭时的血流动力学、减轻淤血症状,改善和延缓心室重塑,延缓心力衰竭进展,降低心力衰竭远期死亡率,改善预后。

　　NP 同样在心血管稳态中发挥着重要作用。NP 主要包括心房钠尿肽(atrial natriuretic peptide, ANP)、B 型钠尿肽(brain natriuretic peptide, BNP)和 C 型利钠肽(C-type natriuretic peptide, CNP)。ANP 主要存在于心房组织中;BNP 主要存在于脑组织、心房心室组织中,心肌肥厚时心房和心室中表达增加。ANP 和 BNP 可结合并激活利钠肽受体,使环磷酸鸟苷(cGMP)生成增多而发挥血管舒张、尿钠排泄和利尿的生理作用,另外还可抑制肾素的分泌和醛固酮的产生,减少心肌血管重构、细胞凋亡、心室肥厚和纤维化,减少肾脏纤维化,改善肾脏血流动力学。心房及心室扩张、心室功能障碍和心力衰竭时 ANP 和 BNP 表达显著增加,作用于心脏、脉管系统、脑、肾脏和肾上腺等组织即可发挥相应作用。沙库巴曲作为前体药物,在体内经酶切作用去掉乙酯基团,得到其活性形式沙库巴曲(LBQ657)。LBQ657 在体内外均有较强的抑制脑啡肽酶作用。研究表明,脑啡肽酶能够降解多种血管活性肽,比如 NP、缓激肽、肾上腺髓质素、血管紧张素 II 等。LBQ657 通过抑制脑啡肽酶上调 NP、缓激肽、肾上腺髓质素水平,发挥利钠利尿、扩张血管降低血压、抑制交感神经张力、降低醛固酮水平、抑制心肌纤维化及心肌肥大等作用。

　　但是抑制脑啡肽酶同时会升高血管紧张素 II 浓度,引起血管收缩,抵消 NP 等物质的血管舒张作用,联用血管紧张素 II 受体阻滞剂缬沙坦可很好地解决上述问题。此外,缬沙坦还具有抑制交感神经、降低醛固酮水平、抑制心肌纤维化、逆转心肌重塑的作用。

二、ARNI 调控心律失常的潜在机制

　　心律失常的发生和维持主要是由于冲动形成异常和传导异常。异位激动通常由早期后除极(early afterdepolarization, EAD)或延迟后除极(delayed after depolarization, DAD)触发。钙调控异常,如兰尼碱受体(ryanodine receptor, RyR2)过度激活或肌质网(sarcoplasmic reticulum, SR)钙超载,可能导致 DAD,而过度的动作电位时程(action potential duration, APD)延长和 L 型钙通道(I_{Ca-L})的再激活则可诱发 EAD。在组织水平,APD/ 有效不应期(effective refractory period, ERP)的缩短及心肌重塑可使心内出现缓慢、不均匀的电传导,为折返性心律失常提供了触发基质。

　　RAAS 激活后,心肌细胞中血管紧张素 II 依赖的受体激活(即 AT1R),从而激动蛋白激酶 C(protein kinase C, PKC)依赖的信号级联。在此过程中,磷脂酶 C 将磷脂酰肌醇 4, 5- 二磷酸水解为肌醇三磷酸(inositol trisphosphate, IP₃)和二酰基甘油,进一步激活 PKC,促进核 IP₃ 受体及 Ca^{2+}/ 钙调蛋白依赖性蛋白激酶 II(Ca^{2+}/calmodulin-dependent protein kinase- II, CaMK II)的激活,同时促进肌钙蛋白 I 和肌钙蛋白 T 的磷酸化,从而改变肌纤维的钙敏感性。CaMK II 作为体内的主要信号分子,可影响心肌细胞内的诸多靶点。PKC 和 CaMK II 可通过核内钙、组蛋白去乙酰化酶复合物和活化 T 细胞核因子(nuclear factor of activated T cell, NFAT)信号通路等控制心肌细胞内的离子通道和其他调控蛋白的转录。在健康心肌中,PKC 的激活使得心肌收缩力增加,钙循环增强,从而加强心脏功能,其意义重

大。此外,RAAS的过度激活和PKC依赖的信号级联反应的延长激活可通过CaMKⅡ介导的钙调蛋白的磷酸化,尤其是RyR2和受磷蛋白(phospholamban,PLN),促使心律失常的发生。PLN磷酸化释放抑制内质网钙调ATP酶,增加SR的钙摄取,促使钙超载,同时RyR2的磷酸化作用增加了钙通道开放的概率,增加了心律失常相关的自发钙释放及DAD。总之,在RAAS激活后潜在的致心律失常的众多环节中,ACEI和ARB表现出直接和间接(与逆重构诱导相关)的抗心律失常作用。

NP受体(NP-receptor,NPR)的激动同样具有许多下游效应。NPR-A促进鸟苷环化酶产生cGMP。随后,cGMP激活蛋白激酶G(protein kinase G,PKG),并主要作用于以下几个靶点,包括通过PLN磷酸化增加SR钙摄取、抑制L型钙通道介导的钙内流、抑制PKC和肥厚信号,以及通过肌动蛋白和肌钙蛋白I磷酸化降低心肌硬度和肌丝敏感性。脑啡肽酶抑制剂促进NP受体的激活,包括NPR-A,从而降低心肌收缩性、心肌逆重塑和减少细胞内钙水平。此外,由于PKG同样可抑制PKC,故PKC的下游效应也被抑制,包括心律失常相关的钙调控异常。同时,NP依赖性NPR-C的激活可阻断腺苷基环化酶及其下游效应,包括蛋白激酶A(protein kinase A,PKA)依赖性的信号通路。因此,脑啡肽酶抑制剂可能具有很强的抗心律失常作用。

由于脑啡肽酶也能降解其他促血管收缩蛋白(例如血管紧张素Ⅱ和内皮素Ⅰ),抑制脑啡肽酶可能会增加循环中血管紧张素Ⅱ的水平。因此,添加RAAS受体阻滞剂可以促使进一步的血管舒张、血压降低和后负荷减少,这可能会抑制心脏重构,从而间接改善致心律失常的基质。除了与RAAS和脑啡肽酶抑制剂相关的一般抗心律失常作用外,ARNI似乎具有其他的疾病特异性抗心律失常作用。在家兔模型中,沙库巴曲缬沙坦抑制RAP诱导的NFAT去磷酸化、下调Cav1.2,上调Ⅰ/Ⅲ型胶原、NT-proBNP、生长刺激表达基因2蛋白(growth stimulation expressed gene 2,ST2)和钙调磷酸酶,使APD/ERP延长,从而可能降低折返的可能性,继而降低房颤的易感性。而在心力衰竭状态下,沙库巴曲缬沙坦似乎通过上调基因 $KCNH2$、$KCNE1$ 和 $KCNE2$ 的转录来实现调控,增加 I_{Kr} 和 I_{Ks},从而降低APD/ERP,潜在地降低了发生心律失常EAD的可能性。此外,沙库巴曲缬沙坦可能通过下调RyR2、钠钙交换转运蛋白(NCX1)和CaMKⅡ的磷酸化抑制细胞异位激动的决定因素,其确切的机制和治疗效果仍需要进一步研究证实。虽然上述ARNI的分子机制可能是目前观察到的抗心律失常作用的潜在机制,但ARNI介导的抗心律失常机制目前尚无定论。

在家兔房颤模型中,沙库巴曲缬沙坦一定程度上减少了 I_{Ca-L} 的降低,使得心房有效不应期(effective refractory period,ERP)缩短,缓解心房增大及心肌纤维化的进程,同时减弱由于快速心房起搏(rapid-atrial pacing,RAP)而产生的房颤诱导作用。同时,在快速心室起搏诱发心力衰竭的家兔模型中,沙库巴曲缬沙坦使左心耳封堵术后ANP的水平恢复正常,并使延长的心房和心室ERP趋于正常。此外,ARNI还能调节钙处理蛋白的表达水平,降低房颤和心室颤动的诱导率。

除了在长期治疗中逆转心脏重构外,ARNI可能还具有直接的抗心律失常作用。例如,在终末期心力衰竭中,LBQ657和缬沙坦的联合治疗显著降低了钙活化频率、幅度、持续时程和SR钙泄漏。此外,沙库巴曲缬沙坦一定程度上改善了快速起搏所引起的HL-1细胞的钙超载。

三、ARNI 在心律失常中的临床应用

ARNI 对心律失常是否有益仍存在争议。目前还没有关于 ARNI 治疗心律失常的随机对照研究。一项动物实验结果表明,ARNI 能够通过钙调神经磷酸酶等途径减弱房颤家兔模型的心房电重构和结构重构。PARADIGM-HF 研究发现,与依那普利组相比,ARNI 组发生心源性猝死风险明显降低,该研究的纳入人群中仅 15% 的患者携带有植入型心律转复除颤器(implantable cardioverter defibrillator,ICD)。但 ARNI 降低猝死风险的作用机制仍不清楚,有学者认为可能与 ARNI 的抗心律失常作用相关。Russo 等对接受 ARNI 治疗的 167 例携带 ICD 的缺血性和非缺血性扩张型心肌病患者进行为期 12 个月的随访研究,结果显示,阵发性房颤、持续或阵发心室扑动/心室颤动(ventricular flutter/ventricular fibrillation,VT/VF)及 ICD 放电事件发生率较基线均明显降低。在使用心脏植入电子设备(CIED)的射血分数下降的心力衰竭患者中,两项研究表明,使用 ARNI 治疗的非永久性房颤患者,其房性心律失常的复发率更低,房性心律失常负荷更轻,室性期前收缩更少。然而,亦有研究表明应用 ARNI 未观察到房颤负荷的减少,该研究纳入 151 例携带 ICD 或心脏再同步化治疗的射血分数降低的心力衰竭患者,在接受 ACEI/ARB 治疗 364 天后改用 ARNI 治疗相同时间,结果显示,ARNI 比传统 RAAS 抑制剂显著降低 VT 和 VF 事件发生率,未明显降低房性心律失常发生率。在 PARADIGM-HF 中,接受 ARNI 治疗的射血分数降低的心力衰竭患者的新发房颤发生率(3%)与接受依那普利治疗的患者未见明显差异,而在射血分数保留的心力衰竭患者(PARAGON-HF)中 ARNI 可增加女性新发房颤的发生率,尽管在男性中体现出较低的房颤发生率,但并无显著差异。然而,由于这些后续研究并非专门针对 ARNI 对心律失常的影响而设计,研究过程中不是所有患者都接受了持续心律监测,故可能低估了房颤的实际发生率及房颤负荷。

四、小结

RAAS 和 NP 在肾脏和心血管疾病中发挥着重要的调节作用。目前,ARNI 通过脑啡肽酶抑制剂和血管紧张素受体阻滞剂的联合治疗,对神经内分泌系统产生双重抑制作用,在心力衰竭治疗中的有效性及安全性已得到诸多循证医学的证实。越来越多的数据表明,ARNI 可能通过限制心血管疾病相关的结构重构或通过对心肌细胞相关离子通道的电重构来发挥其抗心律失常的作用。ARNI 在不同程度上调节心脏电生理,并影响房性和室性心律失常的几个决定因素。然而,仍需更多的研究揭示 ARNI 在心血管疾病中病理生理改变的复杂机制,并评估现有报道的潜在的致心律失常效应,从而进一步提高这类药物的临床应用。

(王海雄 李 娜)

参 考 文 献

[1] DÍEZ J. Chronic heart failure as a state of reduced effectiveness of the natriuretic peptide system: implications for therapy[J]. Eur J Heart Fail, 2017, 19(2): 167-176.

［ 2 ］ SPERANZA R, SEBASTIANO S, VALENTINA V, et al. Natriuretic peptides: an update on bioactivity, potential therapeutic use, and implication in cardiovascular diseases［ J ］. Am J Hypertens, 2008, 21(7): 733-741.

［ 3 ］ SANGARALINGHAM S J, WANG B H, KOMPA A R, et al. Renin-angiotensin blockade combined with natriuretic peptide system augmentation: novel therapeutic concepts to combat heart failure［ J ］. Circ Heart Fail, 2013, 6(3): 594-605.

［ 4 ］ VERHAERT D V M, BRUNNER-LA ROCCA H P, VAN VELDHUISEN D J, et al. The bidirectional interaction between atrial fibrillation and heart failure: consequences for the management of both diseases［ J ］. Europace, 2021, 23(23 Suppl 2): ii40-ii45.

［ 5 ］ VERMA A, KALMAN J M, CALLANS D J. Treatment of Patients With Atrial Fibrillation and Heart Failure With Reduced Ejection Fraction［ J ］. Circulation, 2017, 135(16): 1547-1563.

［ 6 ］ LYFL A, QI L A, GZL A, et al. Sacubitril/valsartan attenuates atrial electrical and structural remodelling in a rabbit model of atrial fibrillation［ J ］. Eur J Pharmacol, 2020, 881: 173120.

［ 7 ］ RUSSO V, BOTTINO R, RAGO A, et al. The effect of sacubitril/valsartan on device detected arrhythmias and electrical parameters among dilated cardiomyopathy patients with reduced ejection fraction and implantable cardioverter defibrillator［ J ］. J Clin Med, 2020, 9(4): 1111.

［ 8 ］ RENATO D V, ANDREA P, MARCO D M. Favorable Effects of Sacubitril/Valsartan on the Peak Atrial Longitudinal Strain in Patients With Chronic Heart Failure and a History of One or More Episodes of Atrial Fibrillation: A Retrospective Cohort Study［ J ］. J Clin Med Res, 2020, 12(2): 100-107.

［ 9 ］ MARTENS P, NUYENS D, RIVERO-AYERZA M, et al. Sacubitril/valsartan reduces ventricular arrhythmias in parallel with left ventricular reverse remodeling in heart failure with reduced ejection fraction［ J ］. Clin Res Cardiol, 2019, 108(10): 1074-1082.

［ 10 ］ MCMURRAY J J V, JACKSON A M, LAM C S P, et al. Effects of Sacubitril-Valsartan Versus Valsartan in Women Compared with Men with Heart Failure and Preserved Ejection Fraction: Insights from PARAGON-HF［ J ］. Circulation, 2019, 141(5): 338-351.

［ 11 ］ CHENG W H, LUGTU I C, CHANG S L, et al. Effects of Angiotensin Receptor-Neprilysin Inhibitor in Arrhythmogenicity Following Left Atrial Appendage Closure in an Animal Model ［ J ］. Cardiovasc Drugs Ther, 2021, 35(4): 759-768.

［ 12 ］ MARTIN A, ROSE R A, ABHIJIT T, et al. New aspects of endocrine control of atrial fibrillation and possibilities for clinical translation［ J ］. Cardiovasc Res, 2021, 117(7): 1645-1661.

［ 13 ］ VICENT L, MÉNDEZ-ZURITA F, VIÑOLAS X, et al. Clinical characteristics of patients with sustained ventricular arrhythmias after sacubitril/valsartan initiation［ J ］. Heart Vessels, 2020, 35(1): 136-142.

13　SGLT2i 在房颤治疗中的应用

钠-葡萄糖共转运蛋白抑制剂［sodium-glucose cotransporter-2（SGLT2）inhibitor，SGLT2i］是一类新的抗糖尿病药物，它能特异性地抑制肾近曲小管上皮细胞的 SGLT2 对葡萄糖的重吸收，增加尿中葡萄糖的排泄，从而降低血糖。目前常用的 SGLT2i 包括恩格列净、达格列净、卡格列净等。越来越多的临床研究显示，SGLT2i 除降低血糖外，也具有抗重构、减轻心肌纤维化、减轻心脏炎症和氧化应激损伤、减轻心肌细胞凋亡等方面的作用，且已被证实可以降低心血管疾病患者或心血管疾病高风险人群发生主要不良心血管事件（major adverse cardiovascular event，MACE）的风险。研究显示，SGLT2i 使原发性心血管不良事件（心血管疾病导致的死亡/非致死性心肌梗死发生率）下降 14%，心力衰竭住院率也下降 35%。

糖尿病已知是房颤发生、发展的独立危险因素。糖尿病及其相关的并发症，如肥胖、高血压、慢性肾脏病和心力衰竭等，已被证实与房颤和心房扑动的发生率增加有关。虽然目前尚未被证实，我们认为与糖尿病相关的代谢改变如胰岛素抵抗、动脉粥样硬化和内皮功能障碍等，可诱导心脏结构重构和电重构，进而增加心律失常的发生风险。鉴于此，有人提出疑问，降糖治疗是否会改变房颤的发展？

一、SGLT2i 降糖作用机制

SGLT2 是一种高容量、低亲和力的转运蛋白，主要表达于近端肾小管中，是负责肾小管滤过的葡萄糖和钠离子（Na^+）重吸收的主要转运体。SGLT2i 通过抑制 SGLT2，减少滤过葡萄糖的重吸收，降低葡萄糖的肾阈值，从而增加尿糖的排泄，在不增加 2 型糖尿病患者低血糖风险的情况下降低血糖。除此之外，还可以减少 Na^+ 的重吸收，增加 Na^+ 向远端小管的输送。

二、SGLT2i 心血管保护作用机制

基于 SGLT2i 降低葡萄糖的肾阈值、增加尿糖排泄、减少 Na^+ 重吸收等，这可能会影响某些生理功能，包括但不限于降低心脏前负荷和后负荷以及下调交感神经活性。其可能通过以下几个作用途径对心血管起到保护作用：

1. 减少/消除心力衰竭风险因素　降低高血糖、减轻体重、降低血压、降低血尿酸。研究显示，SGLT2i 单用或与二甲双胍、吡格列酮、格列美脲、胰岛素等药物联合使用，可以显著降低 2 型糖尿病患者的糖化血红蛋白和空腹血糖，不良反应发生率与安慰剂相似，可减轻体重，降低血糖、血脂。基于 SGLT2i 通过促进尿糖、Na^+ 的排出原理，其在增加尿量的同时，尿酸的排出量也进一步增加，从而降低血管系统容量负荷，进而降低血压。

2. 改善血流动力学　SGLT2i 通过促进肾脏对葡萄糖、钠离子的排泄，起到利尿作用，从而降低心血管系统的容量负荷。SGLT2i 不仅降糖，还抑制了 Na^+ 的重吸收；因此，起到了一定程度上的利尿作用。由于它同时排钠、排糖，使得尿液里面的渗透压增高，组织里面带出去的水分增加。但与单纯的袢利尿剂或噻嗪类利尿剂相比，它对钠离子的排泄能力较低，因此晶体渗透压的降低幅度较小，使组织里面的水分进入到血浆中，致使心肌组织、脑组织、肾脏组织、血管组织里的水分明显减少，对血管、心脏、肾脏起到巨大的保护作用。

3. 保护心肌　通过抗炎、抗心肌纤维化和改善心室重塑起到保护心肌的作用。通过活性氧簇/信号转导与转录活化因子 3 信号通路促进巨噬细胞由 M2 型向 M1 型转化，从而减少心肌纤维细胞的浸润，减缓心肌纤维化进程；通过降糖而减少高糖毒性、氧化应激造成的心肌损伤，改善心肌细胞能量代谢；直接抑制心肌 Na^+/H^+ 交换，增加线粒体 Ca^{2+} 水平，加强心肌收缩功能，发挥心脏保护作用。

三、SGLT2i 与房颤相关研究

2015 年 EMPA-REG OUTCOME 研究表明，SGLT2i 恩格列净可降低糖尿病患者 38% 的主要心血管不良事件风险。在亚组分析中，研究发现基线水平即有房颤的患者应用恩格列净能得到更多临床获益，与基线水平无房颤的患者相比，心血管死亡或心力衰竭住院风险降低 42%。

2019 年 DECLARE-TIMI 58 研究的事后分析结果显示，在动脉粥样硬化性心血管疾病（ASCVD）高风险的 2 型糖尿病患者中，达格列净能降低 19% 的房颤或心房扑动的发作风险。

2021 年，Benedetta 等通过美国食品药品监督管理局药物不良反应系统数据库，进一步分析了 SGLT2i 对房颤的防治作用。筛选了 2014 年初至 2019 年底之间的数据，比较 SGLT2i 与其他降糖药物的房颤发作情况。结果提示，应用 SGLT2i 的患者房颤的发生率 [4.8/1 000（人·年）] 明显低于其他降糖药物的房颤发生率 [8.7/1 000（人·年）]。

CVD-Real Nordic 研究是一项在丹麦、挪威和瑞典进行的回顾性观察研究（$n=40\ 908$），接受 SGLT2i 的患者与接受二肽基肽酶 4（dipeptidyl peptidase- Ⅳ，DPP- Ⅳ）抑制剂或其他降糖药物的匹配患者相比，房颤发生率无差异。然而，中国台湾地区的一项研究报道，15 606 例使用 SGLT2i 的患者与 12 383 例使用 DPP- Ⅳ 抑制剂的患者在治疗后，房颤发生率显著降低。

一项纳入 16 项随机对照研究的荟萃分析，包含 38 335 例 2 型糖尿病患者，结果提示 SGLT2i 显著减少房颤或心房扑动发作（$RR=0.76$，$95\%CI$ 0.65~0.90，$P=0.001$），且该效应与基线糖化血红蛋白 HbA1c 水平无关。

近期，我国学者在 SGLT2i 对房颤和心房扑动的保护作用方面进行了荟萃分析。该研究共纳入 33 项临床试验，共 66 685 例患者，研究结果显示，与安慰剂相比，SGLT2i 可使房颤/心房扑动的严重不良事件的发生率降低 19.33%。亚组分析结果显示，达格列净与恩格列净、卡格列净相比，房颤/心房扑动的严重不良事件发生率最低。尚需进一步研究来确定卡格列净、恩组格列净是否对房颤/心房扑动的发展具有类似的保护作用。

四、SGLT-2i 可能降低房颤风险的潜在机制

既往研究表明,SGLT2i 主要通过排钠及渗透性利尿等作用来改善心力衰竭患者的预后,而大量研究也已证实心力衰竭与房颤之间的密切关系,通过改善心功能,房颤事件的发生也将显著减少。尽管多项临床研究结果提示 SGLT2i 有防治房颤或心房扑动的作用,但有趣的是,心肌组织中并未观察到有 SGLT2 的受体。据此,我们推测 SGLT2i 降低房颤风险的潜在作用机制如下:

1. **纠正心肌内 Na^+、Ca^{2+} 平衡紊乱**　钙离子平衡失调是房颤发生、发展的重要原因。舒张期动作电位时期异常的钙释放活动将激活细胞膜上钠钙转运体(NCX),NCX 在将 Ca^{2+} 排出胞内的同时会以 1:3 比例交换胞外 Na^+ 入胞,从而产生 1 个净内向电流,这是延迟后除极(DAD)的电生理基础。而当内向 Na^+ 电流达到钠通道阈值时可引起大量 Na^+ 释放,即触发活动。房颤的起始与触发活动密切相关。

此外,胞内失衡的钙紊乱将进一步促进心肌纤维化及炎症等过程,加剧心肌重构,以此维持房颤发展。在上述进程中,Na^+ 与 Ca^{2+} 通过 NCX 相辅相成。Na^+ 负荷超载可继发性导致 Ca^{2+} 紊乱。2017 年,Baartscheer 等首次证实 SGLT2i 可阻碍心肌胞膜上钠氢转运体 1(NHE1),由此改善心肌内 Na^+ 超载。与此同时,细胞内 Na^+ 的减少将激活 NCX,增加 Na^+ 内流,减少胞内 Ca^{2+} 浓度。这是 SGLT2i 发挥抗心律失常作用的重要基础,然而该实验以心室肌细胞作为研究对象,目前尚缺乏针对心房肌的实验。

2. **改善线粒体功能不全**　线粒体是体内的"三磷酸腺苷(adenosine triphosphate,ATP)工厂",除供能以维持心肌细胞正常收缩与舒张外,还能保证胞膜上的离子转运体功能的正常发挥,其中包括调节胞内外 Ca^{2+} 平衡的膜蛋白。线粒体功能的紊乱不仅严重影响 ATP 产出,同时会生成大量活性氧(reactive oxygen species,ROS)引起细胞氧化应激,并且干扰胞内钙稳态,这些都与房颤发生密切相关。SGLT2i 可显著改善线粒体功能。SGLT2i 具有促进线粒体生物合成和功能的能力。功能失调的线粒体产生更多的活性氧,可致心律失常和破坏心脏电活动。此外,更多 ROS 的产生促进心肌细胞肥大和纤维化,这些都可能导致房性心律失常的发生。其中,达格列净减轻细胞氧化应激的作用得到广泛证实,这或许也能解释临床中所见,以达格列净为主的房颤防治效应。此外,亦有研究指出,线粒体氧化呼吸功能及心房重构的改善也是 SGLT2i 发挥作用的重要机制。

3. **减少心外膜脂肪**　心外膜脂肪组织(epicardial adipose tissue,EAT)是由脂肪细胞、前脂肪细胞、成纤维细胞、免疫细胞、神经细胞和血管组成的多样化微环境。EAT 分泌的脂肪因子诱导离子通道和间隙连接的重构,有促纤维化的作用,EAT 的增加形成了心脏兴奋延迟传导的解剖学障碍,同时 EAT 积累可能引起脂质过载和活性氧产生,导致动作电位延长和早期/延迟后除极。EAT 与心肌之间的旁分泌交流引起心肌纤维化、动作电位延长、心肌细胞去极化。因此被认为是潜在的致心律失常因素。研究表明,SGLT2i 与 EAT 减少有关,不少学者认为 SGLT2i 可能具有抗心律失常作用。

4. **调节血清中 Mg^{2+} 含量**　Mg^{2+} 可直接作用于窦房结,延长窦房结恢复时间,使起搏细胞的冲动发放周期延长。血镁浓度愈高,发放周期也愈长,窦性心律变慢。而当血 Mg^{2+} 降低时则心率增快,使心肌细胞的绝对不应期缩短和相对不应期延长,低镁血症增加了室

上性异位和窦房结自律性的风险,并可能增加房颤的发生机会。一方面,SGLT2i可能作用于肾远曲小管中的离子通道,该离子通道可调节尿镁排泄,导致血清 Mg^{2+} 水平升高;另一方面,能通过增加胰岛素敏感性和降低胰岛素/胰高血糖素比率来增加血清镁水平。多项研究表明,血清 Mg^{2+} 水平升高可能对心脏有抗缺血和抗炎作用,进一步降低房颤的发病率。

5. 降低尿酸　临床研究表明,尿酸水平增高和高血压、房颤患病率之间存在关联。SGLT2i通过促进尿糖和钠离子的排出增加尿量的同时,促进尿酸的排出。Zhao等对来自62个临床试验的34 941例糖尿病合并高尿酸血症的受试者应用SGLT2i类后的尿酸水平进行荟萃分析,加用SGLT2i后,尿酸的加权平均降低水平为37.73μmol/L。因此,有学者推测,SGLT2i可通过减少尿酸,进而降低房颤的发病率。

五、小结

基于目前的循证医学数据,SGLT2i已证实在伴或不伴T2DM的射血分数降低的心力衰竭患者中均可以降低心血管死亡或心力衰竭恶化风险。SGLT2i在房颤/心房扑动防治方面的研究进展,特别是达格列净作用突出。在单纯SGLT2i药物的亚组分析中,达格列净与房颤/心房扑动发生率相比安慰剂降低了约31.54%。然而,与安慰剂相比,SGLT2i类其他成员卡格列净、恩格列净的房颤/心房扑动发生率差异无统计学意义。多项研究结合目前已进行的随机对照试验和观察性研究及荟萃分析,提供了相互矛盾的结果。未来需要更多的相关临床研究,进一步探索SGLT2i在改善房颤患者预后的作用。

（袁义强）

参 考 文 献

[1] ZELNIKER T A, BONACA M P, FURTADO R, et al. Effect of Dapagliflozin on Atrial Fibrillation in Patients With Type 2 Diabetes Mellitus: Insights From the DECLARE-TIMI 58 Trial[J]. Circulation, 2020, 141(15): 1227-1234.

[2] SHI W, ZHANG W, ZHANG D, et al. Comparison of the effect of glucose-lowering agents on the risk of atrial fibrillation: A network meta-analysis[J]. Heart Rhythm, 2021, 18(7): 1090-1096.

[3] LI D, LIU Y, HIDRU T H, et al. Protective Effects of Sodium-Glucose Transporter 2 Inhibitors on Atrial Fibrillation and Atrial Flutter: A Systematic Review and Meta- Analysis of Randomized Placebo-Controlled Trials[J]. Front Endocrinol(Lausanne), 2021, 12: 619586.

[4] BONORA B M, RASCHI E, AVOGARO A, et al. SGLT-2 inhibitors and atrial fibrillation in the Food and Drug Administration adverse event reporting system[J]. Cardiovasc Diabetol, 2021, 20(1): 39.

[5] STRAIN W D, PALDÁNIUS P M. Diabetes, cardiovascular disease and the microcirculation [J]. Cardiovasc Diabetol, 2018, 17(1): 57.

［6］ YURISTA S R, SILLJÉ H, RIENSTRA M, et al. Sodium-glucose co-transporter 2 inhibition as a mitochondrial therapy for atrial fibrillation in patients with diabetes?［J］. Cardiovasc Diabetol, 2020, 19（1）: 5.

［7］ BONORA B M, RASCHI E, AVOGARO A, et al. SGLT-2 inhibitors and atrial fibrillation in the Food and Drug Administration adverse event reporting system［J］. Cardiovasc Diabetol, 2021, 20（1）: 39.

［8］ BUTT J H, ADAMSON C, DOCHERTY K F, et al. Efficacy and Safety of Dapagliflozin in Heart Failure With Reduced Ejection Fraction According to N-Terminal Pro-B-Type Natriuretic Peptide: Insights From the DAPA-HF Trial［J］. Circ Heart Fail, 2021, 14（12）: e008837.

［9］ LI H L, LIP G, FENG Q, et al. Sodium-glucose cotransporter 2 inhibitors（SGLT2i）and cardiac arrhythmias: a systematic review and meta-analysis［J］. Cardiovasc Diabetol, 2021, 20（1）: 100.

［10］ KHAN A M, LUBITZ S A, SULLIVAN L M, et al. Low serum magnesium and the development of atrial fibrillation in the community: the Framingham Heart Study［J］. Circulation, 2013, 127（1）: 33-38.

［11］ BAILEY C J. Uric acid and the cardio-renal effects of SGLT2 inhibitors［J］. Diabetes Obes Metab, 2019, 21（6）: 1291-1298.

［12］ PENG X, LI L, ZHANG M, et al. Sodium-Glucose Cotransporter 2 Inhibitors Potentially Prevent Atrial Fibrillation by Ameliorating Ion Handling and Mitochondrial Dysfunction［J］. Front Physiol, 2020, 11: 912.

［13］ ZHOU M, WANG H, CHEN J, et al. Epicardial adipose tissue and atrial fibrillation: Possible mechanisms, potential therapies, and future directions［J］. Pacing Clin Electrophysiol, 2020, 43（1）: 133-145.

3

第四篇　房颤的消融治疗

1 中国房颤导管消融现状

房颤是临床上最为常见的持续性心律失常,严重危害人类健康。研究表明,转复窦性心律不仅可消除房颤的症状,改善血流动力学,恢复心房功能,提高患者的运动耐量和生活质量,还可降低发生血栓栓塞、卒中的风险,显著改善患者预后,提高生存率。因此,房颤的治疗以恢复并维持窦性心律为最佳治疗目标。近年来,随着对房颤发生与维持的机制研究逐渐深入,导管消融在治疗房颤中的地位不断提高。中华医学会心电生理和起搏分会(China Society of Pacing and Electrophysiology, CSPE)房颤工作组自 2005 年起对我国经导管消融治疗房颤的情况进行了 5 次注册研究,对我国自 1998 年以来经导管消融治疗房颤的区域、病例数、术式、标测系统、能源、成功率、并发症发生率进行了登记,反映了我国经导管消融治疗房颤的发展历程和现状。国外研究证实,无论是阵发性房颤还是持续性房颤,导管消融在维持窦性心律的效果上均显著优于药物治疗。我国首个多中心、随机方案前瞻性临床研究——心房颤动的干预方法学研究(CAPA)平均随访 54.2 个月的结果显示,对于持续性和长程持续性房颤患者,导管消融的窦性心律维持率显著高于药物治疗(60.6% *vs.* 20.9%,*P*<0.001)。此外,导管消融治疗较药物治疗可降低卒中/短暂性脑缺血发作发生率、新发心力衰竭风险,提高患者生活质量。

一、导管消融的发展趋势及地域分布

自 1998 年开展经导管消融治疗房颤以来,我国经导管消融治疗房颤的病例数逐年增加,尤其是最近 10 年取得较快发展(图 4-1-1),目前每年导管消融手术例数已超过 5 万例。

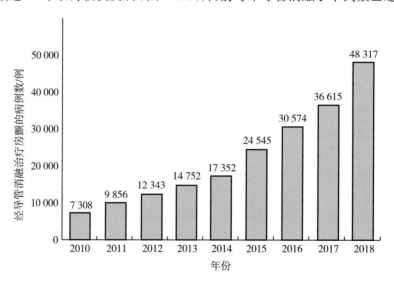

图 4-1-1 近 10 年来我国经导管消融治疗房颤的发展趋势
数据来自 2018 年中国大陆地区心律失常介入治疗注册数据。

　　尽管经导管消融技术在我国发展迅速,但该技术的地区间发展十分不平衡,经济发达地区发展较快,而经济欠发达地区发展较慢,其地域分布提示,房颤患者能否接受经导管消融治疗与其经济承受力密切相关。2018年中国大陆地区心律失常治疗数据显示,导管消融治疗量前3名的地区为北京市、上海市、广东省。中国房颤中心数据库资料显示,我国华东地区房颤患者射频消融病例数最多,占35.7%,而东北及西北地区的病例数较少,分别占7.1%和5.2%(图4-1-2)。

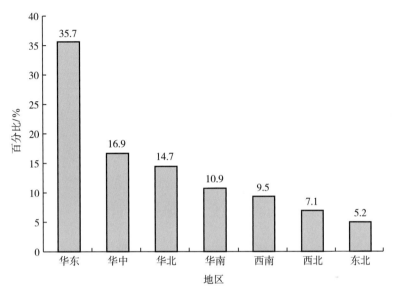

图4-1-2　我国房颤射频消融患者的地区分布
数据来自中国房颤中心数据库。

二、导管消融患者的临床特征

　　根据中国经导管消融治疗心房颤动注册研究的数据分析,可以发现:①我国经导管消融治疗房颤的患者以男性居多,约占70%;患者年龄在总体上有逐年上升的趋势,从1998年的40岁升至2010年的58.8岁。②阵发性房颤患者是我国经导管消融治疗房颤的主要人群,大约占67.8%,但持续性房颤所占比例逐年增加,且左心房明显增大的患者比例逐渐增加。③我国经导管消融治疗房颤的人群中近半数合并有基础疾病,如原发性高血压、冠心病、糖尿病、高脂血症、卒中、风湿性心脏病、心肌病等,其中以原发性高血压、冠心病和高脂血症最为常见,且合并基础疾病、有心脏结构和功能改变的患者比例逐年增加。中国房颤中心数据显示,房颤射频消融患者的平均年龄为62.4岁,以65~74岁居多,年龄超过75岁的患者比例达11.3%(图4-1-3);阵发性房颤占58.8%,持续性房颤占24.9%,长程持续性房颤占1.9%,未分类的房颤占14.4%。以上患者临床基线资料特点的变化均说明,我国经导管消融治疗房颤的适应证在逐步拓宽。

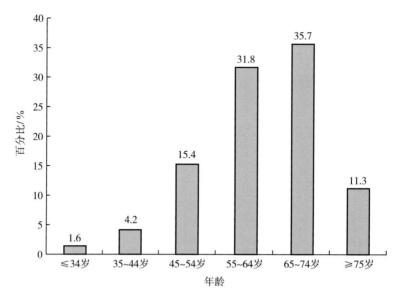

图 4-1-3　我国房颤射频消融术患者的年龄分布

数据来自中国房颤中心数据库。

三、导管消融术式、标测系统、能源和导管

肺静脉电隔离是目前房颤导管消融治疗的基石。根据中国经导管消融治疗心房颤动注册研究和中国房颤中心数据（图 4-1-4），我国房颤消融术式以单纯环肺静脉隔离（circum-ferential pulmonary vein isolation，CPVI）为主。随着房颤维持理论的发展和新技术、新器械的应用，CPVI 基础上联合心房线性消融、rotor 消融、心房基质改良、心房碎裂电位（complex fractionated atrial electrograms，CFAE）消融、Marshall 静脉酒精消融等也在部分病例中得到了应用。

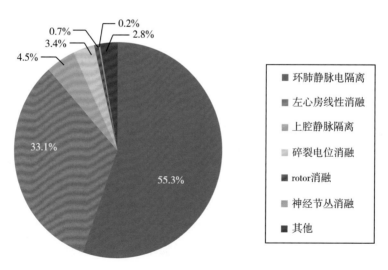

图 4-1-4　我国房颤导管消融的术式构成

数据来自中国房颤中心数据库。

近年来,我国学者也开展了多项优化房颤导管消融术式的临床研究。上海交通大学医学院附属新华医院李毅刚教授团队联合徐州市中心医院韩冰教授团队、上海市胸科医院赵亮教授团队和上海市东方医院杨兵教授团队开展了多中心、受试者单盲的随机对照临床试验,纳入 2017 年 1 月至 2020 年 1 月在国内 4 个中心就诊的 390 名药物治疗无效的阵发性房颤患者,所有患者均行射频消融术。采用受试者盲法,随机分为两组,一组单纯行肺静脉隔离术(PVI 组),另一组在肺静脉隔离的基础上联合 6 条短线消融(PVI+6L 组)。6 条消融短线分别位于左肺消融环的 1 点钟、3 点钟和 6 点钟方向,右肺消融环的 6 点钟、9 点钟和 11 点钟方向(方向均从左心房腔内看向肺静脉)。研究结果显示,术后 1 年,PVI+6L 组较 PVI 组有更高的无房颤复发率(81.2% vs. 73.6%,P=0.04),其机制可能是 6 条消融短线在肺静脉肌袖各向异性区域、慢性肺静脉-左心房连接好发区域、左心房自主神经节区域和 Marshall 韧带左心房插入点进行了强化消融。PVI+6L 组较 PVI 组不增加 X 射线曝光时间和并发症,而仅轻微延长了手术时间(约 10 分钟)和消融时间(约 5 分钟)。江苏省人民医院陈明龙教授团队探索了基于窦性心律下基质标测结果的个体化消融术式治疗非阵发性房颤的疗效。该术式在环肺静脉电隔离后,根据窦性心律下的电压标测,进行电生理指导下选择性基质改良和三尖瓣峡部线性消融。作为探索性研究,研究组首先入选了 86 例持续性和长程持续性房颤患者,环肺静脉隔离基础上,根据其基质进行个体化基质改良及碎裂电位消融(STABLE-SR)。78 名匹配的患者接受了传统的步进式(stepwise)消融策略作为对照组。经过大于 30 个月的随访,结果提示 STABLE-SR 术式成功率显著高于 stepwise 术式(69.8% vs. 51.3%)。在 Pilot 研究基础上,该团队自 2013 年 8 月开始联合亚太地区总共 11 家电生理中心开展了 STABLE-SR 术式治疗慢性持续性房颤的随机对照多中心临床研究,随访 18 个月,STABLE-SR 术式成功率为 74%,stepwise 术式成功率为 71.5%,但 STABLE-SR 术式在缩短手术时间、减少 X 射线暴露以及降低手术并发症方面均有明显的优势。2015 年首都医科大学附属北京安贞医院马长生教授等对 146 例持续性房颤患者随机分为 2C3L 组及 stepwise 组,2C3L 组在 CPVI 基础上增加左心房顶部线、二尖瓣峡部线和三尖瓣峡部线消融。随访 12 个月结果显示,两组患者单次手术成功率相似(67% vs. 60%),但 2C3L 术式简化了房颤消融术式流程,明显缩短手术时间、消融时间和射线时间。近期,该团队还报道了升级版 2C3L 术式(Marshall 静脉酒精消融联合传统 2C3L 术式)的效果。研究结果显示,升级版 2C3L 术式二尖瓣峡部阻滞率为 95.5%,而传统 2C3L 术式组为 80.8%,升级版 2C3L 术式组术后 12 个月的手术成功率显著高于传统 2C3L 术式组(87.9% vs. 64.8%,P<0.001)。上海市胸科医院刘旭教授团队比较了 CPVI 联合离散度标测转子消融与 stepwise 消融的效果,研究结果显示,两组患者的手术时间及 X 射线曝光时间无明显差别,但转子消融组的消融放电时间更短,术中房颤终止率更高,消融组复发率更低,提示对于持续性房颤,肺静脉隔离结合离散度标测转子消融的术式在有效性、个体化、准确性上优于传统的 stepwise 消融策略。

我国经导管射频消融治疗房颤目前基本都利用三维电解剖标测系统指导,最常用的标测系统为 CARTO,其次为 Ensite。此外,Rhythmia、Colmbus、KODEX-EPD 等三维标测系统也在部分中心使用。标测导管种类较多,包括环形标测电极(普通/可建模 LASSO、Achieve)、高密度标测电极(PentaRay、HD Grid 等)。研究显示,高密度标测电极较传统环形标测更为精准和高效,进一步提高手术成功率,减少 X 射线曝光时间,减少并发症发生。

我国导管消融治疗房颤的能源以射频为主,主要采用压力监测的冷盐水灌注导管(SmartTouch)。由武汉大学人民医院担任首席研究(principal investigator, PI)中心,国内 12 家医院参与的"经 ThermoCool SmartTouch 导管环肺静脉隔离治疗阵发性房颤的有效性和安全性"一项多中心临床登记研究(SMART CHINA)结果显示,SmartTouch 导管消融治疗阵发性房颤即刻成功率为 99%,手术平均时间为 140 分钟,X 射线曝光时间为 15 分钟,术中压力导管平均接触压力为 12.9g。随访 9 个月维持窦性心律为 88%,随访 1 年维持窦性心律为 82%,1 周内手术不良事件发生率为 3%,有 2 例心包积液,1 例心脏压塞,1 例咳血咯血。上述结果证实,SmartTouch 导管治疗房颤的安全性和有效性较好。此外,近年来 56 孔灌注冷盐水灌注导管(STSF)也开始应用于临床,该导管具有更高的消融效率,同时进一步降低血栓和栓塞发生率。

自 2013 年起,冷冻球囊消融逐渐在国内多家医院开展,因其具有易操作性、冷冻标测功能增加安全性等特点,发展较为迅速。因冷冻球囊消融只能行肺静脉隔离治疗,故其主要用于阵发性房颤的治疗。目前在我国临床应用的冷冻球囊导管为第二代冷冻球囊产品。临床研究表明,冷冻球囊消融与导管消融治疗阵发性房颤相比,手术安全性相似,长期随访效果无差别。一项纳入 70 例房颤患者(阵发性 57 例,持续性 13 例)的临床观察研究显示,平均随访 6.5 个月,76% 的患者无房颤复发。此外,该研究还提示,冷冻开始至肺静脉隔离的时间、冷冻球囊的最低温度而非肺静脉隔离时的温度是永久性肺静脉隔离的预测指标。另一项观察中国阵发性房颤患者行冷冻球囊消融治疗的研究结果显示,术后 1 年手术成功率为 76%。此外,研究观察了中国 75 岁以上的房颤患者行冷冻球囊消融的有效性和安全性,结果表明,75 岁以上的房颤患者行冷冻球囊消融的成功率和并发症发生率与 75 岁以下的患者相似,提示冷冻球囊消融可安全、有效地治疗高龄房颤患者。

四、导管消融的有效性和安全性

中国经导管消融治疗心房颤动注册研究显示,1998—2007 年间我国经导管消融治疗房颤总体成功率为 77.1%,复发率为 22.9%。自 2001 年来,我国经导管消融治疗房颤总体成功率呈逐渐增加的趋势。对成功率和复发率有显著影响的因素有年龄、性别、合并基础疾病、左心房直径、左心室舒张末期直径、房颤类型和消融术式。年轻患者、男性、合并基础疾病少、左心房直径小、阵发性房颤、逐级消融的成功率较高。由武汉大学人民医院牵头组织开展的我国首项经导管消融治疗房颤的大样本、多中心、前瞻性临床试验——经导管射频消融治疗心房颤动的多中心临床研究(Atrial Fibrillation Clinical Trial, AFCT)结果显示,我国经导管消融治疗房颤总体疗效较好,虽然各种术式随着随访时间的延长,总体成功率有下降趋势,但随访 12 个月后总成功率仍达 73.3%,其中阵发性房颤成功率和持续性房颤成功率分别为 74.1% 和 71.3%。AFCT 研究完成了对不同术式进行了对比,结果提示,复合术式成功率高于单一术式。此外,该研究还显示,在消融径线完整,肺静脉电位消失的基础上,电刺激和 / 或药物不能诱发房颤可明显提高术后成功率,提示即刻评判成功的标准越严,远期窦性心律维持率越高。根据中国房颤中心数据,我国房颤射频消融即刻成功率达 98.6%,冷冻球囊消融即刻成功率为 98.0%。手术前、后的心律对比如图 4-1-5 和图 4-1-6。

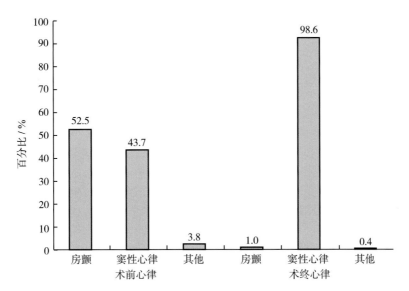

图 4-1-5 我国房颤射频消融术前、术后的心律对比

数据来自中国房颤中心数据库。

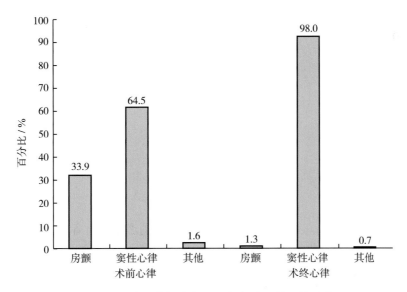

图 4-1-6 我国房颤冷冻消融术前、术后的心律对比

数据来自中国房颤中心数据库。

中国经导管消融治疗心房颤动注册研究显示,1998—2007 年间我国经导管消融治疗房颤总的并发症发生率为 5.30%,并发症主要是皮下血肿,占 2.50%;其次是心脏压塞,占 1.45%;严重并发症如肺静脉狭窄和心房食管瘘发生较少,仅占 0.53%;其他并发症占

0.81%。自 2005 年开始，并发症发生率呈逐年降低的趋势，由 2005 年的 8.13% 降至 2007 年的 1.67%。AFCT 研究也证实我国经导管消融治疗房颤的安全性好，并发症发生率低于 1%，仅为 0.74%。《中国心房颤动介入治疗现况与质量分析》在全国 7 大区域中分别选取 1~3 家区域医学中心，按比例随机抽取各中心 2017 年全年行房颤导管消融治疗的住院病历 1 347 份，结果显示，导管消融术的并发症和严重并发症发生率分别为 0.9% 和 0.4%；导管消融手术量 <500 例的中心并发症以及严重并发症发生率与手术量 ≥500 例的中心差异无统计学意义（0.5% *vs.* 1.1%，*P*>0.05；0.5% *vs.* 0.3%，*P*>0.05）。针对房颤消融最严重并发症心房食管瘘，云南省第一人民医院范洁教授开展的一项前瞻性、单中心、随机研究结果显示，使用压力监测导管，并在左心房后壁消融时将压力控制在 20g 以下可有效预防食管损伤。一项多中心、回顾性注册研究分析了 2010 年 1 月至 2019 年 12 月期间我国 11 个中心 44 794 例行房颤消融患者心房食管瘘发生率，结果显示，心房食管瘘发生率为 0.035%，但患者死亡率高达 75%，早期诊断并行外科手术可改善患者预后。中国房颤中心数据显示，房颤射频消融围手术期并发症发生率为 1.27%，比例最高的并发症为血管并发症（0.46%），其次为少量心包积液等。需外科手术处理的心脏压塞、外围动脉栓塞、心房食管瘘、肺静脉狭窄、死亡等严重并发症均低于 0.2%（图 4-1-7）；房颤冷冻球囊消融穿刺部位血肿和膈神经麻痹为最常见的手术并发症，严重并发症如肺静脉狭窄、心房食管瘘、围手术期死亡的发生率低，均低于 0.02%（图 4-1-8）。这些研究说明目前我国经导管消融治疗房颤已达到国外先进水平，是较为安全的治疗手段。

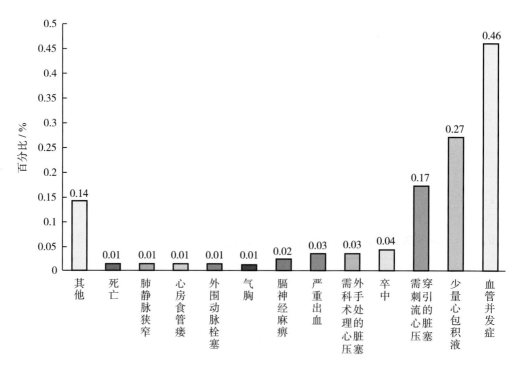

图 4-1-7 我国房颤射频消融术的并发症发生率

数据来自中国房颤中心数据库。

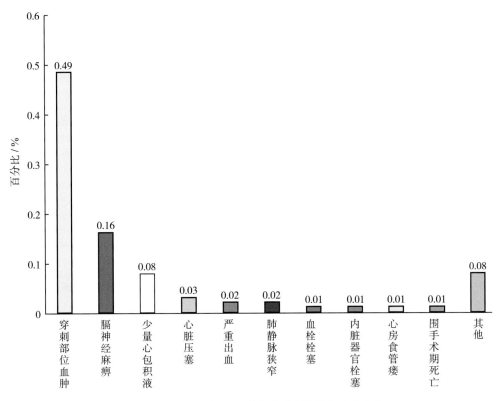

图 4-1-8 我国房颤冷冻球囊消融术的并发症发生率
数据来自中国房颤中心数据库。

五、导管消融的适应证

2008 年,CSPE 制定了国内首个经导管消融治疗房颤的中国专家共识。2018 年,根据国内外房颤研究的最新进展,黄从新等代表该学会对中国房颤目前的认识和治疗建议中重新修订了经导管消融治疗房颤的适应证。

建议:

Ⅰ类:症状性阵发性房颤患者,若经至少 1 种Ⅰ类或Ⅲ类抗心律失常药物治疗后效果不佳或不能耐受者,可行导管消融(A 级证据)。

Ⅱa 类:①反复发作、症状性阵发性房颤患者,使用Ⅰ类或Ⅲ类抗心律失常药物之前,导管消融可作为一线治疗(B 级证据);②症状性持续性房颤患者,使用抗心律失常药物治疗后无效或不能耐受,导管消融可作为合理选择(B 级证据);③症状性持续性房颤患者,使用抗心律失常药物治疗之前,权衡药物与导管消融风险及疗效后,导管消融可以作为一线治疗(C 级证据);④伴有心力衰竭、肥厚型心肌病、年龄 >75 岁的房颤患者,在应用抗心律失常药物之前或之后均可考虑行导管消融,但须慎重权衡导管消融风险及疗效(B 级证据);⑤伴有快慢综合征的房颤患者,导管消融可为合理治疗选择(B 级证据);⑥对于职业运动员,考虑到药物治疗对运动水平的影响,导管消融可作为一线治疗(C 级证据)。

Ⅱb 类:①对于症状性、长程持续性房颤患者,无论之前是否接受过抗心律失常药物治疗,权衡药物与导管消融风险及疗效后,均可行导管消融(C级证据);②对于一些无症状阵发性或持续性房颤患者,权衡导管消融风险及疗效后,均可行导管消融(C级证据)。

Ⅲ类:存在抗凝药物治疗禁忌的房颤患者选择导管消融(C级证据)。

执行上述建议时,需充分考虑术者及所在中心的经验、患者的风险/获益比、影响房颤成功转复和维持窦性心律的影响因素、患者的意愿。存在左心房/左心耳血栓是房颤导管消融的绝对禁忌证。

(黄从新)

参 考 文 献

[1] 黄从新,张澍,马长生,等.中国经导管消融治疗心房颤动注册研究[J].中华心律失常学杂志,2006,10:468-474.

[2] 黄从新,马长生,张澍,等.中国经导管消融治疗心房颤动注册研究-2006[J].中华心律失常学杂志,2008,12:71-76.

[3] 黄从新,张澍,马长生,等.中国经导管消融治疗心房颤动注册研究-2007[J].中华心律失常学杂志,2009,13:173-177.

[4] 黄从新,张澍,马长生,等.中国经导管消融治疗心房颤动注册研究-2008[J].中华心律失常学杂志,2011,15:247-251.

[5] 黄从新.中国心房颤动注册研究及前景[J].中国继续医学教育,2011,11:13-17.

[6] WU G, HUANG H, CAI L, et al. Long-term observation of catheter ablation vs. pharmacotherapy in the management of persistent and long-standing persistent atrial fibrillation(CAPA study)[J]. Europace, 2021, 23: 731-739.

[7] SUN J, CHEN M, WANG Q, et al. Adding Six Short Lines on Pulmonary Vein Isolation Circumferences Reduces Recurrence of Paroxysmal Atrial Fibrillation: Results from the Multicenter, Single-blind, Randomized Trial[J]. Heart Rhythm, 2022, 19: 344-351.

[8] YANG G, YANG B, WEI Y, et al. Catheter Ablation of Nonparoxysmal Atrial Fibrillation Using Electrophysiologically Guided Substrate Modification During Sinus Rhythm After Pulmonary Vein Isolation[J]. Circ Arrhythm Electrophysiol, 2016, 9: e003382.

[9] YANG B, JIANG C, LIN Y, et al. STABLE-SR(Electrophysiological Substrate Ablation in the Left Atrium During Sinus Rhythm)for the Treatment of Nonparoxysmal Atrial Fibrillation: A Prospective, Multicenter Randomized Clinical Trial[J]. Circ Arrhythm Electrophysiol, 2017, 10: e005405.

[10] DONG J Z, SANG C H, YU R H, et al. Prospective randomized comparison between a fixed '2C3L' approach vs. stepwise approach for catheter ablation of persistent atrial fibrillation[J]. Europace, 2015, 17: 1798-1806.

[11] LAI Y, LIU X, SANG C, et al. Effectiveness of ethanol infusion into the vein of Marshall combined with a fixed anatomical ablation strategy(the "upgraded 2C3L" approach)for catheter ablation of persistent atrial fibrillation[J]. J Cardiovasc Electrophysiol, 2021, 32: 1849-1856.

［12］LIN R, ZENG C, XU K, et al. Dispersion-guided ablation in conjunction with circumferential pulmonary vein isolation is superior to stepwise ablation approach for persistent atrial fibrillation［J］. Int J Cardiol, 2019, 278: 97-103.

［13］刘俊,唐闵,KAUFMANN J A N,等.冷冻球囊消融与冷盐水灌注射频消融治疗阵发性心房颤动的长期随访效果比较［J］.中国心脏起搏与心电生理杂志,2014, 28: 415-419.

［14］ZHOU G B, GUO X G, LIU X U, et al. Pulmonary Vein Isolation Using the First-Generation Cryoballoon Technique in Chinese Patients［J］. Pacing Clin Electrophysiol, 2015, 38: 1073-1081.

［15］LING T Y, JIN Q, PAN W Q, et al. Cryoballoon ablation in Chinese patients with paroxysmal atrial fibrillation: 1-year follow-up［J］. Pacing Clin Electrophysiol, 2017, 40: 1067-1072.

［16］ZHANG J, REN Z, WANG S, et al. Efficacy and safety of cryoballoon ablation for Chinese patients over 75 years old: A comparison with a younger cohort［J］. J Cardiovasc Electrophysiol, 2019, 30: 2734-2742.

［17］黄从新,张澍,马长生,等.环肺静脉消融联合心房复杂碎裂电位消融治疗心房颤动的多中心临床研究［J］.中华心律失常学杂志,2010, 14: 370-373.

［18］LIU Y, HUANG H, HUANG C, et al. Noninducibility after circumferential pulmonary vein isolation of paroxysmal atrial fibrillation improves clinical outcome: Evidence from the Atrial Fibrillation Clinical Trial(AFCT)in China［J］. Int J Cardiol, 2012, 158(2): 332-334.

［19］胡志成,蒋超,刘尚雨,等.中国心房颤动介入治疗现况与质量分析［J］.中华心血管病杂志,2021, 49: 224-228.

［20］ZHANG X, KUANG X, GAO X, et al. RESCUE-AF in Patients Undergoing Atrial Fibrillation Ablation: The RESCUE-AF Trial［J］. Circ Arrhythm Electrophysiol, 2019, 12: e007044.

［21］LI C Y, LI S N, JIANG C Y, et al. Atrioesophageal fistula post atrial fibrillation ablation: A multicenter study from China［J］. Pacing Clin Electrophysiol, 2020, 43: 627-632.

［22］黄从新,马长生,张澍,等.经导管消融心房颤动中国专家共识［J］.中华心律失常学杂志,2008, 12: 248-258.

［23］黄从新,张澍,黄德嘉,等.心房颤动:目前的认识和治疗建议(2018)［J］.中华心律失常学杂志,2018, 22(4): 279-346.

2　房颤导管消融的重要临床试验解读及适应证选择

近年来由于技术不断革新以及术者经验不断积累,导管消融作为房颤节律控制的重要方式,在临床研究与实践中取得了突破性的进展。本文将对导管消融重要临床研究以及适应证选择作一概述。

一、导管消融是房颤节律控制的核心策略

近20年,房颤节律控制的地位发生了显著的改变。20年前的AFFIRM研究表明,节律控制与心室率控制对于减少房颤患者死亡及缺血性卒中事件无显著差异。而20年后,EAST-AFNET-4研究得到了不一样的结果——早期节律控制在改善心血管事件复合终点(心血管死亡、卒中和心力衰竭加重以及急性冠脉综合征住院)方面要显著优于室率控制组(HR=0.79,P=0.005)。

AFFIRM研究和EAST-AFNET-4研究结果不同主要在于几个方面:①入选患者的差异:EAST-AFNET-4研究中入选的均为早期诊断房颤的患者,其中1/3仅有1次房颤发作,1/3为无症状房颤;而AFFIRM研究中仅有1/3的患者为初发房颤。②抗凝理念的改变:在AFFIRM研究中,无论是节律控制还是心室率控制组,患者在恢复窦性心律后停用了抗凝治疗;但在EAST-AFNET-4研究中,90%的患者即使在恢复窦性心律后仍维持抗凝治疗。③节律控制方式的改变:AFFIRM研究节律控制组中,2/3的患者使用胺碘酮和索他洛尔治疗。由于药物的不良反应或者节律控制效果欠佳,节律控制组中38%的患者交叉至心室率控制组,仅有63%的患者维持窦性心律。而随着抗心律失常药物和导管消融技术的进展,在EAST-AFNET-4研究的节律控制组中,决奈达隆和房颤消融占到了一定比例;在随访后第2年,抗心律失常药物(主要是氟卡尼和胺碘酮)使用的比例有所下降,而导管消融比例进一步提高;节律控制组中82%的患者维持窦性心律。

EAST-AFNET-4研究的重要价值在于重新确立了节律控制策略在房颤治疗中的主导地位,同时也进一步证明抗心律失常药物的合理使用为房颤患者带来的获益,以及导管消融为节律控制策略的有效性及安全性改善带来的坚实证据。

在节律控制手段中,导管消融相对于抗心律失常药物(anti-arrhythmic drug,AAD)略胜一筹。既往研究表明,导管消融降低房颤复发效果显著优于AAD。一项纳入18项随机对照试验(randomized controlled trial,RCT)的荟萃分析显示,导管消融较AAD可显著减少58%房性心律失常复发。在缓解症状方面,CAPTAF研究显示,导管消融较AAD可更有效地改善房颤患者生活质量评分。2020年一项系统回顾与荟萃分析纳入13项RCT,提示导管消融在短期内(3~6个月)较AAD能够更显著提高患者健康相关生活质量评分并减轻房颤症状。

导管消融能否降低死亡、心力衰竭、卒中、心血管住院等"硬终点事件"风险一直是房颤治疗领域的关键问题。2018年CABANA研究纳入了2 204例患者,主要终点为全因死亡、致残性卒中、严重出血和心搏骤停的复合终点,最终平均随访48.5个月,结果显示导管消融组与药物治疗组(包括节律和心室率控制药物)的主要终点发生率差异无统计学意义(9.2% $vs.$ 8.0%,P=0.30);但在死亡率和心血管住院率的复合终点方面,导管消融组优于药物组(51.7% $vs.$ 58.1%,P=0.001)。由于组间交叉率非常高(导管消融治疗组9.2%未接受消融治疗,而药物治疗组有27.5%最终接受了消融治疗),严重影响了研究效力,故CABANA研究未能证实导管消融在改善预后方面优于药物治疗。但该研究及其关于生活质量的事后分析再次证实,在降低房颤复发率、改善生活质量方面,导管消融显著优于药物治疗。

EAST-AFNET-4 亚组分析、CABANA 事后分析、CASTLE-AF 及 AATAC 等研究还进一步证实,导管消融可以改善房颤合并心力衰竭患者中的临床硬终点。一项纳入了 18 项 RCT 的荟萃分析显示,导管消融可以显著降低全因死亡率(RR=0.69,P=0.003),且主要由房颤合并射血分数降低的心力衰竭(HFrEF)患者驱动(RR=0.53,P=0.000 9)。另一项纳入了 6 项 RCT 的荟萃分析显示,相比药物治疗,导管消融可降低房颤合并心力衰竭患者的全因死亡率(OR=0.51,P=0.000 3)与再住院率(OR=0.44,P=0.003)。基于以上证据,2020 年 ESC 指南推荐导管消融治疗房颤合并心力衰竭患者(Ⅱa 类推荐)。

随着上述这些研究结果的不断公布,节律控制和导管消融的地位不断提高。可以说,房颤已经进入节律控制和导管消融的时代。

二、阵发性房颤导管消融适应证再添证据

由于既往发表的导管消融主要 RCT 入选标准多为抗心律失常药物治疗失败的患者,故 2020 年 ESC 指南仍推荐抗心律失常药物不能控制症状或药物不耐受阵发性房颤患者选择导管消融(Ⅰ 类推荐)。关于导管消融治疗能否作为一线治疗手段,2020 年 ESC 房颤指南建议:对于阵发性房颤,导管消融治疗可作为一线治疗手段,但证据等级不高(Ⅱa 类推荐,B 级证据)。然而今年在 *New England Journal of Medicine* 和 *Europace* 上发表的三项 RCT 提示,对于阵发房颤患者,导管消融显著优于抗心律失常药物治疗。

EARLY-AF、STOP AF 和 Cryo-FIRST 研究的设计非常相似。三项研究均纳入未予抗心律失常治疗的阵发房颤患者,随机分组至导管消融组和 AAD 治疗组,随访 1 年,观察术后 3 个月后有无房性心律失常事件发生。其中,STOP AF 和 Cryo-FIRST 研究随访期间通过定期完善 12 导联心电图或 24 小时动态心电图以及每周电话监测记录终点事件,而 EARLY-AF 研究则通过植入式心电监测每天自动上传心电数据。虽然这种长期监测手段发现了更多终点事件,导致消融组和 AAD 组的成功率有所下降,但同时也更客观地强调和评价了导管消融的有效性。三项研究结果均表明,导管消融组终点事件发生率显著低于 AAD 组。相关荟萃分析发现,相比 AAD,导管消融可减少 64% 阵发房颤患者房性心律失常的再发。

Journal of the American College of Cardiology 上发表的一篇关于上述三项 RCT 的荟萃分析显示,导管消融可相对减少 39% 房性心律失常复发(RR=0.61,P<0.001);另一项发表在 *JAMA Cadiology* 的荟萃分析同时还纳入了 2005—2014 年间的 RAAFT 和 MANTRA-PAF 研究,结果显示,导管消融可相对减少 38% 房性心律失常复发(RR=0.62,P<0.001)。两项荟萃分析还发现,对于无症状和有症状的房性心律失常复发,导管消融均显著优于药物治疗;导管消融在减少住院事件方面也有明显优势。

治疗相关不良事件往往是临床实践中对于治疗手段选择的强影响因素。传统观念认为,由于导管消融存在并发症风险,AAD 治疗可能相对安全。但这三项研究以及两项荟萃分析的安全性数据显示,与消融相比,药物治疗严重不良事件发生率相似甚至更高。其主要原因在于导管消融技术的不断革新以及术者经验的不断积累,并发症发生率逐渐下降。而过去 20 年 AAD 领域的发展相对缓慢,尽管决奈达隆等一些新出现的 AAD 与减少心血管事件相关,但每一种 AAD 都存在不良反应,长期应用可能会抵消药物治疗带来的获益。

结合以上这些研究证据可以发现,对大多数阵发性房颤,早期一线导管消融治疗是安全、可行且有效的。那么指南是否应只推荐冷冻球囊这一种消融手段作为一线治疗?与较早的验证射频消融作为一线治疗的试验相比(2005—2014 年),近期发表的试验所提供的证据强烈支持冷冻消融优于 AAD 治疗,仅推荐房颤冷冻消融作为一线治疗似乎是合理的。既往研究显示,射频和冷冻球囊在安全性和疗效方面无显著差异。但 FIRE AND ICE 试验结果显示,冷冻消融的性价比更高。在真实世界中,两种方法都在日常实践中普遍进行。所以在出现有支持或反对射频消融继续用于一线治疗的研究证据之前,各类房颤的消融方法都应该被广泛推荐将作为一线治疗手段。

三、持续性房颤消融适应证及策略选择

由于持续性房颤常存在多种起源和维持机制,常规左心房肺静脉隔离(pulmonary vein isolation,PVI)往往成功率不高,通常需要联合其他改良式以及多次行消融治疗。2018 年发表在 *Europace* 的一项荟萃分析纳入了仅 2 万例接受导管消融的持续或长程持续房颤患者,总体随访时间超过 1 年。结果发现,单次消融后总体窦性心律维持率为 43%,多次消融后也仅有 69%。因此,2020 年 ESC 房颤指南推荐药物治疗无效的持续房颤患者导管消融治疗(Ⅰ类推荐),对持续性房颤导管消融作为一线治疗仅为Ⅱb 类推荐。

近年来,持续房颤消融术式探索一直是临床研究的热点话题。2015 年在 *New England Journal of Medicine* 发表的 STAR AF Ⅱ研究对不同消融术式进行了比较。该研究纳入 589 例持续房颤患者,按照 1∶4∶4 随机将患者分至 PVI 组、PVI+ 碎裂电位消融(complex fractionated atrial electrograms,CFAE)组以及 PVI+ 线性消融(Lines)组进行消融治疗,随访 18 个月后发现,无论是单次还是两次消融,3 种消融术式的窦性维持率无显著差异。STAR AF Ⅱ的研究设计存在一些问题,导致对其结果需谨慎解读。首先,研究中 1∶4∶4 的随机分组从统计学角度并非最有效的分组方法,减少样本量会导致可信区间增宽,夸大对实际疗效的预测。PVI 组仅有 67 例患者,但消融成功率为 59%,远高于既往研究数据,因此造成了组间手术成功率差异的缩小;其次,STAR AF Ⅱ的研究假设为 PVI+CFAE 优于 PVI+Lines 和 PVI,不是非劣效性假设,所以该研究结果不能解读为 3 种消融术式是等效的;另外,消融过程中并未采用压力监测导管,消融的有效性及安全性有待考究;该研究并未采取意向性分析,在统计分析时除去了 40 例患者,因此研究结果有被高估的可能。继 STAR AF Ⅱ研究之后,研究者发起了 STAR AF Ⅲ研究,纳入 600 例持续房颤患者,使用冷盐水开放灌注和压力导管,比较 PVI、PVI+ 双房驱动灶消融以及 PVI+ 左心房后壁(BOX)消融三种式的窦性心律维持率。该研究预计在 2023 年 12 月完成,相信研究结果会为消融术式的选择提供更多依据。

左心房后壁作为持续性房颤触发和维持的重要基质,是导管消融术式研究的重要领域之一。RCT 和观察性研究的荟萃分析对左心房后壁消融的评价各异。2019 年一项纳入 17 项研究的荟萃分析表明,后壁隔离手术即刻成功率为 94.1%,术后 1 年窦性心律维持率为 65.3%;其中 3 项与 PVI 对比的 RCT 则表明,增加后壁隔离术式不能显著改善获益。而 2020 年发表的另一个纳入 6 项研究的荟萃分析结果表明,后壁隔离可显著减少房性心律失常的发生(30.8% *vs.* 41.1%,*RR*=0.75,*P*<0.01)。研究结果差异较大的原因在于

后壁线性消融的标准术式规定不统一,以及因对邻近组织和器官损伤的顾虑而采取不同的消融参数等。因此,目前证据尚不能明确后壁消融是否能改善导管消融成功率。

2C3L术式(肺静脉隔离、左心房顶部线、二尖瓣峡部及三尖瓣峡部线阻滞)是持续性房颤消融的可选术式之一。2015年发表的RCT纳入146例持续性房颤患者,随机分组至2C3L和逐步术式两组,平均2年余发现,两组患者的窦性心律维持率无显著差异(67% *vs.* 60%,*P*=0.39),而2C3L组可显著缩短手术时间(222分钟 *vs.* 263分钟,*P*<0.001)。二尖瓣峡部局部解剖复杂,往往术中实现双向传导阻滞后,术后恢复率可超过70%。Marshall静脉酒精消融(EI-VOM)可提高二尖瓣阻滞率。VENUS(RCT)研究表明,EI-VOM联合PVI与单纯PVI相比,可显著提高持续房颤术后12个月窦性心律维持率。另一项前瞻性队列研究观察了75例行EI-VOM+冠状窦+PVI+Lines的持续房颤患者,随访12个月后发现,单次手术成功率可达79%。因此,EI-VOM可作为持续性房颤消融的新术式。

基于以上研究成果,我中心认为2C3L联合EI-VOM术式可进一步提高持续性房颤手术成功率。2021年我中心发表的一项观察研究纳入66例行2C3L+EI-VOM消融患者以及125例单纯2C3L消融患者,随访12个月发现,2C3L+EI-VOM组二尖瓣峡部阻滞率更高(95.5% *vs.* 80.8%,*P*=0.006),术后复发率更低(13.1% *vs.* 35.2%,*P*<0.001)。此外,我中心正在开展有关2C3L+EI-VOM与PVI对比的RCT(NCT04497376),相信其研究结果将有望为持续性房颤导管消融策略带来新的选择和方向。

四、小结

随着近年来房颤导管消融的循证医学证据不断积累,在临床实践中,有必要重新审视导管消融适应证推荐的历史观点。导管消融可作为房颤患者一线治疗手段,尤其是符合EAST-AFNET4研究入选标准的人群;但对于持续性房颤患者,消融术式仍需探索,进而提高推荐等级。在导管消融技术日益成熟的今天,房颤治疗已进入一个崭新的时代。

(董建增 王雨锋)

参 考 文 献

[1] WYSE D G, WALDO A L, DIMARCO J P, et al. A comparison of rate control and rhythm control in patients with atrial fibrillation[J]. N Engl J Med, 2002, 347(23): 1825-1833.

[2] KIRCHHOF P, CAMM A J, GOETTE A, et al. Early Rhythm-Control Therapy in Patients with Atrial Fibrillation[J]. N Engl J Med, 2020, 383(14): 1305-1316.

[3] ASAD Z U A, YOUSIF A, KHAN M S, et al. Catheter Ablation Versus Medical Therapy for Atrial Fibrillation: A Systematic Review and Meta-Analysis of Randomized Controlled Trials [J]. Circ Arrhythm Electrophysiol, 2019, 12(9): e007414.

[4] BLOMSTROM-LUNDQVIST C, GIZURARSON S, SCHWIELER J, et al. Effect of Catheter Ablation vs Antiarrhythmic Medication on Quality of Life in Patients With Atrial Fibrillation: The CAPTAF Randomized Clinical Trial[J]. JAMA, 2019, 321(11): 1059-1068.

［5］ MARK D B, ANSTROM K J, SHENG S, et al. Effect of Catheter Ablation vs Medical Therapy on Quality of Life Among Patients With Atrial Fibrillation: The CABANA Randomized Clinical Trial［J］. JAMA, 2019, 321(13): 1275-1285.

［6］ PACKER D L, PICCINI J P, MONAHAN K H, et al. Ablation Versus Drug Therapy for Atrial Fibrillation in Heart Failure: Results From the CABANA Trial［J］. Circulation, 2021, 143 (14): 1377-1390.

［7］ RILLIG A, MAGNUSSEN C, OZGA A K, et al. Early Rhythm Control Therapy in Patients With Atrial Fibrillation and Heart Failure［J］. Circulation, 2021, 144(11): 845-858.

［8］ MARROUCHE N F, BRACHMANN J, ANDRESEN D, et al. Catheter Ablation for Atrial Fibrillation with Heart Failure［J］. N Engl J Med, 2018, 378(5): 417-427.

［9］ DI BIASE L, MOHANTY P, MOHANTY S, et al. Ablation Versus Amiodarone for Treatment of Persistent Atrial Fibrillation in Patients With Congestive Heart Failure and an Implanted Device: Results From the AATAC Multicenter Randomized Trial［J］. Circulation, 2016, 133 (17): 1637-1644.

［10］ CHEN S, PURERFELLNER H, MEYER C, et al. Rhythm control for patients with atrial fibrillation complicated with heart failure in the contemporary era of catheter ablation: a stratified pooled analysis of randomized data［J］. Eur Heart J, 2020, 41(30): 2863-2873.

［11］ ANDRADE J G, WELLS G A, DEYELL M W, et al. Cryoablation or Drug Therapy for Initial Treatment of Atrial Fibrillation［J］. N Engl J Med, 2021, 384(4): 305-315.

［12］ WAZNI O M, DANDAMUDI G, SOOD N, et al. Cryoballoon Ablation as Initial Therapy for Atrial Fibrillation［J］. N Engl J Med, 2021, 384(4): 316-324.

［13］ KUNISS M, PAVLOVIC N, VELAGIC V, et al. Cryoballoon ablation vs. antiarrhythmic drugs: first-line therapy for patients with paroxysmal atrial fibrillation［J］. Europace, 2021, 23(7): 1033-1041.

［14］ ANDRADE J G, WAZNI O M, KUNISS M, et al. Cryoballoon Ablation as Initial Treatment for Atrial Fibrillation: JACC State-of-the-Art Review［J］. J Am Coll Cardiol, 2021, 78(9): 914-930.

［15］ LEUNG L W M, AKHTAR Z, SESHASAI S R K, et al. First-line management of paroxysmal atrial fibrillation: is it time for a 'pill in the bin' approach? A discussion on the STOP AF First, EARLY AF, Cryo-FIRST, and EAST-AF NET 4 clinical trials［J］. Europace, 2022, 24(4): 533-537.

［16］ THIYAGARAJAH A, KADHIM K, LAU D H, et al. Feasibility, Safety, and Efficacy of Posterior Wall Isolation During Atrial Fibrillation Ablation: A Systematic Review and Meta-Analysis［J］. Circ Arrhythm Electrophysiol, 2019, 12(8): e007005.

［17］ SALIH M, DARRAT Y, IBRAHIM A M, et al. Clinical outcomes of adjunctive posterior wall isolation in persistent atrial fibrillation: A meta-analysis［J］. J Cardiovasc Electrophysiol, 2020, 31(6): 1394-1402.

［18］ VALDERRABANO M, PETERSON L E, SWARUP V, et al. Effect of Catheter Ablation With Vein of Marshall Ethanol Infusion vs Catheter Ablation Alone on Persistent Atrial

Fibrillation：The VENUS Randomized Clinical Trial［J］. JAMA，2020，324（16）：1620-1628.

［19］DERVAL N，DUCHATEAU J，DENIS A，et al. Marshall bundle elimination，Pulmonary vein isolation，and Line completion for ANatomical ablation of persistent atrial fibrillation （Marshall-PLAN）：Prospective，single-center study［J］. Heart Rhythm，2021，18（4）：529-537.

［20］LAI Y，LIU X，SANG C，et al. Effectiveness of ethanol infusion into the vein of Marshall combined with a fixed anatomical ablation strategy（the "upgraded 2C3L" approach）for catheter ablation of persistent atrial fibrillation［J］. J Cardiovasc Electrophysiol，2021，32（7）：1849-1856.

3　阵发性房颤的导管消融

导管消融治疗在2006年首次进入房颤治疗指南，经过近20多年发展和技术手段的进步，导管消融术已经被证实能有效改善患者症状，是房颤节律控制的重要手段，在房颤治疗中的地位越来越重要，指南推荐级别越来越高，Ⅰ类推荐的范围越来越广。在2020年ESC指南中，对于有症状、至少1种抗心律失常药物治疗失败或不耐受的阵发性房颤或持续性房颤患者，导管消融均作为Ⅰ类推荐。此外，对于房颤引起的心动过速心肌病，导管消融作为一线治疗以改善此类患者的左心室功能（Ⅰ类推荐，B级证据）。近期一项纳入6项RCT研究共1 212例阵发性房颤患者的荟萃分析显示，与药物治疗相比，导管消融可以明显减少患者症状性房性心律失常和再住院率的发生，并不增加主要不良事件，且能明显延缓阵发性房颤向持续性房颤的进展。

一、以肺静脉电隔离为基础的房颤导管消融

1998年法国Haïssaguerre教授等首次于肺静脉内诱发房颤，发现肺静脉内局部触发灶在房颤发生的重要作用，这是房颤导管消融治疗的一个里程碑，自此房颤导管消融进入肺静脉电位隔离的时代。其后23年间房颤导管消融从最开始的肺静脉内节段性电隔离发展到目前广泛使用的三维电解剖系统指导下的环肺静脉前庭的电隔离。所有房颤患者导管消融均应进行肺静脉电隔离（Ⅰ类推荐，A级证据），而肺静脉电隔离更是阵发性房颤患者导管消融的基石。

一直以来，如何获得完整且持久透壁的肺静脉电隔离是房颤导管消融术远期成功的重要问题。然而，持续的肺静脉电隔离存在难度，远期肺静脉电位恢复连接发生率可达70%。Kim等分析了143例进行二次导管消融的房颤患者（65%为阵发性房颤）的肺静脉电位隔离情况，发现91例患者（63.6%）存在肺静脉电位恢复连接，而对于接受房颤二次消融的患者，肺静脉电位恢复连接越多，二次消融术后复发率越低。因此，消融术中需充分验证肺

静脉是否完全隔离,线性消融需评估消融线的完整性。另外,安全地进行肺静脉隔离,如消融前明确肺静脉口、避免肺静脉内消融,进行食管温度监测以减少食管损伤,应用压力导管(保持导管-组织接触压力10~30g),右上肺静脉消融时警惕膈神经损伤等。近年来冷冻球囊消融、高密度标测、消融指数指导的导管消融以及新出现的脉冲场消融、新的射频消融球囊(HELIOSTAR)为更好地进行肺静脉电隔离提供支持,高功率短时程消融策略的出现等,均为快速、充分有效的肺静脉电隔离提供更大可能和更多选择。

(一)新的消融能量选择

1. 冷冻球囊　对于肺静脉电隔离,当前应用最广泛消融能量的是射频能量,而冷冻消融相关研究也越来越多。冷冻消融通过冷冻球囊发出的低温能量实现局部细胞坏死达到肺静脉电位的隔离,相关操作技术的学习曲线较短。对于阵发性房颤,相关研究已经证实,与药物治疗相比,冷冻消融作为节律控制的初始治疗的优越性。在2020年AHA大会上发布的EARLY-AF研究入组303例症状性阵发性房颤患者,随机分为冷冻消融组和药物治疗组,所有患者接受植入式心电事件记录仪进行随访。经过1年随访,对比药物治疗,冷冻消融组的房性心律失常和症状性房性心律失常复发风险分别降低了52%(42.9% *vs.* 67.8%,*HR*=0.48)和61%(11.0% *vs.* 26.2%,*HR*=0.39)。冷冻消融与房颤负荷减少有关,而两组的严重并发症相似。STOP AF First研究入选203例患者,显示冷冻消融组首次成功率达到97%,与手术相关的严重不良事件极其少见(1.9%)。消融组中成功的患者比例(12个月时无初始手术失败或房性心律失常复发)明显高于药物治疗(74.6% *vs.* 45.0%,*P*<0.001)。

迄今为止,三项冷冻消融与射频消融的前瞻性对比研究显示,冷冻消融在有效性方面不输射频消融,而且手术时间更短。Freeze等研究证实冷冻消融在成功率方面不劣于射频消融,但冷冻消融组围手术期并发症(5.0% *vs.* 12.2%,*P*=0.022),尤其是膈神经麻痹的发生率明显增高(0 *vs.* 5.8%,*P*=0.002)。而在FIRE AND ICE研究中,冷冻消融组膈神经麻痹发生率亦高于射频消融组(0 *vs.* 0.3%,*P*=0.05)。CIRCA-DOSE研究显示,冷冻球囊消融在有效性方面并不劣于应用压力导管的射频消融,而冷冻消融组手术时间及X射线暴露时间明显缩短。该研究同时表明,2分钟冷冻消融和4分钟冷冻消融在有效率方面并无差异。

冷冻消融所需的剂量和时间已经过大量试验得到证实。大量可靠的数据表明,如果在60秒内获得所需的-40℃和急性肺静脉电隔离,则单次应用冷冻球囊消融足以保证永久的肺静脉电隔离,而额外的冷冻消融不改善远期预后。随着冷冻消融技术的进步,能进一步促进房颤患者预后的改善和手术时间的缩短。

2. 脉冲场消融　射频消融及冷冻消融无法选择性对组织破坏,容易形成周围组织的损伤,能否形成靶组织持久的损伤也是一个疑问点,肺静脉传导恢复是制约房颤导管消融术成功率的一大因素。近年来,脉冲场消融在房颤导管消融领域受到极大关注,相关研究越来越多,成为一大热点。脉冲场消融使用持续时间非常短(<1秒)的高压电脉冲,通过不可逆电穿孔损伤组织,是一种非热能模式。它可在消融过程中产生微秒级的脉冲电场,能增加细胞膜的通透性,诱导跨膜电压升高,将小分子或大分子引入细胞或从细胞中提取,在细胞膜上产生纳秒级微孔,实现"电穿孔",能形成均匀的透壁损伤,且消融速度快。而脉冲场消融的理论基础在于:相较于其他细胞,心肌细胞对脉冲电场的阈值最低,因此在较低的电压输出时,消融术中仅损伤心肌细胞。由于该特性及使其损伤具有组织特异性,不损伤细

胞外基质,故不会形成肺静脉狭窄、心房食管瘘及膈神经损伤等严重并发症。脉冲场消融的这些优势已经在多个相关动物实验中得到证实。

2018年,首个脉冲场消融临床应用的研究结果发表在 *JACC:Clinical Electrophysiology* 上。心内膜下脉冲场消融在15例阵发性房颤患者总共57根肺静脉内取得成功,手术时间为(67±10.5)分钟,导管操作时间为(19±2.5)分钟,每个患者脉冲场消融时间<60秒,X射线曝光时间为(12±4)分钟,没有并发症出现。另外,研究表明,脉冲场消融有助于保护消融区心肌组织顺应性,对术后左心房功能恢复更有益。目前脉冲场消融相关参数设定并无定论,包括脉冲波形宽度、电场强度、脉冲持续时间及脉冲数等。脉冲场消融治疗房颤详见本篇"33 脉冲电场消融在房颤治疗中的应用"。

虽然脉冲场消融有望为房颤消融带来革命性改变,但脉冲场消融并未大规模临床应用,临床研究仅局限于小部分病例,相关经验尚不充足,仍需大规模临床试验和研究来证实,最佳消融参数仍需进一步验证,精准损伤范围控制以及消融导管和系统仍需进一步研究和开发。

3. 内镜激光球囊 近年内镜激光球囊被用于进行肺静脉电位的隔离(如 HeartLight X3 系统),消融的完成由位于中心管腔内波长为980nm的二极管激光器进行,能量以90°角发射到导管鞘,使其能在肺静脉周围进行消融,激光渗透至组织,引起热损伤和凝固坏死。该消融方法能够快速进行肺静脉隔离,降低手术时间,相关动物实验结果证实了其有效性及安全性。目前相关临床研究也取得了较好的效果,较其他 PVI 方法手术及 X 射线辐射时间明显缩短。

(二)高功率短时程消融

为了获得更大、更持久的消融损伤点,同时减少周围组织的损伤,学者对高功率短时程消融策略的临床应用进行了广泛的研究。该消融策略通过优化阻抗热和传导热的关系,以期获得大而浅的损伤点,以减少消融热量对周围组织的损伤,尤其是减少心房食管瘘的发生。

高功率短时程消融的临床应用最早可追溯到2006年。学者对比了45W/20s及30W/120s两种消融策略行肺静脉电隔离之间的差异,证实高功率短时程消融在安全和不增加房颤复发的前提下,明显缩短了手术时间和消融时间。高功率短时程消融的有效性已经在多个研究中得到证实。Winkle 等对该策略的安全性进行研究,统计了10 248例房颤患者共计13 974次消融数据,术中高功率短时程参数为45~50W/5~15s,相关并发症发生率极低,心房食管瘘仅1例(0.008 7%),而采用传统消融策略的患者中有3例出现心房食管瘘(0.12%,*P*=0.021)。虽然目前相关研究已经证实高功率短时程消融在肺静脉电隔离中的安全性及有效性,但目前对于该消融策略的临床应用尚无统一的功率和时间标准,多数文献报道的消融功率为40~90W,放电时间多为4~5秒。另外,该策略多局限于房颤的治疗,是否可用于其他部位导致的心律失常消融有待进一步研究。国内有学者将其应用到冠状静脉窦、心中静脉起源的其他心律失常的消融中,取得较好的效果。

(三)新型消融工具

最近5年出现了一些新型导管消融工具,以避免当前导管的局限性,为房颤导管消融带来更大的便利。除了前述应用于脉冲场消融、激光球囊消融而形成的消融系统外,也出现了Sphere-9多极消融导管、LuxCath OmniView 光引导导管、Heliostar 多极射频消融球囊(详见本篇"32　射频消融球囊技术的原理及在房颤消融中的应用")、Satake HotBalloon 导管(可通过引导鞘射频球囊导管)、Luminize-RF 导管(单次冲洗的射频球囊导管)等新型消融导管。

Sphere-9 导管具有可膨胀的球形点阵电极设计,其有效表面积比标准电极大 10 倍,可在较低的电流密度下提供更高的能量传输。还原型辅酶 I(nicotinamide adenine dinucleotide,NADH)是一种存在于所有活细胞中的内源性代谢辅酶,消融导致细胞破坏,从而导致 NADH 自身荧光的急性丧失。LuxCath OmniView 光引导导管可以实时检测内源性 NADH 荧光减少,实现损伤可视化。Heliostar 是多极射频球囊消融导管,球囊表面有 10 个冲洗电极,可根据解剖位置和已知组织厚度定制,每个电极的功率可以单独控制,实现个性化消融程序,可根据手术习惯、患者生理解剖结构自定义每个电极能量。虽然这些新型消融工具的早期初步研究显示出急性手术成功和有希望的早期临床结果,但尚需大规模的临床研究来验证。

另一个值得注意的问题是,阵发性房颤患者仅隔离肺静脉电位是否充分,进行肺静脉以外的额外消融策略是否能提高成功率、降低术后房性心律失常的发生率仍存在疑问。对于合并右心房峡部依赖的心房扑动患者,需常规进行右心房峡部消融。对于存在肺静脉以外触发灶(上腔静脉、冠状静脉窦内、左心耳等)的房颤患者,应同时进行相应部位的消融。

二、消融时机和患者选择

2020 年在 *New England Journal of Medicine* 上发表的 EAST-AFNET 4 研究具有重要意义,该研究显示在选择合适的适应证的前提下,与常规治疗相比,早期(1 年内)进行节律控制的患者发生心血管不良事件的风险较低,可以明确改善预后。与 2002 年进行的 AFFIRM 研究相比,主要纳入病史小于 1 年的早期房颤,更多患者接受了抗凝治疗,卒中发生率明显下降,抗心律失常药物选择改变,强化了房颤的综合管理措施,而更主要的区别在于导管消融在 EAST-AFNET4 研究达到 19.4%(其中 8% 的患者导管消融作为初始节律控制策略),而 AFFIRM 研究中没有导管消融病例。近期对于 AFFIRM 研究的进一步分析显示早期节律控制并未改善预后,提示导管消融术对房颤患者预后改善的重要价值。对 EAST-AFNET4 研究进一步分析发现,与常规治疗相比,早消融的患者心血管死亡、卒中、心力衰竭恶化的发生率更低[5.7/100(人·年)*vs.* 7.9/100(人·年),$P=0.03$]。而关于节律控制的方式,相关研究也证实,与药物相比,初始节律控制治疗选择导管消融优于抗心律失常药物。

最近 CHARISMA 研究的发表为房颤早期消融再添新证据。该研究共纳入 153 例行房颤导管消融的病例,将病程 6 个月内进行消融定义为早消融,超过 6 个月进行消融为晚消融。经过 1 年多的随访,早消融组复发率远低于晚消融组(2.2% *vs.* 15.7%,$P=0.045$),经多因素回归分析发现,高血压是房颤复发的独立预测因素,而按照高血压和病程分组分析发现,早消融是复发的保护性因素。一项以诊断 - 消融时间对房颤消融研究进行分层的荟萃分析显示,病程 1 年内的房颤患者导管消融术后复发率低于病程 1 年以上的患者($RR=0.73$,$95\%CI$ 0.65~0.82,$P<0.001$)。随着房颤进展,心房重构逐渐加重,影响导管消融效果,而在心房出现严重电重构及解剖重构前进行干预能取得较好的效果。

对于房颤合并心力衰竭的患者,2021 年发布的 AHA 指南推荐导管消融用于房颤合并射血分数降低的心力衰竭患者的一线治疗,优于药物治疗,全因死亡率、住院率及卒中发生率均显著下降,同时可改善心力衰竭患者心功能及生活质量。2021 年美国心脏病学会年会上公布的 RAFT-AF 研究纳入 411 名房颤合并心力衰竭患者,进行 5 年随访发现,导管消融组患者主要终点事件(死亡及心力衰竭发作)发生率较低,同时 6 分钟步行试验、射血分数及 NT-proBNP 明显改善。

近期一项发表在 *Heart Rhythm* 上来自中国台湾的阵发性房颤导管消融术长达 10 年的随访显示,单次消融成功率为 58%,而多次消融成功率则可达 88%。目前房颤导管消融术的成功率仍然是限制其广泛应用的一个问题,除了消融时机选择外,如何选择合适的患者进行导管消融是一个关键问题。左心房大小、房颤发病时间、年龄、肾功能及房颤基质等多个因素均与房颤导管消融术后复发有密切关系,目前证实多个评分可用于预测消融术后复发。然而目前还没有一项评分明显优于其他评分,因此,导管消融术前应该充分考虑评估适应证及复发因素,并根据患者的个人情况(包括患者的意愿)进行调整,积极控制可改变的复发因素。

三、房颤综合管理改善导管消融术预后

2020 年 ESC 房颤指南首次提出了房颤综合管理的概念,房颤危险因素(包括肥胖、缺乏运动、睡眠呼吸暂停、糖尿病、高血压和其他可改变的生活方式相关因素)的增加不仅增加房颤发病率,同时这些因素也是房颤导管消融术后成功率降低的因素。其中许多房颤的驱动因素是可逆的,2020 年 AHA 科学声明推荐"对将生活方式和风险因素控制整合的房颤综合管理"。因此,进行生活方式的改善,如戒酒、减重、运动、控制血压血糖、治疗睡眠呼吸暂停等,可以改善导管消融的预后。此外,如何选择合适的导管消融术的患者、积极进行患者教育、房颤的个体化管理也是一个重要问题,而不是简单地进行导管消融治疗。

综上,一般认为阵发性房颤是房颤的"早期阶段",为减少持续性/永久性房颤,应尽可能在阵发性房颤阶段进行节律干预,且越早干预,临床转归越好。5 年来阵发性房颤导管消融领域的更新进展层出不穷,为房颤治疗提供更多的选择,在保证安全性的前提下,进一步提高导管消融术的成功率和有效性。房颤"早诊早治",早期节律控制的地位进一步夯实,导管消融的适应证进一步拓宽,新兴的消融技术策略和导管的应用,房颤综合管理概念的提出并深入人心,都为我们进一步根治房颤提供更多可能。

(马成鸣 高连君)

参 考 文 献

[1] TURAGAM M K, MUSIKANTOW D, WHANG W, et al. Assessment of Catheter Ablation or Antiarrhythmic Drugs for First-line Therapy of Atrial Fibrillation: A Meta-analysis of Randomized Clinical Trials[J]. JAMA Cardiol, 2021, 6(6):697-705.

[2] KIM T H, PARK J, UHM J S, et al. Pulmonary vein reconnection predicts good clinical outcome after second catheter ablation for atrial fibrillation[J]. Europace, 2017, 19(6):961-967.

[3] ANDRADE J G, WELLS G A, DEYELL M W, et al. Cryoablation or Drug Therapy for Initial Treatment of Atrial Fibrillation[J]. N Engl J Med, 2021, 384(4):305-315.

［4］WAZNI O M, DANDAMUDI G, SOOD N, et al. Cryoballoon Ablation as Initial Therapy for Atrial Fibrillation［J］. N Engl J Med, 2021, 384（4）: 316-324.

［5］ANDRADE J G, CHAMPAGNE J, DUBUC M, et al. Cryoballoon or Radiofrequency Ablation for Atrial Fibrillation Assessed by Continuous Monitoring［J］. Circulation, 2019, 140（22）: 1779-1788.

［6］KORUTH J S, KUROKI K, KAWAMURA I, et al. Focal Pulsed Field Ablation for Pulmonary Vein Isolation and Linear Atrial Lesions［J］. Circ Arrhythm Electrophysiol, 2020, 13（6）: 514-528.

［7］KORUTH J S, KUROKI K, KAWAMURA I, et al. Pulsed Field Ablation Versus Radiofrequency Ablation［J］. Circ Arrhythm Electrophysiol, 2020, 13（3）: 198-207.

［8］REDDY V Y, NEUZIL P, KORUTH J S, et al. Pulsed Field Ablation for Pulmonary Vein Isolation in Atrial Fibrillation［J］. J Am Coll Cardiol, 2019, 74（3）: 315-326.

［9］TOHOKU S, BORDIGNON S, CHEN S, et al. Single-sweep pulmonary vein isolation using the new third-generation laser balloon-Evolution in ablation style using endoscopic ablation system［J］. J Cardiovasc Electrophysiol, 2021, 32（11）: 2923-2932.

［10］SCHMIDT B, PETRU J, CHUN K R J, et al. Pivotal Study of a Novel Motor-Driven Endoscopic Ablation System［J］. Circ Arrhythm Electrophysiol, 2021, 14（3）: 320-328.

［11］WINKLE R A, MOHANTY S, PATRAWALA R A, et al. Low complication rates using high power（45–50 W）for short duration for atrial fibrillation ablations［J］. Heart Rhythm, 2019, 16（2）: 165-169.

［12］MA C, YIN X, XIA Y, et al. High-power, short-duration ablation in the coronary sinus: clinical cases and preliminary observations on swine hearts［J］. J Interv Card Electrophysiol, 2021, 4: 15.

［13］RILLIG A, MAGNUSSEN C, OZGA A K, et al. Early Rhythm Control Therapy in Patients With Atrial Fibrillation and Heart Failure［J］. Circulation, 2021, 144（11）: 845-858.

［14］CHENG W H, LO L W, LIN Y J, et al. Ten-year ablation outcomes of patients with paroxysmal atrial fibrillation undergoing pulmonary vein isolation［J］. Heart Rhythm, 2019, 16（9）: 1327-1333.

4 房颤合并心力衰竭的导管消融

房颤和心力衰竭（heart failure, HF）常共存。研究表明，第一次房颤发作的患者有 1/3 患有 HF；相反，在新诊断为 HF 的患者中，超过一半的人既往有房颤。需要注意的是，这两种疾病既可以共存，又可以相互促进。与单独的任何一种疾病相比，它们协同作用常导致更差的预后。抗心律失常药物（antiarrhythmic drug, AAD）可能对控制房颤有效，但在射血分数降低的 HF（heart failure with reduced ejection fraction, HFrEF）患者 AAD 通常存在禁忌，房颤的导管消融（catheter ablation, CA）可能会作为替代治疗选择出现。CA 是一种行之有效的预防房颤复发的治疗方法,研究表明,在节律控制和症状改善方面,CA 安全甚至优于抗心律失常药物。本文总结了关于 CA 治疗房颤合并 HF 患者的循证依据,并对临床医师面临的主要问题进行阐述。

一、房颤和充血性心力衰竭的病理生理学

房颤与 HF 密切相关,房颤导致的心动过速和心室不规则收缩会降低左心室的舒张充盈,进而降低心排血量(Frank-Starling 机制)。具有快速心室率的房颤可导致心动过速心肌病,在这类人群中,左心室(left ventricle, LV)功能障碍是可逆的。研究提示,在心室率控制后的第 1 个月便可以观察到 LV 功能的改善,但收缩功能的完全正常化可能需要 6 个月的时间。房颤导致 HF 的另一个机制是继发于左心房扩张和二尖瓣环扩大的功能性二尖瓣关闭不全。左心房压力增加和进行性左心房扩大可导致心房重构和纤维化,从而使房颤持续存在。由此产生的心房收缩丧失进一步降低了左心室功能障碍或舒张功能障碍患者的心排血量。HFrEF 引起的结构性左心房重构促进了房颤的发展。LV 功能降低,LV 舒张末期压力和左心房压力升高,引起左心房扩大和重塑,导致纤维化。左心房的这些变化往往导致房颤持续或永久存在。图 4-4-1 为房颤与 HF 的病理生理学改变。

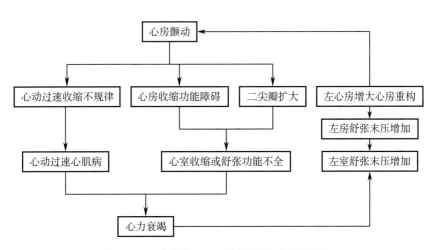

图 4-4-1　房颤与心力衰竭的病理生理学改变

二、节律控制 *vs.* 心室率控制

有几项研究未能证明 AAD 节律控制策略在改善房颤患者预后方面的作用。比较节律控制与心率控制治疗的研究表明,两者在总生存率、心血管死亡率、HF 住院率、血栓栓塞事件、出血和起搏器植入方面无显著差异,不良反应在节律控制组中发生的频率更高。这些研究的失败部分是因为 AAD 的不良反应抵消了节律控制策略的积极影响。事实上,在进行治疗分析时,无论治疗策略如何,在整体人群中维持窦性心律与显著的生存获益和较少的 HF 症状相关。尽管不显著,但在有 HF 病史的患者中观察到节律控制策略的优越性,这些患者的心血管死亡和 HF 住院率低于心率控制组。此外,在入组时无 HF 病史且 LVEF 正

常的患者中,心率控制组更易出现 HF 症状并增加死亡风险,而有效的节律控制则能延缓 HF 发生。

早期治疗房颤预防卒中研究(EAST-AF NET 4)比较了早期节律控制策略与常规治疗策略的有效性及安全性。早期节律控制策略包括心脏复律、AAD 和房颤消融,而常规治疗策略包括心率控制或通过节律控制减轻无法控制的房颤相关症状。研究表明,相比常规治疗,早期节律控制策略更能改善心血管结局(心血管死亡、卒中、HF 住院或急性冠脉综合征的复合主要终点),而主要安全性结局无显著差异。这些结论在亚组分析中基本一致,包括 HF 和 LVEF 较低的患者。此外,与其他研究不同,节律控制治疗相关的严重不良事件在早期节律控制组中的发生率高于常规治疗组。这可能是由早期节律控制组接受房颤消融的患者比例高(入组时为 8%,5 年时为 20%)导致的。

三、房颤合并 HF 的导管消融:从研究至指南推荐

既往已经有多项研究提示,相比药物治疗,CA 可以改善房颤合并 HF 患者的心功能;关于这类研究多使用替代终点,如射血分数的改善或峰值耗氧量的增加,从而证实治疗策略对 HF 患者有获益。2008 年发表的第一项研究将 LVEF 为 40% 或以下的患者(n=81)随机分配至房颤消融组和心率控制组(房室结消融后双心室起搏),终点包括 6 个月时的 LVEF 变化、6 分钟步行试验的距离和生活质量的改善。CA 组所有患者均进行肺静脉电隔离(PVI),但允许进行线性或碎裂电位消融。CA 组(1 次或多次)在 6 个月后有 71% 的患者维持窦性心律。随访显示,消融组的终点改善更大,包括 LVEF[(35±9)% vs. (28±6)%,P<0.001]、6 分钟步行距离[(340±49)m vs. (297±36)m,P<0.001]和 QoL 评分[(60±8)分 vs.(81±14)分,P<0.001]。

早期的另一项评估 CA 与心率控制治疗 HF 合并持续性房颤的随机研究中,52 名有症状、LVEF≤35% 和持续性房颤的患者随机接受 CA 或心率控制策略。主要终点是 12 个月的峰值耗氧量变化,而次要终点是明尼苏达州生活质量评分、B 型利钠肽(BNP)水平、6 分钟步行距离和 LVEF。导管消融术式为 PVI、左心房顶和二尖瓣峡部的线性消融及左心房碎裂电位消融。12 个月时,88% 的消融患者维持窦性心律(单次手术成功率为 72%,多次手术成功率为 92%)。与心率控制组相比,消融组的主要终点(峰值耗氧量)显著增加[两组之间的差异:+3.07ml/(kg·min),P=0.018]。消融还显著改善了明尼苏达州生活质量评分(P=0.019)和 BNP(P=0.045),并且显示出改善 6 分钟步行距离(P=0.095)和 LVEF(P=0.055)的非显著趋势。

MacDonald 等的一项研究(射频消融治疗晚期 HF 和严重 LV 收缩功能障碍患者合并持续性房颤的一项随机对照研究)与其他研究显示的积极结果形成鲜明对比。研究纳入了41 名晚期 HF 和严重左心室功能不全(LVEF<35%)合并房颤的患者,随机分组至 CA 组及药物治疗组,CA 组所有患者均进行 PVI,但如果 PVI 后房颤持续存在,则允许进行线性和碎裂电位消融。主要终点是 6 个月时通过心脏磁共振测量的 LVEF 变化。接受消融治疗的患者中约有一半没有发生房颤,但其中 15% 有严重并发症。与药物治疗相比,消融组的 LVEF 没有改善[(4.5±11.1)% vs.(2.8±6.7)%,P=0.6],在其他终点上,如生活质量、NT-proBNP 水平或 6 分钟步行距离也没有改善。消融成功率低、并发症发生率高和晚期 HF 患

者比例大（90% 为 NYHA Ⅲ级或Ⅳ级患者）可能解释了研究结果不佳的原因。

2017 年，Prabhu 教授等报道了 CAMERA-MRI 研究的结果，该研究旨在评估 68 例持续性房颤合并特发性心肌病（LVEF≤45%）患者 CA 与心率控制的结果。与既往研究不同，CAMERA 研究纳入的患者均没有明显的动脉疾病或其他明显的左心室功能障碍病因。在随机分配至 CA 或药物治疗之前，患者接受了心脏磁共振以评估基线 LVEF。导管消融策略包括 PVI 和后壁隔离。主要终点是 6 个月重复心脏磁共振时 LVEF 的变化。两组均报道 LVEF 显著改善，但 CA 组改善更明显［（18±13）% *vs.*（4.4±13）%，*P*<0.000 1］，BNP 变化和生活质量评分变化也提示消融组改善更佳。CA 组的 LV 收缩末期容积［（−24±24）ml/m² *vs.*（−8±20）ml/m²，*P*<0.000 1］改善也更明显。CA 组无使用 AAD 的房颤成功率为 56%（一次消融），合并使用 AAD 则成功率为 75%。在接受 CA 的患者中，磁共振未见延迟强化的患者 LVEF 改善（10.7%，*P*=0.006 9）和 6 个月时 LVEF 正常化（73% *vs.* 29%，*P*=0.009 3）的比例更大。这表明即使在所谓的心率相关性心肌病患者中，单独的心率控制也可能无法完全逆转心肌病。其他房颤相关因素，如心室不规则和神经激活可能在房颤依赖性心肌病中起作用。

AATAC 研究对比了 CA 与胺碘酮治疗 HFrEF 合并房颤的效果，结果证明，CA 在减少房颤发作、改善生活质量和运动能力以及减少计划外住院、卒中和总体死亡率方面具有优势；近年发表的 CASTLE-AF 则代表了 HF 治疗房颤领域的重大进展。该研究为目前样本量最大的一项多中心、开放标签、随机和对照研究，比较了 CA 与药物治疗在 HF 合并房颤患者中的效果。363 例患者随机接受 PVI 消融或药物治疗（包括心率或节律控制）。纳入标准是阵发性或持续性房颤、LVEF<35%、NYHA Ⅱ级或以上分级症状、植入心脏再同步化除颤治疗（CRT-D）/ 植入式心脏复律除颤器（ICD）但 AAD 控制不佳。平均随访 38 个月后，消融组的死亡或 HF 住院风险低于药物组（28.5% *vs.* 44.6%，*P*=0.006）。与药物治疗相比，消融显著降低全因死亡率（13.4% *vs.* 25%，*P*=0.01）和心血管死亡率（*HR*=0.49，95%*CI* 0.29~0.84，*P*=0.009）。消融后心血管住院率也显著降低（35.8% *vs.* 48.4%，*P*=0.04）。随访 5 年时，消融组 63% 的患者处于窦性心律（平均每名患者 1.3 次手术），药物治疗组只有 22% 的患者仍处于窦性心律，CASTLE-AF 研究的结果非常鼓舞人心。然而，这是一个高度选择的人群，只有 10% 的筛查患者符合随机分组条件。此外，所有患者在入组前都经过 AAD 治疗失败，这使得患者应该在消融方面做得更好的结论已成定局。但 CASTLE-AF 研究依然表明，CA 可以在房颤存在的情况下改变 HFrEF 的自然病程。在 CABANA 研究中，CA 与有充血性 HF 病史患者的生活质量显著改善和死亡、卒中、出血及心搏骤停等事件的减少（尽管不显著）相关。在接受 CA 的 HF 患者中，死亡或因心脏住院的复合发生率显著降低，这在某种程度上证实了 CASTLE-AF 研究的结果。

2019 年发表了房颤消融治疗充血性 HF 研究（AMICA 研究）。在持续性房颤、LVEF<35% 和植入 ICD 或 CRT-D 的患者中比较 CA 与药物治疗（心率和节律控制）的效果。主要终点是一个替代终点，即 1 年时 LVEF 与基线相比的增加程度。研究因无效而提前终止。在可用于终点分析的 140 名患者中，消融患者的 LVEF 增加了 8.8%（95%*CI* 5.8%~11.9%），药物治疗患者增加了 7.3%（95%*CI* 4.3%~10.3%，*P*=0.36），差异无统计学意义。AMICA 研究表明，CA 可以提高 LVEF 约 8.8%，与先前的其他研究相似（CASTLE-AF 为 7.0%，AATAC-AF 为 9.6%）。然而，药物对照组的 LVEF 也提高了 7.3%，高于经典研究的预期。作者认为，较长的随访时间可能使研究显示消融延迟获益。表 4-4-1 列出了主要的有关房颤合并 HF 治疗的随机对照试验（RCT）及结果。

表 4-4-1 房颤合并 HF 消融治疗的主要 RCT 研究及结果

研究	年份	样本量/例	入组人群	治疗方案	主要终点	结果
PABA-CHF	2008	81	阵发房颤(52%)/持续房颤(48%),NYHA II/III 级,LVEF≤40%	PVI+额外消融(术者决定)vs. 房室结消融+心脏再同步治疗	6个月时 LVEF、6MW、MLWHF 的复合终点	LVEF 增加值:消融组为(8±8)%,对照组为(−1±4)%,P<0.001。6MW:消融组在6个月时从(269±54)m 增加到(340±49)m,对照组从(281±44)m 增加到(297±36)m,P<0.001。MLWHF:消融组在6个月时从(89±12)m 提高到(60±8)m,对照组从(89±11)m 提高到(82±14)m,P<0.001
Macdonald 等	2011	41	持续房颤,NYHA II/III 级,LVEF<35%	PVI+顶部线+碎裂电位消融 vs. 心率控制(平均心率为80次/min)	6个月时的 LVEF	LVEF 增加值:消融组为(4.5±11.1)%,对照组为(2.8±6.7)%,P=0.6
ARC HF	2013	52	持续房颤,NYHA II~IV 级,LVEF≤35%	PVI+左心房顶部线+二尖瓣峡部线+左心房碎裂电位消融 vs. 心率控制(静息状态下平均心率≤80次/min,6MHW 后心率≤110次/min)	12个月时的耗氧量峰值	消融组的 VO2 峰值增加了 2.13,心率控制组则减少了 0.94,P=0.018
CAMTAF	2014	55	持续房颤,NYHA II~IV 级,LVEF<50%	PVI vs. 心率控制(休息时心率<80次/min,中度运动时心率<110次/min)	6个月时的 LVEF	消融组 8.1%(95%CI 3.0%~13.1%),心率控制组 −3.6%(95%CI −7.9%~0.5%)

续表

研究	年份	样本量/例	入组人群	治疗方案	主要终点	结果
AATAC	2016	203	持续房颤，NYHA II～III级，LVEF≤40%，双腔ICD/CRT-D	PVI+碎裂电位消融 vs. 胺碘酮	房颤复发率	消融组有71名（70%）患者在术后平均（1.4±0.6）次术后无复发，而胺碘酮组有34名（34%），$P<0.001$
CAMERA-MRI	2017	68	持续房颤，NYHA II～IV级，LVEF≤45%，排除冠心病	PVI+额外消融 vs. 心率控制（静息心率<80次/min，24小时平均心室率<100次/min，运动后（6MWT）心率<110次/min）	6个月时的LVEF改善程度	消融组为（18±13）%，心率控制组为（4.4±13）%
CASTLE-AF	2018	363	阵发房颤（35%）/持续房颤（65%），NYHA II～IV级，LVEF≤35%，ICD/CRT-D	PVI+额外消融 vs. 胺碘酮或心率控制（休息时心率为60~80次/min，运动时心率为90~115次/min）	全因死亡率和HF住院率的复合终点；随访（37.6±20.4）个月	$HR=0.62$（$95\%CI$ 0.43~0.87），$P=0.006$
AMICA	2019	202	持续性/长程持续性房颤，NYHA II～III级，LVEF≤35%，ICD/CRT-D	PVI vs. 心率控制或节律控制（抗心律失常药物）	1年时的LVEF	消融组8.8%（5.8%~11.9%），药物治疗组7.3%（4.3%~10.3%）

注：6MW，6分钟步行试验；PVI，肺静脉电隔离；HF，心力衰竭；CRT-D，心脏再同步化除颤治疗；ICD，植入式心脏复律除颤器；LVEF，左室射血分数；MLWHF，明尼苏达州HF问卷；NYHA，纽约心脏协会；CI，置信区间。

在 CASTLE-AF 结果发表之前,2017 年 HRS/EHRA/ECAS/APHRS/SOLAECE 关于房颤导管和手术消融的专家共识分析了 HFrEF 合并房颤患者的 CA 潜在适应证。从维持窦性心律无疑有利于左心室功能和更好的生活质量的考虑出发,指导委员会分析了小型研究及荟萃分析的数据,由于房颤消融在改善 LVEF 等方面的优势,专家组推荐了特定的 HF 合并房颤患者进行消融(IIa 类推荐)。

2019 年更新的 AHA/ACC/HRS 房颤患者管理指南并没有因为 CASTLE-AF 研究结果的发表提高 CA 的推荐等级。专家组认为,虽然已有多项研究证实房颤消融在维持窦性心律和改善 LVEF、6 分钟步行试验和生活质量等结果方面优于 AAD,但发表的研究样本量均较小,而 CASTLE-AF 为高度选择的人群,且 CABANA 研究的结果未能证明 CA 对死亡、致残性卒中、严重出血或心搏骤停等主要心血管结局的优越性,因此 2019 年 AHA/ACC/HRS 房颤患者管理指南的更新认为,CA 可能是特定的有症状的 HFrEF 合并房颤患者的合理选择,以潜在地降低死亡率并减少住院(IIb 类推荐)。

欧洲心脏病学会(ESC)2020 年房颤管理指南扩展了对 HF 患者 CA 的建议。该建议主要来自 CASTLE-AF 和 AATAC 研究、CABANA 研究的亚组分析数据,这些研究结果显示,在全因死亡率和住院率降低方面,CA 均具有积极的意义,与心率控制和 AAD 相比,在 HFrEF 患者中,AF CA 导致窦性心律保持率更高,LVEF、运动表现和生活质量改善更大。因此指南认为,在高度可能由心动过速诱发心肌病的房颤患者中,不论其症状如何,为逆转左心室功能异常应推荐 CA(I 类推荐)。另外,当怀疑心动过速性心肌病时,在有症状的房颤伴 HFrEF 患者中应考虑房颤 CA(IIa 类推荐)。在选择 HFrEF 的房颤患者中应考虑 CA,以改善生存率,减少住院率(IIa 类推荐)。

四、导管消融患者选择:如何权衡获益与风险

尽管 CA 治疗有效,但房颤的复发并不少见,这突出了更好地选择患者的必要性。一些因素,例如年龄、性别、房颤类型、结构性心脏病、消融技术和操作者的专业知识,可能会影响 CA 的结果。

有几项研究试图寻找房颤复发的预测因素:年龄较大、LA 内径较大、早期心律失常复发和胺碘酮治疗是心律失常复发的主要预测因素,而房颤持续时间较短、左心房内径较小、CA 手术期间房颤终止的患者提示更容易消融成功。在一些研究中,CHADS$_2$ 评分、CHA$_2$DS$_2$-VASc 评分、APPLE 评分和 SUCCESS 评分被证明是 CA 后房颤复发的独立预测因素,但这些评分的预测价值不高,表明它们不应单独使用来预测 HF 合并房颤患者的 CA 复发率。现有的预后模型没有一个具有令人满意的预测能力。

CA 并发症发生率为 2.6%~5.1%。减少主要并发症至关重要,特别是对于有其他合并症且与手术相关的额外风险的 HF 患者。在这种情况下,使用心腔内超声心动图、3D 电解剖标测和超声引导股静脉插管等工具可使主要并发症显著减少,透视和射频时间也显著减少。手术并发症、充血性 HF 和医院房颤消融量低是早期死亡率的预测因素。及时处理术后并发症和充血性 HF,可能对降低房颤消融后的死亡率至关重要。

在考虑到风险及成功率的同时,我们需要更好地了解哪些患者最有可能从 CA 中受益。在一项随机对照研究的荟萃回归分析中,与缺血性心肌病患者相比,非缺血性心脏病患者

从 CA 中获益更多。当研究中纳入更多非缺血性心肌病患者时,房颤消融组的 LVEF 和明尼苏达 HF 生活问卷评分的改善更为显著。CA 对非缺血性心肌病患者的更大益处并不令人惊讶,因为这些患者中有许多患有心动过速诱发的心肌病,预计随着窦性心律的恢复而改善。

在特发性心肌病且磁共振延迟强化(LGE)阴性的患者,CA 后左心室功能恢复要强于延迟强化阳性患者,这表明心脏磁共振成像(MRI)可以识别可能从 CA 中获益更多的 HF 患者。心房组织的 MRI 评估也可能有帮助,因为心房组织纤维化较多的患者复发心律失常的发生率会成比例增加。心房电活动的异常,如心房传导时间延长或心房不应期延长,可能会导致 HF 患者出现更复杂的心律失常,在这种情况下,单靠肺静脉隔离是不够的。在这些更复杂的患者中,通过磁共振进行详细分析有助于识别不同的靶点,例如左心房后壁、上腔静脉、冠状窦、Marshall 静脉、界嵴、房间隔和左心耳等。

研究表明,无论 CA 后房颤是否复发,其结果都可以改善,例如生活质量、HF 住院和死亡。冠状动脉疾病史和 HFrEF 是 CA 后 12 个月 HF 住院的预测因素。对具有这些负面预测因素的患者进行更密切的随访,可以帮助临床管理并避免长期 HF 住院,从而降低死亡率。另外,辅助低剂量 AAD 治疗维持窦性心律是有显著益处的。此外,熟练的术者和重复消融也可以增加手术的整体成功率。表 4-4-2 总结了 CA 可能获益的人群。

表 4-4-2　导管消融治疗房颤合并 HF 可能获益的人群

导管消融可能获益的人群	导管消融可能获益不大的人群
考虑存在房颤介导的心动过速心肌病	NYHA Ⅲ级或Ⅳ级
NYHA Ⅰ级或Ⅱ级	LGE-MRI 见明显的心室瘢痕
LGE-MRI 未见明显的心室瘢痕	HF 症状明显或左心室功能障碍严重
无 / 轻度心房纤维化	严重的心房纤维化
阵发性或早期的持续性房颤	长程持续性房颤
年轻患者	既往消融失败病史
无明显合并症患者	年纪较大或有合并症的患者

注:NYHA,纽约心脏协会;MRI,磁共振显像。

五、未来展望

CASTLE-AF 研究发表之前,在本中心 HFrEF 的房颤患者进行 CA 的比例很小,这主要是由于对患者低 LVEF 和并发症风险或这些患者缺乏手术耐受性的担忧引起的。目前大部分随机对照研究使用的终点为软终点,例如生活质量评分、LVEF 改善或房颤复发。需要由死亡率或再住院等硬终点去进行研究。尽管 CASTLE-AF 的终点定义为硬终点,但该研究人群是经过高度选择的,因此必须谨慎解释结果。该研究表明,在经过特意挑选的患者中,尽管进行了最佳的药物和设备治疗,但仍有 HFrEF 和房颤症状,消融可能会减少住院和 / 或死亡率。但在这类患者之外,CA 对心血管结局的益处仍然未知。

另外需要明确的问题是,HFrEF 的消融结果是否持久。众所周知,HF 是进行性的,从长远来看可能导致心房肌病恶化和房颤复发。大多数关于该方向的研究随访时间不到 2 年,其中一些不到 6 个月。大多数研究平均需要不止一次的手术来维持窦性心律,因此需要多少次消融才能在这些患者中获得持久的结果,或者说什么时候再进行消融也无法逆转病程,仍然是一个悬而未决的问题。

另一个问题是了解 HF 合并房颤患者 CA 的最佳时机。迄今为止的研究支持这样一种观点,即患有晚期 HF、症状严重、LVEF 较低和心房大小较大的老年人可能从 CA 中获益较少。但是,这些参数是否存在一个节点,告诉我们超过这个节点进行 CA 并无获益?我们是否还需要 AAD 治疗?或者我们可以将 CA 作为一线治疗吗?此外,除了有限的观察数据外,没有一项 RCT 能够确定 CA 在射血分数保留的 HF 中的疗效。如果我们想在所有 HF 患者中广泛应用 CA,未来应该计划一些专门针对射血分数保留的 HF 患者的研究。

最后一个需要明确的是这类患者的最佳消融策略是什么。单独的 PVI 可能不足以满足这些患者的需要,因为他们有晚期心房病变,房颤持续时间也更长。尽管除了 PVI 之外没有其他策略被证明是有益的,但在许多房颤合并 HF 研究中使用了额外的消融方法。现如今还有一些更新的技术,如转子消融、基质改良和非 PV 触发灶的消融,这些技术尚未在大型随机研究中进行探讨。消融技术也与并发症发生率有关,房颤合并 HF 患者的并发症实际发生率尚不明确。既往研究表明,并发症发生率的范围很大,从 ATAAC 研究的 2.9% 到 MacDonald 的 15%,更广泛的消融也可能增加消融期间附带损害的风险。也许更新的消融技术,如高功率短持续时间、脉冲消融可提高治疗 HF 人群的安全性。

六、小结

对于房颤合并 HF 患者,CA 是一种良好且安全的解决方案,可以维持窦性心律并改善预后,尤其是在无房颤复发的患者中。即使房颤复发,房颤负担减轻、增加 LVEF 和 LA 重塑也能使这类患者获益。多次 CA 和小剂量 AAD 可增加 CA 的成功率。更好地选择患者,有助于避免 CA 失败及并发症的发生。CASTLE-AF 研究结果虽令人鼓舞,但患者入选严格,其结果是否能推广至所有 HF 患者目前仍需进一步研究。消融技术的标准化和新技术的使用可能会进一步提高 CA 成功率,降低并发症发生率。

（吴书林）

参 考 文 献

[1] SOHNS C, MARROUCHE N F. Atrial fibrillation and cardiac fibrosis[J]. Eur Heart J, 2020, 41(10): 1123-1131.

[2] SLEE A, SAKSENA S. Impact of initial heart failure emergence on clinical outcomes of atrial fibrillation patients in the AFFIRM trial[J]. Am Heart J, 2020, 220: 1-11.

[3] PRABHU S, TAYLOR A J, COSTELLO B T, et al. Catheter Ablation Versus Medical Rate Control in Atrial Fibrillation and Systolic Dysfunction: The CAMERA-MRI Study[J]. J Am

Coll Cardiol, 2017, 70（16）: 1949-1961.

［4］ DI BIASE L, MOHANTY P, MOHANTY S, et al. Ablation Versus Amiodarone for Treatment of Persistent Atrial Fibrillation in Patients With Congestive Heart Failure and an Implanted Device: Results From the AATAC Multicenter Randomized Trial［J］. Circulation, 2016, 133（17）: 1637-1644.

［5］ MARROUCHE N F, BRACHMANN J, ANDRESEN D, et al. Catheter Ablation for Atrial Fibrillation with Heart Failure［J］. N Engl J Med, 2018, 378（5）: 417-427.

［6］ PACKER D L, MARK D B, ROBB R A, et al. Effect of Catheter Ablation vs Antiarrhythmic Drug Therapy on Mortality, Stroke, Bleeding, and Cardiac Arrest Among Patients With Atrial Fibrillation: The CABANA Randomized Clinical Trial［J］. JAMA, 2019, 321（13）: 1261-1274.

［7］ KUCK K H, MERKELY B, ZAHN R, et al. Catheter Ablation Versus Best Medical Therapy in Patients With Persistent Atrial Fibrillation and Congestive Heart Failure: The Randomized AMICA Trial［J］. Circ Arrhythm Electrophysiol, 2019, 12（12）: e7731.

［8］ EL-HARASIS M A, DESIMONE C V, YAO X, et al. Prediction and Management of Recurrences after Catheter Ablation in Atrial Fibrillation and Heart Failure［J］. Cardiol Clin, 2019, 37（2）: 221-230.

［9］ RAMDJAN T, MOUWS E, KIK C, et al. Concomitant arrhythmia surgery in patients with congenital heart disease［J］. Interact Cardiovasc Thorac Surg, 2018, 27（6）: 902-909.

［10］ JUD F N, OBEID S, DURU F, et al. A novel score in the prediction of rhythm outcome after ablation of atrial fibrillation: The SUCCESS score［J］. Anatol J Cardiol, 2019, 21（3）: 142-149.

［11］ KORNEJ J, HINDRICKS G, ARYA A, et al. The APPLE Score - A Novel Score for the Prediction of Rhythm Outcomes after Repeat Catheter Ablation of Atrial Fibrillation［J］. PLoS One, 2017, 12（1）: e169933.

［12］ LETSAS K P, EFREMIDIS M, GIANNOPOULOS G, et al. CHADS$_2$ and CHA$_2$DS$_2$-VASc scores as predictors of left atrial ablation outcomes for paroxysmal atrial fibrillation［J］. Europace, 2014, 16（2）: 202-207.

［13］ ALDHOON B, WICHTERLE D, PEICHL P, et al. Complications of catheter ablation for atrial fibrillation in a high-volume centre with the use of intracardiac echocardiography［J］. Europace, 2013, 15（1）: 24-32.

［14］ LA GRECA C, CIRASA A, DI MODICA D, et al. Advantages of the integration of ICE and 3D electroanatomical mapping and ultrasound-guided femoral venipuncture in catheter ablation of atrial fibrillation［J］. J Interv Card Electrophysiol, 2021, 61（3）: 559-566.

［15］ CHENG E P, LIU C F, YEO I, et al. Risk of Mortality Following Catheter Ablation of Atrial Fibrillation［J］. J Am Coll Cardiol, 2019, 74（18）: 2254-2264.

［16］ RUZIEH M, MOROI M K, ABOUJAMOUS N M, et al. A Meta-Regression Analysis of Atrial Fibrillation Ablation in Patients with Systolic Heart Failure［J］. J Atr Fibrillation, 2019, 12（3）: 2180.

4

5 扩大化肺静脉前庭改良在持续性房颤消融中的价值

肺静脉在房颤发生、发展中起着非常重要的作用,临床上由此开展导管消融治疗房颤并得到各个临床指南的推荐。肺静脉隔离(pulmonary vein isolation,PVI)是房颤导管消融治疗的基石,且是阵发性房颤导管消融的标准术式。但是,持续性房颤的消融成功率远低于阵发性房颤。目前,对于持续性房颤的消融策略仍存在很多争议,不同研究的结论也莫衷一是。现阶段,在诸多的持续性房颤导管消融治疗策略中,环肺静脉前庭隔离无疑是应用最广泛、消融终点最明确,同时也是公认最为基础的一种消融策略。因此,在肺静脉前庭电隔离的基础上进一步进行扩大化肺静脉前庭电隔离/改良理论上更容易为临床实践所接受。本文拟就扩大化肺静脉前庭改良/电隔离在持续性房颤消融中的价值作一阐述和总结。

一、肺静脉前庭及左心房后壁解剖

解剖学上,肺静脉前庭是肺静脉开口于左心房体部之间、类似漏斗样的扩张区域。在胚胎发育过程中,肺静脉前庭则是肺静脉与左心房相互融合、吸收逐渐形成的一个过渡区域。由此可见,肺静脉和左心房在胚胎学起源上是不同的,左心房起源于原始心房,而肺静脉则由单个胚胎肺静脉分化而来。由于起源不同,肺静脉前庭的局部肌纤维排列紊乱、走行复杂,组织结构具有高度各向异性,激动在该部位传导时更易出现传导延迟或阻滞。这种特殊的解剖结构与房颤的发生和维持密切相关。另外,位于两侧肺静脉之间的左心房后壁在胚胎学上和肺静脉同源,同样存在经常性自发电活动,是非肺静脉异位兴奋灶常见的部位,在房颤发生及维持上同样占有重要作用。

二、肺静脉前庭大环消融在房颤消融中的作用

肺静脉及其前庭在房颤的发生、发展中起着非常重要的作用,因此针对此部位的导管消融可有效治疗房颤。房颤导管消融经历了点消融、节段性隔离、肺静脉环形隔离、环肺静脉前庭电隔离等阶段。经过20多年的发展,目前临床上广为接受的肺静脉导管消融术式是肺静脉前庭电隔离,因为肺静脉前庭电隔离相对于其他肺静脉消融方式可以更多地干预肺静脉前庭的异位兴奋灶(触发灶)及房颤相关维持基质,从而更大程度地减少房颤复发。

肺静脉前庭大环消融是在肺静脉前庭电隔离的基础上将部分左心房后壁进行隔离,旨在从心房侧对整个肺静脉前庭进行隔离,从而更大程度上干预肺静脉前庭及前庭周边的触发灶和/或维持基质。然而肺静脉前庭的个体差异变化很大,因此,如何定位肺静脉前庭对

房颤手术效果具有显著影响。目前对于肺静脉前庭的具体定位尚无统一标准,多数是在血管造影或三维成像的基础上,将肺静脉开口靠心房侧≥1.5cm 的地方称为肺静脉前庭。

虽有上述标准,但是在肺静脉前庭的定义或认定上,不同中心则存在较大差异。因此,目前房颤射频治疗效果的显著差异极有可能是源于前庭定位上的差别。下面以经典病例来说明前庭定位准确与否对预后的影响。该患者为 53 岁女性,既往因阵发性房颤在外院于 2017 年 5 月及 2017 年 8 月分别行两次射频消融治疗,然而术后仍反复发作心悸不适,心电图提示仍为房颤。患者为进一步诊治于 2018 年 4 月来我院就诊,完善术前检查排除手术禁忌后再次行射频消融治疗。术前行肺静脉 CT 三维重建,术中使用图像融合技术(CARTO-Merge)指导房颤消融,可见既往消融环位置(图 4-5-1A 红色虚线)位于我中心常规定位的前庭(图 A 蓝色虚线及白点)内侧。该患者术中频发房性心律失常,通过标测明确该患者的触发灶恰好位于既往右侧肺静脉消融环外,而该位置位于我中心常规定位的前庭位置内(图 4-5-1B),对该患者按照我中心常规进行肺静脉前庭隔离,在右侧肺静脉前庭消融完成 3/4 圈时,该患者未再发房性心律失常(图 4-5-1C),之后进一步刺激(Burst、静脉

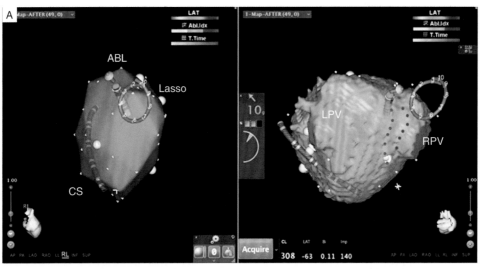

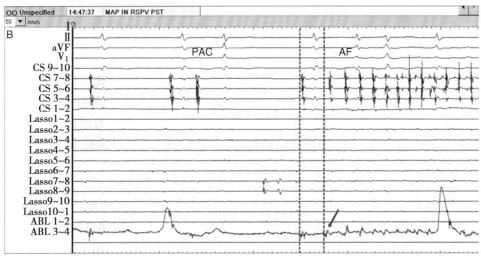

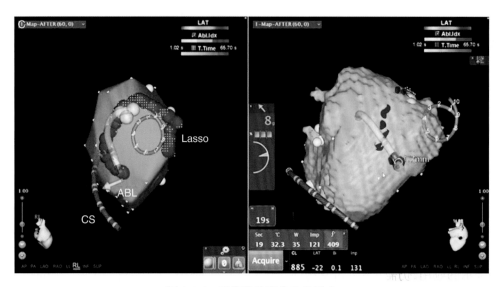

图 4-5-1　肺静脉前庭定位的影响

A. 图像融合后，在经 CT 影像重建的左心房模型上可以明显看到既往肺静脉消融环的痕迹（红色虚线）；而我中心肺静脉前庭定位则位于既往消融环外侧（蓝色虚线及白点），消融大头在右上肺静脉后上方（蓝色虚线）标测时可以见到局部电位最为提前并触发房性期前收缩、房性心动过速、房颤（图 B）；B. 心电图显示体表 I、II、aVF、V₁导联，以及腔内心电图冠状窦（CS）、Lasso（位于既往右上肺静脉消融环内）、大头消融导管（ABL）记录的电位，该心电图可见频发房性心律失常，在房颤发作时，大头上局部电位较窦性心律下电位提前度明显提前（红色箭头）；C. 肺静脉前庭大环消融至右下肺静脉后下壁区域，患者频发的房性心律失常不再出现。

ABL，大头消融导管；AF，房颤；CS，冠状窦；LPV，左侧肺静脉；PAC，房性期前收缩；RPV，右侧肺静脉。

滴注异丙肾上腺素、电生理检查）均未能诱发房性心律失常。术后随访至 2022 年 1 月，未用抗心律失常药物的情况下，该患者未再有房颤发作。由此可见，虽然都是"肺静脉前庭电隔离"，但对肺静脉前庭的不同定位则显著影响着手术的质量。该病例也从另一个侧面支持扩大化肺静脉前庭消融 / 改良在房颤治疗中的作用。

　　该病例情况也和既往研究相呼应。一项量化分析研究表明，肺静脉隔离环面积大小与阵发性房颤射频消融术后成功率高低存在正相关，即在射频消融治疗 12 个月后，更大的肺静脉隔离环面积与较高的手术成功率相关；而进一步量化分析发现，如果肺静脉隔离环面积占左心房后壁面积的比例≥55%，则单次手术成功率较好；此外，复发类型也与隔离环面积占比有关，如果隔离环面积占比 <50%，则容易复发房颤，而如果隔离环面积占比≥55%，则仅出现大折返性房性心律失常。由此可见，适当扩大肺静脉隔离环可有效减少房颤的复发。

三、扩大化肺静脉前庭消融在阵发性房颤射频消融治疗中的价值

　　近期发表的一项多中心、受试者单盲的随机对照临床试验认为，在肺静脉隔离的基础上加入 6 条消融短线，可以降低阵发性房颤患者肺静脉隔离后房颤的复发率；该策略是在肺静脉隔离基础上，附加 6 条连接于肺静脉隔离消融环上、伸入左心房约 1cm 的消融短线；6 条消融短线分别位于左肺消融环的 1 点钟、3 点钟和 6 点钟方向，右肺消融环的 6 点钟、

9 点钟和 11 点钟方向（方向均从左心房腔内看向肺静脉）。其中，左肺 3 点钟和右肺 9 点钟的两条消融短线允许伸入肺静脉消融环内以干预肺静脉间嵴。新增加的消融短线主要是通过干预消融环附近的神经节、容易电传导恢复的区域等机制来降低房颤的复发。主要终点上，术后 1 年，PVI+6L 组较 PVI 组有更高的无房颤复发率（81.2% *vs.* 73.6%，*P*=0.04）。次要终点上，PVI+6L 有更低的平均房颤负荷，但该趋势未达到统计学显著差异。早期或晚期并发症率上，PVI 组为 1.6%，PVI+6L 组为 1.5%，两组差异无统计学意义。该研究通过多中心、随机对照、受试者单盲的设计证实，在 PVI 基础上联合 6 条短线消融（PVI+6L 策略）可进一步降低阵发性房颤肺静脉隔离后的复发率。其机制可能是 6 条消融短线在肺静脉肌袖各向异性区域、慢性肺静脉 - 左心房连接好发区域、左心房自主神经节区域和 Marshall 韧带左心房插入点进行了强化消融。与传统的 PVI 相比，PVI+6L 策略有显著更优的疗效，不增加 X 射线曝光时间和并发症，而仅轻微延长了手术时间（约 10 分钟）和消融时间（约 5 分钟）。但该研究未与大环肺静脉前庭电隔离进行对比研究，目前在临床实践中仍未得到较大范围的应用，仍需进一步的研究来证实该方法的实用性。此外，该研究仅在阵发性房颤患者中开展，在持续性房颤患者人群中的适用性仍需进一步研究和探讨。

四、后壁消融在持续性房颤消融中的应用价值

如前所述，左心房后壁和肺静脉在胚胎起源上同源，因此，针对左心房后壁进行干预理论上可进一步减少房颤相关的触发灶。肺静脉外触发灶在房颤（尤其是持续性房颤）的发生和维持中起着重要作用。研究发现，10%~33% 的持续性房颤由肺静脉外触发灶诱发；而若分析所有非持续性房性心律失常的触发灶，则肺静脉外触发灶的比例可高达 60%。研究表明，非静脉来源的诱发位点常出现在左心房后壁、左心耳、上腔静脉等区域。由此可见，左心房后壁在房颤发生中起着非常重要的作用。因此，针对左心房后壁进行干预是肺静脉前庭电隔离后的主要选择。

在一项队列研究中，32 例持续性房颤患者在肺静脉前庭隔离及上腔静脉隔离的基础上加行左心房后壁隔离，另一组 20 例患者作为对照组仅行肺静脉前庭隔离及上腔静脉隔离，两组患者在未用抗心律失常药物的情况下，1 年、2 年、3 年无房性心律失常发生率分别为 65% 与 20%、50% 与 15%、40% 与 10%；该研究证实，在肺静脉前庭隔离的基础上加行左心房后壁隔离，可以明确提高持续性房颤射频消融术后的手术成功率。此后有多项类似的研究在进一步开展，但结果有所出入。最新的一项荟萃分析研究显示（共纳入 1 334 例持续性房颤），左心房后壁电隔离可以提高持续性房颤导管消融手术成功率（80.2% *vs.* 70.9%，*RR*=0.64，95%*CI* 0.42~0.97，*P*<0.04），房颤、心房扑动、房性心动过速等总的房性心律失常复发率也明显减少（30.8% *vs.* 41.1%，*RR*=0.75，95%*CI* 0.60~0.94，*P*<0.01），而心房扑动、房性心动过速的发生率并未增加。因此，虽然后壁消融仍有争议，但是后壁电隔离，作为一种扩大化的肺静脉前庭消融，对于持续性房颤仍有较大的临床获益。

五、改良后壁消融在持续性房颤消融中的应用价值

后壁消融在持续性房颤中的应用价值受到越来越多的关注，但是传统的后壁线距离

食管较近,因此其食管损伤甚至食管瘘的风险是临床上较为担心的一个焦点。我们在临床上进一步提出改良后壁线消融以对后壁消融进一步改良。改良后壁线的两侧与双侧肺静脉消融环的底部偏前相连,消融线中间部位比标准的后壁线更偏低,走行于左心房后下壁,更接近于冠状静脉窦心内膜面,总体类似于弧形,其最低点位于经典后壁线中点与左心房最低点连线的中点水平。与传统的后壁线消融相比,改良后壁线尽可能避开在左心房正后壁消融,减少了损伤左心房后方食管的可能性;另外,改良后壁线更靠下的走行,解剖上还覆盖了左下肺静脉及右下肺静脉神经丛的常见位置。改良后壁线与左心房顶部线相结合,形成改良后壁消融,将更多的左心房后壁及后下壁心房组织进行隔离,消除了这些部位触发灶诱发房颤的可能,并实现了更明显的心房"电学减容",以及通过解剖消融对神经丛进行改良。与经典的后壁消融相比,改良后壁消融可能进一步提高了左心房后壁电隔离的安全性。影像学研究显示,与经典的后壁消融线相比,改良后壁消融线离食管的距离更远〔(3.7±1.5)mm $vs.$(1.7±0.4)mm,$P<0.001$〕,相应的心肌厚度、脂肪垫厚度也更厚,因而采用改良 BOX 消融对食管的损伤可能更小。目前开展的多中心临床研究仍在进行中,仍需临床研究进一步验证该改良后壁消融的有效性及安全性。

六、小结

扩大化肺静脉前庭改良干预了更多的触发和维持机制,从而更好地干预了房颤的发生。在持续性房颤的射频消融治疗中,左心房后壁作为持续性房颤治疗中的潜在靶点,扩大化肺静脉前庭改良易化了左心房后壁电隔离,从而优化了持续性房颤的射频消融。目前新的针对持续性房颤的射频消融策略正处于临床研究阶段。须强调的是,PVI 仍然是治疗的基石,持续、有效的肺静脉隔离对于持续性房颤的治疗极为重要。

(张起通　卢晓峰　陈松文)

参 考 文 献

[1] KUMAGAI K, TOYAMA H, ASHIHARA T. Impact of Box Isolation on Rotors and Multiple Wavelets in Persistent Atrial Fibrillation[J]. Circ J, 2020, 84(3): 419-426.

[2] LEE J M, SHIM J, PARK J, et al. The Electrical Isolation of the Left Atrial Posterior Wall in Catheter Ablation of Persistent Atrial Fibrillation[J]. JACC Clin Electrophysiol, 2019, 5(11): 1253-1261.

[3] THIYAGARAJAH A, KADHIM K, LAU D H, et al. Feasibility, Safety, and Efficacy of Posterior Wall Isolation During Atrial Fibrillation Ablation: A Systematic Review and Meta-Analysis[J]. Circ Arrhythm Electrophysiol, 2019, 12(8): e007005.

[4] PROIETTI R, SANTANGELI P, DI BIASE L, et al. Comparative effectiveness of wide antral versus ostial pulmonary vein isolation: a systematic review and meta-analysis[J]. Circ Arrhythm Electrophysiol, 2014, 7(1): 39-45.

[5] KIUCHI K, KIRCHER S, WATANABE N, et al. Quantitative analysis of isolation area and rhythm outcome in patients with paroxysmal atrial fibrillation after circumferential pulmonary

vein antrum isolation using the pace-and-ablate technique［J］. Circ Arrhythm Electrophysiol，2012，5（4）：667-675.

［6］ SANTANGELI P, ZADO E S, HUTCHINSON M D, et al. Prevalence and distribution of focal triggers in persistent and long-standing persistent atrial fibrillation［J］. Heart Rhythm, 2016, 13（2）：374-382.

［7］ BIASE D I, BURKHARDT J D, MOHANTY P, et al. Left atrial appendage：an underrecognized trigger site of atrial fibrillation［J］. Circulation, 2010, 122（2）：109-118.

［8］ ZHAO Y, BIASE L D, TRIVEDI C, et al. Importance of non-pulmonary vein triggers ablation to achieve long-term freedom from paroxysmal atrial fibrillation in patients with low ejection fraction［J］. Heart Rhythm, 2016, 13（1）：141-149.

［9］ BAI R, BIASE L D, MOHANTY P, et al. Proven isolation of the pulmonary vein antrum with or without left atrial posterior wall isolation in patients with persistent atrial fibrillation［J］. Heart Rhythm, 2016, 13（1）：132-140.

［10］ SALIH M, DARRAT Y, IBRAHIM A M, et al. Clinical outcomes of adjunctive posterior wall isolation in persistent atrial fibrillation：A meta-analysis［J］. J Cardiovasc Electrophysiol, 2020, 31（6）：1394-1402.

［11］ LU X, PENG S, WU X, et al. Anatomical insights into posterior wall isolation in patients with atrial fibrillation：A hypothesis to protect the esophagus［J］. J Cardiovasc Electrophysiol, 2021, 32（2）：270-278.

6　线性消融在房颤治疗中的策略及价值

线性消融是持续性房颤的重要治疗方式，左心房顶部线、二尖瓣峡部线（mitral isthmus，MI）、三尖瓣峡部线（cavotricuspid isthmus，CTI）是最常用的消融径线；此外，左心房前壁线、底部线和后壁隔离（BOX 式）也时常使用。线性消融的治疗机制不明，所消融区域涉及迷走神经节、复杂碎裂电位（complex fractionated atrial electrogram，CFAE）、转子（rotor）或纤维化等致心律失常基质，也是各种折返性心房扑动的关键峡部。

一、左心房顶部线

1. **应用解剖**　左心房顶部线是指双侧肺静脉上缘之间的连线。左心房顶部心房壁厚3.5~6.5mm，由于左肺静脉上缘通常高于右肺静脉，左心房顶部多表现为左高右低的斜坡；但也可以表现为双侧肺静脉上缘高度近似的平坦；也可呈双侧肺静脉上缘高、中间低的 V 字形。其上方与肺动脉分叉及右肺动脉相毗邻，后下方与食管毗邻。左心房顶部线消融的主要目的在于连接双侧环肺静脉前庭消融线，避免形成环绕肺静脉前庭的大折返。早期曾采取双肺静脉后壁连线以实现这一目的,但出于对食管损伤的顾虑,逐渐形成目前的顶部消融径线。由于多数患者食管和左心房后壁接触段最高点均可达顶部水平,在消融顶部线时应避免导管指向后;而左心房顶部向前为 Bachmann 束区域,肌层更厚。因此,消融顶部线时应以正顶部为宜。

2. 消融方法及终点 左心房顶部线消融的起点和终点一般为双侧肺静脉口外,逐点消融将环肺静脉前庭消融线连接而成,建议使用压力导管并保证贴靠压力的稳定。左心房顶部线消融终点为实现消融径线的双向传导阻滞,其验证标准为:①沿消融线全程可记录到间距 >50 毫秒的双电位;②起搏左心耳时左心房后壁激动顺序为由足侧向头侧。顶部线传导缝隙多出现于邻近双侧肺静脉处或 V 字形转折处。由于我中心多采用单导管法,不常规放置左心耳电极,所以一般于窦性心律下直接判断顶部线是否阻滞。鉴于窦性心律下左心房最早激动点多数位于顶部线前方的 Bachmann 束插入点处,因此在未行顶部线消融者左心房后壁激动由头侧向足侧,而在顶部线阻滞时则变为由足侧向头侧。应用此种方法验证顶部线阻滞时,最好同时记录消融线双电位或顶部线前后较近距离两点激动时间,阻滞时一般相差 >50 毫秒。由于间隔肺束亦行走于左心房顶部,故如在心内膜顶部消融不充分,间隔肺束可跨越顶部消融线进行激动传导。此时左心房后壁激动顺序亦大致为足 - 头方向传导,但左心房部分区域局部电位领先于消融线附近,导致左心房顶部线的假性传导阻滞,消融后验证时应予以关注。

二、二尖瓣峡部线

1. 应用解剖 MI 线是指二尖瓣环和左肺静脉前缘之间的连线。MI 在二尖瓣环侧壁和左下肺静脉前下缘之间,向前至间隔侧以左心耳为界,向后到左心房后下壁均为 MI 消融可能涉及的区域。部分患者 MI 某些区域的心肌较厚,加之冠状窦(coronary sinus,CS)和左回旋支(left circumflex,LCX)等毗邻血流的散热效应,部分患者通过射频消融难以实现连续透壁损伤。二尖瓣环至左下肺静脉长度为(35±7)mm,肌层平均厚度为(3.8±0.9)mm。就瓣环侧向肺静脉侧的肌层厚度变化而言,Becker 等报道 MI 瓣环侧肌层较薄,平均为 1.2mm,少数患者肌束可延续至二尖瓣叶表面,而 MI 中段平均厚度为 2.8mm,肺静脉侧平均厚度为 3.0mm,最厚者可达 7.7mm。但 Wittkampf 等认为 MI 最厚者位于中段,向瓣环侧和肺静脉侧均逐渐变薄,这可能与肺静脉侧测量是否涉及嵴部有关。而就 MI 前后的厚度变化而言,越向前上方向(心耳侧),肌层越薄(平均 3.6mm),而越向后下方向肌层则越厚(平均可达 4.0~5.2mm)。MI 区域常存在暗槽或凹陷样结构,既往认为向心耳侧方向这种结构增多,但也有研究认为心耳侧这种结构并不多于 MI 其他区域。

LCX 和 CS 或其分支伴行并走行于 MI 区域的心外膜面,CS 在为 MI 提供额外的消融路径时也增加了冠状动脉损伤的风险。在 MI 区域,LCX 及其分支的分布越靠近心耳侧越粗大、密集,越向后下方则越细小、稀疏。反之,CS 或心大静脉(great cardiac vein,GCV)则是越向后下越粗大、往前上方则逐渐变细,而多数患者 CS 分出 Marshall 静脉(vein of Marshall,VOM)或韧带(ligament of Marshall,LOM)处均对应于 MI 区域后下部。因此,走行于 MI 区域主要是 GCV。CS 由肌袖环绕,与左心房间存在一个或多个肌束连接。CS 肌袖可延伸至 CS 口内 25~51mm 处,而 GCV 有肌袖环绕及左心房连接者则较少。CS 或 GCV

一般走行于 MI 中部偏瓣环侧,距离二尖瓣环平均约 8.5mm。

MI 区域的肺静脉侧也即左心耳和左肺静脉前缘之间存在凸向心内膜侧的心房壁折叠,即左侧"嵴部",是 MI 消融时的重要结构。左侧嵴部的组成从心外膜侧向心内膜侧包括来自 Bachmann 束、间隔肺静脉束和间隔房束的肌束,其心外膜侧则为 LOM、迷走神经节等与房颤驱动、维持机制相关的重要结构。虽然形成左侧嵴部的心房壁厚度并不比普通心房壁更厚,但由于肌束交错、折叠突出于心内膜面,而且常存在自心耳向外延伸的梳状肌样结构,所以导管贴靠较为困难,难以形成透壁损伤,是 MI 消融的难点。另外,左侧膈神经分为偏前(18%)、偏侧位(59%)和偏后下(23%)三种走行方式,其中偏侧位者可走行于心耳尖偏嵴部侧,而偏后下者可走行于心耳开口上沿,因此,在心耳附近消融时存在损伤左侧膈神经的可能。

2. 消融方法 由于 MI 肌层较厚,故成为房颤消融的难点。反复消融不仅容易形成局部水肿、影响热量渗透,还可能导致心脏压塞等并发症。因此,在消融 MI 时每一点都应力求压力、功率、阻抗下降满意,稳定贴靠,放电时间足够,以达到有效消融。在设计消融径线时,应考虑到 MI 不同区域解剖特征的影响,例如消融位置靠后时该处 CS 较粗大,血流散热效应明显;而消融位置靠前时接近左心耳、LCX 和左侧膈神经,肌束结构较为复杂且可能增加心脏压塞以及伤及这些毗邻结构的风险。因此,一般选取二尖瓣环 2—3 点钟方向作为消融线的起点,左下肺静脉前缘偏下处作为消融的终点。

MI 消融常需 CS 内消融。CS 内消融的主要目的在于阻断 CS 和左心房壁偏心外膜之间的肌束连接。由于 CS 和左心房之间的肌束连接主要在 CS 近段对应于左心房后下部位,此段应为 CS 内消融的重点(通常对应于心内膜消融点);同时,对 LOM 开口处或 VOM 近端消融也有助于 MI 阻滞。而远端对应 MI 区域前上部一般为 GCV 走行,较少存在与左心房壁连接,而且此处血管较细较薄、与 LCX 距离较近,消融致心脏压塞或冠状动脉损伤风险增大,少数于 GCV 远端消融阻滞 MI 者可能与阻断心外膜残余传导有关。

VOM 酒精消融是目前 MI 消融的重要补充方法。VOM 之所以在心律失常治疗中受到重视,是由于其具有独特的解剖结构与功能特征,它包含丰富的交感神经和副交感神经,并构成峡部的心外膜传导。鉴于 VOM 与 MI 在解剖上毗邻,VOM 酒精消融可有效消融 MI,实现覆盖大部分 MI 的心外膜 - 心内膜透壁消融。研究证实,该技术可实现完全性、持久性的阻滞效果。从消融范围来看,VOM 酒精消融可基本覆盖 MI 肺静脉侧、左肺静脉 - 心耳嵴部以及左下肺静脉前缘位置,而 VOM 本身也与左心房内分支静脉如心耳静脉、左心房下静脉等存在侧支循环。故如在 VOM 开口进行酒精灌注后,对于左心房侧后壁、后壁也可达到透壁损伤。VOM 酒精消融的方法学及操作技巧将在本篇"7 Marshall 静脉化学消融的方法及操作技巧"中介绍。

3. 消融终点 双向传导阻滞是 MI 消融的终点,其双向传导阻滞的判断原理在于阻滞前后消融线双侧起搏时绕二尖瓣环激动顺序的变化。例如,将 CS 电极远端(CSd)置于消融线游离壁侧,将消融导管平行于二尖瓣环置于其心耳侧。在 CSd 起搏时,如 MI 未阻滞,则间隔侧二尖瓣环呈逆时针方向激动[左前斜(LAO)位时],消融电极激动顺序由远及近;而 MI 阻滞时,激动无法跨越消融线,只能使二尖瓣环呈顺时针方向激动(LAO 位),消融电极激动顺序由近及远。在消融电极刺激时,如 MI 未阻滞,则二尖瓣环游离壁侧呈顺时针方向激动(CS 激动方向由远及近);如 MI 阻滞,则二尖瓣环呈逆时针方向激动(CS 激动由近及远)。在临床工作中一般采用波尔多团队提出的差异性起搏标准来验证 MI 双向传导阻滞与否,即分别由 CSd 和 CS 电极近端(CSp)起搏记录消融电极的刺激心房(SA)间期,如 CSd 起搏时 SA 间期长于 CSp 起搏时,则提示由 MI 后游离壁侧向间隔侧方向阻滞;然后起搏消融导管,如 CSp 早于 CSd,则提示由间隔侧心耳向后游离壁侧方向阻滞。在采用波尔多标准验证 MI 阻滞时,应注意起搏输出合适(夺获近场而不夺获远场)、CS 近场电位(心外膜激动)和远场电位(心内膜激动)顺序以及 CS 和消融导管准确放置于线两侧等,否则可能导致误判。

在初始 MI 消融后即可行 CSd 起搏来判断 MI 是否阻滞,一般 MI 阻滞后 SA 间期通常较长,但该间期不能完全用来判断 MI 是否阻滞,因其受左心房大小、心房肌传导速度、是否使用心律失常药物及左心房消融策略(前壁消融、顶部消融)等多因素的影响。同理,如在年轻的小心房进行 MI 消融,尽管 SA 间期很短,但仍有可能是阻滞的。通过起搏看顺序的改变更重要。笔者所在中心通常通过 CSd 起搏时沿 MI 消融线寻找传导残留缝隙。注意 CS 及 VOM 肌袖可介导心外膜传导。当峡部完全阻滞时,肺静脉侧的 SA 间期长于二尖瓣环侧;反之,提示肺静脉侧存在残留传导。反复不充分消融容易导致心肌水肿,MI 阻滞可能更为困难。我们发现在线上满足 MI 阻滞标准的患者中,嵴部存在传导缝隙者高达 11.7%。这种嵴部传导缝隙的发生机制很可能与该部位残存心外膜传导尤其是 LOM 传导有关,证据包括:①消融线上常能记录到宽大双电位,提示消融线心内膜侧已阻滞;②MI 消融后复发嵴部依赖折返性心房扑动左心房激动时间占周长比例仅 50%~70%,且线上拖带起搏后间期(post pacing interval,PPI)差而嵴部或心外膜对应部位拖带 PPI 好。近期 LOM 在 MI 传导中的作用已得到越来越多的重视,已有报道应用高密度标测电极证实了经过 VOM 跨越 MI 的传导,并发现酒精消融 LOM 有助于 MI 阻滞或终止围绕二尖瓣环的大折返。

三、三尖瓣环峡部线

1. 应用解剖　CTI 位于右心房低位,形态是一个不规则的四边形,前缘为三尖瓣环,后缘为下腔静脉和欧氏嵴(瓣),下侧界是界嵴分出的梳状肌分支末端,间隔侧为冠状静脉窦口。CTI 一般长 20~40mm,近间隔部心肌最厚,中间部较薄。中间部在下侧界及间隔部峡部之间,此处下腔静脉开口至三尖瓣环距离最短,且心肌薄,心内膜面相对光滑,远离房室结动脉,是最常被选用的消融径线。CTI 根据是否存在凹陷,可简单分为平坦型、凹陷型和囊袋型。囊袋型三尖瓣环峡部并不少见,具有峡部较长和凹陷深度大的特点,在此处过度消融具有致心脏破裂的风险。CTI 的邻近重要解剖结构包括右冠状动脉及房室结动脉,右冠状动脉主要出现在三尖瓣环下侧部(47%),距离心内膜最短距离小于 4mm;下侧部邻近神经节和自主神经;CTI 间隔部距离房室结动脉最近,房室结延伸部主要出现在间隔部(10%)。

2. 消融方法及终点　CTI 消融首选三尖瓣环至下腔静脉开口的中间部峡部,中间部峡部贴靠或消融困难者可略偏下侧壁消融。三尖瓣环狭部内膜面不是很平整,导管远端嵌入小的内膜面凹陷时,局部温度在消融时快速升高,易于形成"蒸汽爆裂(pop)",在消融时应予以注意。在消融开始之前,可沿预设的消融线逐点回撤消融导管,根据消融导管远端的跳动、心内膜的平整情况、压力大小和矢量方向等获取消融线的解剖信息。导管从下腔静脉口滑入下腔静脉时,常有明显的跳动,可作为 CTI 消融的终点。在消融导管回撤过程中,如果在某一部位电极导管的远端跳动较大,多提示局部心内膜不光滑或有皱褶,甚至有较明显的凹陷或袋状凹陷,通过改变消融导管远端的弯度使其形成与心内膜不同方式的贴靠,有利于完成该部位的连续线性消融。

以峡部跨线传导时间大于120毫秒作为双向传导阻滞的判断标准并不够准确,应结合心房激动顺序等综合判断CTI双向传导是否阻滞。常用方法为起搏峡部消融线两侧,即低侧位右心房和冠状静脉窦口起搏,观察心房激动顺序。起搏低侧位右心房时,心房激动顺序在右心房游离壁是从下至上传导,然后沿房间隔部从上至下传导,提示从低侧位右心房至冠状静脉窦口方向的峡部传导阻滞;起搏冠状静脉窦口时,心房激动顺序在间隔部从下至上传导,然后在右心房游离壁从上至下传导,提示从冠状静脉窦口至低侧位右心房方向的峡部传导阻滞。

四、其他消融径线

1. 左心房前壁线 左心房前壁线是指从右肺静脉前缘到二尖瓣环间隔侧的连线。这一连线可阻断围绕二尖瓣环和围绕右肺静脉前庭的大折返,因此常作为MI的替代方案。该路径同时可对左心房前壁、神经节、转子等致心律失常基质进行干预。前壁线阻滞的验证需在线两侧放置电极,通过对侧起搏时同侧导管记录到的传导时间和激动顺序进行判断。与前壁线相似的辅助线还包括顶部线至左心耳连线、右肺静脉前缘至左心耳连线以及左心耳至二尖瓣环连线等。

前壁线消融的问题在于:①Bachmann束通过房间沟由右肺静脉前上缘进入左心房,沿前壁前上部进入左心耳,是前壁线消融最常涉及的区域。由于Bachmann束的加入,使得这一部位成为左心房壁最厚处,难以实现阻滞。②前壁线途经Bachmann束和左心耳前缘,如实现阻滞,一般会导致左心耳激动延迟。由于Bachmann束是双房间传导最快的通路,在Bachmann束传导受损时,左心房最早激动点会转向传导速度较慢的CS通路,使得左心房整体激动延迟。如果同时阻滞了MI和顶部线,则可能导致左心耳隔离,即使术后恢复窦性心律,也可能增加血栓栓塞风险。另外,在左心房激动显著延迟患者,左心房收缩延迟至二尖瓣关闭后,可致二尖瓣血流A峰减低甚至消失。

2. 底部线 左心房底部线一般从右肺静脉下缘连至二尖瓣环底部。底部线也可起到替代MI、阻断围绕二尖瓣环大折返的作用,而且基本不影响左心房生理激动顺序。

3. BOX术式 BOX术式是指在双侧肺静脉后壁消融线和左心房顶部线的基础上,继续消融双侧肺静脉下缘连线,达到左心房后壁隔离的术式。BOX术式可以实现左心房后壁分隔的仿迷宫作用,而且左心房后壁也是纤维化基质的常见部位,还偶见局灶驱动,后壁隔离对这些房颤机制均可起到干预作用。BOX术式的消融终点为后壁隔离,包括后壁无电位(传入阻滞)和后壁刺激不能传出(传出阻滞)。

五、房颤线性消融的价值

1. 干预肺静脉之外的房颤机制 目前,肺静脉隔离(pulmonary vein isolation,PVI)公认为房颤导管消融的基石。但单纯PVI对于慢性持续性房颤并不足够。PVI可能只干预房颤驱动机制中的大多数以及和肺静脉前庭相关的维持机制,不足以解决肺静脉外局灶和大部分房颤维持机制。从临床实践上看,既往绝大部分研究均提示,在 PVI 基础上继续行线性消融或电位、转子、神经节、基质等消融可提高成功率,尤其在持续性房颤或长程持续性房颤者更为明显,虽然 2015 年发布的 STAR AF Ⅱ试验并未证实该结论。该试验入选持续性房颤患者 589 例,按 1∶4∶4 分入单纯 PVI、PVI+CFAE 消融和 PVI+ 线性消融三组,随访 18 个月,单次消融成功率分别为 59%、48% 和 44%(P=0.15),累计成功率分别为 72%、60% 和 58%(P=0.18),差异均无统计学意义。然而,该试验局限性明显:入选病例分布十分分散,部分中心入选病例个位数;按 1∶4∶4 分组,单纯 PVI 组仅 67 例,二次消融存在交叉;尤其是入选病例房颤负荷极低(平均仅 83h/ 月,实际上并不是真正意义上的慢性持续性房颤,肺静脉隔离就够了,可能不足以体现肺静脉外基质改良的意义)。

2. 心房分割的仿"迷宫"手术作用 早在 20 世纪初期,研究者就发现房颤维持依赖于心房组织的容积大小,切割心房组织至小于某临界面积时房颤不能维持。由此发展出的多发子波折返学说是房颤维持机制最经典,理论和实践依据最充分的学说。从理论上说,房颤维持取决于子波或转子核心与线性屏障(解剖屏障或消融线)的碰撞概率,由于转子核心碰撞线性屏障时会湮灭,这种碰撞概率越小,房颤维持的可能性越大。因此,房颤维持一方面取决于心房组织面积大小,另一方面取决于心房肌不应期,不应期越短,转子波长越小,单位心房面积容纳的转子数目越多,房颤越容易维持;反之,通过线性消融减小心房组织面积、增加转子的碰撞湮灭概率则可能消除房颤的维持机制。从临床实践上说,基于这一理论的外科迷宫手术虽然常用于基质最复杂的房颤患者,但成功率极高,也印证了线性消融分割心房以消除房颤维持机制的有效性。

3. 对房颤术中心房扑动的针对性消融 持续性房颤导管消融术中经过肺静脉隔离和 CFAE 等基质消融后,常会转化为规则房性心动过速或心房扑动。这种心房扑动的机制可能为环肺静脉消融线或电位消融造成的"医源性"心房扑动;但更可能是房颤机制本身的"本质性"心房扑动。Haissaguerre 等报道,持续性房颤经步进式消融 75% 可转化为规则房性心动过速或心房扑动,其中 56% 为围绕肺静脉前庭、二尖瓣环或三尖瓣环的大折返。而根据我中心对持续性房颤行步进式消融的经验,术中规则房性心动过速或心房扑动 81% 为大折返机制。因此,合理的线性消融也可能对这类大折返机制起到针对性干预的作用。

总而言之,线性消融是房颤导管消融的重要术式,对于左心房原发心房扑动或房颤术后复发心房扑动也是必须掌握的消融方法。首都医科大学附属北京安贞医院心律失常中心目前采用"2C3L"术式作为持续性房颤和长程持续性房颤基本术式,即在双侧肺静脉隔离基础上加以左心房顶部线、MI 和 CTI 消融,单中心随机对照试验提示其成功率与步进式消融相当。既往研究可能受限于术后监测手段、导管器械使用等因素,随着相关理念和器械的革新,有必要再利用当代技术重新审视线性消融在房颤治疗中的价值与作用。相信未来经过严谨设计并实施的大规模随机对照研究,将会给我们带来答案。

(龙德勇　李绍龙)

参 考 文 献

[1] LEMOLA K, SNEIDER M, DESJARDINS B, et al. Computed tomographic analysis of the anatomy of the left atrium and the esophagus: implications for left atrial catheter ablation[J].

Circulation, 2004, 110 (24): 3655-3660.

[2] HOCINI M, JAIS P, SANDERS P, et al. Techniques, evaluation, and consequences of linear block at the left atrial roof in paroxysmal atrial fibrillation: a prospective randomized study [J]. Circulation, 2005, 112 (24): 3688-3696.

[3] SANG C, JIANG C, DONG J, et al. A new method to evaluate linear block at the left atrial roof: is it reliable without pacing? [J]. J Cardiovasc Electrophysiol, 2010, 21 (7): 741-746.

[4] WITTKAMPF F H, VAN OOSTERHOUT M F, LOH P, et al. Where to draw the mitral isthmus line in catheter ablation of atrial fibrillation: histological analysis [J]. Eur Heart J, 2005, 26 (7): 689-695.

[5] HOLDA M K, KOZIEJ M, HOLDA J, et al. Anatomic characteristics of the mitral isthmus region: The left atrial appendage isthmus as a possible ablation target [J]. Ann Anat, 2017, 210: 103-111.

[6] BECKER A E. Left atrial isthmus: anatomic aspects relevant for linear catheter ablation procedures in humans [J]. J Cardiovasc Electrophysiol, 2004, 15 (7): 809-812.

[7] CHAUVIN M, SHAH D C, HAISSAGUERRE M, et al. The anatomic basis of connections between the coronary sinus musculature and the left atrium in humans [J]. Circulation, 2000, 101 (6): 647-652.

[8] ROSTOCK T, O'NEILL M D, SANDERS P, et al. Characterization of conduction recovery across left atrial linear lesions in patients with paroxysmal and persistent atrial fibrillation [J]. J Cardiovasc Electrophysiol, 2006, 17 (10): 1106-1111.

[9] SCHERR D, DERVAL N, SOHAL M, et al. Length of the Mitral Isthmus But Not Anatomical Location of Ablation Line Predicts Bidirectional Mitral Isthmus Block in Patients Undergoing Catheter Ablation of Persistent Atrial Fibrillation: A Randomized Controlled Trial [J]. J Cardiovasc Electrophysiol, 2015, 26 (6): 629-634.

[10] YOSHIDA K, CHUGH A, ULFARSSON M, et al. Relationship between the spectral characteristics of atrial fibrillation and atrial tachycardias that occur after catheter ablation of atrial fibrillation [J]. Heart Rhythm, 2009, 6 (1): 11-17.

[11] SHAH A J, PASCALE P, MIYAZAKI S, et al. Prevalence and types of pitfall in the assessment of mitral isthmus linear conduction block [J]. Circ Arrhythm Electrophysiol, 2012, 5 (5): 957-967.

[12] JIANG C X, DONG J Z, LONG D Y, et al. Ridge-related reentry despite apparent bid irectional mitral isthmus block [J]. Heart Rhythm, 2016, 13 (9): 1845-1851.

[13] CHUGH A, GURM H S, KRISHNASAMY K, et al. Spectrum of atrial arrhythmias using the ligament of Marshall in patients with atrial fibrillation [J]. Heart Rhythm, 2018, 15 (1): 17-24.

[14] CABRERA J A, SÁNCHEZ-QUINTANA D, FARRÉ J, et al. The inferior right atrial isthmus: further architectural insights for current and coming ablation technologies [J]. J Cardiovasc Electrophysiol, 2005, 16 (4): 402-408.

[15] VERMA A, JIANG C Y, BETTS T R, et al. Approaches to catheter ablation for persistent atrial fibrillation [J]. N Engl J Med, 2015, 372 (19): 1812-1822.

4

［16］DONG J Z, SANG C H, YU R H, et al. Prospective randomized comparison between a fixed '2C3L' approach vs. stepwise approach for catheter ablation of persistent atrial fibrillation ［J］. Europace, 2015, 17（12）: 1798-1806.

［17］SANG C H, LAI Y W, LONG D Y, et al. Ethanol infusion into the vein of Marshall for recurrent perimitral atrial tachycardia after catheter ablation for persistent atrial fibrillation ［J］. Pacing Clin Electrophysiol, 2021, 44（5）: 773-781.

［18］LAI Y W, LIU X X, SANG C H, et al. Effectiveness of ethanol infusion into the vein of Marshall combined with a fixed anatomical ablation strategy（the "upgraded 2C3L" approach）for catheter ablation of persistent atrial fibrillation［J］. J Cardiovasc Electrophysiol, 2021, 32（7）: 1849-1856.

7 Marshall 静脉化学消融的方法及操作技巧

Marshall 静脉化学消融（ethanol infusion into the vein of Marshall, EI-VOM）最早于 2009 年由 Valderabano 等在人体中实施,并在后续研究中发现 EI-VOM 能够在二尖瓣峡部中远段和左肺静脉前庭前缘形成透壁性良好的化学损伤。随机对照试验 VENUS 研究已证实 EI-VOM 在持续性房颤导管消融治疗的有效性。近年来 EI-VOM 已广泛应用于房颤导管消融。EI-VOM 的操作一定需要学习曲线,既往文献报道其操作成功率为 70%~95%。本文主要结合笔者所在中心超过 500 例的实践经验,介绍 EI-VOM 的方法和操作技巧。

一、Marshall 韧带的解剖

胚胎第 7 周后,左主静脉逐渐退化,在大多数人中演变成为直径仅（1.23 ± 0.38）mm 的 Marshall 静脉（vein of Marshall, VOM）,剩余约 0.3% 的人左主静脉未完全退化,表现为永存左上腔静脉。VOM 与肌纤维束（Marshall bundle, MB）及自主神经纤维伴行,共同构成 Marshall 韧带（ligament of Marshall, LOM）。LOM 沿左心房后侧壁走行,向上斜行插入左心耳后上方与左上肺静脉口外侧或左心房游离壁。LOM 与左心房之间往往存在多个插入点,可分散于左侧嵴、肺静脉内及左心房游离壁。

VOM 的解剖与变异是化学消融损伤范围及操作难易的重要影响因素。VOM 开口于冠状静脉窦内 Vieussens 瓣近端,在大体标本中 VOM 开口距离冠状窦开口（3.09 ± 1.02）cm,在 X 线下右前斜位测量该距离为（4.25 ± 2.51）cm,偶可见 VOM 开口于冠状窦近端而远离 Vieussens 瓣。VOM 的平均直径为（1.23 ± 0.38）mm。VOM 的走行分布也存在广泛变异,大多数患者存在清晰可辨的主干及分支,主支约 60% 终止于左下肺静脉,其余少数终止于左上肺静脉或主干短小终止于左心房游离壁。此外,有少部分 VOM 自开口就以静脉丛的形式存在。VOM 与冠状静脉系统的其他分支如心耳静脉、左房下静脉、间隔静脉、前壁静脉等存在侧支循环,因此偶可见 EI-VOM 的化学损伤影响到后壁、顶部乃至右肺静脉。

二、EI-VOM 操作流程及注意事项

1. 术前准备　术前首先需要详细询问患者的酒精过敏史,部分有条件的中心可预先完善 CTA,明确冠状静脉及 Marshall 静脉的位置和走行,但多数 VOM 直径在 2mm 以下,一般难以获取清晰的 CT 影像。

完成股静脉穿刺后,充分予以镇痛。操作前后可对心房基质进行标测,以便于术后确认化学损伤的区域并指导下一步消融(图 4-7-1)。所需要器械及连接如表 4-7-1 和图 4-7-2 所示。

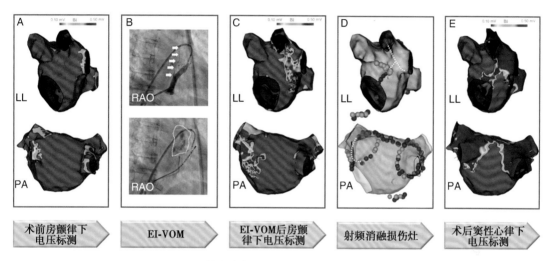

术前房颤律下电压标测	EI-VOM	EI-VOM后房颤律下电压标测	射频消融损伤灶	术后窦性心律下电压标测

图 4-7-1　持续房颤 EI-VOM 联合 2C3L 术式消融

术前,EI-VOM 后及窦性心律下分别行基质标测观察消融损伤效应。EI-VOM 后左肺静脉前下缘及二尖瓣峡部中上段未进一步消融实现了左侧肺静脉隔离及二尖瓣峡部双向传导阻滞。

表 4-7-1　EI-VOM 所需器械清单

材　　料	数量 / 个
固定弯或可调弯长鞘	1
JR4.0 指引导管 / 多功能造影导管 / 左侧内乳动脉造影导管	1
导丝(0.014in, 190cm)	1
球囊导管[(1.5~2.5mm)×(6~8mm)]	1
Y 型接头	1
压力泵	1
5ml 注射器	3
20ml 注射器	1
95% 乙醇	约 10ml
对比剂	20~50ml

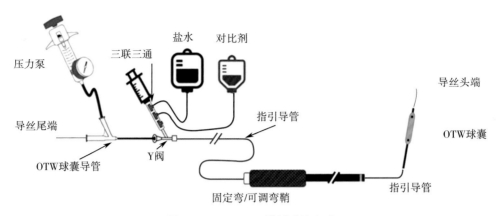

图 4-7-2　EI-VOM 器械连接方式

2. 冠状窦及 VOM 选择性造影　笔者所在中心常规经股静脉途径完成 EI-VOM。整个操作主要在右前斜（right anterior oblique, RAO）30°下完成。通常先放置冠状窦电极,对后续操作有一定的解剖参考价值,冠状窦电极的位置代表冠状窦的顶部,如经锁骨下静脉或颈内静脉途径放置,则代表冠状窦的底部。将指引导管经长鞘送至冠状窦口下缘。对于欧式嵴较高或下腔静脉距离冠状窦口较远的患者,可使用可调弯鞘协助操作。部分困难情况下,在应用可调弯鞘时,可先用消融导管进入冠状窦,后将长鞘沿消融导管推送至窦口,再通过长鞘将指引导管送入冠状窦口。随后,将指引导管轻轻顺时针方向旋转,指向冠状窦后上方,轻推对比剂（0.5~1ml）,仔细观察影像,包括冠状窦的走行、VOM 开口是否显影、指引导管的头端与冠状窦顶部的距离等,需避免导管头端嵌顿甚至夹层情况。如果上述操作未见 VOM 显影,可在窦口再次推注对比剂 5ml 左右持续透视,或者由近及远或由远及近再连续缓慢推注对比剂反复寻找 VOM 开口（图 4-7-3）。若造影发现电极位于冠状窦轮廓之外,冠状窦电极可能已经进入 VOM,调整电极至心大静脉,再次推注对比剂即可发现 VOM 开口。此外,国外部分中心还采用经球囊封堵冠状窦口后行冠状窦造影的方法。选择性 VOM 造影是整个操作过程中非常重要的一个步骤,推注对比剂看清楚整个冠状窦的轮廓,轻柔操作指引导管,避免将冠状窦顶破导致夹层甚至发生心脏压塞。选择性造影 VOM 时,缓慢轻推少许对比剂（0.5ml）即可,如果用类似冠状动脉造影的力量推注对比剂,往往会导致 VOM 破裂和对比剂渗漏。

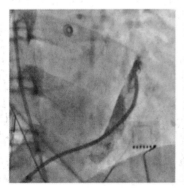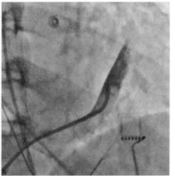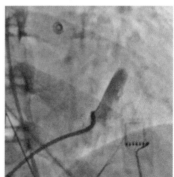

图 4-7-3　右前斜（RAO）30°下指引导管指向冠状窦后上方,
逐渐向近端回撤并注射对比剂,寻找 VOM 开口

3. 无水乙醇化学消融 VOM 化学消融的步骤如图 4-7-4 所示,确定 VOM 开口位置后,固定指引导管位于 VOM 开口,将导丝和球囊在相互支撑下先后缓慢送入 VOM 内,大多数情况下将球囊固定在 VOM 的开口或近端即可,以 6~8atm(1atm=101 325Pa)的压力膨胀球囊,再撤除导丝,向球囊导管内注射少量对比剂以明确 VOM 走行,注意轻柔操作,避免大力推注对比剂导致 VOM 损伤破裂。在 RAO 30° 下,VOM 呈斜向上走行,且开口于 Vieussens 瓣近端。尤其需要鉴别 VOM 和左心耳静脉,后者开口于心大静脉,且向心耳侧走行(图 4-7-5),必要时可将标测电极放置左肺静脉或左心耳作为解剖定位,也可采用 X 线三维融合的功能(如 CARTO 系统的 UNIVU 等)帮助明确 VOM 走行(图 4-7-5)。明确超选 VOM 的同时,还应该仔细观察 VOM 的侧支循环,如有近端间隔侧分支时,宜将球囊送到 VOM 中段,避免化学消融损伤传导系统。

VOM 开口较远时,建议采用弯型较小的 JR4.0 导管以便于操作。而在 CS 较宽大、VOM 开口位于 CS 近端等情况下,可采用多功能造影导管或乳内动脉造影导管以提供更强的支撑力,少数情况还需要配合使用可调弯鞘(图 4-7-6)。由于多功能导管较细,送入球囊后无法推注对比剂,故使用多功能导管时需将导管超选入 VOM,再送入导丝和球囊。有时指引导管和球囊导管的同轴性欠佳,可能导致球囊打折,推注酒精或对比剂阻力增大。此时可将 OTW 球囊作为一个微导管使用,球囊扩张确保球囊位置稳定时,将指引导管回撤到长鞘内,透视下略微回撤,拉直球囊导管后再行后续操作。

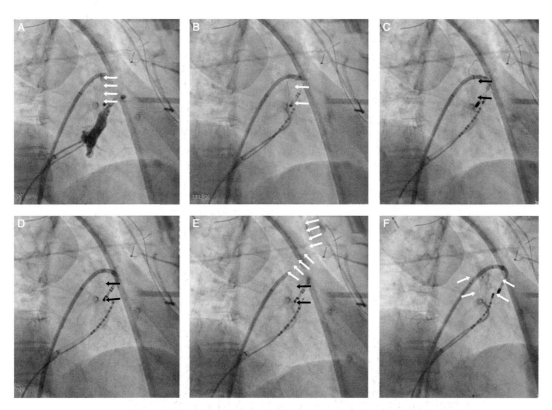

图 4-7-4 Marshall 静脉无水乙醇化学消融步骤

A. 选择性血管造影可见 VOM 显影(白色箭头);B. 导引导丝进入 VOM(白色箭头);C. 经导引导丝送入 OTW 球囊(8mm×2mm)(黑色箭头标记);D. 以 6~8atm 扩张球囊后,撤出导丝;E. 经由 OTW 球囊注入对比剂可见 VOM 远端显影(白色箭头);F. 经球囊注射无水乙醇 6ml 后再次注射对比剂,可见 VOM 走行区域对比剂滞留(白色箭头)。

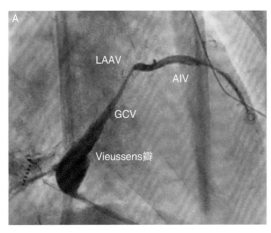
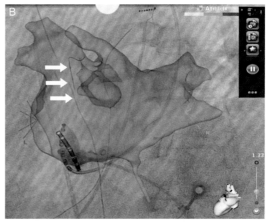

图 4-7-5 左心耳静脉和 VOM 解剖位置

A. 分支起源于心大静脉（great cardiac vein, GCV），远离 Vieussens 瓣；B. Univu 下显示正常 VOM 走行，开口于冠状窦，走行于左心耳及左肺静脉之间。

LAAV, 左心耳静脉；AIV, 前室间静脉；GCV, 心大静脉。

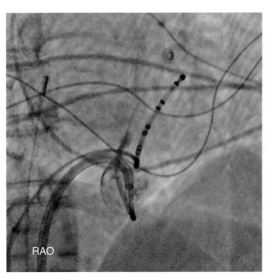
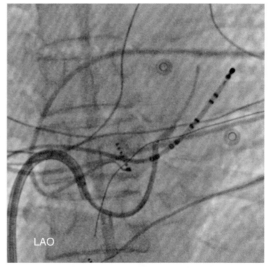

图 4-7-6 可调弯鞘辅助下寻找 VOM 开口

欧式峭高、VOM 开口紧邻窦口，将可调弯鞘送至窦口，再小心将 LIMA 导管调整至与 VOM 同轴。右前斜位、左前斜位下导管及 VOM 相对位置关系分别如左图、右图所示。

　　明确 VOM 走行后，使用 5ml 注射器经 OTW 球囊分次、缓慢向 VOM 内注射 95% 乙醇，通常剂量为 6~12ml，过程中间断注射对比剂，观察是否出现对比剂滞留。对比剂滞留指 VOM 引流范围内的云雾状显影，由毛细血管破坏、对比剂渗入心肌组织间隙形成，是化学消融损伤形成的可靠影像学表现。同时，注射过程中还应间断透视，确认球囊导管的位置，以及球囊导管与指引导管的同轴性。对于 VOM 粗大或侧支循环丰富的情况（图 4-7-7），应尽可能缓慢推注，以保证乙醇有充分的时间向心肌浸润而非外溢到其他血管或心腔。若推注过程中突然出现推注阻力增大的情况，可能是由于指引导管方向改变，导致 OTW 球囊导管打折，必要时需重新调整指引导管方向，此外，还需警惕发生 VOM 破裂的情况。

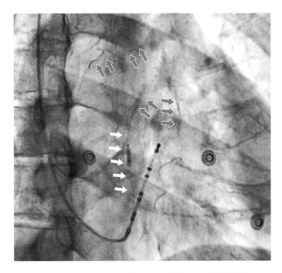

图 4-7-7　VOM 粗大或侧支循环丰富情况下缓慢推注无水酒精

VOM 存在广泛侧支循环,并可经侧支循环引流回冠状窦,注射酒精时应缓慢,减少乙醇经侧支循环外渗(白色箭头为 VOM 主干,空心箭头为侧支循环)。

三、EI-VOM 的安全性

　　一项回顾性研究表明,EI-VOM 操作相关的并发症中,最常见的包括 VOM 破裂(2.8%)、心包炎(1.8%)和延迟心脏压塞(0.8%)。后两者的发生与 VOM 破裂(图 4-7-8)密切相关,一旦出现,术中及术后需密切超声监测患者心包积液,以防延迟心脏压塞发生。EI-VOM过程中可能出现的少见并发症还有左心耳隔离,这与 VOM 的侧支循环或操作过程中分支

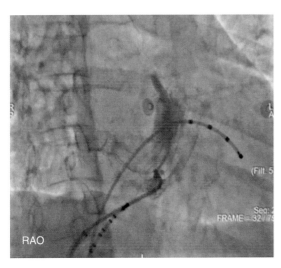
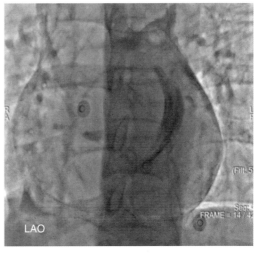

图 4-7-8　VOM 破裂致心包积液

VOM 破裂,对比剂经 VOM 进入心包,右前斜位、左前斜位如左图、右图所示。

选择不恰当有关,尤其是在患者左心房前壁已经存在大面积瘢痕的情况下。VOM 开口紧邻冠状窦口时,操作过程中还需要注意房室传导阻滞的风险。

(赖一炜 郭 琦 桑才华)

参 考 文 献

[1] VALDERRABANO M, LIU X, SASARIDIS C, et al. Ethanol infusion in the vein of Marshall: Adjunctive effects during ablation of atrial fibrillation [J]. Heart Rhythm, 2009, 6: 1552-1558.

[2] VALDERRABANO M, PETERSON L E, SWARUP V, et al. Effect of Catheter Ablation With Vein of Marshall Ethanol Infusion vs Catheter Ablation Alone on Persistent Atrial Fibrillation: The VENUS Randomized Clinical Trial [J]. JAMA, 2020, 324 (16): 1620-1628.

[3] DERVAL N, DUCHATEAU J, DENIS A, et al. Marshall bundle elimination, Pulmonary vein isolation, and Line completion for Anatomical ablation of persistent atrial fibrillation (Marshall-PLAN): Prospective, single-center study [J]. Heart Rhythm, 2021, 18 (4): 529-537.

[4] VALDERRÁBANO M, LIU X, SASARIDIS C, et al. Ethanol infusion in the vein of Marshall: Adjunctive effects during ablation of atrial fibrillation [J]. Heart Rhythm, 2009, 6 (11): 1552-1558.

[5] KAMAKURA T, DERVAL N, DUCHATEAU J, et al. Vein of Marshall Ethanol Infusion: Feasibility, Pitfalls, and Complications in Over 700 Patients [J]. Circ Arrhythm Electrophysiol, 2021, 14 (8): e010001.

[6] DE OLIVEIRA I M, SCANAVACCA M I, CORREIA A T, et al. Anatomic relations of the Marshall vein: importance for catheterization of the coronary sinus in ablation procedures [J]. Europace, 2007, 9 (10): 915-919.

[7] MAKINO M, INOUE S, MATSUYAMA T A, et al. Diverse myocardial extension and autonomic innervation on ligament of Marshall in humans [J]. J Cardiovasc Electrophysiol, 2006, 17 (6): 594-599.

[8] KIM D T, LAI A C, HWANG C, et al. The ligament of Marshall: a structural analysis in human hearts with implications for atrial arrhythmias [J]. J Am Coll Cardiol, 2000, 36 (4): 1324-1327.

[9] VALDERRÁBANO M, MORALES P F, RODRÍGUEZ-MAÑERO M, et al. The Human Left Atrial Venous Circulation as a Vascular Route for Atrial Pharmacological Therapies: Effects of Ethanol Infusion [J]. JACC Clin Electrophysiol, 2017, 3 (9): 1020-1032.

8 改良左心房后壁 BOX 消融在持续性房颤导管消融中的意义

肺静脉电隔离(pulmonary vein isolation, PVI)是房颤导管消融的基石,但是对于持续性房颤,单纯行 PVI 可能是不够的,其长期手术成功率仍较低。持续性房颤的发生和维持机制目前仍处于探索阶段,近年来在PVI基础上,探索了多种附加术式,但何种策略更优,目前仍然存在较大争议。左心房后壁在房颤发生及维持中发挥着重要作用,近年来多项研究显示,在PVI基础上行左心房后壁盒状(BOX)消融,可进一步提高持续性房颤导管消融手术成功率。因此,深入了解左心房后壁BOX消融在房颤介入治疗中的意义,并熟练掌握其技术和方法,对于每一位心脏电生理医师都是非常重要的。

一、BOX消融的设计、技术和方法

BOX消融的最主要目的是实现左心房后壁电隔离(posterior wall isolation, PWI),而左心房后壁电隔离的概念,最早起源于心外科,是房颤Cox迷宫手术的一部分,最初通过对心房组织外科切开、缝合实现。正是基于房颤外科迷宫手术良好的长期有效性,后续不断有研究采用新的技术或方法来实现左心房后壁电隔离,如Sueda等在合并持续性房颤的二尖瓣外科手术中,采用冷冻消融对左心房后壁进行电隔离。除心外科手术采用左心房后壁电隔离外,也有研究采用内外科结合的杂交方式进行后壁消融来实现电隔离。

目前,左心房后壁电隔离的主要方式是通过经皮血管介入导管消融的方法完成,包括射频消融、冷冻球囊消融以及最近应用于临床的脉冲场消融等。采用射频消融能量进行左心房后壁BOX消融是目前的主流方式,且多采用盐水灌注消融导管,功率为20~35W。近期亦有研究采用更高的功率,如45~50W在后壁短时间消融实现左心房后壁电隔离。

采用射频消融进行左心房后壁电隔离主要包括:①经典BOX消融:先行双侧肺静脉前庭环形消融达PVI,之后分别连接两侧肺静脉消融环顶部和底部,行顶部线和后壁线消融;②大圈单环消融:单个消融圈同时包绕双侧肺静脉和整个左心房后壁;③双圈后壁共线:围绕双侧肺静脉行环形消融,但消融环后缘均扩展至左心房后壁中线,双侧消融环后壁中间部分共用一条消融线;④后壁电毁损:PVI后,对后壁激动早的残余电位进行消融,直至整个后壁无电位。以上四种方式中,以经典BOX消融应用最多,大圈单环消融次之,后两种方式相对更少。

对食管损伤的顾虑,是导致后壁电隔离未广泛应用和后壁电隔离成功率不高的主要原因。2014年,上海市第一人民医院心律失常团队创新性地提出"改良BOX消融"的概念并应用于临床,而改良BOX消融包括经典左心房顶部线和"改良后壁线"消融两部分(图4-8-1)。改良后壁线的两侧与双侧肺静脉消融环的底部偏前相连,消融线中间部位比标准的后壁线更低,走行于左心房后下壁,更接近冠状静脉窦心内膜面,总体类似弧形,其最低点位于经典后壁线中点与左心房最低点连线的中点水平。与传统的后壁线消融相比,改良后壁线尽可能避开了在左心房正后壁消融,降低了损伤左心房后方食管的可能性;另外,改良后壁线更靠下的走行,解剖上还覆盖了左下肺静脉及右下肺静脉神经丛的常见位置。改良后壁线与左心房顶部线相结合,形成改良BOX消融,消融线内更多的左心房后壁及后下壁心房组织被隔离,消除了这些部位触发灶诱发房颤的可能,并实现了更明显的心房"电学减容",以及通过解剖消融对神经丛的改良。在改良BOX消融的早期探索阶段,左心房后壁电隔离率在30%~40%;随着经验的不断积累,后期对于左心房后壁电隔离困难者,常结合高功率、短时间消融对后壁残存电位进行毁损,改良BOX消融后壁电隔离率目前已超过90%,而改良BOX消融逐渐成为持续性房颤导管射频消融的常用附加策略之一。除改良BOX消融外,目前亦有研究正在探索其他形式优化的BOX消融。

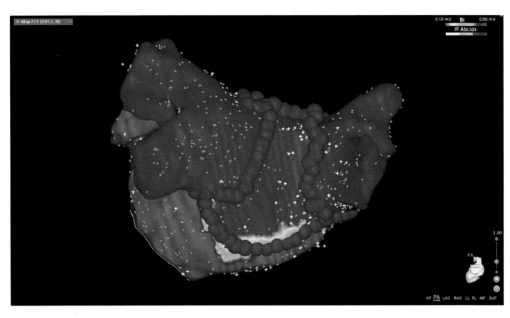

图 4-8-1 持续性房颤左心房后壁改良 BOX 消融示例（后前位视图）

脉冲场消融具有较好的组织损伤特异性,理论上,在左心房后壁消融时,心房组织可消融透壁,且又不易损伤食管及周围神经丛,具有明显的潜在优势。Reddy 等新近发表的 PersAFOne 研究显示,采用脉冲场技术进行后壁消融,左心房后壁电隔离即刻成功率为100%,术后行食管镜检查,无患者出现食管损伤;术后 2~3 个月常规行侵入性电生理检查,左心房后壁电隔离率仍为 100%。因此,脉冲场消融未来可能成为左心房后壁电隔离的潜在首选技术。

左心房后壁电隔离的定义和标准,在不同的研究中也有一定差异。BOX 消融左心房后壁电隔离的经典标准为:左心房顶部线和后壁线均达双向传导阻滞,左心房后壁无传入的电位,可以合并有自发电位,在左心房后壁高输出进行起搏,局部可夺获且不能传出至心房其他部分,无法判断起搏是否夺获时,要求后壁多部位起搏均不能传出至心房其他部分。Lee 等研究中采用 BOX 消融进行后壁电隔离,后壁电隔离标准为:顶部线达双向传导阻滞,电压标测显示左心房后壁最高电压小于 0.1mV,对残存电位进行补充消融后,要求左心房后壁 10mA 起搏无传出,而不硬性要求后壁线一定达到双向传导阻滞。Bai 等研究中,采用电毁损方式进行后壁电隔离,其定义为:肺静脉前庭、后壁广泛消融后,后壁达传入阻滞,且后壁完全电静止,要求标测导管置于后壁无近场电位。Lim 等采用单环消融隔离整个左心房后壁和双侧肺静脉,后壁电隔离定义为消融环内传入电位消失,同时消融环内起搏夺获且不传导至心房其他部分。

二、BOX 消融的安全性

对左心房后壁 BOX 消融安全性的顾虑,是导致其至今未常规应用于房颤手术的主要原因之一,因左心房食管瘘是房颤导管消融最严重的并发症,尽管其发生率极低,但一旦发生,患者死亡率将超过50%。近期亦有研究提示,左心房后壁BOX消融可能会增加食管周围神经丛损伤的可能性,引起胃动力不足。然而,结合既往研究结果和大量临床实践经验发现,左心房后壁BOX消融的安全性是可以接受的。

Kim等开展的随机对照研究共纳入120例房颤患者,1:1进入研究组和对照组,对照组行PVI、顶部线和前壁线消融,研究组在对照组基础上进一步行后壁线消融,实现左心房后壁电隔离,术前及术后1年均通过超声心动图测量左心房射血分数,研究发现:术后1年研究组和对照组左心房射血分数无显著差异,研究组左心房射血分数较术前变化也不明显,提示后壁BOX消融对左心房的收缩功能没有显著影响。Lee等新近发表了一项关于持续性房颤行左心房后壁电隔离的多中心、随机对照研究,共纳入217例持续性房颤患者,对照组行PVI,研究组在PVI基础上进一步行BOX消融和必要的后壁局部补充消融实现左心房后壁电隔离;研究显示,后壁电隔离组消融时间增加,但并未增加主要并发症的发生率。最新的一项荟萃分析研究共纳入1 334例持续性房颤导管消融患者,结果显示,左心房后壁电隔离是安全的,未增加手术并发症发生率。

与经典的BOX消融相比,改良BOX消融可能进一步提高了左心房后壁电隔离的安全性。影像学研究显示,与经典的后壁消融线相比,改良后壁消融线离食管的距离更远[(3.7±1.5)mm *vs.* (1.7±0.4)mm,$P<0.001$],相应的心肌厚度、脂肪垫厚度也更厚,因而采用改良BOX消融对食管的损伤可能更小。Sánchez-Quintana等在尸体解剖研究中发现,在左肺静脉、右肺静脉和左右肺静脉之间3个垂直切面,左心房后壁心肌厚度上下水平变化均呈一致趋势:左心房正后壁最薄,平均1.5~2.0mm;而在低于下肺静脉水平厚度增加,平均2.5~3.0mm;在邻近冠状静脉窦时厚度最厚,平均4.1~4.3mm。该研究从尸体解剖学角度进一步为改良BOX消融夯实了解剖学理论基础,体现了改良BOX消融在安全性方面的优势。

随着高功率、短时间消融策略在PVI中应用的增加,逐渐有研究将该消融策略应用于左心房后壁消融,以期提高左心房后壁电隔离的安全性。Ali-Ahmed等在猪心动物实验中,采用不同的功率进行消融,同时测量3mm、5mm深度组织温度,结果发现当3mm深度组织达到相似温度时,高功率消融时5mm深度组织温度要低于低功率消融,提示高功率、短时间消融对邻近组织损伤可能更小。因此,理论上高功率、短时间消融尤其适合与食管贴近的左心房后壁。真实世界研究显示,高功率(45~50W)短时间消融并发症发生率低,且与传统低功率消融相比,总体安全性相似,对食管的损伤可能更小。既往大多数研究中,在行左心房后壁电隔离时,通过放置食管电极术中进行食管温度监测,当温度从37℃上升到39℃停止放电,以及早停止消融而降低食管的损伤。但是常规使用食管电极指导左心房后电隔离是否有确切的优势,目前仍无足够的依据。

由于射频能量的固有特性,在有效性和安全性之间需要不断平衡,尽管消融策略在不断优化过程中,但仍不可避免对食管产生一定的损伤。而寻找替代的消融能量和方法是未来的发展方向,其中脉冲场消融具有较好的前景。脉冲场消融技术具有良好的组织特异性,理论上,在左心房后壁消融时即可达心肌组织消融透壁,又不易损伤食管及周围神经丛,具有明显的潜在优势。Reddy等研究显示,采用脉冲场消融技术进行左心房后壁电隔离,成功率高且术后无患者出现食管损伤,进一步提高了左心房后壁电隔离的安全性。

三、BOX 消融的临床意义

左心房后壁在胚胎学上和肺静脉同源,在房颤发生及维持中发挥着非常重要的作用。Takigawa 等在射频导管消融术后复发的阵发性房颤患者二次手术中发现,13.3%的肺静脉外触发灶来源于左心房后壁,提示左心房后壁是非肺静脉异位兴奋灶的常见部位。因此,理论上左心房后壁电隔离可进一步提高房颤导管消融的远期成功率。然而,采用射频能量行左心房后壁电隔离是否能够提高房颤导管消融成功率,目前尚有一定的争议。

Tamborero 等研究共纳入 120 例房颤患者,其中 60% 为阵发性房颤,对照组(60 例)行 PVI 和顶部线消融,研究组(60 例)在对照组基础上进一步行后壁线消融以期达到左心房后壁电隔离,术中后壁电隔离率为 91.7%;术后随访(10±4)个月,两组患者术后复发率无显著差异。Lim 等纳入 220 例房颤患者,61% 为阵发性房颤,按照 1∶1 随机分为研究组和对照组,研究组采用单环消融隔离后壁,结果发现,后壁电隔离组患者术后 2 年房颤复发率要低于单纯 PVI 组(26% *vs.* 39%,*P*=0.031),然而总的房性心律失常复发率组间无差异。以上两项研究中,以阵发性房颤为主,研究结果不一致,因此左心房后壁 BOX 消融在阵发性房颤导管消融中的价值存在较大争议。

Kim 等在 2015 年发表的一项随机对照研究中,共纳入 120 例持续性房颤患者,所有患者均行 PVI、顶部线和前壁线消融,患者 1∶1 进入研究组和对照组,研究组则进一步行后壁线消融;术后 12 个月的随访期间,研究组的复发率明显低于对照组(16.7% *vs.* 36.7%,*P*=0.02)。Kim 等纳入 398 例持续性房颤患者,在 PVI 基础上进一步行心房线性消融,包括顶部线、后壁线、前壁线、三尖瓣峡部线等,结果发现,左心房后壁电隔离与更低的复发率相关(*HR*=0.68,95%*CI* 0.47~0.98,*P*=0.041),而与其他线性阻滞无关。Bai 等发表的 LIBERATION 研究,对照组行 PVI,研究组在 PVI 基础上进一步行后壁广泛消融电毁损达后壁电隔离,术后 3 个月所有患者均进行二次手术验证电隔离情况,有后壁电传导恢复的患者需要补充消融,补充消融的患者 3 个月后再次电生理检查评估电隔离情况,术后随访 1 年、2 年和 3 年,左心房后壁电隔离组的手术成功率高于对照组(65% *vs.* 20%,50% *vs.* 15%,40% *vs.* 10%;*P*<0.01),提示在 PVI 基础上附加左心房后壁电隔离可以更为有效地维持窦性心律。在上海市第一人民医院发起的改良 BOX 消融前期研究中,156 例持续性房颤患者均采用 PVI 联合改良 BOX 消融,并附加必要的个体化消融策略,单次导管消融术后 12 个月成功率达 80.1%,中位随访时间为 30 个月,单次术后成功率为 70.5%。

Lee 等新近发表了一项关于持续性房颤行左心房后壁电隔离的多中心、随机对照研究,共纳入 217 例持续性房颤患者,对照组行 PVI,研究组在 PVI 基础上进一步行 BOX 消融和必要的局部消融实现左心房后壁电隔离;平均随访(16.2±8.8)个月后,研究组和对照组的成功率分别为 55.9% 和 50.0%(*P*=0.522)。然而,在该研究中,研究组和对照组患者入选可能存在偏倚,研究组的房颤病程为(44.0±44.6)个月,而对照组为(33.1±31.4)个月,明显短于研究组(*P*=0.044),这可能是导致研究组患者成功率降低的重要原因之一。

最新的一项荟萃分析研究显示(共纳入 1 334 例持续性房颤),左心房后壁电隔离可以提高持续性房颤导管消融手术成功率(80.2% *vs.* 70.9%,*RR*=0.64,95%*CI* 0.42~0.97,

P<0.04），房颤、心房扑动、房性心动过速等总的房性心律失常复发率也明显减少（30.8% *vs.* 41.1%，*RR*=0.75，95%*CI* 0.60~0.94，*P*<0.01），而心房扑动、房性心动过速的发生率未增加。由此可见，左心房后壁电隔离在房颤中的应用，是否能够提高阵发性房颤导管消融的成功率，尚存较大争议；但在持续性房颤导管消融中，对提高手术远期成功率具有一定的临床意义。

既往研究提示，左心房后壁BOX消融未达永久性电隔离、后壁存在低电压区等对左心房后壁电隔离的临床意义有重要的影响。Mclellan等研究中纳入了161例持续性房颤，常规行PVI和后壁电隔离，后壁电隔离成功率为91%。其中54例患者采用腺苷进行后壁隐匿性电传导的检测，17%的患者检测到了隐匿性电传导并进行了补充消融；平均随访（19±9）个月后，腺苷组手术成功率明显高于无腺苷组（65% *vs.* 40%，*P*<0.01）。该研究提示，左心房后壁电传导恢复是影响远期手术成功率的重要因素。Culter等单中心研究，纳入141例持续性房颤患者，对照组（76例）行PVI，并由术者决定后续消融策略；研究组（65例）在PVI后行窦性心律下电压标测，如果后壁有低电压区（电压 <0.5mV），则行后壁电隔离；结果显示57%的对照组和42%的研究组患者进行后壁电隔离，术后1年成功率研究组明显高于对照组（80% *vs.* 57%，*P*=0.005）；亚组分析还显示，基于后壁电压行后壁隔离的策略，可降低无低电压患者房颤复发率和有低电压区患者房性心动过速复发率。

四、小结

左心房后壁BOX消融是持续性房颤导管消融策略研究的重点和热点，目前有多项随机对照研究正在聚焦此问题，如BOX-AF研究、CAPLA研究等。随着脉冲场消融等新技术的常规应用，左心房后壁BOX消融的安全性和永久隔离率将显著提高，未来后壁电隔离可能成为持续性房颤导管消融的另一个基石。

（周根青　刘少稳）

参 考 文 献

［1］THIYAGARAJAH A，KADHIM K，LAU D H，et al. Feasibility，Safety，and Efficacy of Posterior Wall Isolation During Atrial Fibrillation Ablation［J］. Circ Arrhythm Electrophysiol，2019，12（8）：e007005.

［2］SALIH M，DARRAT Y，IBRAHIM A M，et al. Clinical outcomes of adjunctive posterior wall isolation in persistent atrial fibrillation：A meta-analysis［J］. J Cardiovasc Electrophysiol，2020，31（6）：1394-1402.

［3］SUEDA T，NAGATA H，ORIHASHI K，et al. Efficacy of a simple left atrial procedure for chronic atrial fibrillation in mitral valve operations［J］. Ann Thorac Surg，1997，63（4）：1070-1075.

［4］MIWA Y，MOHRI T，KATSUME Y，et al. Left Atrial Reverse Remodeling Following the Modified Box Isolation with Centerline in Patients with Persistent Atrial Fibrillation［J］. Int Heart J，2021，62（5）：1005-1011.

［5］ REDDY V Y, ANIC A, KORUTH J, et al. Pulsed Field Ablation in Patients With Persistent Atrial Fibrillation［J］. J Am Coll Cardiol, 2020, 76（9）: 1068-1080.

［6］ LEE J M, SHIM J, PARK J, et al. The Electrical Isolation of the Left Atrial Posterior Wall in Catheter Ablation of Persistent Atrial Fibrillation［J］. JACC Clin Electrophysiol, 2019, 5（11）: 1253-1261.

［7］ BAI R, DI BIASE L, MOHANTY P, et al. Proven isolation of the pulmonary vein antrum with or without left atrial posterior wall isolation in patients with persistent atrial fibrillation［J］. Heart Rhythm, 2016, 13（1）: 132-140.

［8］ LIM T W, KOAY C H, SEE V A, et al. Single-ring posterior left atrial（box）isolation results in a different mode of recurrence compared with wide antral pulmonary vein isolation on long-term follow-up: longer atrial fibrillation-free survival time but similar survival time free of any atrial arrhythmia［J］. Circ Arrhythm Electrophysiol, 2012, 5（5）: 968-977.

［9］ OIKAWA J, FUKAYA H, WADA T, et al. Additional posterior wall isolation is associated with gastric hypomotility in catheter ablation of atrial fibrillation［J］. Int J Cardiol, 2021, 326: 103-108.

［10］ KIM J S, SHIN S Y, NA J O, et al. Does isolation of the left atrial posterior wall improve clinical outcomes after radiofrequency catheter ablation for persistent atrial fibrillation?: A prospective randomized clinical trial［J］. Int J Cardiol, 2015, 181: 277-283.

［11］ LU X, PENG S, WU X, et al. Anatomical insights into posterior wall isolation in patients with atrial fibrillation: A hypothesis to protect the esophagus［J］. J Cardiovasc Electrophysiol, 2021, 32（2）: 270-278.

［12］ SÁNCHEZ-QUINTANA D, CABRERA J A, CLIMENT V, et al. Anatomic relations between the esophagus and left atrium and relevance for ablation of atrial fibrillation［J］. Circulation, 2005, 112（10）: 1400-1405.

［13］ ALI-AHMED F, GOYAL V, PATEL M, et al. High-power, low-flow, short-ablation duration-the key to avoid collateral injury?［J］. J Interv Card Electrophysiol, 2019, 55（1）: 9-16.

［14］ TAKIGAWA M, TAKAHASHI A, KUWAHARA T, et al. Impact of Non-Pulmonary Vein Foci on the Outcome of the Second Session of Catheter Ablation for Paroxysmal Atrial Fibrillation［J］. J Cardiovasc Electrophysiol, 2015, 26（7）: 739-746.

［15］ TAMBORERO D, MONT L, BERRUEZO A, et al. Left atrial posterior wall isolation does not improve the outcome of circumferential pulmonary vein ablation for atrial fibrillation: a prospective randomized study［J］. Circ Arrhythm Electrophysiol, 2009, 2（1）: 35-40.

［16］ KIM T H, PARK J, UHM J S, et al. Challenging Achievement of Bidirectional Block After Linear Ablation Affects the Rhythm Outcome in Patients With Persistent Atrial Fibrillation［J］. J Am Heart Assoc, 2016, 5（10）: e003894.

［17］ CUTLER M J, JOHNSON J, ABOZGUIA K, et al. Impact of Voltage Mapping to Guide Whether to Perform Ablation of the Posterior Wall in Patients With Persistent Atrial Fibrillation［J］. J Cardiovasc Electrophysiol, 2016, 27（1）: 13-21.

9　房颤中的转子机制及标测消融

一、转子概念的提出

1959 年, Moe 等提出了多子波学说,即一个冲动经不应期不一的介质传导后,可形成紊乱、能够自我维持的多个子波,并于 1964 年发表了经典的电脑模型研究。随着高密度标测的出现,该理论于 20 余年后在动物房颤模型上得到了验证:1985 年, Allessie 等发现在体犬房颤的维持至少需要 4~6 个子波。然而, Moe 等的研究模型需要 15~30 个子波维持房颤,但 Allessie 等在犬的房颤模型中仅标测到 4~6 个子波。若仅存在如此小数量的子波,双心房很可能有充足的时间与空间从前一次激动恢复,使得子波融合,房颤终止,那么这些子波维持的结构和电生理基础是什么? 是否可能存在一个高频的"母转子(mother rotor)",经碰撞和碎裂形成多个子波? 直到 1977 年, Allessie 等在家兔心房中发现不依赖解剖学障碍的功能性折返,并由此提出主导环假说,说明这些稳定存在的折返是房颤维持的基础。其后,随着功能性折返心律的研究增多,出现了"螺旋波"的概念。

20 世纪 60—70 年代,苏联的 Krinsky 率先提出了螺旋波的概念,并将其应用于心律失常的数学模拟研究。他们认为螺旋波的大致形成过程如下:在不应期异质性较高的心肌组织中存在一前一后的两个激动波,且两者的偶联间期无限接近不应期区域的不应期。第 2 个激动波(wave2)紧随第 1 个激动波(wave1)传入心肌,由于长不应期区域的心肌细胞尚未恢复兴奋性, wave2 只能沿着长不应期区域边缘前传,而不能传入该区域。当 wave2 前传与长不应期区域分离时, wave2 靠近长不应期区域侧的波峰发生弯曲性改变,随后与长不应期区域边缘发生"碰撞"并形成相位奇点(phase singularity, PS)。随着长不应期区域兴奋性恢复, wave2 可传入该区域,并围绕新生的 PS 发生完整旋转,随即产生螺旋波。Krinsky 的模拟结果对螺旋波形成机制给出了一定的解释,但该理论对组织不应期异质性及两次激动波偶联间期均有特定要求,使其具有局限性,直至更复杂的信号分析——光学相位标测出现。

1990 年, Davidenko 等采用光学标测技术首次在羊离体心室中记录到了螺旋波。在心室中,螺旋波的快速移动可造成心室颤动,自此开始确立螺旋波在心脏颤动的地位。随后, Cabo 等又运用该技术进一步提出了螺旋波启动的"涡流脱落"理论。他们在羊心室外膜心肌薄片上(厚约 0.5mm)制造了一条阻滞线,在阻滞线右下位置释放刺激。由于阻滞线不可兴奋,无法传导激动,刺激引起的波峰无法穿过阻滞线,并沿阻滞线右侧向外扩布,直至到达其边缘。当心肌组织兴奋性正常时,到达障碍边缘的波峰弯曲度(wavefront curvature, WC)将发生显著性增加,进而促使波峰绕行翻越障碍但又不与之分离,最终激动整个心室薄片而消失;而给予 Na^+ 通道阻滞剂河豚毒灌注心室薄片,降低心肌兴奋性后,到达障碍边缘的波峰 WC 虽有所增加,但不足以绕行避开障碍,此时波峰将向上移动并与障碍分离。分离后的波峰如发生进一步的卷缩,将形成破碎的尖端,随后波峰围绕该破碎的尖端做自旋运动,从而产生"涡流"。

1998 年, Jalife 等通过光学相位标测记录到螺旋波的转子样活动,对螺旋波进行了更详细的定义和描述,发现螺旋波是基于组织传导和不应期的异质性而形成的。

二、转子的电生理学机制

1. 转子的形态学特征　目前,实验技术观察到的转子是在二维平面上由自旋运动而形成的弯曲"涡流",因此转子又称为"螺旋波发生器"。从形态学进行观测,螺旋波由弯曲的波峰(图 4-9-1 蓝线实线)和波尾(图 4-9-1 绿色实线)连接而成。其中,波峰代表去极化细胞区域,将激动不断向外传导;波尾代表已经完全兴奋及正恢复至静息状态的细胞群;波峰与波尾之间为处于绝对不应期的心肌细胞(图 4-9-1 蓝色实线与绿色实线之间的区域)。波峰和波尾连接点为螺旋波的尖端(图 4-9-1 中红点),电激动所有状态均在该点汇集,使得该处细胞处于不可兴奋状态,因此该连接点又被称作相位奇点(phase singularity, PS)。在螺旋波围绕 PS 做自旋运动过程中, PS 也同时在进行位移并形成相应的轨迹,该轨迹所包围的区域为螺旋波的核心(core)(图 4-9-1 黑色圆圈包围区域),该特性称作转子的移动性。根据 Nattel 等的发现, PS 处的动作电位时程显著短于螺旋波外围的波前动作电位,说明核心周围的传导速度最快。同时越接近核心的波前曲率越大、波长越短,该特性阻止了波前向 PS 传导,故螺旋波 core 处的心肌细胞虽具有兴奋性,但并未被激动。

此外,值得注意的是,根据 Krinsky 及 Cabo 等的研究,波峰传导至不应区域或障碍边缘时的波峰弯曲度(wavefront curvature, WC)将会增加。对于这一现象,一些学者采用"Source-Sink 匹配"理论进行了解释。

在激动传导过程中,波峰代表去极化细胞区域,向前方心肌释放去极化电流,因此波峰上发生去极化的细胞群被定义电激动的"Source";波峰释放的去极化电流在其前方心肌发生汇集,因此将波峰前处于静息状态的细胞群形象地定义为"Sink"。激动波在狭窄的区域传导时,波峰上的"Source"及其前方待激活的"Sink"处于高匹配状态,此时波峰 WC 较小;而当

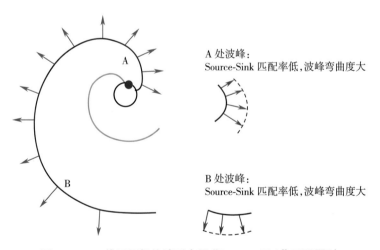

A 处波峰:
Source-Sink 匹配率低,波峰弯曲度大

B 处波峰:
Source-Sink 匹配率低,波峰弯曲度大

图 4-9-1　二维平面螺旋波形态及"Source-Sink"匹配原则

蓝色实线为转子波前,绿色实线为转子波尾,红点为转子相位奇点(PS),黑色虚线圆圈为旋转核心(Core);蓝红色实线代表波峰上的"Source",蓝色虚线代表波峰的"Sink"。

激动波传到相邻大的区域时，波峰前方的"Sink"突然增加，而波峰上的"Source"未发生明显变化，此时"Source"和"Sink"匹配率下降，波峰通过增加 WC 以利于激动前传。给予 Na^+ 通道阻滞剂使心肌兴奋性降低，减少了"Sink"，可相对提高"Source"和"Sink"的匹配率，进而抑制波峰 WC 的增加，这是 Cabo 等观察到的"涡流脱落"形成的关键点。

从螺旋波的形态上可以发现，远离 core 的波峰"Source-Sink"匹配率较高而 WC 较小（图 4-9-1 中 B 处的波峰）；相比之下，越靠近 core 的波峰"Source-Sink"匹配率越低而 WC 越大（图 4-9-1 中 A 处的波峰），即"Source-Sink"失匹配。当波峰的这种"Source-Sink"失匹配达到极致后，波峰上的"Source"不足以激活其前的"Sink"，最终形成了 PS。因此，也有学者将"Source-Sink"失匹配作为是转子形成的关键机制。

2. 转子的电生理特性　现阶段，转子相关心律失常的研究方法有两种，一种是高密度的心内光标测法；另一种是运用计算机数学模型，模拟心内激动传导。通过这两种研究方式均可以发现，房颤时心内折返激动总是以转子的形式被诱发。

转子的电生理特性可总结为三个特征：①波裂现象（wavebreak），即转子在运转过程中如遇到解剖或功能性屏障，可分裂产生 2 个或 2 个以上子转子（daughter rotors），且子转子围绕两个新的相位奇点呈对向螺旋运动。大多数新生成的子转子不太稳定，会随着相互碰撞泯灭消失。而相对稳定的子转子可继续旋转并继续分裂新的子转子。当转子产生波裂的速率大于或等于初始转子的消失速率时，房颤得以维持。因此，该现象也解释了持续性或长程持续性房颤难以自行终止的原因。②漂移现象（meandering），即转子的中心奇点具有移动性，其移动范围和方向通常具有不确定性，并与心肌的解剖学和电学异质性密不可分。一些计算机模拟实验发现，螺旋波在漂移过程中遵循"最小路径"原则，即沿最小阻抗路径围绕心肌纤维游走。在一些动物实验中，研究利用光学标测方法观测转子奇点的运动轨迹，发现转子通常锚定在心肌厚度和心肌纤维排列走行差异较大的区域。此外，心肌离子通道的异质性也会影响转子的漂移轨迹。内向整流钾通道（I_{K1}）的空间分布对转子的移动性有很大影响，转子的漂移往往趋向 I_{K1} 分布较少、局部心肌兴奋性较低且不应期较长的区域。③波长易变性（variable wavelength），转子的波长定义为波前到波尾的距离。与转子的漂移现象相似，在不同离子通道条件下，转子的波长、核面积及可兴奋间隙都会发生相应改变。当减弱钠电流时，转子核心面积扩大、波前曲率变小、旋转速度减慢、漂移范围扩大，转子稳定性减弱，易终止；增大外向钾电流（I_{Kr}）后，转子核心面积缩小、旋转加速、波长缩短、不应期缩短，转子更趋于稳定；而减弱内向整流钾电流（I_{K1}）后，转子核心面积扩大、波长增加、旋转速度减慢、漂移范围扩大，转子稳定性减弱，易终止。正是这些特性，使转子的活动具有相当程度的复杂性和不确定性，对转子的识别和标测提出了很大挑战。

转子作为房颤维持的重要机制，其电生理特点的复杂性已经超越了我们对折返概念的传统认知。众多学者通过大量计算机模拟、动物实验及临床研究均证实了转子的存在，并揭示了其在房颤中的维持作用。然而，其更深层次的电生理机制及形成原理亟待进一步探索和研究。

三、转子的导管标测方法及研究进展

1. 腔内全景式电生理标测　Narayan 等于 2012 年发表的 CONFIRM 研究最早将转子标测技术运用于临床实践的研究。该研究将两个 64 极的篮网电极分别通过鞘管送入患者的左右心房内,展开的篮网式 64 个电极会同时接触心房内膜面并记录电位,采用计算机软件分析篮网电极采集到的电信号并指导消融。在对 101 位患者进行转子标测后发现,97% 的房颤患者存在平均(2.1±1.0)个转子,消融转子能够使 86% 的患者房颤终止或者周长延长,并在术后平均 273 天的随访中达到了 82.4% 窦性心律维持比例。然而,该研究结果并未在其他中心成功复制,其他研究显示环肺静脉隔离加篮网电极指导下的转子消融策略并不优于单纯的肺静脉隔离。

Benharash 等认为,篮网电极的电极间距过大,且电极无法完整贴靠整个心房内膜面,因此产生了较高的假阳性率。一项计算机模拟研究也证实了这一观点:识别转子的假阳性率与转子大小(λ)呈负相关,而与电极间距成正比,而篮网电极的间距超过了标测转子所需的最小分辨率(11.9mm)。而其他间距合适的电极,包括 AFocus Ⅱ 和 PentaRay 电极(标测误差最大的为 Lasso 电极,因为其电极环中央无法进行标测,而 AFocus Ⅱ 和 PentaRay 标测误差相似,其 20 个单极和 10 对双极电极标测的准确性均优于 Lasso 电极),虽然满足标测分辨率,但由于不是全景标测,难以显示心房电活动的整体情况。因此,全景式标测电极和局部高密度标测电极均存在相应不足。

2. 无创电生理成像　Haissaguerre 及 Knech 等运用可穿戴的无创电生理成像技术实现了对转子的标测,其方法是通过运用体表心脏三维标测系统(ECVUE system),让房颤患者穿戴一件设有 252 个电极的背心,并在 48 小时内进行 CT 扫描。通过 CT 扫描获得的双房三维解剖,并确定其与背心上 252 个电极的关系。研究者们划分左右心房为 7 个区域,通过该系统标测房颤电活动,对标测信号进行相位处理,得到房颤期间心房激活的相位图。通过对每位患者的所有累积影像进行分析,识别主动驱动区域和被动传播区,并创建时空密度图。当图像呈现围绕一个中心进行旋转时,驱动灶被定义为折返(re-entrant);当图像呈现从某一个点或者某个区域离心式的激活时,驱动灶被定义为一个局灶突破(focal breakthroughs)。通过该方法消融转子,术中房颤终止率达 70%,且 85% 的患者在 1 年的随访期内无房颤复发。

然而,该系统亦存在一定缺陷。首先,由于其为心外膜远场单极信号标测,所以心房信号质量稳定性较差,难以区分微小折返与局灶突破;其次,该系统对于心脏解剖重叠部位如冠状窦和心房间隔等的信号难以区分,易产生标测误差。因此,虽然该系统属于全景高分辨率标测,但由于其体外信号自身的不足而导致该系统在房颤转子标测上存在一定的假阳性率。

3. 主频率标测　2014 年 Atienza 等提出,通过高精密度标测整个心房激动的电位主频率,其中局部主频最高的部位即为房颤驱动灶,即房颤过程中驱动灶或转子所在区域的主频应该高于心房其他被动传导部位。他们用消融导管或环形电极在左心房进行高精密度标测,通过计算机软件将局部房颤波形作傅里叶变换计算得到主导频率,术中仅对高主频部位进行消融干预,即可达到终止房颤的目的。该方法中主频的计算结果实际上是由局部房颤周长所得,因此与局部房颤频率之间有直接的相关性,局部房颤波形频率越快主频也越高。然而,当房颤局部电位变得更加复杂时,如局部碎裂电位或双电位,该主频计算所得到的数值可能更快于真实的驱动灶或转子。基础研究亦有证实转子外围波前发生碰撞碎裂后产生的碎裂电位的主频与转子核心区域一致,因此主频标测的局限性不容忽视,该方法仅能作为转子电位分析的一个参考。

4. 相位相似度标测　2016 年 Lin 等提出了利用 AFocus Ⅱ 电极获取双极信号,对该信号进行相位分析并通过计算相似指数来标测转子。该方法通过计算机系统将得到的电图信号进行相位计算模拟，使得干扰信号和远场电位被进一步过滤，这时就可以通过该区域电图在空间和时间上的一致性计算出其相似指数（similarity index，SI）。再通过相位分析，在相似指数较高的地方模拟出转子波前的运动方向。通过该方法标测计算得到了房颤转子或者局灶可能存在区域，并将对这些区域标记作为干预靶点进行消融。在该研究中平均每位患者可以标测到（2.6±0.89）个相似度高的靶点，术中房颤终止率为68%，显著优于其对照组的碎裂电位消融策略（27%），术后随访成功率高达83%。该标测方法的优势在于通过局部信号的相似度对比以及信号的相位转换后，理论上对转子波前的识别更为准确。

5. 时空离散度标测 2017年，Seitz等运用有20个电极的Pentaray标测导管在房颤患者的心房内进行标测，并记录到一类特殊的电位活动区域，即电位离散度（electrogram dispersion）较高的区域，并认为该区域即是转子活动的区域。该研究定义的"离散度"即是指使用Pentaray导管标测局部区域时，当其相邻的至少3个分支上所记录到的电位覆盖房颤的平均周长时，则认为该区域即是离散度较好的区域。这种标测方式的理论依据是当Pentaray电极置于转子中心时，其不同的电极分支将记录到转子波前的顺序激动时相，即不同电极上双极电位的非同步性，所呈现出的电图就会存在离散度区间。而当标测导管远离转子中心部位时，电位的非同步性消失，不同电极上记录到的动作电位便不再显得离散。同时该研究方法学亦将碎裂电位纳入了离散度的分析，并将同时存在碎裂电位与非碎裂电位的区域也作为消融靶点。此外，该研究并没有进行肺静脉隔离。因此，其消融靶点仅仅是排除了规则的慢频率电位，且对心房广泛的区域作大面积的片状消融。尽管其得到了非常理想的研究结果，但大面积消融带来的医源性损伤以及相关房性心动过速/心房扑动亦不能忽视。

对比以上5种转子的标测方式，无论是全景标测还是局部高密度标测，均存在其优势和不足。但就消融结果来看，无论是术中房颤终止率以及远期成功率均较传统消融术式有明显提升。因此，转子消融作为房颤个体化、精准化治疗策略，必将有远大的发展前景，或将成为日后房颤消融术式的主流。

四、转子标测及消融的"胸科"方法

（一）标测方法的理论构想

转子作为高速旋转的螺旋波，当探查电极靠近其核心或位于其漂移路径上时，可记录到高频电位信号，远离其核心及外围波前时则记录到较慢频率的电位。而当该探查电极由多个呈圆形分布的电极组成，且该电极靠近转子活动区域时，空间分布的电极能记录到转子波前旋转扩布产生的呈时间差异的序列信号，我们称为双极电位的时空离散分布。因此，转子活动区域的电位需满足高频且离散的特征，将该特征做进一步量化分析，方能准确识别不同个体房颤的转子活动。

转子标测方法利用多极标测电极在心腔内行高密度双极信号标测，每次采集持续2.5秒的20个心内膜双极电信号，对这些电信号进行分析，具体实施方法如下：

1. 确定标测区域局部房颤平均周长 采集房颤发作状态下，参考电极记录的双极电信号,对这些双极电信号进行周长的测量,并作平均值计算。

2. **双极信号频率计算**　分析多极标测电极记录的双极电信号,对这些双极电信号的周长进行计算。

3. **多极标测电极记录的双极信号分析**　分析多极标测电极采集的心内膜双极电信号,在同一房颤周期上,计算连续 3 个或 3 个以上信号的时间离散度(图 4-9-2)。满足≥70%平均房颤周长且局部周长≤房颤平均周长时,即为满意的转子区域。

4. **心房复杂碎裂电位的排除**　当 20 极星形标测电极采集过程中任一信号记录到连续碎裂电位时,在计算离散度时将该信号排除。连续碎裂电位定义为双极信号记录的波峰和波谷无法识别,且局部电位周长无法计算的连续电位。

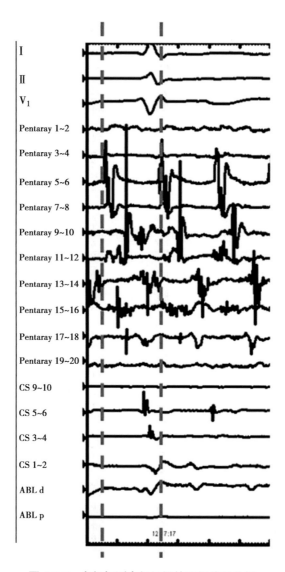

图 4-9-2　多极标测电极记录的双极信号分析

在同一房颤周期上,计算 Pentaray 5~6 至 Pentaray 15~16 连续 3 个或 3 个以上双极电极信号的时间离散度,满足≥70% 平均房颤周长且局部周长≤房颤平均周长时即为满意的转子区域。

（二）转子标测在阵发性房颤中的应用

对于阵发性房颤,目前临床上主要以环肺静脉隔离为主。然而,是否完成了环肺静脉隔离就一定能达到治愈的目的? 研究指出,即使在做过二次消融手术的患者中,房颤复发率仍高达 40%。因此,寻找并根除房颤的驱动灶才是房颤消融的有效终点。通过对 98 例阵发性房颤转子的标测研究,我们发现其分布主要位于左心房顶部(55.1%)、左心房后壁肺静脉前庭(46.9%)及后下壁(22.4%)(图 4-9-3),平均数量为(1.9 ± 0.6)个 / 例。即使在完成环肺静脉隔离后,肺静脉前庭以外的转子依然存在。通过分析这些转子与肺静脉的关系,我们可以把这些阵发性房颤分为 4 类。

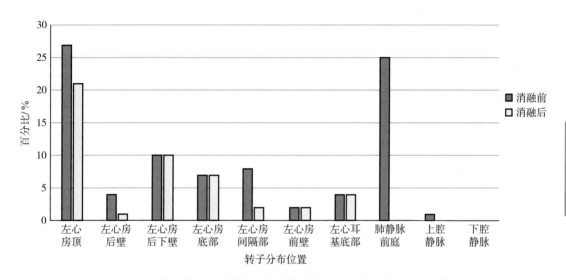

图 4-9-3　按心房分区统计阵发性房颤肺静脉隔离前后转子的分布情况

1. 肺静脉内存在高频电位,肺静脉外存在转子活动区域。此类阵发性房颤为经典的肺静脉驱动类型,因为肺静脉内房颤频率显著快于肺静脉外。此类房颤约占阵发性房颤的 11%。

2. 肺静脉内无高频电位,左心房后壁存在转子活动区域。虽然肺静脉内无高频驱动电位,但肺静脉前庭与左心房后壁交界处可标测到稳定离散且频率较快的双极电位,说明该类房颤驱动灶与肺静脉前庭相关。此类房颤约占阵发性房颤的 29%。

3. 肺静脉内存在高频电位,肺静脉外亦存在转子活动区域。此类房颤约占阵发性房颤的 10%。

4. 肺静脉内无高频电位,肺静脉外亦存在转子活动区域。此类房颤约占阵发性房颤的 50%。

对于第 1 类及第 2 类房颤,可通过环肺静脉隔离达到房颤的术中终止,尤其是针对第 2 类房颤的大环隔离。而第 3 类和第 4 类阵发性房颤由于存在肺静脉外转子驱动灶,即使单纯的肺静脉隔离很难终止房颤,并容易在诱发后再次发作。以上结果证实,单纯的 CPVA 并不能达到完全根除房颤驱动灶的目的。

阵发性房颤由于病程较短同时合并症少,其心房结构多趋于正常。因此,转子的复杂性较持续性房颤低,具体体现在房颤的平均周长较长[(184.9±26.4)毫秒]、转子数量较少[(1.7±0.9)个]、转子区域面积较小[(10.4±6.1)cm²]且极少合并低电压区。因此,阵发性房颤的转子标测较易并且消融终止的成功率较高,在上述研究中采用CPVA+转子消融策略可使阵发性房颤术中终止率达90%以上,且远期(>1年)随访成功率较单纯CPVA策略提高15%左右。

(三)转子标测在持续性房颤中的应用

关于持续性房颤的消融策略,STAR AF II研究的结论告诉我们环肺静脉隔离之外的附加消融策略(线性消融和碎裂电位消融)均不能使患者远期获益。然而,该研究并未回答如何提高成功率,并且该研究以及其他相关研究结果均显示了单纯CPVA在持续性房颤甚至长程持续房颤消融成功率上的力不从心。而目前关于房颤驱动灶消融策略的研究均显示出其在术中终止率以及远期成功率上的优势。

通过对77例持续性房颤的转子的标测研究,我们发现其分布主要位于左心房顶部(28.0%)、左心房底部(21.3%)及左心房后壁(17.6%),而肺静脉前庭的分布比例只有5.9%,说明肺静脉在持续性房颤中的作用较弱(图4-9-4)。此外,我们研究发现,随着持续性房颤基质复杂性的增加包括:心房容积增大、纤维化及低电压区扩大以及房颤频率的加速,标测转子的复杂性也相应增加,具体体现在转子数量增加、不稳定性增加以及空间形态多样性增加。关于转子平均数量在持续性房颤中为(3.3±1.3)个,而在长程持续性房颤中显著增加达(3.8±0.9)个,其中肺静脉外转子平均数量分别为(3.0±1.4)个和(3.7±1.1)个,该结果也体现了随着房颤的进程肺静脉的地位逐渐减弱(图4-9-5)。关于转子的不稳定性主要包括转子区域的面积扩大,其扩大的原因与转子漂移现象的增加有关。我们研究发现,持续性房颤转子区域平均面积为(21.9±11.3)cm²,占左心房表面积(10.5±5.2)%,而在长程持续性房颤中平均面积增加至(26.9±8.9)cm²,占比为(12.9±4.5)%(图4-9-5)。

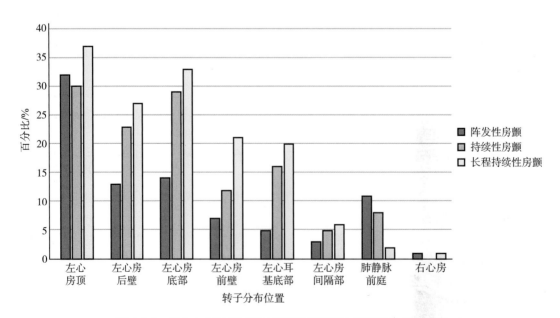

图4-9-4 按左右心房分区统计不同类型房颤心房转子的分布情况

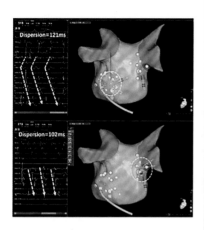
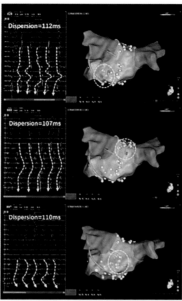
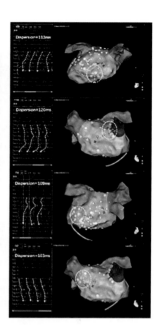

图 4-9-5　随着房颤进程肺静脉外转子数量及分布区域面积逐渐增加

图中白色虚线所示为标测电极离散度计算区间,黄色圆圈所示为标测电极所在位置。从左至右依次为阵发性房颤、持续性房颤、长程持续性房颤。

　　为了说明转子的漂移现象,我们在此特举一例说明(图4-9-6):一例外科消融术后的持续性房颤患者,后壁呈现大面积低电压区,而前壁电压良好。第一次转子标测发现左心房前壁近顶部存在理想的转子区域,且前壁电位呈现慢频率规则电位,而后再次标测时发现转子区域漂移至前壁至二尖瓣环区域。于前壁转子漂移区域行局部片状消融后房颤即刻终止为心房扑动。该例患者说明转子漂移现象真实存在,且漂移范围通常位于电压相对正常的区域,而大面积的致密低电压区并不利于转子的活动,关于低电压区与转子的关系在后节内容详述。

后前位电压图　　　　　　　　　　　　　　前后位电压图

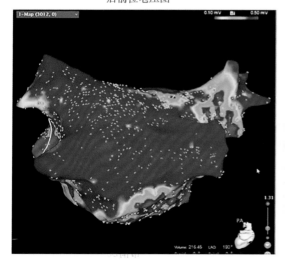
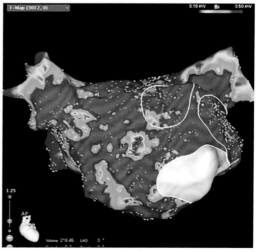

第一次标测

第二次标测

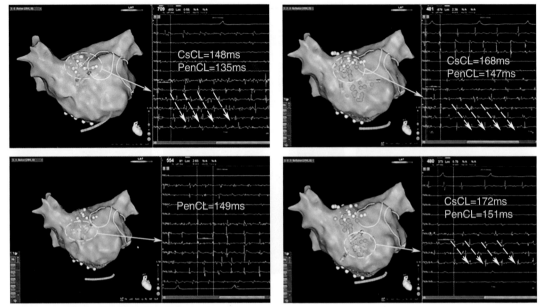

前壁消融转子漂移区域

房颤终止为心房扑动

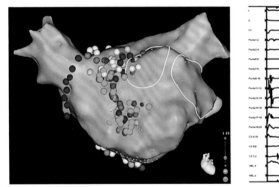
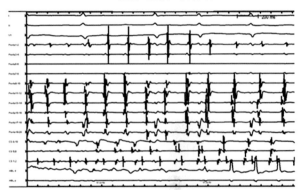

图 4-9-6 一例存在转子"漂移"现象的持续性房颤

该例患者为外科消融术后的持续性房颤,电压标测提示左心房后壁为外科消融后的大面积低电压区(<0.1mV),而前壁电压相对正常均在 0.5mV 左右。第一次转子标测发现左心房前壁近顶部存在理想的转子区域(白色点),标测电极离散度良好(白色虚线)且频率快于平均周长,同时前壁电位呈现慢频率规则电位。而后行第二次标测时发现转子区域向前壁及二尖瓣环处漂移(绿色点)。后于前壁转子漂移区域行局部片状消融后房颤即刻终止为心房扑动。CsCL,冠状窦电极平均周长;PenCL,标测电极平均周长。

关于转子空间形态的多样性问题,主要体现在转子电位表现形式的多样性。目前理论研究结果显示,转子可以是一个三维立体结构的存在,它既可以二维平面上表现为螺旋波,也可以围绕心肌内外膜之间的三维空间运转。根据我们术中的标测结果,我们将持续性房颤转子电位多样性的表现形式分为 3 类:①稳定或漂移的离散电位;②局部的高频电位;③持续稳定领先的电位。

关于第 1 类电位形式在之前的内容多次举例过,其标测原则是要满足连续 3~4 个双极电位有离散度且局部电位周长小于等于房颤平均周长。除此之外,为了增加标测的准确性,并且根据转子螺旋状的形态学特征,我们也可将多极导管的双极电极顺序作如下调整,使之按同心圆顺序排列。如此,当内外环电极上皆存在离散电位并且内环电位频率略快于外环电位时(图4-9-7),我们认为该转子稳定于多极导管标测区域。此外,亦可见到在一定区域内游移的转子,其电位表现形式为一过性的或重复出现的离散电位。此类电位表现形式可理解为转子形成的螺旋波在内膜二维平面活动,内膜标测导管即可全部或部分覆盖其活动区域。

关于第2类电位形式的形成机制,因转子活动于心外膜二维平面,并向内膜持续传导且形成多个高频突破位点,因此内膜标测导管能记录到稳定的局部高频电位。图4-9-8为

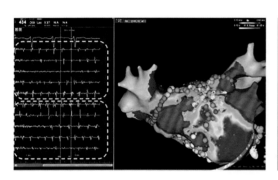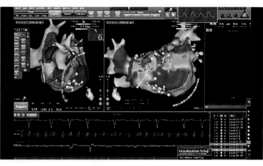

图4-9-7 转子稳定于多极导管标测区域

将多极标测导管电极顺序按同心圆顺序重排,当内外环电极上皆存在离散电位并且内环电位频率略快于外环电位时,认为该转子稳定于多极导管标测区域。消融该区域后房颤转为稳定心房扑动。

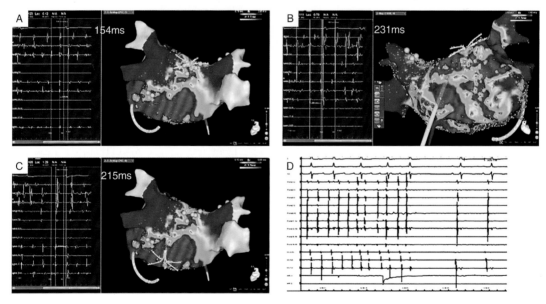

图4-9-8 局部高频电位

一例持续性房颤,完成肺静脉隔离后行离散度标测,内膜多极标测导管与左心房顶部记录到多个高频双极电位,其周长显著短于左心房其他部位。A. 左心房顶部记录到多个高频电位,电位周长154毫秒;B. 左心耳基底部,电位周长231毫秒;C. 左心房后下壁,电位周长215毫秒;D. 消融房顶高频电位区域后,即刻转为窦性心律。

一例持续性房颤,内膜多极标测导管与左心房顶部记录到多个高频双极电位,其周长显著短于左心房其他部位。消融该部位后房颤即刻转为窦性心律。

关于第 3 类电位形式的形成机制,即转子在心内外膜之间的三维平面活动,因此可在心内膜记录到稳定的领先电位。图 4-9-9 为一例持续性房颤,先行环肺静脉隔离及左心房顶部线及二尖瓣线性消融后房颤未终止。后于前壁心耳基底部标测到持续领先的双极电位,反复微调标测导管,皆能记录到稳定的领先电位且区域固定。消融该领先区域后房颤即刻转为窦性心律。

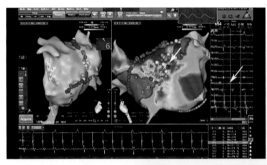
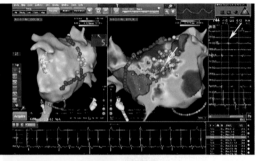
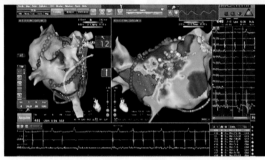

图 4-9-9　第 3 类电位形式——持续稳定领先电位

一例持续性房颤,完成肺静脉隔离及左心房线性消融(房顶线和二尖瓣峡部线)房颤未终止。后于前壁标测到持续领先的双极电位,反复移动标测导管,皆能记录到稳定的领先电位且区域固定(白色箭头),将消融导管移动至电位领先区域消融,房颤即刻转为窦性心律。

综上所述,我们不难发现,转子的三类电位表现形式完全取决于转子的立体空间形态,由于我们的标测手段仅限于心内膜二维平面,所以获得的电位信息只能是转子真实形态的"冰山一角"。因此,理解转子的空间特点有助于识别其特征电位。

(四)转子与心房低电压区的关系

持续性房颤由于其病程较长且合并症较多,故心房基质相较于阵发性房颤更为复杂,通常合并低电压区。根据我们 77 例持续性房颤转子标测研究,发现存在低电压的比例超过 80%,且其所占心房表面积比例为 2.7%~22.5%。我们这里所说的低电压区,是在房颤状态下标测到的低电压区(<0.1mV),因此并不完全代表心房纤维化区域。Jadidi 等曾研究报道了心房低电压区与转子之间存在锚定关系,并通过 AFocusⅡ电极标测到了心房低电压区相关的转子活动。我们的研究亦有相同的发现,并且根据

低电压区的分布特点将其分为两类：①致密的低电压区，即大于90%局部区域电压都小于0.1mV；②斑片状低电压区，即低电压区呈间断片状分布且周围存在电压移形带（0.1~0.5mV）。

合并两类低电压患者的比例分别为15.6%和49.2%，其中致密低电压区在长程持续房颤中比例超过30%。经过转子标测发现其锚定区域与斑片状低电压区相关，而与致密低电压区域无重叠。图4-9-10和图4-9-11展示了低电压区与转子区域的关系，转子区域

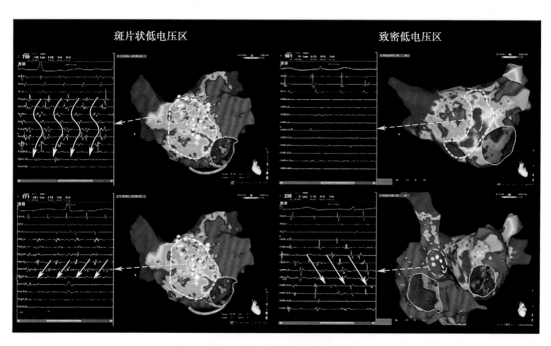

图4-9-10 低电压区与转子区域的关系

转子特征电位通常位于斑片状低电压区移形带（左图白色虚线所示）。而致密低电压区通常不能记录到电位或者振幅极低的碎裂电位（右图白色虚线所示），但能在对应电压正常的右房间隔面标测到理想的转子区域（黄色圆圈所示）。

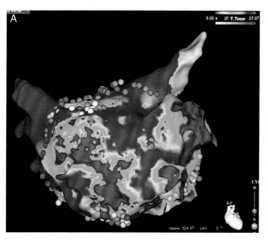
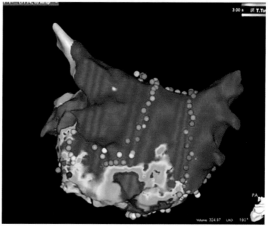

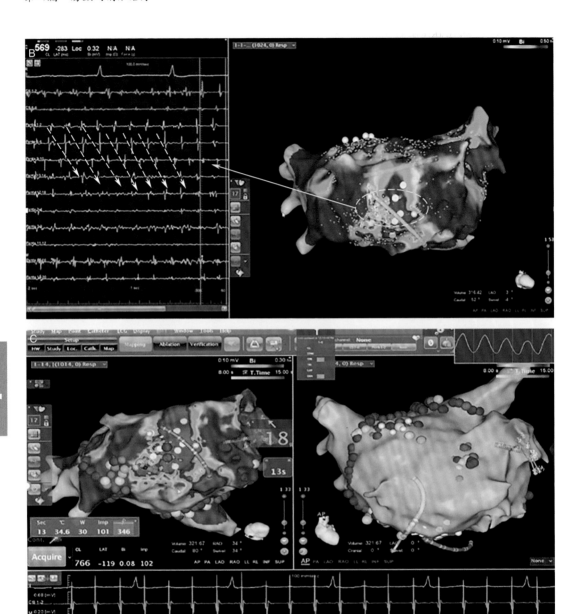

图 4-9-11　转子位于斑片状低电压区移行带

一例长程持续房颤合并巨大左心房（容积 320ml），完成肺静脉隔离后可见左心房后壁以及前壁近心耳基底部大面积致密低电压区（A），转子标测提示理想转子电位皆位于斑片状低电压区及电压移行带包括前壁近房顶部、心耳基底部及心房底部（B），后于心房底部消融后房颤终止为心房扑动（C）。

常位于斑片状低电压区移形带。而致密低电压区通常不能记录到电位或者振幅极低的碎裂电位。因此，在该区域经内膜很难标测到理想转子电位。虽然房颤状态下的低电压区与窦性心律下低电压区存在差异，但对于上述致密的低电压区来说，即使在窦性心律条件下该区域往往也存在电压异常。目前一些研究认为，窦性心律下的低电压区即为心房纤维化区域，应着重对该区域进行干预。然而，值得思考的是：对于已经处于低电压的瘢痕区域,盲目的片状"轰炸"式消融是否有意义?在没有更多的证据支持下,我们不能轻易否认既往研究的观点,但并不妨碍我们做更深入的思考。转子作为高速旋转的螺旋波,其维持运转需要传导速度足够快的心肌组织,既往理论研究已有阐述,而大面积致密瘢痕组织作为缓慢传导区域理论上很难形成转子必要的维持基质。相反,零星分布的瘢痕区或低电压区移行带更能够促进转子的形成,既往研究显示心肌组织异质性越大越能够促进转子的锚定,这与心肌传导各向异性增加有直接关系,同时转子形成的条件也需要解剖或功能屏障方能促进波峰弯曲,并且需要至少 3mm 厚度的心肌组织方能使转子维持。据此,我们认为,大面积致密低电压区或者瘢痕组织不能满足转子形成及维持所必需的条件。

(五)转子与心房碎裂电位的关系

既往大量临床研究均证实了针对碎裂电位的消融策略并不优于单纯的 CPVA 术式,其原因在于目前研究对于碎裂电位的定义不一致,并且碎裂电位是否为房颤维持的必要条件仍不能通过基础及临床研究获得证实。关于碎裂电位的定义主要包括 3 类:

1. 双极信号记录的波峰和波谷无法识别,且局部电位周长无法计算的连续电位。

2. 双极信号记录的波峰和波谷可以识别,但局部电位周长小于 120 毫秒的快速电活动。

3. 双极信号记录到的波峰和波谷可以识别,但波峰和波谷连续出现大于 3 次。

我们的方法学中排除了第 1 类碎裂电位,其原因在于该类电位为碎裂程度最高的电位,Narayan 等的研究将碎裂电位按振幅和间期进行分级,最高者为碎裂程度最高的电位即连续电位,该研究发现连续电位与转子活动区域之间无包绕或毗邻关系。此外,光学标测研究也发现连续碎裂电位皆远离转子活动区域,且产生于转子波前发生碰撞或泯灭后。因此,证实了连续碎裂电位与转子之间并不存在直接相关性,而其仅仅是转子活动的"副产物"或"旁观者"。关于第 2 类碎裂电位的意义目前有两种解释,一种可能是房颤状态下标测导管在某些功能或解剖屏障区域记录到的双电位,另一种则可能是高频电位(如前转子电位形式的多样性),但此情况应结合房颤平均周长加以判断。而关于第 3 类碎裂电位,我们认为如果该类电位反复出现,且相似性良好,可以纳入转子电位的分析,其连续挫折的形态可能是由于局部心肌传导异常或尚未脱离不应期所导致,该情况常见于合并低电压区的持续性房颤病例。

为进一步说明碎裂电位与转子电位的关系,在此特举一例。如图 4-9-12,一例持续性房颤合并左心房后壁及后下壁大面积碎裂电位区域,转子电位区域位于二尖瓣峡部及心房顶部近前壁处,局部消融该两片转子区域后房颤转为窦性心律。该例中转子区域与碎裂电位区域无明显毗邻关系。如按照既往研究观点,消融碎裂电位则需要大面积片状消融,不仅付出巨大代价,而且不能有效终止房颤。我们的研究对比了持续性房颤转子消融术式与传统消融术式(碎裂电位 + 线性消融)的术中终止率及远期成功率,发现转子消融策略术中房颤终止率(64.9%)显著高于后者(14.3%),远期成功率也提高超过 20%。该结果提示,碎裂电位并不是房颤维持所必需的电生理基质。

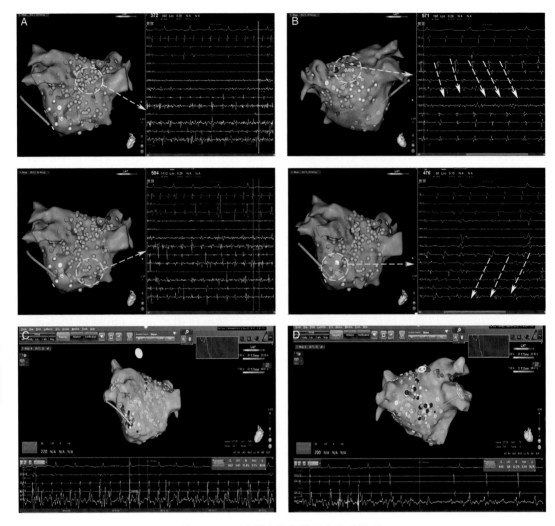

图 4-9-12　碎裂电位与转子电位的关系

一例持续性房颤合并左心房后壁及后下壁大面积碎裂电位区域（A 粉色点），转子电位区域位于二尖瓣峡部以及心房顶部近前壁处（B 白色点），先后局部消融二尖瓣峡部（C）及心房顶部 - 前壁处转子区域后房颤转为窦性心律（D）。

五、正在进行的临床研究

1. 转子熵指导下的转子标测消融　受限于目前转子标测工具，一方面，由于目前标测工具的电极间距大导致电极局部分辨率不足，抑或局部高密度但整体电位信息获取不足；另一方面，标测后的电位分析手段较为单一，完全基于标测结果的单极或双极电位，其干扰大、复杂程度高，导致标测结果的假阳性、假阴性率难以控制，如何优化转子标测方法，避免信息丢失，并综合分析整体特征，已成为目前迫切需要解决的问题。而已有的证据表明，高密度标测与计算机信号处理整合无疑是很好的解决思路。

基于这个想法，我们提出了转子熵的标测运算方法，即通过高精密度标测心房内幕面电位后，将每一个标测电极上连续 10 秒记录得到的双极电位进行多维度熵的计算机分析，并导出最后运算得到的每一个标测点的多维度熵值。数值越大,该标测点的混乱度越高,电位的变换频率越快,该位置越接近转子区域(图 4-9-13)。

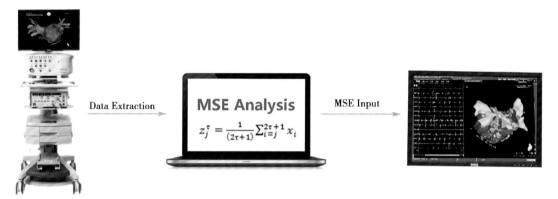

图 4-9-13 多维度转子熵计算示意图

我们将多维度熵的计算结果通过以往的转子标测方法标测到的转子区域进行对比,发现其匹配度较高(图 4-9-14)。如在 case1 中,心房后壁偏下位置的黄色点代表传统方法的转子标测区域,其多维度熵最高点 Pentaray 13~14 与黄点位置重合。在 case2 中,标测得到的多维度熵最高的标测点 Pentaray 5~6 和 Pentaray 7~8 位于左心房顶部,与传统方法标测得到的高离散度区域重合。case3 中的结果同样相似。与传统方法不同之处在于,多维度熵标测方法计算得到的转子区域更加客观,这或许是解决目前标测工具分辨率不足以及分析方法主观性和局限性的最好方法。关于多维度熵的进一步研究仍在进行中,以期能简化标测过程,提高标测精准度,成为转子标测的另一个答案。

2. 右心房相关转子的标测消融 在之前的研究中,右心耳(RAA)作为房颤驱动因素的发生率非常低。然而,右心耳内有特殊解剖结构,其自身梳状结构的组织异质性为房颤

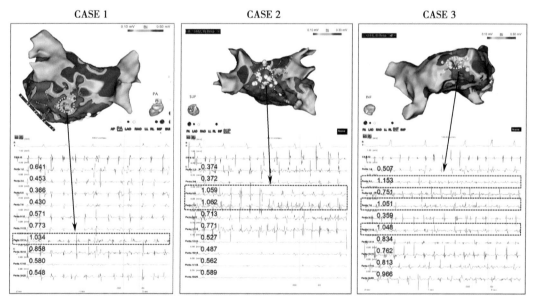

图 4-9-14 多维度熵与传统标测方法的标测结果对照

驱动的形成和维持提供了条件。但仍然缺乏关于由RAA驱动的房颤的临床证据。我们发现,如果在手术过程中进行常规双心房转子标测,RAA介导的房颤比例并不少见,尤其在左心房消融无效及右心房扩大的房颤患者中,部分患者右心耳周长较左心房周长高频,不排除存在转子分布的可能。因此,我们对部分患者右心耳的转子进行了研究。

在20例通过干预右心耳转子终止房颤的患者中,右心房内径平均(51.7±8.3)mm×(42.9±3.7)mm,右心耳房颤周长平均(134.0±10.9)ms,为全心房标测过程中发现的最短周长,在左心房中,左心房顶部的房颤周长[(145.5±14.9)毫秒]最短,其次是左心耳[(153.7±17.1)毫秒]和心房底部[(154.8±11.8)毫秒]。RAA高频电位可通过矢状束(sagittal bundle,SB)和Bachmann束快速传导至左心房(图4-9-15),传导时间[(55.0±5.0)毫秒]明显短于平均双心房激活时间[(176.7±10.3)毫秒]。

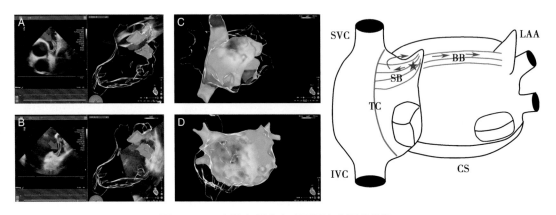

图 4-9-15　心腔内超声心动图下右心耳的结构

A、B. 蓝色箭头表示矢状束,■表示终嵴,▨表示矢状束;C、D. 在右心耳黄点处起搏时局部激活时间映射的结果。该患者从SB起搏到左心房激活最早点的传导时间为55毫秒,双心房激活时间为174毫秒。

房颤可以在RAA基底消融(17名患者)或RAA内的机械刺激(3名患者)后终止。在术后至少12个月的随访中,迄今为止,仅有2例患者出现复发性心房扑动,其余患者保持窦性心律。

根据ICE对RAA内部结构的观察,我们发现沿RAA长轴有较厚的SB,由终嵴(terminalis crista,CT)的多个肌束汇合而成。它们向RAA远端发出分支,反射性地连接三尖瓣环和RAA之间的前庭,形成圆形肌肉结构。3例阵发性房颤患者转为窦性心律后,在SB远端起搏,LAT标测显示激活由SB传递至TC,再传递至右房间隔,最后传递至BB相连接的左心房(图4-9-15C、D)。SB起搏到左心房激活最早点的平均LAT为(55.0±5.0)毫秒,明显短于平均双心房激活时间[(176.7±10.3)毫秒,$P<0.0001$]。这种激发特征表明RAA、TC和BB之间的主要传导途径,这与房颤中测量的双极电位频率的趋势一致。

为进一步说明右心耳在房颤转子标测中的作用,在此特举一例。如图4-9-16,一例持续性房颤术后1年复发的患者,第一次消融术式为肺静脉隔离+左心房线性消融。本次先行肺静脉隔离后,于左心房行转子标测,提示左心房未见电位离散度较高部位。遂至右心房标测离散度,提示右心耳基底部电位频率明显高于心房其他部位,且离散度高。遂于右心耳基底部行片状消融,房颤转为窦性心律。

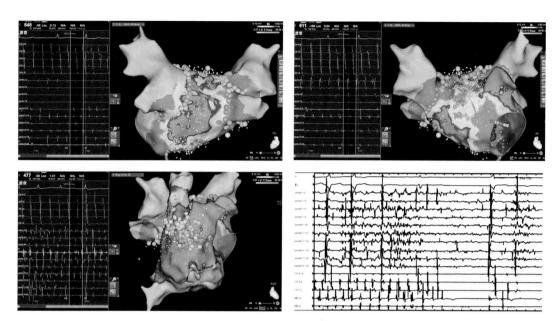

图 4-9-16　心耳驱动房颤一例

因此我们认为，RAA 驱动的房颤和 RAA 与左心房之间的 SB-TC-BB 传导通路有关，容易导致左心房转子的误判。对于这种类型的房颤，RAA 基底部的消融可能会使得房颤安全终止，并长期维持窦性心律。

该研究的详细内容将于近期发表。

3. 基于转子标测的持续性房颤消融终点　目前对持续性房颤导管消融治疗策略众多，并无明确统一的消融终点。有以线性消融肺静脉前庭达到肺静脉电传导阻滞，即肺静脉电隔离（PVI）为终点；有以线性消融肺静脉前庭和左心房顶部、底部及狭部形成"低电压区线"（解剖隔离）为终点；也有以心房碎裂电位消失为终点。近期研究发现，术中房颤终止患者，个别单中心小样本的非随机对照临床观察也有提示其远期成功率可能要高于未终止者，但迄今并无大规模临床试验证实，故以房颤消融终止作为持续性房颤的消融终点，尚需大样本的研究证实。

在本中心进行的针对持续性房颤患者消融的回顾性研究发现，91 例经转子消融终止的房颤患者与 73 例术中未能终止的房颤患者相比，其术后 1 年随访窦性心律维持比例（69.6% vs. 38.7%）及 3 年随访窦性心律维持比例（56.4% vs. 27.8%）均存在明显统计学差异，且术后 1 年随访无房颤复发比例（76.0% vs. 54.9%）及术后 3 年随访无房颤复发比例（69.4% vs. 45.0%）差异更为显著。因此，本中心认为，将术中消融终止房颤作为持续性房颤消融终点，能够取得更高的术后成功率。为此，本中心注册了前瞻性多中心队列研究，将所有接受持续性房颤消融的患者纳入其中，并按照消融结果将其分为房颤终止组与房颤未终止组，以探究术中房颤消融终止在持续性房颤消融中对远期预后的价值。目前，该研究已完成临床试验注册，患者仍在入组中。

六、小结

随着房颤机制研究的不断深入，转子机制的真相逐渐被揭示。然而，受限于目前的研究手段以及转子机制的复杂性,基础实验结果和临床研究之间很难达到相得益彰的效果。综合以上我们探讨的研究结果来看,转子真实地存在于"房颤疾病时间链"的各个阶段,并在房颤基质的发生、发展中扮演着极为重要的角色。值得注意的是,目前尚没有任何一项理论或研究结论能够详尽解释房颤由"阵发到持续"的进程演变。通过以上本中心的临床研究及典型病例分析不难看出,转子在房颤由阵发到持续乃至长程持续的过程中,其复杂性伴随心房基质的复杂性均呈逐渐增加的趋势。据此,我们提出"转子启动机制"的理论构想(图 4-9-17):①转子作为驱动房颤的核心,其产生并稳定的过程"启动"了房颤的维持机制;②由于转子具有漂移及分裂特性,凭借其活动范围的扩大以及转子数量的增多,即"转子触发转子",促使阵发性房颤向更为稳定的持续性房颤转变;③随着转子复杂性的增加,导致心房基质包括电学及解剖学基质复杂性的增加,进而使房颤基质恶化并演变为更严重的长程持续性房颤。该理论的意义在于通过转子机制能够全面地解释"房颤的进化及演变过程",使得我们能够从另一个角度重新认识房颤这一"世纪难题",并使得今后房颤的干预策略更加"有的放矢"。在此,我们也期待有更多转子机制的基础与临床研究出现,进一步丰富我们对转子和房颤的认知。

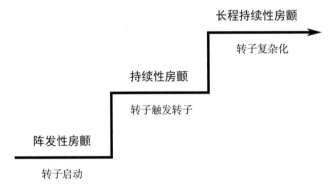

图 4-9-17　房颤的转子启动理论

（秦　牧　李凯歌　刘　旭）

参 考 文 献

［1］MOE G K, ABILDSKOV J A. Atrial fibrillation as a self-sustaining arrhythmia independent of focal discharge［J］. Am Heart J, 1959, 58（1）: 59-70.

［2］NATTEL S, XIONG F, AGUILAR M. Demystifying rotors and their place in clinical translation of atrial fibrillation mechanisms［J］. Nat Rev Cardiol, 2017, 14（9）: 509-520.

［3］WELLNER M, BERENFELD O, JALIFE J, et al. Minimal principle for rotor filaments［J］. Proc Natl Acad Sci U S A, 2002, 99（12）: 8015-8018.

［4］YAMAZAKI M, MIRONOV S, TARAVANT C, et al. Heterogeneous atrial wall thickness and stretch promote scroll waves anchoring during atrial fibrillation［J］. Cardiovasc Res, 2012, 94（1）: 48-57.

［5］HANSEN B J, ZHAO J, CSEPE T A, et al. Atrial fibrillation driven by micro-anatomic intramural re-entry revealed by simultaneous sub-epicardial and sub-endocardial optical mapping in explanted human hearts [J]. Eur Heart J, 2015, 36 (35): 2390-2401.

[6] CALVO C J, DEO M, ZLOCHIVER S, et al. Attraction of rotors to the pulmonary veins in paroxysmal atrial fibrillation: a modeling study [J]. Biophys J, 2014, 106 (8): 1811-1821.

[7] NARAYAN S M, KRUMMEN D E, SHIVKUMAR K, et al. Treatment of atrial fibrillation by the ablation of localized sources: CONFIRM (Conventional Ablation for Atrial Fibrillation With or Without Focal Impulse and Rotor Modulation) trial [J]. J Am Coll Cardiol, 2012, 60 (7): 628-636.

[8] MOHANTY S, MOHANTY P, TRIVEDI C, et al. Long-Term Outcome of Pulmonary Vein Isolation With and Without Focal Impulse and Rotor Modulation Mapping: Insights From a Meta-Analysis [J]. Circ Arrhythm Electrophysiol, 2018, 11 (3): e005789.

[9] BENHARASH P, BUCH E, FRANK P, et al. Quantitative analysis of localized sources identified by focal impulse and rotor modulation mapping in atrial fibrillation [J]. Circ Arrhythm Electrophysiol, 2015, 8 (3): 554-561.

[10] RONEY C H, CANTWELL C D, BAYER J D, et al. Spatial Resolution Requirements for Accurate Identification of Drivers of Atrial Fibrillation [J]. Circ Arrhythm Electrophysiol, 2017, 10 (5): e004899.

[11] HAISSAGUERRE M, HOCINI M, DENIS A, et al. Driver domains in persistent atrial fibrillation [J]. Circulation, 2014, 130 (7): 530-538.

[12] LIM H S, HOCINI M, DUBOIS R, et al. Complexity and Distribution of Drivers in Relation to Duration of Persistent Atrial Fibrillation [J]. J Am Coll Cardiol, 2017, 69 (10): 1257-1269.

[13] KNECHT S, SOHAL M, DEISENHOFER I, et al. Multicentre evaluation of non-invasive biatrial mapping for persistent atrial fibrillation ablation: the AFACART study [J]. Europace, 2017, 19 (8): 1302-1309.

[14] RAMANATHAN C, GHANEM R N, JIA P, et al. Noninvasive electrocardiographic imaging for cardiac electrophysiology and arrhythmia [J]. Nat Med, 2004, 10 (4): 422-428.

[15] JADIDI A S, LEHRMANN H, KEYL C, et al. Ablation of Persistent Atrial Fibrillation Targeting Low-Voltage Areas With Selective Activation Characteristics [J]. Circ Arrhythm Electrophysiol, 2016, 9 (3): 112-128.

[16] CSEPE T A, HANSEN B J, FEDOROV V V. Atrial fibrillation driver mechanisms: Insight from the isolated human heart [J]. Trends Cardiovasc Med, 2017, 27 (1): 1-11.

[17] VOGLER J, WILLEMS S, SULTAN A, et al. Pulmonary Vein Isolation Versus Defragmentation: The CHASE-AF Clinical Trial [J]. J Am Coll Cardiol, 2015, 66 (24): 2743-2752.

[18] ORAL H, CHUGH A, YOSHIDA K, et al. A randomized assessment of the incremental role of ablation of complex fractionated atrial electrograms after antral pulmonary vein isolation for long-lasting persistent atrial fibrillation [J]. J Am Coll Cardiol, 2009, 53 (9): 782-789.

[19] KALIFA J, TANAKA K, ZAITSEV A V, et al. Mechanisms of wave fractionation at boundaries of high-frequency excitation in the posterior left atrium of the isolated sheep heart during atrial fibrillation [J]. Circulation, 2006, 113 (5): 626-633.

4

10　房颤经皮导管心外膜消融

一、经皮导管心外膜消融的意义

虽然房颤经皮心内膜导管消融是维持窦性心律和改善症状的一种安全且优于抗心律失常药物的方法，但其术后仍存在较高的复发率，尤其是在非阵发性房颤患者中。心外膜的一些结构可能对房颤的发生和维持具有重要意义，是房颤消融的重要靶区域。单纯心内膜消融可能难以取得令人满意的效果，并且过度的心内膜消融可能会进一步增加手术风险。

另外，对于部分房颤患者，单纯心内膜消融可能无法实现肺静脉或消融线的完全双向传导阻滞，仍需要心外膜消融进行补充。这可能是由消融线间的间隙导致的。消融线的间隙不仅是在平面/二维结构中的概念，更包括由非跨壁损伤导致的三维结构上的间隙。研究发现，与心内膜导管消融相比，联合消融（心内膜+心外膜消融）能更好地避免房颤复发。心外膜和心内膜之间的异步传导可能增加了折返波前传和房颤持续存在的风险。更有研究将心房定义为功能性双层结构，并具有局灶性壁内传导的特性。尽管脉冲电场消融以及其他导管新技术有望缩短能量应用时间并增加病变的透壁性及持久性，但是鉴于心外膜传导多数与 Marshall 韧带、Bachmann 束等结构相关，脉冲电场可能无法实现相关外膜组织损伤，在得到可靠的前瞻性数据之前，心外膜消融仍不失为一种重要的治疗策略。

房颤心外膜消融开始是以外科手术形式进行的，但由于该手术操作复杂且相关并发症发生率高，故并未得到广泛应用。随着技术的进步，经皮导管心外膜消融变得更为可行，其应用价值也再次受到重视。

二、经皮导管心外膜消融的操作

大多数心内膜消融导管同样适用于心外膜消融。通常选择剑突下作为穿刺部位，经 X 线引导，在穿刺针负压状态下进行穿刺，并根据进入路径调整穿刺针的角度（针尖指向左锁骨中点）。穿刺针成功进入心包腔后，可抽吸出少量心包积液（2~3ml），注射少量对比剂进一步明确穿刺针位置，然后送入导丝并经导丝放入鞘管，最后送入消融导管进行操作。穿刺路径主要分为前入路和后入路。既往研究发现，对于心外膜相关室性心律失常而言，前入路心外膜消融的成功率较高（100% *vs.* 94%，*P*=0.012）。不仅如此，前入路消融也更为安全，其大出血、紧急手术及手术相关死亡的发生率更低。不过后入路是直接进入心包斜窦的首选方法，因此房颤心外膜消融常使用后入路进行消融。另外，对于既往接受过心脏外科手术或胸截骨术的患者，由于前路瘢痕组织的可能性很高，故倾向于后路手术。

虽然左心房主要是薄壁结构，但仍有部分区域在解剖学上更厚，且由专门的心外膜束组成,这些区域主要包括 Bachmann 区、冠状窦、Marshall 静脉 / 韧带、肺间隔束等。这些区域即使在心内膜阻滞的情况下也可作为异常电位跨壁传导的桥梁,对实现透壁消融提出了挑战。既往研究提示,在既往接受心内膜消融后复发的难治性房颤患者中,高达 80% 的患者存在心外膜传导。在进行心外膜消融时,应注意对这些区域的标测与消融,确保疗效。

三、经皮导管心外膜消融的适应证

目前,对于房颤经皮心外膜消融的患者选择尚无明确标准。关于房颤心外膜消融的临床研究,大多选择既往多次心内膜消融失败或药物难治性非阵发性房颤患者,因为这部分患者很可能存在非肺静脉触发或非透壁消融病变,且既往消融失败次数越多,心外膜介导的房颤或心房扑动的概率可能越高。鉴于心内膜导管消融的疗效显著,心外膜消融更多情况下是作为心内膜消融的补充,因此,临床上常与心内膜消融联合,以取得疗效最大化。

四、经皮导管心外膜消融的并发症

彻底了解潜在并发症对于进行安全的心外膜标测和消融至关重要。虽然大多数并发症很少见到,但鉴于并发症的严重性,需谨慎看待。只有充分了解潜在并发症,及时诊断和治疗,大多数患者才可以安全地进行心外膜消融。值得注意的是,由于目前经皮导管心外膜消融的临床经验有限,故该操作应由经验丰富的电生理专家进行。

1. **右心室穿孔**　据报道,右心室穿孔的发生率为 4.5%~17%,其中严重心包积血的发生率(>80ml)为 3.7%~10%。当出现以下情况时,应考虑右心室穿孔:穿刺后持续抽出不凝血;注射对比剂后,对比剂在右心室内聚集,无法形成心脏轮廓;左前斜位投影时导丝定位不当;穿刺后出现频发性室性期前收缩。此外,还建议使用放置在右心房内的 ICE 导管诊断右心室穿孔。当出现持续性出血时,建议抗凝患者立即用鱼精蛋白逆转,同时进行紧急外科修复。对于严重失血的患者,也可考虑进行自体输血。

2. **冠状动脉损伤**　心外膜消融术中冠状动脉损伤较为罕见,发生率约为 0.6%。根据心脏节律学会指南推荐,在心外膜消融期间,消融导管和冠状动脉之间的距离应大于 5mm,以将冠状动脉损伤的风险降至最低。为了确定安全消融点,建议在术前和术中进行冠状动脉造影,尤其是在已知冠状动脉横穿的间隔区和基底区的情况下。当消融部位靠近冠状动脉时,冷冻消融被建议作为替代方法。

3. **腹部脏器 / 膈神经损伤**　虽然腹部脏器损伤在心外膜消融中很少见,其发生率约为 0.5%,但心力衰竭或肝大患者在接受心外膜消融时仍需格外小心。腹膜出血的早期征兆包括腹痛、压痛和低血压。严重时可能需要输血和外科手术修复。此外,心外膜消融可能会引起膈神经损伤伴膈肌麻痹。当消融部位靠近膈神经时,可以通过插入机械屏障来增加膈神经和消融部位间的距离,避免损伤。

4. **食管和迷走神经损伤**　食管位于左心房后方,部分可靠近左心室的基底部,当沿左心房或左心室后壁进行消融时,可能会出现食管心房瘘,危及生命。此外,由于迷走神经沿食管前部向胃走行,消融时同样可能损伤该结构,导致胃排空延迟。持续温度监测、食管透视、机械偏转、主动食管冷却及心包内球囊充气等策略可能有助于避免食管及迷走神经损伤。

5. 心包炎 / 胸膜炎 部分患者术后可能会出现轻度心包炎,这通常是自限性的,且对抗炎药反应良好。虽然不建议常规服用类固醇,但研究发现术后使用 0.5~1mg/kg 甲泼尼龙可以减少心包炎发生。同样,围手术期应用秋水仙碱也被证明能减轻术后心包炎。

五、经皮导管心外膜消融的初步经验

Pak 等首次报道了房颤经皮导管心外膜消融的相关经验。该研究对 5 例心内膜消融失败的持续性房颤患者进行了心外膜消融,消融部位包括左心房顶部线、二尖瓣峡部线、左心耳和左肺静脉连接处、Marshall 韧带,术后进行了(8.0±6.3)个月随访,患者均维持窦性心律。Reddy 等也报道了对于心内膜消融未能实现肺静脉隔离的患者,通过心外膜标测消融后实现了肺静脉隔离,并且该研究团队首先发现在心内膜隔离失败后房颤患者中,在心房后壁存在不均匀的心外膜激活。国内一项研究对 35 例多次心内膜消融后复发的房颤患者进行经皮心外膜标测和消融,35 例患者中有 23 例(65.7%)在手术(23.2±9)个月后仍无复发。由此可见,既往多次心内膜消融失败的房颤患者,可能需要经皮心外膜标测和消融策略进行辅助治疗,以提高疗效。

Piorkowski 等报道了迄今为止最大样本量的临床研究。研究中对 59 例既往行肺静脉隔离的房颤复发患者行心内 / 外膜标测和消融,根据标测结果确定房颤基质和选择消融策略。心外膜标测和消融并没有增加手术风险,80% 的患者需要进行心外膜消融,并在(23±10)个月的随访中,无复发率为 73%。该研究进一步证明了基于导管的心内 / 外膜标测和消融是可行和安全的,心外膜消融增加了消融病灶的透壁性,改善预后。同时,心外膜标测也可为房颤机制提供新的见解。

有研究通过对 18 例患者(16 例消融失败,2 例长期持续性房颤)进行心外膜和心内膜联合标测,比较心外膜和心内膜基质标测以评估跨壁均匀性。18 例患者中,4 例(22%)表现为左心房后壁心外膜相对保留的非跨壁低电压区;1 例患者在房颤期间观察到心外膜和心内膜分离;在 3 例患者中,尽管在心内膜实现双向阻滞,但仍观察到心外膜电位捕获,这为消融前后左心房的不均匀病变和基质透壁性提供直接证据。由于研究已证实心外膜 - 心内膜异步传导,故两层假说可能是房颤心内膜消融失败的重要原因,心内 / 外膜的功能性分离及跨壁传导的存在导致了房颤的持续 / 复发。

六、小结

相比单纯心内膜消融,心外膜消融和心内 / 外膜联合消融具有独特的优势,目前小样本量临床研究初步证实了心外膜消融在房颤中的治疗价值,但未来尚需大规模的临床试验进一步验证。过去曾认为,新的消融策略(如脉冲消融等)将使心外膜消融的需求过时。然而,心外膜标测及消融不仅增加了对左心房中心外膜结构的识别,而且强调了透壁消融的必要性。心外膜与心内膜的异质性将为未来房颤消融策略的发展带来希望。

（薛玉梅）

参 考 文 献

［1］HINDRICKS G, POTPARA T, DAGRES N, et al. 2020 ESC Guidelines for the diagnosis and management of atrial fibrillation developed in collaboration with the European Association for Cardio-Thoracic Surgery（EACTS）: The Task Force for the diagnosis and management of atrial fibrillation of the European Society of Cardiology（ESC）Developed with the special contribution of the European Heart Rhythm Association（EHRA）of the ESC［J］. Eur Heart J, 2021, 42（5）: 373-498.

［2］LATCHAMSETTY R, MORADY F. Atrial Fibrillation Ablation［J］. Annu Rev Med, 2018, 69: 53-63.

［3］KUCK K H, HOFFMANN B A, ERNST S, et al. Impact of Complete Versus Incomplete Circumferential Lines Around the Pulmonary Veins During Catheter Ablation of Paroxysmal Atrial Fibrillation: Results From the Gap-Atrial Fibrillation-German Atrial Fibrillation Competence Network 1 Trial［J］. Circ Arrhythm Electrophysiol, 2016, 9（1）: e003337.

［4］KRESS D C, ERICKSON L, CHOUDHURI I, et al. Comparative Effectiveness of Hybrid Ablation Versus Endocardial Catheter Ablation Alone in Patients With Persistent Atrial Fibrillation［J］. JACC Clin Electrophysiol, 2017, 3（4）: 341-349.

［5］DE GROOT N, VAN DER DOES L, YAKSH A, et al. Direct Proof of Endo-Epicardial Asynchrony of the Atrial Wall During Atrial Fibrillation in Humans［J］. Circ Arrhythm Electrophysiol, 2016, 9（5）: e003648.

［6］GHARAVIRI A, VERHEULE S, ECKSTEIN J, et al. How disruption of endo-epicardial electrical connections enhances endo-epicardial conduction during atrial fibrillation［J］. Europace, 2017, 19（2）: 308-318.

［7］HANSEN B J, ZHAO J, CSEPE T A, et al. Atrial fibrillation driven by micro-anatomic intramural re-entry revealed by simultaneous sub-epicardial and sub-endocardial optical mapping in explanted human hearts［J］. Eur Heart J, 2015, 36（35）: 2390-2401.

［8］KERAMATI A R, DEMAZUMDER D, MISRA S, et al. Anterior pericardial access to facilitate electrophysiology study and catheter ablation of ventricular arrhythmias: A single tertiary center experience［J］. J Cardiovasc Electrophysiol, 2017, 28（10）: 1189-1195.

［9］ROMERO J, SHIVKUMAR K, DI BIASE L, et al. Mastering the art of epicardial access in cardiac electrophysiology［J］. Heart Rhythm, 2019, 16（11）: 1738-1749.

［10］ROMERO J, PATEL K, LAKKIREDDY D, et al. Epicardial access complications during electrophysiology procedures［J］. J Cardiovasc Electrophysiol, 2021, 32（7）: 1985-1994.

［11］PASHAKHANLOO F, HERZKA D A, ASHIKAGA H, et al. Myofiber Architecture of the Human Atria as Revealed by Submillimeter Diffusion Tensor Imaging［J］. Circ Arrhythm Electrophysiol, 2016, 9（4）: e004133.

［12］PIORKOWSKI C, KRONBORG M, HOURDAIN J, et al. Endo-/Epicardial Catheter Ablation of Atrial Fibrillation: Feasibility, Outcome, and Insights Into Arrhythmia

4

Mechanisms[J]. Circ Arrhythm Electrophysiol, 2018, 11（2）: e005748.

[13] MAKATI K J, SOOD N, LEE L S, et al. Combined epicardial and endocardial ablation for atrial fibrillation: Best practices and guide to hybrid convergent procedures[J]. Heart Rhythm, 2021, 18（2）: 303-312.

[14] SACHER F, ROBERTS-THOMSON K, MAURY P, et al. Epicardial ventricular tachycardia ablation a multicenter safety study[J]. J Am Coll Cardiol, 2010, 55（21）: 2366-2372.

[15] SOSA E, SCANAVACCA M. Epicardial mapping and ablation techniques to control ventricular tachycardia[J]. J Cardiovasc Electrophysiol, 2005, 16（4）: 449-452.

[16] ALIOT E M, STEVENSON W G, ALMENDRAL-GARROTE J M, et al. EHRA/HRS Expert Consensus on Catheter Ablation of Ventricular Arrhythmias: developed in a partnership with the European Heart Rhythm Association（EHRA）, a Registered Branch of the European Society of Cardiology（ESC）, and the Heart Rhythm Society（HRS）; in collaboration with the American College of Cardiology（ACC）and the American Heart Association（AHA）[J]. Heart Rhythm, 2009, 6（6）: 886-933.

[17] TEDROW U, STEVENSON W G. Strategies for epicardial mapping and ablation of ventricular tachycardia[J]. J Cardiovasc Electrophysiol, 2009, 20（6）: 710-713.

[18] GUNDA S, REDDY M, NATH J, et al. Impact of Periprocedural Colchicine on Postprocedural Management in Patients Undergoing a Left Atrial Appendage Ligation Using LARIAT[J]. J Cardiovasc Electrophysiol, 2016, 27（1）: 60-64.

[19] PAK H N, HWANG C, LIM H E, et al. Hybrid epicardial and endocardial ablation of persistent or permanent atrial fibrillation: a new approach for difficult cases[J]. J Cardiovasc Electrophysiol, 2007, 18（9）: 917-923.

[20] GLOVER B M, HONG K L, BARANCHUK A, et al. Preserved Left Atrial Epicardial Conduction in Regions of Endocardial "Isolation"[J]. JACC Clin Electrophysiol, 2018, 4（4）: 557-558.

11　迷宫手术的演进及疗效评价

房颤的发生机制极为复杂,治疗难度大、易复发。目前认为阵发性房颤多来源于肺静脉开口周围的自主激动病灶,而持续性或长程持续性房颤则由肺静脉和心房自主激动病灶触发,并通过心房内大折返环的持续运行来维持房颤。前者可经导管肺静脉隔离技术治疗,而后者需要应用迷宫手术治疗以取得较好的疗效。当然,在迷宫手术开展早期,有相当比例的阵发性房颤患者是通过迷宫手术治疗的,长期成功率达到95%以上。但由于迷宫手术创伤大,迷宫手术目前主要适用于持续性或长程持续性房颤,或者内科治疗阵发性房颤无效,或者房颤合并其他心脏病如二尖瓣和/或主动脉瓣病变、冠心病、先天性心脏病及肥厚型心肌病等患者。

1987年Cox教授通过"切和缝"的技术,开创了迷宫Ⅰ型手术,其缺点是易损伤窦房结的窦性心动过速区和损伤窦房结至左心房的传导通路(Bachmann束),可引起患者在术后晚期作最大体力活动时不能产生相应的窦性心动过速以及左心房功能障碍等。此后Cox提出了迷宫Ⅱ型手术,即去除通过心动过速区的切口,并将左心房顶部横切口向后侧移;但这样需要将上腔静脉横断,才能充分显露左心房;仍不能解决迷宫Ⅰ型手术的问题。1991年Cox对迷宫手术进一步改良,即迷宫Ⅲ型手术,将左心房顶部切口和房间隔切口后移,这样可以更好地显露左心房,并在心房内做多条线性切口防止大折返环路的形成,同时还包括肺静脉隔离以及左心耳切除。迷宫Ⅲ型手术的原理是应用切和缝的方式阻断和破坏大折返环而消除房颤,具体方法为手术切口间距离空隙区小于大折返环的波长(6cm),使之不能形成折返,同时不应影响电传导即保留窦性驱动、心房激动及心房心室同步活动。通过对心房组织的切开和缝合保证了透壁性,确保了电信号的完全隔离,故在消除房颤方面效果良好(长期治愈率超过90%),被视为外科手术治疗房颤的“金标准”。尽管切和缝迷宫手术较为复杂,但经过系统训练,应用切和缝迷宫手术是较为安全的。Atik等报道113例患者行切和缝迷宫手术,术后1年、2年窦性心律恢复率分别为88%和85%。即使对巨大左心房的患者,应用切和缝的迷宫Ⅲ型手术仍然取得较好的近期效果,王辉山等报道应用切和缝迷宫手术治疗65例巨大左心房病例(左心房内径大于65mm),随访术后1年、2年,窦性心律恢复率分别为86.36%和81.82%。

但迷宫Ⅲ型手术不仅限于“切和缝”,Damiano及其同事使用射频和冷冻消融能量相结合的方法取代了迷宫Ⅲ型切割缝合损伤,并将这种简化的手术称为迷宫Ⅳ型手术。迷宫Ⅳ型手术应用的能源包括冷冻、双极射频和单极射频、激光、超声波和微波等。该手术通过开放左、右心房进行直接消融,主要消融线路应用双极射频消融钳完成,另加冷冻消融或射频消融笔作为辅助使用;也可单独使用冷冻消融方法完成所有消融线路,但肺静脉口相应改为盒状消融。目前一致强调的观念是在实施二尖瓣峡部消融线时,必须应用冷冻或射频消融笔完成二尖瓣瓣环处完全消融,否则有10%~15%的患者会出现因二尖瓣瓣环处留下间隙造成术后难治性心房扑动发生。

射频消融通过电极导管将高频交流电流传递到心肌组织,从而产生热损伤,引起心脏组织凝固坏死,造成永久性组织损伤和电传导阻滞。射频消融电极有单极或双极两种。目前所有单电极均无法在非停搏心脏上形成稳定的透壁消融灶。双极射频消融能于不停搏心脏上形成透壁性消融灶,达到消融线的透壁和阻断电传导的要求以取代外科切口。目前大多数均采用双极射频消融治疗房颤,而且双极射频消融迷宫手术可取得与迷宫Ⅲ型手术类似的疗效。但双极射频消融钳夹难以到达全部的消融电生理位点,如二尖瓣环、三尖瓣环等位置,需要结合单极射频消融笔或冷冻消融以形成完整的消融线。冷冻消融在心律失常的外科治疗中应用历史悠久,早期在迷宫Ⅲ手术中用于对三尖瓣、二尖瓣环及冠状窦处行点状消融。冷冻消融是通过制冷破坏心肌组织的方法,其优点在于不破坏细胞的纤维骨架和胶原结构,被认为是最安全的能量来源之一。冷冻是唯一能够实现迷宫Ⅳ型全部线路的能源。最新的一项前瞻性研究将冷冻消融迷宫手术与切和缝的迷宫Ⅲ型手术进行对比,发现冷冻消融迷宫手术后1年的窦性心律维持率不劣于切和缝迷宫Ⅲ型手术(85% *vs.* 88%)。由于冷冻消融较为灵活、损伤小、能够实现全迷宫线路,疗效类似迷宫Ⅲ型手术,故冷冻消融在微创外科消融领域应用的前景广阔,并极有可能成为替代双极射频消融成为外科消融的一线治疗方法。

除了应用能源消融替代切和缝简化了操作外,Cox又对右心房消融线路进行简化,可进一步缩短手术时间并促进完全双房迷宫线路的普及实施。该方法省略了右心耳内侧至三尖瓣环10点钟处的消融线,保留右心耳外侧至右心房体部消融线并直接连于右心房切口,取消了原本与右心房切口间2cm空隙,三尖瓣环2点钟处采用附加冷冻消融(或消融笔)完成,也可通过游离牵开右冠状动脉,采用双极射频消融钳跨越三尖瓣环完成,具体效果有待于进一步证实。

迷宫手术的演进必然是向微创方向发展。微创外科消融可以经肋间小切口或胸腔镜进行,不需要打开胸腔,不需使用体外循环和心脏停搏。但仅能从心外膜进行消融,限制了消融线的范围,因为二尖瓣环被心外膜脂肪垫覆盖,这使该区域的组织消融不可靠。而内科医师可以利用三维标测系统,比较容易地对二尖瓣峡部、三尖瓣峡部进行消融。因此,产生了杂交消融的理念,杂交消融的优势在于融合了导管和胸腔镜各自的优点,而避开了各自的不足。值得注意的是,所有的改进,如果没有按照迷宫Ⅲ型手术的原理,盲目简化,均不能成为迷宫手术。比如Wolf"迷你迷宫"手术、左侧迷宫手术、右侧迷宫手术、5-盒式迷宫手术等都不是迷宫手术。因为心房大折返环存在于双心房,如果忽略右心房线路,将使成功率降低10%~30%。另外,那些依据术中电生理标测或者所谓的个体化线路则属于"非迷宫杂交手术",术中标测的电生理位点可能会随着时间的推移而发生变化。目前还没有任何研究能够证明术中电生理标测或者个体化线路治疗比基于解剖干预的迷宫手术效果好。

但单纯胸腔镜操作或单纯导管消融均不能完成全部迷宫线路。Cox认为,理想的治疗方法应该是创伤最小,通过胸腔镜和导管消融结合实现迷宫手术的线路,因此提出了"杂交迷宫手术"的方法。方法是首次用心脏不停跳下胸腔镜技术完成大部分迷宫Ⅲ型的线路(除外二尖瓣峡部和右心房侧向三尖瓣瓣环的连线两条线未做),其中左心耳的处理采取心耳夹夹闭的方法。第二次手术是在术后3个月应用导管消融完成心内膜二尖瓣峡部和三尖瓣峡部的消融。这种分期的胸腔镜/导管消融(TS/CA)杂交方法就实现了完整的迷宫Ⅳ型的线路。但一般只有10%~15%的患者需要进行二次导管消融,因为经过第一次胸腔镜迷宫消融后大多数不会产生环绕二尖瓣环产生的心房扑动。目前将房颤杂交手术与单纯外科消融或导管消融进行比较的数据较少,虽然无法得出确定的结论,但从现有研究结果来看,房颤杂交手术的有效性令人满意,安全性在可接受范围。

无论迷宫手术如何演进,按照现有的房颤发生机制理论,实现迷宫Ⅲ型手术的线路是关键,即必须做全迷宫线路、每条消融线路必须透壁以及消融线路必须连续,才能获得满意的疗效。因此,对从事房颤治疗的术者及其团队进行标准化的培训是非常重要的。同时,保留心房的传输功能也是迷宫手术要实现的目标之一。如果心房功能未恢复,心房内的血液淤滞会持续存在,仍有血栓栓塞的风险。因此,将恢复窦性心律和恢复心房功能来联合评价迷宫手术的疗效更为合理。另外,尽管迷宫手术被证明是最为有效的治疗房颤的"金标准",但有些情况下诸如巨大左心房、高龄、房颤持续时间超长等,即使进行迷宫手术,也不能取得满意的远期疗效。今后应继续对房颤的发生机制进行更加深入的研究,以找寻破解这些疑难病例的"金钥匙"。

（王辉山　韩劲松）

参 考 文 献

［1］WANG H, HAN J, WANG Z, et al. A prospective randomized trial of the cut-and-sew Maze procedure in patients undergoing surgery for rheumatic mitral valve disease［J］. J Thorac Cardiovasc Surg, 2018, 155（2）: 608-617.

［2］ATIK F A, GOMES G G, RODRIGUES F F, et al. Is it conceivable to still perform the cut and sew Cox Maze Ⅲ procedure in the current era?［J］. Semin Thorac Cardiovasc Surg, 2018, 30（4）: 429-436.

［3］WANG H, HAN J, WANG Z, et al. Efficacy of Cut-and-Sew surgical ablation for atrial fibrillation in patients with giant left atria undergoing mitral valve surgery: a propensity-matched analysis［J］. Semin Thorac Cardiovasc Surg, 2019, 31（4）: 796-802.

［4］COX J L, MALAISRIE C, KISLITSINA O N, et al. The electrophysiologic basis for lesions of the contemporary Maze operation［J］. J Thorac Cardiovasc Surg, 2019, 157（2）: 584-590.

［5］RANKIN J S, LERNER D J, BRAID-FORBES M J, et al. One-year mortality and costs associated with surgical ablation for atrial fibrillation concomitant to coronary artery bypass grafting［J］. Eur J Cardiothorac Surg, 2017, 52（3）: 471-477.

［6］LAPENNA E, DE BONIS M, GIAMBUZZI I, et al. Long-term Outcomes of Stand-Alone Maze Ⅳ for Persistent or Long-standing Persistent Atrial Fibrillation［J］. Ann Thorac Surg, 2020, 109（1）: 124-131.

［7］AD N, HOLMES S D, FRIEHLING T. Minimally Invasive Stand-Alone Cox Maze Procedure for Persistent and Long-Standing Persistent Atrial Fibrillation: Perioperative Safety and 5-Year Outcomes［J］. Circ Arrhythm Electrophysiol, 2017, 10（11）: e005352.

［8］AD N, HOLMES S D, RONGIONE A J, et al. The long-term safety and efficacy of concomitant Cox maze procedures for atrial fibrillation in patients without mitral valve disease［J］. J Thorac Cardiovasc Surg, 2019, 157（4）: 1505-1514.

［9］HAN J, WANG H, WANG Z, et al. Comparison of CryoMaze With Cut-and-Sew Maze Concomitant With Mitral Valve Surgery: A Randomized Noninferiority Trial［J］. Semin Thorac Cardiovasc Surg, 2021, 33（3）: 680-688.

［10］NITTA T. Commentary: Linear Cryoablation Determines the Outcome of The Maze Procedure［J］. Semin Thorac Cardiovasc Surg, 2021, 33（3）: 689-690.

［11］COX J L. Surgical Ablation for Atrial Fibrillation［J］. N Engl J Med, 2015, 373（5）: 483.

［12］COX J L, CHURYLA A, MALAISRIE S C, et al. A Hybrid Maze Procedure for Long-Standing Persistent Atrial Fibrillation［J］. Ann Thorac Surg, 2019, 107（2）: 610-618.

［13］AD N. The importance of standardization in surgical ablation for atrial fibrillation［J］. J Thorac Cardiovasc Surg, 2016, 151（2）: 399-401.

［14］MARTÍNEZ-COMENDADOR J, GUALIS J. Efficacy of oral anticoagulation in stroke prevention among sinus-rhythm patients who lack left atrial mechanical contraction after cryoablation［J］. Tex Heart Inst J, 2015, 42（5）: 430-437.

4

［15］FIRMANSYAH D K, SOESANTO A M, HANAFY D A, et al. Cox Maze Ⅳ versus left atrial reduction for atrial contraction restoration［J］. Asian Cardiovasc Thorac Ann, 2019, 27（5）: 353-361.

12　房颤非肺静脉触发灶的分布与消融：标测及消融技巧

　　肺静脉是阵发性房颤起源的重要部位，因此环肺静脉电隔离是治疗阵发性房颤的标准方法，其 1 年消融的成功率可以达到 80%~90%。尽管肺静脉是触发房颤的主要位点，但有证据提示非肺静脉触发灶在触发房颤中起到重要作用。对于非肺静脉触发灶，其目前的定义仍存在争议，一般认为是在术中行生理检查时标测到除肺静脉以外其他部位的房性期前收缩或房性心动过速而触发的房颤，更多的人也认为孤立的房性期前收缩可能是肺静脉触发灶。有研究对非肺静脉触发灶的发生频率进行了统计，其发生率为 3.2%~47%，在慢性房颤的发生率会更高一点。非肺静脉触发灶可起源于上腔静脉（最常见，尤其是女性）、左心房后游离壁（尤其是左心房扩大的患者）、界嵴、冠状窦、Marshall 韧带、左心耳、房间隔。据统计，阵发性房颤中有 20% 的起源部位位于以上非肺静脉，而慢性房颤中的比例高达 35%。首次房颤手术中有 9.3% 的患者存在非肺静脉触发灶，而第二次房颤手术的患者，25% 的患者发现新的非肺静脉触发灶。

　　此外，非肺静脉触发灶在肺静脉隔离术后的房颤复发也起着重要作用。几项研究提示，最高 10% 的患者在隔离肺静脉后还出现了来源于左心房的局灶房性心动过速，其定位于围绕肺静脉口或左心耳，这些结果支持了房颤消融前就存在非肺静脉触发灶。包含肺静脉前庭的"大圈隔离"比单纯的肺静脉口部的"小圈隔离"会有更少的房性心律失常事件复发，可能与左心房后壁和游离壁充分广泛干预消除了非肺静脉触发灶有关。

一、非肺静脉触发灶的标测

　　对于非肺静脉触发灶，尤其是多次房颤术后房颤复发的病例，不排除是非肺静脉触发灶所致。此时标记的腔内电极越多，越容易找到触发灶。标测的总体原则是：①诱发异位激动；②观察异位激动的激动顺序，根据起始体表 P 波形态以及电极记录信息进行异位激动的初步定位，缩小异位灶的范围；③用高密度标测手段对触发灶进行精细标测。

　　1. 异位激动的诱发　通过静脉滴注异丙肾上腺素并予三磷酸腺苷（adenosine triphosphate, ATP）静脉推注是定位异位激动灶的常用药物刺激方法。常用低剂量的异丙肾上腺素（3~6μg/min）+ATP 40mg 静脉推注诱发。高剂量的异丙肾上腺素（20~30μg/min）+ATP 40mg 静脉推注不能显著增加房颤的诱发率，反而可能导致血压升高或迷走神经反射，目前已较少采用。如果首次药物刺激不能诱发，可在高位右心房或者冠状窦给予 200~300 毫秒周长的快速起搏来诱发。分析自发房颤的激动顺序和最早异位激动点，诱发自主房颤应至少重复 2 次以确保房颤诱发的重复性。

2. 异位触发灶的定位 一般根据房颤发作前的起始 3 个房性期前收缩 P 波的形态（图 4-12-1），联合腔内参考电极标测到的心房激动顺序来分析预测异位触发灶的位置（表 4-12-1）。高位右心房、希氏束、冠状窦电极是常用的参考电极。当窦性心律和房性期前收缩记录的高位右心房和希氏束心房激动之间的时间间隔差值小于 0 毫秒时，考虑来源于右心房的异位触发灶。当发生房性期前收缩或房性心动过速时，冠状窦导管远端记录的心房激动比近端早，考虑左心房来源的异位触发灶。

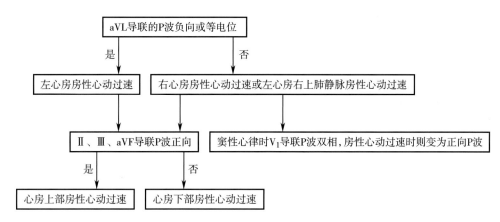

图 4-12-1 非肺静脉来源触发灶的心电图简易定位

表 4-12-1 非肺静脉来源触发灶的体表 12 导联心电图分步定位

P 波特点		起源
V_1（–）	Ⅱ、Ⅲ、aVF（+）	右心房侧壁或三尖瓣环上侧壁
	Ⅲ（双向或 +），Ⅱ（+）	三尖瓣环中 - 下 / 侧
	Ⅱ、Ⅲ、aVF（–），aVR（+），Ⅰ（–）	三尖瓣环下方
V_1~V_6（+）	Ⅱ>Ⅲ，右心房	中 - 低界嵴
	Ⅲ>Ⅱ，左心房	左心房后壁
Ⅱ、Ⅲ、aVF（–）；V_1（+）	Ⅰ（+）	欧式嵴、冠状窦中部、二尖瓣环中 - 下方
	Ⅰ（–）	三尖瓣环低 - 中位
	Ⅲ>Ⅱ	二尖瓣环下 - 外侧
Ⅰ、aVL（–）		左心房顶部偏外侧、左心耳、二尖瓣环上 - 外侧、Marshall 韧带
触发灶 P 波和窦性心律 P 波宽度	<窦性心律	间隔
	>窦性心律	侧壁

如果考虑诱发房颤的触发灶来自右心房,可沿着界嵴放置一个十极导管,使之远端到达上腔静脉,近端在低位界嵴。下壁导联异位搏动 P 波的极性是区分异位搏动位置的可靠方法。来自上腔静脉和界嵴上方的异位搏动在下壁导联表现为直立的 P 波,而冠状窦口的异位搏动在下壁导联表现为负向 P 波,界嵴中部的异位搏动表现为双向 P 波。右心房的异位搏动,在 V_1 导联的 P 波可以是双向或正向,而来自右上肺静脉异位搏动的 P 波主要表现为正向。

另外,Kubala 等连续选取了 30 例患者,分别在 6 个右心房和 9 个左心房常见的非肺静脉触发灶进行选择性起搏,之后分析了 450 个起搏点的 12 导联心电图的特征,基于 P 波的持续时间、振幅和形态,以及所有 15 个起搏部位的多极激动模式和时间,提出了基于 P 波形态学和心房内多极激动模式和时间的算法,可以帮助识别非肺静脉触发灶。

以上通过体表心电图 P 波形态来定位异位触发灶来源的方法只是初步的估测,往往依赖于经验,并不一定完全准确,复杂病例的触发灶定位仍需依赖高精密度标测。

二、上腔静脉触发灶

上腔静脉(superior vena cava, SVC)近端包含了连接右心房的心肌纤维,且心房的激动可以进入 SVC。SVC 的心肌细胞能够夺获起搏点的激动,且自律性增加在上腔静脉致心律失常激动中起到一定作用。SVC 延伸的心肌包含了很多非肺静脉触发灶,对于房颤消融术后长期维持窦性心律起到一定作用。有证据显示,大于 30mm 的 SVC 肌袖和大于 1.0mV 的上腔静脉电位很有可能表明 SVC 是房颤触发的起源灶。另外,在 SVC 和右上肺静脉之间有心脏神经丛,对房颤的触发和维持也有一定的作用。

1. 上腔静脉异位灶的标测 SVC 触发灶由于比窦房结还高,其体表心电图多数在下壁导联的 P 波较窦性心律 P 波更高耸。在窦性心律或心房起搏时,来自低位 SVC 内的腔内点图往往记录到尖锐的 SVC 电位后有一个钝的心房远场电位。高位 SVC 腔内电图常表现为双电位,第 1 个电位代表上腔静脉电位,第 2 个电位代表远场的右上肺静脉电位。而来自右上肺静脉的腔内电图记录的第 1 个电位是上腔静脉的远场电位,第 2 个电位是右上肺静脉电位。

这是一例 SVC 触发灶的病例。在该例中,已经实现肺静脉隔离,但将 Pentaray 标测电极放在 SVC 时诱发房颤,此时可见 SVC 处的腔内电位频率更快,且早于冠状窦电位(图 4-12-2)。

2. 消融方法及注意事项(上腔静脉狭窄、膈肌损伤、窦房结损伤,窦房结动脉损伤) 应用节段性肺静脉口消融和消融终点进行上腔静脉隔离。上腔静脉 - 右心房交界处可以通过导管建模、ICE 等方式证实。应在上腔静脉 - 右心房交界处的环状平面进行消融。可以通过结合右上肺静脉顶部的消融点判断消融位置。一般于右上肺静脉顶部消融点大致水平位置的间隔部开始消融。上腔静脉内射频消融很容易阻断上腔静脉右心房肌袖,通常只需要几个消融点即可实现阻滞。为防止上腔静脉狭窄,射频能量设置为 25~35W,放电持续时间为 20~30 秒,且消融点为不同平面。射频消融放电期间窦性心率加快是窦房结发生热损伤的征兆,应立即停止放电。原因除了消融位置过低的因素之外,也要考虑消融影响窦房结动脉的因素。

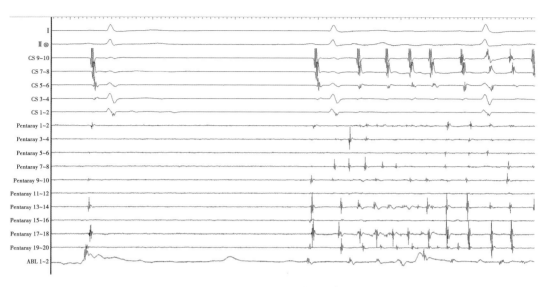

图 4-12-2 SVC 驱动的房颤

该图为肺静脉隔离后，Pentaray 电极在上腔静脉，诱发出房颤的腔内电图，

可见 SVC 处电位频率快，且早于冠状窦电位。

膈神经通常走行于上腔静脉 - 右心房交界处水平的后侧，在消融前必须沿着上腔静脉四周以 20~25mA 的高输出进行起搏，同时完成触诊以判断膈肌刺激。膈肌刺激表明起搏处附近有膈神经走行，在此处消融可能会导致膈神经损伤，应尽可能避免。

消融目标为消融阻滞线以上应无法记录到上腔静脉电位，或出现阻滞线以上的上腔静脉电位自律性，或阻滞线以上的上腔静脉仍为房颤心律，但阻滞线以下为窦性心律（图 4-12-3）。

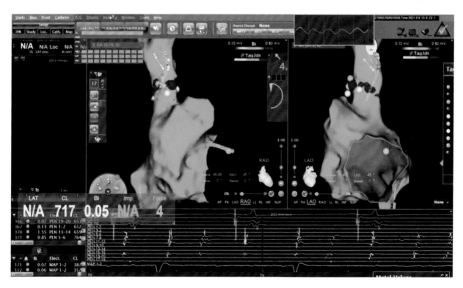

图 4-12-3 上腔静脉驱动的房颤

该图为肺静脉隔离后，Pentaray 电极在上腔静脉隔离线附近，记录到阻滞线以上仍为房颤，但冠状窦电位为窦性心律。

三、Marshall 韧带相关房颤

Marshall 韧带是一个心外膜退化的折叠组织,包括神经、Marshall 静脉和相关心肌,沿着壁层心包走行于左上和左下肺静脉之间。Marshall 韧带是冠状窦最早的分支,是在左上肺静脉和左心耳基底部之间的区域出现韧带结构。心肌的近端部分直接连接在冠状窦心肌肌袖处,连接点是区分心大静脉和冠状窦的一个重要标志。心肌远端部分向上延伸至肺静脉区域。

研究证实,Marshall 韧带的电活动可以传入左心房心肌和冠状窦。Marshall 韧带被证实有多个插入点进入冠状窦和左心房游离壁,这些不同的插入途径可能为 Marshall 韧带诱发房颤微折返的机制;另外,左上肺静脉是触发肺静脉起源房颤最常见的部位,解剖结构 Marshall 韧带远端与左上肺静脉非常靠近甚至直接连接;Marshall 韧带的异位激动可通过左上肺静脉诱发房颤;Marshall 韧带周围分布着丰富的神经纤维束(包括交感神经和迷走神经),刺激这些神经纤维可改变周围组织的不应期,从而诱发和维持房颤。实际上,房颤时从 Marshall 韧带记录的电图常表现为短周长、高频率和碎裂电位。

Marshall 韧带应该被视为阵发性房颤的一个起源,尤其是有与肾上腺素相关房颤病史的年轻患者。此外,当标测的异位搏动是二尖瓣环的后外侧或左肺静脉口的区域时,应该考虑起源于 Marshall 韧带。Marshall 韧带异位激动的 P 波形态特点为:Ⅰ、aVL 导联 P 波在等电位线,Ⅲ、aVF、V_2 和 V_5 导联 P 波直立,它与左肺静脉起源的异位搏动的 P 波相似,在 Ⅱ 导联 P 波双向或负向。

Marshall 韧带可以通过心外膜或心内膜方法进行标测。心内膜方法包括应用 7Fr 十级冠状窦导管进行冠状窦插入,在右前斜 30° 体位进行冠状窦静脉造影,使 Marshall 静脉和它的入口显现出来。然后将冠状窦导管直接插入 Marshall 静脉口部,1.4Fr 的标测导管插入冠状窦导管的内腔内,并向前送入 Marshall 静脉内。然而,由于解剖变异以及技术原因,Marshall 静脉插管并不总能成功。对于冠状窦造影找不到 Marshall 静脉或无法将电极插入的患者,经皮剑突下心包穿刺有可能成功地标测和消融。

激动顺序和起搏方法能提示来源于 Marshall 韧带的激动,包括:①窦性心律时肺静脉激动顺序;②在低电压冠状窦起搏时肺静脉激动顺序;③肺静脉异位搏动出现得非常早。窦性心律时,肺静脉的激动顺序是从肺静脉口部至肺静脉远端。如果在肺静脉中段或远段见到比口部更早的激动,很可能在肺静脉口部有一通路直接激动肺静脉中段或远段,或心外膜激动通过 Marshall 韧带内的心肌组织。在冠状窦的中段以高输出起搏时,冠状窦自身的心肌和邻近的左心房都会被夺获。以低输出起搏时,大多数情况下只有冠状窦心肌被夺获,左心房是由冠状窦通过冠状窦 - 左心房之间的连接激动。在一些患者中,冠状窦 - 左心房之间的连接是小而弥漫的,如果这些连接与冠状窦内的起搏点不接近时,在冠状窦心肌电位与邻近左心房电位之间可以有很大的延迟。可通过这种现象判断肺静脉激动是否通过 Marshall 韧带。在低输出起搏冠状窦时,左心房不能直接被激动,因为肺静脉激动依赖于左心房激动,在多数情况下,当左心房电位延迟时,肺静脉电位也是延迟的。当无论是否直接夺获左心房,从刺激信号到肺静脉电位的时间都固定时,肺静脉激动只依赖于冠状窦心肌激动,并且很可能存在 Marshall 韧带连接。

因为 Marshall 韧带在左心房游离壁或肺静脉口附近可以有多个插入点,故很难区分 Marshall 韧带的异位搏动与肺静脉或左心房后游离壁的异位搏动。起源于肺静脉的异位局灶表现为放置在肺静脉内导管上提前的近场电位和左心房激动相一致的晚的远场电位。通常,当窦性心律时,从左心房到肺静脉的激动出口延迟(提前的近场电位与晚的远场电位之间的间隔)超过入口延迟。然而,尽管这种出口延迟,最早的心房激动应该在肺静脉周围区域。如果在冠状窦记录的激动比左心房肺静脉周围早一些,从肺静脉到冠状窦通过心外膜的肌肉组织直接传导,通常可能是 Marshall 韧带。

此外,如果在肺静脉周围记录到所谓的第三电位(左心房和肺静脉之前的独立尖锐电位),应考虑 Marshall 韧带异位搏动的可能。因为在有 Marshall 韧带异位搏动的患者,左肺静脉口部或内部表现为双电位,并且冠状窦远端起搏有助于区分 Marshall 韧带电位和肺静脉肌袖电位。如果双电位的第 2 个波折处是 Marshall 韧带的激动,冠状窦口和第 2 个波折处之间的间隔在冠状窦远端起搏比在窦性心律时要短一些;相反,若第 2 个波折处是肺静脉肌袖的激动,冠状窦口和第 2 个波折处之间的间隔在冠状窦远端起搏比窦性心律时要长一些。

最后,房颤持续性异位触发灶与左肺静脉起源一致,但肺静脉均已完成电隔离,也提示异位触发灶来源于 Marshall 韧带。由于 Marshall 韧带处比邻肺静脉嵴部,组织较厚,从心内膜面消融很难渗透至心外膜,可通过寻找 Marshall 静脉并实施酒精消融是消融 Marshall 韧带触发灶的有效方法。

四、冠状窦的电隔离

1. 原理　冠状窦管壁包含较多肌袖与心房连接,能自主除极并介导缓慢传导,能诱发或维持房颤。冠状窦的静脉壁被心房肌连续的肌袖包绕着。这些肌袖组织与右心房心肌近端是连续的,但通常由脂肪组织与左心房分开。这种分开通过肌束连接起来,使冠状窦和左心房之间产生电连接。这些连接就是冠状窦与左心房电隔离的消融靶点。

2. 消融技术　冠状窦的隔离沿着心内膜开始,在冠状窦内完成。在导管打弯后沿着左心房峡部的心内膜拖拽消融导管,以便把它放置在与冠状窦导管平行的位置上。在左心房内打成 360° 的弯后,逐渐沿着前间隔面回撤导管至右肺静脉,并在左心房下部沿着二尖瓣环后部从邻近冠状窦口的位置开始消融,逐渐消融至左心房侧壁。消融的终点是二尖瓣环处的心内膜电位和冠状窦内尖锐电位消失,或延迟冠状窦内尖锐电位的周长。冠状窦内的消融从远端开始,继续沿着冠状窦消融直至冠状窦口,以局部尖锐电位作为消融靶点,或连续回撤导管。房颤时,冠状窦内的电位表现为持续性或间歇性快速激动,无论连续的电位还是分离的电位其周长均短于左心耳部的周长,对以上所有这些电位进行消融。最后在右心房冠状窦口周围进行连续消融。冠状窦的隔离通过最初 3cm 内尖锐电位的分离或消失来证实。

五、预后

消除非肺静脉来源触发灶的成功率差异较大,成功率取决于触发灶的位置。当触发灶位于右心房时,包括上腔静脉和界嵴,手术成功率较高。触发灶位于左心房后壁时,由于解剖局限性和多个触发灶,手术的复发率较高。Marshall 韧带触发的房颤手术成功率偏低,但结合 Marshall 静脉酒精消融后成功率会大大提高。左心耳隔离使得左心耳不能收缩,增加了左心耳血栓的机会。

仅有 10% 再次消融的患者,肺静脉隔离术后房颤复发的机制是非肺静脉触发灶。鉴于诱发触发灶通常需要多个电极和耗时,通常并不常规寻找触发灶。在肺静脉隔离后只有诱发非肺静脉触发灶的房性期前收缩或房性心动过速时,非肺静脉触发灶才是消融靶点。很多术者对于阵发性房颤或复发患者经验性地隔离上腔静脉。

(谢双伦　陈煜阳)

参 考 文 献

[1] SANTANGELI P, ZADO E S, HUTCHINSON M D, et al. Prevalence and distribution of focal triggers in persistent and long-standing persistent atrial fibrillation[J]. Heart Rhythm, 2016, 13(2): 374-382.

[2] HOJO R, FUKAMIZU S, KITAMURA T, et al. Development of Nonpulmonary Vein Foci Increases Risk of Atrial Fibrillation Recurrence After Pulmonary Vein Isolation[J]. JACC Clin Electrophysiol, 2017, 3(6): 547-555.

[3] ELAYI C S, DI BIASE L, BAI R, et al. Administration of isoproterenol and adenosine to guide supplemental ablation after pulmonary vein antrum isolation[J]. J Cardiovasc Electrophysiol, 2013, 24(11): 1199-1206.

[4] SANTANGELI P, MARCHLINSKI F E. Techniques for the provocation, localization, and ablation of non-pulmonary vein triggers for atrial fibrillation[J]. Heart Rhythm, 2017, 14(7): 1087-1096.

[5] KUBALA M, LUCENA-PADROS I, XIE S, et al. P-wave morphology and multipolar intracardiac atrial activation to facilitate nonpulmonary vein trigger localization[J]. J Cardiovasc Electrophysiol, 2019, 30(6): 865-876.

[6] HIGUCHI K, YAMAUCHI Y, HIRAO K, et al. Superior vena cava as initiator of atrial fibrillation: factors related to its arrhythmogenicity[J]. Heart Rhythm, 2010, 7(9): 1186-1191.

13　左心耳在房颤发生中的作用及干预方法

房颤是一种临床上最常见的快速性心律失常。众多研究表明,左心耳与房颤的发生、维持以及卒中和系统栓塞事件相关。

左心耳是沿左心房前侧壁向下延伸的狭长囊袋状结构。整体外观为入口狭窄、中间较宽的盲端。其内壁梳状肌发达。左心耳位于左房室沟,与左冠状动脉回旋支毗邻。左上肺静脉位于其后,其内侧邻近二尖瓣瓣环,外侧有左膈神经经过。左心耳是胚胎时期原始左心房的残余,而左心房的其他部位则起源于原始肺静脉。房颤导致左心耳的机械收缩丧失,血液在左心耳中的有序流动状态发生改变,再加上左心耳内纵横交错的梳状肌等结构,容易导致血液瘀滞形成血栓。另外,左心耳与房颤的发生有极为密切的关系,左心耳是触发房颤的异常电活动的重要来源,在房颤维持中也有重要作用。

一、左心耳与房颤的发生

肺静脉肌袖电位在房颤,尤其是阵发房颤中起到了重要作用,因此肺静脉隔离(pulmonary vein isolation, PVI)是目前房颤导管消融治疗的基石。但不容忽视的是其他机制参与房颤发生与维持。尤其是持续性房颤或长程持续性房颤,仅进行 PVI,仍有较高的复发率。

众多临床与基础研究表明,左心耳在房性心律失常的发生与维持中发挥了重要作用。由于左心耳的纤维走行以及特殊的解剖结构,左心耳内心电活动的特性不同于左心房。同时相关的组织胚胎学也证实,不同于左心房与肺静脉,左心耳口部内膜面仅由少量散在分布的平滑肌细胞和富含弹性纤维的胶原层组成,缺乏血管壁成分。但在左心耳体部则分布大量心肌细胞。左心房与左心耳之间的这种非均质连接及不同走行的纤维,易于形成折返和 / 或转子。研究发现,起源于左心耳的房性心动过速与起源于右侧窦房结区域的房性心动过速呈镜像,推测起源于左心耳的房性心动过速可能源于胚胎时期左窦房结的残留组织。

先前有研究认为,心耳基底部及尖端局灶心肌细胞自律性增强可导致房性心动过速的发生,据不同研究报道,局灶性房性心动过速中来源于左心耳的占 2%~19%。一项回顾性研究纳入 987 名房颤导管消融术后复发,再次行消融的患者。研究发现,其中 27% 的患者左心耳是房颤的触发灶。而有 8.7% 的患者,左心耳是唯一的触发灶,肺静脉及其他肺静脉外结构均未参与房颤的发生。该组患者再次消融的策略分为 3 类,分别是仅行 PVI、PVI+左心耳局灶消融、PVI+ 左心耳电隔离,平均随访 1 年,发现 PVI+ 左心耳电隔离组房颤复发率仅为 15%,其余两组房颤复发率高达 73% 和 68%。该研究结果提示,左心耳在房颤发生中发挥了重要作用。

BELIEF 研究是针对长程持续性房颤患者行左心耳电隔离是否可减少房颤复发的首个大规模随机对照研究。该研究共纳入 173 名长程持续性房颤患者。随机分为左心房广泛消融组和左心房广泛消融 + 左心耳电隔离组,随访 12 个月后发现,左心耳电隔离组无房颤复发比例为 56%,而对照组该比例仅为 28%。该研究再次证实左心耳在持续性房颤发生和维持中的重要作用,并且提示左心耳电隔离可显著提高持续性房颤导管消融治疗的成功率。而多个荟萃分析也提示,在持续性房颤患者中常规消融术式基础上增加左心耳电隔离可明显降低房颤的复发率。近期 *Circulation* 心律失常及电生理子刊发表的文章,在模拟的左心房模型中进行消融,发现在无纤维化及轻中度纤维化的模型中 PVI 和 PVI+ 左心房后壁电隔离可以显著减少房颤的发生,而在重度纤维化的左心房模型中,需在 PVI 基础上进行左心耳电隔离才能明显减少房颤的发生,而其他消融策略效果不明显,且电隔离后不仅可以减少左心耳内局灶电活动触发房颤,同时减少房颤是心房电活动传导的复杂性,达到心房基质改良的目的。

但对于左心耳电隔离的必要性并非众口一词。宾夕法尼亚大学电生理团队回顾性纳入了2001—2017年间的房颤导管消融患者共计7 129名。其中,左心耳明确作为房颤触发灶的仅21人,占患者总数的0.3%,仅有3人左心耳是房颤唯一触发灶,而其余18人左心耳和其他肺静脉外结构均参与了房颤的发生。此外,还有学者对BELIEF研究的结果提出质疑,认为该研究对照组房颤消融术后复发率明显高于该团队此前在其他研究中所报道的类似患者术后复发率,而且该研究随访发现不少患者术后数月左心耳即恢复电连接。也有学者提出,评价左心耳的局灶电活动触发房颤的标准不一致,导致不同研究过高或过低估计左心耳在房颤发生中的作用。

二、左心耳电隔离

如何实现左心耳电隔离,各研究所用方法也不统一,大多数研究是采用与PVI相似的做法,即沿左心耳开口进行环状消融(主动电隔离),而部分研究采用广泛消融的方式(被动电隔离),即在PVI基础上加上左心房顶部、左心房前壁及二尖瓣环峡部的线性消融。目前并无随机对照研究比较两种方法的即刻成功率及长期疗效,但有荟萃分析纳入了采用不同左心耳电隔离方法的研究进行比较,发现两者在窦性心律维持率方面并无明显差异。

对于左心耳电隔离的另一大顾虑是其安全性。左心耳内,尤其是梳状肌之间的心肌十分菲薄。平时在左心房内进行导管操作时都十分谨慎,即使柔软如Pentary的标测导管也怕在心耳内操作导致穿孔。BELIEF等多个研究提示,左心耳电隔离会显著增加手术和X射线曝光时间,但围手术期心包积液和心脏压塞发生率并无明显增加。此外,左心耳电隔离是否会增加心耳内血栓及系统性栓塞发生风险也是目前争论的热点。如前所述,在非瓣膜性房颤的患者中左心耳是最易发生血栓的部位,而心耳收缩功能的降低与血栓的发生有密切联系。因此,不难推想,若左心耳实现了持久的电隔离,必然会导致其收缩功能显著降低甚至消失,也会大大增加血栓形成的风险。BELIEF研究随访发现,在左心耳电隔离组缺血性事件如脑梗死、短暂性脑缺血发作(transient ischemic attack, TIA)等发生率并无明显增加,这可能与该组患者早期电连接恢复有关,且经食管超声心动图证实左心耳电隔离组患者心耳排空速度并无明显减低。但2020年 *Journal of the American College of Cardiology* 临床电生理子刊发表的两家德国电生理中心的研究数据却为我们敲响了警钟。在该研究中共有270名患者进行了左心耳电隔离,术后持续使用华法林或新型口服抗凝药抗凝,术后随访发现左心耳开口血流速度明显降低。长期随访的244人中有24人发生卒中或TIA,发生率为9.8%,而53人在术后随访中经食管超声心动图检出左心耳内血栓,这一比例高达19.6%。正因为如此高的心耳血栓发生率,150名患者早在心耳电隔离后接受了左心耳封堵治疗。接受左心耳封堵术后,无人发生卒中或TIA。该研究发现,术后左心耳口血流速度降低是预测卒中或TIA发生的独立危险因素。基于左心耳电隔离术后可能增加血栓及系统性栓塞风险,目前较为公认的是,在该手术后应常规长期抗凝治疗,而非术后3个月根据CHA$_2$DS$_2$-VASc评分决定是否长期抗凝。至于左心耳恢复电连接或左心耳口血流速度正常的患者是否可停止抗凝,目前尚无定论。有专家提出,左心耳电隔离术后应进行左心耳封堵,目前还缺乏相应的临床研究,因此是在所有的患者中均经验性行左心耳封堵,还是根据术后左心耳血流速度等标准筛选出高危患者进行封堵,也存在争论。

此前提到的 LARIAT 装置,套扎左心耳后可以避免心耳血栓形成,同时在部分患者中达到左心耳电隔离的目的。有研究提示,使用 LARIAT 装置可提高房颤患者维持窦性心律的比例。而小切口的外科手术可以在 PVI、线性消融的基础上完成左心耳切除、缝合或夹闭。但相关的临床研究数量少,研究规模小,其疗效还有待将来大规模的研究数据支撑。

三、小结

越来越多的证据表明,左心耳在房颤,尤其是持续性房颤的发生和维持中发挥了不可忽视的作用。但对于左心耳电隔离这一术式我们应当慎重。房颤导管消融目前最主要的目的仍然是减少房颤发作负荷,改善患者症状和生活质量。若手术后患者需长期抗凝,甚至要面对很高的卒中或 TIA 风险,或不得不接受左心耳封堵,将大大降低手术本身给患者带来的获益。因此,在没有更多更扎实的循证证据基础上,对于持续性房颤患者常规经验性进行左心耳电隔离是不可取的。若有确切的依据证明心耳内的电活动触发房颤,可进行左心耳电隔离,但术后应长期抗凝治疗,并对高危患者予以左心耳封堵。

(陈　石　付　华)

参 考 文 献

[1] DOUGLAS Y L, JONGBLOED M R, GITTENBERGER-DE GROOT A C, et al. Histology of vascular myocardial wall of left atrial body after pulmonary venous incorporation[J]. Am J Cardiol, 2006, 97: 662-670.

[2] YAMADA T, MURAKAMI Y, YOSHIDA Y, et al. Electrophysiologic and electrocardiographic characteristics and radiofrequency catheter ablation of focal atrial tachycardia originating from the left atrial appendage[J]. Heart Rhythm, 2007, 4(10): 1284-1291.

[3] HOCINI M, SHAH A J, NAULT I, et al. Localized reentry within the left atrial appendage: arrhythmogenic role in patients undergoing ablation of persistent atrial fibrillation[J]. Heart Rhythm, 2011, 8: 1853-1861.

[4] YANG Q, MA J, ZHANG S, et al. Focal atrial tachycardia originating from the distal portion of the left atrial appendage: characteristics and longterm outcomes of radiofrequency ablation [J]. Europace, 2012, 14: 254-260.

[5] DI BIASE L, BURKHARDT J D, MOHANTY P, et al. Left atrial appendage: an underrecognized trigger site of atrial fibrillation[J]. Circulation, 2010, 122: 109-118.

[6] DI BIASE L, BURKHARDT J D, MOHANTY P, et al. Left atrial appendage isolation in patients with longstanding persistent AF undergoing catheter ablation: BELIEF Trial[J]. J Am Coll Cardiol, 2016, 68: 1929-1940.

[7] GHARAVIRI A, PEZZUTO S, POTSE M, et al. Left Atrial Appendage Electrical Isolation

Reduces Atrial Fibrillation Recurrences：A Simulation Study［J］. Circ Arrhythm Electrophysiol，2021，14（1）：e009230.

［8］AL RAWAHI M，LIANG J J，KAPA S，et al. Incidence of Left Atrial Appendage Triggers in Patients With Atrial Fibrillation Undergoing Catheter Ablation［J］. JACC Clin Electrophysiol，2020，6（1）：21-30.

［9］ROMERO J，GABR M，PATEL K，et al. Efficacy and safety of left atrial appendage electrical isolation during catheter ablation of atrial fibrillation：an updated meta-analysis［J］. Europace，2021，23（2）：226-237.

［10］FINK T，VOGLER J，HEEGER C H，et al. Impact of Left Atrial Appendage Closure on left atrial appendage Thrombus Formation and Thromboembolism After left atrial appendage Isolation［J］. JACC Clin Electrophysiol，2020，6（13）：1687-1697.

［11］LAKKIREDDY D，SRIDHAR MAHANKALI A，KANMANTHAREDDY A，et al. Left Atrial Appendage Ligation and Ablation for Persistent Atrial Fibrillation：the left atrial appendage LA-AF Registry［J］. JACC Clin Electrophysiol，2015，1：153-160.

14　冠状静脉窦系统在房颤中的作用及干预策略

虽然肺静脉隔离（pulmonary vein isolation，PVI）是房颤消融的基石，但对于持续性/长程持续性房颤（以下统称为持续性房颤）而言，单纯行 PVI 治疗可能并不足够，非肺静脉触发灶和心房的维持基质也需进一步干预，冠状静脉窦（coronary sinus，CS）因位于双房之间肌束包绕、神经分布及特殊电生理特性，参与了部分房颤的发生与维持。

一、冠状静脉窦系统的解剖特点

CS 是心脏最大的静脉结构，是心大静脉的延续，长 3~5.5cm，走行于左房室沟内，其外周环绕的心肌组织是心房肌纤维的延伸，也是左右心房之间的电学连接通道。CS 收集来自心大静脉、心中静脉、心小静脉、左室后静脉、Marshall 静脉（vein of Marshall，VOM）的回流血液，CS 开口位于房间隔欧式嵴前方、三尖瓣环后方，直径为 5~15mm，常有 Thebesian 瓣叶覆盖（通常覆盖于 CS 口上后部位）。由于 CS 被心房肌纤维覆盖而不同于其他血管结构，甚至有学者认为 CS 可以平行于心房、心室作为心脏的第 5 个腔体。

二、冠状静脉窦的发育与组织学特点

在胎儿期发育第 3 周，心管形成原始心房和静脉窦。静脉窦开口于右心房后壁，第 4 周静脉窦分化为右窦角和左窦角，形成进入右心房的静脉通道，右窦角成为上腔静脉平滑部分以及腔静脉和 CS 口之间的区域,左窦角在第 10 周演变为 CS。

左窦角发育萎缩变小后,远侧段成为 VOM 的根部,近侧段成为 CS,发育异常的 CS 类型可分为 CS 扩张、CS 缺如、CS 口闭锁、CS 发育不良。从组织学角度看,CS 是心房肌的延伸,不同于传统静脉。CS 后方、VOM 的开口附近的细胞存在浦肯野纤维样特点(如清晰的核周晕),CS 后方的心外膜层也存在神经节样细胞,这些都可能与房颤的发生和维持相关。

三、冠状静脉窦系统与房颤

在心脏电生理手术中,CS 最常应用于在旁道、房性心动过速的定位及心房扑动机制分析的指导。CS 也与房性心律失常的发生相关,除局灶起源的房性心动过速外,也参与了房颤的发生和维持。另外,CS 及其分支(VOM)特殊位置,部分房颤、心房扑动的消融治疗中也有重要作用。

研究显示,PVI 后的房颤 35% 与 CS 相关。CS 与房颤相关,可能与 CS 内细胞自动去极化及折返相关,肌袖环绕在 CS,长度为 25~50mm,参与房颤的触发和心房扑动折返。研究显示,CS 内心肌组织具有自动去极化和缓慢传导特性,具有自律性。CS 内、外(即 CS 肌性组织与右心房和左心房之间的解剖和电连接)可发生部分传导减慢和阻滞而形成传导电学屏障,从而形成折返,促进心房扑动的发生,而这种折返多不稳定,容易演变成房颤。Morita 等对犬的 CS 周围心肌、左心房后壁、低位右心房、左下肺静脉、VOM 的 256 个位点进行动作电位的标测。在上述位置起搏刺激,测量电生理特性和致心律失常特性。结果显示,CS 肌性组织在 CS 口与右心房电学连接,在 CS 近端和远端与左心房连接,CS-心房连接处传导缓慢但不递减。在 CS-心房连接处快速起搏可引起传入阻滞,并导致 CS 内激动顺序的改变。涉及 CS 肌性组织和 CS-心房交界处的折返与这些交界处的传导阻滞有关,这些功能性阻滞的电学屏障导致折返回路通常不稳定,周长可能变化甚至演变为房颤。

CS 分支 VOM 在房颤的发生机制中也具有重要作用。VOM 在位于左心耳和左肺静脉之间的心外膜,延伸成 Marshall 韧带,VOM 可以由于心肌延伸或丰富的自主神经分布,导致房颤的发生。VOM 在房性心律失常的参与包括触发机制、折返机制及自主神经调节机制。另外,部分患者左侧肺静脉通过 VOM 心外膜途径与心房连接,而导致导管消融 PVI 后肺静脉触发灶通过 VOM 传至心房,Chugh 等对 56 例 VOM 介导的房性心律失常总结显示 18 例(32%)存在 VOM 与肺静脉连接。

笔者所在中心探索了 VOM 处自主神经对房颤发生的作用。将实验犬在术前给予适量普萘洛尔抑制交感神经,每只犬分别连续进行左上神经节丛(left superior ganglion plexus,LSGP)刺激、低频 VOM 刺激后行 LSGP 刺激、予以阿托品处理后行 LSGP 刺激、VOM 酒精消融后 LSGP 刺激。期间重复测量左上肺静脉、左下肺静脉和左心耳的有效不应期及房颤诱发窗口间期。LSGP 刺激后左上肺静脉、左下肺静脉和左心耳的有效不应期均显著缩短,有效不应期离散度及房颤诱发窗口显著增加。低频 VOM 刺激、应用阿托品或 VOM 酒精消融后均可显著缓解 LSGP 刺激导致的以上改变。VOM 在迷走神经相关性房颤的发生、发展中起重要作用,酒精消融 VOM 可局部去神经支配的作用进而降低迷走神经介导的房颤发生风险。

四、冠状静脉窦系统在房颤治疗中的指导及干预

（一）对房颤消融的指导作用

CS 包括 VOM 在内对房颤的消融具有重要指导作用。对于 CS 内房颤触发及维持基质,可进行 CS 对应心内膜及 CS 内消融。笔者中心早年对 122 例首次行导管消融的持续性房颤患者进行递进式消融,通过环状标测导管获得心房内多部位心内电图,12 例 PVI 后房颤终止,110 例继续消融,终止组(22 例患者)与未终止组(88 例患者)相比,终止的 22 例患者其 CS 近端频率较快[(10.2±2.1)Hz $vs.$ (8.3±1.8)Hz,$P<0.001$],且终止的 22 例持续性房颤患者的 CS 远端频率与近端频率比值较小[(56.6±10.11)% $vs.$ (70.7±9.8)%,$P<0.001$],CS 远端与近端频率比值 <67% 预测房颤终止的阳性率为 53%。对于 CS 近端高频率的房颤患者,进行 CS 心内膜面和 CS 内消融可能有利于房颤终止。

干预 CS 内的电活动由于消除了其中不稳定的折返环路,可能会提高房颤消融成功率。有研究通过犬心脏实验显示,进行乙酰胆碱后高频刺激出现房颤,部分房颤与 Marshall 静脉、CS-心房交界处相关的微折返相关,通过将 CS 心肌组织与心房组织隔离,可以起到预防作用。

房颤消融时,CS 内消融后房颤周长增加也是房颤终止的独立预测因素。Haissaguerre 等研究显示,PVI 后仍为房颤的患者,约 35% 可在 CS 消融后终止房颤。研究中对 PVI 和左心房消融后,房颤未终止患者在 CS 心内膜面消融,如果 CS 频率高于左心耳,则进入 CS 内(即心外膜)消融,通过 CS 内周长判断消融效果。心内膜消融可以延长 CS 电位周长(17±5)毫秒,心外膜消融可以进一步延长 CS 周长(32±27)毫秒,同时行 CS 消融时房颤周长也延长甚至终止。房颤周长延长程度或房颤终止与 CS 中电位频率更快相关,此类患者导管消融 CS 心内膜和心外膜可以延长房颤周长,并且有助于房颤终止。

CS 电位的振幅指导预测左心房的瘢痕程度,研究显示,冠状窦导管上信号的双极电压与左心房瘢痕形成量之间存在很强的负相关性,随着左心房低电压区面积的增加,CS 信号幅度减小,反之亦然。CS 信号平均幅度 ≤1.9mV 可作为左心房低电压区 ≥50% 的预测指标。

（二）干预方法及价值

1. 射频消融 CS 内最常用的消融能量是通过三维标测系统指导下射频消融。射频多采用灌注导管 20~25W,盐水流速 10~25ml/min,温度在 40~50℃以下。VOM 相关的消融多采用的是无水酒精灌注化学消融,但通过射频消融也可实现多数 VOM 的隔离。VOM 周围肌束是房颤的潜在触发灶,连接左心房心肌和 CS 肌纤维组织,消除肌束的连接可以实现电隔离。可以通过酒精消融,也可通过射频消融,有研究通过 2Fr 电极导管送入 VOM 炎症 VOM 隔离,通过心内膜面(35W,30 秒)和 CS 内(25W,30 秒)消融,心内膜消融是围绕 2Fr 电极,CS 内是在 VOM 与 CS 衔接周围,消融后 2Fr 电极验证,VOM 隔离率达 70%。

2. 酒精消融 射频消融虽可实现 VOM 电隔离,但对于远端及神经丛相关的机制,酒精化学消融可能更彻底。另外,二尖瓣峡部消融在持续性房颤具有重要意义,单纯射频消融有时难以实现二尖瓣峡部传导阻滞,VOM 及分支位于二尖瓣峡部附近,VOM 酒精消融可以有利于二尖瓣峡部传导阻滞。Kawaguchi 等研究显示,射频消融联合 VOM 酒精消融可实现 93%

的二尖瓣峡部双向传导阻滞。部分左肺静脉通过 VOM 连接心房传出,有时通过 VOM 酒精消融可以有效隔离肺静脉,尤其对于反复 PVI 后左侧肺静脉传导恢复的房颤复发患者。

目前关于 VOM 酒精消融在持续性房颤中的应用越来越多,有回顾性研究对比了不同术式在持续性房颤中的应用效果,VOM 酒精消融是术后成功的预测因子。波尔多 Derval 等提出持续性房颤 Marshall-PLAN 术式,即 VOM 酒精消融,肺静脉隔离、线性消融(二尖瓣峡部、左心房顶部、三尖瓣峡部),单次手术 1 年成功率达 79%。

五、小结

CS 包括 VOM 与房颤的发生、维持作用以及特殊的解剖位置结构,让房颤的治疗有了更多的方向,随着循证医学证据的积累,CS 会为房颤的精准消融提供更有价值的指导。

（尹晓盟　孙源君）

参 考 文 献

［1］ MORITA H, ZIPES D P, MORITA S T, et al. The role of coronary sinus musculature in the induction of atrial fibrillation［J］. Heart Rhythm, 2012, 9(4): 581-589.

［2］ KAWAGUCHI N, OKISHIGE K, YAMAUCHI Y, et al. Clinical impact of ethanol infusion into the vein of Marshall on the mitral isthmus area evaluated by atrial electrograms recorded inside the coronary sinus［J］. Heart Rhythm, 2019, 16(7): 1030-1038.

［3］ ORTALE J R, GABRIEL E A, IOST C, et al. The anatomy of the coronary sinus and its tributaries［J］. Surg Radiol Anat, 2001, 23(1): 15-21.

［4］ BARCELÓ A, DE LA FUENTE L M, STERTZER S H. Anatomic and histologic review of the coronary sinus［J］. Int J Morphol, 2004, 22(4): 331-338.

［5］ HABIB A, LACHMAN N, CHRISTENSEN K N, et al. The anatomy of the coronary sinus venous system for the cardiac electrophysiologist［J］. Europace, 2009, 11 Suppl 5: v15-v21.

［6］ AHMED N, PERVEEN S, MEHMOOD A, et al. Coronary Sinus Ablation Is a Key Player Substrate in Recurrence of Persistent Atrial Fibrillation［J］. Cardiology, 2019, 143(3-4): 107-113.

［7］ KUGLER S, NAGY N, RACZ G, et al. Presence of cardiomyocytes exhibiting Purkinje-type morphology and prominent connexin45 immunoreactivity in the myocardial sleeves of cardiac veins［J］. Heart Rhythm, 2018, 15(2): 258-264.

［8］ HAISSAGUERRE M, HOCINI M, TAKAHASHI Y, et al. Impact of catheter ablation of the coronary sinus on paroxysmal or persistent atrial fibrillation［J］. J Cardiovasc Electrophysiol, 2007, 18(4): 378-386.

［9］ SANCHEZ-QUINTANA D, LOPEZ-MINGUEZ J R, PIZARRO G, et al. Triggers and anatomical substrates in the genesis and perpetuation of atrial fibrillation［J］. Curr Cardiol Rev, 2012, 8(4): 310-326.

［10］ HWANG C, CHEN P S. Ligament of Marshall: why it is important for atrial fibrillation ablation［J］. Heart Rhythm, 2009, 6（12 Suppl）: S35-S40.

［11］VALDERRABANO M. Improving ablation results in persistent AF: Is ethanol the answer? ［J］. J Cardiovasc Electrophysiol, 2019, 30（8）: 1229-1230.

［12］DAVE A S, BAEZ-ESCUDERO J L, SASARIDIS C, et al. Role of the vein of Marshall in atrial fibrillation recurrences after catheter ablation: therapeutic effect of ethanol infusion ［J］. J Cardiovasc Electrophysiol, 2012, 23（6）: 583-591.

［13］CHUGH A, GURM H S, KRISHNASAMY K, et al. Spectrum of atrial arrhythmias using the ligament of Marshall in patients with atrial fibrillation［J］. Heart Rhythm, 2018, 15（1）: 17-24.

［14］LIU F, SUN W, LI Y, et al. Low-Level Stimulation and Ethanol Ablation of the Vein of Marshall Prevent the Vagal-Mediated AF［J］. Front Cardiovasc Med, 2021, 8: 675485.

［15］YIN X, ZHAO Z, GAO L, et al. Frequency Gradient Within Coronary Sinus Predicts the Long-Term Outcome of Persistent Atrial Fibrillation Catheter Ablation［J］. J Am Heart Assoc, 2017, 6（3）: e004869.

［16］MORITA H, ZIPES D P, MORITA S T, et al. Isolation of canine coronary sinus musculature from the atria by radiofrequency catheter ablation prevents induction of atrial fibrillation［J］. Circ Arrhythm Electrophysiol, 2014, 7（6）: 1181-1188.

［17］KASHIMURA S, FUJISAWA T, NAKAJIMA K, et al. Electrical Isolation of the Marshall Bundle by Radiofrequency Catheter Ablation: In Patients With Atrial Fibrillation［J］. JACC Clin Electrophysiol, 2020, 6（13）: 1647-1657.

［18］LIU C M, LO L W, LIN Y J, et al. Long-term efficacy and safety of adjunctive ethanol infusion into the vein of Marshall during catheter ablation for nonparoxysmal atrial fibrillation ［J］. J Cardiovasc Electrophysiol, 2019, 30（8）: 1215-1228.

［19］DERVAL N, DUCHATEAU J, DENIS A, et al. Marshall bundle elimination, Pulmonary vein isolation, and Line completion for ANatomical ablation of persistent atrial fibrillation （Marshall-PLAN）: Prospective, single-center study［J］. Heart Rhythm, 2021, 18（4）: 529-537.

15 心房基质的评价及 基于基质的消融策略

随着对疾病的认知与消融器械的发展，无论是阵发性房颤、持续性房颤抑或是长程持续性房颤，其消融策略越来越倾向于两种不同的路径，即基于疾病进程的标准化消融术式以及基于基质的个体化消融术式。标准化消融术式以外科或内外科杂交手术治疗持续性房颤及长程持续性房颤为代表，包括近些年快速发展的单发消融器械治疗阵发性房颤，前者的临床结果包括 2020 年发表的 CONVERGE 试验及 2017 年发表的 HISTORIC-AF 试验，后者的临床结果包括 STOP AF 等众多单发消融器械。而基于基质的个体化消融术式同样有长足的发展,基质的标测方法在不断进步,从早期的碎裂电位、主频、转子、相位标测、电压到现有的电荷密度,包括经由钆延迟增强的磁共振(lated gadolinium enhancement-magnetic resonance imaging,LGE-MRI)成像的基质标测,其临床结果包括 2021 年发表的 DECCAF Ⅱ 试验以及 UNCOVER AF、RECOVER AF、RADAR 等众多标测算法研究。

尽管就目前的临床获益而言,各种消融方法众说纷纭,但即使是标准化的外科或内外科杂交术式依然依靠基质理论的支撑(最小维持颤动的心肌量以及心外膜激动分离),标准化的术式也是基于基质结果的术式叠加。因此,基于基质的消融策略,依然是科学、理想化的个体消融策略。

基质与机制是共生关系,或者说,前者更多指的是结构改变(解剖上的变化成为维持灶的关键部位),后者更多反映的是功能改变(细胞的电生理特性),当然存在可逆性的电重构,在终止心动过速之后会恢复,但心房基质的进展依然是房颤表现进展的主要因素,不过就研究而言,由于发现功能改变的表象而进一步促进研究结构改变的本质同样存在,例如内外膜激动分离的机制理论进一步促进了外膜基质的研究,因此这两者的探索是同步、互补地进行的。

一、机制

维持房颤的机制本身与房颤进展过程中的心房电重构以及组织重构程度息息相关,现有的机制理论基于两种不同的假设,即房颤依然是某种有序的激动经多次传导后形成的颤动样激动,包括螺旋波折返、固定的或移动的转子所形成的激动;另一种假设为房颤为多个位点出现的无序激动,即多子波折返以及由其衍生的内外膜电分离并由外膜的激动突破导致的颤动波。经过许多年的研究,一些过去的理论已经被更新,例如折返机制。

1. 自律性增高与触发活动　例如阵发性房颤中的异常冲动形成机制,多发生于肺静脉期前收缩通过连续的心房内颤动样传导维持房颤。但随着心房基质的变化,这样的异常冲动会启动任意一类折返样激动。

2. 解剖折返、功能折返、主环机制及螺旋波折返　解剖折返作为最经典的折返模型,最初于 1906 年由 Mayer 提出,1913 年被 Mines 由实验证实,若波阵面激动环路小于整个折返环路,即构成折返激动。构成解剖折返的基本要素为一小片解剖屏障,类似于纤维化区域以维持颤动样传导。微小的解剖屏障锚定了折返的波阵面。这样的模型也经由钆延迟增强磁共振影像(LGE-MRI)及光学标测所验证。

在 1914 年,Garrey 提出折返同样可以在没有解剖屏障的条件下发生,并由 Allessie 在 1973 年实验证实解剖屏障并不是构成折返的必要条件,即提出了功能折返的模型。当心脏激动由于激动 - 不应期的不匹配产生功能性的传导阻滞,折返的形成也可以在没有上述的解剖屏障的基础上发生。

在此基础上,Allessie 进一步假设由于存在各异性的不应期,因此在单向传导阻滞的情况下,存在折返环路上的波阵面向心或离心性的激动,该模型被称为主环机制,是因为存在一个波阵面激动环路与折返环路近似相同的折返,在此基础上形成向心的更小的折返环路以适应更长的不应期,以及离心的更快的折返环路以适应更短的不应期。但这个模型忽略了波阵面的曲率,因此在该模型的基础上,产生了螺旋波折返。

螺旋波折返最初由苏联 Krinsky 及美国的 Winfree 于 1960 年左右应用于心律失常领域进行理论研究，Davidenko 等通过绵羊的心室肌获得了第一个实验证据证明螺旋波激动存在于心肌组织。转子作为一类功能性折返，其波阵面呈曲面，因此其波长短于传导路径。转子朝外部扩散的激动波呈两种方式，二维的螺旋波以及三维上的卷轴波。在转子的中心由于波阵面的曲率极大，导致没有足够的电流进行去极化前向的传导组织，于是转子的中心出现旋转。一个静止的转子会有一个环形的轨迹，而移动的转子的轨迹就更为复杂。

总体而言，无论是主环机制还是螺旋波折返，都是建立在房颤并非完全随机的激动模式，从不同的模型来说明功能折返的表现，也就是不需要"解剖屏障"即能形成折返环路。但许多研究认为，房颤的折返环路不稳定且维持时间很短，于是新近提出了一种假设，即转子是在不断新生的过程，基于这样的假设，原有"有序激动"的假设出现了变化。

3. 多子波激动与内外膜电分离 最初多子波激动的假设由 Moe 和 Abildskov 在 1959 年提出，其概念为房颤的维持是依靠多个随机的激动波，并且这些激动波与最初的触发并无关联。Allessie 团队也通过实验证实，在犬的心脏模型上至少需要 4~6 个波激动以维持心房的颤动，但这样的假设既不能解释这么多激动波的启动过程，亦不能预判是否会有一些子波激动最终合并且使得心房激动变得规律。

至此，以上的模型均基于心房内膜面的激动模式，2010 年 Allessie 团队基于无法在心脏外科手术中标测到稳定的心外膜局灶源或是转子，提出假设认为，心房的内膜面与外膜面激动分离，并且由外膜面的激动突入内膜导致的颤动样传导，但该理论的限制在于并不能将其定义为一种新型的机制或是既有机制的一种外膜或者肌间传导的表现。不过该假设的关键在于将基质的视角进一步拓展到了外膜与肌间传导，并指导了标测以及消融向外膜拓展。

二、心房基质

以上机制理论的进展无论哪种假设，均指向心房功能性或者器质性的改变，即冲动的启动异常以及传导异常，无论有无发生纤维化，心肌细胞的传导功能以及不应期的改变均会触发上述的机制。潜在的机制包括：心肌细胞间出现插入的胶原束导致的细胞间电传导缓慢、纤维化造成的解剖屏障引起单向传导阻滞、小片状纤维化造成的微折返、心肌之间的异质性细胞缝隙连接导致了心肌自律性增高、纤维原细胞的旁分泌功能使得传导延迟并增加细胞不应期。

（一）左心房重构与心肌纤维化

左心房的变化是最早被关注到的，宏观来说最容易明确的就是左心房扩大以及心房壁压力增高，微观来说就是在左心房重构的过程中伴随着的组织纤维化。左心房重构的危险因素包括有老年、肥胖、高血压、充血性心力衰竭、睡眠呼吸暂停、结构性心脏病以及过度的酒精。这些因素对左心房扩大的影响包括氧化应激、炎症反应、钙超载以及心肌成纤维细胞激活。当然也有众多炎症因子参与其中。

（二）右心房重构与心肌纤维化

在之前的研究中，右心房是较少被关注的部分，近些年的研究也逐步观察到，房颤同样与肺动脉高压、先天性心脏病以及慢性肺疾病经由影响到右心功能的患者相关。在 2019 年 Hiram 的兔模型中，肺动脉高压的右心房显示出比左心房更多的纤维化，并且在光学标测下右心房显示出明显的传导缓慢以及转子激动，而非左心房。一项前瞻性回顾研究提示，在左心房大小正常的患者接受了肺静脉电隔离术之后，右心房的结构变化在房颤复发中扮演了重要角色。Yano 在这项研究中还确定了严重的三尖瓣反流伴有高脑钠肽作为左心房大小正常且肺静脉电隔离术后患者房颤复发的独立影响因素。除了右心房心肌的重构之外，非肺静脉触发灶例如上腔、界嵴、冠状窦口以及右房间隔同样常见于这一亚组患者。

尽管目前还没有随机对照试验来确定右心房重构在房颤复发中的作用，但已有的研究结果已经足够去做这方面的假设。

（三）心房基质的评价

通过动物模型、体外灌注心脏的光学标测已经明确指向了所需要评估的基质变化（冲动的启动异常以及传导异常），但在实际的临床应用中使用合适的工具来评估依然是一项长期探索的工作。

（四）心房纤维化的生物标志物

在过去的 10 多年中，积累了大量研究证据来寻找能够持续监测心房纤维化发生、发展的生物标记物，这些指标不仅可以用于筛查分级，同样还有可能作为治疗目标或者监测工具，持续观察心肌纤维化的形成以及相应造成的房颤发作。有部分研究观察到 TGF-β₁ 以及血清半乳糖蛋白 -3 作为冷冻消融术后复发以及左心房的纤维化存在相关性。目前还有一项研究观察了阵发性房颤患者的 M2 抗毒蕈碱受体（抗 M2 受体）水平，发现显著高于健康对照组，并与 LGE-CMR 量化的左心房纤维化有相关性。这提示血清抗 M2 受体可能作为术前房颤评估的独立提示物。

（五）基于局部电位特征的标测

电压结合电位波折（碎裂程度）是既有的方法，其中由双极电位的振幅结合多波折电位来进行评价纤维化是目前广泛采用的，通过临界值来对标测结果进行区块划分，并以此拟定消融策略，但是基于该方法的实际操作上却有许多变化。首先是标测局部电位的工具各不相同，这些标测工具的极间距、电极大小、电极形态各异；其次，目前的信号处理方法依然无法克服由波阵面传导方向带来的电位变化，以及仅保留近场信息而不受远场信息的干扰；再者，Wong 在不同起搏位点和周长的条件下发现相同定义的低电压区域能有超过 30% 的变化；最后是电压的临界值，由于个体差异包括心肌厚度差异以及心肌存在肌小梁或是光滑壁，都会影响采集到的电压值并影响临界值的判断。由于上述方法在采集源数据过程中出现的技术问题仍然存在，故如何正确使用局部组织的电位特征来指导基质评价，依然需要在信号采集与分析上进一步改进。

细胞电荷密度标测是在电压标测概念上进行实际操作的改进，改变源数据的获取方法。因为局部电位的产生本质上是心肌细胞离子电活动而产生的局部正负极电荷变化，直接获取局部电荷密度信息可以规避远场的干扰，通过泊松方程再测算局部电压并投射在模型上。这可能（因为其中存在数学模型测算的过程）是一个解决源数据的方案，改进了标测解析度以及近场信息的问题，但依然需要在个体差异性阈值与节律变化上进一步研究。

其他还有多种基于新型电位激动顺序算法的标测方式以评估心肌的电生理功能（如缓慢传导、折返等现象），例如转子标测、电位流标测等，都会受限于上述几个信号采集的限制，尤其是解析度上，临床使用的标测工具与临床前研究中使用的光学标测方法有很大的差异，这也导致了体外或者灌注实验中的转子结果难以在临床复现。

（六）LGE-CMR（延迟钆增强心脏磁共振）影像检测

钆对比剂在健康心肌上会被洗脱，而在纤维化心肌上的会累积下来，以此纤维化心肌的区域会被钆对比剂增强，而健康心肌则没有。在 DECAAF 研究中使用了由 Marrouche 设计的 Utah 分级系统将纤维化区域量化分级，通过纤维化区域占心房壁的比例分为 4 期，即 <10%、10%~20%、20%~30% 和 ≥30%。但这种方式在实际操作上依然有一些限制，包括缺少通用的标准方法来进行纤维化分析，例如人工或半人工的方式分析图像；以及对于信号增强阈值的判断使用绝对值或是比率，目前这些都没有统一的标准。此外，磁共振图像本身的采集也有困难，包括心电门控触发算法导致的左心房图像不准确，对比剂分布不均匀，都会导致影像数据无法使用，Margulescu 的一项研究中有 25% 的影像因质量不佳无法进一步分析。此外，因为解析度的限制，要区分心房壁上的纤维化是透壁性的还是部分肌层依然困难。不过，CMR 本身设备的普及性以及分析人员的数量可能是这项评估技术广泛使用的最大障碍。

（七）评估左心房收缩 - 舒张功能

已经发现左心功能的减退会先于房颤的临床诊断；在 Lim 的一项观察性研究中，132 例无冠心病患者随访平均（3.8±0.9）年，发现就作为房颤发生的提示而言，左心房射血分数和左心房张力的降低相较左心房容积的增大更为明显。同样，Hirose 的一项前瞻性研究对 580 例无房颤病史的病例进行左心房射血分数评估，将 ≤20% 作为阈值来评估新发房颤的提示物，显示其敏感度为 88%，特异性为 81%。

左心房张力的评估方法也在快速发展中，在多项研究中已经证实 2D-STI（二维斑点追踪超声心动图）是一种实用、可行、可重复的方法来评估左心房张力与应变率。此外，使用连续的 CMR 图像来量化左心房纵向张力及应变率同样被验证可行。在房颤患者中，更低的左心房压力与更高的左心房纤维化相关。

但左心房张力的超声评估在实际操作层面依然面临与其他评估方式相似的问题，包括评估工具各异导致的数据不通用；超声检测时的切面尚无标准；缺乏平均参考值；受到左心房负荷的影响大以及超声技术本身的挑战，例如超声图像获取如房间隔缺损患者的测算，左心房顶部与肺动脉连接紧密无法提供左心房功能信息以及左心房扩大的患者因心房壁薄而难以观察；此外，在哪个心动周期来进行左心房张力评估也尚未共识，只是目前使用 P 波起始或是 QRS 起始来进行左心房张力评估。

（八）心房基质评价与机制提示

上述临床应用的基质评价方法，包含了血清标志物、超声及 CMR 指导下的心房张力的整体评法,用于判断纤维化进程,有助于决策合适的消融时机;也包含了 LGE-CMR、局部电压指导下的特异性区域评估,有助于指导具体的消融策略。但就从机制提示的角度而言,右心房的评估远落后于左心房的认知,肌间以及外膜的基质(内外膜电激动分离)评估尚缺乏统一的方法,对于尚未形成纤维化的心肌电生理功能(不依赖于解剖屏障的功能折返)评价方法也需要进一步探索。

(九)基于心房基质的消融策略

基于目前临床可使用的特异性区域评价方法,通过局部电压进行分级分区指导消融以及通过 LGE-CMR 结果来指导消融,在具体的消融方法上,仍然存在细节的不同。

1. 房颤进程与消融时机　DECAAF、ALICIA 以及 2021 年 ESC 发布初步结果的 DECAAF Ⅱ 研究,实质上都对现行的根据房颤发作频次进行的分类方法提供了新的角度,2014 年 DECAAF 研究结果认为,总体的房颤消融成功率并非取决于消融策略,而是由心房纤维化的严重程度所决定的(10%~30% 的分期)。2020 年 ALICIA 研究将 155 例房颤(其中 54% 是临床诊断阵发性房颤)患者 1:1 随机分为单纯肺静脉电隔离(pulmonary vein isolation, PVI)组与 PVI 结合 CMR 影像指导消融组,随访 12 个月发现,CMR 影像指导的附加消融组并无更多获益。2021 年 ESC 会议上公布了 DECAAF Ⅱ 的初步结果,有来自 44 家中心的 843 例持续性房颤患者参与试验,所有患者接受了 LGE-MRI 检查并进行了分级,分为单纯 PVI 组与 PVI 结合 LGE-CMR 影像指导消融组,随访 12 个月结果显示:总体而言,LGE-CMR 指导的附加消融未有增加获益,但亚组分析显示,纤维化程度 1 期和 2 期的患者能够从干预中获得相比单纯 PVI 更低的房性心律失常复发率,而 3 期和 4 期的患者确实没有更多获益。等待该研究完整的数据公布后,可能会对房颤术前评估与合适的手术时机提供更多提示。

2. 个体化区域性消融　Han 在 2015 年的综述中提出使用区域电隔离(后壁盒状消融 BIFA 是其中的一类)的方法来处理低电压区域,并以既有解剖电屏障或是肺静脉电隔离环作为电屏障的一部分;类似地,基于电荷密度标测的消融策略采用了核心点(局灶转子、异常激动核心)连接至最接近的电传导屏障的策略。2017 年发表的 Stable-SR 研究中采用了更完整的消融策略处理低电压区域,包括低电压区域均质化,移行区域消除复杂电位以及相邻瘢痕区域去通道化,该策略与器质性室速的基质改良策略一致。在 ALICIA 试验中同样采用类似的消融策略即隔离或均质化瘢痕区域并连接至电屏障区域,并由于 CMR 提示较多纤维化区域出现在左肺静脉后壁,因此会扩大肺静脉的电隔离圈以完成改良。同样,在 DECAAF Ⅱ 试验中,采用了隔离或均质化纤维化区域,连接相邻纤维化区域以及将纤维化区域归入肺静脉隔离环中。

3. 标准化线性消融　除去快速发展的仅用于肺静脉电隔离的单发器械,基于基质标测结果的标准化线性消融与最初的步进式消融策略有了很大变化,目前基于对左心房后壁胚胎阶段与肺静脉同源提示后壁基质对维持房颤的重要性以及内外膜电激动分离的理论基础,Convergent 研究中采用了外膜消融后壁结合内膜肺静脉电隔离和补充后壁漏点的方式进行消融,提示内外膜联合进行肺静脉电隔离术结合后壁盒状消融相较单纯内膜消融有更多获益。

4. 策略、器械、能量与临床获益　由于消融器械、能量、损伤评估方式的快速发展,基于不同策略的远期消融效果是难以进行纵向对比的,消融损伤是否透壁、持久依然是在不断发展改进的技术问题,线性消融是否能够获得完全双向阻滞在实际操作中也存在困难,虽然多中心随机对照试验的研究消除了学习曲线的偏倚,但基于循证的依据同样包含了众多混杂因素,因此就远期获益而言,依然需要在消融能量、器械以及损伤评价方法成熟之后,才能真正评价策略的获益。

三、小结

尽管房颤的研究在临床前部分有了多年的积累,存在众多机制与学说帮助理解房颤发生、发展的过程,但在临床应用阶段,依然存在许多技术问题尚待解决,包括信息采集精度、方法、处理、转换分析以及内膜、外膜、肌间的激动模式等。已有的一些标准化术式解剖消融展现出非常有前景的获益,但基于基质变化的房颤术前评估、术中消融路径选择以及术后监测依然是个体化治疗最理想的管理方式。

（陈明龙）

参 考 文 献

[1] KRINSKII V I. Spread of excitation in an inhomogeneous medium（state similar to cardiac fibrillation）[J]. Biofizika, 1966, 11: 776-784.

[2] NATTEL S. How does fibrosis promote atrial fibrillation persistence: in silico findings, clinical observations, and experimental data[J]. Cardiovasc Res, 2016, 110（3）: 295-297.

[3] SPACH M S, DOLBER P C, HEIDLAGE J F. Influence of the passive ani- sotropic properties on directional differences in propagation fol- lowing modification of the sodium conductance in human atrial muscle. A model of reentry based on anisotropic discontinuous propagation[J]. Circ Res, 1988, 62（4）: 811-832.

[4] MIRAGOLI M, SALVARANI N, ROHR S. Myofibroblasts induce ectopic activity in cardiac tissue[J]. Circ Res, 2007, 101（8）: 755-758.

[5] VASQUEZ C, MOHANDAS P, LOUIE K L, et al. Enhanced fibroblast - myocyte interactions in response to cardiac injury[J]. Circ Res, 2010, 107（8）: 1011-1020.

[6] NATTEL S, HARADA M. Atrial remodeling and atrial fibrillation: recent advances and translational perspectives[J]. J Am Coll Cardiol, 2014, 63（22）: 2335-2345.

[7] JALIFE J, KAUR K. Atrial remodeling, fibrosis, and atrial fibrillation[J]. Trends Cardiovasc Med, 2015, 25（6）: 475-484.

[8] OLSSON K M, NICKEL N P, TONGERS J, et al. Atrial flutter and fibrillation in patients with pulmonary hypertension[J]. Int J Cardiol, 2013, 167（5）: 2300-2305.

[9] WEN L, SUN M L, AN P, et al. Frequency of supraventricular arrhythmias in patients with idiopathic pulmonary arterial hypertension[J]. Am J Cardiol, 2014, 114（9）: 1420-1425.

[10] KONECNY T, PARK J Y, SOMERS K R, et al. Relation of chronic ob- structive pulmonary disease to atrial and ventricular arrhythmias[J]. Am J Cardiol, 2014, 114（2）: 272-277.

[11] DRAKOPOULOU M, NASHAT H, KEMPNY A, et al. Arrhythmias in adult patients with congenital heart disease and pulmonary arterial hypertension[J]. Heart, 2018, 104（23）: 1963-1969.

［12］HIRAM R，NAUD P，XIONG F，et al. Right atrial mechanisms of atrial fibrillation in a rat model of right heart disease［J］. J Am Coll Cardiol，2019，74（10）：1332-1347.

［13］YANO M，EGAMI Y，YANAGAWA K，et al. Predictors of recurrence after pulmonary vein isolation in patients with normal left atrial diameter［J］. J Arrhythm，2020，36（1）：75-81.

［14］CANPOLAT U，OTO A，HAZIROLAN T，et al. A prospective DE-MRI study evaluating the role of TGF-β_1 in left atrial fibrosis and implications for outcomes of cryoballoon-based catheter ablation：new insights into primary fibrotic atriocardiomyopathy［J］. J Cardiovasc Electrophysiol，2015，26（3）：251-259.

［15］YALCIN M U，GURSES K M，KOCYIGIT D，et al. The association of serum galectin-3 levels with atrial electrical and structural remodeling［J］. J Cardiovasc Electrophysiol，2015，26（6）：635-640.

［16］GURSES K M，YALCIN M U，KOCYIGIT D，et al. M2-muscarinic acetylcholine receptor autoantibody levels predict left atrial fibrosis severity in paroxysmal lone atrial fibrillation patients undergoing cryoablation［J］. Europace，2015，17（2）：239-246.

［17］MARROUCHE N F，WILBER D，HINDRICKS G，et al. Association of atrial tissue fibrosis identified by delayed enhancement MRI and atrial fibrillation catheter ablation：the DECAAF study［J］. JAMA，2014，311（5）：498-506.

［18］MĂRGULESCU A D，NUÑEZ-GARCIA M，ALARCÓN F，et al. Reproducibility and accuracy of late gadolinium enhancement cardiac magnetic resonance measurements for the detection of left atrial fibrosis in patients undergoing atrial fibrillation ablation procedures ［J］. Europace，2019，21（5）：724-731.

［19］BADANO L P，KOLIAS T J，MURARU D，et al. Standardization of left atrial，right ventricular，and right atrial deformation imaging using two-dimensional speckle tracking echocardiography：a consensus document of the EACVI/ASE/Industry Task Force to standardize deformation imaging［J］. Eur Heart J Cardiovasc Imaging，2018，19（6）：591-600.

［20］ALEKSANDRA L M，MAGDALENA K W，LESZEK D，et al. Assessment of left atrial function in patients with paroxysmal，persistent，and permanent atrial fibrillation using two-dimensional strain［J］. J Atr Fibrillation，2019，12（3）：2148.

16　持续性房颤消融中转复窦性心律的价值

肺静脉隔离（pulmonary vein isolation，PVI）是房颤导管消融的基石，虽然对阵发性房颤非常有效，但对持续性房颤（persistent atrial fibrillation，PeAF），特别是长程持续性房颤（long-standing persistent atrial fibrillation，LPeAF）的疗效不佳。10余年来，尽管提出了碎裂电位（complex fractionated atrial electrogram，CFAE）、线性损伤、非肺静脉触发灶、神经节、基

质、转子（rotor）等多种消融靶点和相应的消融术式，PeAF/LPeAF 导管消融的成功率尚未获得实质性的提高，仍然是房颤消融的难点和有待突破的瓶颈。目前房颤机制不甚明了，众多电生理学者对 PeAF/LPeAF 的消融靶点往往意见不一，术式存在较大不同，术中终点尚无统一意见。一项针对欧洲电生理中心的问卷调查显示，PeAF 的消融术式差别尚且较小，PVI 为主流术式（占 67%），次之为 PVI 附加 CFAEs 消融（占 13%），其余术式占比很少；LPeAF 的消融术式则差别甚大，PVI 占比降至 37%，而附加线性消融、CFAE 消融、序贯术式占比明显升高（均为 13%~20%）。2020 年 ESC 房颤指南再次明确了 PVI 在任何类型消融中的基石地位（Ⅰa 类推荐），但对其他附加术式均维持Ⅱb 类推荐，这反映了 PeAF 消融不完善的现状。

尽管 PeAF 术式繁多，但我们可以简单划分为单纯 PVI 和 "PVI Plus" 两大类。消融术中 "技术性" 终点很多，如肺静脉（腔静脉）电隔离、消融线双向阻滞、CFAE 消除、rotor 消除、去迷走神经化、瘢痕均质化等，但更重要的是消融最终的 "终点"——是否转复窦性心律。以此为标准，PeAF 消融术可以简单分划为追求消融转复窦性心律和不追求消融转复窦性心律两大类。消融转复窦性心律包含两种情况，一是 LPAF/LPeAF 在消融过程中房颤直接终止转为正常窦性心律；二是房颤转变为心房扑动，再通过心房扑动消融终止恢复窦性心律。若房颤消融仅转变为心房扑动而未恢复窦性心律，严格意义上不应被视为房颤消融终止。

是否应该将房颤消融终止作为 PeAF/LPeAF 消融的术中终点是一个非常有意义的问题，因为如果消融终止房颤的长期成功率显著高于消融未终止房颤，那么在权衡利弊后应当力争实现房颤的消融终止，以提高临床疗效；但如果两组的成功率类似，就不必追求房颤消融终止，因为消融终止房颤显著延长消融时间，并增加并发症的风险。

本文就房颤消融术中转复窦性心律的技术方法和对临床结果的影响作一简要分析。

一、房颤维持和消融终止的机制

目前房颤维持机制不甚明了，较受认可的假说之一是 Moe 的 "多子波折返" 假说。该假说认为心房内独立存在多个随机折返子波，波阵面在传导过程中可以发生相互碰撞湮灭，但在遇到不应期组织时波阵面发生碎裂而产生新的子波，因而可以不依赖触发灶而自我维持。而 CFAE 则被认为可能是微折返的关键支点，也可能是折返的慢传导区，后续研究提示 CFAE 可能与迷走神经节相关。而 rotor 假说则认为房颤时可以标测大片围绕某个中心旋转的顺（逆）时针方向折返性激动向外发散并控制着局部组织，可以通过光标测技术或网篮导管在实验动物和房颤患者中记录到 rotor 的存在。此外，房颤时也存在着局部驱动灶，向周围组织离心性传导。房颤持续病程越长，心房越大，心房纤维化越严重，则可容纳的折返子波、转子、驱动灶越多，消融终止越困难，可见不同 PeAF 和 LPeAF 其维持机制的复杂性是有较大差异的。

房颤消融终止的机制不甚明确，可能是由于消除了房颤的主导转子 / 驱动灶，摧毁了足够的折返子波，或是消融调节了迷走神经节的活性，房颤自我维持的机制遭受了根本性破坏，导致房颤直接终止为窦性心律或转变为心房扑动，后者可通过心房扑动消融恢复窦性心律。

二、不同术式房颤消融终止率简析

1. **PVI**　单纯 PVI 消除能有效终止 80%~90% 的阵发性房颤（本中心数据），主要机制是隔离肺静脉触发灶、消除了肺静脉前庭部位的颤动样传导、去迷走神经化等。但是 PVI 终止持续性房颤的成功率远低于阵发性房颤（<10%~20%，本中心数据），一般房颤病程越短、心房扩大越不显著，则越容易被 PVI 终止，随着房颤持续时间延长和左心房显著扩大，单纯 PVI 终止 LPeAF 的概率明显降低，而终止永久性房颤几乎是不可能的。

2. **CFAE 消融**　2004 年，Nademanee 首次提出肺静脉干预以外的消融术式——CFAE 消融，单纯 CFAE 消融即可使 91% 的持续性房颤终止，1 年随访成功率在 91% 以上。然而后续研究未能重复该研究结果，报道的房颤终止率和成功率均为 33%~50%。

3. **线性消融**　线性消融主要用于阻断潜在或已经存在的大折返心房扑动，更重要的是具有心房分隔化和心房减容的作用。单纯线性消融终止持续性房颤的概率较低（而 Wu 则报道单纯线性消融终止房颤成功率达 62.5%），但在 stepwise 术式中，约 80% 的患者需要线性消融来终止房颤术中转变而来的大折返心房扑动。

4. **Stepwise 术式**　2005 年法国 Haissaguerre 中心提出序贯式消融能使 80% 以上的持续性房颤消融终止。该术式消融包括肺 PVI、腔静脉隔离、CFAE 消融、冠状窦消融、多条线性消融等诸多步骤，而且线性消融以双向阻滞为终点，因此是一种激进的消融术式，平均手术时间长达 260 分钟，平均 X 线透视时间长达 84 分钟。尽管如此，首次消融术后依然有 40% 的患者出现房性心动过速，其中大多数为大折返性房性心动过速。

5. **局灶冲动和转子调控（focal impulse and rotor modulation，FIRM）术式**　2012 年 Narayan 报道了 FIRM 术式治疗持续性房颤，研究采用两个分别放置于左、右心房的 64 极网篮导管，并采用线下相位分析的方法来识别心房内的 rotor 和驱动灶，该研究报道 FIRM 术式可使 86% 的持续性房颤终止或减慢，平均随访 273 天成功率为 82%。但是真正的房颤终止恢复窦性心律成功率在 50% 左右。

6. **基于心房电位离散度的消融**　2017 年法国 Seitz 医师报道了采用 20 极导管双极标测识别心房电位离散度，基于离散度消融而不隔离肺静脉可以终止 95% 的持续性房颤，并在 18 个月的随访期间使 85% 以上患者维持窦性心律。多个后续研究采用类似的离散度消融终止房颤的成功率达到了 60%~80%。

三、消融术中终止房颤对临床成功率的影响

房颤消融临床研究中，运用同一消融术式（如 CFAE、FIRM 消融等）治疗经常会得出互相冲突的结果。与此相类似，房颤术中终止对临床成功率的影响也不乏互相矛盾的报道，这无疑会引起电生理术者的困惑，使其在确定持续性房颤消融终点时无所适从。出现互相矛盾结果的原因可能是不同研究入选患者房颤维持基质的异质性，以及不同中心采用的标测技术、术者学习曲线和随访方法上的差异等。此外，在解读不同文献时，要注意多中心、前瞻性 RCT 研究的结果比单中心回顾性的研究结果更具说服力。

1. **消融术中终止房颤有助于提高成功率的研究简述**　有数项较早期的研究发现，消

融术中终止房颤能提高 PeAF 的长期成功率。Wu 报道了 120 例持续性房颤采用线性消融术式的结果,术中房颤终止率为 62.5%,随访 5 年单次手术成功率为 40%,进一步分析发现,术中房颤终止者的成功率高于术中房颤未终止患者(49.3% *vs.* 24.4%,*P*=0.007)。Zhou 报道了 200 例持续性房颤采用 stepwise 术式的结果,平均随访 50 个月,房颤消融终止组的成功率显著高于房颤未终止组(63.8% *vs.* 36.8%,*P*<0.001)。Scherr 报道了 150 例持续性房颤采用 stepwise 术式消融的结果,术中 80% 患者实现了房颤终止,但单次手术 5 年随访成功率为 16.8%,多次消融后 5 年成功率可以上升到 62.9%。分析发现,首次消融未能终止房颤、左心房内径 >50mm 和合并器质性心脏病是房颤消融术后复发的预测因子。Schreiber 报道了 549 例采用 stepwise 术式消融的持续性房颤 5 年随访结果,发现首次消融未能终止房颤、多次手术、女性和合并器质性心脏病是术后复发的预测因子。

值得注意的是,这些较早期的研究在同一研究队列里面评价了房颤消融终止与不终止对成功率的影响,缺乏与其他术式对照。此外,在 Scherr 的报道中,虽然首次消融房颤终止率高达 80%,但是 5 年随访成功率却仅有 17% 左右,与常规不追求消融终止的研究相比并无优势。

2. 消融术中终止房颤不能提高成功率的研究 但是,也有不少报道显示消融终止房颤不能改善成功率。Fink 报道 118 例持续性房颤消融结果,随机分为 PVI(*n*=61)和 PVI+基质改良(*n*=57)两组,随访 1 年两组成功率分别为 54% 与 57%,消融术中房颤终止和未终止患者的成功率无显著性差异。Kim 报道了 137 例 LPeAF 的消融结果,分成 CPVI+线性消融(房颤终止,*n*=29)CPVI+线性消融仍为房颤(*n*=54)或 CPVI+线性消融附加碎裂电位消融组(*n*=54),平均随访 22 个月,结果显示,三组房颤复发率分别为 17.2%、18.5% 和 32.1%(*P*=0.166),也说明消融术中房颤终止不能提高成功率。Kirzner 报道 85 例持续性房颤消融,其中 38 例选择 FIRM 术式,47 例常规消融,结果显示两组房颤终止率(26% *vs.* 15%,*P*=0.15)和 2 年随访成功率类似(65% *vs.* 50%,*P*=0.18),两组患者术中房颤消融终止与术后房颤复发减少无明显相关性。Li 等报道了消融术中房颤终止对临床成功率影响的荟萃分析结果,研究总共纳入了 2008—2019 年间 14 项 RCT 研究的 2 200 余例 PeAF 患者,结果显示,消融术中房颤终止与房颤未终止相比,术后 >1 年长期随访成功率无显著性差异(*RR*=0.93,95%*CI* 0.78~1.09,*P*=0.36),而房颤未终止组的消融并发症率显著低于房颤终止组(*RR*=1.74,95%*CI* 1.11~2.73,*P*=0.02)。进一步进行亚组分析显示,房颤直接终止为窦性心律组与房颤消融未终止组,以及房颤术中转变为心房扑动组与房颤未终止组相比,长期随访成功率均无显著性差异(SR 亚组:*RR*=0.97,95%*CI* 0.76~1.24,*P*=0.83;SR AT/AFL 亚组:*RR*=0.86,95%*CI* 0.70~1.06,*P*=0.16)。

四、消融术中实现房颤终止究竟能否提高 PeAF/LPeAF 的消融成功率

首先需要指出,以上文献结果对消融术中房颤终止是否能提高长期成功率仍存在矛盾,由于术式不同、患者房颤维持基质的异质性、术者技术差异等,很难有明确的答案。笔者通过回顾文献,结合自身实践经验,倾向于支持阴性结果,即消融术中房颤终止可能无助

于房颤消融成功率的提高,理由大致如下:

1. 房颤消融终止意味着即刻房颤赖以维持的转子或折返/驱动灶被有效干预,而其他触发和驱动因素未能及时发挥作用,但单次消融显然不可能消融所有的转子和驱动灶,下次房颤仍可以被其他部位潜在的转子、触发/驱动灶触发和维持。房颤消融终止后运用程序刺激、静脉滴注异丙肾上腺素等方法再次诱发房颤的比例可达 40% 左右,似乎可以说明仍残存房颤驱动灶或转子。这些休眠状态的残存驱动灶和转子日后可以被激活,重新成为主导因素造成房颤复发和维持。

2. 如同 PV 电隔离后远期传导恢复率可达 30%~50% 一样,消融术中房颤终止时即使已经清除了所有驱动灶和转子,也存在消融不彻底和传导恢复的可能性,不能避免术后这些驱动灶和转子复发的风险。

3. 即使消融成功清除了所有驱动灶/折返和转子,由于房颤是一种慢性进展性疾病,随着病程迁延可出现心房进一步扩大、基质纤维化加重等,进而可能产生新的转子、驱动灶和折返,所以房颤消融终止后依然面临房颤复发的风险。

五、小结

基于诸多的循证医学证据和临床实践经验,并通过对房颤维持机制、消融终止机制的深入思考,笔者倾向于认为消融终止房颤可能不是一个合理的(长程)持续性房颤导管消融的终点,因为这样做似乎不能提高成功率,反而延长消融时间、增加并发症风险。

内科导管消融师从外科 Cox "迷宫" 术,后者至今仍是长期(5~10 年以上)窦性心律维持率最高的方法。经典迷宫Ⅲ型术式的特点是完全不需要标测转子、碎裂电位、微折返和驱动灶,仅仅通过解剖学的 "切割 + 缝合" 技术形成多条永久阻滞线,使心房分隔化,无法形成足够的折返子波而达到治疗目的。值得注意的是,很多患者 "迷宫" 术后早期仍需要电转复,然而长期随访却维持了稳定的窦性心律,这似乎说明术中房颤终止对于长期维持窦性心律不是必需的。

因此,或许我们可将关注重点转移到如何减少折返子波的数目、增加房颤自我维持难度上来。通过彻底的线性阻滞实现足够的 "心房分隔化",使转子、折返子波在传导过程中碰到电学屏障而湮灭,此时,即使心房仍残存触发灶,或者随病程迁延产生新的驱动灶,也不容易形成房颤。而随着心房逆重构的进行,最终使心房 "易颤" 属性获得有效消除,达到长期维持窦性心律的效果。

（王新华　孔令璁）

参 考 文 献

［1］HINDRICKS G, POTPARA T, DAGRES N, et al. 2020 ESC Guidelines for the diagnosis and management of atrial fibrillation developed in collabo-ration with the European Association for Cardio-Thoracic Surgery（EACTS）［J］. Eur Heart J, 2020, 42: 373-498.

［2］MOE G K, RHEINBOLDT W C, ABILDSKOV J A. A computer model of atrial fibrillation［J］. Am Heart J, 1964, 67: 200-220.

［3］NADEMANEE K, MCKENZIE J, KOSAR E, et al. A new approach for catheter ablation of atrial fibrillation: mapping of the electrophysiologic substrate［J］. J Am Coll Cardiol, 2004, 43: 2044-2053.

［4］KATRITSIS D, GIAZITZOGLOU E, SOUGIANNIS D, et al. Complex fractionated atrial electrograms at anatomic sites of ganglionated plexi in atrial fibrillation［J］. Europace, 2009, 11: 308-315.

［5］NARAYAN S M, KRUMMEN D E, SHIVKUMAR K, et al. Treatment of atrial fibrillation by the ablation of localized sources: CONFIRM (Conventional Ablation for Atrial Fibrillation With or Without Focal Impulse and Rotor Modulation) trial［J］. J Am Coll Cardiol, 2012, 60: 628-636.

［6］NARAYAN S M, BAYKANER T, CLOPTON P, et al. Ablation of rotor and focal sources reduces late recurrence of atrial fibrillation compared with trigger ablation alone: extended follow-up of the CONFIRM trial (Conventional Ablation for Atrial Fibrillation With or Without Focal Impulse and Rotor Modulation)［J］. J Am Coll Cardiol, 2014, 63: 1761-1768.

［7］VERMA A, SANDERS P, CHAMPAGNE J, et al. Selective complex fractionated atrial electrograms targeting for atrial fibrillation study (SELECT AF): a multicenter, randomized trial［J］. Circ Arrhythm Electrophysiol, 2014, 7: 55-62.

［8］WU L, YAO Y, ZHENG L, et al. Long-term follow-up of pure linear ablation for persistent atrial fibrillation without circumferential pulmonary vein isolation［J］. J Cardiovasc Electrophysiol, 2014, 25: 471-476.

［9］HAISSAGUERRE M, SANDERS P, HOCINI M, et al. Catheter ablation of long-lasting persistent atrial fibrillation: Critical structures for termination［J］. J Cardiovasc Electrophysiol, 2005, 16: 1125-1137.

［10］HAISSAGUERRE M, HOCINI M, SANDERS P, et al. Catheter ablation of long-lasting persistent atrial fibrillation: Clinical outcome and mechanisms of subsequent arrhythmias［J］. J Cardiovasc Electrophysiol, 2005, 16: 1138-1147.

［11］SEITZ J, BARS C, THÉODORE G, et al. AF Ablation Guided by Spatiotemporal Electrogram Dispersion Without Pulmonary Vein Isolation: A Wholly Patient-Tailored Approach［J］. J Am Coll Cardiol, 2017, 69: 303-321.

［12］HU X, JIANG W, WU S, et al. Extra-pulmonary vein driver mapping and ablation for persistent atrial fibrillation in obese patients［J］. Europace, 2021, 23: 701-709.

［13］QIN M, JIANG W, WU S, et al. Electrogram dispersion-guided driver ablation adjunctive to high-quality pulmonary vein isolation in atrial fibrillation of varying durations［J］. J Cardiovasc Electrophysiol, 2020, 31: 48-60.

［14］ZHOU G, CHEN S, CHEN G, et al. Procedural arrhythmia termination and long-term single-procedure clinical outcome in patients with non-paroxysmal atrial fibrillation［J］. J Cardiovasc Electrophysiol, 2013, 24: 1092-1100.

［15］SCHERR D, KHAIRY P, MIYAZAKI S, et al. Five-year outcome of catheter ablation of persistent atrial fibrillation using termination of atrial fibrillation as a procedural endpoint [J]. Circ Arrhythm Electrophysiol, 2015, 8: 18-24.

[16] SCHREIBER D, ROSTOCK T, FRÖHLICH M, et al. Five-year follow-up after catheter ablation of persistent atrial fibrillation using the stepwise approach and prognostic factors for success[J]. Circ Arrhythm Electrophysiol, 2015, 8: 308-317.

[17] KIRZNER J, RAELSON C, LIU C F, et al. Effects of focal impulse and rotor modulation-guided ablation on atrial arrhythmia termination and inducibility: Impact on outcomes after treatment of persistent atrial fibrillation[J]. J Cardiovasc Electrophysiol, 2019, 30: 2773-2781.

[18] LI F, TU X, LI DONG Z, et al. Is ablation to atrial fibrillation termination of persistent atrial fibrillation the end point?: A systematic review and meta-analysis[J]. Medicine (Baltimore), 2019, 98(47): e18045.

[19] COX J L, BOINEAU J P, SCHUESSLER R B, et al. Successful surgical treatment of atrial fibrillation. Review and clinical update[J]. JAMA, 1991, 266(14): 1976-1980.

[20] COX J L, BOINEAU J P, SCHUESSLER R B, et al. Modification of the maze procedure for atrial flutter and atrial fibrillation. Ⅰ. Rationale and surgical results[J]. J Thorac Cardiovasc Surg, 1995, 110: 473-484.

[21] COX J L, JAQUISS R D, SCHUESSLER R B, et al. Modification of the maze procedure for atrial flutter and atrial fibrillation. Ⅱ. Surgical technique of the maze Ⅲ procedure[J]. J Thorac Cardiovasc Surg, 1995, 110: 485-495.

17　房颤的内外科杂交手术

房颤的心内、外科杂交消融手术由微创（经胸壁小切口或者胸腔镜途径）心外膜消融和经导管心内膜消融两部分组成。其中,心外膜消融的靶区包括左心房后壁（含肺静脉）、Marshall 韧带及心外膜脂肪垫等。绝大多数情况下,外科手术中还会同期夹闭或者切除左心耳。经导管心内膜消融术中,除评估心外膜消融的损伤效果,并对消融线上的传导缝隙进行补充消融以外,尚可对经心外膜途径难以达到的靶区,例如左心房前壁和三尖瓣环峡部等进行消融。房颤的内外科杂交消融术既可同期一站式完成,也可在心外膜消融后 6 个月内另择时间再进行心内科消融（即分期手术）,但目前尚无前瞻性研究比较二者的优劣。

一、房颤内外科杂交手术的有效性

2021 年一项研究报道了将内外科杂交手术作为持续性房颤一线治疗的远期效果。该研究纳入 49 例持续性和长程持续性房颤患者,房颤持续时间的中位数为 1 080 天,外科消融径线包括双侧肺静脉、上腔静脉、左心房后壁盒状（BOX）隔离,CHA_2DS_2-VASc 评分≥2 分者切除左心耳;导管消融术中封闭外科消融径线上的传导缝隙并进行三尖瓣峡部线消融,随访 2 年,单次手术成功率为 67%,经再次导管消融后成功率达 82%。

2020 年一项随机对照研究(CONVERGE 研究)将 153 例持续性房颤和长程持续性房颤患者以 2∶1 随机分到杂交手术组和经导管消融组,两组房颤诊断时间平均为(4.4±4.8)年与(4.5±4.7)年,房颤持续时间最短半年,最长 26 年。杂交手术组行经心外膜途径隔离肺静脉和后壁 BOX 隔离,然后经导管心内膜消融封闭外科消融线上的传导缝隙,并进行三尖瓣峡部线消融;经导管消融组亦进行肺静脉和左心房后壁的隔离及三尖瓣峡部线消融。在不服用抗心律失常药物条件下,随访 12 个月后,杂交手术组的成功率高于导管消融组(53.5% *vs.* 32%,*P*<0.05)。

2019 年一项系统回顾比较了杂交手术和导管消融治疗持续性房颤和长程持续性房颤的结果,研究纳入 13 项杂交手术研究,共 574 例患者,以及 21 项导管消融手术研究,共 3 291 例患者,在不服用抗心律失常药物条件下,随访 12 个月后,接受杂交手术患者的窦性心律维持率(70.7%)显著高于接受导管消融手术的患者(49.9%,*P*<0.001)。

然而,目前有关房颤内外科杂交手术是否优于单纯的经微创途径的房颤外科消融手术的严谨研究尚少。La Meir 等回顾性比较了房颤杂交手术与单纯外科手术的 1 年随访结果(房颤总病史 5~7 年)。结果显示,对于长程持续性房颤患者而言,杂交手术后的窦性维持率更高(81.8% *vs.* 44.4%)。

二、房颤内外科杂交手术的安全性

一项荟萃分析显示,房颤内外科杂交手术的严重并发症发生率显著高于导管消融术(13.8% *vs.* 5.9%),主要包括:术中因大出血而转为开胸手术、心脏压塞、住院期间死亡、埋藏式心律转复除颤器植入、肺静脉狭窄、永久性膈神经损伤、血胸等。除此之外,2021 年一项前瞻性研究报道了 59 例非阵发性房颤患者行分期式杂交手术,术后新发的缺血性脑损伤达 44.4%,术后 1 个月和 9 个月的认知障碍分别为 27.0% 和 17.6%。

值得强调的是,由于房颤内外科杂交手术流程相对复杂,需要多个亚专业的心脏科医师参与,故潜在的并发症风险升高。所以,整合式的房颤专业团队模式对于降低围手术期并发症发生率至关重要。

三、房颤内外科杂交手术的消融靶点与终点

经心外膜途径消融房颤时,除行肺静脉隔离外,左心房顶部和底部线性消融也是最常用的消融径线。此外,心外膜消融部位还包括连接顶部线和左纤维三角(主动脉瓣环与二尖瓣环之间)的消融线(Dallas 线)、心房外膜的脂肪垫、Marshall 韧带(静脉)、左上肺静脉与左心耳之间的连接线、上腔静脉电隔离、上下腔静脉连接线等。目前,虽然房颤杂交手术外科部分的手术入路在各医疗中心有所不同,既有经双侧胸壁入路,亦有经左侧胸壁入路,还有经上腹部穿过膈肌的途径,但实现的目标多数类似,即最终实现:包括肺静脉在内的左心房后壁隔离;切除或者夹闭左心耳。但在心内膜消融部分,不同医疗中心则有较大差异,多数医疗中心仅封闭外科消融后的残存传导缝隙。部分中心的心内膜消融靶点还包括二

尖瓣峡部和三尖瓣峡部的线性,之所以选择消融这些部位是基于内科经导管消融的经验。此外,另有约 1/3 研究还进行了基于心房电图的导管消融。

目前有关房颤杂交消融术的消融终点亦未统一。多数研究将完成预设消融径线作为手术终点,但亦有研究追求术中房颤经消融终止(而非电复律)。有学者认为,术中房颤经消融终止意味着消除了维持房颤的关键机制,是一项有指示意义的客观终点。然而,目前有关房颤消融术中房颤终止与预后关系的研究均来自导管消融,且相关结果也存有争议,故房颤杂交消融手术的最佳终点仍需进一步研究。结合目前研究结果,建议房颤内外科杂交手术至少应实现以下终点:①肺静脉电隔离;②左心房后壁电隔离(隔离区域尽可能大);③封闭左心耳;④心外膜脂肪垫和 Marshall 韧带(静脉)消融;⑤既往史或术中出现房性心动过速者,应消融关键峡部或房性心动过速起源部位。在此基础上,鼓励术者根据情况进一步干预其他潜在的房颤维持基质,例如心房的低电压区域等。

四、小结

相较房颤其他的消融方式,房颤杂交消融手术有 2 个突出的优点。其一,相对单纯导管消融术而言,其成功率较高;其二,由于在术中同期处理了左心耳,故术后无论房颤心律的转归如何,患者的血栓栓塞风险会显著降低。在安全性方面,房颤的内外科杂交手术尚有进一步提高的空间,建议由训练有素的多学科团队密切协作完成此手术。

(曾莉钧　刘兴鹏)

4

参 考 文 献

[1] HINDRICKS G, POTPARA T, DAGRES N, et al. 2020 ESC Guidelines for the diagnosis and management of atrial fibrillation developed in collaboration with the European Association for Cardio-Thoracic Surgery(EACTS): The Task Force for the diagnosis and management of atrial fibrillation of the European Society of Cardiology(ESC)Developed with the special contribution of the European Heart Rhythm Association(EHRA)of the ESC[J]. Eur Heart J, 2021, 42(5): 373-498.

[2] MAGNI F T, Al-JAZAIRI M I H, MULDER B A, et al. First-line treatment of persistent and long-standing persistent atrial fibrillation with single-stage hybrid ablation: a 2-year follow-up study[J]. Europace, 2021, 23(10): 1568-1576.

[3] DELURGIO D B, CROSSEN K J, GILL J, et al. Hybrid Convergent Procedure for the Treatment of Persistent and Long-Standing Persistent Atrial Fibrillation: Results of CONVERGE Clinical Trial[J]. Circ Arrhythm Electrophysiol, 2020, 13(12): e009288.

[4] VAN DER HEIJDEN C A J, VROOMEN M, LUERMANS J G, et al. Hybrid versus catheter ablation in patients with persistent and longstanding persistent atrial fibrillation: a systematic review and meta-analysis[J]. Eur J Cardiothorac Surg, 2019, 56(3): 433-443.

[5] LA MEIR M, GELSOMINO S, LUCÀ F, et al. Minimally invasive surgical treatment of lone atrial fibrillation: early results of hybrid versus standard minimally invasive approach

employing radiofrequency sources［J］. Int J Cardiol, 2013, 167（4）: 1469-1475.

［6］ OSMANCIK P, HERMAN D, KACER P, et al. The Efficacy and Safety of Hybrid Ablations for Atrial Fibrillation［J］. JACC Clin Electrophysiol, 2021, 7（12）: 1519-1529.

［7］ VROOMEN M, PISON L. Hybrid ablation for atrial fibrillation: a systematic review［J］. J Interv Card Electrophysiol, 2016, 47（3）: 265-274.

［8］ MUNERETTO C, BISLERI G, BONTEMPI L, et al. Durable staged hybrid ablation with thoracoscopic and percutaneous approach for treatment of long-standing atrial fibrillation: a 30-month assessment with continuous monitoring［J］. J Thorac Cardiovasc Surg, 2012, 144（6）: 1460-1465.

［9］ DE ASMUNDIS C, CHIERCHIA G B, MUGNAI G, et al. Midterm clinical outcomes of concomitant thoracoscopic epicardial and transcatheter endocardial ablation for persistent and long-standing persistent atrial fibrillation: a single-centre experience［J］. Europace, 2017, 19（1）: 58-65.

［10］ EDGERTON Z, PERINI A P, HORTON R, et al. Hybrid Procedure（Endo/Epicardial）Versus Standard Manual Ablation in Patients Undergoing Ablation of Long-Standing Persistent Atrial Fibrillation: Results From a Single Center［J］. J Card Electrophysiol, 2013, 9（3）: 7-23.

［11］ BISLERI G, ROSATI F, BONTEMPI L, et al. Hybrid approach for the treatment of long-standing persistent atrial fibrillation: electrophysiological findings and clinical results［J］. Eur J Cardiothorac Surg, 2013, 44（5）: 919-923.

［12］ BAKER M, KUMAR P, HUMMEL J P, et al. Non-inducibility or termination as endpoints of atrial fibrillation ablation: What is the role?［J］. J Atr Fibrillation, 2014, 7（3）: 1125.

18　自主神经改良在房颤消融中的应用

　　自主神经系统（autonomic nerves system, ANS）通过维持交感 - 迷走神经的动态平衡影响心血管系统生理功能,对窦性心律和血压的维持均具有重要作用,也影响到心律失常的发生和发展。既往多个临床及动物研究均发现自主神经系统调控异常在房颤的发生和维持方面起到重要作用。心脏受 ANS 调控的机制包括中枢自主神经调控和心脏内在自主神经调控两部分。前者来自脑、脊髓及其发出的神经轴突,后者包括位于心脏外膜的自主神经节丛（ganglionated plexus, GP）及其下游分布在心脏组织中的自主神经纤维。

　　现阶段,将自主神经调控作为治疗靶点进行的房颤治疗探索的研究方向较多,包括心脏 GP 干预（消融、外科切除或肉毒毒素注射）、星状神经节丛阻断、肾动脉去交感神经消融术抑制房颤、迷走神经刺激、脊髓刺激、颈动脉压力感受器刺激等。目前除了心脏 GP 干预已经有临床研究报道外,其他的探索性研究多处于动物实验研究阶段。因此,本文主要综述心脏 GP 干预在房颤治疗中的价值。

位于心外膜的 GP,是连接中枢自主神经和心脏内在自主神经的重要枢纽,这些 GP 接受来自中枢自主神经系统的传入信号,实现对心脏功能的调节,包括自律性、收缩力和传导功能。心脏外膜主要有 7 组 GP,分布于心外膜突出和 / 或凹陷折叠部位的脂肪垫组织,如房间隔区域,心房和肺静脉、上腔静脉、冠状窦交接区域,冠状动脉相邻区域和室间隔区域。左心房的心房肌和四个肺静脉交汇处及 Marshall 韧带处的心外膜脂肪垫是 GP 分布的重要区域,GP 内包含来自心房肌和源自中枢自主神经系统的传入神经元、传出胆碱能和肾上腺素能神经元(在肺静脉口周肌肉和环绕 GP 的心房肌内大量分布),以及大量的连接神经元。既往的动物实验表明,GP 的神经电活动增加会引起肺静脉肌袖电位的早后除极及细胞内 Ca^{2+} 浓度的瞬时增加,从而导致肺静脉肌袖电位的触发活动增加,因此对房颤的发生和维持均有重要作用。Nakagawa 等在接受外科消融和导管消融治疗的房颤患者中使用 HFS 的方法定位 GP 在心房的位置,并发现通过导管消融 GP 可以降低房颤的诱发。Katritsis 等通过一项两中心参与的随机对照试验,探索单纯肺静脉隔离(pulmonary vein isolation, PVI)、单纯左心房 GP 消融、PVI 联合左心房 GP 消融在阵发性房颤消融中的治疗效果,该研究随机入选了 242 例阵发性房颤患者,PVI 采用临床常用的大环隔离术式,GP 消融采用电解剖三维模型指导下的解剖指导的片状消融,通过 20 个月的临床随访发现,PVI 联合左心房 GP 消融的窦性心律维持率为 74%,而单纯 PVI 和单纯左心房 GP 消融的窦性心律维持率分别为 56% 和 48%。由于 GP 在心外膜脂肪垫的分布存在解剖变异,临床常用的定位方法为高频刺激(high frequency stimulation, HFS)定位法,Po 等报道了 HFS 定位 GP 的操作要点,使用消融导管在心内膜面常见 GP 部位进行 HFS,刺激频率为 20Hz,脉宽为 1~10 毫秒,HFS 过程中出现 RR 间期延长超过 50% 定义为阳性反应,提示为 GP 的心内膜面对应位点。消融后重复 HFS 检测无阳性反应也是 GP 消融的手术终点之一。因此,近 10 余年以来发表的房颤 GP 消融治疗的文献多数采用了 HFS 的方法来定位 GP。

早期的外科迷宫术式联合心外膜 GP 消融的研究也提示,GP 消融在房颤治疗中有改善房颤预后的价值。但是 2019 年发表的 AFACT 研究发现,经胸腔镜行房颤心外膜消融的患者中,额外的 GP 消融并不增加远期的窦性心律维持率。AFACT 研究为单中心的随机对照试验,共入组 240 例房颤患者,其中 68% 的患者存在左心房扩大,60% 的患者为持续性房颤,所有患者均接受了经胸腔镜心外膜钳夹式消融完成双侧肺静脉电位隔离,治疗组的 117 例患者同时额外消融了左心房和 Marshall 韧带附近的 GP,对照组的 123 例患者无额外的 GP 消融,1 年期随访发现两组患者的窦性心律维持率差异无统计学意义,而且额外的 GP 消融反而导致了更多的术中并发症出现。2019 年的一项荟萃分析提示,虽然经导管心内膜面消融 GP 的方法在房颤的窦性心律维持方面表现了积极有效的价值,而在房颤的外科消融方面,额外的 GP 消融未能显示更有效的窦性心律维持率。

GP 消融在经导管介入治疗和心外科手术治疗房颤中的价值并不尽相同。一方面,可能由于接受外科治疗的房颤患者当中长程持续性房颤的占比较多,对于长程持续性房颤来说,不仅是由于肺静脉的触发机制,更多的心房肌的纤维重构及电重构参与了房颤的维持机制,而 GP 消融对此类型房颤患者的治疗价值相对有限。另一方面,目前房颤导管消融治疗的基石为环肺静脉隔离消融,我们通过 GP 在左心房的解剖定位图可知,GP 主要分布在肺静脉和左心房的交汇连接处,因此无论经心内膜还是经心外膜的环肺静脉隔离治疗,其实已经难以避免地对左心房GP进行了不同程度的消融治疗。笔者认为,现阶段以大环隔离为主要策略的房颤消融术式并不需要进行额外的GP消融。

由于GP所在的常见位置为肺静脉及左心房结合的心外膜脂肪垫组织,而作为房颤消融重要术式的环肺静脉隔离,经常因消融损伤到外膜的GP从而引起术中迷走反应,表现为术中的心率、血压下降,影响手术安全性。而且术中迷走反应常与心脏压塞症状难以鉴别,需要术中采用超声或X线进行鉴别,进一步增加了手术时间及术中曝光量。由于GP分布范围较广,且各GP之间可能存在复杂的相互影响,笔者团队既往在应用心脏神经消融术治疗难治性血管迷走性晕厥的过程中发现,位于右肺静脉口前外处的右前神经节丛(right anterior ganglionated plexus, RAGP)可能是中枢神经控制心脏节律的枢纽,消融其会导致心脏交感神经张力明显升高,明显提升窦性心律,是血管迷走性晕厥和缓慢性心律失常的重要治疗靶点。鉴于前期我们在心脏神经消融术中发现RAGP的独特作用,我们团队在2019年完成了一项RAGP对环肺静脉隔离消融术中迷走反应发生率的影响的随机对照试验研究。该研究入选80例阵发性房颤患者,随机分为A组(RAGP先消融组)和B组(RAGP后消融组),A组患者的环肺静脉隔离从右上肺静脉前缘的RAGP开始消融,B组患者的环肺静脉隔离从左肺静脉开始消融。两组发生迷走反射的比例是1/40 *vs.* 25/40($P<0.001$),结果提示,先消融RAGP可以有效抑制环肺静脉隔离时发生的迷走反应,增加房颤消融手术的安全性。

此外,笔者团队发现,RAGP消融时伴有明显提升心率的作用,通过对既往115例接受心脏GP消融术的血管迷走性晕厥患者的临床资料回顾性分析,我们发现RAGP消融可以在术中使心率从基线状态的(61.3 ± 12.2)次/min提升至(82.4 ± 14.7)次/min($P<0.001$),而消融其他神经节丛时仅有迷走反应出现。通过随访的动态心电图数据表明最慢心率在术后3个月、12个月、24个月均高于基线水平($P<0.05$),平均心率在术后12个月仍高于基线水平($P=0.001$)。Hada等回顾性分析了65例房颤合并病态窦房结综合征,而且接受了房颤导管消融治疗的患者,其消融术式为双侧肺静脉电位大环隔离,通过定期动态心电图复查及临床随访发现,消融术后1年、2年和3年不需要进行心脏起搏器治疗的患者比例分别达到88.3%、85.0%和79.3%。Hocini等在房颤合并快慢综合征(房颤转复后存在大于等于3秒以上的心脏停搏)的患者中发现,环肺静脉隔离消融不仅减少房颤的复发,同时可以增加患者的术后平均心率、最大心率,改善患者的窦房结恢复时间。因此,对于合并缓慢性心律失常的房颤患者,PVI联合GP消融有其独特的改善缓慢性心律失常的临床价值。

除了心内膜或心外膜GP消融外,少量的临床研究采用心外膜脂肪垫内注射肉毒毒素的方式达到破坏GP内神经元的目的。Romanov等将60例既往有阵发性房颤病史,接受冠状动脉旁路移植术治疗的患者随机分为治疗组(冠状动脉搭桥+GP内肉毒毒素注射)和对照组(冠状动脉搭桥+安慰剂注射),通过36个月的临床随访发现,GP肉毒毒素注射组的房性心律失常发生率为23.3%,而安慰剂组为50%($HR=0.36$, $95\%CI$ $0.14\sim0.88$, $P=0.02$)。在12个月、24个月和36个月时,GP肉毒毒素注射组的房颤负荷显著低于安慰剂组:0.22% *vs.* 1.88%($P=0.003$),1.6% *vs.* 9.5%($P<0.001$),1.3% *vs.* 6.9%($P=0.007$)。O'Quinn等在术后房颤的动物模型研究中发现,GP内注射 $CaCl_2$ 可以引起GP内神经元凋亡,逆转术后心

房有效不应期的缩短,从而抑制术后的房颤发生率。

综上所述,在房颤的导管消融治疗过程中,GP 消融可能通过抑制 GP 神经电活动,减少肺静脉触发,增加房颤的窦性心律维持率。但是由于 GP 的分布位点主要位于肺静脉和左心房交汇处,现在房颤消融的主要术式环肺静脉隔离术其实已经在不同程度上同时进行了 GP 消融,现有的指南及专家共识仅仅将 GP 消融作为房颤消融策略的一个辅助方法。房颤消融术中常伴有迷走反应的发生,首先进行右肺静脉前缘的 RAGP 部位消融,可以抑制 PVI 术中的迷走反应发生,增加房颤消融手术的安全性。此外,对于合并缓慢性心律失常的房颤患者,进行 GP 的精确定位及扩大消融可能带来改善缓慢性心律失常的额外获益,而 RAGP 的消融可能是其中最重要的靶点。

(胡锋　姚焰)

参 考 文 献

[1] OLIVEIRA Í M, SILVA JÚNIOR E L D, MARTINS Y O, et al. Cardiac autonomic nervous system remodeling may play a role in atrial fibrillation: A study of the autonomic nervous system and myocardial receptors [J]. Arq Bras Cardiol, 2021, 117 (5): 999-1007.

[2] JANES R D, BRANDYS J C, HOPKINS D A, et al. Anatomy of human extrinsic cardiac nerves and ganglia [J]. Am J Cardiol, 1986, 57 (4): 299-309.

[3] DRIESSEN A H G, BERGER W R, KRUL S P J, et al. Ganglion plexus ablation in advanced atrial fibrillation: The AFACT study [J]. J Am Coll Cardiol, 2016, 68 (11): 1155-1165.

[4] BERGER W R, NEEFS J, VAN DEN BERG N W E, et al. Additional ganglion plexus ablation during thoracoscopic surgical ablation of advanced atrial fibrillation: Intermediate follow-up of the afact study [J]. JACC Clin Electrophysiol, 2019, 5 (3): 343-353.

[5] ROMANOV A, POKUSHALOV E, PONOMAREV D, et al. Long-term suppression of atrial fibrillation by botulinum toxin injection into epicardial fat pads in patients undergoing cardiac surgery: Three-year follow-up of a randomized study [J]. Heart rhythm, 2019, 16 (2): 172-177.

[6] BERNSTEIN S A, WONG B, VASQUEZ C, et al. Spinal cord stimulation protects against atrial fibrillation induced by tachypacing [J]. Heart Rhythm, 2012, 9 (9): 1426-1433.

[7] KUSAYAMA T, WAN J, YUAN Y, et al. Neural mechanisms and therapeutic opportunities for atrial fibrillation [J]. Methodist Debakey Cardiovasc J, 2021, 17 (1): 43-47.

[8] YAN F, ZHAO S, WU W, et al. Different effects of additional ganglion plexus ablation on catheter and surgical ablation for atrial fibrillation: A systemic review and meta-analysis [J]. J Cardiovasc Electrophysiol, 2019, 30 (12): 3039-3049.

[9] HU F, ZHENG L, LIANG E, et al. Right anterior ganglionated plexus: The primary target of cardioneuroablation? [J]. Heart Rhythm, 2019, 16 (10): 1545-1551.

[10] HU F, ZHENG L, LIU S, et al. Avoidance of vagal response during circumferential pulmonary vein isolation: Effect of initiating isolation from right anterior ganglionated plexi [J]. Circ Arrhythm Electrophysiol, 2019, 12 (12): e007811.

4

［11］HU F, ZHENG L, LIU S, et al. The impacts of the ganglionated plexus ablation sequence on the vagal response, heart rate, and blood pressure during cardioneuroablation［J］. Auton Neurosci, 2021, 233：102812.

19　房颤消融后心房扑动的分型及标测消融策略

　　根据欧洲和美国的房颤指南,对于无法用药物维持窦性心律的房颤,建议将房颤导管消融作为一线治疗,环肺静脉消融隔离术是当前房颤消融术的基石。近年来,随着房颤导管消融术的广泛开展,房颤消融后心房扑动成为房颤复发的一种常见形式,美国一项队列研究在 2005 年 5 月至 2013 年 12 月期间对 607 例房颤射频消融术患者术后随访 845 天,其中心房扑动 122 例,发生率为 20.1%,其中 17 例为典型心房扑动,98 例为非典型心房扑动,7 例存在多条折返回路。与典型心房扑动不同,房颤消融后心房扑动机制复杂,可发生于多种部位,涉及多种机制,心室率控制较房颤更困难,房颤消融后心房扑动管理成为房颤消融术后窦性心律维持的关键一步,因此,对其进行有效管理具有重要的临床意义。

　　房颤消融后心房扑动存在不同的折返机制,根据其机制,将其分为五型:

一、环肺静脉消融线 "gap" 依赖性心房扑动

　　房颤消融后心房扑动发作的一种常见机制是肺静脉前庭首次隔离线上出现再连接,我们又将再连接的间隙称之为 "gap",心房扑动发作呈 "gap" 依赖。中国医学科学院阜外医院在 2005 年 3 月至 2011 年 7 月对 1 120 例房颤导管消融术患者随访 3 个月发现,30 例患者发作持续性心房扑动,并接受再次射频消融。30 例患者在首次房颤消融术中均进行了双侧环肺静脉隔离术,心房扑动复发后行激动标测发现均存在心房 - 肺静脉传导("再连接"),所有心房扑动病例肺静脉前庭消融线上均存在两个 "gap",心房与肺静脉之间呈 1:1 传导关系。其中一个 "gap" 为肺静脉传出至心房部位,局部心房电位激动最早,称之为 "出口",另一个为心房传入至肺静脉部位,局部肺静脉电位激动最早称之为 "入口"。采用超高密度标测法,两个 "gap" 间隙的位置大体可分为以下三种情况:一种是两个 "gap" 间隙位于同一肺静脉,一种是两个 "gap" 间隙位于同侧上下肺静脉,再另一种是两个 "gap" 间隙其中一个位于对侧肺静脉,构成长折返回路。折返环路 "出口" 的位置决定了心电图的形态,类似于局灶性房性心动过速的心电图特点,心房扑动波 V_1 导联均直立, "出口" 位置较高心电图表现为下壁导联直立(图 4-19-1), "出口" 位置较低心电图则表现为下壁导联倒置,如 "出口" 靠近中间,则心电图表现为负正双向。再次行心房扑动射频消融术补点式消融,在 "出口" 处阻断肺静脉电位传出,或在 "入口" 处补点式消融阻断心房电位传入至肺静脉,可终止心动过速。一般同时消融加固相邻部位,使肺静脉完全电隔离(图 4-19-2,图 4-19-3)。

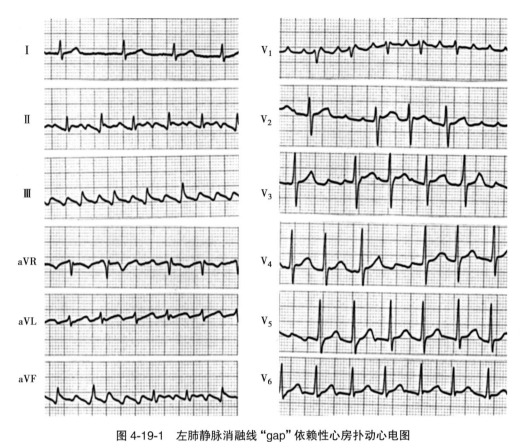

图 4-19-1　左肺静脉消融线"gap"依赖性心房扑动心电图

V_1 导联均直立，因出口较高，表现为 Ⅱ、Ⅲ、aVF 导联直立；如果出口位置较低，则表现为 Ⅱ、Ⅲ、aVF 导联倒置。

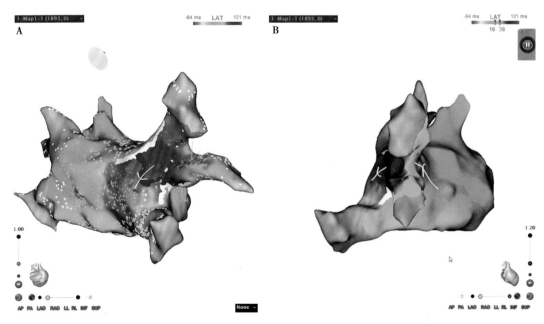

图 4-19-2　环肺静脉消融线"gap"依赖性心房扑动局灶机制三维激动图

A. 消融线红色区域为心房激动最早点即"出口"；B. 蓝色区域白色箭头所指为"入口"。

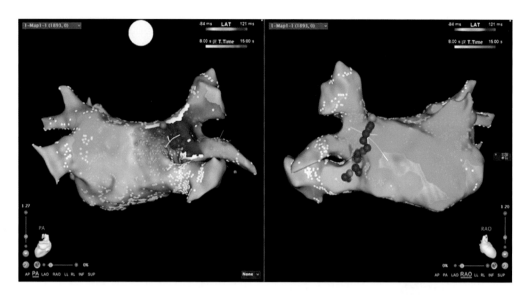

图 4-19-3 消融后心动过速终止

心动过速终止消融点在"出口"及"入口"位置（白色箭头所示）。

二、左心房顶部依赖性心房扑动

左心房顶部依赖性心房扑动是消融后心房扑动第 2 种机制,对其进行三维激动标测和起搏拖带标测可发现,左心房后壁激动顺序由上向下,冠状静脉窦中段激动早于其近端和远端,二尖瓣峡部起搏为显性拖带,左心房顶部起搏则为隐匿性拖带,提示左心房顶部依赖性心房扑动。在左心房顶部行线性消融,连接左右上肺静脉,能有效终止心动过速（图 4-19-4）。

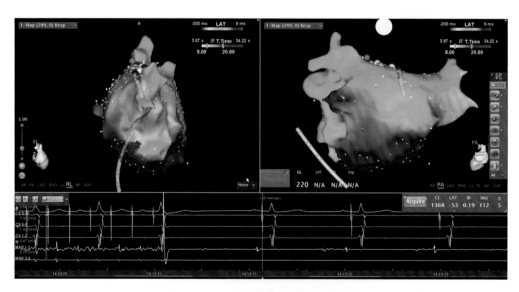

图 4-19-4 左心房顶部依赖性心房扑动

线性消融连接左、右上肺静脉,心动过速周长逐渐延长并终止。

三、二尖瓣峡部依赖性心房扑动

二尖瓣峡部依赖性心房扑动是房颤消融后心房扑动第 3 种机制,三维激动标测和起搏拖带标测可发现,激动可绕二尖瓣环呈顺时针方向折返(冠状静脉窦激动传导由远及近),也可呈逆时针方向折返(冠状静脉窦激动传导由近及远)。线性消融左下肺静脉至二尖瓣环(二尖瓣峡部),或线性消融二尖瓣环至右侧肺静脉消融环(前壁线)可有效终止心动过速(图 4-19-5)。

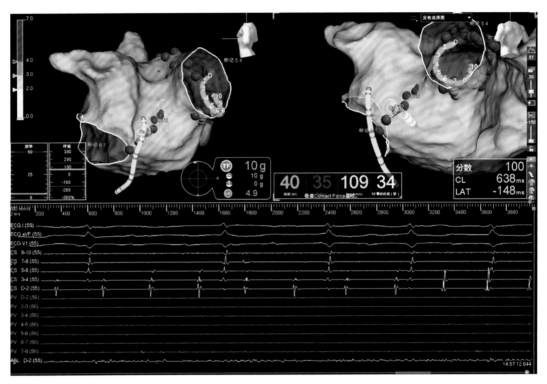

图 4-19-5　二尖瓣环峡部消融线示意图
自左下肺静脉至二尖瓣环线性消融,成功终止心动过速。

四、围绕左心耳折返性心房扑动

围绕左心耳折返性心房扑动是房颤消融后心房扑动第 4 种机制,其心电图一般表现为 V_1 导联正负双向,I 和 aVF 导联低平,下壁导联 II、III、aVF 直立。进行三维激动标测和起搏拖带标测可发现,冠状静脉窦激动由远及近传导,二尖瓣峡部起搏为显性拖带,左心耳基底部起搏为隐匿性拖带。消融时在左心耳与左上肺静脉之间的嵴部行消融可成功终止心动过速。

五、三尖瓣峡部依赖性心房扑动

三尖瓣峡部依赖性心房扑动,此型非房颤消融引起,而是消融术前房颤合并的心律失常,只是在房颤射频消融术后才表现出来(图 4-19-6)。

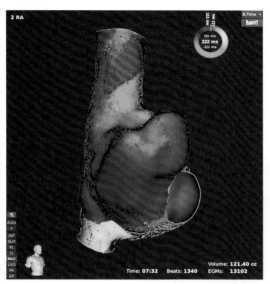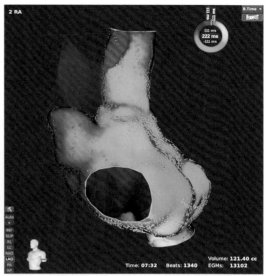

图 4-19-6　绕三尖瓣环逆时针方向折返典型心房扑动

临床中房颤分为阵发性房颤和持续性房颤,当前研究认为,阵发性房颤大多数与肺静脉内异常电活动相关,或者肺静脉内及肺静脉前庭存在局部微折返,单纯性环肺静脉电隔离可治愈 80%~90% 的阵发性房颤,因此环肺静脉电隔离术是当前房颤导管消融术的"基石"。而房颤消融术后复发房性心律失常,行电生理激动标测存在大折返、局灶激动以及微折返三种机制,其中多数是因为心房 - 肺静脉局部电传导恢复,即"再连接",因此加强射频消融点透壁性和连续性,实现环肺静脉完全电隔离,可降低房颤消融术后复发率。

持续性房颤有别于阵发性房颤,大多持续性房颤存在心房"基石"改变,即心房解剖结构和电生理方面的可逆或不可逆的变化。因此,持续性房颤进行导管射频消融时,在环肺静脉电隔离术的基础上,也有术者附加其他消融方法,如附加左心房顶部线及二尖瓣峡部线,或改良环肺静脉消融术,即在左心房后壁和左心房顶部线性消融连接两侧环肺静脉消融环,预防术后心房扑动发作,提高一次消融成功率。但也有研究显示,在环肺静脉消融术基础上附加左心房消融线,术后心房扑动发生率并没有统计学差异,目前认为,线性消融不易评价消融线是否实现完全电隔离,消融点之间的残留间隙或者消融后恢复传导的"gap",本身就容易导致心律失常发作,附加消融线存在增加术后心房扑动发生的风险,因此,所有附加线必须彻底"双向传导阻滞",其中彻底的环肺静脉电隔离是当前房颤导管消融的"基石"。当前房颤射频消融已进入三维时代,运用当前先进的三维电解剖标测、超高密度标测、起搏拖带技术以及压力盐水灌注消融导管等工具设备,消融时做到"稳、准、狠",确保环肺静脉每个消融点良好的透壁性和连续性,实现环肺静脉完全电隔离,则可以减少房颤导管消融术后心房扑动发生率,增加房颤首次消融成功率,减轻患者及社会的医疗经济负担,具有重要的意义。

（李学斌　周晶亮）

参 考 文 献

［1］HINDRICKS G, POTPARA T, DAGRES N, et al. 2020 ESC Guidelines for the diagnosis and management of atrial fibrillation developed in collaboration with the European Association for Cardio-Thoracic Surgery（EACTS）: The Task Force for the diagnosis and management of atrial fibrillation of the European Society of Cardiology（ESC）Developed with the special contribution of the European Heart Rhythm Association（EHRA）of the ESC［J］. Eur Heart J, 2021, 42（5）: 373-498.

［2］JANUARY C T, WANN L S, CALKINS H, et al. 2019 AHA/ACC/HRS Focused Update of the 2014 AHA/ACC/HRS Guideline for the Management of Patients With Atrial Fibrillation: A Report of the American College of Cardiology/American Heart Association Task Force on Clinical Practice Guidelines and the Heart Rhythm Society［J］. J Am Coll Cardiol, 2019, 74（1）: 104-132.

［3］GUCUK IPEK E, MAINE J, YANG E, et al. Predictors and Incidence of Atrial Flutter After Catheter Ablation of Atrial Fibrillation［J］. Am J Cardiol, 2019, 124（11）: 1690-1696.

［4］胡继强. 心房切开术后和肺静脉隔离术后心房扑动的电生理特点和导管消融［D］. 北京: 北京协和医学院, 2012.

［5］HUNG Y, CHANG S L, LIN W S, et al. Atrial Tachycardias After Atrial Fibrillation Ablation: How to Manage?［J］. Arrhythm Electrophysiol Rev, 2020, 9（2）: 54-60.

［6］陈松文. 心房颤动射频消融术中二尖瓣环依赖性心房扑动及二尖瓣环峡部线性消融的研究［D］. 上海: 上海交通大学, 2018.

［7］SHIVKUMAR K, BUCH E, BOYLE N G. Nonpharmacologic management of atrial fibrillation: role of the pulmonary veins and posterior left atrium［J］. Heart Rhythm, 2009, 6（12 Suppl）: S5-S11.

［8］BURKHARDT J D, NATALE A. New technologies in atrial fibrillation ablation［J］. Circulation, 2009, 120（15）: 1533-1541.

［9］KATRITSIS D, WOOD M A, GIAZITZOGLOU E, et al. Long-term follow-up after radiofrequency catheter ablation for atrial fibrillation［J］. Europace, 2008, 10（4）: 419-424.

［10］GERSTENFELD E P, CALLANS D J, DIXIT S, et al. Mechanisms of organized left atrial tachycardias occurring after pulmonary vein isolation［J］. Circulation, 2004, 110（11）: 1351-1357.

20　外科术后心房扑动的分型及消融技巧

在心脏外科术后患者中,心房扑动是一种常见房性心律失常,原发性心脏病导致的心房重构、房室瓣环/上下腔静脉/肺静脉等解剖屏障和手术切口部位形成的瘢痕可能会造成缓慢传导的区域,为心房扑动提供折返基质。与抗心律失常药物相比,射频导管消融被视为外科术后心房扑动的一线治疗方法。目前,心脏外科术后部分心房扑动的机制仍未研究透彻,在部分患者中其标测和消融还存在一定的挑战。

一、外科术后心房扑动的病因

房性心律失常多见于完全性大血管转位 Mustard 术后、Senning 术后及 Fontan 术后,亦可见于房室瓣置换术后,房间隔缺损、肺静脉异位引流修补术后。围绕三尖瓣环折返的典型心房扑动和切口折返性房性心动过速是最常见的房性心律失常。窦房结损伤、心房存在切口、广泛的手术缝线和 / 或补片、心功能不全、心房压力和 / 或容量超负荷、静脉回流障碍等,加上心脏原有的自然解剖结构如房室瓣环、腔静脉等构成多个传导障碍区,均为术后发生典型心房扑动或切口折返性房性心动过速提供了解剖基础。

心房内激动折返是心房扑动或切口折返性房性心动过速发生的主要机制。研究表明,Mustard 术后,90% 的患者心房内传导时间延迟,41% 的患者心房有效不应期延长,51% 的患者电生理检查可诱发持续性折返性房性心动过速,其中 48% 的患者日后发展为典型心房扑动或切口折返性房性心动过速。改良 Fontan 术后,76% 的患者心房内传导延迟,43% 的患者心房不应期延长,27% 的患者诱发持续性折返性房性心动过速,10% 的患者房室传导异常。典型心房扑动或切口折返性房性心动过速发生率随术后年限的延长而增高,是引发猝死的原因之一。

二、外科术后心房扑动的分型及射频导管消融

外科术后心房扑动有多种分型方法,根据心房扑动发作时折返路径进行分型,外科术后心房扑动可分为单纯三尖瓣环峡部(cavotricuspid isthmus, CTI)依赖性心房扑动(典型心房扑动)、单纯切口 / 瘢痕依赖性心房扑动、单纯二尖瓣环峡部(mitral isthmus,MI)或左心房顶部依赖性心房扑动、双环折返 /8 字折返性心房扑动、双房间折返性心房扑动。

在临床实践中,基于心房扑动的病理基质和 / 或解剖结构的线性消融是治疗大折返性心动过速的标准方法。通过高密度标测可以确定心房扑动的折返环路及环路内缓慢传导区的部位,从而确定消融的关键“峡部”,消融终止心房扑动。在确定消融“峡部”时,心肌厚度、峡部线长度、邻近心外膜血管(如冠状静脉窦和左冠状动脉回旋支)等均会影响消融急性期成功率。

(一)单纯 CTI 依赖性心房扑动

单纯 CTI 依赖性心房扑动又称典型心房扑动,其折返环依赖于下腔静脉和三尖瓣环之间峡部的激动传导,折返环的前方是三尖瓣环,后方是上腔静脉、界嵴和欧式瓣(图 4-20-1),外科手术切口可能在部分病例中充当延长折返环传导时间的作用。在多项研究中,CTI 依赖性心房扑动是最常见的外科术后房性心律失常;然而在另一些研究中,切口 / 瘢痕依赖性心房扑动出现频率更高。这可能与既往外科手术中手术入路及既往心脏病类型不同相关。Pap 等研究了 100 例外科术后复发房性心动过速的患者,发现相比单纯右心房切开,经间隔

左心房切开术后患者非 CTI 依赖性心房扑动比例更高,且随着心房切口长度的增加,非 CTI 依赖性心房扑动出现的频率也随之增加。另外,相比获得性心脏病患者,先天性心脏病患者更可能出现非 CTI 依赖性心房扑动。

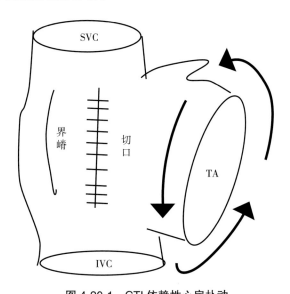

图 4-20-1　CTI 依赖性心房扑动

SVC,上腔静脉;IVC,下腔静脉;TA,三尖瓣环。

CTI 依赖性心房扑动的诊断主要根据体表心电图 F 波形态,术中心房扑动时激动标测结果,CTI、冠状静脉窦口和右心房侧壁等多部位的拖带标测结果等判定,后 2 条为确诊标准。外科术后心房扑动患者可合并其他切口折返性心房扑动 / 房性心动过速,术前体表心电图、术中标测和消融过程中应注意识别和鉴别(图 4-20-2,图 4-20-3)。

对于 CTI 依赖性心房扑动,目前一般选择三尖瓣环至下腔静脉口部之间的线性消融。这条峡部线是最重要、也是最容易完成的心房扑动消融线,几乎所有的 CTI 依赖性心房扑动均可以在此消融成功。在消融时由三尖瓣环心室侧逐点回撤至下腔静脉过程中,远端消融电极可记录到心室波逐渐变小,心房波则由小变大再变小、最后消失。在消融导管回撤过程中,若某一部位消融电极导管的远端跳动较大,多提示局部心内膜不光滑或有皱褶,甚至有较明显的凹陷,通过改变消融导管远端的弯度使其形成与心内膜不同方式的贴靠,有利于完成该部位的线性消融。

部分依赖于三尖瓣环与下腔静脉之间峡部传导的心房扑动,可能不需要从三尖瓣环到下腔静脉完整的线性消融,在三尖瓣环至下腔静脉之间某一部位局部消融,即可终止心房扑动,此部位多为欧氏瓣或欧氏嵴所在区域;在消融间隔侧峡部时更易出现,尽管此处消融线径可能较短,但由于间隔侧峡部心房肌较厚,且在部分病例中存在袋状结构,可能影响峡部心房肌组织连续、透壁线性损伤的形成。

在完成 CTI 线性消融后,如果心房扑动仍未终止,应注意观察心房扑动周长和心房激动顺序的变化,以便早期识别合并的其他房性心动过速,必要时可通过激动标测和拖带标测等明确。在完成 CTI 消融心房扑动终止后,消融线没有达到双向传导阻滞很常见,可通过分别在消融线两侧起搏测量至对侧传导时间来判定,但此方法存在一定的局限性。随着

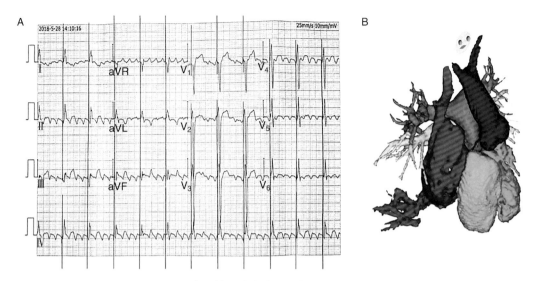

图 4-20-2 先天性心脏病单心室外科矫正术后"心房扑动"

男性,19 岁,13 年前因"先天性心脏病单心室"行外科矫正手术,术后因"三度 AVB"植入 VVI 起搏器,出现心悸,诊断为心房扑动。A. 心房扑动时体表心电图;B. 术前心脏 CTA 三维重建图,紫色、天蓝色、橙色、绿色和深蓝色依次为右心房、右心室、肺动脉左心室和主动脉。

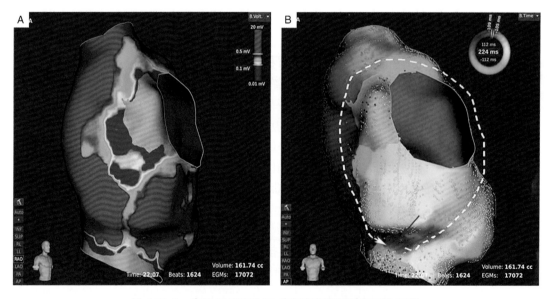

图 4-20-3 应用 RHYTHMIA 电解剖标测系统标测先天性
心脏病单心室外科矫正术后"心房扑动"

与图 4-20-2 为同一例患者,右心房标测时间 22 分钟,自动采点 17 072 个,标测结果示右心房增大。A. 电压标测示高位游离壁近三尖瓣环处有较大面积瘢痕(上方灰色区域),下方为可能的外科切口处;B. 激动标测示围绕三尖瓣环(含瘢痕、切口)和下腔静脉之间的大折返性房性心动过速(白色虚线),近下腔静脉处(红色箭头)单点消融终止心动过速。

三维标测系统的广泛应用,通过在消融线两侧(至少单侧)起搏标测消融线两侧激动传导顺序和有无传导漏点存在,对判定峡部传导阻滞更为精确。

外科术后心房扑动患者由于合并心房增大,腔静脉增宽、其他解剖变异等可能性较大,故部分病例消融较为困难,应用三维标测系统、长鞘管等可能有助于提高消融成功率。

(二)单纯切口 / 瘢痕依赖性心房扑动

单纯切口 / 瘢痕依赖性心房扑动是右心房切开术后患者最主要的非 CTI 依赖性心房扑动,其产生机制主要与切口上的缓慢传导区或切口与心房固有解剖屏障(三尖瓣、下腔静脉、界嵴等)之间形成的缓慢传导区相关,其折返环路围绕全部或部分切口 / 瘢痕(图 4-20-4)。尽管理论上在手术切口处形成的瘢痕是一条完全传导阻滞的线径,然而,不少文献报道手术缝线传导电激动信号的可能。目前切口线上电激动传导的具体机制尚不明了,Birnie 等提出了三种可能的机制:机械偶联、电张力影响和直接电流传导。在切口依赖性心房扑动的发生中,切口的位置与长度可能是一个重要因素。相比单纯右心房游离壁切开的患者,当右心房游离壁切口延长至房间隔时,切口依赖性心房扑动的发生率明显增高。一方面,较长的切口有利于与三尖瓣环或下腔静脉之类的解剖屏障间形成缓慢传导区域;另一方面,较长的切线上传导恢复导致"通道"的形成可能性更大。

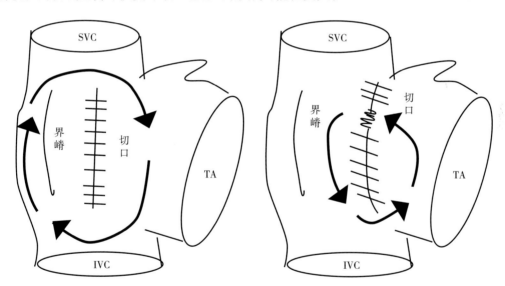

图 4-20-4　切口 / 瘢痕依赖性心房扑动
SVC,上腔静脉;IVC,下腔静脉;TA,三尖瓣环。

在切口 / 瘢痕依赖性心房扑动中,折返环可能依赖于切口 / 瘢痕上传导缓慢的"通道",也可能依赖于切线 / 瘢痕与固有解剖屏障之间的"峡部",可以通过局部消融孤立"通道"或将切口与邻近解剖屏障相连来终止心房扑动。当手术切口较长时,在手术切口上可能产生多个"通道",这些"通道"不一定会导致术中心动过速的诱发,但随着年龄的增长及心肌损害的进展,这些"通道"可能与以后的房性心动过速复发相关。从这个角度看,对于存在较长手术切口的患者,确认和消除切口上所有的"通道"可能是有意义的。Nagai 等报道了1 例经上间隔左心房切开术后心动过速,在其切口(自右心房游离壁经房间隔延伸至左心房顶部）上确定了2处心动过速相关"通道"及2处非心动过速相关"通道",线性消融切口瘢痕至下腔静脉,逐点消融切口上4处"通道",随访患者3年,无心动过速复发。

（三）单纯二尖瓣环峡部或左心房顶部依赖性心房扑动

左房房性心动过速常出现于房颤迷宫术后、房颤导管消融术后或二尖瓣外科手术后,MI依赖性心房扑动和左心房顶部依赖性心房扑动是最常见的左房心房扑动（折返路径见图4-20-5）。左房心房扑动患者心房基质往往较右房心房扑动更复杂,除了依赖瘢痕与左心房解剖屏障（二尖瓣环、肺静脉等）之间的缓慢传导,还可能依赖于Marshall韧带、冠状静脉窦等心房间连接。

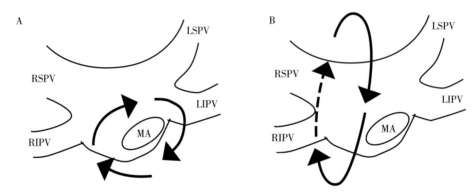

图4-20-5　MI依赖性心房扑动（A）及左心房顶部依赖性
心房扑动（B）折返机制示意图

LSPV,左上肺静脉;LIPV,左下肺静脉;RSPV,右上肺静脉;RIPV,右下肺静脉;MA,二尖瓣环。

对于MI依赖性心房扑动,一般选择二尖瓣环至邻近非传导区之间的峡部线性消融终止折返环路。临床上一般采用左下肺静脉至二尖瓣环之间峡部的线性消融。然而目前的导管消融技术完成该峡部成功的线性消融仍然有一定难度,主要是因为位于心外膜的冠状静脉窦和Marshall静脉与左心房之间存在较多的肌性连接。在冠状静脉窦内沿消融线进行放电,可进一步提高峡部双向完全阻滞成功率。然而,需注意的是,冠状静脉远端靠近左回旋支动脉,放电时有损伤左回旋支的风险。Ouyang等介绍了一种减少冠状静脉窦内消融的替代方法,即从二尖瓣环上方沿左心耳基底部线性消融与左肺静脉相连。此处心肌厚度较薄,且冠状窦肌袖插入可能性小,容易实现透壁损伤。该研究中,此替代方法二尖瓣峡部消融成功率达到了98.2%。但需注意的是,与传统二尖瓣峡部消融相比,心脏压塞发生率显著增加（5.2% *vs.* 0）。

自二尖瓣环经左心房前壁至右侧肺静脉的消融线也可以成功终止MI依赖性心房扑动,虽然该消融线的路径较传统二尖瓣峡部线长,但该路径经过的心房肌结构较简单,较容易实现连续性透壁损伤。但应注意近二尖瓣环处的消融该部位不宜太邻近间隔处,以避免损伤房室传导系统造成房室传导阻滞;而近右侧肺静脉处的消融部位不宜过高,因为连接左右心房的Bachmann束可能经过此处,一方面其粗大的肌束会增加透壁损伤的难度,另一方面Bachmann束的损伤可能会导致左心耳电位和激动延迟,甚至导致左心耳"电隔离",增加左心耳血栓形成的倾向。

近期多项研究报道,结合 MI 心内膜途径消融和 Marshall 静脉无水酒精化学消融,可以明显提高 MI 传导的急性阻滞率,降低 MI 传导的远期恢复率;且在 80% 以上的病例中可以成功完成 Marshall 静脉无水酒精消融。

对于左心房顶部依赖性心房扑动,一般在环肺静脉电隔离的基础上线性消融连接两侧上肺静脉,该部位的线性消融较容易达到连续透壁损伤和双向传导阻滞。消融时一般要求消融导管垂直于左心房顶壁,但应注意避免压力过大。在部分病例中,由于存在 Bachmann 束等心外膜心肌连接,左心房顶部消融不能达到线性传导阻滞。也可以选择在左心房后壁行连接两侧肺静脉的线性消融。左心房后壁靠近食管,消融时温度的设置和能量的输出均不宜过高,消融时消融线尽可能靠近心房底部,同一个部位避免反复多次消融,降低心房食管瘘的风险。

(四)双环折返 /8 字折返性心房扑动

双环折返 /8 字折返指环形激动以 2 个传导性屏障为中心进行折返(折返路径见图 4-20-6),2 个屏障之间存在一条共同"通道",折返激动在此"通道汇合"。双环折返在外科术后房性心动过速中并不少见,最近一项研究中,双环折返 /8 字折返在外科术后心房扑动中比例接近 1/5。双环折返 /8 字折返的出现主要与既往手术切口长度相关。切口长度 >51.5mm 预测存在第二条折返环路的灵敏度为 84.1%,特异度为 91.3%。对于心房内存在大面积瘢痕的患者,需警惕多条折返环路的存在,在切口附近多点进行拖带标测验证有无以瘢痕为中心的折返环路。

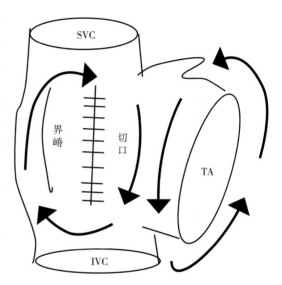

图 4-20-6　双环折返 /8 字折返性心房扑动
SVC,上腔静脉;IVC,下腔静脉;TA,三尖瓣环。

双环折返 /8 字折返的屏障可以是三尖瓣环、下腔静脉、上腔静脉等解剖屏障,也可以是外科手术或其他原因引起的纤维化瘢痕,其中以三尖瓣环和切口瘢痕为中心形成的双环折返 /8 字折返最为常见,心动过速发作时,其体表心电图一般与典型心房扑动发作并无区别。在心动过速下行激动标测,沿着切口的双电位是鉴别典型心房扑动与双环折返性心房扑动的一个重要方法(图 4-20-7~ 图 4-20-9)。沿着切口瘢痕,双电位由宽变窄(或变为局部单电位),提示此处可能存在传导"漏点"。对于双环折返 /8 字折返心房扑动的消融,一般采用高密度标测识别所有的折返环路,分别在每条折返环路的关键"峡部"进行消融;对于拥有"共同峡部"的两条折返环路,也可以在此"峡部"一次性消融终止两条环路的折返激动。

对于围绕右心房切口及三尖瓣环的双环折返 /8 字折返,分别进行两个环路的峡部线性消融有时优于"共同峡部"线性消融。首先,对于心房扩大的患者,在切口与三尖瓣环之间导管往往难以获得稳定的贴靠;其次,切口瘢痕与三尖瓣环之间的"共同峡部"往往较宽;最后,间隔切口与三尖瓣环之间线性消融可能损伤房室结传导快径,出现房室传导阻滞等并发症。

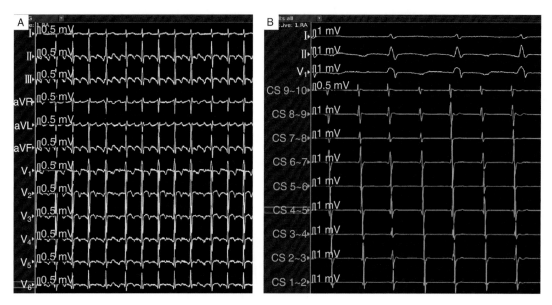

图 4-20-7 法洛三联症（肺动脉瓣下狭窄、房间隔缺损和右心室肥厚）术后
心房扑动体表心电图（A）及心内电图（B）

周长 230 毫秒，房室 2∶1 传导。

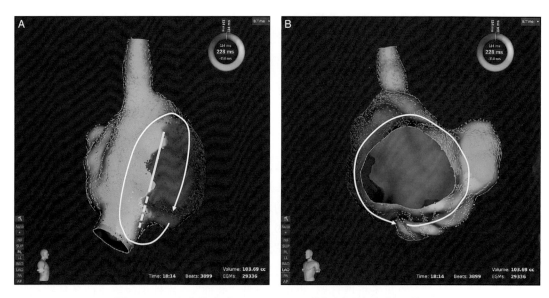

图 4-20-8 心房扑动时 RHYTHMIA 三维标测系统激动标测提示
围绕三尖瓣环和外科切口 8 字形折返

与图 4-20-7 为同一患者。A. 围绕右心房侧壁外科切口顺时针折返（白色箭头）；黄色实线为外科切口，黄色虚线为切口
与下腔静脉之间传导漏点；B. 围绕三尖瓣环逆时针折返心房扑动（典型心房扑动）。

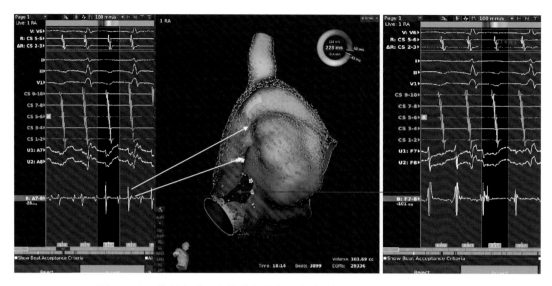

图 4-20-9　外科术后心房扑动患者右心房外科切口和传导漏点电位特征

与图 4-20-7、图 4-20-8 为同一患者。左侧心内电图示外科切口处较宽的双心房电位（白色箭头），提示局部
传导阻滞；右侧心内电图示外科切口与下腔静脉之间局部单心房电位（红色箭头），提示传导"漏点"。

（五）双房间折返性心房扑动

双房间折返性心动过速是一种罕见的大折返性心动过速，可出现于房颤消融术后、二尖瓣置换术后及部分先天性心脏病术后。其折返环路由两条心房间连接及左右心房构成，由于单独标测某一个心房不能识别完整的折返环路，双房间折返性心动过速易被误诊为局灶性房性心动过速。

在二尖瓣外科手术后，穿过卵圆窝的房间隔切口可能为双房间折返性心动过速提供条件。Zhang 等根据心房间连接的不同，可以将间隔切开术后双房间折返性心动过速分为三种类型：①由 Bachmann 束进入左心房，由房间隔后下连接返回右心房；②由卵圆窝进入左心房，由房间隔后下连接返回右心房；③由心房间后下连接进入左心房，由冠状静脉窦返回右心房。这三种折返环路中后下心房间连接均为折返环路的关键组成部分，以此为消融靶点终止心动过速的可能性较大。

三、心脏三维标测系统在外科术后心房扑动中的应用

心脏三维标测系统的应用有助于外科术后心房扑动，尤其是非 CTI 依赖性心房扑动的诊断，协助确定折返环路及环路上的缓慢传导区，以确定最佳消融策略。三维标测系统结合多极标测导管可明显提高三维标测的效率和精确性。目前的心脏磁电三维标测系统主要有 CARTO 3 系统、EnSite 系统、Rhythmia 系统、哥伦布标测系统等。心脏介电三维标测系统有 KODEX-EPD 系统。

三维标测系统下行激动标测，若发现激动顺序为围绕某一个中心的首尾相连的环形运动，可初步确定折返环路的存在。首尾相连的环形运动是大折返性心动过速应用三维系统进

行激动标测时的典型表现,所标测到的心房激动时间等于或接近心动过速周长,即心房激动时间/心动过速周长≥0.8。例如CTI依赖性心房扑动,右心房的激动顺序为围绕三尖瓣环的环形运动,而在切口依赖性心房扑动则能看到围绕切口的环路。当然,外科术后心房扑动的患者心房基质成分复杂,有时可能出现假性的首尾相连,即激动标测显示头尾相连的环形,但并不是一条真正的折返环路。Wu等报道了两种类型的假性首尾相连,一种类型通过左右拖动兴趣窗口可以使"首尾相连"现象消失,另一种为8字折返性心动过速,需拖带标测鉴别。

除了确定心房扑动发作时的折返环路,三维标测系统也可以通过电压标测发现和确定心房低电压区和瘢痕区,与激动标测及心脏解剖结构等信息结合,可确定线性消融的路径。另外,在初步消融结束后,三维标测系统可用于评价各消融点是否彼此相连呈连续线性阻滞,并确定可能存在的传导裂隙的位置,辅助进行补点消融,提高消融成功率。

然而针对复杂外科术后心房扑动,目前常规的三维标测系统仍有一定挑战。首先,碎裂电位和双电位的存在通常会限制常规标测局部激动时间注释的准确性,导致对心动过速激动传导机制理解不清晰;另外,作为折返环路一部分的主动激动传导与瘢痕中非心动过速相关的被动激动传导在常规激动标测中无法区分。为了解决上述问题,常规的三维标测系统仍需优化。

四、了解外科术式和影像学检查的重要性

除了房间隔缺损、房室瓣置换/修复术患者心脏畸形较轻外,部分先天性心脏病手术患者心脏畸形严重,外科术式复杂,如完全性大血管转位的Mustard、Senning或Fontan术后等。术前了解先天性心脏病类型和外科术式,术前行相应的心脏/大血管CT血管造影(CT angiography,CTA)或磁共振检查明确心脏解剖非常重要。部分患者合并上、下腔静脉,冠状静脉窦,永存左上腔静脉,奇静脉/半奇静脉等异常,术前CTA、术中血管造影可能有助于及时了解血管解剖,提高消融成功率和降低并发症发生率。

(陈三保 梁 明 王祖禄)

参 考 文 献

[1] XUE Y, LIU Y, LIAO H, et al. Evaluation of Electrophysiological Mechanisms of Post-Surgical Atrial Tachycardias Using an Automated Ultra-High-Density Mapping System[J]. JACC Clin Electrophysiol, 2018, 4(11): 1460-1470.

[2] ANGUERA I, DALLAGLIO P, MACIAS R, et al. Long-Term Outcome After Ablation of Right Atrial Tachyarrhythmias After the Surgical Repair of Congenital and Acquired Heart Disease[J]. Am J Cardiol, 2015, 115(12): 1705-1713.

[3] KOHÁRI M, PAP R. Atrial tachycardias occurring late after open heart surgery[J]. Curr Cardiol Rev, 2015, 11(2): 134-140.

[4] LIU S H, LIN Y J, LEE P T, et al. The isthmus characteristics of scar-related macroreentrant atrial tachycardia in patients with and without cardiac surgery[J]. J Cardiovasc Electrophysiol, 2021, 32(7): 1921-1930.

［5］NAGAI T, KAWAKAMI H, SASAKI Y, et al. Atrial tachycardia with multiple reconductions across the surgical incision［J］. J Cardiovasc Electrophysiol, 2020, 31（9）: 2526-2529.

［6］NOF E, STEVENSON W G, EPSTEIN L M, et al. Catheter ablation of atrial arrhythmias after cardiac transplantation: findings at EP study utility of 3-D mapping and outcomes［J］. J Cardiovasc Electrophysiol, 2013, 24（5）: 498-502.

［7］MAURER T, METZNER A, HO S Y, et al. Catheter Ablation of the Superolateral Mitral Isthmus Line: A Novel Approach to Reduce the Need for Epicardial Ablation［J］. Circ Arrhythm Electrophysiol, 2017, 10（10）: e005191.

［8］VALDERRABANO M, PETERSON L E, SWARUP V, et al. Effect of Catheter Ablation With Vein of Marshall Ethanol Infusion vs Catheter Ablation Alone on Persistent Atrial Fibrillation: The VENUS Randomized Clinical Trial［J］. JAMA, 2020, 324（16）: 1620-1628.

［9］YANG J D, SUN Q, GUO X G, et al. Right atrial dual-loop reentrant tachycardia after cardiac surgery: Prevalence, electrophysiological characteristics, and ablation outcomes［J］. Heart Rhythm, 2018, 15（8）: 1148-1157.

［10］ZHANG J, HU W, ZHAO A, et al. Macroreentrant biatrial tachycardia relevant to interatrial septal incisions after mitral valve surgery: Electrophysiological characteristics and ablation strategy［J］. Heart Rhythm, 2020, 17（12）: 2135-2144.

21　房颤消融复发的机制与治疗进展

1998 年 Haissaguerre 等首先描述了肺静脉电位是房颤发作的主要因素,21 世纪初电生理专家开始使用同样的肺静脉隔离(pulmonary vein isolation, PVI)方法消融持续性房颤。然而,持续房颤消融的复发率高的特点很快显现出来,大多数研究显示,无需抗心律失常药物而且无房颤复发的比例大约为 40%。本文就房颤消融后复发的机制及近年来应对这些复发机制的进展作一阐述。

一、房颤消融后复发的机制

房颤消融后复发的一个重要原因是难以实现消融的持久损伤,包括肺静脉和消融线的传导恢复,尤其对于阵发性房颤,多数复发者行再次手术时提示是肺静脉传导恢复,正因如此,消融相关器械与技术的发展即是为了追求安全、持久、连续的损伤。消融后复发的另外一个原因是基质的干预不到位,未找到真正的靶区域或遗漏了非肺静脉触发灶,尤其对于心房重构严重的患者,如何有效干预房颤的基质仍在探索。

研究显示,持续性房颤复发患者左心房容积指数更大、磁共振延迟钆显像左心房瘢痕更多、左心房低电压区更广,这也提示了左心房重构程度严重是持续性房颤复发的重要原因。虽然肺静脉传导恢复是房颤复发最常见的原因,但研究显示,对于消融术后不同时间段复发的患者,其肺静脉传导恢复所占比例有所不同。Park 等分析了房颤消融后不同时期复发的患者,1 325 例完成随访,327 例房颤短期复发(3~12 个月),235 例中期复发(1~3年)、104 例晚期复发(3 年以上),218 例进行了二次手术。短期复发和中期复发组患者术前的左心房内径明显大于未复发患者,而左心房平均电压较低与晚期复发相关。二次手术电生理检查显示肺静脉传导恢复率晚期复发组最低,短期复发组最高,非肺静脉消融率晚期复发组最高。因此对于晚期复发的房颤患者,心房重构及非肺静脉触发灶的可能性更大,而对于短期复发的患者,肺静脉传导恢复的可能性更大。

二、应对房颤复发的治疗进展

(一)消融技术的进展

1. 消融导管与消融模式 如何形成连续的、持久的消融损伤一直是技术发展的目标,近年来,器械的进步与标测技术的进展以及对房颤机制的认识深入都促进了消融成功率的增加。

在过去几年中,消融导管技术的大量进步已经有助于降低复发率,同时也减少了并发症的发生。然而,消融组织传导恢复仍是当前消融技术的主要限制。压力感知(contract force-sensing, CFS)导管的出现,通过帮助操作人员创造更稳定的功率输送,推动了射频领域的发展。应用 CFS 指导的 PVI 可以降低肺静脉传导恢复,TOUCH AF 研究显示恢复的传导间隙与较低的压力和压力时间积分呈正相关。

另外,"single shot" 消融即低温球囊和激光球囊,避免了逐点消融的操作,也有助于实现 PVI 损伤的一致性。新一代的冷冻球囊和激光球囊也有助于降低肺静脉再连接率。二代冷冻球囊的数据表明肺静脉传导恢复率为 19%~50%。一个 3 个月的激光球囊研究显示肺静脉传导恢复率为 21%。这些导管消融技术降低了肺静脉传导的恢复概率,使得房颤消融基石得到进一步保障,即持久连续的 PVI。除了导管本身的发展,量化消融算法的出现、消融模式(高功率短时间)的转变也推动了房颤的高效消融,相关内容本书中已有介绍,此处不再赘述。

2. 消融能源 除常用的射频(包括射频球囊)和冷冻两种能量外,脉冲电场消融也是近年来新兴的方法,虽然是一项老技术,但其高选择性的持久消融损伤使其在心律失常消融尤其房颤消融中崭露头角。射频、冷冻与脉冲电场在本书中已有介绍,此处不再重复。

其他消融能量在技术发展中也有其优势,如激光球囊允许在激光应用期间直接观察组织,但其临床结果与其他技术相似。值得一提的是,准直超声能量作为一种潜在的房颤消融技术正在重新兴起。超声波束可以通过吸收和消散声能来产生热量,引起凝固和坏死。这一原理最初是在多年前应用于球囊导管,它提供高强度聚焦超声,声功率为 45W,持续 45~90 秒。该技术无须直接接触心肌表面即可产生非常快速和连续的组织损伤,但由于严重并发症的高发生率,其逐渐失用。如今,低强度准直超声(low intensity collimated ultrasound, LICU)用于心脏消融术,该系统包括非接触式超声测绘系统、通过可偏转鞘进入左心房的导管,以及具有机器人控制的超声消融尖端的消融导管。首先,通过在 M 型超声中扫描心内膜几何结构来获取解剖图,然后将其组合并集成到三维解剖图中。操作员设计消融轨迹,然后将导管放置在靠近静脉口的位置,机器人控制的导管尖端以 0.25mm/s(最大声强度为 2.5W/mm）的速度输送 LICU,并自动跟随操作员绘制的轨迹。由于超声波束指向组织,因此不需要导管与组织接触,到表面的最大治疗距离为 17mm,成像最大距离为 40mm。在以猪为模型的可行性研究中,急性 PVI 成功率为 100%,80.5% 的损伤实现透壁,平均损伤深度为（4.28 ± 1.97）mm。LICU 的低强度和高度定向的超声束不会导致肺静脉狭窄,心脏穿孔或邻近结构（如肺或大血管）受损。针对抗心律失常药物难治性阵发性房颤患者的单中心上市前 VALUE 研究（NCT03639597）已经完成。

（二）标测技术的进展

1. **房颤的标测** 非肺静脉触发灶的标测详见相关内容,而除了触发灶标测外,对房颤的机制进行精准干预,一直是电生理医师追求的目标,想要了解这种机制,标测与算法具有重要意义。近年来,标测导管的更新让高密度标测技术可以轻松实现,已经允许在房颤心律下对整个心房进行激动标测,动物实验标测数据表明,房颤可能由组织的周期性高频区域维持,即由多个焦点和旋转波组成的所谓"驱动灶"。持续性房颤消融的许多标测技术可实现在房颤期间进行整体标测,并使用特定的电图模式和 / 或数学变换来可视化房颤驱动程序。初步临床研究还表明,消融这些驱动灶区域可以改善持续性房颤的结果。然而,这种标测技术在持续性房颤消融中的作用尚未进行大规模临床试验。

标测研究显示,房颤的驱动在空间上是稳定的,但在时间上不是稳定的,使得目前仍然没有完全了解这些驱动灶的层次结构。如果驱动灶驱动旋转,那么消融病灶可能就足够了。Lee 等学者在房颤患者的心内直视手术中进行心外膜标测,发现焦点驱动因素占主导,但他们只发现短暂的、不完全旋转。Hansen 等也表明,许多旋转激活源自焦点触发灶。这些触发灶的消融策略还不完全清楚,虽然大多数术者都采用了类似的消融策略,但一种被广泛接受的、通用的消融策略尚未确定。在 UNCOVER AF 研究的做法是,通过消融驱动灶及线性消融消除潜在波子传导（如果解剖边界位于消融核心 2cm 内,则创建一条短线连接到边界）。

对于这种驱动的标测,如何实现同质化识别也是难点。而人工智能可以帮助术者创建一个一致的方法来识别和消除房颤的驱动信号。例如,Seitz 等描述了一种基于电图的消融方法,称为分段电图的"时空离散"。在低电压和分离区域,他们识别出信号有明确的离散,或有组织的激动梯度,这占据了大部分平均房颤周长。这些区域类似于旋转激动的激动梯度,有人认为这是房颤驱动标测的另一种形式。

2. **标测和消融导管集于一身** 虽然房颤的标测手段多样,但多数的标测导管与消融导管是分开的,为了优化时间,新技术正尝试将标测和消融系统集成到一个导管中。如 Shpere-9 导管是一种用于射频消融的可扩展导管,导管上 9mm 的镍钛诺球可以提供高功率射频,均匀地产生更宽、更连续的损伤。球体表面有 9 个微电极,中心有参考电极,可以实现心房标测。电解剖标测使用位于导管中的磁感应器,也可以通过测量阻抗变化来提供与表面接触程度。该导管还具有多个温度传感器以防止过度消融。临床前研究显示,与常规导管相比,该导管造成的损伤更宽、更深,并且产生更连续的透壁损伤。另外,Globe 导管也有同样功能,可以绘制心内电图、完成电解剖标测及收集房颤激动信号,并实现起搏、发放射频能量和监测温度。每个电极可以单独激活,并与其他电极结合,以同时提供 5~10W 的射频能量消融,每个电极甚至可以个性化地设置目标温度。

（三）综合管理理念的更新

房颤一定程度上属于多因素共同作用产生，2020 年 ESC 房颤管理指南强调房颤的综合管理，也介绍了房颤发生、发展的危险因素以及房颤消融后复发的影响因素，这种理念的提出进一步强调了房颤消融不是房颤治疗的终点，而只是其中一方面。指南提出了影响房颤复发的因素及管理目标，包括高血压（规范化治疗控制血压）、运动（优化运动）、睡眠呼吸暂停（呼吸科诊治）、饮酒（戒酒）、高脂血症（规范监测治疗）、吸烟（戒烟）、体重（BMI<27kg/m^2）、高血糖（糖化血红蛋白 <6.5%）。

三、小结

房颤的消融经过了 20 余年的发展，安全性、成功率和效率已明显提升。传统能源的消融模式转变与新消融能量的应用，消融导管与标测技术的更新迭代，房颤综合管理理念的深入，都助力了房颤的消融治疗，相信随着机制的深入研究与技术的发展进步，房颤的治疗效果会更上一台阶。

（陈桐帅　钟敬泉）

参 考 文 献

［1］CLARNETTE J A, BROOKS A G, MAHAJAN R, et al. Outcomes of persistent and long-standing persistent atrial fibrillation ablation：a systematic review and meta-analysis［J］. Europace, 2018, 20（FI_3）: f366-f376.

［2］ARBELO E, BRUGADA J, HINDRICKS G, et al. The atrial fibrillation ablation pilot study：a European Survey on Methodology and results of catheter ablation for atrial fibrillation conducted by the European Heart Rhythm Association［J］. Eur Heart J, 2014, 35（22）: 1466-1478.

［3］ZYLLA M M, BRACHMANN J, LEWALTER T, et al. Sex-related outcome of atrial fibrillation ablation：Insights from the German Ablation Registry［J］. Heart Rhythm, 2016, 13（9）: 1837-1844.

［4］KORUTH J S, SCHNEIDER C, AVITALL B, et al. Pre-Clinical Investigation of a Low-Intensity Collimated Ultrasound System for Pulmonary Vein Isolation in a Porcine Model［J］. JACC Clin Electrophysiol, 2015, 1（4）: 306-314.

［5］ATIENZA F, ALMENDRAL J, JALIFE J, et al. Real-time dominant frequency mapping and ablation of dominant frequency sites in atrial fibrillation with left-to-right frequency gradients predicts long-term maintenance of sinus rhythm［J］. Heart Rhythm, 2009, 6（1）: 33-40.

［6］NARAYAN S M, KRUMMEN D E, SHIVKUMAR K, et al. Treatment of atrial fibrillation by the ablation of localized sources：CONFIRM（Conventional Ablation for Atrial Fibrillation With or Without Focal Impulse and Rotor Modulation）trial［J］. J Am Coll Cardiol, 2012, 60（7）: 628-636.

［7］SEITZ J, BARS C, THÉODORE G, et al. AF Ablation Guided by Spatiotemporal Electrogram Dispersion Without Pulmonary Vein Isolation：A Wholly Patient-Tailored Approach［J］. J Am Coll Cardiol, 2017, 69（3）: 303-321.

[8] BARKAGAN M, LESHEM E, ROTTMANN M, et al. Expandable Lattice Electrode Ablation Catheter: A Novel Radiofrequency Platform Allowing High Current at Low Density for Rapid, Titratable, and Durable Lesions[J]. Circ Arrhythm Electrophysiol, 2019, 12(4): e007090.

22　房性期前收缩的标测与消融

一、房性期前收缩的标测

房性期前收缩(premature atrial contraction, PAC)的标测过程与 PAC 起源点相关。由于 PAC 起源点与局灶性房性心动过速(atrial tachycardia, AT)起源点类似,因此根据 12 导联体表心电图中 P 波定位 PAC 起源点的方法与局灶性 AT 起源点定位诊断类似。根据 12 导联体表心电图中 P 波形态大致判断 PAC 的起源点位于右心房或左心房。右心房起源包括界嵴、前间隔、中间隔、后间隔、三尖瓣环和右心耳等。左心房起源包括肺静脉、二尖瓣环、左心耳、冠状静脉窦(coronary sinus, CS)和主动脉窦无冠窦等。目前 PAC 标测方法主要包括三维电解剖激动标测和起搏标测。

1. 三维电解剖激动标测　术前记录并保存临床 PAC 的 12 导联常规心电图,以备后续分析使用。术中放置 CS、右心室心尖部、希氏束和高位右心房电极导管。如术中 PAC 发作较少,则采用心房程序刺激和 / 或静脉滴注异丙肾上腺素,滴速 2~4μg/min,使心率提高25%~30%,以诱发 PAC 频发。

根据体表心电图 PAC 的 P 波形态及心腔内电图 PAC 的心房激动顺序,初步判断 PAC 的起源部位。PAC 发生时,右心房较 CS 提前,考虑右心房起源。而如 PAC 发生时,CS 呈远端至近端的 A 波激动顺序,或当电解剖激动标测显示右心房最早激动点位于右心房后部、房间隔、房室结或希氏束区域时,怀疑 PAC 来源于左心房,特别是在这些部位标测最早的激动部位不是特别提前,且标测到较大的提前区域而非集中到较小范围的区域时,应考虑左心房起源,此时采用穿刺房间隔途径进行左心房标测。

使用标测 / 消融导管进行心房激动标测时,测量标测 / 消融导管头端 A 波双极电位起始与参考电极之间的时间即为局部激动时间。CS 电极导管一般较稳定,因此一般选择记录到明显 A 波的 CS 电极的 A 波最高点或最低点作为参考。依据局部激动时间来确定 PAC 的起源点。三维电解剖激动标测通常在三维激动图上使用颜色表示局部激动时间的早晚,其中红、橙、黄、绿、青、蓝、紫分别代表最早至最晚的激动顺序。

在双极电图记录心房局部激动时间的同时,标测 / 消融导管远端单极电图也是确定消融靶点的较好补充。消融靶点的单极电图应表现为波折陡峭的负向单相 "QS" 波。结合双极电图与单极电图能够更好地确定消融靶点。

标测技术方面,通常采用三维电解剖激动标测系统(Ensite NavX 非接触式标测系统、CARTO 接触式标测系统)。Ensite NavX 非接触式标测系统的主要优点为不需要逐点采集相关信息,能够根据少数几个 PAC、同步多点采集信息,即刻再造出心房激动顺序,因此在标测 PAC,特别是术中 PAC 发作较少时,及其他非持续性心动过速中标测与消融过程中有相应的价值。但是 Ensite NavX 非接触式标测系统有其局限性,当球囊导管中心与心内膜距离超过 40mm 时,信号识别精准度降低,并且需要另一根导管用于消融。CARTO 接触式标测系统主要优点为准确显示心腔三维结构,能够在记录局部电位的同时记录相应空间位置,并能够创建并标记标测过程中的潜在兴趣点,还能够有效减少曝光时间。其局限性主要为需要注意采集点的筛选(与临床一致的 PAC),需要手动校正局部激动时间,且 PAC 发作较少时需要耗费大量时间进行标测。

三维电解剖激动标测中点对点激动标测受到耗时较长、手动校正局部激动时间及易受到患者移动和消融导管分辨率限制的限制,高精密度标测能够有效突破这些限制。目前高精密度标测方法包括 Rhythmia 系统、CARTO Pentery 高密度标测和 EnSite Precision 心脏测绘系统。

2. 起搏标测　起搏标测指使用标测或消融导管远端进行起搏夺获心房。起搏标测时应确定 12 导联体表心电图中 PAC 的确切 P 波形态,并将其设置为起搏标测的模板。起搏时的 P 波形态与临床 PAC 的 P 波形态之间的一致程度越高,起搏位点即导管头端越接近 PAC 的起搏部位。起搏标测图形与 PAC 的 P 波形态相同或接近相同,提示该点为 PAC 的起源部位。PAC 的起搏标测是激动顺序标测的一种很好的补充,尤其在 PAC 发作较少的消融手术中。但是,精确比较起搏时 P 波形态和临床 PAC 心电图中的 P 波形态以及心腔内电图激动顺序比较困难,而且心房起搏标测空间精确度为 2cm 左右,也不太精确,这使得起搏标测的应用在 PAC 的标测中受到限制。

二、房性期前收缩的消融

(一)消融方法

PAC 的起源点即为消融靶点。消融靶点部位应为三维解剖激动标测图上的局部双极电图最早的激动点。该点双极电图起始点通常较 12 导联体表心电图中 PAC 的 P 波起始点提前 20~30 毫秒。然而,最早激动点为成功消融的最关键要素。单极电图呈"QS"形态是对双极电图的有力补充,也对消融成功有很好的预测作用。

目前消融通常使用冷盐水灌注消融导管放电消融,静息时冷盐水灌注流量设置为 2ml/min,放电时冷盐水灌注流量设置为 17ml/min,消融能量设置为 35W/45℃。消融放电 10 秒内 PAC 明显减少或消失,则巩固放电 10~30 秒后停止放电,观察患者无特殊不适及相关并发症后累计放电 60~90 秒。消融终点一般为放电消融后 PAC 消失,放电消融后 30 分钟内无临床 PAC 再发,并且静脉应用异丙肾上腺素和重复心房程序刺激不能诱发临床 PAC。如消融后 PAC 无明显减少或消失,则在消融靶点附近再次进行细致激动标测或起搏标测,或至该部位相对应的毗邻部位进行标测后消融。

(二)消融并发症

1. 房室传导阻滞　在房室结或希氏束旁消融可能出现房室传导阻滞。于主动脉窦无冠窦或主动脉 - 二尖瓣连接区域放电消融可成功消融希氏束旁起源 PAC,且发生房室传导阻滞的风险较低。当于 Koch 三角内进行消融时,应采用能量滴定法消融并进行短时间放电,或可行冷冻消融,尽可能减小发生房室传导阻滞的风险。

2. 窦房结功能障碍　起源点位于窦房结附近的 PAC 进行消融时,有可能出现窦房结功能障碍。由于窦房结复合体的弥散分布,风险通常较低,但需要考虑老年患者即既往存在窦房结功能障碍的患者。

(三)消融结果

目前国内外文献中报道的 PAC 消融例数均较少,这些研究中 PAC 的即刻消融成功率为 98.7%~100%,并发症发生率为 0~2.9%,复发率为 0~20%。PAC 的起源点影响预后。

(陶海龙)

参 考 文 献

[1] LEE G, SANDERS P, KALMAN J M. Catheter ablation of atrial arrhythmias: state of the art [J]. Lancet, 2012, 380(9852): 1509-1519.

[2] KISTLER P M, ROBERTS-THOMSON K C, HAQQANI H M, et al. P-wave morphology in focal atrial tachycardia: development of an algorithm to predict the anatomic site of origin [J]. J Am Coll Cardiol, 2006, 48(5): 1010-1017.

[3] KISTLER P M, CHIENG D, TONCHEV I R, et al. P-Wave Morphology in Focal Atrial Tachycardia An Updated Algorithm to Predict Site of Origin [J]. JACC Clin Electrophysiol, 2021, 7(12): 1547-1556.

[4] YAMADA T, MURAKAMI Y, OKADA T, et al. Electroanatomic mapping in the catheter ablation of premature atrial contractions with a non-pulmonary vein origin [J]. Europace, 2008, 10(11): 1320-1324.

[5] WANG X, LI Z, MAO J, et al. Electrophysiological features and catheter ablation of symptomatic frequent premature atrial contractions [J]. Europace, 2017, 19(9): 1535-1541.

[6] HUANG X, CHEN Y, XIAO J, et al. Electrophysiological characteristics and catheter ablation of symptomatic focal premature atrial contractions originating from pulmonary veins and non-pulmonary veins [J]. Clin Cardiol, 2018, 41(1): 74-80.

23　邻近希浦系统房性心动过速的标测与消融

邻近希浦系统房性心动过速又称希氏束旁房性心动过速(para-Hisian atrial tachycardia),是局灶性房性心动过速中较为特殊的一种类型。导管消融是根治局灶性房性心动过速的有效方法,但由于希氏束旁房性心动过速的起源部位在解剖位置上靠近正常心脏传导系统,对其进行消融时可能造成完全性房室传导阻滞的不良后果,因此在临床上极具难度和挑战性。近年来,随着心律失常标测及导管消融技术的不断发展,以及对希氏束旁房性心动过速的机制与导管消融策略的深入研究,希氏束旁房性心动过速的消融成功率得到了提高,同时减少了发生房室传导阻滞的风险。

一、希氏束旁房性心动过速的解剖学及心电学特点

局灶性房性心动过速通常起源于心房内的一些特殊解剖部位,如冠状静脉窦(冠状窦)窦口周围、心耳、右心房界嵴、肺静脉、上腔静脉、二尖瓣和三尖瓣环周围等。希氏束旁房性心动过速是局灶性房性心动过速中的一种特殊类型,其最早心房激动部位通常位于清晰希氏束电位周围1cm以内,或可直接记录到希氏束电位。从解剖关系上看,希氏束旁房性心动过速起源部位位于右心房 Koch 三角、左心房前间隔与主动脉根部无冠窦之间。

研究发现,希氏束旁房性心动过速的发生机制与环腺苷酸介导的触发活动有关,可被腺苷或维拉帕米终止,因此早先认为这些特征提示希氏束旁房性心动过速的发生依赖于房室结组织。但随后的研究发现,大部分希氏束旁房性心动过速的解剖学基础和电生理特性与二尖瓣和三尖瓣环起源的房性心动过速类似,可归类为特殊的"瓣环"房性心动过速。房室环周围的心房组织与其他心肌组织不尽相同,房室环以及主动脉根部周围可能存在特化的心肌束,这些特化的心肌束可能与局灶性房性心动过速以及房室环相关心律失常相关,尤其和希氏束旁房性心动过速的发生密切相关。

二、希氏束旁房性心动过速的体表心电图特征

局灶性房性心动过速可根据发作时体表心电图 P 波形态和极性初步判定起源部位,为制订标测和消融策略提供参考。希氏束旁房性心动过速亦有其特殊的心电图特点。由于起源部位邻近希浦系统,且位于左右心房之间,因此该处的激动几乎同时激动左右心房,导致体表心电图上 P 波时限在心动过速时明显短于窦性心律,且在 1：1 房室传导时 PR 间期较短。

P 波在 I 导联上呈正向或位于等电位线,在 aVL 导联上呈正向或负正双向;在下壁导联(II、III、aVF)上可呈负向和正负双向,或呈正向和负正双向;aVR 导联 P 波极性与下壁导联相反;而在 V$_1$ 导联上 P 波多呈双向,主导极性与下壁导联极性相反。一项研究发现,心动过速时 P 波较窄且在胸导联(尤其是 V$_4$~V$_6$)和下壁导联(II、III、aVF)上呈负正双向(–/+)或正负正三向(+/–/+)能可靠识别希氏束旁房性心动过速。

三、希氏束旁房性心动过速的诊断与标测

(一)诱发

希氏束旁房性心动过速在绝大多数情况下均可由程序刺激诱发。可于右心房和冠状窦快速起搏心房,逐步缩短起搏周期直至出现 2：1 心房夺获;或以 S$_1$S$_2$/S$_1$S$_2$S$_3$ 程序刺激心房,直至心房有效不应期。少数情况下,心动过速可被心室程序刺激(伴 V-A 传导)诱发。必要时可静脉使用异丙肾上腺素促进诱发。

（二）鉴别诊断

希氏束旁房性心动过速的最早心房激动点位于希氏束附近,需与快慢型房室结折返型心动过速(atrioventricular nodal reentrant tachycardia, AVNRT)以及希氏束旁旁道介导的房室折返型心动过速(atrioventricular reentrant tachycardia, AVRT)相鉴别。鉴别要点包括:

1. 心动过速时引入早发心室期前程序刺激(RS2),如果 RS2 刺激提前逆传希氏束,但不影响心房激动顺序,不重整心动过速,支持房性心动过速诊断。

2. 心室超速起搏并能通过室房逆传拖带心房,且与心动过速心房激动顺序相同,则一般情况下可排除房性心动过速。此外,心室刺激停止后,若最后一个心室刺激后房室反应呈"A-A-V",则支持房性心动过速诊断;若最后一个心室刺激后房室反应呈"A-V-A",则支持 AVRNT 或 AVRT。

3. 在心动过速时静脉注射腺苷或三磷酸腺苷(ATP)后出现一过性完全性房室传导阻滞,但不改变心房激动,则支持房性心动过速诊断。需要注意的是,如果心动过速终止前未出现房室传导阻滞则不能完全排除房性心动过速,尤其是起源于间隔部位的房性心动过速容易被腺苷(或 ATP)终止。

希氏束旁房性心动过速作为局灶性房性心动过速中的一种,在标测时需与大折返性房性心动过速相鉴别。三维标测是鉴别两者的有效手段。大折返性心动过速所标测到的激动时长可占心动过速周长(tachycardia cycle length, TCL)的 90%~100%,而希氏束旁房性心动过速呈离心扩布的激动传导模式,所标测到的激动时长与 TCL 存在较大差异。需要指出的是,局灶性房性心动过速的发生机制还包括微折返和触发激动,因此采用拖带标测时,若起搏后间期(post pacing interval, PPI)和 TCL 差值较小也不能完全除外局灶性房性心动过速的可能。此外,腺苷(或 ATP)对局灶性房性心动过速能使大部分局灶性房性心动过速终止,而对大折返性房性心动过速无效。研究亦发现,希氏束旁房性心动过速对维拉帕米敏感。

（三）标测

1. **激动标测**　希氏束旁房性心动过速的心房最早激动点通常位于清晰希氏束电位周围 1cm 范围内,理想的靶点通常较体表 P 波提前 20~30 毫秒,或者在腔内单极电图记录到"QS"波形。

2. **起搏标测**　对于难以维持的短阵房性心动过速,可采用起搏标测的方法,在起源部位起搏时可以产生同样的 P 波形态和心房激动模式,可明确短阵房性心动过速起源点是否位于希氏束旁。

3. **心房超速起搏**　以稍高于心动过速的频率来起搏心房,起搏停止后的 PPI 反映了激动到达局灶起源点周围组织、重整局灶激动、心动过速周长以及返回起搏位置时间的总和。因此,PPI-TCL 与起搏部位和局灶房性心动过速起源点之间的距离直接相关。当在局灶起源部位附近起搏时,PPI-TCL 几乎接近 0 毫秒,一般不超过 20 毫秒,以此可确定局灶起源点是否位于希氏束附近。

4. **三维电解剖标测**　构建心房的三维结构有助于在心房内进行精细标测,克服了二维影像定位的不确定性和盲目性。三维电解剖图的空间分辨力高,且能十分直观地实时显示导管的具体位置,可分别构建激动图、基质图及传导图等。激动图以不同颜色表示心房激动的早晚

（红色或白色表示激动最早、紫色代表激动最晚），有助于鉴别局灶性和大折返性房性心动过速。最重要的是，三维电解剖图可标识出心脏重要解剖结构（如窦房结、希氏束及心耳等），从而最大程度地避免严重并发症的发生。尤其对于希氏束旁房性心动过速的标测和消融，通过三维电解剖标测可直接测量最早激动点与希氏束的距离，对后续制订消融策略有重要的指导意义。

四、希氏束旁房性心动过速导管消融策略

局灶性房性心动过速的常规消融策略是标测并消融心动过速时最早的激动部位，即局灶起源点。成功消融的局部靶点双极电图常有典型的碎裂电位，单极电图呈"QS"型。但对于希氏束旁房性心动过速来说，仅着眼于局部邻近希氏束的最早起源点进行消融，有较高的完全性房室传导阻滞发生风险。结合希氏束区域的特殊解剖位置，目前认为希氏束旁房性心动过速可通过右心房希氏束区域、左心房前间隔区域以及主动脉根部无冠窦区域三个途径进行导管消融。

右心房希氏束区域是传统希氏束旁房性心动过速的消融靶点，即在右心房前间隔处进行消融。为最大程度避免房室传导阻滞的不良后果，在此处消融时一般采用能量滴定法进行消融，放电功率可从 5W 开始，以后每隔 10 秒递增 5W，直至达到 40W 的最大放电功率。当出现以下情况时应立即终止放电：①窦性心律或心房起搏时 PR 间期延长；②阻抗突然增加超过 10Ω；③出现房室传导阻滞；④出现快速性交界区心律；⑤交界区异位心律出现逆向传导阻滞。消融时由于顾虑到房室传导阻滞的风险，放电功率及放电时间往往受到限制，因此导致了消融成功率的降低。有文献报道，在右房间隔侧采用冷冻能量消融希氏束旁房性心动过速，与射频消融相比，安全性有明显提高，近期成功率有所提高，但远期仍有不低的复发率，这也限制了其临床应用。

自 2004 年首次报道于主动脉根部无冠窦内成功消融希氏束旁房性心动过速以来，越来越多的报道和研究证实了该途径消融希氏束旁房性心动过速的安全性及有效性。从解剖关系上看，主动脉根部位于左右心房之间，而无冠窦毗邻左右心房的外膜侧，与希氏束区域有着"一墙之隔"，在该处消融房室传导阻滞的发生率较低。从主动脉根部的结构上看，经主动脉逆行途径更有利于导管稳定地贴靠，进而提高消融的有效性。虽然心动过速时在无冠窦内标测到的局部激动可能会晚于右侧希氏束旁，这可能与起源灶位于房间隔深面有关，但这似乎并不影响在此处消融的有效性（图 4-23-1）。

无冠窦消融希氏束旁房性心动过速的成功率可达 90%，显著高于传统右房间隔侧消融，且几乎不会发生房室传导阻滞。因此，目前观点认为主动脉根部无冠窦途径可作为希氏束旁房性心动过速的首选消融途径。但若无冠窦内消融不成功，需通过穿间隔途径进入左心房间隔侧进行消融。需要注意的是，尽管在无冠窦内放电较安全，但若解剖位置不确定时，应进行主动脉根部造影或运用心腔内超声以显示消融导管的位置并常规放置希氏束电极导管，这对指导消融及减少并发症尤为重要。

放电过程中房性心动过速突然终止，表明消融成功。但不能将此作为消融成功的唯一标准，因为房性心动过速可能是自行终止或被导管刺激引发的房性期前收缩终止。如果消融前容易稳定诱发房性心动过速，应将消融后不能诱发房性心动过速作为消融成功的指标。如果消融前房性心动过速不能稳定诱发，应在最后一次消融后观察至少 30 分钟评估其可靠性。

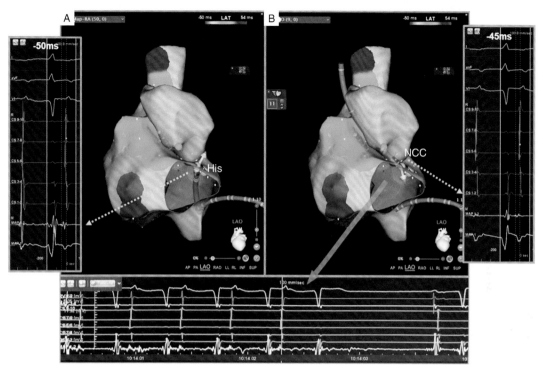

图 4-23-1　无冠窦内消融希氏束旁房性心动过速

尽管右房间隔侧希氏束旁激动时间（A，−50 毫秒）比无冠窦处（B，−45 毫秒）领先，但最终仍在无冠窦内成功消融终止房性心动过速（His，希氏束；NCC，无冠窦）（上海市东方医院病例资料）。

五、小结

综上所述，希氏束旁房性心动过速是局灶性房性心动过速中的一种特殊类型，消融过程中易造成完全性房室传导阻滞的严重并发症，因此是房性心动过速消融中的难点。但近年来，随着消融技术和理念的提升，以及对希氏束旁房性心动过速的深入认识和研究，其消融成功率和并发症发生率均显著改善。经主动脉逆行主动脉根部无冠窦内消融途径因其良好的有效性及安全性，应作为希氏束旁房性心动过速首选的消融策略。

（杨 兵）

参 考 文 献

［1］IWAI S，BADHWAR N，MARKOWITZ S M，et al. Electrophysiologic properties of para-Hisian atrial tachycardia［J］. Heart Rhythm，2011：1245-1253.

［2］YAMABE H，OKUMURA K，MORIHISA K，et al. Demonstration of anatomical reentrant tachycardia circuit in verapamil-sensitive atrial tachycardia originating from the vicinity of the atrioventricular node［J］. Heart Rhythm，2012：1475-1483.

［3］JONGBLOED M R，SCHALIJ M J，POELMANN R E，et al. Embryonic conduction tissue：a spatial correlation with adult arrhythmogenic areas[J]. J Cardiovasc Electrophysiol, 2004: 349-355.

[4] MADAFFARI A, GROßE A, BRUNELLI M, et al. Electrocardiographic and Electrophysiological Characteristics of Atrial Tachycardia With Early Activation Close to the His-Bundle[J]. J Cardiovasc Electrophysiol, 2016, 27（2）: 175-182.

[5] LERMAN B B, BELARDINELLI L. Cardiac electrophysiology of adenosine. Basic and clinical concepts[J]. Circulation, 1991, 83（5）: 1499.

[6] YAMABE H, TANAKA Y, MORIHISA K, et al. Analysis of the Anatomical Tachycardia Circuit in Verapamil-Sensitive Atrial Tachycardia Originating From the Vicinity of the Atrioventricular Node[J]. Circ Arrhythm Electrophysiol, 2010, 3（1）: 54-62.

[7] LAI L P, LIN J L, CHEN T F, et al. Clinical, electrophysiological characteristics, and radiofrequency catheter ablation of atrial tachycardia near the apex of Koch's triangle[J]. Pacing Clin Electrophysiol, 1998, 21（2）: 367-374.

[8] PAP R, MAKAI A, JUDIT S, et al. Should the Aortic Root Be the Preferred Route for Ablation of Focal Atrial Tachycardia Around the AV Node?: Support From Intracardiac Echocardiography[J]. JACC Clin Electrophysiol, 2016, 2（2）: 193-199.

[9] TADA H, NAITO S, MIYAZAKI A, et al. Successful catheter ablation of atrial tachycardia originating near the atrioventricular node from the noncoronary sinus of Valsalva[J]. Pacing Clin Electrophysiol, 2004, 27（10）: 1440-1443.

[10] LYAN E, TONIOLO M, TSYGANOV A, et al. Comparison of strategies for catheter ablation of focal atrial tachycardia originating near the His bundle region[J]. Heart Rhythm, 2017, 14（7）: 998-1005.

[11] BEUKEMA R J, SMIT J J, ADIYAMAN A, et al. Ablation of focal atrial tachycardia from the non-coronary aortic cusp: case series and review of the literature[J]. Europace, 2015, 17（6）: 953-961.

[12] MARKOWITZ S M. What Is the Optimal Approach to Ablation of Para-Hisian Atrial Tachycardias?[J]. JACC Clin Electrophysiol, 2016, 2（2）: 200-202.

[13] YANG J D, SUN Q, GUO X G, et al. Focal atrial tachycardias from the parahisian region: Strategies for mapping and catheter ablation[J]. Heart Rhythm, 2017, 14（9）: 1344-1350.

24　不同功率射频消融损伤原理及损伤形态

　　经射频导管消融术自 20 世纪 80 年代问世以来，已成为治疗快速性心律失常的有效方法。尽管已有 30 多年的应用实践经验，如何更好地传输射频能量，从而获得理想的消融损伤灶，以完成有效和安全的消融程序，仍然值得探讨。针对房颤射频消融，如何通过对功率、放电时程和导管组织贴靠等要素的不同组合，实现持久、透壁和连续的电损伤，同时避免蒸汽爆裂、焦痂和比邻组织结构损伤,仍然没有定论。本文通过探讨不同功率射频消融损伤原理及损伤形态,探寻更适合房颤导管射频消融的参数组合。

一、射频消融损伤原理

射频能量是一种交流电流,振荡频率为 500~1 000kHz(接近 AM 无线电传输的频带)。射频消融致心肌损伤的主要机制是热损伤,即将电磁能转化为热能传递到组织中,通过加热破坏组织。当组织温度达到 50℃,细胞去极化特性呈不可逆性丧失,即形成持久性损伤。因此,导管射频消融的目标是在心肌组织中达到这一临界温度。

射频消融环路组成是由射频消融仪一端通过消融导管电极与心脏组织相连接,另一端通过粘贴在腰背部的体表电极板与人体连接。

在射频能量传输过程中,交流电从消融导管电极穿过心肌组织到达体表电极板,组织受热分为两种方式:①电流通过心肌组织导致电磁加热,称为阻抗热(欧姆热)。阻抗热与电流密度的平方成正比,在单极传输射频电流的过程中,放置在患者皮肤上的体表电极板很少或未被加热,正是因为其具有较大的表面积和较低的电流密度。在与消融电极接触的心肌组织中,因接触面积小,电流密度达到足以产生阻抗热。由于电流密度随距离的平方而减小,所以显著阻抗热只发生在与消融导管电极直接接触的心肌组织及其下方 1mm 范围内。②阻抗热范围之外的深部和周围组织随后会因热传导而被加热和损伤,此为传导热,也是射频损伤形成的主要机制。体外和体内研究表明,随着与消融电极距离的增加,径向组织温度分布成反比,导致组织温度梯度陡峭。无论是阻抗热还是传导热,当组织温度超过 50℃ 时,便可形成持久性损伤,细胞去极化呈不可逆性丧失;当组织温度为 45~50℃ 时,细胞损伤是可逆的,这可能正是消融区域传导恢复的主要原因。值得注意的是,消融导管电极与血液接触面产生的热量会通过附近的循环血液带走,这一过程被称为对流冷却。对流热损失是将热量转移到移动的血池,是射频热损失的主要组成部分。在射频损伤形成过程中,循环血池作为一个巨大的散热器,降低了射频消融在心内膜表面引起的组织热,导致心内膜表面冷却,使得射频消融损伤病变不是半球形的,而是在心内膜下 1~2mm 处有其最大直径。

二、射频消融损伤灶形成的关键因素

射频损伤是由两种共存的加热机制产生的:直接接触产生的阻抗热和被动的传导热。影响消融损伤灶形成的因素很多,包括输出功率、消融时程、导管贴靠方向、接触力大小、导管贴靠稳定性、消融电极大小、开放式盐水灌注消融导管的使用以及组织厚度、结构特点和心肌血流量等。

体内研究表明,消融灶大小与射频消融功率传递成正比,因为功率越高,消融电极上的电流密度越大,组织阻抗热也越大,电极 - 组织界面温度越高,通过传导效应组织加热越深,导致消融灶越大。然而,消融电极 - 组织界面温度必须保持 <100℃,以防止与阻抗升高相关的组织干燥和焦痂形成,以及组织内部因温度过快升高而形成蒸汽,沿着组织平面切割释放,导致蒸汽爆裂。所以组织能量传递受到电极 - 组织界面温度的限制,功率越高,出现

焦痂和蒸汽爆裂的风险越大。

在非盐水灌注的情况下,决定消融损伤灶大小的另一个重要因素是消融电极的直径。在小消融导管(4mm)中,增大功率会导致消融电极 - 组织界面温度迅速升高 >100℃,从而导致焦痂和蒸汽爆裂。更大的消融电极(8mm)有更大的表面积,可以提供更高的总功率,同时不会产生过大的电流密度,从而导致更大的消融损伤。使用更大的电极,与血流接触的表面积也会增加,从而增强对流冷却效果。值得注意的是,大电极只有伴随更高的功率输出才会导致更大的消融损伤灶。但大电极(8mm 或 10mm)又存在一定的局限性,即导管操控性差及局部电位分辨率低。

用生理盐水冷却消融电极被认为是增加消融损伤灶大小的一种技术。从理论上讲,冷却消融导管尖端增强了消融导管尖端的对流热,降低了电极 - 组织接触面的过热风险,减少了导管头端形成焦痂的机会,可以在电极 - 组织界面提供更大的射频能量,使组织温度梯度向更高的温度分布移动,从而增加消融灶大小。因为消融功率的增加,冷盐水灌注消融导管电极产生的损伤比标准射频消融电极产生的损伤要大得多。通过主动电极冷却,减小消融电极的尺寸,加热效率相对提高,带来多方面的潜在好处,包括:①改善消融电极双极电图分辨率,提高标测精度,减少射频应用次数;②降低导管末端硬度,提高导管的灵活性和机动性,便于到达消融部位。但是盐水冲洗使消融导管尖端保持较低的温度,因此在射频消融过程中不能使用电极温度作为反馈来控制功率的增减。

充分的导管 - 组织接触有助于有效地将热能传递到靶组织。接触力的增加可以改善导管与组织的接触面积,减少电流向血池分流。组织接触对于实现病变的透壁性至关重要,最佳电极 - 组织接触力会伴随消融区心肌厚度的不同而不同。基于光纤技术和电磁传感的实时压力传感器导管的问世给消融生物物理学领域注入了新的活力,并优化了病变的形成,随之而来的是安全性和有效性的显著提高。接触力自 1g 增加到 10g,会使心内膜平面以下发生更大的变形,使消融灶的宽度和深度显著增加,但 10~40g 无明显增加。一般而言,即使使用高功率,小于 5g 的接触力也会导致较差的消融灶形成。另外,过大的接触力(例如 >40g)会显著增加蒸汽爆裂和穿孔的风险。

三、不同功率射频消融损伤特点

对于房颤射频消融而言,目的是通过有效的组合消融功率、消融时程、导管组织接触力等要素,实现环肺静脉隔离(pulmonary vein isolation, PVI),产生持久、透壁和连续的细胞损伤,同时减少对邻近组织的损伤。

目前临床及实验研究中应用的不同功率消融策略包括:低功率长时程(low power, long duration, LPLD)、高功率短时程(high power, short duration, HPSD)和极高功率短时程(very high power, short duration, vHPSD)消融等方式。

1. 低功率长时程消融(LPLD) 解剖上,左心房肺静脉前庭部位心肌厚度约 2mm,传统消融模式,即低功率长时程消融,消融参数设定范围为 20~40W,消融时程为 20~60 秒,消融导管 - 组织界面接触力为 10~20g,即可实现透壁损伤。低功率长时程消融消融损伤灶形成包含两个阶段:①射频电流直接传递到与消融导管接触的组织界面及其下 1~2mm 产生的阻抗热;②阻抗热向深部及邻近组织的传导热。低功率长时程消融中阻抗热效应占主导地位,随着时间推移,阻抗热向深部组织传导增加,形成损伤灶。当温度达到50℃时,就会发生不可逆转的心肌组织损伤。损伤灶周边由于热损伤温度不足,出现可逆性损伤,通常伴随着组织水肿(急性期效应可能是有效的,在水肿消失后,传导或自律性复发),导致后期组织电传导恢复,导致低功率长时程消融过程中,很难预测合理的消融时程以实现透壁性损伤。另外,消融时间相对长,可使部分热损伤累积心外膜及周围比邻组织结构,导致并发症出现,比如造成食管黏膜、膈神经损伤等。

与高功率短时程消融相比,低功率长时程消融导管与组织接触界面电流密度小,阻抗热只发生在导管接触界面的心内膜,其周围的心内膜面组织由于血液及灌注盐水的对流冷却作用明显,表现为损伤灶表面直径小。此外,在跳动的心脏中,低功率长时程消融较长的消融时间,很难长时间保持消融导管贴靠的稳定性,使得临床消融中的损伤灶小于体外实验。这就要求,应用低功率长时程消融逐点消融时,点与点之间的距离更近,才能保持消融线的连续性。

2. 高功率短时程消融(HPSD)　与射频消融时间的增加相比,射频功率的增加会导致更大的消融灶产生。在所有射频设置中,射频应用的前10秒内观察到消融灶大小增加最快,这使得高功率短时程消融成为可能。高功率短时程消融的基本原理是增加阻抗热而减少传导热在消融损伤灶形成中的地位。高功率短时程消融使导管与组织接触界面的电流密度增大,阻抗热增加,结果是由导管直接加热的区域较大,而消融持续时间短,温度衰减显著缩短,从而限制了热传导向更深的组织,提高消融导管与组织接触区域损伤的耐久性,同时减少向毗邻区域的热量传递。

在体外实验中,可以观察到低功率长时程消融和高功率短时程消融损伤在几何形态上的显著差异:两者消融灶体积相似,但与低功率长时程消融相比,高功率短时程消融的损伤灶直径明显更大,而损伤深度明显更小。消融损伤灶直径的不同可能归因于对流冷却的影响,对流冷却的影响在低功率长时程消融中所占比例较大,而在高功率短时程消融中所占比例较小。高功率短时程消融较短时间的热量输送可降低深层组织的温升,减少损伤灶的深度;而低功率长时程消融射频持续时间足够长,足以引起深层组织的温度升高,使损伤灶深度增加。

高功率短时程消融损伤灶的几何特征在PVI等心房射频导管消融术中尤其有用。高功率短时程消融灶直径越大,相邻病变之间的连接性越好,有助于消融线的连续完整,而损伤灶深度虽有减小仍可在心房组织中实现透壁损伤。在体动物实验中,40W/30s消融平均深度为2.7mm,而50W/5s、60W/5s、70W/5s和80W/5s分别为2.2mm、2.4mm、2.6mm和2.9mm,对于心肌厚度约2mm的左心房肺静脉前庭区域足以实现透壁损伤。

鉴于稳定的导管与组织接触力对于实现连续透壁损伤至关重要,在存在呼吸运动及心脏跳动的临床实际操作中,高功率短时程消融明显减少单点消融时间,使得对导管与组织接触力的要求减低,表现为消融灶间的连续性更好,消融损伤更均匀。

在临床实践中应用高功率短时程消融策略可能有助于减少PVI手术中的消融时间,还可以通过降低心外毗邻组织损伤的风险来提高安全性。但由于射频持续时间短而导致的消融损伤灶深度减少,可能不足以在二尖瓣峡部、Marshall静脉及左心耳开口等左心房壁增厚的区域造成透壁消融损伤。针对该部位的消融,低功率长时程消融可能更有优势。

高功率短时程消融临床应用的另一个不可忽视的安全问题是焦痂和蒸汽爆裂。在动物模型中,如果导管-组织界面温度>85℃,则可观察到蒸汽爆裂,这可能会导致心脏压塞。Bhaskaran 等在体外和在体绵羊模型中,设定接触力为 10g,与 40W/30s 消融策略比较,50W/5s 和 60W/5s 均可以实现跨壁损伤,并且比 40W/30s 消融更安全。在 40W/30s 消融中,蒸汽爆裂的发生率为 8%,而在 50W/5s 和 60W/5s 均为 0,而 80W/5s 的蒸汽爆裂发生率为 8%。另一项研究对比 35W 和 50W 房颤消融治疗,没有缩短 50W 消融的持续时间,结果观察到蒸汽爆裂、心包积液和胃肠道不适等。Winkle 等对 10 284 名患者进行了 13 974 次功率模式消融,功率为 45~50W,消融时间为 5~15 秒(左心房后壁为 2~10 秒),结果发生心房食管瘘 3 例,蒸汽爆裂 2 例。显然,高功率消融的安全范围很小,需要持续监测消融参数,增加功率和持续时间的使用需要权衡导管头端焦痂和/或蒸汽爆裂的风险。而目前临床工作中应用的盐水灌注消融导管,其顶端的中心有一个热电偶,周围环绕着冷却盐水,并不能反映导管-组织接触面的真实温度。

3. 超高功率短时程消融(vHPSD) 极高功率短时程消融策略旨在最小化传导热和最大程度增加阻抗热,以便将定向加热传递到心房壁,同时降低比邻组织损伤的风险。

极高功率短时程安全消融有一些理论上的优势。首先,导管-组织接触稳定性是临床成功的重要因素,极高功率短时程消融时间最短,对导管稳定性要求最低,消融灶的分布比低功率长时程消融更为均匀。其次,房颤消融的一个重要安全考虑是尽量减少对毗邻组织的损伤。临床前模型表明,极高功率短时程消融可以最大限度减少传导热和随之产生的比邻组织(如食管)损伤。

QDOT Micro 导管的 6 个热电偶可实现精确的温度控制和功率调节,潜在地避免组织过热、附带损伤、导管尖端焦痂和蒸汽爆裂,使得极高功率短时程消融得以实现。在体动物实验中,对比 90W/4s、90W/6s 和 70W/8s 的消融策略,90W/4s 是消融灶大小和安全参数之间的最佳平衡,没有蒸汽爆裂或焦痂产生。应用 QDOT Micro 导管记录导管-组织界面温度,进行 174 次单次消融,产生 3 次(1.7%)蒸汽爆裂,均发生在导管-组织界面温度为 85℃ 的情况下。另外 233 次消融在 90W/4s 和 65℃ 的极限温度下进行,没有蒸汽爆裂。极高功率短时程消融(90W/4s,T≤65℃)与低功率长时程消融(25W/20s)相比,消融深度相似[分别为(3.58±0.3)mm 和(3.53±0.6)mm],而消融灶直径更大[分别为(6.02±0.2)mm 和(4.43±1.0)mm],并改善了消融灶间的均匀性,具有相似的安全终点。

QDOT-FAST 研究描述的极高功率短时程消融(90W/4s)与之前所有高功率短时程消融研究不同。极高功率短时程基于 QDOT Micro 导管的 6 个热电偶实现温度调节功率的能力,降低电极和组织过热的可能性,反过来又有助于避免焦痂和蒸汽爆裂发生。所有 52 名接受消融治疗的患者均实现 PVI。无死亡或心房食管瘘、脑血管意外、肺静脉狭窄、膈神经麻痹或心脏压塞的报道。

Fast and Furious-AF 研究对比了极高功率短时程消融(90W/4s)与传统消融[消融指数(ablation index, AI)指导的消融,采用 STST 导管;功率模式,前壁 40W,顶部和后壁 25W,接触力范围 10~40g;左心房前部、顶部和后部的目标 AI 值分别为 550、450 和 380]:极高功率短时程组较传统消融组的总消融时间(分别为 338 秒和 1 580 秒)和单点消融时间(分别为 4 秒和 21 秒)明显缩短。尽管极高功率短时程组每次应用的平均功率较高(分别为 84W 和 31W),但每个消融灶的总输送能量却明显较低(分别为 335W 和 594W)。

四、小结

不同功率射频消融损伤原理及损伤形态各有特点,针对房颤射频消融治疗,高功率短时程消融策略表现出更好的时效性和安全性。随着新的消融导管的应用,极高功率短时程消融表现出优势,其安全性、有效性仍需进一步大规模临床实践的验证。

(蔡　衡)

参 考 文 献

[1] HUANG S K, BHARATI S, GRAHAM A R, et al. Closed chest catheter desiccation of the atrioventricular junction using radiofrequency energy--A new method of catheter ablation[J]. J Am Coll Cardiol, 1987, 9(2): 349-358.

[2] HAINES D E. The biophysics of radiofrequency catheter ablation in the heart: the importance of temperature monitoring[J]. Pacing Clin Electrophysiol, 1993, 16(3 Pt 2): 586-591.

[3] HAINES D. Biophysics of ablation: application to technology[J].J Cardiovasc Electrophysiol, 2004, 15(10 Suppl): S2-S11.

[4] NAKAGAWA H, YAMANASHI W S, PITHA J V, et al. Comparison of in vivo tissue temperature profile and lesion geometry for radiofrequency ablation with a saline-irrigated electrode versus temperature control in a canine thigh muscle preparation[J]. Circulation, 1995, 91(8): 2264-2273.

[5] OTOMO K, YAMANASHI W S, Tondo C, et al. Why a large tip electrode makes a deeper radiofrequency lesion: effects of increase in electrode cooling and electrode-tissue interface area[J]. J Cardiovasc Electrophysiol, 1998, 9(1): 47-54.

[6] AFZAL M R, CHATTA J, SAMANTA A, et al. Use of contact force sensing technology during radiofrequency ablation reduces recurrence of atrial fibrillation: A systematic review and meta-analysis[J]. Heart Rhythm, 2015, 12(9): 1990-1996.

[7] REDDY V Y, SHAH D, KAUTZNER J, et al. The relationship between contact force and clinical outcome during radiofrequency catheter ablation of atrial fibrillation in the TOCCATA study[J]. Heart Rhythm, 2012, 9(11): 1789-1795.

[8] HALL B, JEEVANANTHAM V, SIMON R, et al. Variation in left atrial transmural wall thickness at sites commonly targeted for ablation of atrial fibrillation[J]. J Interv Card Electrophysiol, 2006, 17(2): 127-132.

[9] ULLAH W, MCLEAN A, TAYEBJEE M H, et al. Randomized trial comparing pulmonary vein isolation using the SmartTouch catheter with or without real-time contact force data[J]. Heart Rhythm, 2016, 13(9): 1761-1767.

[10] BARKAGAN M, CONTRERAS-VALDES F M, Leshem E, et al. High-power and short-duration ablation for pulmonary vein isolation: Safety, efficacy, and long-term durability[J]. J Cardiovasc Electrophysiol, 2018, 29(9): 1287-1296.

[11] LESHEM E, ZILBERMAN I, TSCHABRUNN C M, et al. High-Power and Short-Duration Ablation for Pulmonary Vein Isolation: Biophysical Characterization[J]. JACC Clin

4

Electrophysiol, 2018, 4（4）: 467-479.

［12］BOURIER F, DUCHATEAU J, VLACHOS K, et al. High-power short-duration versus standard radiofrequency ablation: Insights on lesion metrics［J］. J Cardiovasc Electrophysiol, 2018, 29（11）: 1570-1575.

［13］BHASKARAN A, CHIK W, POULIOPOULOS J, et al. Five seconds of 50-60 W radio frequency atrial ablations were transmural and safe: an in vitro mechanistic assessment and force-controlled in vivo validation［J］. Europace, 2017, 19（5）: 874-880.

［14］JANKELSON L, DAI M, BERNSTEIN S, et al. Quantitative analysis of ablation technique predicts arrhythmia recurrence following atrial fibrillation ablation［J］. Am Heart J, 2020, 220: 176-183.

［15］KANJ M H, WAZNI O, FAHMY T, et al. Pulmonary vein antral isolation using an open irrigation ablation catheter for the treatment of atrial fibrillation: a randomized pilot study［J］. J Am Coll Cardiol, 2007, 49（15）: 1634-1641.

［16］WINKLE R A, MOHANTY S, PATRAWALA R A, et al. Low complication rates using high power（45-50 W）for short duration for atrial fibrillation ablations［J］. Heart Rhythm, 2019, 16（2）: 165-169.

［17］REDDY V Y, GRIMALDI M, DE POTTER T, et al. Pulmonary Vein Isolation With Very High Power, Short Duration, Temperature-Controlled Lesions: The QDOT-FAST Trial［J］. JACC Clin Electrophysiol, 2019, 5（7）: 778-786.

［18］RICHARD TILZ R, SANO M, VOGLER J, et al. Very high-power short-duration temperature-controlled ablation versus conventional power-controlled ablation for pulmonary vein isolation: The fast and furious-AF study［J］. Int J Cardiol Heart Vasc, 2021, 35: 100847.

25　房颤消融中射频参数意义及监测

　　针对房颤的药物治疗无论在治疗效果还是在不良反应发生率方面均存在较多问题,因此,射频导管消融应运而生,并且在过去的几十年间得到了飞速发展,其治疗房颤的成功率也逐渐提高,现已成为治疗房颤的主流策略。2020 年欧洲心脏病学会（ESC）心房颤动管理指南指出,当Ⅰ类或Ⅲ类抗心律失常药物无效或不耐受时行导管消融以控制心律成为治疗房颤Ⅰ类适应证。

一、射频消融原理

（一）射频能量的必要构成

　　射频电流在消融电极周围形成电场,电场线从电极头出发,与背部电极构成电回路——环路。形成完整环路后,射频电流通过并转化为热能。换句话说,只有射频仪及消融电极是无法完成能量转换的,在不形成环路的情况下,电流无法通过,消融电极表面温度不会上升。射频导管也是被动加热的,只有在接触到高阻抗的人体组织并形成环路才会产生阻抗热。

（二）射频电流的热效应

射频消融治疗的射频电流为高频（350~1 500kHz）交流电流,不产生心肌细胞的去极化。在形成电回路后,电场作用于组织中的带电离子,使之运动,与组织及液体介质摩擦而产生热量,称为阻抗热。阻抗热所产生的热量与射频电流密度成正比,以单极方式放电时,组织某一点的电流密度与该点距射频电极距离 4 次方成反比。随着与电极距离的增大,射频电流在组织内所产生的热量将迅速降低。Haines 等在动物实验时发现,在距电极 1mm 范围内,射频电流才可产生阻抗热,超过这一范围,组织损伤主要依靠传导来的热量——传导热造成的。因此,电极头与组织的紧密接触在射频消融中至关重要。在生物组织内,局部过多的热量主要通过对流散热和传导散热来达到动态平衡。对流散热是靶点组织周围血流,将射频电流所产生的热量带走的过程。这一部分热量被称为对流热,也是造成射频电流损耗的主要原因。除电极头附近的血流可产生对流散热效应外,位于心外膜下较大的血管。如冠状动脉内的血流,也可迅速将局部的热量带走。

（三）射频电流对心肌内膜细胞的损伤作用

1. 随着温度升高,细胞膜的流动性将增加。在较高温度 45~50℃时,膜流动性增加,引起膜蛋白代谢加快。离子、激素及药物的跨膜转运增加。此时可发生膜蛋白变性和结构改变,造成细胞膜可逆或不可逆的损伤。

2. 在哺乳动物细胞内含有微丝样的网状骨架。当温度升至 51℃时,红细胞网状骨架破坏,并导致细胞形态异常和细胞碎裂。真核细胞的网状结构较复杂,温度升高时,网状骨架的破坏将促使细胞膜的空泡形成,使细胞丧失活性。网状骨架的破坏可能与温度升高时细胞的死亡有关。

3. 细胞核内的核仁是 DNA 合成和复制以及 RNA 转录的场所,对温度十分敏感。温度升至 41~45℃时,可见到核仁的结构和功能变化。DNA 合成也明显减少,加热时间延长,温度较高时,热效应可使 DNA 键断裂。另外,温度升高时,核蛋白增加,增加的核蛋白成分可能与细胞死亡有关。

4. 温度升高时通过对细胞膜上离子通道蛋白的作用,心肌细胞的电生理学特性也将发生改变。温度升至 40℃以上,可引起细胞除极化大于 45℃,使动作电位幅度降低,动作电位时限缩短,并伴有心肌细胞异常的自律性活动增加,而大于 50℃时细胞的兴奋性丧失。

5. 在电极接触头,会因为射频电流的热效应,导致组织病理学改变。心内膜变为灰白色,可伴有出血或血栓形成。在放电过程中,如果局部组织温度升高到 100℃以上或阻抗突然升高,在心内膜处,可见组织碳化形成的焦痂以及心内膜破裂,血栓形成等改变。

6. 射频电流通过热效应使局部温度升高,从而引起组织损伤。在消融过程中,组织温度大于 100℃,将引起液体气化发生爆裂及组织碳化。

因此,在房颤消融过程中,术者必须熟知影响消融热效率的各种因素,包括消融器材特点、消融部位组织学和解剖学特点,消融电极-组织贴靠情况、灌流液速度、输出功率和消融时间影响等,最终在保证安全的基础上实现有效的消融损伤。

二、射频消融参数及意义

1. **功率** 阻抗热是通过射频发生器在消融导管电极和黏附在患者躯体上的弥散电极之间发放 350~1 000kHz 正弦交流电,利用电热效应原理而实现。

根据焦耳定律和电学原理,阻抗热生成与组织电流密度、组织阻抗及电流持续时间密切相关。当阻抗维持不变时,任何输出电压或输出功率的改变都会引起电流密度变化,因此在临床实践中,我们常应用改变输出功率的方式来调节阻抗热的生成程度。

功率模式是以设定功率为起始功率,以恒定功率放电,为安全起见,当电极温度达到预设的允许最高温度——切断温度(temperature cutoff)时,射频仪自动切断能量输出。此种模式比较适合需要高效、透壁消融的情况,如房颤的肺静脉隔离。

一直以来,出于并发症的考虑,如心脏穿孔、心脏压塞、气体爆裂、心房食管瘘等,许多中心会采用相对的较低功率和长时程放电来进行房颤的导管消融治疗,一般为每个部位 25~35W 消融 30~60 秒;在左心房后壁,采用较低的功率(10~35W)和较短的时间(10~30秒)。放电过程中,肺静脉电位降低或消失视为消融有效,可巩固放电 30 秒。

理论上,损伤灶大小与局部组织受热成正比,而组织受热又与消融功率相关,因此高功率将产生更大的损伤灶。现阶段,高功率短时程射频消融治疗的应用越来越多,其安全性、高效性及其对组织损伤范围的影响是所有电生理医师高度关注的话题。研究表明,与常规功率导管消融相比,高功率短时程导管射频消融能更有效地缩短 AF 患者的消融时间,且未增加术后并发症及房颤复发风险。目前,40~60W/10~20s 的高功率短时程消融方案的安全性和有效性已在基础和临床研究中得到证实。

2. **阻抗** 放电过程中的阻抗是射频电流发生器与患者这一电回路的总阻抗。人体阻抗主要包括两个方面:一方面为基础阻抗,是导管尖端与背部环路电极之间所产生的阻抗。其很大程度上取决于血液、肺内空气、脂肪组织和角化表皮层。因此其个体差异较大。另一方面为接触阻抗,即消融导管接触组织及周围血液产生的阻抗,通常是由导管尖端与心肌组织之间的接触引起的,该阻抗与组织与导管尖端接触的面积成比例,并且随着组织接触力增加而增加。

同一患者,同次手术,基础阻抗多数波动不大。但不同人体基础阻抗的范围变化较大,尤其行环肺静脉隔离时,人体基础阻抗波动范围可至 100~190Ω。我中心动物实验表明,其他因素保持相同时,损伤范围与基础阻抗呈负相关。消融时最佳基础阻抗控制在 110~140Ω 时可获得最大化病变范围及较低的并发症发生风险,临床出现高阻抗时,可将体表电极贴片从左大腿肌肉上方的标准位置重新定位到左侧髂骨和胸腔之间皮下脂肪组织较少的阻抗低区域,降低阻抗至正常范围可使消融效率更高,术中并发症减少。基础阻抗过高时,部分组织消融深度 <2mm,损伤范围较局限,消融后水肿较明显,可获得即刻成功率,但水肿消退后房颤复发率较高。

心肌组织的阻抗为 100~200Ω,脂肪组织为 1 600~3 300Ω,血液中含有大量电解质,其阻抗略低于肌肉组织。在阻抗测试过程中,如果消融电极头移到某一部位时,阻抗明显增高提示这一部位组织结构较其他部位有明显差异,如含有较多脂肪。所以若阻抗高于正常范围,应仔细检查连接回路中是否有不完全断路存在,如连接导线或消融管不完全断裂,电极板与皮肤接触不良等。

一般情况下,阻抗在放电过程中有小幅度下降。大量研究证实,有效放电过程中消融电极阻抗呈温度依赖性下降。消融电极温度上升和电极阻抗下降都与组织受热正相关。因此,电极阻抗下降是组织有效受热的指标之一,特别是使用高流量灌注导管消融时。

但是当电极-组织接触不良时,由于电极组织接触面积小,只有一部分电流流经组织界面,加上血液对流散热效应,电极温度上升不明显,导致消融电极阻抗下降不明显。当电极与组织贴靠过紧时,由于射频电流绝大部分流经组织界面,将导致消融电极阻抗明显升高。如果放电功率过大,阻抗也可迅速升高。这是由于局部组织温度超过100℃,电极头被破坏了的组织成分黏附包裹,形成了绝缘层,此时常伴有组织碳化和焦痂形成。在这种情况下继续放电是无效的。因此,一旦发生消融电极阻抗明显升高,术者应停止放电,以防止碳化和血栓形成,并重新调整导管与组织的接触后再进行消融。

3. 温度 射频电流通过热效应使局部组织温度升高,从而引起组织损伤,达到治疗目的。当心肌组织温度超过48~50℃,细胞就会发生爆裂、脱水、细胞内蛋白变性并成为碎片。当温度达到90~100℃,血液开始凝结,80℃时产生软血栓,不受肝素水平的影响。所以消融时组织温度应在50~80℃。

温控模式是在优先保证温度维持在预设值情况下,反馈功率输出。以0W为起始功率,功率逐步上升直至达到预设温度,一般最高设置55℃、50W。

温控模式因为功率输出仅仅使局部组织温度维持在预设值,所以减少了局部气化蒸汽震爆的危险。但同时部分患者由于血液流速慢,结痂,贴靠等因素导致头端温度高,无法上升至有效功率,放电前几秒功率较低,延长了放电时间。所以此种模式比较适合温和消融,如用于双路径。

4. 灌注速度 目前房颤的主流消融导管有盐水灌注消融导管和传统温控导管。

传统温控导管在消融时温度迅速升高,会减少能量对组织的有效释放,造成损伤范围减少,因为受温度限制,能量无法传递到组织深部(限制了传导热的产生),而电极表面温度过高增加了凝血及结痂的风险。

冷盐水灌注消融导管通过盐水灌注降低顶端电极温度,使输出功率不受温度的反馈抑制,能达到预设的功率,输出更多的能量。同时通过对电极周围血液的持续冲刷从而减低血液凝结的风险。冷盐水灌注消融导管包括内灌注式消融导管和开放式消融导管。

开放式盐水灌注导管基于对流性冷却的原理,被设计成中空的、导管头端有灌注孔,现阶段各中心常用的灌注导管有6孔、56孔等。可以在消融期间灌注室温生理盐水,模拟血流冲刷对电极和邻近组织进行冲洗冷却,被称为主动冷却。主动冷却降低了头端电极的温度,不受局部血流的影响,减少了凝血及结痂的风险。在肺静脉隔离中,常用的6孔导管功率30W以下推荐使用17ml/min流速,功率30W以上推荐使用38ml/min流速;56孔导管功率30W以下推荐使用8ml/min流速,功率30W以上推荐使用15ml/min流速;流速偏低和偏高均不能达到预期效果。若在指定功率设置条件下,使用低于规定的灌注速率,或使用稀释的灌注液,可能导致消融部位过热,即形成焦痂的风险增大。

盐水灌注导管集功率模式与温控优点于一身,可以达到功率模式的深部损伤,又能保护组织无焦痂血栓,输出模式接近功率模式,适用于房颤等需要深度透壁损伤的疾病治疗。

但是在温控模式下,盐水灌注导管头端温度不能反映贴靠,不能反映创痕真实情况。同时射频仪为了达到目标温度会保持高功率输出,所以我们须密切关注输出功率。

5. 贴靠力　传统消融手术中,术者通过影像指导、电图、手感、阻抗等判断导管贴靠,但上述方法均有部分局限性。如 X 线判断导管贴靠不具有三维立体性;电位振幅及阻抗与贴靠力的相关性很差;手感无法反映头端贴靠等。

压力导管能够实现感知压力大小和方向。Tacticath Quartz 导管(TactiCath Quartz Contact Force Ablation Catheter)为接触压力光感应消融导管;SmartTouch 导管(ThermoCool SmartTouch)利用导管头端弹簧设计感知压力。这两款导管结合相应的操作系统,可在术中识别导管所有动作,如前送、后撤、打弯、松弯、顺转及逆转等。通过压力参数设定及监测,能有效避免过度损伤,实现有效消融。研究证实,压力感知导管消融治疗能降低房颤患者术后 6 个月复发率。压力推荐范围为 5~25g。若消融期间的贴靠力超过 40g,则有导致焦痂产生的风险。压力感知导管在持续房颤射频消融中的应用利于术者更好掌握导管与心房壁贴靠度,有效降低并发症发生率与复发率,缩短术中消融时间与透视时间,具有较高临床应用价值。

三、量化消融

常规的射频消融术中术者仅能根据三维导航、局部阻抗、透视等参数间接判断导管贴靠情况,由于导管贴靠不良,消融点未达透壁性损伤等因素,会影响肺静脉隔离(pulmonary vein isolation, PVI)即刻及远期成功率。采用压力时间指数(force time index, FTI)可以粗略判断消融损伤,但难以准确量化损伤程度。近期一些公司推出了新的量化消融指数,如消融指数(ablation index, AI)以及由 FTI 演变而来的损伤指数(lesion size index, LSI),用于精确评估消融损伤程度。

1. 消融指数　消融指数是衡量消融损伤的一种新指标,消融指数加权公式包含接触力、时间和功率,精确性为 1mm(消融深度为 3~7mm),可精确显示每个消融位点消融强度信息,反映消融损伤程度。消融指数指导下行射频消融术,术中压力导管能直观、实时显示导管头端与心肌组织的压力大小、方向,为导管与组织贴靠的紧密程度提供客观参数,改善导管头端与心肌组织之间的贴靠,提高消融效率,可显著增加 PVI 单圈隔离率和手术成功率,减少手术操作步骤,缩短消融时间,避免过度消融,提高手术安全性。

Hussein 等的研究显示,89 例患者接受消融指数指导下的消融,消融指数目标值左心房前壁/顶部≥550,后壁/下壁设定≥400 时,肺静脉电位的单圈隔离率可达 97%,而单纯采用压力指导下单圈隔离率仅为 84%(97% $vs.$ 84%,$P<0.001$)。消融指数指导下的房颤导管消融相比传统的消融方式更安全、更有效,它为房颤消融的透壁和连续损伤提供了精准的提示,在消融过程中使每一点消融都能达到透壁消融,避免了无目标路径以外的无效或过度消融,从而提高了同侧肺静脉一次隔离的成功率,同时也没有明显增加并发症。

研究结果显示,在目标消融指数值相对恒定时,随着消融功率的增高,消融时间缩短,消融功率与消融时间呈负相关。上述提示高功率射频消融可缩短消融时间,这对缩短手术时间、减轻传导热导致的左心房邻近器官损伤具有重要意义。

目前,临床导管消融中常用消融指数值来指导消融,消融指数可以整合输出功率、贴靠压力及消融时间等因素,但未考虑基础阻抗。有研究表明,相同基础阻抗下行射频消融;消融指数值与损伤范围呈正相关;相同消融指数目标值行射频消融时,基础阻抗不同,损伤范围不同,两者呈负相关。所以基础阻抗增加时仍采用原有消融指数指导消融,可能导致过高估算损伤,而不能达到目标消融深度。临床同样存在基础阻抗减低的患者,过低估算损伤可能导致过度消融,使发生蒸汽震爆,导致并发症产生。有研究依据相同损伤范围的消融指数值及基础阻抗值拟合推导出经验公式,并通过验证,得出相同损伤深度时的消融指数 AI 与阻抗 R 的数学模型: $\Delta AI = (AI0 - 203)/R0 \times \Delta R$。该数学模型可用于指导不同基础阻抗时消融损伤指数的量化调整,使得基础阻抗不同仍能达到相同目标消融深度,可能会进一步提高手术成功率,并减少并发症。

2. 损伤指数 损伤指数尝试用压力、时间以及电流(恒定功率在不同阻抗下的实际能量输出)三方面的参数量化消融的深度和宽度。损伤指数能够提供消融灶体积的实时量化信息,同时提升房颤的有效性和安全性。目前的动物实验结果提示,损伤指数数值与消融灶宽度和深度呈线性关系。临床研究也显示,损伤指数指导下的房颤消融术可以提高消融成功率,亚洲人群所应用的损伤指数数值明显低于欧美人群。

一项研究提示,以损伤指数值为指导行肺静脉隔离,前壁损伤指数为 6.0;后壁 LSI<4 复发率高于 LSI 4~5;LSI 4~5 复发率高于 LSI≥5。损伤指数恒定时,20W 组术后 3 个月或 3 个月后房颤复发率明显高于 40W 组。

也有回顾性分析以高于常规的肺静脉隔离损伤指数值进行消融,前壁 LSI 为 6.5,后壁、顶壁、底部 LSI 为 5.2。主要终点为消融后 3 个月、6 个月和 12 个月常规心电图和 24 小时动态心电图监测评估的心律失常复发。1 年的房颤成功率为 92.3%,并且使用较高的损伤指数并未增加不良反应的趋势。

(梁 明 孟云帆)

参 考 文 献

[1] CHUGH S S, HAVMOELLER R, NARAYANAN K, et al. Worldwide epidemiology of atrial fibrillation: a Global Burden of Disease 2010 Study[J]. Circulation, 2014, 129(8): 837-847.

[2] HINDRICKS G, POTPARA T, DAGRES N, et al. 2020 ESC Guidelines for the diagnosis and management of atrial fibrillation developed in collaboration with the European Association for Cardio-Thoracic Surgery(EACTS): The Task Force for the diagnosis and management of atrial fibrillation of the European Society of Cardiology(ESC)Developed with the special contribution of the European Heart Rhythm Association(EHRA)of the ESC[J]. Eur Heart J, 2021, 42(5): 373-498.

[3] 王禹川,周菁,丁燕生. 温故方能知新——射频消融热损伤成因[J]. 中国心脏起搏与心电生理杂志, 2020, 34(4): 326-328.

[4] REDDY V Y, DUKKIPATI S R, NEUZIL P, et al. Randomized, Controlled Trial of the Safety and Effectiveness of a Contact Force-Sensing Irrigated Catheter for Ablation of Paroxysmal Atrial Fibrillation[J]. Circulation, 2015, 132(10): 907-915.

[5] FRANKEL D S. Recipe for ablation success: Don't cook the goose[J]. J Cardiovasc

Electrophysiol, 2016, 27（9）: 1045-1046.

［6］BAHNSON T D. Strategies to minimize the risk of esophageal injury during catheter ablation for atrial fibrillation［J］. Pacing Clin Electrophysiol, 2009, 32（2）: 248-260.

［7］黄颖, 解杨婧. 高功率短时程与常规功率导管射频消融治疗心房颤动有效性和安全性的对比研究［J］. 实用心脑肺血管病杂志, 2021, 29（5）: 124-127.

［8］王俊, 梁明, 刘瑞雪, 等. 基础阻抗对消融指数指导射频消融组织损伤范围影响［J］. 临床军医杂志, 2019, 47（10）: 1038-1040, 1043.

［9］BHASKARAN A, BARRY M A, POULIOPOULOS J, et al. Circuit Impedance Could Be a Crucial Factor Influencing Radiofrequency Ablation Efficacy and Safety: A Myocardial Phantom Study of the Problem and Its Correction［J］. J Cardiovasc Electrophysiol, 2016, 27（3）: 351-357.

［10］SHAPIRA-DANIELS A, BARKAGAN M, ROTTMANN M, et al. Modulating the Baseline Impedance: An Adjunctive Technique for Maximizing Radiofrequency Lesion Dimensions in Deep and Intramural Ventricular Substrate［J］. Circ Arrhythm Electrophysiol, 2019, 12（6）: e007336.

［11］ANDRADE J G, MONIR G, POLLAK S J, et al. Pulmonary vein isolation using "contact force" ablation: the effect on dormant conduction and long-term freedom from recurrent atrial fibrillation-a prospective study［J］. Heart Rhythm, 2014, 11（11）: 1919-1924.

［12］谭红伟, 张旭敏, 邹誉, 等. 压力感知导管消融治疗心房颤动的效果观察［J］. 山东医药, 2016, 56（17）: 44-46.

［13］孙俊华, 袁义强, 赵育洁, 等. ST导管应用治疗持续房颤的射频消融临床探讨［J］. 中外医疗, 2015, 34（15）: 12-13.

［14］DAS M, LOVEDAYJ J, WYNN G J, et al. Ablation index, a novel marker of ablation lesion quality: prediction of pulmonary vein reconnection at repeat electrophysiology study and regional differences in target values［J］. Europace, 2017, 19（5）: 775-783.

［15］马彦卓, 侯广道, 汝磊生, 等. 消融指数指导下射频消融术治疗心房颤动的效果研究［J］. 实用心脑肺血管病杂志, 2020, 28（5）: 7-11.

［16］HUSSEIN A, DAS M, CHATURVEDI V, et al.Prospective use of ablation index targets improves clinical outcomes following ablation for atrial fibrillation［J］. J Cardiovasc Electrophysiol, 2017, 28（9）: 1037.

［17］PHLIPS T, TAGHJI P, EL HADDAD M, et al. Improving procedural and one-year outcome after contact force-guided pulmonary vein isolation: the role of interlesion distance, ablation index, and contact force variability in the 'CLOSE'-protocol［J］. Europace, 2018, 20（FI_3）: f419-f427.

［18］CAI Z, LI S, LIANG M, et al. Derivation and Verification of the Relationship between Ablation Index and Baseline Impedance［J］. Cardiol Res Pract, 2021, 2021: 5574125.

［19］LEO M, PEDERSEN M, RAJAPPAN K, et al. Power, Lesion Size Index and Oesophageal Temperature Alerts During Atrial Fibrillation Ablation: A Randomized Study［J］. Circ Arrhythm Electrophysiol, 2020, 13（10）: e008316.

［20］KATIĆ J, ANIĆ A, BREŠKOVIĆ T, et al. Higher than recommended lesion size index target values for pulmonary vein isolation result in better clinical outcomes in paroxysmal atrial fibrillation patients［J］. J Interv Card Electrophysiol, 2022, 64（2）: 463-468.

26　左心房三维重建及导管操作技巧

导管射频消融技术目前是房颤介入治疗的主流,本文阐述导管在左心房内的操作技巧,以三维标测系统指导下绿色导管操作手法为特点。

房颤导管消融的操作区域主要在左心房,近20年来首都医科大学附属北京安贞医院马长生教授心电生理团队进行了大量临床实践,本文结合作者的体会并以经典2C3L术式(即双侧肺静脉线、左心房顶部线、二尖瓣峡部线、三尖瓣峡部线)为例总结在左心房内的导管操作要点(图4-26-1)。

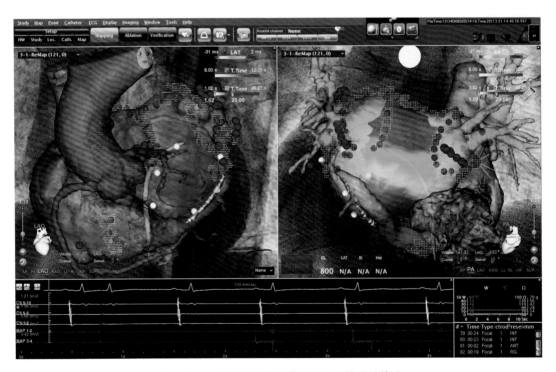

图 4-26-1　马长生教授经典 2C3L 导管消融策略

一、左心房与房颤相关解剖

左心房肺静脉前庭区域在房颤机制中占较大比重,其结构特点决定了导管操作手法。左心房的右侧与右心房相邻,前方为升主动脉,后方为食管,上方有右肺动脉和支气管分叉,仅左侧为游离壁。左右各两根肺静脉汇入左心房(常有变异,如一侧两根肺静脉汇成一根肺静脉主干,进入左心房,左侧多见)。

左心房肺静脉主要结构类型为四根肺静脉,肺静脉与左心房交界处称为肺静脉前庭。由于环肺静脉电隔离是所有消融的基础,因此根据其形态操作导管并实现有效贴靠是提高成功率的重点。少数病例肺静脉结构变化较大,由于导管消融需要术者具有充分的三维空间认识,因此术前运用 CT 或磁共振等影像学技术进行三维重建分析非常重要(图 4-26-2)。

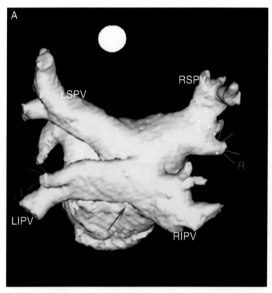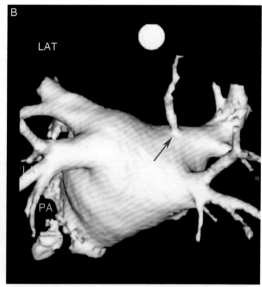

图 4-26-2 肺静脉少见形态可导致非常规操作

A. 双下肺静脉共干;B. 左心房顶部单独分支。

Marshall 静脉是胚胎左总主静脉的残留部分,又称左房斜静脉,沿左心房后壁斜向右下方,注入冠状窦,收集左心房后壁的静脉血液。常与左房房性心动过速,二尖瓣峡部房性心动过速,二尖瓣折返心房扑动相关,近年来在临床上逐渐受到重视,常被认为是二尖瓣峡部复杂结构的重要组成部分,有效阻断二尖瓣峡部通常认为可以减少 Marshall 静脉相关性心律失常。

二、房间隔穿刺

房间隔穿刺位置可以影响导管操作方式和贴靠效果,一般来说,经典位置在于左心房间隔面的中下 1/3 和中后 1/3。实操时的位置选择还需要根据具体结构形态和消融策略进行调整,如果穿刺偏后,可能导致右侧肺静脉消融过深,消融二尖瓣峡部时贴靠不好;如果穿刺偏前,误穿主动脉风险较大,而消融右侧肺静脉前庭时贴靠不好,但在心房较大病例中试图消融二尖瓣峡部区域时却是较好选择(图 4-26-3)。

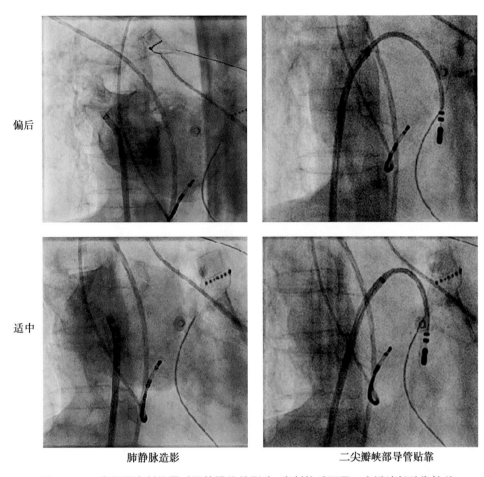

偏后

适中

肺静脉造影　　　　　　　　　　二尖瓣峡部导管贴靠

图 4-26-3　房间隔穿刺位置对导管操作的影响：穿刺偏后可导二尖瓣峡部贴靠较差

三、左心房导管操作基本技术

左心房导管操作方法已经从 X 线指导下二维操作过渡到三维标测系统指导下三维操作，虽不同术者各有理解，各有优劣，但不外乎直贴、侧贴、正弯、反弯、大弯、小弯、用鞘、脱鞘等，同时随心房大小、解剖变异而进行个体化调整，如果导管头端设计不同和使用可调弯鞘，操作还有相应特点，但是万变不离其宗，核心操作理念还是相同。尤其自压力导管上市以来，精准的"压力"，准确的"指向"，使得近乎零射线操作的绿色电生理得以实现。

2015 年笔者等专家挖掘创新电解剖标测原理，三维显示房间隔穿刺器械并建立相应三维房间隔穿刺方法，打通无射线技术重要屏障后，从此天堑变通途，零射线操作自右心至左心系统的全过程标测及消融成为现实，从此绿色电生理操作技术大行其道。本章推崇极低甚至无射线下导管消融操作，重点在于三维化操作手法，后者是绿色技术的基石。

房颤消融导管操作基本理念：①固化操作：遵循固定手法，该手法要求熟练掌握常规技巧，根据左心房大小和形态进行规范性操作，本章将重点介绍；②量化操作：建模时将导管移动的尺度和压力定量化，并严格按照电位和阻抗变化来定位；消融时各项指标定量化，划分不同区域使用相应消融指数。

　　房颤消融导管操作基本方法：①电位细标：掌握左心房内不同部位电位形态特点，从而精确定位，这是细标的重要依据（图 4-26-4）；②移动细标：通过导管在肺静脉前庭移动时的电位变化和滑落特点，进行进一步精准定位（图 4-26-5，图 4-26-6）。

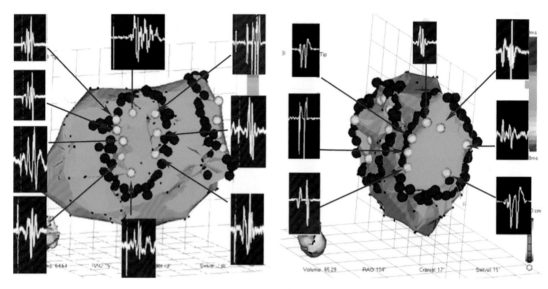

图 4-26-4　肺静脉前庭的多折电位形态

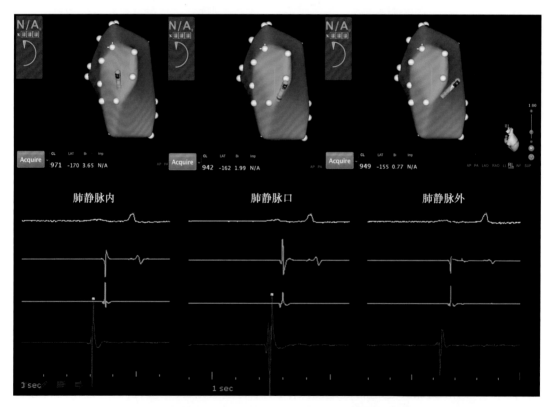

图 4-26-5　导管从右上肺静脉内外撤滑落到心房间隔面时的电位变化，
注意电位由单一变为多折又变为较单一的过程

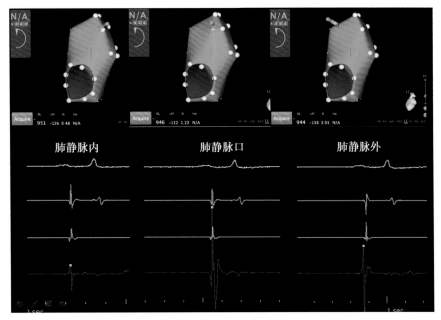

图 4-26-6　导管从左上肺静脉内外撤滑落到左心耳侧时的电位变化，
注意电位由单一变为多折又变为较单一的过程

（一）房间隔穿刺和肺静脉造影

理想房间隔穿刺有助于实现固化操作，方法已如前述。肺静脉造影有助于指导 X 线下导管操作，多角度造影使定位更加准确，为二维技术下导管操作的重要参考（图 4-26-7）；X 线下可以清晰看到导管在前庭的滑落感（图 4-26-8）。

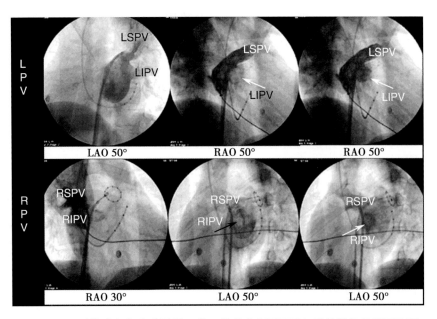

图 4-26-7　肺静脉多角度造影是 X 线二维技术指导下进行导管操作的重要依据

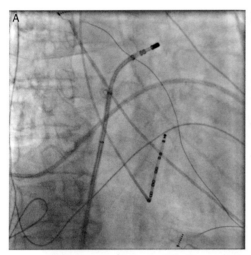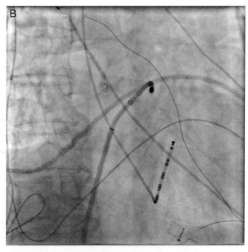

图 4-26-8　X 线下仔细体会导管操作的滑落感是判断肺静脉开口的重要依据

A. 导管在左上肺静脉前缘；B. 导管在左下肺静脉前缘。

（二）房颤消融左心房内导管固化操作技巧分析

进行左心房内房颤消融首先要三维构建左心房模型，可以用多极电极导管或者消融导管进行构建，后者是精标的主要器械，随着该导管在主要区域的到位，三维模型自然形成。近年来用超声建模也多有应用，但具体到消融还是需要导管的精准操作。以下以经典技术进行总结：

如果使用压力感知导管应在进入体内之前压力校零，进入心腔后二次校零。长鞘进入左心房的方向是指向左上后，导管出鞘后一定避免进入左心耳，此时需小心观察电位、压力和方向。建模时首先构建二尖瓣环，导管逆时针方向旋转构建间隔面，电位选择小 A 大 V，从前到后取点，然后逆时针方向旋转构建游离壁，也是从前到后取点。接下来构建左侧前庭或者右侧前庭，建模顺序根据操作习惯，造影术者依据肺静脉造影形态可以先构建结构简单的右侧肺静脉，T3D 术者由于先构建了右心房，无射线技术下可依据其上腔静脉位置轻松确定右侧肺静脉，先是前壁从上到下顺序取点，然后后壁从上到下顺序。最后构建左侧肺静脉，先是后壁从上到下顺序，然后前壁从上到下顺序，注意左肺静脉前壁的导管滑落操作是规定动作。三维体位和顺序见图 4-26-9。FAM 操作时也有从二尖瓣环一路逆时针方向构建左心房以及肺静脉的操作顺序，体位展示则一致。

以下以三维标测系统指导下压力感知导管的操作为例叙述每个关键位点的操作定式。每个操作点均有三维图、电位图和 X 线图，技术熟练者掌握前两者便可轻松消融，从而实现无射线的绿色操作。压力感知导管贴靠时压力值保持在 5~25g 为宜，10~20g 时达到效率和安全性的平衡。

1. 右肺静脉前庭操作　从右肺静脉前庭前上缘开始，按照从上到下的顺序进行标测和消融，大致上有 6 个操作点（图 4-26-10~ 图 4-26-15 ）。

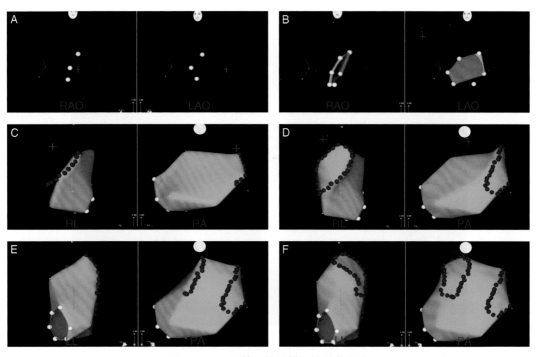

图 4-26-9 导管三维建模和消融的顺序

两者顺序基本一致,建模和消融是两次确认的过程。本图直接采用了消融的截图。经典的取点建模模式意味着每个关键点必须准确到位。A. 构建二尖瓣环间隔面;B. 构建二尖瓣游离壁;C. 构建右侧肺静脉前庭前壁;D. 构建右侧肺静脉前庭后壁;E. 构建左侧肺静脉前庭后壁;F. 构建左侧肺静脉前庭前壁。

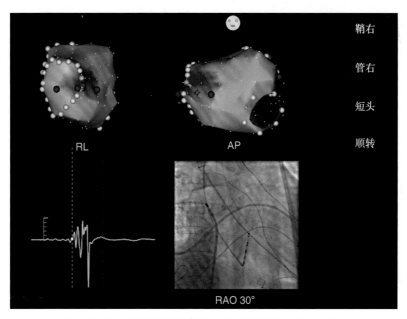

图 4-26-10 右肺静脉前庭前上缘:同轴短头(钝角 L 弯)

从右肺静脉前庭前缘开始消融,操作比较简单,还可以减少迷走反射,经常作为消融的起点。多采取鞘管指向右前,消融导管头端指向右肺静脉,导管短出头,轻轻加力保持顺时针旋转趋势,可稳妥贴靠右上肺静脉前缘。钝角 L 弯是最常用的操作方式,导管和长鞘的轴向保持一致,以导管运动为主,长鞘提供方向性支撑。

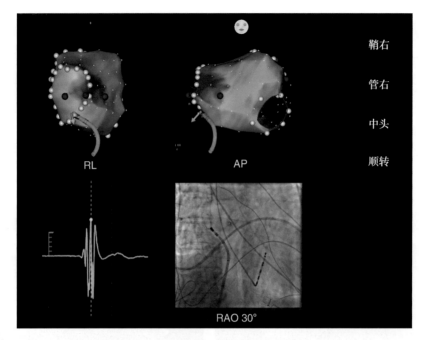

图 4-26-11　右肺静脉前庭前下缘：同轴中头

消融右下肺静脉前下缘，采取鞘管指向右，消融导管头端指向右肺静脉，鞘管适度后撤使导管中度出头，轻轻加力保持顺时针旋转趋势，即可稳妥贴靠右下肺静脉前缘。

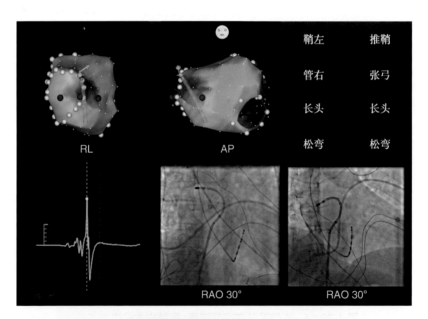

图 4-26-12　右肺静脉前庭顶部：反轴反 S（反弯和超级反弯）

此处常规 L 弯贴靠不佳，因此常采取反 S 模式操作。若房间隔穿刺偏后，则导管更加难以到位，即使勉强到位，往往垂直顶贴，房顶穿孔风险较大，此时需要鞘管指向左，消融导管头端指向右上肺静脉，导管较长出头，松弯展开后似张弓射箭形态，也称反 S 形。轻轻加力进行顺时针或者逆时针方向旋转以贴靠顶部不同位置，操作过程中加弯送管向内，松弯撤管向外，松弯有助于贴靠。若房间隔穿刺偏前，有时 L 弯也能贴靠。

4

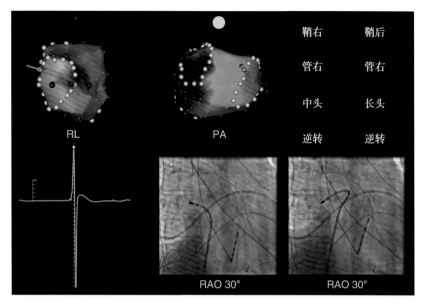

图 4-26-13　右肺静脉前庭后上缘：同轴中头或异轴长头

右肺静脉前庭后上缘，此时鞘管指向后，消融导管头端指向右肺静脉，导管中度出头，松弯，轻轻加力保持逆时针旋转趋势，多可稳妥贴靠，若仍然到位不稳定，可尝试 7 字形贴靠甚至反 U 反轴贴靠，这个操作难度较大，初学者不易掌握。

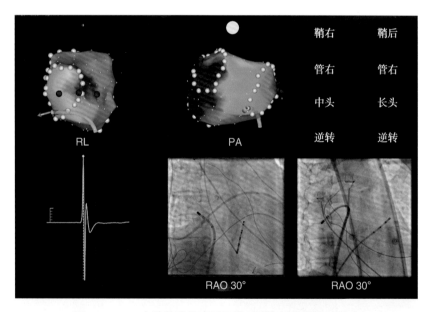

图 4-26-14　右肺静脉前庭后下缘：同轴中头或倒 U 长头

方法 1：鞘管指向右后，消融导管头端指向右肺静脉，导管中度或较长出头，加弯，轻轻加力保持逆时针旋转趋势，多可稳妥贴靠。如贴靠稳定性较差，可尝试方法 2：鞘管指向后，导管长出头，呈倒 U 垂直贴靠，该操作难度较大，初学者不易掌握。

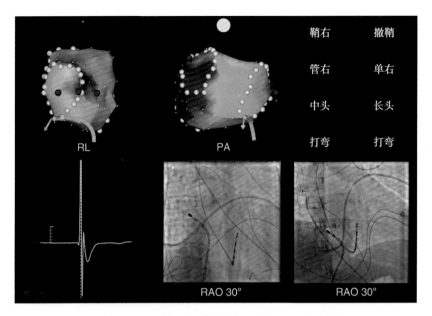

图 4-26-15 右肺静脉前庭底部：同轴中头或单导管

如房间隔位置穿刺适中，此处较容易贴靠，如偏后，则导管难以到位，此时需要采取鞘管指向右，消融导管头端指向右下肺静脉，导管中度或较长出头，加弯，必要时鞘管退出左心房，仅保留导管于左心房（所谓单导管），轻轻加力保持逆时针旋转趋势，多可稳妥贴靠。

2. 左肺静脉前庭操作 从左肺静脉前庭前上缘开始，按照从上到下的顺序进行标测和消融，大致上有 6 个操作点（图 4-26-16~ 图 4-26-24）。

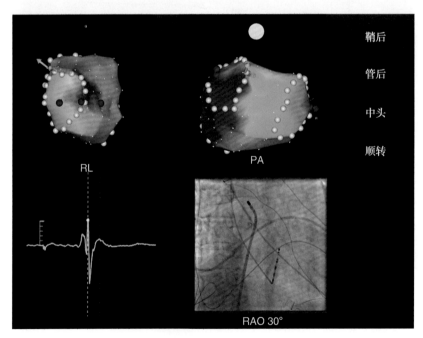

图 4-26-16 左肺静脉前庭后上缘：同轴中头

鞘管朝后，导管朝后，中度出头，顺时针旋转贴靠。

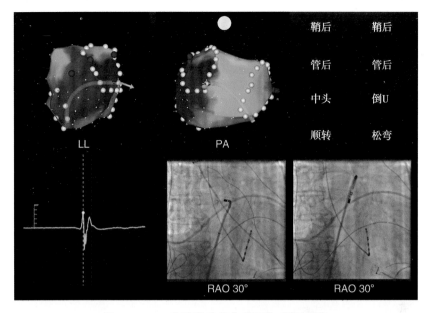

图 4-26-17　左肺静脉前庭后下缘：同轴贴靠

鞘管朝后，导管朝后，同轴中度出头，也可长出头倒 U 贴靠，顺时针旋转，倒 U 时松弯可加强贴靠。此处紧邻食管，切记贴靠压力勿高，消融时间不可过长。

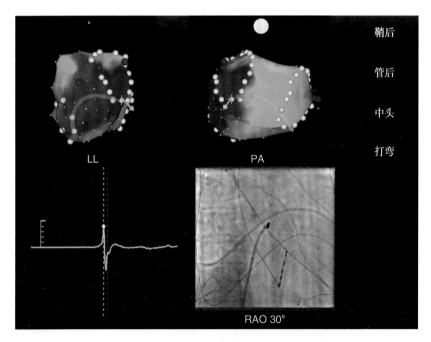

图 4-26-18　左侧肺静脉前庭底部：同轴中头

鞘管朝后，导管朝后，同轴中度出头，逆时针旋转为主，加弯增加贴靠，导管移动时滑落感明显。此处消融比较容易疼痛，需注意贴靠稳定性。

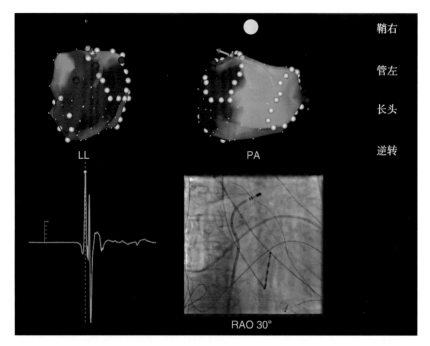

图 4-26-19　左肺静脉前庭顶部：反轴 S 弯（标准反弯）

左肺静脉前庭消融多从顶部开始，此时右肺静脉已经初步完成消融，迷走反射发生率降低，故从左肺静脉前庭顶部开始消融以满足从上到下的操作顺序，鞘管朝右，导管朝左，出长头，松弯，反复逆时针旋转贴靠。

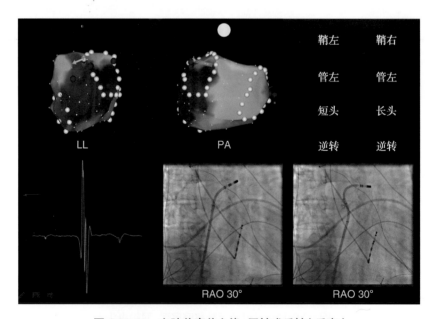

图 4-26-20　左肺前庭前上缘：同轴或反轴（反弯）

方法 1：鞘管朝左，导管朝左，同轴，中出头，逆时针旋转贴靠，此时大头 12 或 34 极均可看到多重电位，选择形态最明显位置进行消融。方法 2：鞘管朝右（依据左心房大小调整），导管朝左，长出头，形成反弯，逆时针旋转贴靠，适度加弯或者松弯以到达不同位置，注意此处容易出现"滑落征"，滑入左心耳。左侧嵴附近较厚，压力和时间均可适度增加。

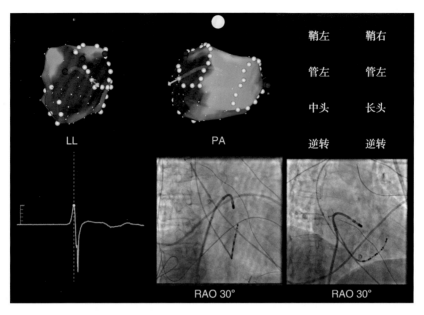

图 4-26-21　左肺静脉前庭前下缘：同轴或反轴（反弯）

方法 1：鞘管朝左，导管朝左，同轴中等出头，逆时针旋转贴靠。方法 2：鞘管朝右，导管朝左，长出头，形成有力度的反弯，逆时针旋转贴靠。导管在左下肺静脉前缘的贴靠容易滑落，导管的压力和方向需要保持稳定。此处邻近 Marshall 静脉，可以适当增加消融时间。

左下肺静脉有时比较细小，此时宜从外向内贴靠，其操作亦有其特点（图 4-26-22）。

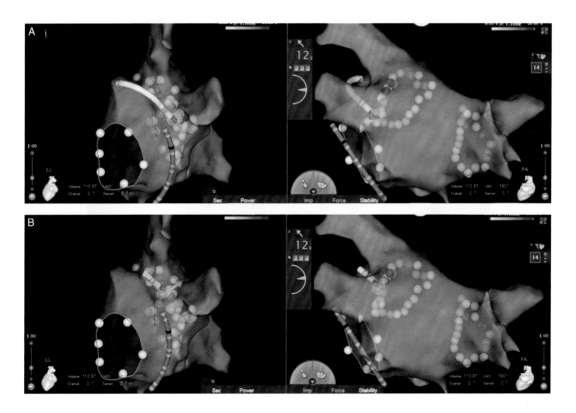

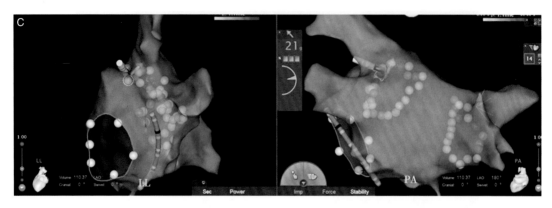

图 4-26-22 左肺静脉前庭前缘导管从外向内贴靠:"跪式"操作

导管和鞘形成倒 U,同时顺时针旋转,此时导管深度折叠,形似跪着时的腿部形态,导管操作得当时可以从左下肺静脉一直贴到左上肺静脉,此时导管的压力和稳定性都比较满意,甚至能够干预到 Marshall 静脉区域。A. 左下肺静脉前庭前缘;B. 左侧金三角区域;C. 左上肺静脉前庭前缘。

左肺静脉前庭前缘贴靠时通常不太稳定,此时导管宜与左侧嵴平行贴靠,切忌成角(图 4-26-23,图 4-26-24)。

3. 二尖瓣峡部操作 近年来对包括 Marshall 静脉在内的二尖瓣峡部相关性心律失常认识渐深,有效阻断二尖瓣峡部得到重视,大多数情况下导管消融时采取倒 U 操作,从瓣环侧逐渐移向肺静脉侧,反复打弯松弯顺时针方向移动(图 4-26-25,图 4-26-26)。

4. 左心房顶部操作 左心房顶部导管操作参照左右肺静脉前庭顶部操作方法即可,多采用同轴平贴(7 字)或 S 形操作。

方法 1:鞘管朝右,导管朝右,长出头,推送至左心耳和左上肺静脉交汇的鞍部附近,形成 7 字形,松弯撤退进行贴靠。

方法 2:导管和鞘管塑形呈 S 形,如前所述,反复尝试松弯以及旋转寻求稳定贴靠。部分病例常规 L 弯即可贴靠。

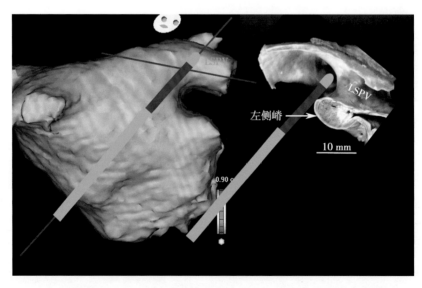

图 4-26-23 直行推送使导管和左侧嵴形成交角,难以形成有效贴靠

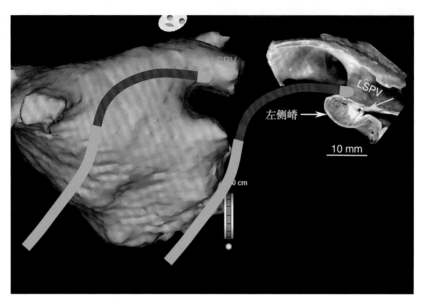

图 4-26-24　S 形结构使导管和左侧嵴形成平行贴靠,稳定、有效
鞘右、管左、长头、逆转,形成稳定大 S 弯。

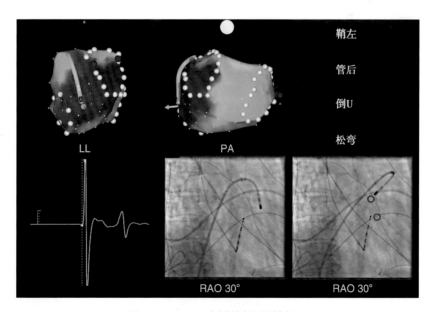

图 4-26-25　二尖瓣峡部:同轴倒 U
二尖瓣峡部由于解剖的复杂性,透壁性消融成功率较低,一般建议倒 U 式操作,即鞘管朝左,导管朝左朝后,长出头,加弯成倒 U 形到位,从瓣环侧向肺静脉侧顺时针方向移动。注意观察阻抗、温度和压力的变化,消融时间不可太长,避免平行贴靠时导管头端温度迅速升高产生"爆裂(pop)",导致心脏穿孔。

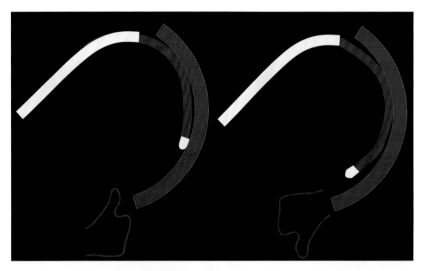

图 4-26-26 二尖瓣峡部：以退为近

二尖瓣峡部倒 U 形操作时，撤退和松弯反而更易贴近心内膜。

　　导管操作变化虽有定式，但仍应遵循个体差异，根据具体情况选择最佳操作方式，实现安全和效率的平衡（图 4-26-27）。

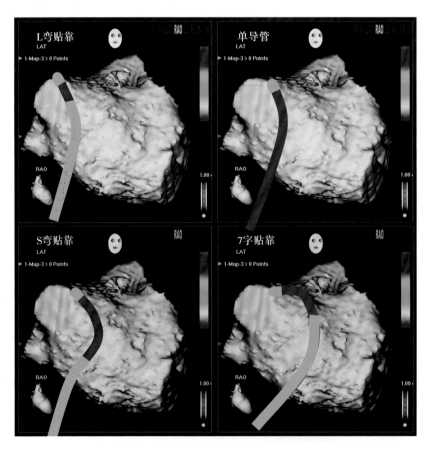

图 4-26-27 右侧肺静脉前庭顶部导管操作的多样化

　　5. 其他部位操作　除了以上经典区域操作外,局部点状消融可依据操作原则以及邻近区域的操作进行变化,因此差异较大;而线性消融则有一定规律性,例如大环策略下的操作(图 4-26-28)。

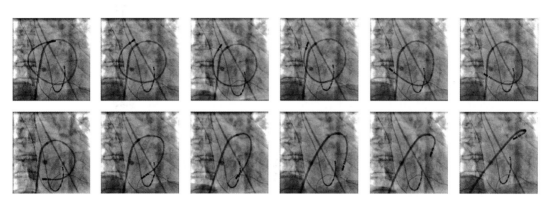

图 4-26-28　一气呵成的大环操作:大 Q—反 C—倒 U,从起点到终点分割左心房前壁和后壁

　　以上为基本的定式操作,适当组合即可完成常规左心房内消融,若遇到心房容积超过 200ml 的大心房,还可增加使用可调弯鞘管以加强支撑性力量。

　　在实际消融过程中,除以上常规操作外,尚有一些技巧提醒注意:①弯进直出:导管推送前行时注意保持小弯或者大弯形状,这样导管指向性比较强,接触时也比较安全,导管回撤后退时则应伸直导管以免钩挂相关结构。②平行贴靠:导管消融操作时以平行贴靠最佳,其消融的范围和效率均优于垂直或者成角贴靠。但在心房顶部和二尖瓣峡部等大片平坦结构处行平行贴靠时产生 pop 的概率比较大,所以消融时间不宜过长,术中密切关注阻抗、温度和压力。③以退为近:导管的到位和贴近是在微撤的过程中产生,这种操作不仅安全,还能连续观察导管移动过程中的电位变化。④以松为紧:倒 U 弯、大 C 弯、7 字弯、S 弯都是松弯的时候更加贴紧,这种操作方式甚至可以借助导管的自然弹性来完成贴靠,不仅安全、高效,还可减轻术者劳累。⑤软中有硬:在多数情况下,虽然使用导管短出鞘方式进行贴靠操作比较简单,但是长鞘刚硬,而心脏不断在运动,导致贴靠时紧时松,心脏物理穿孔的风险反而更大;如果导管长出鞘,甚至使用反弯等操作技术,由于导管本身弹性比较大,在适当张力的加持下,可以随着心脏的运动而运动,使贴靠更加稳定,消融时更加安全,所谓在"软"中体现"硬"(贴靠)。

四、小结

　　总之,左心房导管操作虽然比较复杂,如果掌握原理,固化操作,当可化繁为简,化难为易,使操作的安全和效率达到和谐统一。

(喻荣辉　许丰强　路 军)

参 考 文 献

［1］喻荣辉,马长生.绿色电生理:梦想照进现实［J］.中华内科杂志,2018,57(8):549-551.

［2］喻荣辉,赵欣.无射线导管消融的有效性和安全性［J］.临床心血管病杂志,2019,35(11):975-978.

［3］ZHANG J Q, YU R H, LIANG J B, et al. Reconstruction left atrium and isolation pulmonary veins of paroxysmal atrial fibrillation using single contact force catheter with zero X-ray exposure: A CONSORT Study［J］. Medicine(Baltimore), 2017, 96(41): e7726.

［4］DONG J Z, SANG C H, YU R H, et al. Prospective randomized comparison between a fixed '2C3L' approach vs. stepwise approach for catheter ablation of persistent atrial fibrillation［J］. Europace, 2015, 17(12): 1798-1806.

［5］喻荣辉,马长生,董建增,等.慢性房颤导管消融治疗中二尖瓣峡部消融的方法学研究［J］.华中科技大学学报(医学版),2010,39(3):342-345.

［6］DONG J Z, LIU X P, LONG D Y, et al. Single-catheter technique for pulmonary vein antrum isolation: is it sufficient to identify and close the residual gaps without a circular mapping catheter［J］. J Cardiovasc Electrophysiol, 2009, 20(3): 273-279.

［7］MCLELLAN A J, LING L H, RUGGIERO D, et al. Pulmonary vein isolation: the impact of pulmonary venous anatomy on long-term outcome of catheter ablation for paroxysmal atrial fibrillation［J］. Heart Rhythm, 2014, 11(4): 549-556.

［8］JANUARY C T, WANN L S, CALKINS H, et al. 2019 AHA/ACC/HRS guideline for the management of patients with atrial fibrillation: a report of the American College of Cardiology/American Heart Association task force on Clinical practice guidelines and the Heart Rhythm Society in collaboration with the Society of Thoracic Surgeons［J］. Circulation, 2019, 140(2): e125-e151.

［9］HINDRICKS G, POTPARA T, DAGRES N, et al. 2020 ESC Guidelines for the diagnosis and management of atrial fibrillation developed in collaboration with the European Association for Cardio-Thoracic Surgery(EACTS): The task force for the diagnosis and management of atrial fibrillation of the European Society of Cardiology(ESC)Developed with the special contribution of the European Heart Rhythm Association(EHRA)of the ESC［J］. Eur Heart J, 2021, 42(5): 373-498.

［10］YU R H, DONG J Z, ZHANG Z Q, et al. Characteristics in image integration system guiding catheter ablation of atrial fibrillation with a common ostium of inferior pulmonary veins［J］. Pacing Clin Electrophysiol, 2008, 31(1): 93-98.

［11］喻荣辉,马长生,董建增,等.电解剖标测和磁共振影像融合技术指导导管消融心房颤动的有效性研究［J］.中华心血管病杂志,2007,35(11):1029-1033.

［12］ZHAO X, SU X, LONG D Y, et al. Catheter ablation of atrial fibrillation in situs inversus dextrocardia: Challenge, improved procedure, outcomes, and literature review［J］. Pacing Clin Electrophysiol, 2021, 44(2): 293-305.

［13］RODRÍGUEZ-MAÑERO M, SCHURMANN P, VALDERRÁBANO M. Ligament and vein of Marshall: A therapeutic opportunity in atrial fibrillation［J］. Heart Rhythm, 2016, 13（2）: 593-601.

［14］YU R H, LIU N, LU J, et al. 3-Dimensional transseptal puncture based on electrographic characteristics of fossa Ovalis: a fluoroscopy-free and echocardiography-free method［J］. JACC Cardiovasc Interv, 2020, 13（10）: 1223-1232.

［15］YAO Y, DING L G, CHEN W S, et al. The training and learning process of transseptal puncture using a modified technique［J］. Europace, 2013, 15: 1784-1790.

27　心房扑动高密度标测的正确解读及误区

　　心房扑动的基本电生理机制为折返,具体可分为大折返（macroreentry）和局灶小折返（localized reentry）两种类型。前者折返环围绕中心障碍物运行,占据心房3个节段面,在两个相对应的节段面拖带其起搏后恢复周长（post pacing interval, PPI）减去心动过速周长（TCL）值均小于30毫秒;后者折返环仅局限在心房一个节段面,可以无中心障碍物,只有邻近折返环部位拖带PPI-TCL值才能小于30毫秒。在心房扑动持续发作的节律下,对心房进行高密度的激动时间标测不仅可以清晰揭示折返环的运行路径,还可以揭示心房内已有的瘢痕、阻滞线、解剖传导屏障和其间的狭窄电传导通道（channel）,而这些通道对折返环的维持起到关键作用,可作为终止心房扑动的首选消融靶区,因此,术者对已完成的心房扑动高密度激动标测图能否正确解读至关重要。

　　构建心房三维电激动图时,以冠状窦电极对上A波信号较稳定的双极电图作为时间零点的参考通道（reference channel）,不同的标测系统选择局部电图激动时间的标准有所区别。但对于折返性房性心动过速标测结果影响较小。相关窗宽选择为心动过速周长的90%~100%。窗口的前后间距选择无特别规定。每个点相对参考通道的局部激动时间早晚用不同的颜色表示,激动窗口内最早激动用红色代表,最晚激动用紫色代表。和局灶房性心动过速最大的不同是折返性房性心动过速整个心动周期内在心房内记录到连续的电活动,激动时间范围等于心动过速周长,因此整个颜色谱呈连续性。在三维激动标测图上寻找最短距离的连续色谱带（依次为红、橙、黄、绿、青、蓝、紫色）即可确定折返环的运行路径。目前的高密度标测系统还能提供激动扩布图（propagation map）和等时图,对判断折返环的路径,缓慢传导区都有重要借鉴价值。

　　高密度标测三维标测图解读时常见的误区如下:

一、过分关注"红接紫"或"早接晚"（early meet late）区域

　　认为"红接紫"或"早接晚"代表折返环的关键峡部,当复杂房性心动过速出现多个红紫相接区域时会给心房扑动机制的解读带来困惑。事实上对一个折返环而言,整个激动时

间是连续的,无所谓"早"或"晚",三维图上的颜色只是反映心动周期内的不同激动时间,某个时间段显示为何种颜色是由激动窗口的设置决定的,因此红色并不代表激动最早,紫色也并不意味着激动最晚,比起激动的早晚,更因该关注的是颜色的"上下游"关系,按红、橙、黄、绿、青、蓝、紫色的顺序形成上游和下游关系并循环复始,比如红是橙的上游颜色,橙是黄的上游,依此类推,蓝是紫的上游,而紫则是红的上游,两个相连续的上下游颜色相接在一起,代表的是激动正常的扩布过程,因此"红紫相接",紫色传导到红色是正常的激动扩布规律,并不具备其他任何特殊意义(图 4-27-1,图 4-27-2A、B)。

更需关注的是,当两个非上下游关系即不相连续的颜色接在一起时,代表激动扩布不连续和传导阻滞区,局部电位呈现双电位,常见于既往消融阻滞线,外科切口等,既往非高密度标测时,如果遇到宽双电位或长时程碎裂电位时,定该点激动时间只能参考周围其他点的颜色及合理的激动传导方向来推断和调整。而在标测密度足够高,算法高度智能化的系统中,可以清晰显示局部区域两种不同颜色的分界线,使传导阻滞线直视可见。这时宽双电位或长时程碎裂电位的激动时间确定并不是主要问题,但观察双电位间距的宽窄变化对判断阻滞线的起止点,内部是否连续,以及和周围解剖屏障间是否存在残存通道都有重要借鉴意义。

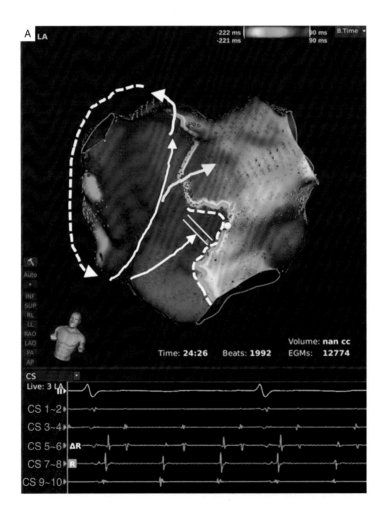

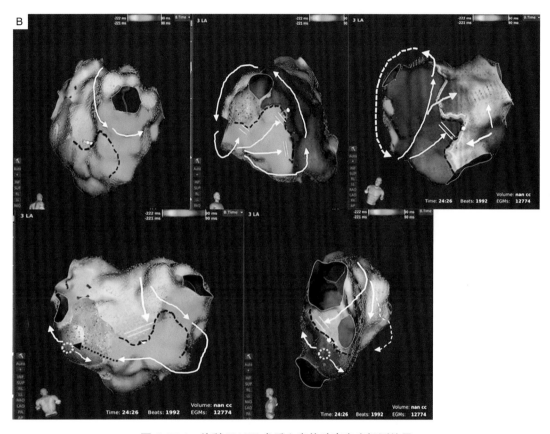

图 4-27-1　外科 MAZE 术后心房扑动高密度标测结果

A. 左心房高密度标测图,确定折返环是在三维激动标测图上寻找到最短距离的连续色谱带(依次为红、橙、黄、绿、青、蓝、紫色),本例可确定折返环为围绕右肺静脉的大折返,而左心房前壁的紫接红区并非折返环的关键区域,紫色是红色的上游颜色,因此从紫色传导到红色(图中黄色箭头所示)是正常的电传导现象,而图中非上下游的颜色相接(蓝接红)代表电传导不连续亦即传导阻滞区(用黄色双直线表示);B. 多个不同体位展示电激动在左心房内的整体扩布,黑色虚线所示均为非上下游的颜色相接,代表电传导不连续,是外科 MAZE 术造成的多个传导阻滞线,这些电激动绕过多个传导屏障的传导形成多个 "旁观者",而只有涵盖所有颜色的连续完整激动轨迹才代表心房扑动折返环路(围绕右肺静脉)。

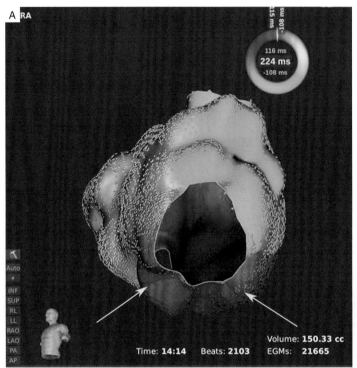

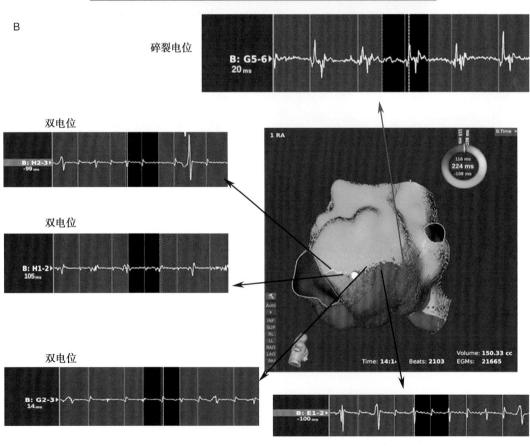

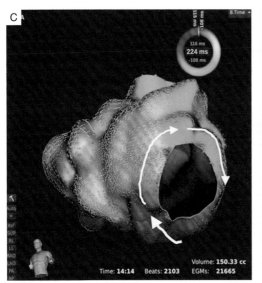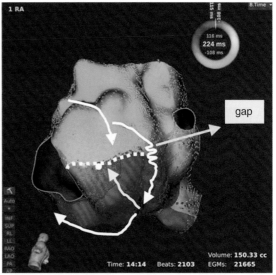

图 4-27-2　房颤消融术后复发心房扑动的高密度标测图

A. 左心房高密度激动标测图,可见激动图上有两个区域均显示红接紫(黄色箭头),容易被误认为是存在多个折返环;
B. 左心房激动图左侧位观,可见二尖瓣峡部的紫接红并非折返环的关键区域,紫色是红色的上游颜色,因此从紫色传导到红色是正常的电传导现象,而图中红色和青色为非上下游的颜色相接,代表电传导不连续亦即传导阻滞区,局部可见双电位(黑色箭头),而靠近心耳与肺静脉脊部(ridge)可见上下游颜色连续相接(蓝接青),局部电位有双电位变为连续碎裂电位(红色箭头),提示此处可以通过电传导既往峡部消融线在瓣环侧即是阻滞(用黄色双直线表示);C. 正确解读该例折返环为围绕二尖瓣环的顺时针方向大折返,既往二尖瓣峡部消融线在瓣环侧和中部均形成传导阻滞(白色虚点线),而在ridge 处有传导缝隙(gap),激动通过 gap 继续完成折返环路的同时向消融阻滞区回传(黄色箭头)形成双电位线。

二、过分依赖电压标测图,瘢痕的阈值设定不合理

在两个或多个瘢痕间有存活的心肌纤维束构成保护性的具有致心律失常作用的电传导通道(arrhythmogenic channel),大折返环的激动波常常通过这些瘢痕之间的"通道"然后才能在心房内完成扩布。准确识别这些通道,不仅有助于了解心房扑动折返环的确切机制,也便于选择最佳消融靶点。因为这些通道是折返环最狭窄的部分,由窄而薄弱的心肌纤维构成,以此为靶点不仅避免了不必要的长距离线性消融,形成透壁损伤的难度也明显降低,其术后恢复传导造成复发的概率也大大降低。

在高密度标测图中可以人为设定低电压区的阈值,通常在心房水平将双极电压标准设定为 0.1~0.5mV,大于 0.5mV 的区域设定为紫色,小于 0.1mV 的区域设定为红色,其余电压用过度颜色表示。传统的认识误区在于认为折返环的关键通道是位于低电压区内部的相对高电压区,从而在代表低电压的红色区域内选择紫色区域作为靶点,然而对于心房严重纤维化和瘢痕负荷较重的病例,折返环的关键通道电位可能是比常规低电压区域更低的电压,因此在人为设定标准的低电压区域内无法识别。其次术者需要明确的概念是,低电压区和瘢痕是完全不相同的两个概念,致密性瘢痕指完全没有电传导能力的组织,应该是完全电静止区(electrically silent area, ESA)。瘢痕的设定标准取决于标测系统的噪声水平和分辨率高低。一般的三维标

测系统致密瘢痕的阈值设为 0.05mV，也就是说，振幅低于 0.05mV 的电信号被认为是无法和噪声相区别的，而更优秀的系统比如 Rhythmia 超高密度标测系统其瘢痕阈值可以低至 0.01mV，因此可以更多地识别构成折返环关键通道内的低电压残存心肌，在实际标测中，我们建议不要认为人为设定致密瘢痕的电压标准，只要大于系统噪声水平的电位恒定出现在心动周期同一位置，无论振幅多小，均给予激动时间的标记，以免遗漏瘢痕之间的电传导通道（图 4-27-3）。

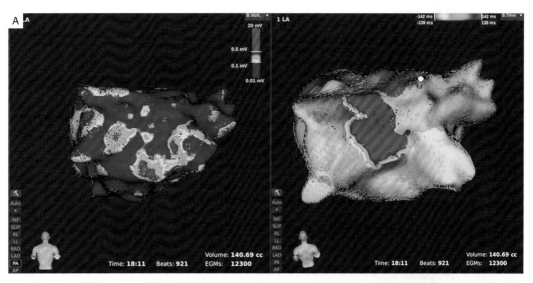

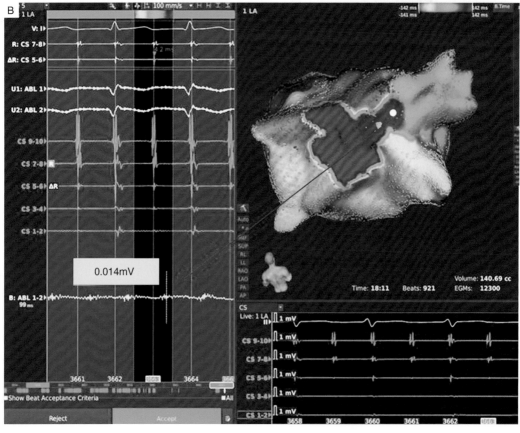

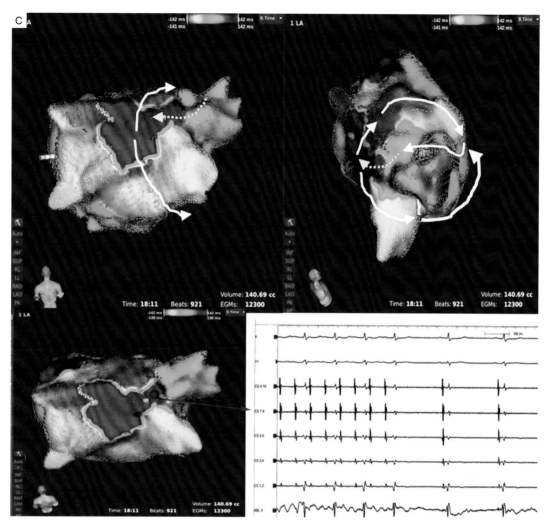

图 4-27-3　外科 MAZE 术后心房扑动高密度标测结果

A. 左图为左心房电压标测图后前位观,双极电压标准设定为 0.1~0.5mV,大于 0.5mV 的区域设定为紫色,小于 0.1mV 的区域设定为红色,可见左心房广泛低电压区域,从电压标测图无法判断折返环的关键峡部,右图为心房扑动的左心房激动标测图,瘢痕设定阈值标准为 0.02mV,即电位振幅低于 0.02mV 的区域被判定为致密性瘢痕,可见左心房后壁有一致密瘢痕区(灰色区域)使电激动传导不连续(从淡蓝色到紫色),未见完整折返环;B. 左心房激动标测图后前位观,将瘢痕设定阈值标准为 0.01mV,即电位振幅低于 0.01mV 的区域才被判定为致密性瘢痕,此时可见原来后壁的致密瘢痕区(灰色区域)呈现深蓝色,从而激动呈现连续性传导(从深蓝色到紫色),局部电位最大振幅仅 0.014mV,因此在瘢痕设定标准为 0.02mV 时极易被误诊为瘢痕;C. 折返环为右肺静脉隔离环上双 GAP 介导的大折返,激动从肺静脉前壁 gap 进入肺静脉,从后壁 gap 传出(白色箭头所示),其中折返环最关键的区域为后壁深蓝色区域(黄色虚线箭头所示),尽管局部电位仅 0.014mV,在此处消融(红色点)即可终止心房扑动。

　　标测过程中可以将任何和心动过速分离的电位也标记为瘢痕,因为其肯定不参与折返环。心房电压图通过人为设定的电压红紫区域只能大致了解患者心房基质和瘢痕的大致分布情况,但并非所有的心房瘢痕和低电压病变区域都参与折返环,因此单纯的电压图无法对折返环的精确位置及最佳消融靶点提供更多的信息,准确和清晰的高密度激动标测图才是明确心房扑动机制的关键。

三、在折返环可能位置的"重点"区域详细标测,而在其他区域采点不足

对于复杂机制的大折返环,尤其是双房折返性心房扑动,需要对双侧心房每个区域,角落,房间电连接区域均耐心细致标测,才能最好地揭示折返环的全貌,避免系统在采集点密度不够的区域自动生成颜色,造成对机制的误读。

（张劲林）

28　房颤导管消融的围手术期抗凝

导管消融是症状性房颤患者节律控制的一线治疗措施,不仅有助于患者维持窦性节律,而且可改善患者的生活质量。然而,导管消融围手术期血栓栓塞事件的发生风险显著增加,规范的围手术期抗凝是必需的。目前房颤导管消融围手术期抗凝药物主要包括肝素类抗凝药物、维生素 K 拮抗剂华法林及新型口服抗凝药（novel oral anticoagulant, NOAC）等。房颤患者导管消融围手术期如何合理应用抗凝药物,如何优化抗凝策略已成为临床医师关注的热点。

一、房颤导管消融围手术期抗凝治疗的必要性

目前导管消融已成为症状性房颤患者节律控制的一线治疗措施。房颤导管消融围手术期抗凝方案各异,研究表明,围手术期症状性血栓栓塞事件发生率为 0~7%,无症状性缺血性卒中发生率高达 2%~15%。导管消融围手术期血栓栓塞风险较高的原因有:①房颤疾病本身易并发左心房血栓,从而导致栓塞事件的发生;②术中导管的介入和操作使左心房附壁血栓脱落;③术中消融产生的能量介导心内膜损伤,使凝血系统激活、血小板活化,从而导致血栓形成;④术中房颤转换为窦性心律后发生的血流改变,引起急性血栓形成;⑤术后局部压迫止血、卧床,使患者局部静脉血流缓慢,机体处于高凝状态;⑥术后心房组织持续数周功能顿抑导致收缩能力降低,及消融热量导致的内皮损伤需要时间愈合。因此,合理优化导管消融围手术期的抗凝治疗尤为重要。值得注意的是,导管消融围手术期抗凝治疗降低血栓栓塞事件发生的同时,也会增加出血风险。Cappato 等报道房颤消融围手术期高达 1.3% 的患者发生心脏压塞等危及生命的大出血事件。因此,在临床实践中,要平衡好房颤患者导管消融围手术期的血栓栓塞和出血风险。

二、房颤导管消融围手术期抗凝治疗策略

房颤消融围手术期抗凝治疗主要分为消融术前、消融术中及消融术后抗凝 3 个阶段。

1. 消融前抗凝　2020 年 ESC 房颤诊断与管理指南指出,对有卒中风险的房颤患者导管消融术前需口服抗凝药至少 3 周;或术前行经食管超声心动图检查排除左心房血栓。房颤导管消融术前早年抗凝策略为停用华法林,采用普通肝素 / 低分子量肝素桥接治疗。2012 年,一项纳入 9 项观察性研究(27 402 例房颤患者,其中 6 400 例接受不间断华法林治疗)的荟萃分析显示,与肝素桥接治疗相比,围手术期不间断华法林治疗可显著降低血栓栓塞事件,同时不增加出血风险。2014 年 Di Biase 等报道 COMPARE 研究,该研究纳入 1 584 例围手术期使用华法林抗凝的房颤患者,国际标准化比值(international normalized ratio, INR)维持在 2.0~3.0,将患者按 1∶1 随机分配到停用华法林组(n=790)和持续使用华法林组(n=794),结果显示,与肝素桥接治疗组相比,持续华法林治疗组患者围手术期血栓栓塞事件(0.25% $vs.$ 4.9%,P<0.001)和轻度出血事件(4.1% $vs.$ 22%,P<0.001)发生率均显著降低,大出血事件(0.38% $vs.$ 0.76%,P=0.31)发生率无明显差异。房颤导管消融围手术期不间断服用华法林抗凝治疗获益更大。

近年来随着 NOAC 的广泛应用,多项研究探讨了导管消融围手术期不间断 NOAC 抗凝策略的安全性和有效性。RE-CIRCUIT 研究(达比加群酯 $vs.$ 华法林)、VENTURE-AF 研究(利伐沙班 $vs.$ 华法林)、AXAFA-AFENT5 研究(阿哌沙班 $vs.$ 华法林)三项随机对照研究均证实,与不间断服用华法林相比,术前不间断服用 NOAC 可明显降低死亡、缺血性卒中和大出血风险。ELIMINATE-AF 研究(艾多沙班 $vs.$ 华法林)显示出不同的结果,艾多沙班组血栓栓塞事件发生率高于华法林组(2.7% $vs.$ 1.7%),但差异无统计学意义。一项纳入 29 项研究的荟萃分析结果显示,与不间断服用华法林相比,房颤导管消融围手术期不间断服用 NOAC 治疗使患者大出血事件发生率明显降低。因此,不间断服用 NOAC 治疗是安全、有效的,可以作为房颤导管消融围手术期的首选抗凝策略。

为减少手术操作相关的出血并发症,房颤导管消融术前是否需要临时中断 NOAC(间断 1~2 次)尚有争议。目前多项研究证实,导管消融术前短暂间断 NOAC 与不间断 NOAC 两组患者出血事件、症状性血栓栓塞事件发生率方面无明显差异,但短暂间断 NOAC 是否增加无症状性卒中的发生风险尚不明确。Nagao 等研究发现,短暂中断 NOAC 组无症状卒中的发生率显著高于不中断组(17% $vs.$ 4%,P<0.005),然而 Nakamura 等发现两组患者无症状性卒中的发生率相似(22% $vs.$ 19.8%,P=0.484),且头颅磁共振成像证实约 80% 无症状性卒中患者的病灶在术后 30 天左右消失。白剑等研究发现,无论是术前短暂中断还是不中断 NOAC,其围手术期及术后 30 天内全因死亡、血栓栓塞及出血等并发症的发生率相似,但该研究并未使用磁共振成像来评估无症状性卒中的发生。然而,围手术期无症状性卒中的发生不仅与抗凝策略有关,还与鞘管管理、消融能量、术中电复律等因素相关。既往研究报道,导管消融术后大多数无症状性卒中病灶在术后 3 个月内消失,其是否进一步引起神经认知功能下降尚不明确。值得注意的是,对于那些出血风险较高的患者(如老年、肝肾功能不全),短暂间断 NOAC 策略是否会使患者获益仍需大型随机对照研究证实。

2. 消融术中抗凝　目前指南推荐,房间隔穿刺前或穿刺完成即刻给予普通肝素,术中仍需充分的肝素抗凝,监测并维持活化凝血时间(activated clotting time, ACT)至少 300 秒,以 300~350 秒为佳。值得注意的是,使用不同抗凝方案术中达到目标 ACT 所需时间和肝素用量可能不同。RE-CIRCUIT 研究中使用达比加群抗凝患者术中达到目标 ACT 所需的肝素剂量与华法林无明显差异。而 Xa 因子抑制剂组需要较长时间及较高剂量肝素才能使

ACT达标。日本一项单中心研究显示,达比加群较Xa因子抑制剂显著延长ACT达29秒(162秒 *vs.* 133秒,*P*<0.001)。ACT值对不同NOAC敏感性不同,其对Xa因子抑制剂抗凝功能敏感性较低,服用Xa抑制剂患者的ACT值不能很好地反映肝素抗凝水平,这容易导致过量抗凝,但ACT仍在目标范围内。NOAC不间断抗凝方案下,术中ACT的安全目标值尚不清楚,使用Xa因子抑制剂抗凝时,是否需要对目标ACT进行适度调整有待进一步研究。

当术中发生危及生命的大出血时,可以通过静脉注射鱼精蛋白来逆转肝素的作用,同时辅以新鲜血浆、凝血酶原复合物及活化凝血酶原复合物等支持性治疗,对于发生心包积液的患者,评估出血情况,必要时行心包穿刺引流或外科开胸止血。对于使用NOAC抗凝治疗的患者,可以早期应用特异性逆转剂。RE-VERSE AD研究显示,依达赛珠单抗可快速、持续、安全逆转达比加群的抗凝作用。国内学者李松南等报道7例房颤导管消融围手术期出现心脏压塞或急性缺血性卒中患者,成功使用依达赛珠单抗逆转达比加群抗凝效应,随访30天内未出现超敏反应和血栓形成事件。Andexanet alfa也已获得美国食品药品监督管理局(FDA)和欧洲药品管理局批准用以特异性拮抗Xa因子抑制剂的抗凝作用,但目前国内该药尚未获批。

3. 消融术后抗凝　2020年ESC房颤诊断与管理指南和2018年中国房颤管理专家共识均推荐,所有患者导管消融术后建议口服华法林或NOAC抗凝治疗至少2个月,2个月后是否停止抗凝治疗取决于患者的卒中风险,而非手术是否成功。

房颤导管消融术后是否需要长期抗凝治疗尚存争议。导管消融术后长期抗凝治疗考虑的因素有:导管消融术后房颤复发和无症状房颤;卒中风险的高低。房颤导管消融的长期疗效不能令人满意,长程持续性房颤消融术后5年复发率达50%以上。且多数研究在随访过程中使用心电图或动态心电图监测房颤的复发,遗漏了部分无症状性房颤患者,可能低估了房颤的复发率。持续心电监测可提高复发房颤的检出率,对消融术后患者的抗凝治疗有一定的指导价值。此外,近年来多项研究证实房颤成功消融术后患者血栓栓塞发生率低,长期抗凝治疗的出血风险可能超过了抗凝获益。Kawaji等回顾性分析了1 206例房颤导管消融患者,平均随访(5.0±2.5)年,结果显示房颤消融术后抗凝药物停药率高,即使停止抗凝治疗的房颤患者其卒中风险也较低。马长生教授团队牵头开展的一项中国房颤注册研究也显示房颤成功消融术后血栓栓塞事件发生率低。该研究共纳入4 512例房颤消融成功的患者,术后3个月3 149例停用抗凝药物,1 349例继续抗凝治疗,亚组分析结果显示,在血栓栓塞风险高的患者中(女性CHA_2DS_2-VASc评分≥3分,男性CHA_2DS_2-VASc评分≥2分),停用与继续抗凝治疗的两组患者每100人年血栓栓塞发生率无明显差异(0.69% *vs.* 1.11%,*P*=0.11)。另一项纳入11 520例房颤消融术后患者(5 324例持续抗凝患者,6 196例停用抗凝患者)的荟萃分析显示,与抗凝治疗组患者相比,未抗凝治疗组患者的血栓栓塞事件发生率相当,但出血事件发生率明显增加。目前国内外有关房颤消融术后长期抗凝的研究结论不尽一致,缺乏多中心的随机对照研究。目前正在进行的OCEAN(Optimal Anticoagulation for Higher Risk Patients Post-Catheter Ablation for Atrial Fibrillation Trial)研究将进一步探索房颤导管消融术后卒中高危患者最佳抗凝方案(NCT02168829)。

三、小结

总之,房颤导管消融围手术期血栓栓塞风险和出血风险均显著增加,需要进一步优化围手术期抗凝策略。NOAC 已逐步被证实可作为非瓣膜性房颤导管消融围手术期抗凝的替代药物，其安全性和有效性优于华法林。目前国内外指南均推荐围手术期不间断抗凝治疗，术中持续肝素化，术后口服抗凝治疗至少 2 个月。术前短暂间断 NOAC 治疗、不同种类 NOAC 对术中 ACT 值的影响及术后是否需要长期抗凝等问题需要更多的随机对照研究来揭示。

（董艳　张凤祥）

参 考 文 献

［1］KIRCHHOF P, BENUSSI S, KOTECHA D, et al. 2016 ESC Guidelines for the management of atrial fibrillation developed in collaboration with EACTS［J］. Europace, 2016, 18（11）: 1609-1678.

［2］CALKINS H, HINDRICKS G, CAPPATO R, et al. 2017 HRS/EHRA/ECAS/APHRS/ SOLAECE expert consensus statement on catheter and surgical ablation of atrial fibrillation ［J］. Heart Rhythm, 2017, 14（10）: e275-e444.

［3］HINDRICKS G, POTPARA T, DAGRES N, et al. 2020 ESC Guidelines for the diagnosis and management of atrial fibrillation developed in collaboration with the European Association for Cardio-Thoracic Surgery（EACTS）: The Task Force for the diagnosis and management of atrial fibrillation of the European Society of Cardiology（ESC）Developed with the special contribution of the European Heart Rhythm Association（EHRA）of the ESC［J］. Eur Heart J, 2021, 42（5）: 373-498.

［4］LURIE A, WANG J, HINNEGAN K J, et al. Prevalence of Left Atrial Thrombus in Anticoagulated Patients With Atrial Fibrillation［J］. J Am Coll Cardiol, 2021, 77（23）: 2875-2886.

［5］CAPPATO R, CALKINS H, CHEN S A, et al. Updated worldwide survey on the methods, efficacy, and safety of catheter ablation for human atrial fibrillation［J］. Circ Arrhythm Electrophysiol, 2010, 3（1）: 32-38.

［6］SANTANGELI P, DI BIASE L, HORTON R, et al. Ablation of atrial fibrillation under therapeutic warfarin reduces periprocedural complications: evidence from a meta-analysis ［J］. Circ Arrhythm Electrophysiol, 2012, 5（2）: 302-311.

［7］CALKINS H, WILLEMS S, GERSTENFELD E P, et al. Uninterrupted Dabigatran versus Warfarin for Ablation in Atrial Fibrillation［J］. N Engl J Med, 2017, 376（17）: 1627-1636.

［8］GE Z, FAGGIONI M, BABER U, et al. Safety and efficacy of nonvitamin K antagonist oral anticoagulants during catheter ablation of atrial fibrillation: A systematic review and meta-analysis［J］. Cardiovasc Ther, 2018, 36（5）: e12457.

［9］JANUARY C T, WANN L S, CALKINS H, et al. 2019 AHA/ACC/HRS Focused Update of the 2014 AHA/ACC/HRS Guideline for the Management of Patients With Atrial Fibrillation: A Report of the American College of Cardiology/American Heart Association Task Force on Clinical Practice Guidelines and the Heart Rhythm Society［J］. J Am Coll Cardiol, 2019, 74（1）: 104-132.

［10］VAN VUGT S P G, WESTRA S W, VOLLEBERG R, et al. Meta-analysis of controlled studies

4

on minimally interrupted vs. continuous use of non-vitamin K antagonist oral anticoagulants in catheter ablation for atrial fibrillation[J]. Europace, 2021, 23（12）: 1961-1969.

［11］白剑, 沈文志, 刘宇, 等. 心房颤动射频消融围术期短暂中断和不中断非维生素 K 拮抗剂口服抗凝药的有效性和安全性比较[J]. 中华心律失常学杂志, 2020, 24（4）: 357-361.

［12］DENEKE T, JAIS P, SCAGLIONE M, et al. Silent cerebral eventslesions related to atrial fibrillation ablation: a clinical review[J]. J Cardiovasc Electrophysiol, 2015, 26（4）: 455-463.

［13］NAGAO T, INDEN Y, YANAGISAWA S, et al. Differences in activated clotting time among uninterrupted anticoagulants during the periprocedural period of atrial fibrillation ablation [J]. Heart Rhythm, 2015, 12（9）: 1972-1978.

［14］李松南, 张景瑞, 李昌义, 等. 依达赛珠单抗对口服达比加群的心房颤动患者导管消融围术期合并症的处理[J]. 中华心血管病杂志, 2021, 49（3）: 217-223.

［15］CONNOLLY S J, CROWTHER M, EIKELBOOM J W, et al. Full Study Report of Andexanet Alfa for Bleeding Associated with Factor X a Inhibitors[J]. N Engl J Med, 2019, 380（14）: 1326-1335.

［16］黄从新, 张澍, 黄德嘉, 等. 心房颤动: 目前的认识和治疗建议 -2018[J]. 中国心脏起搏与心电生理杂志, 2018, 32（4）: 315-368.

［17］YANG W Y, DU X, JIANG C, et al. The safety of discontinuation of oral anticoagulation therapy after apparently successful atrial fibrillation ablation: a report from the Chinese Atrial Fibrillation Registry study[J]. Europace, 2020, 22（1）: 90-99.

［18］DENG L, XIAO Y, HONG H. Withdrawal of oral anticoagulants 3 months after successful radiofrequency catheter ablation in patients with atrial fibrillation: A meta-analysis[J]. Pacing Clin Electrophysiol, 2018, 41（11）: 1391-1400.

29　冷冻消融在持续性房颤消融中的应用

目前房颤导管消融的主要能源为射频消融（radiofrequency ablation, RFCA），即使在缺乏经验的中心，持续性房颤单次消融的手术成功率为 50%~65%。提高持续性房颤消融的成功率取决于两个主要因素: 确定其他可能的消融靶点，更重要的是持久性肺静脉电隔离（pulmonary vein isolation, PVI）。另一种也广泛应用于房颤导管消融的能源为冷冻球囊消融（cryoballoon ablation, CBA），与射频消融相比,冷冻球囊消融用于肺静脉电隔离具有导管稳定性更佳、消融边界连续均匀、相邻组织结构完整性好、手术并发症更低、手术时间短等优点。在 FIRE AND ICE 多中心随机对照临床试验中,对于药物难治性阵发性房颤的治疗,CBA 的有效性及安全性不劣于 RFCA, RFCA 及 CBA 组完整性 PVI 成功率分别为 97.9% 及 98.9%;平均随访 1.5 年,两组的房性心律失常复发率（34.6% *vs.* 35.9%）和安全性事件相似。

近些年来，CBA 在房颤治疗中的使用也逐渐扩展至持续性房颤,多项临床试验结果验证了 CBA 治疗持续性房颤的可行性,本文主要详细阐述 CBA 在持续性房颤治疗中的应用,探讨其有效性及安全性。

一、冷冻球囊消融在持续性房颤治疗中的有效性

1. 冷冻球囊消融在持续性房颤中仅行肺静脉电隔离的应用　迄今为止,国内外已有较多的研究证实,CBA 在持续性房颤及长程持续性房颤患者中仅行 PVI 治疗的有效性。2018 年 Kivanc 等发表了一项单中心、回顾性、非随机对照研究,纳入 133 例症状性持续性房颤患者,术中使用第二代冷冻球囊(second generation cryoballoon, 2G-CB)行 PVI,如同时合并有三尖瓣峡部依赖性心房扑动,则同时射频消融行三尖瓣峡部消融,术中急性 PVI 成功率为 100%,手术时间为(107.5±22.3)分钟,透视时间为(22.8±10.1)分钟;中位数随访时间为(12.6±5.4)个月,67% 的患者无房性心律失常复发。同时,多个小规模的研究也证实了上述结果,症状性持续性房颤患者,使用 2G-CB 行 PVI,急性 PVI 成功率为 95.1%~100%,随访 12 个月手术成功率为 54.8%~67%,不同中心之间的结果差异可能受到基线特征、随访方法、操作人员经验和终点定义差异的影响。在最近发表的持续入组 13 年单中心研究中,入组 1 140 例症状性持续性房颤患者,使用 1G-CB 至 4G-CB 进行 CBA,所有患者均进行 PVI,随着技术的进步,急性 PVI 成功率由最初的 99.1% 上升至 100%,所需透视时间显著降低,中位数随访时间为 22 个月,1 年、2 年无房性心律失常比例分别为 81.8% 和 61.7%。随着房颤持续时间的延长,心房更容易出现不良心房重构及纤维化,在几项大规模的研究中同时入组了持续性房颤及长程持续性房颤患者,进行随访及统计分析。张萍等研究入选了 73 例持续性房颤及 136 例长程持续性房颤患者,行 CBA 治疗,随访 1 年后,两组手术成功率分别为 69.9% 及 63.2%。Claudio 等发表了一项多中心研究,486 例患者中持续性房颤及长程持续性房颤的比例为 89.3% 及 10.7%,平均年龄(60.8±9.3)岁,80% 为男性,左心房直径(44.6±6.2)mm,所有患者术中使用 2G-CB 行 PVI,急性 PVI 成功率为 97.6%,平均手术时间为(109.9±52.9)分钟,平均透视时间为(29.6±14.5)分钟,随访 12 个月,手术成功率为 63.9%(perAF *vs.* 长程 perAF:64.0% *vs.* 63.1%,P=0.980),随访 18 个月成功率为 51.5%。在另一项大规模多中心、回顾性、观察性研究中,2011—2017 年入组 609 例患者,包括了 487 例持续性房颤及 122 例长程持续性房颤,其中 595 例完成了 CBA 单独 PVI 的治疗,术中急性 PVI 成功率为 98%,手术时间为(95±65)分钟,透视时间为(13±10)分钟;随访 24 个月时,手术成功率为 62%,持续性房颤和长程持续性房颤的成功率分别为 63.9% 和 57.1%(P=0.02)。而在另一项单中心、前瞻性研究中,入组 2012 年 9 月到 2019 年 11 月 399 例症状性药物难治性持续性房颤及长程持续性房颤患者,首次接受 CBA,急性 PVI 成功率为 99%,通过 Kaplan-Meier 法分析房性心律失常的无复发概率,所有患者 1 年、2 年和 3 年的无复发概率分别为 63%、48% 和 38%;在 347 名持续性房颤中,1 年、2 年和 3 年无房性心律失常复发的概率分别为 66%、51% 和 42%;在 52 例长程持续性房颤中,1 年、2 年和 3 年无房性心律失常复发的概率分别为 40%、27% 和 18%。以上研究表明,CBA 在持续性房颤/长程持续性房颤患者中仅行 PVI 治疗有着较好的有效性,长程持续性房颤的成功率低于持续性房颤。

2. 冷冻球囊消融在持续性房颤行肺静脉电隔离＋肺静脉之外消融靶点中的应用　持续性房颤行导管消融治疗术后,保持持续性的 PVI 至关重要,部分不良的心房重构通常需要同时消融其他靶点,持续性房颤的非肺静脉触发灶好发部位包括上腔静脉、Marshall 静脉、左或右心耳、冠状静脉窦口或冠状窦心肌、界嵴、左心房游离壁、房间隔等,但这些额外消融靶点或 PVI 外的术式仍存在一定争议。

Omran 等发表了一项荟萃分析研究,荟萃分析了 11 项 CBA 治疗持续性房颤的临床研究,917 例患者首次接受 2G-CB 治疗,其中 8 项研究中 541 例患者只行 PVI,其余 3 项研究同时行心房基质改良 / 线性消融(PVI-plus),肺静脉外消融包括肺静脉外触发灶、线性消融及心房基质改良消融,平均左心房直径为 45.5mm,总急性 PVI 成功率为 99.7%;平均随访(16.7±3)个月,总成功率为 68.9%,仅行 PVI 组成功率为 67.4%,PVI+Plus 组成功率为 71.8%。上述荟萃分析包括 2018 年发表的单中心研究,分析入组 225 例(88 例阵发性,75 例持续性,62 例长程持续性)行 CBA 的房颤患者,2G-CB 行 PVI 后,在三维标测系统指导下,根据患者心房基质标测情况行肺静脉外消融,其中肺静脉外消融患者总计 225 例,消融解剖部位为 11 个,分别为:左心耳峰部 69%,前顶部线 19%,左心耳 1%,顶部线 40%,左心房后壁 25%,二尖瓣峡部线 12%,间隔部 39%,右心耳 / 右心房游离壁 20%,上腔静脉 0.3%,右心房后壁 / 界嵴 18%,左侧永存上腔静脉 0.3%;随访 12 个月,阵发性、持续性、长程持续性房颤手术成功率分别为 88%、71% 和 55%,证实了肺静脉外消融的有效性。Shigeta 等 2020 年发表于 *International Journal of Cardiology* 的单中心研究中,入组 290 例持续性房颤患者,除 PVI 外,应用 2G-CB 行顶部线(图 4-29-1)和底部线消融,平均随访 12 个月成功

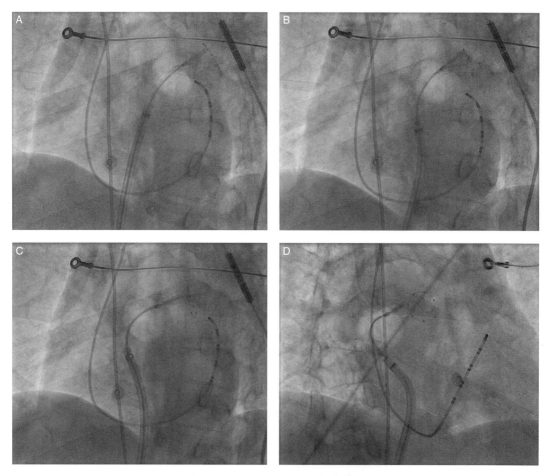

图 4-29-1 冷冻球囊隔离左心房顶部线

冷冻球囊由左至右行左心房顶部线消融。

率为 76%，顶部线隔离率为 74.5%；70 例患者房颤复发，其中再次消融的 47 例中，有 35 例左心房顶部阻滞线未恢复，35 例左心房底部线消融患者中 16 例未恢复。而在 2019 年一项 PVI+ 左心房后壁消融治疗持续性房颤的单中心、回顾性研究中，纳入了 61 例症状性持续性房颤患者，其中 CBA 组 24 例，外科杂交手术（hybrid）组 14 例，传统射频消融 23 例，CBA+Hybrid 组除行 PVI 外，亦对左心房后壁进行的隔离（左心房顶部 + 底部线），传统射频消融组行心内膜消融（PVI+ 顶部线 + 二尖瓣峡部线），平均随访（366 ± 62）天；与外科杂交手术组及传统射频消融组相比，CBA 组有着更低的房颤复发率及并发症发生率，住院时间亦明显缩短，PVI+ 左心房后壁消融远期成功率好于单纯 PVI。以上研究说明 CBA 行 PVI+ 非肺静脉区域消融在持续性房颤中具有一定的有效性，可能提高手术成功率，在持续性房颤治疗方面有广阔的应用空间，但仍需更多临床实践印证。

二、冷冻球囊消融在持续性房颤治疗中的安全性

通常在房颤 RFCA 中发生的不良事件也可能发生在 CBA 中，如血管并发症（血肿、假性动脉瘤、动静脉瘘等）、膈神经麻痹（phrenic nerve palsy，PNP）、血栓栓塞、出血、肺静脉狭窄、心包积液 / 填塞、左心房食管瘘、心肌梗死、卒中、死亡等。众多研究表明，CBA 的左心房食管瘘少，但 PNP 发生率较高。

1. 膈神经麻痹　PNP 是冷冻球囊消融治疗持续性最常见的并发症。在解剖上，右侧膈神经与上腔静脉及右上肺静脉的前下段距离较近，左侧膈神经与左心耳距离较近。在这些结构附近进行消融，可能会对邻近膈神经造成间接损伤从而导致 PNP 的发生。在 Tondo 等的研究中，486 例接受 2G-CB 的持续性房颤和长程持续性房颤的患者中，有 7 例出现了一过性 PNP，均在出院前完全恢复。Sawhney 等多中心研究中，连续 7 年入组 609 例患者，其中 487 例持续性房颤及 122 例长程持续性房颤，CBA 行 PVI 术中出现 PNP 19 例，随访 8 个月后均完全恢复，且随着消融经验的积累，PNP 的发生率呈显著下降趋势。Straube 等研究中 1 140 例持续性房颤患者应用 CBA 行 PVI，球囊的使用从 1G-CB 至 4G-CB，出现了 4 例持续性 PNP，60 例一过性 PNP，随着时间的推移，PNP 的发生率亦明显下降，同时研究讨论了 PNP 发生率逐渐降低的四个主要决定性因素：①术者的经验；②使用腔内超声（intracardiac echocardiography，ICE）对膈肌运动进行观察；③取消了双气囊的使用策略；④冷冻操作时间的减少。

PNP 的发生率及其造成的长期损害逐年降低，但其仍是 CBA 治疗房颤最常见的并发症。术者应积极采取措施预防 PNP 的发生，目前常用的方法是冷冻消融术中持续起搏膈神经及触诊膈肌运动，也有研究利用 12 导联心电图记录消融过程中膈肌复合动作电位的振幅；或使用 ICE 术中持续观察膈肌运动，从而更早、更敏感地发现和预防 PNP 的发生，一旦发现膈肌运动减弱或消失，及时停止冷冻消融治疗，大部分术中及术后均可恢复，一般不会造成永久性的 PNP。同时通过术前完善左心房肺静脉增强 CT 检查，充分了解肺静脉的解剖结构，提高术者操作水平，有效预防 PNP 的发生。

2. 左心房食管瘘　CBA 在左心房后壁区域的延伸可能增加邻近食管损伤的潜在风险，左心房食管瘘是房颤导管消融术后最凶险、致命性的并发症，死亡率高，是导管消融术后患者死亡的主要原因之一。左心房食管瘘的发病机制被认为是由于食管温度过

低（<-60℃），导致食管溃疡的形成，后续逐渐发展为瘘管，左心房食管瘘形成的其他因素还有冷冻时间过长和冷冻后前30秒内温度急剧下降。而CBA的左心房食管瘘发生率比RFCA低约10倍（RFCA为1/1 000，CBA为1/10 000）。John等从超过12万例的全球房颤导管消融中，共发现了11例左心房食管瘘病例，研究提示，CBA引起的左心房食管瘘与射频消融不同，主要累及左肺静脉，尤其是左下肺静脉，且左心房食管瘘组冷冻消融时间较长。近年多项CBA用于治疗持续性房颤的研究中均未有左心房食管瘘的报道。

三、冷冻球囊消融治疗持续性房颤术后复发的预测因子分析

房颤导管消融术后复发是备受关注的焦点，许多指标已经被证实与房颤消融术后的心律失常复发密切相关。迄今为止，有众多持续性房颤及长程持续性房颤应用2G-CB进行CBA的研究发表，并分析了复发的影响因素，其中肺静脉左心房传导恢复仍为主要复发特点。Akkaya等中位随访37个月，通过Cox回归分析发现，左心房面积>21cm^{2}和房颤病史>2年可以独立预测房颤复发。Sawhney等认为房颤持续时间和左心房内径与房性心律失常复发显著相关，持续性房颤患者重复消融比例为20%，长程持续性房颤患者重复消融比例为32%；复发患者再次行消融时71%的患者肺静脉传导恢复。Mörtsell等的研究中排除了NYHA心功能分级≥3级、射血分数<35%及左心房直径>55mm的患者，认为房颤的类型和左心房容积指数>42.9ml/m^{2}是预测复发的因子。同时Hermida等在2021年发表的一项单中心、前瞻性研究纳入347例持续性房颤和52例长程持续性房颤患者，也证实了长程持续性房颤和左心房面积>27cm^2/体积>172ml/左心房容积指数（left atrium volume index，LAVI）>81ml/m^{2}可预测房颤复发。通常认为，空白期复发（一般为消融术后3个月内）是消融引起心房组织坏死、水肿、术后瘢痕造成的可逆性炎症反应所致，而Yalin等通过多因素分析发现，空白期心律失常复发、合并心肌病和肺静脉结构异常（如左侧共干、右中肺）为复发的独立预测因子，复发患者中29例行再次消融，其中18例肺静脉传导恢复。在一项CBA治疗症状性持续性房颤的研究中，使用1G-CB至4G-CB，研究发现，复发的独立预测因素是左心房直径、女性和使用1G-CB，左心房直径每增加1mm复发的相对风险增加3%，复发人群进行二次消融的患者中，49.6%肺静脉传导未恢复，使用2GB-CB患者这个比例达66.4%。

四、冷冻球囊消融在持续性房颤中的应用展望

STAR-AFⅡ研究结果提示，持续性房颤患者消融术后18个月能否维持窦性心律与PVI后是否加做线性或碎裂电位消融无显著相关性，为冷冻球囊PVI治疗持续性房颤提供了实践依据。特别是二代以上的冷冻球囊，使肺静脉解剖变异在PVI中是否成功已不再起重要作用，而且减少了手术时间、射线暴露时间及剂量、缩短了PVI时间，同时也改善了手术的成功率。目前对于症状性、药物难治性的持续性或长程持续性房颤，国内外指南的推荐指征为：持续性房颤Ⅱa，长程持续性房颤Ⅱb。冷冻球囊良好的安全性和有效性已被上述众多研究（表4-29-1）证实，同时具有学习曲线快、手术过程时间短等优点，可作为治疗

表4-29-1　CBA在持续性房颤和长程持续性房颤的临床研究

作者	研究类型	病例	人群	AAD	消融策略	CB	急性PVI成功率	随访时间	手术成功率	PNP	复发预测因素
Straube 等	单中心	1 140	perAF	否	PVI	1G~4G	99.60%	22个月	54.4%、81.8%（1年），61.7%（2年）	64（持续性4例）	左心房直径、女性和使用1G-CB；左心房直径每增加1mm，复发相对风险增加3%
Hermida 等	单中心、前瞻性	399	perAF及长程perAF	是	PVI	2G/3G	99.00%	24个月	总体：63%（1年），48%（2年），38%（3年）perAF：66%（1年），51%（2年），42%（3年）长程perAF：40%（1年），27%（2年），18%（3年）	10	长程perAF和左心房面积>27cm²/体积>172ml/LAVI>81ml/m²
Sawhney 等	多中心、回顾性、观察性、非随机研究	609	perAF及长程perAF	是	PVI	2G	98.00%	28.8个月	24个月：总体62%，perAF 63.9%，长程perAF 57.1%	19	房颤持续时间和左心房内径
Su 等	前瞻性、多中心、单臂研究	186	perAF（≤6个月）	否	PVI	—	95.10%	12个月	54.80%	2	—
Mörtsell 等	单中心	77	perAF	是	PVI	2G	97.40%	12个月	64.9%；正常LAVI 73.7%；病理性LAVI 52.6%	2	房颤类型和LAVD>42.9ml/m²

4

续表

作者	研究类型	病例	人群	AAD	消融策略	CB	急性PVI成功率	随访时间	手术成功率	PNP	复发预测因素
Gramlich 等	单中心	60	perAF	否	PVI；3例基质消融	2G	100.00%	12个月	总体63.3%；LVAS<10% 83.8%；LVAS在10%~30% 50.0%；LVAS>30% 9.1%	3	心房纤维化程度，左心房低电压区（low-voltage area stage, LVAS）
Yalin 等	单中心、回顾性、非随机研究	133	perAF	是	PVI，必要时CTI	2G	100.00%	12个月	67%	6	空白期复发，心肌病病变和肺静脉结构异常（左侧共干，右中肺）
Tondo 等	单臂、多中心、前瞻性、观察性研究	486	perAF 及长程 perAF	是	PVI	2G	97.6%	12个月	12个月：总体63.9%，perAF 64.0%，长程perAF 63.1% 18个月：总体51.5%	7	—
Boveda 等	前瞻性、多中心、单臂、干预性、上市后	130	perAF	是	PVI，必要时CTI	2G	98.00%	12个月	6个月81.1%；12个月60.7%	2	—
Akkaya 等	单中心、前瞻性、观察研究	101	perAF	是	PVI+左心房顶部线，必要时CTI	2G	—	37个月	总体70.3%，PVI 65.0%，PVI+RL 78.0%；89.1%（1年），76.9%（2年），70.3%（3年）	2	左心房面积>21cm² 和房颤病史>2年

持续性房颤的策略选择。但 CBA 在治疗持续性房颤中较高的 PNP 发生率仍需要持续关注,在消融上腔静脉及右上肺静脉时应避免球囊位置过深及温度过低,同时消融过程中密切监测膈肌运动,一旦发现膈肌运动减弱或消失应及时停止冷冻消融治疗。此外,CBA 治疗持续性房颤方法学的优化尚需深入研究,在肺静脉外其他部位的消融方法仍需要探索及实践。

（苏晞 唐成）

参 考 文 献

［1］黄从新,张澍,黄德嘉,等 . 心房颤动:目前的认识和治疗的建议 -2018［J］. 中国心脏起搏与心电生理杂志, 2018, 32（4）: 315-368.

［2］CALKINS H, HINDRICKS G, CAPPATO R, et al. 2017 HRS/EHRA/ECAS/APHRS/SOLAECE expert consensus statement on catheter and surgical ablation of atrial fibrillation［J］. Europace, 2018, 20（1）: e1-e160.

［3］SU W W, REDDY V Y, BHASIN K, et al. Cryoballoon ablation of pulmonary veins for persistent atrial fibrillation: Results from the multicenter STOP Persistent AF trial［J］. Heart Rhythm, 2020, 17（11）: 1841-1847.

［4］VOSKOBOINIK A, MOSKOVITCH J T, HAREL N, et al. Revisiting pulmonary vein isolation alone for persistent atrial fibrillation: A systematic review and meta-analysis［J］. Heart Rhythm, 2017, 14（5）: 661-667.

［5］BOVEDA S, METZNER A, NGUYEN D Q, et al. Single-Procedure Outcomes and Quality-of-Life Improvement 12 Months Post-Cryoballoon Ablation in Persistent Atrial Fibrillation: Results From the Multicenter CRYO4PERSISTENT AF Trial［J］. JACC Clin Electrophysiol, 2018, 4（11）: 1440-1447.

［6］ANDRADE J G, DUBUC M, GUERRA P G, et al. The biophysics and biomechanics of cryoballoon ablation［J］. Pacing Clin Electrophysiol, 2012, 35（9）: 1162-1168.

［7］KUCK K H, BRUGADA J, FÜRNKRANZ A, et al. Cryoballoon or Radiofrequency Ablation for Paroxysmal Atrial Fibrillation［J］. N Engl J Med, 2016, 374（23）: 2235-2245.

［8］STRAUBE F, PONGRATZ J, KOSMALLA A, et al. Cryoballoon Ablation Strategy in Persistent Atrial Fibrillation［J］. Front Cardiovasc Med, 2021, 8: 758408.

［9］张萍,梁明,孙鸣宇,等 . 冷冻球囊消融治疗持续性心房颤动有效性及安全性分析［J］. 临床军医杂志, 2021, 49（11）: 1180-1182.

［10］TONDO C, IACOPINO S, PIERAGNOLI P, et al. Pulmonary vein isolation cryoablation for patients with persistent and long-standing persistent atrial fibrillation: Clinical outcomes from the real-world multicenter observational project［J］. Heart Rhythm, 2018, 15（3）: 363-368.

［11］OMRAN H, GUTLEBEN K J, MOLATTA S, et al. Second generation cryoballoon ablation for persistent atrial fibrillation: an updated meta-analysis［J］. Clin Res Cardiol, 2018, 107（2）: 182-192.

[12] SU W W, ALZUBAIDI M, TSENG R, et al. Novel usage of the cryoballoon catheter to achieve large area atrial substrate modification in persistent and long-standing persistent atrial fibrillation [J]. J Interv Card Electrophysiol, 2016, 46 (3): 275-285.

[13] NORDSIECK E, ZHANG X J, MALHOTRA P, et al. Comparison of Cryoballoon and Hybrid surgical Posterior Wall Isolation for Persistent Atrial Fibrillation to conventional ablation [J]. J Atr Fibrillation, 2019, 11 (5): 2131.

[14] SU W W, REDDY V Y, BHASIN K, et al. Cryoballoon ablation of pulmonary veins for persistent atrial fibrillation: Results from the multicenter STOP Persistent AF trial [J]. Heart Rhythm, 2020, 17 (11): 1841-1847.

[15] GRAMLICH M, MALECK C, MARQUARDT J, et al. Cryoballoon ablation for persistent atrial fibrillation in patients without left atrial fibrosis [J]. J Cardiovasc Electrophysiol, 2019, 30 (7): 999-1004.

30　冷冻隔离肺静脉的操作技巧

4

目前主要的房颤导管消融术式包括肺静脉隔离（PVI）、线性消融、碎裂电位消融、转子消融等,而 PVI 一直以来都处于众多消融策略中的基石地位,2020 年欧洲 ESC 房颤诊断和管理指南仍将肺静脉的彻底电学隔离作为 I 类推荐,而其他全部消融策略推荐等级均为 IIb。为了更加安全、有效、便捷地实现 PVI 这一消融终点、克服传统导管消融的局限性,冷冻球囊（CB）技术应运而生。CB 与肺静脉前庭的较大接触面积和连续性损伤大大提高了消融效率,理想情况下,一次冷冻即可实现单支肺静脉的电隔离。目前临床广泛应用的是二代 Arctic Front 球囊,该球囊为非顺应性,横截面为圆形,分为直径 23mm 和 28mm 两种规格。在实际临床工作中,患者肺静脉开口位置、形态、管径大小及走行方向均存在较大的个体差异,这些差异必然会对手术操作产生影响,甚至带来极大的挑战。熟悉 CB 的操作原理和流程能够顺利完成大部分病例,格外关注操作过程中的一些细节有利于提高困难病例的成功率。

一、充分评估肺静脉解剖学特征

由于 CB 的直径只有 23mm 及 28mm 两种,而不同病例肺静脉解剖及变异千差万别,因此在术前充分获得肺静脉及左心房的解剖学特征是十分重要的准备工作,需要在术前常规完成左心房增强 CT 检查,我们能够从中获得很多重要信息,如房间隔成角及毗邻结构、肺静脉开口的形态及角度、肺静脉有无早发分叉、肺静脉有无主分支、单侧肺静脉分支有多少、是否存在肺静脉共干等,对术中设计个体化消融策略具有重要指示作用。

除此之外,术中肺静脉造影也是重要一环,建议 20ml 对比剂快速注入左心房分别实现单侧肺静脉造影,要求可清晰观察二级分支显影情况为佳,必要时可配合心室快速起搏,以提高造影质量。如果效果不佳,可借助多功能造影管,实现单支肺静脉选择性造影,但此时由于造影管位于肺静脉内,故二级分支观察清楚,但肺静脉前庭部展示欠佳。对于一代 CB 而言,术中须行肺静脉造影测量肺静脉开口直径以指导球囊尺寸选择。而对于二代 CB,术中造影能够实现下列目的:①实现 CB 放置深度的指导;②必要时选择二级分支调整贴靠以实现困难病例的封堵;③特殊情况下,避免与形态各异的左心耳混淆。

这里需要注意,术中借助三维标测系统对左心房行三维重建不能代替肺静脉造影。

二、应用 CB 进行 PVI 的操作要点

应用 CB 进行 PVI 需要同时兼顾以下三要素:良好的封堵、尽可能的同轴及理想的温度,三者之间互相影响,而决定三者的最根本因素是如何使圆球形的 CB 头端适应各种不同的肺静脉前庭构型以实现良好的封堵。Achieve 电极在 CB 头端,具有重要的导向与锚定作用,因此需尽最大努力通过调整头端电极的位置以达到理想的同轴性,由于 Achieve 电极非可控弯,而且肺静脉主干长度通常较短,且早期分叉较为常见,所以此时唯一的选择为尝试不同的肺静脉二级分支以实现理想同轴。当然,通常情况下首选将 Achieve 电极送入肺静脉主支,大多数患者能够达到良好的封堵效果,如果此时同轴性差、封堵不佳时需尝试其他分支,笔者团队推荐,对上肺静脉尽量选择上分支,下肺静脉尽量选择下分支。在此基础上,通过调整鞘管与 CB 的构型尽可能使 CB 与肺静脉同轴,从而使力量的传导最大化,由于外鞘与 CB 均为可控弯,所以需要将两者弯型结合起来;此外,在力量传导系统中,房间隔穿刺点、外鞘、球囊及肺静脉前庭为四个支撑点,因此,需熟练掌握与利用鞘管与球囊两段控弯与四点支撑的操作方法。

三、保持 FlexCath 长鞘的同轴性

对于 CB 消融来说,良好的贴靠是有效损伤的前提,而肺静脉的完全封堵阻断回流血液的升温作用进一步增加了冷冻效果。与传统射频消融导管相比,CB 导管的可操作空间小、灵活度低,因此,在冷冻术中主要依靠对可控弯鞘的操作来实现肺静脉的封堵。通常情况下,使 FlexCath 长鞘与肺静脉走向保持同轴性可使 CB 与肺静脉前庭贴靠面积最大化,从而实现肺静脉完全封堵。如果封堵后造影显示没有完全堵闭肺静脉,仔细观察对比剂渗漏部位可明确渗漏部位并指导长鞘指向的调整。由于 X 线透视是二维影像,若透视显示长鞘同轴性良好但反复调整仍不能完全封堵,改变透视投照体位或者采用电影或者调整透视模式往往能发现长鞘同轴不良。一般来说,X 线投照体位垂直于肺静脉走行平面易于观察上下缘是否封堵不良,X 线投照体位平行于肺静脉走行平面易于观察前后缘是否封堵不良。对于左侧肺静脉来说,左前斜位透视易于发现上下缘的对比剂渗漏并指导长鞘在高低方向上的调整,而在右前斜位透视则更易于发现是否存在前后缘的渗漏,从而指导长鞘在前后方向上的调整;右侧肺静脉则相反。此外,透视下动态观察 CB 位置是否稳定也有助于判断长鞘是否同轴,如 CB 与前庭贴靠良好则位置稳定;若 CB 晃动明显则提示贴靠不良,需进一步调整长鞘同轴性。

四、"单大球囊"技术

目前 Arctic Front 冷冻球囊有 23mm 与 28mm 两种不同直径可供选择,对于一代 CB 而言,通常建议对于肺静脉直径 10~21mm 使用 23mm 球囊,而 28mm 球囊推荐使用于 16~30mm 直径的肺静脉。由于应用 23mm 球囊消融部位较深、膈神经麻痹(PNP)发生率较高,而德国汉堡中心倡导的单独应用 28mm 球囊(即所谓"单大球囊"技术)能够降低 PNP 风险,但对于一代球囊应用"单大球囊"技术的操作难度较高,部分病例需要联合应用 23mm 球囊消融或进行补点消融,一定程度上限制了其临床应用。随着二代 CB 的上市以及临床经验的积累,目前应用"单大球囊"技术的比例越来越高,该技术不仅能够降低 PNP 的发生率,还能够扩大消融损伤的面积,使消融部位扩展至肺静脉前庭(特别是在左心房后壁)。目前,在笔者团队"单大球囊"技术的使用率达到 100%,而无须针对肺静脉直径进行测量,大大简化了手术流程。

五、肺静脉解剖对冷冻球囊消融的影响

理论上来说,不同的肺静脉前庭构型特点尤其是特殊肺静脉开口对 CB 消融肯定具有一定程度的影响,但近几年多项临床研究均证明肺静脉构型特点对于 CB 疗效无明显影响,该结果可能有两个原因:一为随着二代 CB 的上市以及术者经验的积累,可以应对绝大多数肺静脉开口情况;另一为对手术结果有影响的"特殊"肺静脉构型占比足够小,以至于数据统计不能较好地反映出其带来的结果差异。

(一)左侧肺静脉构型特点及其对冷冻操作的影响

1. **基本特点**　左侧肺静脉前庭横断面多为椭圆形,尤其当毗邻左心耳或者左心房游离壁嵴部较为锐利时,会导致球囊难以贴靠实现有效封堵。

2. **肺静脉共干**　较为常见,有研究表明,左侧发生率为 25%~27%,右侧发生率为 0~5%。通常与正常分支左肺静脉封堵情况无明显差异。实际临床操作中由于共干深度不同,应尽量避免对于过深的肺静脉分支进行封堵,可于共干前庭部分段进行冷冻干预,但此时需确保不同干预区段尽可能位于同一深度(平面),会增加一定的操作难度,当多次尝试仍无法实现隔离时,结合术中三维系统标测寻找漏点不失为一个明智的选择,尤其考虑到左下肺静脉后壁往往毗邻食管前壁时,及时调整策略显得尤其重要。

3. **对冷冻操作的影响**　对于左侧肺静脉而言,开口愈趋于椭圆形,愈难实现理想封堵;同时开口愈平,即与横断面夹角愈小,愈难实现封堵。

4. **预告早中期复发的肺静脉特征**　左侧游离壁嵴部成角愈尖锐,以及左侧上下肺静脉交界愈尖锐,则肺静脉 - 左心房恢复传导的可能愈大。

5. **"交互"现象(crosstalk)**　该现象是指反复消融左上肺静脉均无法实现 PVI 时,可尝试先行消融左下肺静脉,左下肺静脉隔离成功后,左上肺静脉可自动实现 PVI,该现象的机制是由于左上下肺静脉之间夹角过锐,且直径较小,导致球囊头端与夹角区域贴靠不良导致局部存在漏点有关,当消融左下肺静脉后,由于实现一个闭合的大环则可实现上下肺

静脉的同时电学隔离。因此,对于具有前述典型 CT 特征的左上肺静脉反复尝试仍无法实现 PVI 时,可尝试先消融左下肺静脉。

(二)右侧肺静脉构型特点及其对冷冻操作的影响

1. **基本特点**　与左侧肺静脉比较,右肺静脉开口趋于圆形。但多分支现象较为常见。尤其对于右下肺静脉而言,易出现早期分叉、多分叉及成角偏倚等情况。

2. **对冷冻操作的影响**　肺静脉开口愈平,即与横断面夹角愈小,愈难实现封堵。

3. **预告早中期复发的肺静脉特征**　右下肺静脉早期分叉及开口 1cm 内长轴与前庭横断面垂直线夹角超过 15°(成角偏倚),均预告肺静脉 - 左心房恢复传导的可能增大。

六、右下肺静脉的冷冻球囊消融

右下肺静脉由于开口角度或者轴向特殊,是公认的冷冻球囊技术操作难点,但是随着一系列针对右下肺静脉构型而设计的球囊导管操作技巧不断涌现,右下肺静脉的 CB 消融并非不可克服。笔者团队早在一代冷冻球囊时代,通过技巧的探索即已实现四支肺静脉完成封堵的曝光剂量无明显差异,结合文献及本团队经验,总结常见操作技巧如下:

1. **"曲棍球式"**　适用于很早发出分支的肺静脉,先将导丝送入靠下的分支,再向后上方送鞘,使鞘的头端弯曲,像曲棍球的形状,直到球囊送达肺静脉口部。

2. **"大环式"**　当肺静脉没有较早发出的分支而不能采用"曲棍球式",采用"下拉式"时球囊与肺静脉口下方距离较大(>1cm),这时可尝试"大环式",先将鞘指向靶肺静脉对侧偏后方,使导丝沿着二尖瓣环的房侧进入靶肺静脉,再向前送鞘,在左心房内形成一个大环,直至球囊到达肺静脉口部。

3. **"下拉式"**　适用于没有或较晚发出分支的肺静脉,且球囊容易与肺静脉口上方贴靠而下方贴靠不佳的情况,先将球囊与肺静脉口上方良好贴靠,开始消融,在温度下降至平台期后将鞘和球囊同时向下拉,贴靠至肺静脉口的下方,由于此时球囊已贴附于肺静脉口上部,故两部分均达到良好的贴靠,称为"下拉式",下拉成功后温度曲线会进一步降低。

4. **"U-Turn"技术**　该技术为笔者团队提出,可实现 90% 以上患者的单次封堵成功率,尤其适用于右下肺静脉距离房间隔穿刺点过近的情况,对于操作难度大的右下肺静脉,如早分叉与多分支等情况,采用该技术往往能够达到理想的封堵效果(图 4-30-1)。操作需先将利用未充气球囊与 Achieve 送入右下肺静脉深处形成有效支点,随后将外鞘打弯至最大,将球囊与外鞘共同推送至左心房体部深处,邻近左心房顶部,此时需保证外鞘与球囊尾部相邻,方能形成足够的力量传导系。在保持肺静脉侧良好贴靠的同时,将球囊充气并与外鞘整体回撤,卡于右下肺静脉前庭部位,多可实现理想封堵,但此时需要避免球囊过深。如右下肺静脉开口成角接近水平,可适当结合球囊远端水平成角,有助于封堵的实现。

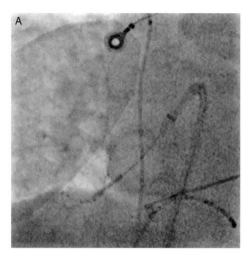
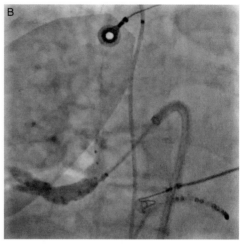

图 4-30-1　"U-Turn"技术

A. 采用"U-Turn"技术消融右下肺静脉,需将鞘管构成倒 U 构型,注意此时房间隔穿刺点距离右下肺静脉前庭距离仅单个球囊大小;B. 整体向下回撤球囊及鞘管系统,可使 Achieve 电极及球囊与右下肺静脉前庭形成稳定贴靠,单次实现封堵,可见对比剂回填至球囊平面,右下肺静脉实现理想充盈。

七、实时监测肺静脉电位（PVP）

实时监测 PVP 不仅能够有效判断 PVI 这一手术终点,还能够监测肺静脉隔离时间（TTI）,因而对 CB 消融次数及时间具有重要的指导意义。然而在消融术中,Achieve 电极需在远端锚定 CB,部分病例中,在达到良好锚定作用的部位不一定能够记录到理想的 PVP;此外,一代 CB 及二代 CB 远端导管的长度为 13mm,使 Achieve 电极的放置深度较深,因而PVP 的实时记录率较低。而第三代 CB 则将 CB 远端导管长度缩短了 40%,这一设计能够显著提高术中 PVP 的实时记录率,使 CB 消融更为便捷。

八、安全情况下减少放射剂量

尽管目前 CB 消融技术已经逐渐普及,但其操作均需要在 X 线透视下完成,因而其放射剂量较三维系统指导下的射频消融显著增加,是制约其进一步发展的一个重要因素。为了克服这一缺陷,笔者团队通过积极探索 CB 操作技巧,同时采用优化显像模式（在一定范围内降低帧频、脉冲持续时间、电流等参数）,在肺静脉造影及球囊封堵过程中应用透视模式替代传统的电影模式,成功地将肺静脉隔离阶段的常规曝光剂量控制在 4~8mGy,手术全程曝光剂量控制在 10~20mGy。但需要强调的是 ALARA 原则,即需在不影响术中需要的情况下尽可能降低曝光计量,而非舍本逐末。

九、小结

综上所述,CB 技术降低了 PVI 的操作难度,但同时亦有许多细节需要注意,不仅能够使操作更加便捷,同时能够提高手术安全和有效性。术中有效封堵是实现PVI的基础,而针对患者的肺静脉前庭解剖特点设计个体化的操作策略,可以有效缩短手术时间,降低放射剂量。随着CB器械的不断发展和CB消融经验的不断积累,相信会有更多更有效的技术和方法来进一步优化手术流程、改善消融预后。

(牛国栋　乔宇)

参 考 文 献

[1] OUYANG F, BANSCH D, ERNST S, et al. Complete isolation of left atrium surrounding the pulmonary veins: new insights from the double-Lasso technique in paroxysmal atrial fibrillation[J]. Circulation, 2004, 15: 2090-2096.

[2] NADEMANEE K, MCKENZIE J, KOSAR E, et al. A new approach for catheter ablation of atrial fibrillation: mapping of the electrophysiologic substrate[J]. J Am Coll Cardiol, 2004, 43(11): 2044-2053.

[3] NARAYAN S M, KRUMMEN D E, SHIVKUMAR K, et al. Treatment of atrial fibrillation by the ablation of localized sources: CONFIRM(Conventional Ablation for Atrial Fibrillation With or Without Focal Impulse and Rotor Modulation)trial[J]. J Am Coll Cardiol, 2012, 7: 628-636.

[4] CALKINS H, HINDRICKS G, CAPPATO R, et al. 2017 HRS/EHRA/ECAS/APHRS/SOLAECE expert consensus statement on catheter and surgical ablation of atrial fibrillation[J]. Heart Rhythm, 2017, 10: e275-e444.

[5] HINDRICKS G, POTPARA T, DAGRES N, et al. 2020 ESC Guidelines for the diagnosis and management of atrial fibrillation developed in collaboration with the European Association for Cardio-Thoracic Surgery(EACTS): The Task Force for the diagnosis and management of atrial fibrillation of the European Society of Cardiology(ESC)Developed with the special contribution of the European Heart Rhythm Association(EHRA)of the ESC[J]. Eur Heart J, 2021, 5: 373-498.

31　三维标测系统指导的房颤冷冻消融

冷冻球囊消融术(cryoballoon catheter ablation, CBA)是利用液态一氧化二氮(N_2O)的吸热效应,带走组织细胞热量,通过球囊与组织接触进行消融,使得目标消融部位温度降低,进而使其组织细胞坏死,形成瘢痕从而破坏电生理活动异常的组织,达到治疗房颤的目的。与射频消融相比,冷冻球囊消融具有导管稳定性好、冷冻损伤边界清晰均匀、手术操作简便、学习曲线短等优势,其有效性与安全性不劣于射频导管消融治疗。但冷冻球囊难以

4

评价肺静脉隔离效果,无法行线性消融和碎裂电位消融等操作,不能对心房基质进行改良,影响对消融效果的评估。因此,单纯冷冻球囊消融术应用受限于非肺静脉起源的房颤、额外的基质改良和肺静脉的特殊解剖结构等,对肺静脉封堵情况的评估也依赖于对比剂的使用。

近些年,冷冻球囊消融术与三维标测系统的结合,可以可视化冷冻球囊,对球囊进行实时定位,评估肺静脉封堵情况,显著减少透视剂量;可以构建左心房模型,行心房基质标测与电压标测,评估肺静脉隔离效果;根据标测结果对隔离效果不佳的肺静脉行分段补充消融,或辅助球囊进行肺静脉外的消融,包括左心房顶部、左心耳、左心房后壁和二尖瓣峡部等。

目前,常见的与冷冻球囊消融结合使用的三维标测系统包括下列几种:

一、Ensite NavX

一项回顾性研究表明,使用 Carto 系统指导冷冻球囊消融的手术时间及导管在左心房的停留时间长于使用 Ensite NavX 系统。相较于射频消融术中经常使用的 Carto 三维标测系统,EnSite NavX 三维标测系统引导下构建左心房模型时,无须更换 Pentaray 或其他电极,可直接使用环形标测电极构建左心房和肺静脉结构。因此,Ensite NavX 标测系统在冷冻球囊消融中的应用多于 Carto 标测系统。

Ensite NavX 可以使用环形标测电极构建左心房和肺静脉模型,并进行基质标测和电压标测,用于评估肺静脉隔离效果;实时监测球囊所在的位置,指导肺静脉外消融。Su 等指出,消融左心房顶壁与后壁时,应用 Ensite 三维标测系统可以对左心房进行基质标测和电解剖标测以评估实时消融效果,直至该区域完全隔离或心房基质得以改良,避免不必要的消融,降低食管损伤风险。Fujino 等报道了一例在 Ensite NavX 系统指导下冷冻消融永存左上腔(persistent left superior vena cava, PLSVC)起源的房颤病例,消融前通过 Ensite NavX 系统对左心房、肺静脉和 PLSVC 进行三维重建,同时行激动标测,证实 PLSVC 远端前壁是房颤发作时的最早激动部位,且来源于 PLSVC 的房性期前收缩可重复诱发房颤。通过冷冻球囊对其进行电隔离后,行基质标测评估 PLSVC 隔离效果。

Ensite NavX 还可以用于指导对解剖结构异常的患者行冷冻球囊消融。有报道应用 Ensite NavX 标测系统成功完成了右位心患者冷冻球囊消融术。消融前 CT 成像获得左心房和肺静脉解剖的三维模型,在此基础上应用 Ensite NavX 系统对环形标测电极进行可视化实时定位。此方法能够了解解剖结构、减少透视剂量,增加手术安全性。

二、KODEX-EPD

KODEX-EPD 是一种通过利用生物组织的独特介电特性,创建心脏解剖高分辨率图像的新型介电成像系统,可以精确定位导管,无须使用特定导管,且导管无须与心内膜贴靠即可获得高分辨率图像。Rottner 等分别在 KODEX-EPD 标测系统与透视两种方法指导下测量左侧和右侧肺静脉的最大开口直径,再分别测量四支肺静脉的开口直径,并进行统计学分析,结果显示两种方法的测量结果差异无统计学意义,证实 KODEX-EPD 通过非接触式成像系统构建左心房模型有着较高的解剖精确度。

使用 KODEX-EPD 对左心房进行解剖标测,可以展现左心房腔内结构全景图,清晰显示双侧肺静脉口、心房后壁等结构,用于指导冷冻球囊消融。在 KODEX-EPD 系统辅助下,使用环形标测电极对左心房进行快速基质标测,并构建三维视图及心腔内结构全景视图,再将标测电极送入肺静脉,应用 KODEX-EPD 系统对肺静脉隔离进行实时评估。将环形电极记录到的未封堵状态下的肺静脉基线介电系数与冷冻球囊完全封堵肺静脉口部时的介电系数进行比较,获得标测电极周围组织介电系数变化,实时显示冷冻球囊对肺静脉的封堵程度。绿色光标代表该电极附近封堵良好,红色光标代表不完全封堵,存在渗漏。如封堵存在渗漏,即出现 1 个以上的红色光标,可调整冷冻球囊位置,以达到完全封堵,此种方法称为基线法。有研究将基线法与使用对比剂评估肺静脉封堵效果的透视法进行比较,结果显示,在 28 名阵发性或持续性房颤患者(105 支肺静脉)中,基线法敏感性为 91%,特异性为 76%;阳性预测值为 80%,阴性预测值为 88.6%。结果表明,KODEX-EPD 系统评估 CBA 封堵效果具有良好的敏感性和特异性。

冷冻球囊封堵过程可在 KODEX-EPD 系统中实时显示,不需要多次造影评估肺静脉封堵效果,从而减少透视剂量。一项回顾性对照研究评估了 KODEX-EPD 成像系统指导下冷冻消融的透视剂量。该研究入选 34 名阵发性房颤患者,随机分为常规透视引导下进行消融的透视组和使用 KODEX-EPD 指导下消融的 KODEX-EPD 组。结果显示,两组的总体手术时间相似[透视组为 69(IQR:63~98)分钟,KODEX-EPD 组为 65(IQR:58~74)分钟,P=0.16],而 KODEX-EPD 组的透视时间与对比剂用量显著减少[KODEX-EPD 组透视时间为 8(IQR:5~9)分钟,透视组为 11(IQR:9~12)分钟,P=0.014;KODEX-EPD 组对比剂用量为 35(IQR:28~45)ml,透视组为 70(IQR:57~83)ml,P<0.001]。四支肺静脉冷冻结束后,行基质标测,评估肺静脉隔离效果。

三、Navik 3D

Navik 3D 系统可以将二维透视图像精确地转换为三维图像,在三维空间中显示和定位冷冻球囊,确保产生连续性损伤,使电位迅速完全消失,防止出现遗漏区域,因此可用于指导心房后壁、顶壁、前壁和二尖瓣峡部等肺静脉外线性消融。

Aryana 等研究发现,通过肺静脉隔离结合后壁消融的方式可增加持续性房颤冷冻消融的成功率,但同时存在食管损伤的风险。应用 Navik 三维标测系统可降低这一风险。该系统可以计算出食管温度探头和冷冻球囊远端之间的确切距离,据此对球囊位置进行微调,使球囊远端冷冻面(即前半部分)的朝向远离食管,以减少低温对食管的影响。

Navik 3D 标测系统还可以使用冷冻球囊构建左心房的三维模型,由于其开放式平台设计,无须使用专有的表面电极,也无须连接专有的消融导管,大大降低了成本。

四、OGS

OGS(overlay guidance system)是一种新的成像系统,能够在同一坐标系中将术前 CT 图像与术中透视图像进行融合,并在 CT 分段扫描获得的左心房解剖模型中对冷冻球囊进行重建,实时显示冷冻球囊位置,对冷冻球囊封堵肺静脉有一定的指导意义。

有研究将 OGS 与肺静脉造影进行比较,以量化不同程度的渗漏。将 OGS 系统应用于 17 例(68 支肺静脉)冷冻球囊消融患者,比较 OGS 及传统造影法对肺静脉封堵情况的判断。术中,冷冻球囊依次放置于每支肺静脉口部,并注射对比剂评估封堵情况,同时使用 OGS 系统对冷冻球囊进行定位,并评估封堵效果。首先应用冷冻球囊重建腔内 CT 图像,然后通过改变倾斜角度(如前倾、上倾、后倾和下倾)来改变 CT 扫描视图的角度,以评估所有可能的渗漏位置,最后依次对四支肺静脉进行消融,使用环形标测电极验证肺静脉电位。结果显示,在造影显示全部肺静脉封堵良好的前提下,OGS 发现 9 支肺静脉封堵不完全,其余结果均与造影相同。OGS 与造影评估肺静脉封堵效果的符合率为 83.8%(χ^2,$P<0.01$)。综上所述,在评估肺静脉封堵效果上,OGS 系统与其他影像方法有较高的一致率,且能识别肺静脉造影未能识别的封堵不良或渗漏。

OGS 系统还可以指导冷冻球囊对肺静脉行分段消融。通过 OGS 系统实时监测冷冻球囊位置与肺静脉封堵情况,对一名 72 岁女性右上肺静脉后壁及前壁进行分段冷冻消融。此种消融策略同样适用于肺静脉共干的患者,其房颤消融成功率与不存在肺静脉共干的患者相似。

五、小结

综上所述,三维标测系统对冷冻球囊消融术的指导作用有以下几个方面:①构建心脏三维模型,行电压标测和基质标测,评估肺静脉电隔离效果;②行激动标测,指导冷冻球囊行肺静脉外消融;③可视化冷冻球囊,提供导管实时定位,评估肺静脉封堵情况,减少透视剂量。

冷冻球囊消融术与三维标测系统的结合,弥补了 CBA 在二维透视下无法直观判断消融效果、无法行心房基质改良以及依赖造影判断肺静脉封堵效果等局限性。随着三维标测系统的发展,冷冻球囊消融术在房颤患者中的应用也会更加广泛。

(孙鸣宇 尚夕宁)

参 考 文 献

[1] 黄从新,张澍,黄德嘉,等.心房颤动:目前的认识和治疗的建议 -2018[J].中国心脏起搏与心电生理杂志,2018,32(4):315-368

[2] KUCK K H, FÜRNKRANZ A, CHUN K R, et al. Cryoballoon or radiofrequency ablation for symptomatic paroxysmal atrial fibrillation: reintervention, rehospitalization, and quality-of-life outcomes in the FIRE AND ICE trial[J]. Eur Heart J, 2016, 37(38): 2858-2865.

[3] ARYANA A, SU W, KUNISS M, et al. Segmental nonocclusive cryoballoon ablation of pulmonary veins and extrapulmonary vein structures: Best practices III[J]. Heart Rhythm, 2021, 18(8): 1435-1444.

[4] SU W W, ALZUBAIDI M, TSENG R, et al. Novel usage of the cryoballoon catheter to achieve large area atrial substrate modification in persistent and long-standing persistent atrial

fibrillation［J］. J Interv Card Electrophysiol, 2016, 46（3）: 275-285.

［5］ GUHL E N, ADELSTEIN E, VOIGT A, et al. Impact of 3D mapping on procedural characteristics and outcomes in cryoballoon pulmonary vein isolation for atrial fibrillation［J］. J Interv Card Electrophysiol, 2018, 51（1）: 71-75.

［6］ KUNISS M, GREIß H, PAJITNEV D, et al. Cryoballoon ablation of persistent atrial fibrillation: feasibility and safety of left atrial roof ablation with generation of conduction block in addition to antral pulmonary vein isolation［J］. Europace, 2017, 19（7）: 1109-1115.

［7］ FUJINO T, YUZAWA H, KINOSHITA T, et al. A case of successful cryoballoon ablation of paroxysmal atrial fibrillation originating from a persistent left superior vena cava［J］. J Cardiol Cases, 2019, 20（3）: 77-80.

［8］ YOSHIGA Y, SHIMIZU A, UEYAMA T, et al. Successful cryoballoon pulmonary vein isolation in a patient with situs inversus and dextrocardia［J］. J Arrhythm, 2016, 32（6）: 493-495.

［9］ ROTTNER L, NODORP M, JESSICA W, et al. High anatomical accuracy of a novel high-resolution wide-band dielectric imaging system in cryoballoon-based ablation［J］. Pacing Clin Electrophysiol, 2021, 44（9）: 1504-1515.

［10］ ROTTNER L, BELLMANN B, LIN T, et al. Catheter Ablation of Atrial Fibrillation: State of the Art and Future Perspectives［J］. Cardiol Ther, 2020, 9（1）: 45-58.

［11］ CAUTI F M, ROSSI P, POLSELLI M, et al. Occlusion tool software for pulmonary vein occlusion verification in atrial fibrillation cryoballoon ablation to avoid the use of contrast injection［J］. HeartRhythm Case Rep, 2020, 6（8）: 516-519.

［12］ CAUTI F M, ROSSI P, POLSELLI M, et al. Occlusion tool software for pulmonary vein occlusion verification in atrial fibrillation cryoballoon ablation［J］. Pacing Clin Electrophysiol, 2021, 44（1）: 63-70.

［13］ SCHILLACI V, STABILE G, ARESTIA A, et al. Fluoroscopy and contrast media use in cryoballoon ablation of atrial fibrillation using a novel imaging system［J］. Heart Vessels, 2022, 37（1）: 115-120.

［14］ NIAZI I, ERICKSON L, CHAUDHARI A, et al. Cryoballoon Pulmonary Vein Isolation and Roof and Posterior Wall Debulking Using Navik 3D™: A New Technique for Atrial Fibrillation Ablation［J］. J Innov Card Rhythm Manag, 2020, 11（1）: 3975-3982.

［15］ LING T Y, CHEN L, SU W W, et al. Cryoballoon ablation for extrapulmonary vein targets［J］. Curr Opin Cardiol, 2021, 36（1）: 22-25.

［16］ ARYANA A, BAKER J H, ESPINOSA GINIC M A, et al. Posterior wall isolation using the cryoballoon in conjunction with pulmonary vein ablation is superior to pulmonary vein isolation alone in patients with persistent atrial fibrillation: A multicenter experience［J］. Heart Rhythm, 2018, 15（8）: 1121-1129.

［17］ KOWALEWSKI C A B, RODRIGO M, BRODT C, et al. Novel three-dimensional imaging approach for cryoballoon navigation and confirmation of pulmonary vein occlusion［J］. Pacing Clin Electrophysiol, 2020, 43（3）: 269-277.

4

32　射频消融球囊技术的原理及在房颤消融中的应用

射频电流作为消融中最常用的能量,通常是通过杆状导管与心肌接触后产生热能损伤,每次消融局限于一点,而将射频和球囊技术结合的新工具——射频消融球囊(HELIOSTAR)具有其独特优势,在房颤的治疗中也得到初步应用。

一、射频消融球囊介绍

HELIOSTAR 三维多通道射频消融球囊导管由射频消融球囊导管(外径 13.5Fr,直径 28mm)、环形标测导管(LASSOSTAR,外径 3Fr,头端环形直径分 3 种,即 15mm、20mm 及 25mm)、可调弯鞘(兼容 13.5Fr)和专用的射频仪组成。

HELIOSTAR 导管是一种柔韧性、灌注式、头端为球囊设计的射频消融导管。该导管是一种可操控、多电极、空腔导管,带有一个可调弯头端,设计用于心脏电生理标测并向嵌在球囊表面的电极输送射频电流以用于消融。HELIOSTAR 导管由 3 部分组成,即手柄(近端)、管身(中段)和头端(远端)。导管管身直径为 10.5Fr,当球囊处于完全回缩状态时,球囊部分的最大外径为 13.5Fr。该导管具有高扭矩管身,带有一个单弯头端部分。高扭矩管身允许旋转带有球囊的弯型头端所在的平面,以便于将导管头端准确定位到肺静脉口。球囊的顺应性允许其柔韧性表面电极在贴靠组织时顺应解剖结构(图 4-32-1)。

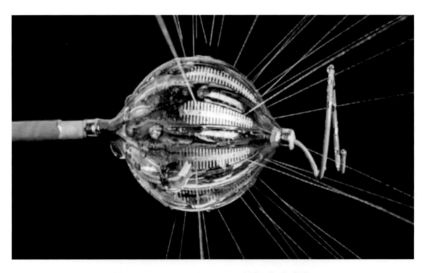

图 4-32-1　HELIOSTAR 射频消融球囊

HELIOSTAR™ 球囊的远端有 10 个柔软的电极片,每个电极上有 4 个盐水灌注孔(灌注孔等距地分布于电极片中线上,灌注孔直径为 0.088 9mm),每个电极均嵌有热敏电阻以监测温度变化。消融电极片为镀金材质并粘合在球囊表面。电极片呈"泪滴状",其长度为 14.4mm,其宽度从远端(1.1mm)到近端(4.4mm)不等,这确保了电极之间的等距间距。射频消融球囊导管采用单极消融且导管上的每一个电极都可以独立释放射频能量,术者可根据临床实际情况选择单次环状消融(所有电极一起同步消融)或者节段性消融(设定需要的某几个电极进行消融),因此可改善安全性和损伤特性。通过电极的设计(尤其是电极片长度的设计),可确保消融电极与组织的贴靠。即使肺静脉开口的解剖结构存在变异,或射频球囊未与肺静脉开口很好对齐的情况下,也可以确保贴靠。通过阻抗和电位情况可确认电极片贴靠情况。

HELIOSTAR 球囊和 LASSOSTAR 环形标测电极上均嵌有磁感应器,这样能在以磁电双定位为基础的 Carto3 系统中准确定位并且可视。此外,HELIOSTAR 球囊对 1、4、7 号电极做了特殊标记,便于 X 线透视下与三维系统进行轻松地比对(1 号电极,长方形标记;4 号电极,实心三角形标记;7 号电极,空心三角形标记)。球囊导管上的所有电极均可用于消融或起搏。射频消融球囊导管内腔可注射对比剂及用于 LASSOSTAR 环形标测导管的输送。环形标测电极不仅可实时监测肺静脉隔离情况,还可以帮助球囊导管到位。

HELIOSTAR 导管借助可调弯鞘可实现在左心房内的操作。球囊导管和环形标测导管均在三维标测系统中可视且可以进行 FAM 建模。当射频球囊准确地放置于肺静脉前庭部位时,球囊开始扩张(球囊扩张程度在三维标测系统上可实时显示),通过注射对比剂可确认球囊与肺静脉前庭是否紧密贴合。此外,通过对比三维标测系统和 X 线影像,我们可以精准定位球囊上每一个电极的具体位置。进行肺静脉电隔离时,球囊消融导管采用温控模式(通常设置最高输出功率为 15W,最高温度为 55℃,单次消融时间不超过 60 秒),生理盐水灌注流速为 35ml/min;为避免食管损伤,左心房后壁消融电极会在消融 20 秒之后自行停止。行右侧肺静脉电隔离时,为避免膈神经损伤的发生,建议消融治疗过程中,在上腔静脉内进行膈神经起搏。同时,可以通过旋转球囊导管或设置特定的电极消融条件等方法进行肺静脉补点消融。

二、潜在获益

房颤导管消融的主要临床受益是消除心悸、疲乏或不能耐受过度劳累等心律失常相关症状,从而改善生活质量。与常规消融导管相比,球囊型导管允许消融更大面积的组织。因此,HELIOSTAR 导管可提供缩短手术时间、提高一次性肺静脉隔离的可能性和减少导管交换次数的受益。另外,球囊导管消融术的复杂性通常低于逐点消融术。采用顺应性球囊设计的 HELIOSTAR 导管可与各种肺静脉解剖结构吻合,从而与组织充分接触。因此导管定位更加便捷、术者学习曲线更短、总手术时间更短,并可能减少在肺静脉口部形成连续损伤所需的能量。

三、潜在风险

（一）并发症

1. 膈神经麻痹 膈神经损伤是房颤消融的重要并发症之一。行右侧肺静脉隔离时，可能导致膈神经损伤。各种消融能量包括射频、冷冻、超声及激光等均可能导致膈神经损伤，其中冷冻球囊消融导致膈神经损伤的发生率最高。当使用射频能量进行逐点消融时，报道的膈神经麻痹发生率为 0~0.48%。

2. 左心房 - 食管瘘 左心房 - 食管瘘是房颤导管消融最严重的并发症，任何在左心房后壁进行消融的术式均存在发生此并发症的可能，一旦出现，则绝大多数致命或致残。

3. 肺静脉狭窄 肺静脉狭窄的定义为肺静脉直径减少 50% 以上，其发生率与术式明显相关。肺静脉内点状消融肺静脉狭窄发生率高达 10%，而节段性消融肺静脉狭窄的发生率则为 5%，随着环肺静脉前庭部位消融的普及和节段性消融的减少，肺静脉狭窄的发生率进一步降低。在热球囊消融的临床经验中，在 <2%~5% 的患者中报道了肺静脉狭窄。

4. 栓塞并发症 房颤导管消融治疗的严重并发症之一，其病因多为血栓脱落、气体栓塞及消融所致的焦痂脱落等。射频消融治疗时，可能在消融电极上形成血栓，而这种血栓可能移动并形成栓塞，从而引起卒中、心肌梗死和其他缺血性损伤。

5. 心脏压塞和 / 或穿孔 常见原因包括房间隔穿刺时穿刺点不正确、左心房内导管操作损伤、热损伤或在放电过程中发生爆裂伤。其部位多见于左心房顶部和左心耳，高龄和女性是心脏压塞的独立危险因素。

（二）风险最小化

1. 在右侧肺静脉消融之前和消融期间，通过膈神经起搏可最大程度降低膈神经麻痹的风险。如果观察到膈神经损害的迹象，则立即停止消融，并重新定位球囊位置。

2. 避免将球囊放置于肺静脉内，可以最大程度降低肺静脉狭窄风险。导管置于肺静脉内时不应充盈球囊；而应该在心房内充盈球囊，然后再定位到肺静脉口。

3. 消融治疗时，阻抗增大应迅速终止放电，可降低栓塞风险。

4. 在将球囊置入左心房和手术期间，维持最佳抗凝，使 ACT 达到 350 秒，可以有效预防手术期间形成血栓 / 栓塞，从而最大程度降低无症状卒中的风险。

（三）消融参数

在选择射频消融功率、温度和消融时间时，应充分考虑患者的个体解剖结构和临床特点。HELIOSTAR 导管的消融电极能够与组织充分接触，因为柔性球囊、电极长度和每个电极均有利于适应各种解剖结构。在肺静脉口中产生环形连续损伤所需的能量低于其他射频导管。用特殊射频消融仪可设置每个电极的输出能量。HELIOSTAR 导管未行消融治疗时，灌注泵以 5ml/min 的流速连续输注肝素生理盐水（1U 肝素 /1ml）。在充盈球囊和消融期间，须使用 35ml/min 的高流速进行输注。HELIOSTAR 导管的推荐操作参数见表 4-32-1。

表 4-32-1 HELIOSTAR 导管与 nGEN 射频消融仪相连用于
心房消融时推荐的射频能量输送参数

参数	单极模式	参数	单极模式
闲置流速	5ml/min	温度设置	最大 55℃
射频放电期间的灌注流速	35ml/min	前电极放电时间	最大 60 秒
功率设置	最大 15W	后电极放电时间	20 秒（最大 30 秒）

注：在鞘管外时，HELIOSTAR 导管采用的灌注流速为 5ml/min，这可保持球囊呈近似球形，并防止血液进入球囊。在鞘管内时，HELIOSTAR 导管的流速为 5ml/min，从而易于置入。

四、临床研究

1. HELIOSTAR 导管治疗药物难治性症状性阵发性房颤的研究　2016 年 12 月至 2017 年 6 月期间，在欧洲使用 HELIOSTAR 导管进行了首项人体 RADIANCE 研究。该研究能量输出设置为 15W，消融时间设置为 60 秒（与后壁相邻的电极设置时间为 20 秒），并通过腺苷或异丙肾上腺素确认 PVI。此研究首次评估 HELIOSTARTM 导管行肺静脉隔离急性期（3 个月内）的安全性，并对一部分患者进行 12 个月的随访。总计 39 例受试者接受治疗。来自 4 家研究中心的 9 名术者参与了该研究。40 例入组受试者中，有 23 名男性（57.5%）及 17 名女性（42.5%）。入组受试的平均年龄为（60.7±10.0）岁。受试者的症状性房颤平均持续时间为（51.7±49.71）个月。结果显示，平均手术时间为（101.6±29.4）分钟，球囊在左心房内停留时间为（40.5±11.5）分钟和 X 线透视时间为（17.4±10.14）分钟。

1 例受试者（2.56%）发生了早期（<7 天）膈神经麻痹的主要不良事件。在接受消融治疗的 39 例受试者中，38 例受试者接受了消融前后脑部磁共振成像（MRI）检查和神经学评估。1 例没有行术前 MRI 检查的受试者完成了术后 MRI 检查，结果呈阴性。在 39 例完成术后 MRI 的受试者中，观察到 9 例受试者（23.1%）在出院时存在无症状脑栓塞。所有 39 例经治受试者接受了术后食管内镜检查。所有病例中均未见溃疡，但在 5 例受试者中观察到无症状性食管损伤红斑。所有患者均实现肺静脉电隔离。其中，79.6% 的患者通过单次消融实现了肺静脉隔离。通过腺苷或异丙肾上腺素验证，4.7% 的患者出现了急性肺静脉重新连接。86.4% 的患者在 12 个月内没有记录到房性心律失常。此研究结果提示，HELIOSTAR 球囊导管可实现肺静脉的快速安全隔离，且绝大多数肺静脉实现电隔离只需进行单次消融。

2. HELIOSTAR 球囊导管联合 LASSOSTAR 环形标测导管行肺静脉电隔离的研究　SHINE 研究主要评估 HELIOSTAR 球囊导管与 LASSOSTAR 环形标测导管用于肺静脉隔离（PVI）的安全性和有效性。在欧洲的六个中心开展的此项前瞻性、多中心、单臂研究入选症状性阵发性房颤患者。主要有效终点为经腺苷或异丙肾上腺素验证的 PVI。主要安全终点为 7 天内发生的主要不良事件。部分患者在消融治疗前后进行了脑部 MRI 和神经学评估。通过电话随访和动态心电图检查，评估术后 12 个月内的房性心律失常情况。此研究同时对受试者进行生活质量评分。所有受试者（n=85）均实现肺静脉的传入阻滞。应用腺苷或异丙肾上腺素进行验证，9.3% 的患者肺静脉恢复电传导。术后随访 12 个月，72.2% 的患者没有症状性房性心律失常。术后 6 个月及术后 12 个月的随访,患者的生活质量评分都有显著改善。此研究结果显示,HELIOSTAR 球囊导管行 PVI 显示出良好的安全性和有效性,并能改善患者的生活质量。

五、小结

综上所述,射频消融和球囊相结合是一项全新的技术,此项技术优化了肺静脉电隔离操作流程,提高了操控性和安全性。随着更多临床研究结果的公布及临床经验的积累,射频消融球囊将可能成为房颤治疗的一项有力武器。

（吴立群）

参 考 文 献

[1] CALKINS H, KUCK K H, CAPPATO R, et al. 2012 HRS/EHRA/ECAS Expert Consensus Statement on Catheter and Surgical Ablation of Atrial Fibrillation: recommendations for patient selection, procedural techniques, patient management and follow-up, definitions, endpoints, and research trial design[J]. Europace, 2012, 14(4): 528-606.

[2] SACHER F, MONAHAN K H, THOMAS S P, et al. Phrenic nerve injury after atrial fibrillation catheter ablation: characterization and outcome in a multicenter study[J]. J Am Coll Cardiol, 2006, 47(12): 2498-2503.

[3] BAI R, PATEL D, DI BIASE L, et al. Phrenic nerve injury after catheter ablation: should we worry about this complication?[J]. J Cardiovasc Electrophysiol, 2006, 17(9): 944-948.

[4] CHAVEZ P, MESSERLI F H, CASSO DOMINGUEZ A, et al. Atrioesophageal fistula following ablation procedures for atrial fibrillation: systematic review of case reports[J]. Open Heart, 2015, 2(1): e000257.

[5] YAMAGUCHI Y, SOHARA H, TAKEDA H, et al. Long-Term Results of Radiofrequency Hot Balloon Ablation in Patients With Paroxysmal Atrial Fibrillation: Safety and Rhythm Outcomes[J]. J Cardiovasc Electrophysiol, 2015, 26(12): 1298-1306.

[6] SOHARA H, TAKEDA H, UENO H, et al. Feasibility of the radiofrequency hot balloon catheter for isolation of the posterior left atrium and pulmonary veins for the treatment of atrial fibrillation[J]. Circ Arrhythm Electrophysiol, 2009, 2(3): 225-232.

[7] SOHARA H, OHE T, OKUMURA K, et al. HotBalloon Ablation of the Pulmonary Veins for Paroxysmal AF: A Multicenter Randomized Trial in Japan[J]. J Am Coll Cardiol, 2016, 68(25): 2747-2757.

[8] REDDY V Y, SCHILLING R, GRIMALDI M, et al. Pulmonary Vein Isolation With a Novel Multielectrode Radiofrequency Balloon Catheter That Allows Directionally Tailored Energy Delivery: Short-Term Outcomes From a Multicenter First-in-Human Study(RADIANCE)[J]. Circ Arrhythm Electrophysiol, 2019, 12(12): e007541.

[9] DHILLON G S, HONARBAKHSH S, DI MONACO A, et al. Use of a multi-electrode

radiofrequency balloon catheter to achieve pulmonary vein isolation in patients with paroxysmal atrial fibrillation：12-Month outcomes of the RADIANCE study［J］. J Cardiovasc Electrophysiol, 2020, 31（6）: 1259-1269.

［10］ SCHILLING R, DHILLON G S, TONDO C, et al. Safety, effectiveness, and quality of life following pulmonary vein isolation with a multi-electrode radiofrequency balloon catheter in paroxysmal atrial fibrillation：1-year outcomes from SHINE［J］. Europace, 2021, 23（6）: 851-860.

33　脉冲电场消融在房颤治疗中的应用

脉冲电场是近年来新兴的房颤导管消融能量来源。相较射频和冷冻消融而言,脉冲电场消融具有快速且特异性损伤心肌的优势,尤其适用于肺静脉隔离(pulmonary vein isolation, PVI)。目前国内外已大规模进行人体消融研究,术后短期随访见 PVI 维持率高,且不损伤食管、膈神经,不引发肺静脉狭窄,具有相当的安全性,引起了广泛关注。

一、脉冲电场消融起源、机制、影响因素与优势

(一)脉冲电场消融与直流电消融

脉冲电场脱胎于 20 世纪 80 年代盛行的直流电消融,后者通过瞬时释放直流电经由直接贴靠心肌的导管制造损伤,使经皮消融心律失常成为可能。然而,直流电消融的可控性较差,并发症较多:放电瞬间导管头端可产生高压冲击波造成气压伤,严重时导致心肌穿孔、心脏破裂;放电瞬间体内电极头端可形成气体,局部阻抗增加,若击穿绝缘气层可形成电弧,造成额外损伤;此外,损伤灶边缘不规则,局部存活心肌有致心律失常作用。因此,90年代初射频能量问世后,直流电消融很快被取代。

后续研究发现,直流电消融制造损伤机制是电穿孔,调整放电参数可得到更为安全的电场,在其他医学领域开展应用:基础医学研究中,可逆性电穿孔可向小鼠淋巴瘤细胞内转导基因,临床实践中,不可逆电穿孔可消融人实体肿瘤。在 2010 年前后,研究者将电穿孔再次用于心肌消融,此时的电场条件与既往直流电消融大相径庭——电流脉冲式发放,放电时间短至微秒 - 纳秒级;放电能量偏低,附加损伤小,经此电场消融称为脉冲电场消融(pulsed field ablation, PFA)。

(二)脉冲电场消融机制

PFA 制造损伤的机制是电穿孔,指放电时电极间产生的高压脉冲电场作用于细胞膜磷脂双分子层,形成孔道,增加细胞膜通透性的过程。水分子在电场的电压梯度下跨越磷脂

双分子层,周围磷脂双分子层重新排列,亲水端朝外,形成孔道;低电场能量下形成的微孔可逆,一段时间后孔道自行封闭,细胞存活;高电场能量下产生的微孔不可逆,经孔道细胞内外物质持续交换,细胞稳态破坏,细胞凋亡、坏死。

(三)脉冲电场消融损伤的影响因素与优势

1. 放电参数 PFA 损伤的首要影响因素是放电参数,这也是目前各家研究的重中之重。首先,电场强度强相关于 PFA 损伤的组织特异性。汇总不同中心针对不同动物组织的 PFA 研究发现,PFA 不同组织所需电场强度不同,损伤心肌电场强度为 400V/cm,血管平滑肌为 1 750V/cm,神经为 3 800V/cm;左心房 PFA 有望靶向损伤心肌,而不对附近的食管平滑肌、膈神经造成永久性损伤;除电场强度外,其他放电参数也影响损伤特异性,仍待深入研究。其他放电参数包括脉冲方向、脉宽、波形、频率、单次放电脉冲数目等。常用脉冲方向包括单相与双相,前者放电时多伴随骨骼肌颤动,目前人体 PFA 基本均从使用单相波过渡到双相波,可大幅减少肌肉颤动。波形最常用方波,此外还有指数衰减等波形。相同脉冲方向、波形、场强条件下,脉宽越大、脉冲数目越多,理论上损伤越大——制造更多穿孔,扩大穿孔直径,使穿孔从可逆变为不可逆。脉宽多在纳秒 - 微秒级别,理想情况下,数秒甚至 1 秒内可完成单次消融。

2. 贴靠 射频消融(radiofrequency ablation, RFA)、冷冻消融依赖温度损伤组织,导管与组织紧密贴靠尤为重要;而对于 PFA,只要组织处在有效场强下即可制造损伤,PFA 对贴靠要求稍低。近期单层大鼠心肌细胞 PFA 研究发现,单电极对紧密贴靠时 400V/cm 场强即造成不可逆损伤,距离细胞 1mm 时需 700V/cm 场强制造损伤,而距离 2mm 时,1 000V/cm 也无法损伤心肌细胞。目前各家 PFA 导管、电极设计各异,电极周围的场强分布不同,贴靠对损伤影响仍需进一步研究,紧密贴靠往往能取得最佳损伤效果。

有别于 RFA,PFA 不受热池(heat sink)效应影响。研究发现,经左心房内膜面射频消融冠状窦(coronary sinus, CS),毗邻内膜面的 CS 肌袖往往损伤不良——CS 内流动血流带走射频产热;同样位置 PFA 可有效损伤 CS 肌袖。

3. 其他影响因素 电场方向与细胞长轴成角影响损伤效果,电场垂直于细胞长轴时损伤较大;此外,动物实验中还发现引入钙离子可增加 PFA 致细胞坏死。这些影响因素尚处于临床前研究阶段。

综上所述,PFA 具有潜在特异性损伤心肌、制造损伤迅速、受血流灌注影响小、对贴靠要求稍低等诸多优势。

二、脉冲电场消融的附加损伤与不良反应

1. 刺激周围组织 PFA 有望特异性损伤心肌细胞,豁免周围其他组织,但在放电瞬间,可能对周围组织产生刺激。既往研究发现,将环状电极贴靠于猪冠状动脉所在心外膜行 PFA 时诱发前降支痉挛,30 分钟内痉挛自行恢复,3 个月后复查冠状动脉造影见前降支血流正常。PFA 隔离上腔静脉时可夺获膈神经,诱发膈肌收缩;3 个月后再次起搏膈神经仍可夺获,病理解剖未见膈神经损伤;于猪部分肺静脉内放电时,心电图 ST 段抬高,数分钟后自行回落至基线,期间实验动物血压无明显降低;推测与导管所在肺静脉距离心室较近有关。

人体试验 PFA 隔离肺静脉时，可见诱发迷走反射，表现为窦性心动过缓，甚至可诱发房颤。上述研究均发现 PFA 放电时可能刺激周围组织，虽然多数刺激为一过性，但是仍需引起临床关注。

2. 微小气泡形成　经心腔内超声实时监测可见 PFA 放电中产生微小气泡，目前广为接受的解释是电解水——2 分子水在阳极产生 1 分子氧气，在阴极产生 2 分子氢气。目前体外放电试验、动物体内试验均证实阴极产生气泡量明显多于阳极，但比值大于 2，具体原因尚不清楚。此外，气泡产生可能还与血液中溶解的微量氮气在电场作用下逸出或其他因素有关。气泡形成有造成脑栓塞的风险。既往实验对于可栓塞脑血管的气泡直径未得出一致性结果，气泡直径 <38μm 可能相对安全。PFA 释放气泡直径不一，直径越大者数量越少，部分气泡直径可达 100μm 以上。至今已发表动物实验未报道术后出现神经系统症状，复查颅脑 MRI 未见经病理证实的脑梗死或脑出血；已发表人体 PFA 治疗房颤试验仅报道 2 例患者：1 例既往有短暂性脑缺血发作（transient ischemic attacks，TIA）病史，术后再发 TIA，颅脑 MRI 见 DWI 阳性 /FLAIR 阴性；1 例术后无症状患者常规复查颅脑 MRI 见 DWI 阳性 /FLAIR 阴性。体外实验对比 RFA 与 PFA，发现射频产生气泡量更多且更大。微泡形成仍需深入研究，以尽可能减少患者围手术期脑血管栓塞事件。

3. 其他不良反应　根据焦耳定律，热量等于电流平方、电阻与时间的乘积——理论上 PFA 放电时产生热量，但因为脉宽在纳秒 - 微秒级，产热较少且很快散失，组织温度无明显升高，不至于因局部温度升高对附近心肌外组织造成无差别损伤。PFA 放电时诱发一定程度疼痛，一般应用芬太尼后患者可耐受。单相波 PFA 放电时诱发骨骼肌收缩，需在全身麻醉 + 肌松下进行手术；双相波 PFA 基本不诱发肌颤，且致痛更少，局部麻醉下可完成手术。PFA 瞬时放电类似电除颤，有致颤风险。目前实践发现，心房内 PFA 不同步 R 波放电似乎安全，而心室放电仍需同步右心室电极信号等以避免诱颤。

三、脉冲电场消融治疗房颤的动物实验

2014 年 Wittkampf 团队将连接在除颤仪上的环状导管直接贴靠在肺静脉内部进行 PFA 与 RFA，术后 3 个月解剖见射频消融处肺静脉狭窄而 PFA 不影响肺静脉内径。2018 年梅奥医院 Samuel 团队进行了犬肺静脉 PFA，术后 1 个月病理发现消融区域肺静脉肌袖消失，消融区与非消融区分界截然，消融区细胞骨架完整保留，无肺静脉狭窄，结果鼓舞人心。目前已上市 PFA 导管中，Farawave 起步较早，研究发现其隔离 PVI、SVC 安全有效，损伤透壁，消融 10 周后病理见心肌瘢痕内部小动脉、神经得以保留；使用器械将食管移动至紧邻下腔静脉位置，于下腔静脉分别行 PFA 与 RFA，25 天后病理发现 PFA 不诱发食管损伤，而 RFA 消融后出现食管瘘管、脓肿、深溃疡等病理改变。

此外，头端膨大的网格状导管（Lattice-Tip Catheter）也有动物实验证实隔离肺静脉有效，且不损伤周围食管、神经，具有安全性。

四、脉冲电场消融治疗房颤的人体试验

Reddy 团队率先发表了 PFA 治疗阵发性房颤的临床研究，Farawave 导管以单相波参数

于心内膜消融 PV，入选 15 例，急性期 PV 隔离率为 100%，总放电时间 <60s/ 人；随后发表的 IMPULSE、PEFCAT 试验采用双相波 PFA 隔离肺静脉，共入选 81 例，急性期 PV 隔离率可达 100%，每例隔离全部 PV 时间 <3 分钟；术后中位 84 天再次标测左心房，见优化放电参数组 100% 的患者肺静脉可维持隔离，且未见膈神经损伤征象；对术前 CT 发现至少 1 根肺静脉毗邻食管患者术后平均 3.4 天后复查胃镜，未见食管损伤；部分患者术后增强 MRI 检查未见食管信号增强——食管内膜、外膜均未见损伤；中位随访 120 天时部分患者复查肺动脉 CT 未见肺动脉狭窄征象。2021 年 3 月 Reddy 团队发表了多中心 IMPULSE，PEFCAF & PEFCAT Ⅱ研究 1 年结果，优化参数组 49 例，术后 3 个月再次标测发现 96% 的患者肺静脉维持隔离，84% 的患者肺静脉维持隔离；若术中使用心腔内超声指导消融，则 98% 的患者肺静脉维持隔离；术后 1 年时（84.5±5.4）% 的患者无房性心律失常（房颤、心房扑动、房性心动过速）发作（每周复查心电图，每半年复查 Holter）；无患者死亡，未发生心肌梗死、膈肌麻痹、卒中、心房食管瘘或肺静脉 >70% 狭窄，1 例患者术后出现 TIA。

PersAFOne 试验研究对象为持续性房颤，入选 25 例，使用 Farawave 导管行 PVI+ 左心房后壁隔离，部分患者使用局灶消融 PFA 导管行三尖瓣峡部线消融；肺静脉、左心房后壁急性期 100% 隔离，三尖瓣峡部线均双向传导阻滞，中位 82 天再次标测见 96% 肺静脉维持隔离，100% 后壁维持隔离，调整参数后 8 例三尖瓣峡部线均维持双向阻滞，未发生肺静脉狭窄、心房食管瘘、卒中、膈神经损伤及食管损伤。

此外，荷兰 Wittkampf 团队使用除颤仪连接自研环状导管对 10 例患者进行单脉冲 PVI，40 支肺静脉急性期隔离成功，且在通过 30 分钟观察和腺苷检验后无恢复。头端膨大的网格状导管（lattice-tip catheter）也用于 PVI 研究，该导管可配合独立系统进行心脏电解剖重建，还可以切换进行 RFA（消融前壁）及 PFA（消融后壁）；RFA 消融迅速，平均 1.2s/ 点，急性期 PV、二尖瓣峡部线、顶部线、三尖瓣峡部线均消融成功。inspIRE 试验应用可调直径 PFA 导管，显示急性期 PVI 成功率为 100%。PULSED AF 试验也显示 PFA 急性期肺静脉 100% 隔离，未见围手术期膈神经、食管、卒中、死亡。

美国多中心前瞻性试验 FARAPULSE ADVENT PIVOTAL 正在招募受试者，拟将 900 例房颤患者随机分组至 PFA 或 RFA/ 冷冻消融组，头对头比较 PFA 与传统能量消融的有效性与安全性，让我们拭目以待。

目前，脉冲电场消融治疗房颤研究进展迅速、前景喜人，或可带来房颤消融治疗的新一轮变革。

（于丰源　唐闽）

参 考 文 献

［1］DESIMONE C V, KAPA S, ASIRVATHAM S J. Electroporation：past and future of catheter ablation［J］. Circ Arrhythm Electrophysiol, 2014, 7（4）：573-575.

［2］WIJFFELS M C, TIMMERMANS C C, VAN SUYLEN R J, et al. Internal atrial shock delivery by standard diagnostic electrophysiology catheters in goats：effects on atrial electrogram amplitude and tissue architecture［J］. Europace, 2007, 9（4）：203-207.

［3］WITTKAMPF F H, VANDRIEL V J, VANWESSEL H, et al. Feasibility of electroporation for the creation of pulmonary vein ostial lesions［J］. J Cardiovasc Electrophysiol, 2011, 22（3）: 302-309.

［4］ MAOR E, SUGRUE A, WITT C, et al. Pulsed electric fields for cardiac ablation and beyond: A state-of-the-art review［J］. Heart Rhythm, 2019, 16（7）: 1112-1120.

［5］ HUNTER D W, KOSTECKI G, FISH J M, et al. In Vitro Cell Selectivity of Reversible and Irreversible: Electroporation in Cardiac Tissue［J］. Circ Arrhythm Electrophysiol, 2021, 14（4）: e008817.

［6］ KORUTH J S, KUROKI K, KAWAMURA I, et al. Focal Pulsed Field Ablation for Pulmonary Vein Isolation and Linear Atrial Lesions: A Preclinical Assessment of Safety and Durability［J］. Circ Arrhythm Electrophysiol, 2020, 13（6）: e008716.

［7］ KORUTH J, KUROKI K, IWASAWA J, et al. Preclinical evaluation of pulsed field ablation: electrophysiological and histological assessment of thoracic vein isolation［J］. Circ Arrhythm Electrophysiol, 2019, 12（12）: e007781.

［8］ WITT C M, SUGRUE A, PADMANABHAN D, et al. Intrapulmonary Vein Ablation Without Stenosis: A Novel Balloon-Based Direct Current Electroporation Approach［J］. J Am Heart Assoc, 2018, 7（14）: e009575.

［9］ KORUTH J S, KUROKI K, KAWAMURA I, et al. Pulsed Field Ablation Versus Radiofrequency Ablation: Esophageal Injury in a Novel Porcine Model［J］. Circ Arrhythm Electrophysiol, 2020, 13（3）: e008303.

［10］ YAVIN H, BREM E, ZILBERMAN I, et al. Circular multielectrode pulsed field ablation catheter lasso pulsed field ablation: lesion characteristics, durability, and effect on neighboring structures［J］. Circ Arrhythm Electrophysiol, 2021, 14（2）: e009229.

［11］ HOWARD B, HAINES E D, VERMA A, et al. Reduction in Pulmonary Vein Stenosis and Collateral Damage with Pulsed Field Ablation Compared to Radiofrequency Ablation in a Canine Model［J］. Circ Arrhythm Electrophysiol, 2020, 13（9）: e008337.

34　房室结消融联合希浦系统起搏在房颤中的应用

一、房室结消融适应证与循证医学证据

对于药物无效/不耐受或导管消融不适合/失败/复发的房颤患者,房室结消融成为了患者心室率控制的重要手段。Wood等使用10项研究的数据进行的荟萃分析显示,相比药物,房室结消融联合右心室起搏（RVP）能显著改善患者的症状和生活质量。2014年美国心脏协会（AHA）/美国心脏病学会（ACC）/心律学会（HRS）及2020年欧洲心脏病学会（ESC）的房颤管理指南均建议考虑房室结消融联合起搏用于对强化心率和节律控制治疗无反应或不耐受的房

颤患者（Ⅱa 类推荐，B 级证据）。但长期右心室起搏（RVP）会造成左心室运动不同步及心功能下降。多项随机对照研究显示房室结消融联合 RVP 相比药物在症状改善更优，但在改善左室射血分数，降低心力衰竭再住院及死亡等"硬终点事件"风险方面并无明显差异。对于部分患者，右心室心尖起搏可导致起搏诱发的心肌病。随后，多项研究在房颤行房室结消融患者中进行双心室起搏（BVP）和 RVP 的疗效比较；MUSTIC-AF 试验、PAVE 研究、AVAIL CLS/CRT 试验、APAF 试验均显示，在该类患者中 BVP 在改善左心功能或降低心力衰竭相关不良事件发生率优于 RVP。2019 年 ESC 室上性心动过速指南推荐，导管消融和药物无效的心动过速心肌病推荐行房室结消融后起搏（双心室同步起搏或者希氏束起搏方式，Ⅰ类推荐）。2021 年 ESC 心脏起搏/再同步化指南推荐，对有症状和心率不控制且射血分数下降，行房室结消融的房颤患者，推荐再同步化治疗（双心室同步起搏或者希氏束起搏方式，Ⅰ类推荐）（表 4-34-1）。

表 4-34-1　AHA/ACC/HRS 和 ESC 关于使用房室结消融控制房颤患者心室率的指南

房室结消融对房颤患者的心室率控制			
2014 年 AHA/ACC/HRS 房颤患者管理指南	当药物治疗不充分且无法实现节律控制时，房室结消融联合永久性心室起搏是合理的	Ⅱa	B
与欧洲心胸外科协会合作制定的 2020 年 ESC 房颤诊断和管理指南	对强化心率和节律控制治疗无反应或不能耐受，且不适合通过左心房消融进行节律控制，并接受起搏依赖的患者，应考虑房室结消融以控制心率	Ⅱa	B
房室结消融对房颤合并疑似或确诊的心动过速性心肌病相关性心力衰竭患者的心室率控制			
2019 年 ESC 室上性心动过速患者管理指南	如果导致心动过速性心肌病的心动过速无法通过消融或药物控制，则建议行房室结消融联合起搏（双心室起搏或希氏束起搏）	Ⅰ	C
房室结消融对房颤合并心力衰竭患者的室率控制以及建议的起搏模式			
2021 年 ESC 心脏起搏和 CRT 指南	HFrEF 的患者推荐 CRT	Ⅰ	B
	HFmrEF 患者应考虑 CRT 而不是标准的右心室起搏	Ⅱa	C
	HFpEF 患者应考虑右心室起搏	Ⅱa	B
	HFpEF 患者可考虑 CRT	Ⅱb	C
房室结消融在有 CRT 适应证的房颤合并心力衰竭患者中的使用			
2021 年 ESC 心脏起搏和 CRT 指南	因房颤导致双心室起搏不完全（起搏比例 <90%~95%）时，应加用房室结消融	Ⅱa	B

注：AHA，美国心脏协会；ACC，美国心脏病学会；HRS，心律学会；ESC，欧洲心脏病学会；CRT，心脏再同步治疗；HFrEF，射血分数降低的心力衰竭；HFmrEF，射血分数轻度降低的心力衰竭；HFpEF，射血分数保留的心力衰竭。

但 BVP 通过心肌起搏，仍不是真正意义上的生理性起搏。在窦性心律患者中，QRS 小于 130 毫秒是 BVP 的禁忌证。Echo-CRT 试验表明，BVP 会增加基线 QRS 持续时间 <130 毫秒患者的死亡风险（$HR=1.81$，$P=0.02$）。但是在窄 QRS 患者合并房颤时，房室结消融联合 BVP 往往也能改善心功能，因为其改善了心率过快或室律不齐引起的左心室功能障碍。最近的一项随机对照研究 APAF-CRT 试验显示，房室结消融联合 BVP 在改善窄 QRS 的房

颤患者心功能恶化、心力衰竭再住院及死亡复合终点方面优于药物（*HR*=0.38，*P*=0.013）。而随着希氏束起搏（HBP）的出现，其不仅能够维持窄 QRS 患者的心室生理性同步，还能恢复左束支传导阻滞（LBBB）患者的生理性传导。Arnold 等在 LBBB 合并心力衰竭患者中进行 HBP 和 BVP 的比较，发现相比 BVP，HBP 能够获得更佳的心室同步及急性血流动力学改善。但是目前在房颤行房室结消融人群中 HBP 和 BVP 孰优孰劣仍不清楚，正在进行的临床试验，例如 ALTERNATIVE-AF 试验（NCT02805465），已经比较了房颤患者的这两种策略之间的临床结果。迄今为止公布了 8 项关于希浦系统起搏（HPCSP）联合房室结消融在房颤患者中的研究，7 项是观察性研究，1 项是随机交叉研究（表 4-34-2）。

表 4-34-2　希浦系统起搏联合房室结消融在房颤患者中的研究

研究	人数 /例	研究类型	QRS形态	平均射血分数 /%	平均心率 /（次·min⁻¹）	成功率 /%	临床结局	随访时间 / 月
Deshmukh 等，2000 年	18	前瞻性观察性研究	窄 QRS	20	103	66	EF 及左心室内径的改善	23.4
Deshmukh 等，2004 年	54	前瞻性观察性研究	窄 QRS	23	—	72	EF 及 NYHA 分级的改善	42
Occhetta 等，2006 年	18	随机交叉研究	窄 QRS	52	—	89	与右心室起搏相比,生活质量评分、NYHA 分级、6 分钟步行试验、心室同步性的改善提高	6
Vijayaraman 等，2017 年	42	回顾性观察性研究	—	43	—	95	EF 及 NYHA 分级的改善	19
Huang 等，2017 年	52	前瞻性观察性研究	窄 QRS	45	83.9	81	EF、左心室内径及 NYHA 分级的改善	20
Wang 等，2019 年	55	回顾性病例对照研究	窄 QRS	35	88.9	95	EF、左心室内径及 NYHA 分级的改善;误放电发生率的下降	30.5
Su 等，2020 年	94	前瞻性观察性研究	窄 QRS	44.9	86.3	86	EF、左心室内径、NYHA 分级、心胸比及 BNP 的改善	36
Wu 等，2021年	178	回顾性观察性研究	窄 QRS 和左束支传导阻滞	34.3	90.8	96	EF、左心室内径、NYHA 分级、心胸比及 BNP 的改善	12

注:EF,射血分数;NYHA,纽约心脏病协会;BNP,血浆脑钠肽。

研究一致性地展示了 HPCSP 在临床症状以及左心功能改善等方面的阳性结果。2000年，HBP 首次应用于临床，Deshmukh 等在心力衰竭合并房颤患者中行房室结消融联合 HBP，植入成功率为 66%，急性期阈值为（2.4±1）V/0.5ms，感知为（1.7±0.8）mV。在随访23.4 个月后，左室射血分数（LVEF）从（20±9）% 增长至（31±11）%（P<0.01）。Huang 等在 52 例房颤合并心力衰竭患者中行房室消融联合 HBP，最后 42（81%）例患者成功植入永久性 HBP。在经过 20 个月随访，LVEF 从（44.9±14.6）% 增长至（60±8.1）%（P<0.001）。亚组分析显示，无论是左室射血分数降低（HFrEF）还是左室射血分数保留（HFpEF）的患者，LVEF 都显著改善，但是 HFrEF 患者的 LVEF 改善程度明显高于 HFpEF 患者，且研究发现，基线 LVEF 与 LVEF 的改善程度呈线性关系（r=0.82，P<0.001）。值得一提的是，患者消融前的平均心率为 83.9 次/min，而以往需要房室结消融的典型患者往往平均心率更快。因此，这项研究也证实了室率控制后的节律控制对心功能改善的重要性。近期 Su 等在 94 例窄 QRS 房颤合并心力衰竭患者中行 HBP 联合房室结消融，成功率为 86.2%，超声心动图结果显示 LVEF 和左心室收缩末期容积（LVESV）在 1 年时显著改善并在长达 5 年的随访时间内保持稳定。

2017 年，Huang 等首次公开发表了关于越过左束支传导阻滞部位的左束支起搏（LBBP）的个案。此后研究相继报道了 LBBP 在房颤、窦性心动过缓、房室传导阻滞等起搏适应证患者中的应用。其中两项观察性研究报道了关于 LBBP 联合房室结消融在房颤合并心力衰竭患者中的应用。Wang 等报道了一项回顾性病例对照研究关于比较房室结消融联合 HPCSP 与药物在植入型心律转复除颤器（ICD）患者中的临床预后。其中植入 HPCSP 的患者中 HBP 有 44 例，LBBP 有 8 例，LBBP 的平均阈值和感知明显优于 HBP。研究证实，HPCSP 联合房室结消融在改善心功能、心力衰竭再住院及死亡复合终点、降低 ICD 的误放电发生率方面明显优于药物。

2021 年，Wu 等纳入了 178 例 LVEF≤50% 的窄 QRS 或 LBBB 的房颤需行房室结消融患者，其中 106（81.5%）例成功植入永久性 HBP，急性期阈值在窄 QRS 患者中为（0.93±0.67）V/0.5ms，在 LBBB 患者中为（1.6±0.85）V/0.5ms；64 例成功植入永久性 LBBP，急性期阈值在窄 QRS 患者中为（0.42±0.13）V/0.5ms，在 LBBB 患者中为（0.54±0.17）V/0.5ms。在随访 1 年后，LBBB 患者和窄 QRS 患者的 LVEF、纽约心功能分级、脑钠肽（BNP）、心胸比（CTR）都显著改善，但是 LBBB 患者的改善程度大于窄 QRS 患者。这可能由于该治疗不仅改善了房颤对心功能的不良影响，也同时改善了 LBBB 患者的同步性。

总之，房颤最佳的治疗方法是恢复窦性心律。然而，成功的复律和窦性心律维持并不经常实现。房室结消融与起搏治疗结合起来已成为实现严格管理心室率、律的一种方法，尤其是在使用产生生理性心室激动的 HPCSP。对于具有以下因素的患者，应考虑房室结消融联合 HPCSP：①药物充分治疗后仍无法控制率、律，仍有严重症状的患者；②不能耐受药物不良反应的患者；③拒绝房颤消融的老年患者或心力衰竭患者；④特殊解剖结构不适合导管消融的患者：腔静脉异常或闭塞；过滤器放置后；经皮封堵器闭合房间隔缺损后；⑤房颤导管消融禁忌证：左心耳血栓、抗凝药物禁忌证；⑥导管消融失败的患者；⑦严重的心房疾病：非常大的心房；弥漫性心房纤维化；⑧房颤引起 ICD 误放电的患者；⑨植入 CRT 后但因房颤未达到合适起搏比例的患者。近期，随着《希氏-浦肯野系统起搏中国专家共识》的发布，其首次定义了 HPCSP 以及术中的操作规范，为 HPCSP 的临床应用和推广提供了重要参考依据,填补了全球 HPCSP 共识的空白。共识对于 HPCSP 在慢性房颤行房室结消融患者中的适应证推荐是应该考虑希浦系统起搏。

二、房室结消融和电极植入的顺序

接受房室结消融的患者需要永久性起搏装置,2014 年 AHA/ACC/HRS 房颤患者管理指南建议,可在房室结消融前 4~6 周进行起搏器植入,以确保起搏器功能正常并避免可能的严重设备故障,例如导线脱位。作者建议在植入 HPCSP 电极后同时进行房室结消融。两种操作同时进行的原因如下:①作者认为这样做是安全的,因为在之前的研究和作者的中心很少发生 HBP 电极、LBBP 电极脱位,特别是对于有备份起搏的患者;②随着技术的发展,HBP 阈值越来越低且稳定;③在电极植入和房室结消融过程中,如果遇到 HBP 无法纠正 LBBB,或 HBP 阈值过高,或消融后 HBP 阈值增加到不可接受的程度,很容易在希氏束区域重新定位起搏电极或将电极移至左束支区域;④射频导管可用于希氏束电位标测,以帮助特定条件下的 HBP 或 LBBP 电极植入。

三、希浦系统电极植入

希氏束由专门的传导组织组成,从紧致房室结延伸到室间隔膜部。HBP 早期经塑形钢丝和普通主动螺旋电极的方式使用,操作时间长,并发症多,成功率有限。随着新的 3830 电极及可操控传送系统(Medtronic C315His/C304/C304His guide catheter)的出现,超过 95% 的患者接受了耐用的新 HBP 系统,操作时间、并发症发生率、夺获阈值都明显降低。在随访过程中,大约 7% 的患者出现阈值升高需电极重置。近年来,LBBP 被广泛应用。它是指经静脉穿室间隔起搏夺获左侧传导系统,包括左束支主干或其近端分支。左束支起搏夺获左侧传导系统,具有以下电学特征:较窄的右束支阻滞图形,记录到左束支电位和达峰时间突然缩短,并且在不同输出时保持最短和恒定。研究显示 LBBP 可实现与 HBP 相似的左心室机械同步性。相比 HBP,LBBP 的电极深入间隔,因此更容易固定。因为毗邻丰富的心肌,在较低阈值夺获传导束的同时往往能夺获心室肌,可以作为自身备份起搏。而且在 LBBB 患者中,许多研究已经报道了 HBP 虽然能够纠正 LBBB,但急性和长期 LBBB 校正阈值较高,而 LBBP 能够跨越阻滞点以较低阈值恢复左侧传导束激动下传。在长期随访中,LBBP 仍能保持稳定的起搏参数。设备类型的选择取决于是否需要额外的心室备用起搏,包括 BVP 或 RVP,以及植入时是否需要心房导线。房颤房室结消融患者行希氏束起搏时,作者建议考虑非选择性希氏束起搏,局部心肌夺获作为备用起搏。若不能实现非选择性希氏束起搏或起搏阈值高,可以考虑改为左束支起搏。若行左束支起搏,不推荐植入心室备份电极。心房电极一般保留在以下患者:阵发性房颤患者、有转窦可能的持续性房颤患者、已经植入心房电极并有意愿保留的患者。由于希氏束起搏导线的感知偏低,HBP 导线通常不连接到 ICD 的 IS-1 端口(国际连接器标准, ISO 5841-3)。而左束支起搏导线的感知良好,我们中心的经验显示,其作为 ICD 的感知功能使用是安全的,但不作为常规推荐。

四、希氏束起搏和左束支起搏的选择

HBP 和 LBBP 各有优势。表 4-34-3 比较了在房颤需房室结消融患者中行 LBBP 和 HBP 的优缺点。虽然 LBBP 能够实现左心室生理性同步,但起搏引起的右心室延迟对心功能是否有影响尚不清楚。HBP 仍是最生理性的起搏模式。随着植入技术的改进,HBP 阈值越来越低且稳定。作者认为 HBP 阈值小于 2V/0.5ms 和感知大于 3mV 是可接受的,阈值小于 1.5V/0.5ms 或感知大于 5mV 会更好。具有适当起搏参数的 HBP 仍需考虑作为首选起搏模式之一。对于部分 HBP 植入失败或起搏参数不满意的患者将转为 LBBP。相反,LBBP 植入失败的患者可以转为 HBP,比如因为瘢痕导致电极难以拧入室间隔。尽管 HBP 目前可以达到较好的起搏参数,但安全性方面还存在风险,2021 年 ESC 心脏起搏 / 再同步化指南建议植入心室备份电极。而 LBBP 能有效捕获附近局部心肌组织,因此无需额外安全备份。

表 4-34-3　希氏束起搏和左束支起搏在房颤需房室结消融患者中的比较

	希氏束起搏	左束支起搏
操作	● 部分患者出现房室结消融后阈值升高 ● 部分患者难以固定希氏束电极	● 足够的安全距离使得房室结消融不影响电极参数 ● 电极植入于深间隔,容易固定
成功率	较高, 66%~95%	高,接近 100%
安全性	需要备份起搏	无需备份起搏(室间隔心肌起搏自身备份)
起搏参数	● 相对较高的阈值以及远期阈值不稳定 ● 低感知	● 低且稳定的阈值 ● 高感知
同步性	双室生理性同步	● 左心室生理性同步
三尖瓣反流	减少与电极有关的三尖瓣反流	可能引起电极相关的三尖瓣反流
传导阻滞患者	● 部分左束支传导阻滞患者及希氏束内部传导阻滞患者激动无法下传 ● 远期传导阻滞进展的风险	有更多机会跨过阻滞区域

五、房室结消融

许多先前的研究证明了通过消融房室结来获得完全性房室传导阻滞;然而,并不是所有患者都适合行 HBP 联合房室结消融。Huang 等报道了 HBP 联合房室结消融的操作技巧,建议只有在房室结和起搏电极以近的希氏束超过 8mm 的部分患者中可进行消融。多项研究报道过短的房室结消融和起搏电极间距离会导致植入 HBP 的患者消融后阈值升高。Vijayaraman 等建议可以根据 HBP 电极的 ring 环作为参照,因为 ring 环距离 tip 端距离为 9mm,这可以为消融提供一个安全距离,以减少房室结消融后阈值升高的风险。据以往研究报道,房室结消融的成功率接近 95%,只有不到 5% 的患者因为不典型的房室结位置和不稳定的导管而消融失败。房室结消融后房室传导恢复下传的发生率约为 4%。使用新型导管和鞘管可以提高消融成功率。冷盐水灌注或 8mm 大头消融导管可以使消融更深更广,长鞘(SR0 或 SL1)或可调弯鞘(Agilis)可以使消融导管贴靠更佳,成功率更高。但是在有限的空间内,既要保持消融的深度,又要保证消融的准度,而且不影响希氏束电极,并不容易在每个患者中实现。有 4%~12% 的患者在植入希氏束电极后会因为不恰当的房室结消融出现急性阈值升高。而 LBBP 提供了充分的消融空间,房室结消融期间起搏阈值增加的风险几乎不存在。在房室结消融困难的患者中,我们还可以将消融位置往希氏束区域移动来提高消融成功率。

六、程控

对植入后的装置进行程控的原则包括:

1. 根据术前的平均心室率来设置低限频率,一般设置为 70~90 次 /min,以免因心室率突然下降加重心力衰竭以及诱发室性心律失常,术后视病情变化逐渐降低低限频率。

2. 打开右心室备份起搏与否应该基于仅 HBP 能否确保患者安全。

3. **具有除颤功能的装置** 如果将希氏束导线插入右心房端口,并且该设备具有除颤功能,则不能使用双腔室性心动过速 / 心室颤动辨别算法。

4. 若希氏束导线插入心房端口,不论是双腔还是三腔起搏器,通常建议选择 DVI/DVIR 模式以避免希氏束导线感知低下或感知过度。双腔 ICD、植入式再同步治疗心律转复除颤器(CRT-D)不能程控为 DVI/DIVR 模式,只能程控为 DDD/DDDR 模式,此时应设置恰当的心房感知灵敏度,既要避免过感知房颤波,抑制希氏束起搏脉冲发放,也要避免心室 R 波感知不良,不恰当发放起搏脉冲。

5. 由于没有用于 HPCSP 的特定设备,因此应在过程之前理解设备的可程控范围并选择相应的设备。

6. 当植入心房电极的患者恢复窦性心律时,设置房室传导间期要考虑到希氏束起搏脉冲信号到 QRS 波有一个 30~50 毫秒的传导时间、左束支起搏脉冲到 QRS 波有一个 20~30 毫秒的传导时间。

七、小结

房室结消融联合希浦系统起搏不仅改善了药物难治性房颤患者的临床症状、心功能,还能减少植入 ICD 的房颤患者的误放电发生率。不管是在窄 QRS 患者还是 LBBB 患者中,这项综合策略在控制心室率的同时还能进行维持 / 或恢复心室生理性同步。更值得关注的是,LBBP 不仅使消融房室结更容易,而且提供更安全稳定的起搏参数,显著提高了希浦系统起搏和消融的成功率,并且其并发症低于 HBP。但 LBBP 引起的右心室延迟对心功能影响尚不清楚,未来需进一步探索。房室结消融联合希浦系统起搏具有较高的成功率,其短期到长期的结果证明了其有效性和安全性。未来需要更多的随机对照临床试验来进一步验证其疗效。然而,对于阵发性房颤患者,尤其是年轻患者,房颤消融应被视为首选,因为这些患者在手术后有机会保持窦性心律。治疗策略的选择和推荐需要基于个体的综合情况客观评估。

(蔡蒙醒 吴圣杰 黄伟剑)

参 考 文 献

［1］WOOD M A, BROWN-MAHONEY C, KAY G N, et al. Clinical outcomes after ablation and pacing therapy for atrial fibrillation: a meta-analysis［J］. Circulation, 2000, 101: 1138-1144.

［2］JANUARY C T, WANN L S, ALPERT J S, et al. 2014 AHA/ACC/HRS guideline for the management of patients with atrial fibrillation: a report of the American College of Cardiology/ American Heart Association Task Force on Practice Guidelines and the Heart Rhythm Society ［J］. J Am Coll Cardiol, 2014, 64: e1-e76.

［3］ORLOV M V, GARDIN J M, SLAWSKY M, et al. Biventricular pacing improves cardiac function and prevents further left atrial remodeling in patients with symptomatic atrial fibrillation after atrioventricular node ablation［J］. Am Heart J, 2010, 159: 264-270.

［4］CALKINS H. The 2019 ESC Guidelines for the Management of Patients with Supraventricular Tachycardia［J］. Eur Heart J, 2019, 40: 3812-3813.

［5］GLIKSON M, NIELSEN J C, KRONBORG M B, et al. 2021 ESC Guidelines on cardiac pacing and cardiac resynchronization therapy［J］. Eur Heart J, 2021, 42: 3427-3520.

［6］RUSCHITZKA F, ABRAHAM W T, SINGH J P, et al. Cardiac-resynchronization therapy in heart failure with a narrow QRS complex［J］. N Engl J Med, 2013, 369: 1395-1405.

［7］DESHMUKH P M, ROMANYSHYN M. Direct His-bundle pacing: present and future. Pacing and clinical electrophysiology［J］. Pacing Clin Electrophysiol, 2004, 27: 862-870.

［8］OCCHETTA E, BORTNIK M, MAGNANI A, et al. Prevention of ventricular desynchronization by permanent para-Hisian pacing after atrioventricular node ablation in chronic atrial fibrillation: a crossover, blinded, randomized study versus apical right ventricular pacing［J］. J Am Coll Cardiol, 2006, 47: 1938-1945.

［9］WU S, CAI M, ZHENG R, et al. Impact of QRS morphology on response to conduction system pacing after atrioventricular junction ablation［J］. ESC Heart Fail, 2021, 8 (2): 1195-1203.

［10］LI X, LI H, MA W, et al. Permanent left bundle branch area pacing for atrioventricular block: Feasibility, safety, and acute effect［J］. Heart Rhythm, 2019, 16: 1766-1773.

［11］SU L, WANG S, WU S, et al. Long-Term Safety and Feasibility of Left Bundle Branch Pacing in a Large Single-Center Study［J］. Circ Arrhythm Electrophysiol, 2021, 14: e009261.

［12］中华医学会心电生理和起搏分会, 中国医师协会心律学专业委员会. 希氏 - 浦肯野系统起搏中国专家共识［J］. 中华心律失常学杂志, 2021, 25: 10-36.

［13］HUANG W, CHEN X, SU L, et al. A beginner's guide to permanent left bundle branch pacing［J］. Heart Rhythm, 2019, 16: 1791-1796.

［14］CAI B, HUANG X, LI L, et al. Evaluation of cardiac synchrony in left bundle branch pacing: Insights from echocardiographic research［J］. J Cardiovas Electrophysio, 2020, 31: 560-569.

［15］WU S, SU L, VIJAYARAMAN P, et al. Left Bundle Branch Pacing for Cardiac Resynchronization Therapy: Nonrandomized On-Treatment Comparison With His Bundle Pacing and Biventricular Pacing［J］. Can J Cardiol, 2021, 37 (2): 319-328.

35　房室结消融的方法与技巧

　　房颤的节律与室率治疗是房颤治疗策略中的重要部分,虽然随着消融技术手段的进步,节律治疗的获益证据越来越多,但对于节律干预无效的、药物控制效果不佳的症状性永久性房颤合并快室率患者,房室结消融联合起搏治疗仍是理想选择。尤其近年来希蒲氏系统起搏技术的发展,让房室结消融联合希蒲氏系统起搏临床获益证据也越来越多。

　　通常情况下房室结消融操作流程简单,可在二维 X 线透视下完成,但多数可能消融位置为希氏束区域,随着目前希蒲氏系统起搏的广泛应用,尤其是在联合希氏束起搏时,房室结消融时需要避免损伤希氏束远端而影响希氏束电极参数,如何高效、精准的消融房室结是操作的关键。

一、经 X 线指导下房室结消融

　　房室结消融传统方法为 X 线透视下进行, X 线下导管标测希氏束区域,房颤状态下,可显示小 A (f 波)-H-V 电位,之后在导管顺时针力度 (偏向间隔) 下回撤导管,在 f 波逐渐变大、希氏束电位逐渐缩小时为接近房室结区域,继续回撤导管至希氏束电位消失或极小振幅,此处区域可能为房室结区域 (图 4-35-1)。 X 线透视右前斜体位,有时结合纤维三角及冠状窦口脂肪垫作为参考指引。

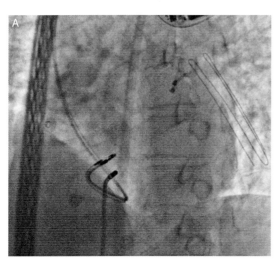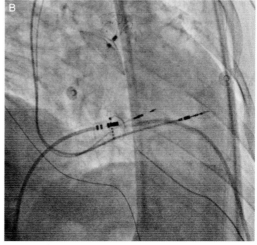

图 4-35-1　X 线透视下房室结消融

A. 左前斜 45°; B. 右前斜 30°。

二、经三维标测系统指导下房室结消融

1. 房室结标测消融　目前心律失常射频消融普遍应用三维标测系统指导,房室结消融虽然可在二维透视下完成,但有时可能存在消融阻滞困难的问题。尤其植入希氏束电极后,为了避免损伤希氏束电极参数,需要反复透视,增加射线曝光量。利用三维标测系统,可以使消融更加精准与高效,并可避免反复透视。标测方法同二维,标记希氏束云区域(三维下取 Tag 点做标记),导管在三维下左前斜45°偏向间隔,右前斜(30°~45°)回撤导管,待出现大 f 波后(带有小希氏束电位),可进行消融。为了确定消融部位是房室结,一般可在房波和室波振幅相近时(之前有小希氏束)处消融。

2. 房室结解剖消融　部分患者心房、心室明显扩大,房颤状态下难以找到大希氏束电位,尤其是换瓣术后的患者,导管回撤至房侧后,无希氏束电位,此种情况下可结合房室结解剖区域特点进行消融。

房室结位于 Koch 三角(冠状窦口前内缘、三尖瓣隔侧瓣附着缘和 Todaro 腱)顶部,继续向前延伸出希氏束。根据此解剖特点,可以在三维标测系统指导下标测希氏束,导管通过快速解剖建模功能(fast anatomical mapping, FAM)构建冠状窦口,并标记出三尖瓣环隔侧区,通过此过程构建了 Koch 三角(图 4-35-2)。消融导管送至 Koch 三角顶部,该区域虽无希氏束电位,但消融此处可有效发生完全性房室传导阻滞,并减少了对希氏束电极植入区域的损伤风险,该方法量化了房室结区域,具有可重复性,使消融更加高效、安全、精准(图 4-35-3)。

笔者所在中心对 28 例拟行房室结消融的永久性房颤患者通过三维标测系统指导下解剖消融的方法实现了完全性房室传导阻滞。术中标测构建 Koch 三角后,在 Koch 三角上 1/2 区域偏 Todaro 腱侧进行消融,温控模式消融(50W,温度上限为 50℃,灌注走速为 2ml/min),至少消融 150 秒,如果温度上升至 45℃后 20 秒内未发生传导阻滞,则调整导管至 Koch 三角内较前一消融点靠近希氏束后再次消融。所有患者进行房室结消融前后,希氏束电极参数感知、阈值均无变化。15 例患者在消融过程中发生快交界反应。

3. 房室结入口消融　有学者通过消融房室结入口的方法实现完全性房室传导阻滞,先消融快径区、慢径区,如没有实现房室传导阻滞,则在快径和慢径位置之间进行消融。研究显示,多数患者是通过快径、慢径及之间的区域共同消融后实现传导阻滞。该方法除了可以避免损伤希氏束电极外,还可以保持较高的逸搏心律,与解剖消融有异曲同工之处。

4. 房室结改良消融　房室结改良的导管操作方法同房室结消融,但目的是降低房室传导能力,消融位置通常先选择 Koch 三角内后部区域,即在冠状窦口和三尖瓣患者之间,也就是房室结慢径区。此方法可能会改善房颤伴快心室率患者的心率,尤其对于动态心电图显示全天 RR 间期存在双峰的患者。房室结改良的目标心率是消融完成 30 分钟后,静息心率低于 80 次/min,注射阿托品(1~2mg)或静脉滴注异丙肾上腺素(维持速度 4μg/min)后最高心率低于 120~130 次/min。当消融区域无效时,导管可进一步前往 Koch 三角前方区域,即接近房室结快径区。10% 左右的患者术后会再次恢复快心室率,16% 的患者在消融过程中会发生完全性房室传导阻滞,也有少数患者虽然心率不快,但绝对不齐的心律仍然使症状未明显改善。虽然理论上房室结改良可以有效降低房颤心率,且不需要植入起搏器,但消融程度不足可能后期再次恢复快心率,在消融过度而又无起搏器保护情况下,长期

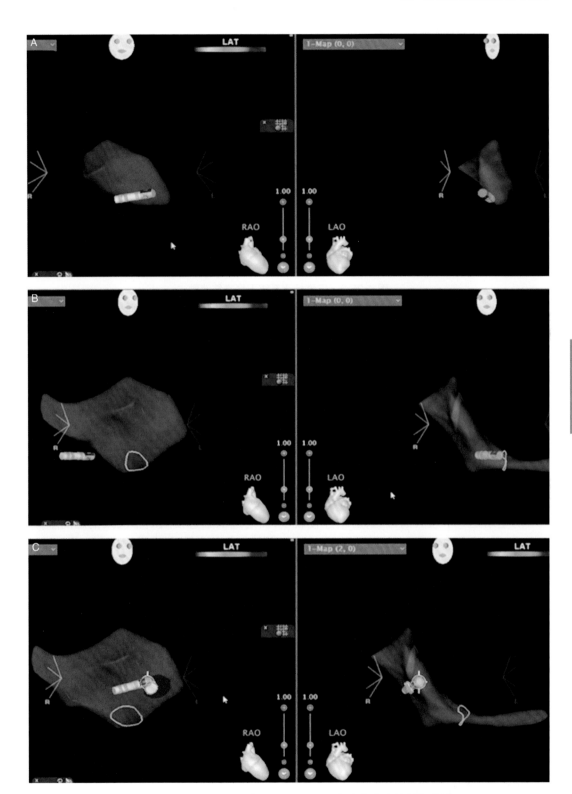

图 4-35-2　三维标测系统下构建 Koch 三角定位房室结解剖区域

FAM 下标记希氏束、冠状窦口，确认 Koch 三角解剖位置。A. 导管进入心房；B. 标记冠状窦口；C. 标记希氏束。图 A~
图 C 左侧为右前斜 45°，右侧为左前斜 45°。

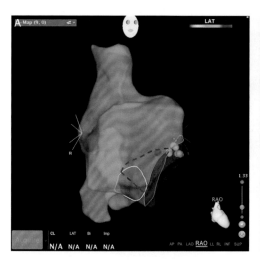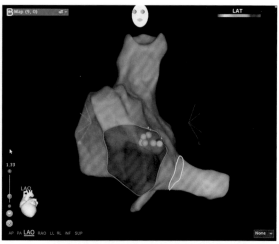

图 4-35-3　三维标测系统下房室结消融

构建 Koch 三角区域,在 Koch 三角上方区域解剖消融。A. 右前斜 45°；B. 左前斜 45°。

是否出现延迟的房室传导阻滞仍存在顾虑。随着目前生理性起搏的广泛应用,临床上多采用的是房室结消融联合生理性起搏治疗药物或节律控制不佳的症状性永久性房颤。

三、左侧路径消融希氏束

右侧消融房室结成功率约为 95%,消融不成功的原因包括解剖变异如房室结距离右侧间隔心内膜希氏束较远,房室结体积小等,另外,消融导管焦痂、传导系统过度被纤维化包绕也是消融不成功的原因。

房室结是一个较大的区域,房结连接较多,而通过消融直接阻断希氏束更加简单,所以有时反复放电均不能在房室结层面阻断房室传导,需要向希氏束逐渐靠近(如有希氏束电极,需要注意避免消融影响电极阈值)。但少数情况下,如果希氏束被三尖瓣环处前瓣和间隔瓣连接处阻挡,右侧消融希氏束同样可能难以实现房室传导阻滞。有学者对 5 例行房室结消融的患者尸检病理显示,三尖瓣解剖变异会影响偏希氏束区域消融,前瓣和间隔瓣分离情况下,可在右侧实现房室传导阻断,但当前瓣和间隔瓣连接程度较大时会覆盖和保护希氏束,从右侧消融希氏束难以阻断希氏束。也有房室瓣换瓣术后或室间隔修补术后,出现右侧消融不能实现房室阻滞。上述情况可以尝试经主动脉逆行途径消融希氏束。结合解剖特点,希氏束有时在左心系统更加表浅,左心系统标测希氏束进行消融更易实现。

四、消融模式

房室结消融可选用非灌注消融导管或盐水灌注导管进行,温控模式 60~70℃(20~50W),消融 30~60 秒,成功率达 99%。也有学者报道通过 60~70℃(最高 60W),消融 30~60 秒,成功率可达 100%。也可采用功率模式 40~50W,消融 60~120 秒。如果消融短时间内（20~30 秒内）即出现完全性房室传导阻滞（阻滞前常伴快交界反应），则效果理想，可继续巩固消融 30 秒以上，观察 15~30 分钟，判断房室传导是否恢复。

五、房室结消融后心率管理

房室结消融后患者完全起搏依赖，部分患者可能存在交界性逸搏，不论是否有逸搏，都要避免术后就即刻降低患者心率。房颤伴快心率患者心脏长期在高频率下搏动，突然降低心率会增加 QT 间期、心室复极离散度及交感神经兴奋性，可能引发多形性室性心动过速、室颤，增加猝死发生风险，尤其是心功能不全的患者。因此目前指南建议，房室结消融后初始起搏频率程控在 70~90 次 /min。

六、小结

房室结消融联合起搏治疗对药物效果不佳的症状性永久性房颤合并快心室率的患者是理想选择，目前起搏方式多为希蒲系统起搏，这对消融房室结有更高的要求，精准的标测，真正实现消融房室结区是最优方案，三维标测系统对房室结的精准消融可提供有力指导。

（孙源君　戴世煜　尹晓盟）

参 考 文 献

［1］孙源君，肖宪杰，于晓红，等 . 三维标测系统指导下房室结解剖消融及其对 His 束起搏参数的影响［J］. 中国心脏起搏与心电生理杂志，2021，35（2）：139-143.

［2］SCHERLAG B J，ELKHOLEY K，STAVRAKIS S，et al. Atrioventricular junctional ablation：The good，the bad，the better［J］. Heart Rhythm O2，2020，1（4）：311-314.

［3］STROHMER B，HWANG C，PETER C T，et al. Selective atrionodal input ablation for induction of proximal complete heart block with stable junctional escape rhythm in patients with uncontrolled atrial fibrillation［J］. J Interv Card Electrophysiol，2003，8（1）：49-57.

［4］FELD G K，FLECK R P，FUJIMURA O，et al. Control of rapid ventricular response by radiofrequency catheter modification of the atrioventricular node in patients with medically refractory atrial fibrillation［J］. Circulation，1994，90（5）：2299-2307.

［5］WILLIAMSON B D，MAN K C，DAOUD E，et al. Radiofrequency catheter modification of atrioventricular conduction to control the ventricular rate during atrial fibrillation［J］. N Engl J Med，1994，331（14）：910-917.

［6］FLECK R P，CHEN P S，BOYCE K，et al. Radiofrequency modification of atrioventricular conduction by selective ablation of the low posterior septal right atrium in a patient with atrial fibrillation and a rapid ventricular response［J］. Pacing Clin Electrophysiol，1993，16（3 Pt 1）：377-381.

［7］TEBBENJOHANNS J，SCHUMACHER B，KORTE T，et al. Bimodal RR interval distribution in chronic atrial fibrillation：impact of dual atrioventricular nodal physiology on long-term rate control after catheter ablation of the posterior atrionodal input［J］. J Cardiovasc Electrophysiol, 2000, 11（5）: 497-503.

［8］CHEN S A, LEE S H, CHIANG C E, et al. Electrophysiological mechanisms in successful radiofrequency catheter modification of atrioventricular junction for patients with medically refractory paroxysmal atrial fibrillation［J］. Circulation, 1996, 93（9）: 1690-1701.

［9］FELD G K. Atrioventricular node modification and ablation for ventricular rate control in atrial fibrillation［J］. Heart Rhythm, 2007, 4（3 Suppl）: S80-S83.

［10］LEE S H, CHENG J J, CHEN S A. A randomized, prospective comparison of anterior and posterior approaches to atrioventricular junction modification of medically refractory atrial fibrillation［J］. Pacing Clin Electrophysiol, 2000, 23（6）: 966-974.

［11］RIZZO S, CORRADO A, DE GASPARI M, et al. Transcatheter ablation of the atrioventricular junction in refractory atrial fibrillation: A clinicopathological study［J］. Int J Cardiol, 2021, 329: 99-104.

［12］SOUSA J, EL-ATASSI R, ROSENHECK S, et al. Radiofrequency catheter ablation of the atrioventricular junction from the left ventricle［J］. Circulation, 1991, 84（2）: 567-571.

［13］CURTIS A B, KUTALEK S P, PRIOR M, et al. Prevalence and characteristics of escape rhythms after radiofrequency ablation of the atrioventricular junction: Results from the Registry for AV Junction Ablation and Pacing in Atrial Fibrillation［J］. Am Heart J, 2000, 139（1）: 122-125.

［14］OZCAN C, JAHANGIR A, FRIEDMAN P A, et al. Sudden death after radiofrequency ablation of the atrioventricular node in patients with atrial fibrillation［J］. J Am Coll Cardiol, 2002, 40（1）: 105-110.

［15］OZCAN C, JAHANGIR A, FRIEDMAN P A, et al. Long-term survival after ablation of the atrioventricular node and implantation of a permanent pacemaker in patients with atrial fibrillation［J］. N Engl J Med, 2001, 344（14）: 1043-1051.

［16］HINDRICKS G, POTPARA T, DAGRES N, et al. 2020 ESC Guidelines for the diagnosis and management of atrial fibrillation developed in collaboration with the European Association for Cardio-Thoracic Surgery（EACTS）: The Task Force for the diagnosis and management of atrial fibrillation of the European Society of Cardiology（ESC）Developed with the special contribution of the European Heart Rhythm Association（EHRA）of the ESC［J］. Eur Heart J, 2021, 42（5）: 373-498.

36 房颤消融的 CT 及 MRI 影像辅助手段

导管消融已经成为房颤的标准治疗手段,其能够改善房颤患者预后,包括降低死亡率及卒中风险。详细了解左心房(left atrium, LA)和肺静脉(pulmonary vein, PV)的形态特征,并识别其解剖变异,对于成功实施消融治疗和减少并发症至关重要。尤其目前进入三维电生理时代,倡导无射线或低射线的绿色电生理,对术前心脏解剖影像提出更高的要求,目前医学影像技术快速发展成熟,可以提供更全面、更精准的心房高清三维影像图像。计算机断层扫描(computed tomography,CT)及磁共振成像(magnetic resonance imaging,MRI)影像在房颤导管消融中的应用包括术前了解心房解剖、评估病情、排除手术禁忌、术中指导导管操作、监测并发症、术后并发症的识别、术后评估等多个方面,影像技术的应用贯穿于房颤导管消融整个围手术期,为房颤导管消融提供丰富的可视化信息。本文主要是介绍近年来 CT 及 MRI 影像辅助手段检查在消融术前评估、术中指导及术后随访中的应用现状及相关研究进展。

一、CT 及 MRI 影像在房颤消融前的应用

CT 及 MRI 影像重建的图像可以对左心房及肺静脉解剖清晰显示,并且可以通过横轴位、冠状位、矢状位多方位显示左心房、左心耳与肺静脉等复杂解剖关系,准确显示左心房、肺静脉及邻近结构,还能测量各段肺静脉开口的长径及短径、与邻近结构的距离进行测量;还可获得比进行超声检查更加准确的左心房容积。而且可以意外发现一些合并疾病,甚至提前发现肺部恶性肿瘤。运用后处理技术进行图像融合后可以重建邻近结构(如食管)的图像,在进行消融前,还应对患者心脏、肺静脉、食管解剖结构及位置进行整体评估,了解其肺静脉的开口位置及有无解剖异常,对既往存在先天性心脏畸形、心脏外科术后、肺叶切除术后等情况提供详细的解剖可视化图像,从而了解进行手术时有无特殊的技术难度及潜在风险,确保能隔离所有的肺静脉,减少并发症。对于拟进行房颤冷冻导管消融,术前左心房及肺静脉解剖影像显得尤为重要(图 4-36-1)。

左心房内血栓是射频消融术的绝对禁忌证。经食管超声心动图检查是目前公认的检测心房血栓尤其是左心耳血栓的"金标准"。近年来发现用 CT 检查及心脏磁共振(cardiovascular magnetic resonance,CMR)检查诊断左心房血栓的灵敏度较高。有学者认

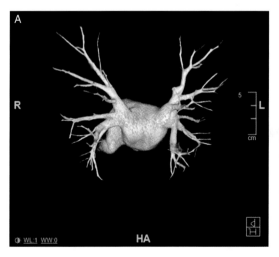

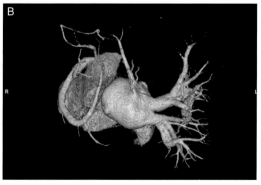

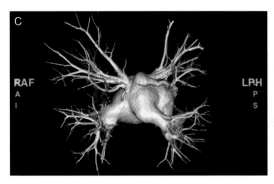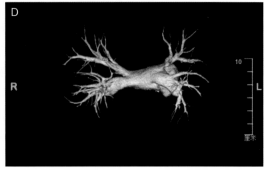

图 4-36-1　CT 影像三维重建示左心房及肺静脉解剖变异

A. 后前位视图下发现左、右肺静脉均共干；B. 后前位视图下可以发现右上肺静脉缺如，右下肺静脉发育细小且开口受压，右侧肺静脉存在异位引流；C. 后前位视图下提示肺静脉发育畸形：双侧上肺静脉发育细小，两肺静脉间距狭窄；D. 视图下可见扁小左心房，前后径窄小。

为，在对发生卒中风险较低的房颤患者进行消融前，可用心脏多排 CT 检查代替经食管超声心动图检查排除其左心房及左心耳血栓。但有研究指出用心脏 CT 检查诊断心脏血栓的假阳性率较高，这限制了其在临床上的应用；Chen 等通过严格筛选，最终纳入 7 项研究进行荟萃分析显示，CMR 检测左心房及左心耳血栓的总敏感性为 80%，特异性高达 99%。同时 Ghosn 等的研究表明延迟强化磁共振成像（delayed enhancement magnetic resonance imaging，DE-MRI）检测的敏感性可高达 100%，特异性为 99.2%，与 Chen 等荟萃分析的结果相一致。

在对房颤患者进行消融前，应先评估其是否存在与房颤相关的结构性心脏病。欧洲学者进行的一项研究发现，超过 90% 的房颤患者至少合并有 1 种相关心血管疾病。在房颤患者中，持续性房颤患者和永久性房颤患者合并有结构性心脏病的概率较高。冠状动脉狭窄程度对房颤患者是否行射频消融术也有一定影响，冠状动脉中 - 重度狭窄可导致心肌缺血表现，亦可形成房颤，故在行射频消融术前需排除冠状动脉严重狭窄；另外，行射频消融术时，因解剖的特殊关系，消融靶点可能距冠状动脉较近，消融能量大，消融时间长的情况下，可出现冠状动脉的狭窄或痉挛，术前 CT 冠状动脉成像检查能够明确冠状动脉病变，了解冠状动脉走行。术前颅脑 CT 及 MRI 检查可以检出卒中，指导急性期和长期抗凝治疗，评估房颤卒中风险及出血风险，决策是否进行左心耳封堵治疗。

心房纤维化与房颤的维持、复发及心房内血栓的形成密切相关。DE-MRI 可用于评估房颤患者心房组织纤维化程度，预测房颤消融成功率，也可预测房颤复发率，指导选择合适的房颤患者进行导管消融。DECAAF 研究消融前用 DE-MRI 对左心房纤维化进行定量评估，结果显示，左心房纤维化比例每增加 1%，术后房颤复发的风险增加 6%（3%~8%）。Higuchi 等推荐基于 DE-MRI Utah 分期对房颤患者进行个体化的治疗。Utah Ⅰ 期（>5%）、Utah Ⅱ 期（5%~20%）和局限性纤维化的 Utah Ⅲ 期（20%~35%）适合消融治疗；而弥漫纤维化的 Utah Ⅲ 期和 Utah Ⅳ 期（≥35%）只适合药物治疗。Xu 等还发现，心肌中纤维组织数量越多，房颤越容易持续，提示纤维化能够提供房颤发生的基质。Seitz 等发现术前 DE-MRI 评价的心房纤维化程度，与房颤导管消融术射频时间和房颤终止时间显著相关，提示 DE-MRI 评价心房纤维化可以预测房颤导管消融术的难度。

二、CT 及 MRI 影像在房颤消融术中的应用

1. CT 及 MRI 影像指导房间隔穿刺 房颤导管消融,房间隔穿刺是关键环节,能否顺利、成功完成房间隔穿刺,决定了房颤导管消融能否进行,术前通过 CT 及 MRI 影像了解左、右心房之间的空间解剖关系,了解患者左、右心房是否存在解剖变异、房间隔膨出瘤、房间隔脂肪瘤、房间隔缺损、永存左上腔、心脏外科手术后结构变化等情况,指导术中房间隔穿刺位点的选择和穿刺进针角度,避免过偏前误穿入主动脉根部、过偏低误入冠状窦内(尤其永存左上腔,存在巨大冠状窦)、过偏后误穿左心房后壁造成心包积液,严重者出现心脏压塞,造成严重并发症风险。

2. CT 及 MRI 影像指导左心房建模 房颤射频消融需要术中进行左心房及肺静脉三维模型重建,左心房及肺静脉解剖形态因人而异,差异巨大,正如世界上不存在完全一样的两片树叶,同样不存在完全一样的左心房及肺静脉形态。相关的解剖学研究显示,高达37% 的房颤患者存在肺静脉解剖结构异常,通过术前 CT 及 MRI 影像明确左心房形态、肺静脉形态、数量、肺静脉走行、有无畸形及狭窄等,为术中成功构建三维电解剖模型提供翔实的三维解剖影像,避免消融时遗漏部分异常肺静脉分支未被隔离,避免一些解剖异常导致消融陷阱等(图 4-36-2)。

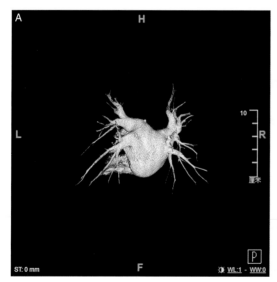 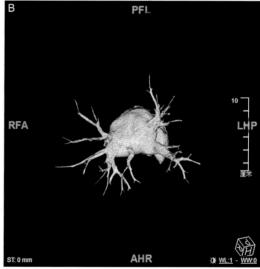

图 4-36-2 CT 影像肺静脉异常分支及消融路径上凹陷

A. 可见左心房静脉前庭顶部小突起(pouch);B. 可见左心房顶部异常肺静脉小分支。

3. 消融术中使用 CT 及 MRI 影像融合技术 以 Carto 系统为代表的三维电解剖标测技术的问世,心脏电生理手术带来革命性变化。术者利用三维电解剖标测系统构建心脏三维图像并可在模拟心腔内进行导管定位、记录患者电生理信息,不再完全依赖甚至可在无 X 射线曝光情况下完成整个手术操作,然而三维电解剖标测技术有其不足之处,如仅提供静态图像,无法反映出心脏的实时位置变化,虚拟图像无法完全代表心脏真实解剖等,

因此,影像融合技术应运而生。CT/MRI 三维影像与三维电解剖使用 Carto Merge 及 NavX Fusion 技术,实现将心脏标测系统重建的三维解剖结构与心脏 CT/MRI 采集重建的三维影像进行图像融合。借此在三维融合影像的指导下进行消融,能指导导管贴靠,帮助明确消融路径上有无憩室等。三维影像融合技术指导下进行房颤射频消融治疗具有重要的指导意义。首先,术前进行左心房的 CT/MRI 三维重建后,术者可从多角度观察了解左心房和肺静脉等相关解剖结构,有助于认识心房和肺静脉的各种解剖变异(如心房憩室、异常肺静脉分支、异位引流等)。其次,术前三维重建图像使术者从房间隔穿刺开始即对患者的心房及其毗邻解剖具有大体认识,可以指导一些特殊病例的房间隔穿刺,避免房间隔穿刺相关并发症。再次,术中在融合图像指导下对肺静脉前庭的认识及确定将更为直观,可以避免单纯应用三维电解剖图像指导下消融环与实际解剖情况不符,因为同侧肺静脉之间存在显著的空间扭转;在图像融合指导下进行环肺静脉前庭消融,可以避免消融过深(导致肺静脉狭窄)或者消融偏心房侧(增加消融难度并降低消融电隔离成功率)。最后,消融时还可以根据患者的不同解剖及心电生理情况选择个体化消融方案,根据左心房内膜的凹凸情况及局部电压情况设计一些合适的附加消融线。三维电解剖与 CT 及 MRI 影像融合技术指导房颤消融可提高导管消融精确性,缩短手术时间,减少 X 射线曝光时间及曝光量,提高手术近期及长期成功率,减少手术相关并发症等。但是术前通过 CT/MRI 扫描获得的三维图像不是术中实时获得,术前影像学扫描时和术中患者的呼吸及循环状态不同可能会影响融合图像的准确性,例如房颤律与窦性心律相比,左心房容积可有不同程度改变。术中应用导管进行左心房及肺静脉三维图像重建时,导管头端与心房壁之间有一定的张力,因此,即使在相同的生理状态下,应用导管所构建的左心房图像可能也不同于 CT/MRI 扫描所得的图像。

三、CT 及 MRI 影像在房颤消融术后的应用

1. CT 及 MRI 影像房颤消融术后及时发现并发症　　房颤消融术追求治疗的有效性及安全性是电生理医师追求的最终目标。左心房肺静脉 CT/MRI 术后影像学随访,有助于发现术后并发症如心包积液、肺静脉狭窄、左心房食管瘘、胸腔积液、心房壁血肿等。在术后若发现患者有胸痛、发热、感染等食管穿孔相关表现,应及早对其进行胸部 CT 检查或 MRI 检查。若发现患者存在心脏内气泡影、心包积气及积脓,应立即对其进行开胸手术。如术后患者出现低血压、心动过速、心音遥远,应立即给予心包穿刺。在接受房颤消融术后的患者中,有 0.5%~1% 的患者会出现血栓栓塞事件,通常表现为短暂性脑缺血发作或卒中,如患者术后出现脑血管相关症状表现,应尽早进行颅脑 CT 检查或 MRI 检查,尽早发现问题并给予及时治疗。接受消融后的患者易发生食管损伤,术前明确患者食管与左心房及肺静脉的解剖关系是预防其发生食管损伤的关键。在术前对患者进行左心房及肺静脉 CT 血管造影时,可同步对其进行食管 CT 血管造影,以便观察其食管与左心房及肺静脉的解剖关系。术中应注意对患者食管温度及食管移位的监测(图 4-36-3 显示 CT 及 MRI 影像发现消融术后左心房后壁血肿)。

2. MRI 对术后心肌损伤情况的评估　　房颤患者消融术后左心房壁均存在不同程度的延迟增强,但其增强程度却随时间而发生改变。消融术后急性期(术后 24 小时至 3 个月)左心房壁延迟增强主要源于射频能量造成的急性心肌损伤;而消融术后慢性期(3 个月以

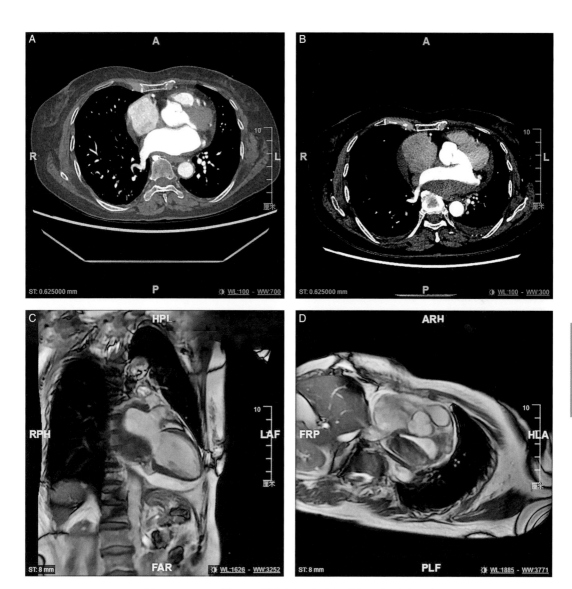

图 4-36-3 CT 及 MRI 影像显示消融术后左心房后壁血肿

A. 术前左心房 CTA 影像,可见左心房后壁未见异常;B. 消融术后可见左心房后壁体积巨大的梭形低密度影(后壁血肿);C、D. 为 MRI 不同体位下显示左心房后壁巨大血肿,压迫左心房,使左心房容积显著减小。

后)左心房壁延迟增强所反映的则为消融所造成的永久性心肌损伤。术后 3 个月时行 DE-MRI 扫描评价左心房壁瘢痕程度,并可用于预测患者的预后。

3. MRI 对术后瘢痕组织情况的评估 关于消融术后永久性组织损伤及完整的肺静脉电隔离是房颤射频消融术成功的关键。射频消融可造成左心房内瘢痕组织的形成,并且瘢痕组织的程度及形态均与预后有关。Badger 等对术后房颤复发的患者行 DE-MRI 扫描后发现这些患者的肺静脉窦处呈现出不完整的环形延迟增强,而电生理检查证实这些组织缝隙具有电传导能力,使肺静脉与左心房间重新恢复电传导性,导致日后房颤的复发。当房颤复发的患者欲再次行射频消融时,可首先行 DE-MRI 扫描了解肺静脉前庭瘢痕组织情况,确定瘢痕间组织缝隙的具体位置,便于术中准确消融,达到彻底电隔离肺静脉的目的。特别是房颤消融术后肺静脉 GAP 相关的心房扑动,二次消融后成功地封闭这些具有电传导能力的组织缝隙可终止心律失常事件的发生。

4. MRI 对术后左心房结构的评估　消融术后也可应用 MRI 对左心房及肺静脉结构重塑情况作以评估,Tsao 等证实术后房颤未复发者其上肺静脉窦口面积较术前显著下降,窦口亦更趋于圆形,然而房颤复发者术后左心房及肺静脉窦口均进行性增大。可见术后左心房及肺静脉的结构重塑是可逆的,随着时间的迁移术后左心房及肺静脉的形态学会发生变化,这进一步印证了术后心肌损伤情况会随着时间的迁移而发生改变。Suksaranjit 等通过 DE-MRI 对房颤患者左心耳的研究证实,大多数房颤患者均具有轻度左心耳结构重塑,而且左心耳结构重塑程度越高的患者射频消融术后心律失常复发的风险越高。Liza Thomas A 等研究提示进行 MRI 检查可发现 LA 的逆重构。房颤常会导致左心房扩大,在进行 RFCA 前应进行 LA 大小的评估。重度 LA 扩大与 RFCA 手术失败及术后高复发率密切相关。一项荟萃分析发现,若患者扩张 LA 的直径大于 50mm、容积大于 150ml,其接受消融术后维持窦性心律的可能性较小。

5. MRI 对左心房纤维化情况的评估　房颤作为一种进展性疾病。已有证据表明房颤与心肌纤维化互成因果关系,消融术后房颤复发与未复发者术前其左心房结构重塑程度存在显著差异。Oakes 等的研究发现,术前左心房壁延迟增强程度越严重,其房颤复发风险就越大。同时还发现,行肺静脉电隔离术成功治愈房颤不仅与左心房壁延迟增强程度有关,也与左心房壁最初增强的部位有关。术后房颤复发者,其左心房后壁、前壁及房间隔全部增强,然而房颤未复发者,其仅在左心房后壁及房间隔处呈局限性增强。在随后的随访研究中,左心房壁延迟增强程度较轻的患者在随访 6 个月以后便无房颤复发;而左心房壁延迟强化较为严重的患者,其在整个随访期间内房颤均存在复发。此外,还发现左心房壁延迟增强较为严重的患者大多罹患持续性房颤,而阵发性房颤患者其左心房壁延迟增强程度较少呈现出重度延迟增强。Akoum 等在其所进行的研究中根据术前患者左心房心肌纤维化情况提出了“犹他分级”。犹他 I 级左心房纤维化定量 / 左心房壁体积百分比 <5%;Ⅱ级为 5%~20%;Ⅲ级为 20%~35%;Ⅳ级为 >35%。研究发现,术前犹他分级越高表明患者左心房纤维化程度越严重,其术后房颤复发的风险就越高。Akoum 还发现,犹他分级为 I 级、Ⅱ级的患者只需进行完整的肺静脉电隔离即可获得较好的预后,而Ⅲ级、Ⅳ级的患者在此基础上还需加以消融左心房后壁及间隔部。Verna 等所进行的研究也证实肺静脉电隔离术前房颤患者左心房内存在低电压区及瘢痕组织是术后房颤复发的独立预测因子。Uijl 等在 83 例接受房颤导管消融的患者中,用 DE-CMR 评估 LA 体积、球形度和纤维化,结果提示,左心房容积、球形度和纤维化密切相关,而左心房容积是导管消融术后房颤复发的最强预测因子。对于消融中行左心房基质改良的患者,通过在消融前后行 DE-MRI 评估左心房纤维化,计算左心房残存纤维化,进而预测术后房颤的复发。Chelu 等在长达 5 年的随访中发现,左心房纤维化的程度可预测 AF 消融的成功。在晚期心房纤维化患者中,AF 消融与高手术失败率相关。

四、小结

综上所述,影像技术以及图像处理技术应用于房颤导管消融治疗,使得心房及其毗邻结构从不可见到可见,从粗略到精准。合理应用影像技术可为房颤导管消融治疗提供直观、准确、个体化的解剖信息,提供心房纤维化、瘢痕、心房重构等信息,有助于选择合适的病例,优化手术流程,减少房颤导管消融的曝光时间,提高手术的安全性和有效性,在一定程度上缩短手术时间,并提高手术成功率。不同影像技术各有特点,在临床实践中需要综合考虑各自不同技术的优缺点,并结合自身临床实际选择应用,以便更安全有效地开展导管消融手术。

（常 栋 柳江海）

参 考 文 献

［1］HUNTER R J, MCCREADY J, DIAB I, et al. Maintenance of sinus rhythm with an ablation strategy in patients with atrial fibrillation is associated with a lower risk of stroke and death［J］. Heart, 2012, 98（1）: 48-53.

［2］LEE H G, SHIM J, CHOI J I, et al. Use of Cardiac Computed Tomography and Magnetic Resonance Imaging in Case Management of Atrial Fibrillation with Catheter Ablation［J］. Korean J Radiol, 2019, 20（5）: 695-708.

［3］SKOWERSKI M, WOZNIAK-SKOWERSKA I, HOFFMANN A, et al. Pulmonary vein anatomy variants as a biomarker of atrial fibrillation-CT angiography evaluation［J］. BMC Cardiovasc Disord, 2018, 18（1）: 146.

［4］MANNING W J, SPAHILLARI A. Combined pulmonary vein and LA/LAA thrombus assessment: Can CMR kill two birds with onestone［J］. JACC Cardiovasc Imaging, 2016, 9（7）: 819-821.

［5］ZHAI Z, TANG M, ZHANG S, et al. Transoesophageal echocardiography prior to catheter ablation could be avoided in atrial fibrillation patients with a low risk of stroke and without filling defects in the latephase MDCT scan: A retrospective analysis of 783 patients［J］. Eur Radiol, 2018, 28（5）: 1835-1843.

［6］KOTTMAIER M, JILEK C, BERGLAR S, et al. Exclusion of left atrial thrombus by dual-source cardiac computed tomography prior to catheter ablation for atrial fibrillation［J］. Clin Res Cardiol, 2019, 108（2）: 150-156.

［7］CHEN J, ZHANG H, ZHU D, et al. Cardiac MRI for detecting left atrial/left atrial appendage thrombus in patients with atrial fibrillation［J］. Herz, 2018, 44（5）: 1-8.

［8］MARROUCHE N F, WILBER D, HINDRICKS G, et al. Association of atrial tissue fibrosis identified by delayed enhancement MRI and atrial fibrillation catheter ablation: the DECAAF study［J］. JAMA, 2014, 311（5）: 498-506.

［9］XU J, CUI G, ESMAILIAN F, et al. Atrial extracellular matrix remodeling and the maintenance of atrial fibrillation［J］. Circulation, 2004, 109（3）: 363-368.

［10］CHEN S, LU X, ZHEN Y, et al. Spatial torsion of the ipsilateral superior and inferior pulmonary veins［J］. J Interv Card Electrophysiol, 2013, 37（1）: 35-40.

［11］余娜, 胡桃. 房颤射频消融术中进行左心房及肺静脉同步食管 CTA 造影检查价值

［J］.影像研究与医学应用,2020(11):145-147.

［12］BADGER T J, OAKES R S, DACCARETT M, et al. Temporal left atrial lesion formation after ablation of atrial fibrillation［J］. Heart Rhythm, 2009, 6(2): 161-168.

［13］PETERS D C, WYLIE J V, HAUSER T H, et al. Detection of pulmonary vein and left atrial scar after catheter ablation with three-dimensional navigator-gated delayed enhancement MR imaging: initial experience［J］. Radiology, 2007, 243(3): 690-695.

［14］BADGER T J, DACCARETT M, AKOUM N W, et al. Evaluation of left atrial lesions after initial and repeat atrial fibrillation ablation: lessons learned from delayed-enhancement MRI in repeat ablation procedures［J］. Circ Arrhythm Electrophysiol, 2010, 3(3): 249-259.

［15］PETERS D C, WYLIE J V, HAUSER T H, et al. Recurrence of atrial fibrillation correlates with the extent of post-procedural late gadolinium enhancement: a pilot study［J］. JACC Cardiovasc Imaging, 2009, 2(3): 308-316.

［16］DICKFELD T, KATO R, ZVIMAN M, et al. Characterization of radiofrequency ablation lesions with gadolinium-enhanced cardiovascular magnetic resonance imaging［J］. J Am Coll Cardiol, 2006, 47(2): 370-378.

［17］MALCHANO Z J, NEUZIL P, CURY R C, et al. Integration of cardiac CT/MR imaging with three-dimensional electroanatomical mapping to guide catheter manipulation in the left atrium: implications for catheter ablation of atrial fibrillation［J］. J Cardiovasc Electrophysiol, 2010, 17(11): 1221-1229.

［18］TSAO H M, WU M H, HUANG B H, et al. Morphologic remodeling of pulmonary veins and left atrium after catheter ablation of atrial fibrillation: insight from long-term follow-up of three-dimensional magnetic resonance imaging［J］. J Cardiovasc Electrophysiol, 2005, 16(1): 7-12.

［19］BAJRAKTARI G, BYTYÇI I, HENEIN M Y. Left atrial structure and function predictors of recurrent fibrillation after catheter ablation: a systematic review and meta-analysis［J］. Clin Physiol Funct Imaging, 2020, 40(1): 1-13.

37 三维超声在房颤消融术中的应用

超声技术可以提供实时的心脏解剖结构,而三维超声可以通过实时的二维超声影像进行心脏三维立体建模,构建精细/准确的心脏实时三维解剖。近年来随着心腔内三维超声技术的发展,三维心腔内超声在房颤导管消融手术中已经成熟运用,通过心腔内超声的使用可以使整个房颤导管消融在"无射线"或者"极低射线"的情况下进行。

三维超声指导下的房颤导管消融手术分为以下几个部分:

一、将超声导管安全顺利地送至右心房

目前所使用的三维超声导管有 10Fr 及 8Fr 两种型号,通过进行股静脉穿刺,分别需要通过 11Fr 及 8Fr 短鞘送至血管内,经股静脉 - 髂静脉 - 下腔静脉途径送至右心房内。如何能够安全地将超声导管送至右心房? 首先将导管送过段鞘出鞘后我们可以在超声机器上看到在无阻力推送过程中超声扇面内的影像是实时变化的,其次超声扇面近端(三角区域)可见与组织有"空隙(超声导管游离在血管内,与组织间的液性暗区)"。在推送导管过程中,即使在无阻力推送时超声扇面内结构若无变化,说明导管头端有障碍物(贴壁,静脉瓣,误入周围血管),此时需要稍微后撤导管并进行旋转,必要时稍微给 P 或者 A 弯后再往上继续推送导管。

二、在右心房内进行左心房 - 心耳探查并进行左心房 - 肺静脉三维解剖重建

将超声导管送至右心房后,将超声扇面旋转至 1 点钟方向,此时可见到右心房三尖瓣峡部,三尖瓣环,右心室及部分右室流出道。此处为超声操作的基本扇面,俗称"Home View"(图 4-37-1)。在此扇面的基础上顺时针旋转可完成左心房的短轴建模。

继续顺时针旋转心腔内超声导管至 2 点钟方向,可见冠状窦口(coronary sinus ostium,CSO)及房间隔同时显现(图 4-37-2),此时可以在三维超声上将 CSO 和房间隔进行标建模。

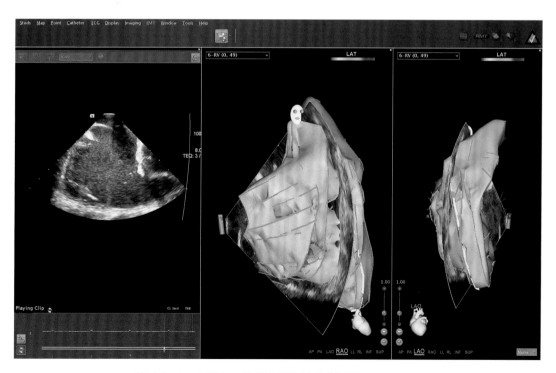

图 4-37-1　心腔内三维超声操作的基本切面 Home View

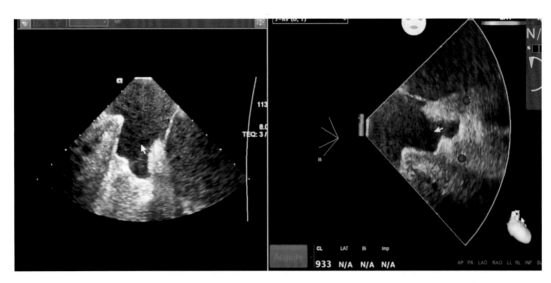

图 4-37-2 CSO 及房间隔切面

继续顺时针旋转心腔内超声导管至 3 点钟方向,此时可见左心房 - 二尖瓣环切面,该切面可以显示房间隔,左心房,二尖瓣及比邻心房结构,以及左心耳(图 4-37-3)。在此切面可进行相应结构三维重建的同时实现左心耳血栓的探查。

继续顺时针旋转心腔内超声导管至 4 点钟方向,可以清晰显示 LSPV(left superior pulmonary vein,LSPV)及左下肺静脉,以及左心房底部及部分左心房顶部(图 4-37-4),进行左侧肺静脉的长轴三维重建。

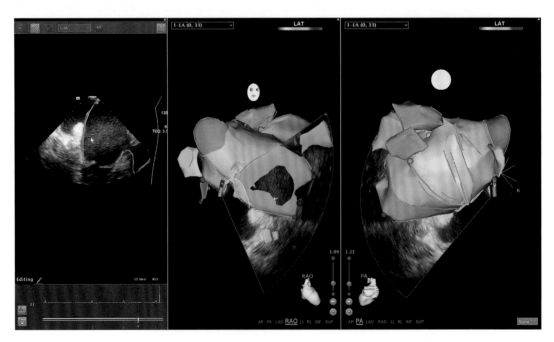

图 4-37-3 左心房 - 房间隔 - 二尖瓣环 - 左心耳切面

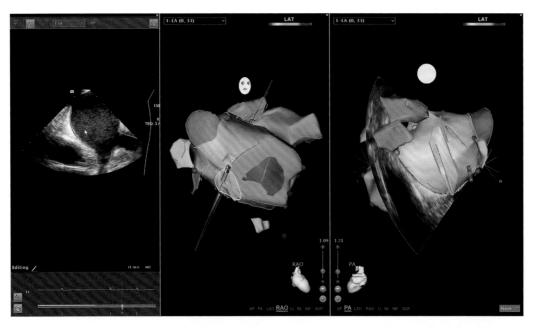

图 4-37-4　左心房 - 左肺静脉切面

　　继续顺时针旋转心腔内超声导管至 5 点钟方向，此切面可以清晰显示左心房后壁，以及左心房后壁后的食管（图 4-37-5），特别是在动态的超声切面下可以看到食管的蠕动，此时可以让患者做"吞咽"动作，食管蠕动更为清楚。在此切面进行左心房后壁及食管的三维重建。

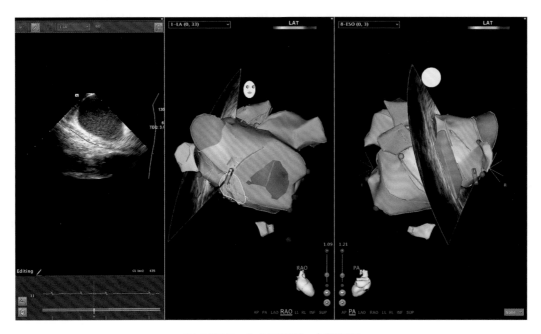

图 4-37-5　左心房后壁 - 食管切面

继续顺时针旋转心腔内超声导管至6点钟方向,此切面清晰显示右侧肺静脉前庭(3字征的出现往往就是右肺静脉前庭的位置),同时显示右上肺静脉及右下肺静脉的短轴切面(图4-37-6)。在此切面可以进行右侧肺静脉短轴及肺静脉前庭三维重建。

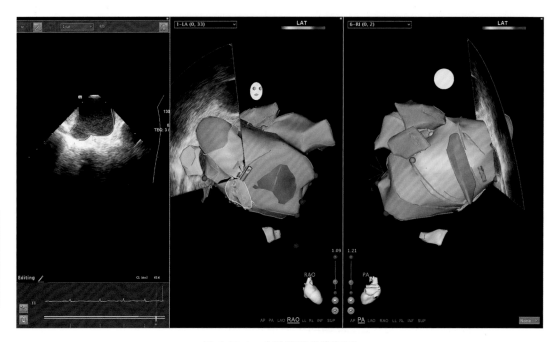

图 4-37-6　右肺静脉前庭切面

继续顺时针旋转心腔内超声导管至7点钟方向,此时可见到右肺静脉切面的右上肺静脉及右下肺静脉分开(图4-37-7),右下肺静脉更偏后。分别进行右上肺静脉及右下肺静脉的三维解剖重建。继续顺时针旋转,超声扇面将更指向前,此时仅能看到右上肺静脉。

至此完成了左心房及肺静脉的短轴建模。完成短轴建模后,将心腔内超声指向右心房游离壁,然后打P弯将超声导管背越到CSO处,超声扇面将指向左肺静脉和左心耳长轴方向,此时超声扇面将清晰显示左肺静脉长轴以及左心耳,同时在此切面能清晰显示左肺静脉及左心耳交界的脊部,而左心房顶部也可以在此切面清晰显示(图4-37-8)。在该切面调节L/R弯可进行多切面的左上/下肺静脉长轴,左心耳,脊部,左心房顶部及后上壁的三维解剖重建。

完成短轴及长轴的左心房-肺静脉三维重建后,即完成了左心房-肺静脉的三维解剖重建。超声进行的左心房重建为"零压力"下的左心房三维重建,最接近于左心房真实的解剖结构。

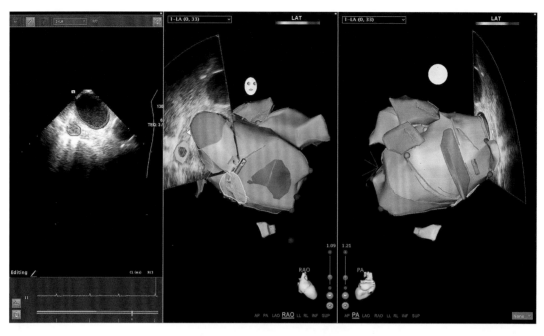

图 4-37-7　右上肺静脉 - 右下肺静脉切面

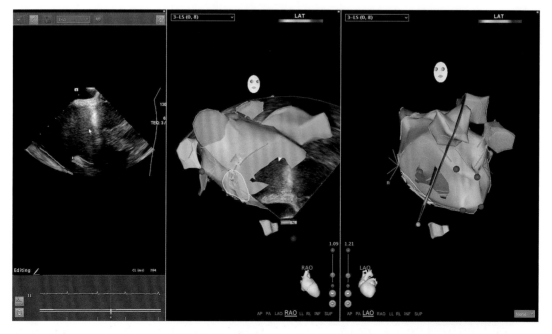

图 4-37-8　左肺静脉 - 左心耳长轴切面

三、心腔内超声指导下的房间隔穿刺

心腔内超声指导下的房间隔穿刺步骤与 X 线指导下的房间隔穿刺一致,只是将 X 线换为超声指导。

首先我们需要在超声指导下将长导丝送至上腔静脉(superior vena cava, SVC)。超声导管在中位右心房顺时针指向做肺静脉切面(图 4-37-9),然后打 P 弯至主动脉根部出现后(图 4-37-10),再打 R 弯至 SVC 显示(图 4-37-11)。在显示 SVC 后可在此切面将长 J 型导丝安全送至 SVC(图 4-37-12),此时可以通过调节 L/R 弯来清晰显示长导丝。

安全将长导丝送至 SVC 后,超声指导下将 SL1 长鞘送至 SVC,超声下可见导丝被鞘管的头端覆盖。退出导丝后,可以通过长鞘的内芯注射肝素盐水,超声下的水疱进一步证实 SL1 长鞘尖端位于 SVC 内。

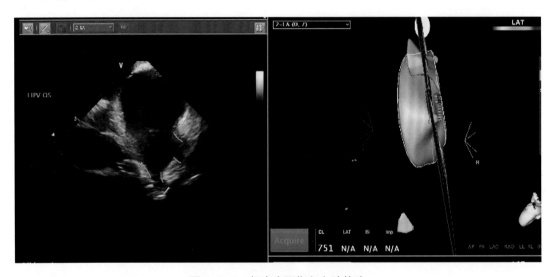

图 4-37-9　超声扇面指向左肺静脉

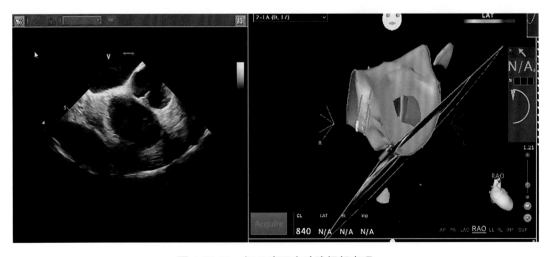

图 4-37-10　打 P 弯至主动脉根部出现

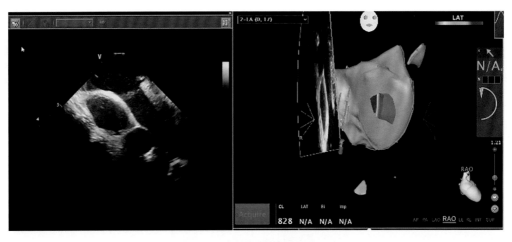

图 4-37-11　打 R 弯清晰显示 SVC

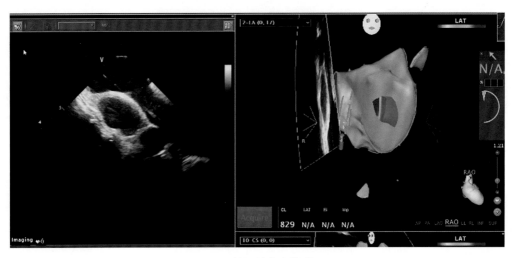

图 4-37-12　长导丝安全的送至 SVC

此时送入房间隔穿刺针到位后,撤出房间隔穿刺针的内芯,经房间隔穿刺针再次推注肝素盐水证实房间隔穿刺针鞘头端均位于 SVC 内并确认其高度(图 4-37-13),此时在超声扇面监测下回撤房间隔穿刺针鞘。当房间隔穿刺针鞘头端撤至 SVC 与右心房交界时,超声打 L 弯指向房间隔,再继续回撤房间隔穿刺针鞘可见其头端跌落至房间隔并在超声下显示"帐篷征(Tending)"(图 4-37-14)。此时可以调节超声扇面指向,调整"Tending"征的高低及前后,获得好的房间隔穿刺位置。确定了好的房间隔穿刺位置后,在超声指导下往前推送房间隔穿刺针,当"Tending"征消失时即为房间隔穿刺成功,此时可以推注生理盐水证实房间隔穿刺成功并确认房间隔穿刺针顶端在左心房内的位置。将针鞘稍微逆时针旋转后,在超声指导下,固定房间隔穿刺针,向前推送 SL1 长鞘尖端至扇面内左心房中部。继续在超声的指导下,固定长鞘的内芯,将长鞘的外鞘往前推送,此时外鞘顶住房间隔出现第二次"Tending"征,当第二次"Tending"征消失时外鞘即进入左心房内,继续推送外鞘至左心房中部,退出长鞘内芯,超声下可见长鞘的"双轨征"(图 4-37-15),可以经 SL1 长鞘推注生理盐水确认长鞘在左心房的位置。当然,另外一种方式是成功穿刺后,固定穿刺针送入长鞘,退

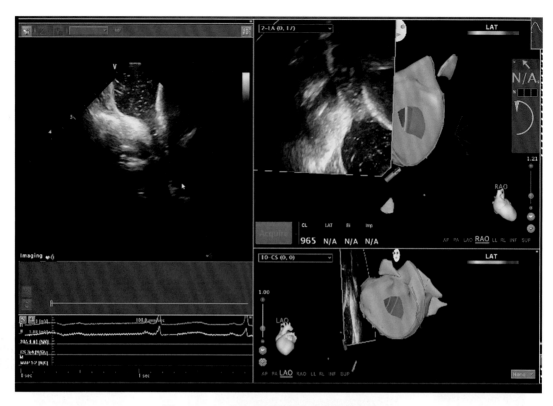

图 4-37-13　盐水确认房间隔穿刺针鞘的高度

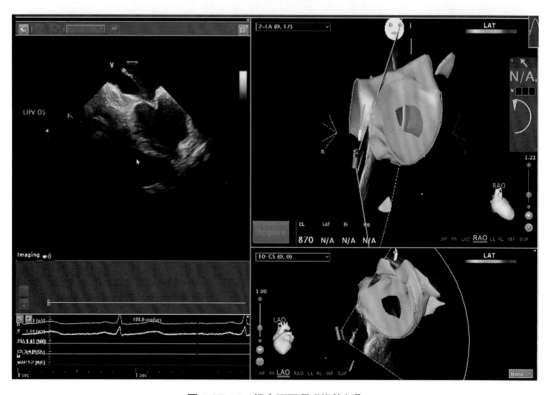

图 4-37-14　超声下可见"帐篷征"

出房间隔穿刺针,然后在超声指导下将长导丝送至 LSPV 内,再经长导丝指导下将 SL1 长鞘送至 LSPV,此时再撤出长鞘内芯。

完成左心房建模及房间隔穿刺后,可将超声建模转为快速解剖建模模型,通过穿刺过房间隔的长鞘将消融导管送至左心房在三维模型下进行双肺静脉前庭消融以及其他径线的消融。消融过程中可以调整超声导管追踪消融导管位置(图 4-37-16~ 图 4-37-18),以及监测心包(图 4-37-19)早期发现心包积液等并发症。

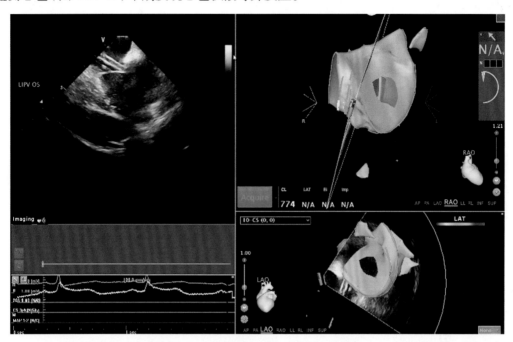

图 4-37-15 超声下可见外鞘的"双轨征"

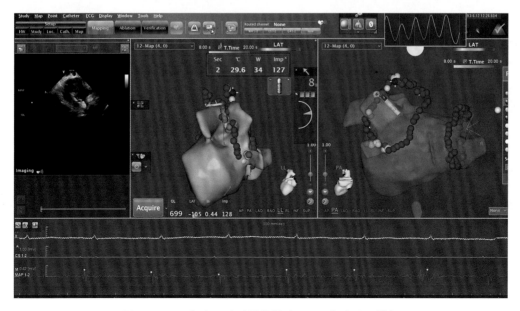

图 4-37-16 超声下消融导管紧贴 LSPV 与左心耳嵴部

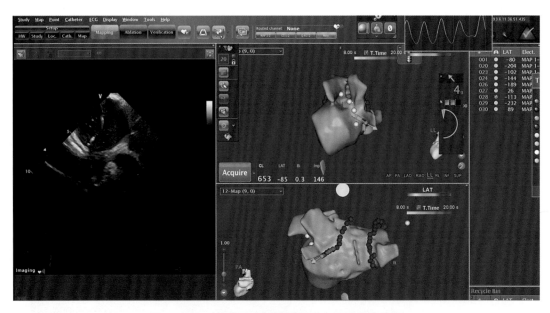

图 4-37-17　超声下消融导管紧贴左下肺静脉下缘

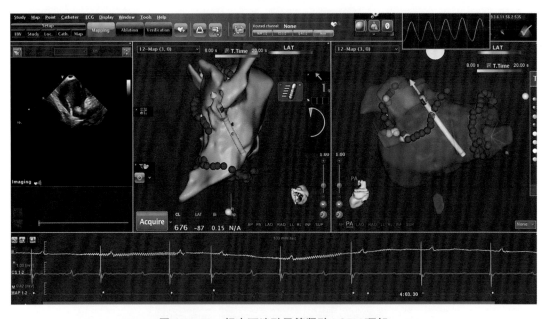

图 4-37-18　超声下消融导管紧贴 LSPV 顶部

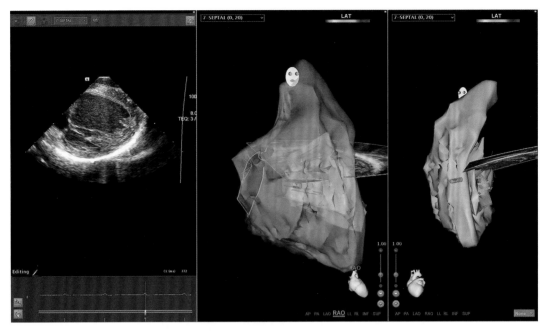

图 4-37-19 超声导管置于右心室监测心包

（李绍龙）

4

38 消融联合左心耳封堵的"一站式"治疗：适应证与技巧

一、房颤导管消融 + 左心耳封堵"一站式"治疗应用进展

房颤作为一种慢性心血管疾病，其危害主要在于四个方面：卒中、心力衰竭、生活质量下降及死亡率增加。房颤时心脏重构，产生心悸、胸闷等症状，严重时导致心力衰竭；另外，房颤易于形成左心房血栓，导致全身血栓栓塞事件，尤其以脑梗死最为显著，且 90% 发生在左心耳。所以，从房颤综合管理的角度看，改善症状和卒中预防是两个并行的治疗策略，二者不可或缺。

根据目前主要的房颤管理指南，对于栓塞风险较高的患者（CHA_2DS_2-VASc 评分≥2分），即使通过导管消融成功恢复窦性心律，鉴于其仍会有复发风险，且对于长程持续房颤导管消融治疗后 5 年以上的窦性心律维持率不足 50%，即使房颤不复发，对于 CHA_2DS_2-VASc 评分高的患者其栓塞风险依然高，故仍建议长期口服抗凝治疗（oral anticoagulant therapy，OAT），何况有很多归入不复发的患者实际上为隐匿性房颤，只是短程心电监测未能记录到而已。对于部分不适合长期 OAT（如 HAS-BLED 评分≥3分），或存在抗凝禁忌（合并消化道出血、脑出血等情况），或依从性较差者，房颤导管消融后的抗凝管理则成为重要的课题。因此，房颤导管消融＋左心耳封堵联合手术是对房颤本身治疗和卒中预防的联合干预——即"一站式"手术应运而生。

2012 年首次由 Swaans 等提出，在通过导管消融使患者恢复窦性心律、改善患者症状和生活质量的同时，通过左心耳封堵术，代替终身口服抗凝药来预防血栓栓塞事件的发生。关于"一站式"手术的适应证，Swaans 等首次将抗心律失常药物治疗无效且 CHADS$_2$ 评分 >1 分或对维生素 K 拮抗剂有禁忌的非瓣膜性房颤患者纳入"一站式"治疗范畴。在此后的大多数研究中，"一站式"治疗的适应证主要包括：①房颤类型属于阵发性、持续性或永久性；②CHADS$_2$ 评分 >1 分或 CHA$_2$DS$_2$-VASc 评分 >2 分；③存在抗凝药物治疗无效和禁忌证，治疗后出血、脑血管意外等。与此同时，对于以下患者也可倾向于选择"一站式"治疗：①同时有经皮冠状动脉介入治疗（percutaneous coronary intervention, PCI）史，需要抗凝联合抗血小板；②高龄（>80 岁）；③认知能力差，无法规律服药；④经常运动或容易摔倒；⑤合并肿瘤；⑥出血倾向或大出血史；⑦合并中度及以上肾功能不全。因此，对于特定患者，如果同时具有高危卒中风险、又具备消融指征的症状性房颤，那么理论上采用导管消融联合左心耳封堵"一站式"治疗可以比单消融或单封堵获益更多。

近年来，不断有观察性研究证实了导管消融联合左心耳封堵"一站式"手术的可行性与安全性（表 4-38-1）。我国也有多家中心开展了房颤导管消融联合左心耳封堵"一站式"介入治疗。近期，笔者所在心律失常诊治中心发表了一篇关于"一站式"治疗安全性与有效性的研究。该研究共入组 723 例患者，平均 CHA$_2$DS$_2$-VASc 评分为（3.4 ± 1.6）分，平均 HAS-BLED 评分为（2.4 ± 1.1）分。研究显示，"一站式"治疗成功率高达 98.6%，围手术期不良事件发生率为 1.1%。随访（22.5 ± 7.6）个月，68.9% 的患者维持窦性心律，观察到的实际缺血性卒中和出血事件发生率分别较 CHA$_2$DS$_2$-VASc 评分和 HAS-BLED 评分预测的事件发生率下降 85% 和 74%，证实了"一站式"治疗在中国人群中安全、有效。

总体而言，对于房颤射频消融和左心耳封堵操作都较为成熟的中心，行"一站式"手术在技术上是可行的，安全性也能得到较好的保证。因此，2019 年欧洲心律学会（European Heart Rhythm Association, EHRA）联合欧洲经皮心血管介入学会（European Society for Percutaneous Cardiovascular Intervention, EAPCI）发布的左心耳封堵专家共识将导管消融联合左心耳封堵"一站式"治疗作为一种具有潜在应用价值的特殊亚组。

表 4-38-1　主要的导管消融联合左心耳封堵"一站式"治疗相关研究

研究	国家	样本数/例	性别（男/女）/例	年龄/岁	CHA$_2$DS$_2$-VASc 评分/分	HAS-BLED 评分/分	消融方式	封堵器	随访时间/月
Swaans（2012 年）	荷兰	30	21/9	63 ± 9	3（3, 5）	2（1, 5）	射频	Watchman	12
Alipour（2015 年）	荷兰	62	40/22	64 ± 8	3（2.75, 4）	2（2, 3）	射频	Watchman	38（25, 45）

研究	国家	样本数/例	性别（男/女）/例	年龄/岁	CHA$_2$DS$_2$-VASc 评分/分	HAS-BLED 评分/分	消融方式	封堵器	随访时间/月
Calvo（2015 年）	西班牙	35	25/10	70 ± 7	3.1 ± 1.1	3.1 ± 1.0	射频	Watchman / ACP	13（3，75）
Fassini（2016 年）	意大利	35	28/7	74 ± 2	3.0	3.0	冷冻	Watchman / ACP	24 ± 12
Hu（2018 年）	中国	34	25/9	67 ± 10	4.1 ± 1.3	3.8 ± 1.2	射频	Watchman / ACP	3
Phillips（2018 年）	澳大利亚	139	76/63	64 ± 7	3.4 ± 1.4	1.5 ± 0.9	射频	Watchman	1
Wintgens（2018 年）	荷兰	349	202/147	63 ± 8	3.0（2.0，4.0）	3（2，3）	射频	Watchman	35（24，44）
Du（2019 年）	中国	122	73/49	66 ± 9	4.3 ± 1.4	3.3 ± 1.0	射频	Watchman / ACP	11.5 ± 6.8
Fassini（2019 年）	意大利	49	32/17	70 ± 8	2.8 ± 1.2	3.0 ± 1.0	冷冻	Watchman	24
Phillips（2020 年）	澳大利亚	142	77/65	64 ± 7	3.4 ± 1.4	1.5 ± 0.9	射频	Watchman	24 ± 3
Wang（2020 年）	中国	723	391/332	69 ± 8	3.4 ± 1.6	2.4 ± 1.1	射频	Watchman	22.5 ± 7.6

二、房颤"一站式"介入治疗的适应证

显然,对于同时符合消融指征和左心耳封堵指征的部分患者,"一站式"治疗是合理的。"一站式"的治疗手段涵盖了房颤综合治疗的两个方面,其意义依旧大于简单的两个技术相叠加,拓宽了具有高危卒中及出血风险的房颤患者导管消融治疗的适应证。我国 2019 年左心耳封堵专家共识就建议:对于具有高危卒中风险（CHA$_2$DS$_2$-VASc 评分≥2分）,不能耐受或不依从长期抗凝治疗的非瓣膜性房颤患者,如果存在症状、同时具备导管消融和左心耳封堵适应证,有条件的中心可以施行"一站式"杂交手术。此外,荟萃分析研究报道"一站式"治疗在成熟的中心成功率可以达到 98%,而相应的手术风险极低。对于那些具有高危卒中风险、拟行房颤消融的患者,本身已接受了导管消融,如果附加封堵的风险小于长期抗凝的风险,那么在消融的同时附加左心耳封堵用以替代长期抗凝似乎也是合理的。Phillips 等的研究结果也初步证实了这一观点,高危卒中风险的房颤患者"一站式"术后 2 年的卒中风险和出血风险都有显著降低。当然,这一适应证的推广仍需更多的证据来支持,尤其是左心耳封堵作为一级预防的证据支持。此外,BELIEF 研究证实,

左心耳触发灶在长程持续性房颤中的价值,左心耳电隔离可能会被越来越多地应用到持续性房颤消融中,那么其中的部分患者,尤其是左心耳功能受损的患者也可能从附加的左心耳封堵中获益。基于此,在 2019 年 EHRA/EAPCI 专家共识声明中,对基于导管消融的左心耳封堵,建议当患者接受左心耳电隔离时,同时行左心耳封堵可能是预防卒中的合理手段。

在经济层面上,"一站式"治疗可减少多次血管及房间隔穿刺损伤,减少住院费用及耗材费用,同时患者服药监测等时间成本大幅降低。然而也有学者担忧,如不严格对患者进行筛选,有可能造成对医疗资源的过度消耗。因此,在进行"一站式"治疗患者选择时,还需考虑患者的意愿、经济状况、心房纤维化程度、左心耳形态及排空速率等多方面因素进行综合决策。

三、房颤"一站式"介入治疗操作技巧

不同临床中心根据实际经验的不同,"一站式"治疗可选择"先消融后封堵"或"先封堵后消融"两种治疗策略。本节以"先消融后封堵"策略展开介绍。

（一）房颤导管消融术

1. 导管途径 穿刺右侧股静脉,分别经 6Fr 短鞘放置一根置入冠状窦的导管,以及 8Fr 长鞘管两根以置入标测电极（如 Lasso、Pentaray 等）和消融导管。

2. 房间隔穿刺 为方便后续行左心耳封堵术,建议根据左心耳的开口、形态、轴向等确定房间隔穿刺点。为了消融和封堵术均方便,一般采用偏向后侧和下侧处进行房间隔穿刺。对于左心耳形态特殊的患者可根据需要调整穿刺位置,但一般而言,过于靠前穿刺可造成标测、消融导管及封堵器置入左心耳困难。对于塞式封堵器（如 Watchman）,左心耳形态和轴向对于安全有效地进行左心耳封堵至关重要,术前进行左心房及左心耳的影像评估三维重建可明确左心耳开口位置及大小、左心耳轴向,对左心耳封堵非常有帮助,也是对经食管超声检查的有益补充。一般来讲,多数左心耳呈多分叶状,主要轴向指向前下方。房间隔穿刺于卵圆窝偏下、偏后位置均可顺利完成左心耳封堵。对于轴向向上,或反鸡翅可用空间轴向向上的左心耳,需要将鞘管进行较大幅度的逆时针旋转,才能使鞘管远端与心耳轴向一致,此类左心耳封堵时要求房间隔穿刺点位置尽可能向下向前。本中心使用术前左心房左心耳 CTA 三维重建与术中左心耳造影相结合的方法,优化房间隔穿刺点,可大大提高左心耳封堵一次性展开成功率,显著减少展开后调整的次数。如果条件所限,术前不能进行左心耳三维重建,在进行房颤导管消融时,常规行两次房间隔穿刺,分别放置消融导管和标测电极（环肺静脉电极或 Pentaray 电极）,方便同时进行左心房基质标测和导管消融。在"一站式"术中,完成第一次房间隔穿刺后,可利用导引鞘管进行左心耳造影,以明确左心耳形态和轴向,进而决定第二次房间隔穿刺的穿刺点,以利于左心耳封堵的顺利进行。而对于目前上市的盘式封堵器,由于其锚定和封堵模式原理不同,对封堵器输送鞘管以及房间隔穿刺点的要求有所不同,通常卵圆窝偏下部位穿刺均可满足封堵要求。

3. 注射肝素 穿刺后可给予全身肝素（80~100U/kg）以确保消融及左心耳封堵操作期

间活化凝血时间（activated clotting time，ACT）保持在 250~350 秒（肝素化）。首剂后每小时可追加约 1 000U 肝素。

4. 导管消融　常规以环肺静脉隔离为基础，根据不同经验与患者情况予以联合线性消融及碎裂电位消融等。消融终点为双侧肺静脉的电隔离及附加消融环双向阻滞。

（二）左心耳封堵术

1. 以 Watchman 封堵器标准化操作为例

（1）准备三联三通板，连接加压肝素化盐水、血压监测、连接套件、对比剂管以及左心耳封堵相关套件。再次测定 ACT，可给予补充全身肝素以确保左心耳封堵期间 ACT 保持在 250~350 秒。

（2）先经口腔置入食管超声（transesophageal echocardiography，TEE）探头于能清晰观察左心耳的位置，经验成熟的术者也可通过透视定位左心耳。沿长鞘送入 0.035in 加硬导丝头端送到左上肺静脉，后交换 Watchman 导引系统内的 Schwartz 鞘管（加硬 J 弯），并送入 6Fr 猪尾导管至左心耳。

（3）左心耳造影：采取肝位（RAO 30° +CAU 20°），经猪尾导管注入对比剂以测量最大开口直径及深度，观察各心耳叶的位置关系，确定导引鞘的头端位置，测量开口直径（相当于 TEE 120° 开口直径，常见左心耳开口直径在 13~31mm），配合 TEE 多角度测量直径选择型号。

（4）通过导丝送入左心房底部；内鞘送入与外鞘锁定；取出并确认 Watchman 专属推送系统的完整性，于盐水中充分冲洗并排空气泡；封堵器不透射线标记环可指引鞘管到达左心耳合适位置和深度；根据所选封堵器的大小，调整鞘管，让标记环与左心耳开口对齐；撤出猪尾；器械到位后，回撤导引鞘，与输送系统咬合，回撤后使器械退出鞘管外，直至器械完全展开，从而完成释放。

（5）Watchman 封堵器 PASS 原则：Position（位置），器械放置于左心耳口部或稍远的位置；Anchor（锚定），固定锚已经嵌入左心耳壁，器械稳定；Size（压缩），器械相对原始尺寸压缩 10%~25%；Seal（封闭），器械封堵良好，残余分流不超过 5mm。

2. 其他主流封堵器的释放标准及评价原则

（1）ACP 封堵器 SMART 原则：Stable（稳定性），固定盘需更多地（超过固定叶的 2/3）远离回旋支，深入心耳内部，同时固定盘的长轴需要垂直于锚定区的轴向，确保连接杆的稳定；Mitral valve/LSPV（二尖瓣 / 左上肺静脉），TEE 下，封堵器外盘各个角度均不得影响到二尖瓣环以及左上肺静脉；Availability（有效性），需在 DSA 及 TEE 下综合评估封堵器残余分流情况；Ratio（压缩比），固定盘需有适当的压缩率，"轮胎状"为合适的压缩状态；Tractive（牵引力），封堵盘需要凹面向左心房，保证来自固定叶的牵引力能给封堵盘更好的封堵力。

（2）LAmbre 封堵器 COST 原则：Circumflex artery（回旋支），封堵器固定盘确保在回旋支口部远端打开；Open（展开），固定盘充分展开，使盘脚的末端与连接在密封盘和固定盘之间的显影标志在一条线上；Sealing（封闭），封堵器外盘达到最佳密封效果，残余分流不超过 3mm；Tug test（牵拉试验），在释放前需要牵拉封堵器固定盘，确保封堵器的稳定性。

四、房颤"一站式"介入治疗展望

（一）先做消融还是先做封堵？

"一站式"治疗可选择"先消融后封堵"和"先封堵后消融"两种手术方案，目前尚无研究直接对比两种方案来证实孰优孰劣，但是无论哪一种方案，争论之一就是嵴部的操作。有学者认为，"先消融后封堵"时嵴部水肿可能会影响封堵器大小判断；后期水肿消退有可能导致封堵器松动、产生残余漏；预防性地选择较大尺寸封堵器，也许有助于克服这类问题。近年来，陆续有小规模研究报道了"先消融后封堵"术式下的房颤消融成功率为49%~70%，这与既往报道的单消融成功率相当。然而，在大部分研究中，无论是阵发性房颤还是非阵发性房颤，均缺乏维持窦性心律的远期成功率，且由于其回顾性观察性质，样本量受限，因此这些研究的效力有限。而关于"先封堵后消融"术式，早前由 Phillips 等报道了植入 Watchman 左心耳封堵器患者进行左心房消融的可行性和有效性。研究入选 10 例已植入 Watchman 封堵器的患者，因药物难以控制的房颤或房性心动过速要求进行射频消融治疗。10 例患者均成功穿刺间隔，并构建左心房模型进行复杂碎裂心房电位（complex fractionated atrial electrogram，CFAE）或激动标测，消融策略包括肺静脉电隔离，左心房 CFAE 消融及房性心动过速消融，Watchman 封堵器的位置和形状通过放射影像及腔内超声心动图确认。10 例患者均成功完成消融治疗，未发生并发症。Heeger 等曾报道一例既往植入 ACP 封堵器的患者，封堵器的存在并未影响后续射频消融的导管操作。然而，该术式也存在诸多潜在问题：消融导致的新发水肿也许会挤压封堵器导致变形；消融能量可能意外损伤封堵器；消融过程中对射线需求度或许更高。此外，如选用该术式，报道和实践多建议选用以 Watchman 为代表的"塞式"封堵器，避免嵴部消融时因"盘式"封堵器（如 ACP、LAmbre 等）的阻碍而难以贴靠，但仍有待各款封堵器之间的头对头研究来进一步佐证。

根据一项前瞻性多中心研究，349 名非瓣膜性房颤患者在 2009—2015 年期间接受了"一站式"联合治疗。结果表明，经食管超声评估的左心耳封堵术成功率为 100%（无残余分流或分流量 <5mm）。由此可见，"一站式"术中消融后的封堵成功率非常高，这与 EWOLUTION 研究中报道的单封堵成功率相似。然而，Romanov A 在一项小型随机临床试验中显示，45 例接受肺静脉隔离 + 左心耳封堵"一站式"治疗的患者中，封堵成功率仅为 87%。在空白期间，"一站式"治疗与较高的房颤负担显著相关。我国最近一项研究表明，消融后封堵的即刻成功率为 100%。更重要的是，对既往 18 项研究的荟萃分析表明，"一站式"治疗中的封堵成功率高达 98%。器械植入成功率的差异可能与术者的经验密切相关。

笔者所在中心从 2017 年至今已成功完成 1 000 余例"一站式"治疗，其中约 97% 均采用了"先消融后封堵"术式。从我们的经验来看，先消融后封堵是安全、可行的。有效性方面，先消融策略也避免了左肺静脉隔离后左心耳起搏验证左上肺远场电位的潜在困难。此外，由左心耳触发灶所致持续性房颤近年来不断受到关注，在左心耳作为靶点消融的基础上行左心耳封堵也成为未来实践的方向。

（二）左心耳封堵与冷冻球囊技术的结合

目前大部分"一站式"治疗相关研究中的导管消融术式均为射频消融，而冷冻球囊消融的实践较少。意大利学者 Fassini 等发表的研究共入选 35 例药物难治性、非瓣膜性房颤患者，包括 28 例阵发性（80%）及 7 例短程持续性（<12 个月）房颤患者，平均 CHA_2DS_2-VASc 评分 3 分，HAS-BLED 评分 3 分。其中，10 例接受一代冷冻球囊消融，25 例接受二代冷冻球囊消融。当冷冻消融完成后，随即进行左心耳封堵术，其中植入 ACP 封堵器 25 例，另外 10 例使用 Watchman 封堵器。结果显示，共 30 例（86%）患者封堵成功，1 年随访时发现 3 例存在 <5mm 的残余分流。经过平均（24±12）个月随访，10 例（29%）患者房颤复发，其中有 5 例接受了二次消融，总消融成功率高达 84%。安全性方面，年卒中和出血事件发生率分别为 1% 和 2%，与根据 CHA_2DS_2-VASc 及 HAS-BLED 风险模型所预测的事件发生率相比，分别降低了 71% 和 60%。

我国李晓枫等的一项单中心回顾性研究也证实，对于具有高危卒中和出血风险的非瓣膜性房颤患者，第二代冷冻球囊消融联合左心耳封堵是安全、有效的。该研究入选了 28 例具有高危卒中和出血风险的非瓣膜性房颤患者，所有患者均在第二代冷冻球囊消融后完全达到肺静脉隔离，围手术期并发症发生率为 10.7%。术后平均随访 10（4.25，12.75）个月，窦性心律维持率为 85.7%，左心耳完全封堵率为 57.1%。随访过程中无血栓栓塞、卒中、出血和死亡事件的发生。

上述国内外小规模单中心研究证实，冷冻球囊消融联合不同装置行左心耳封堵，对于卒中高危或存在抗凝禁忌的非瓣膜性房颤患者是安全、有效的。然而，目前冷冻球囊消融仍存在适应证偏窄的问题，难以像常规射频消融导管一样完成逐点成线的线性消融和碎裂电位消融，所以不适宜行心房基质改良，对持续性房颤及部分阵发性房颤患者，单独使用冷冻球囊消融的疗效仍有限，其与左心耳封堵联合的安全性与有效性仍有待更多大型研究的支持和器械的改进。

（三）术后的抗栓治疗策略

"一站式"术后的抗栓治疗策略也是值得商榷的问题。房颤导管消融术后，常规需要抗凝 2~3 个月，其后根据 CHA_2DS_2-VASc 评分来决定是否继续抗凝；而左心耳封堵术后的主流则是在 45 天 OAT 后改为双联抗血小板治疗（dual antiplatelet therapy，DAPT）3~6 个月，其后过渡至单抗血小板，而封堵器表面会在日后逐渐内皮化。

然而，对于"一站式"杂交手术则尚缺乏统一的术后抗栓治疗标准。多数研究中采用的方案为术后 2 个月 OAT，此时若器械封堵情况满意，则改用 DAPT 至术后 6 个月，此后长期服用阿司匹林；另有研究制订了术后 2 个月 OAT+ 阿司匹林联合方案。此外，除了原本射频消融术后相关的血栓风险以外，封堵器相关的血栓事件风险是否会因消融而提高同样值得关注。Carlson 等报道了 1 例"一站式"治疗患者，在术后停用抗凝药物 45d 后发生了器械栓塞与卒中事件。而 Fauchier 等通过回顾性分析 5 年内接受封堵治疗的患者，发现左心耳封堵术后的器械相关性血栓事件的年发生率高达 7.2%。这值得我们关注，其原因可能与术后抗凝治疗不够充分有关。不同封堵器发生率差别也很大。此外，患者的个体化情况，包括出血风险的不同、因肝或肾功能不全对口服抗凝药物的耐受性差异、伴随疾病及治疗情况的差异,这在一定程度上影响了"一站式"术后的抗栓方案和持续时间。因此,目前的指南或共识中,包括 2019 年更新的 2014 年 AHA/ACC/HRS 房颤患者管理指南,2019 年 HRS/EHRA/ECAS 专家共识声明和 2019 年中国心脏病学会专家共识声明都探讨了关于左心耳封堵或"一站式"术后抗栓策略的建议,但均未对术后抗栓治疗方案及时间给出统一推荐。在临床实践中,"一站式"术后的个体化抗栓治疗也是必要的。因此,我们对于"一站式"术后的抗栓治疗仍需审慎。是否需要适当延长抗凝治疗时长,制定更完善的抗栓治疗强度与时程仍待进一步探讨。

由我中心牵头的一项前瞻性、多中心、大型随机对照研究,以观察房颤患者左心耳封堵术后 6 个月时停用阿司匹林的安全性,目前正在入组阶段(NCT03821883),相信届时该研究结果将进一步推动左心耳封堵及"一站式"术后的抗栓策略指南更新。

(四)消融与封堵的长期相互影响

左心耳封堵封闭左心耳后,是否会影响导管消融的远期成功率?此外,"一站式"术后房颤复发的患者如再次行消融手术,从目前有限的研究结果来看,是安全、可行的,那么导管消融是否会影响左心耳封堵的结局呢?依照 Phillips 等的注册研究与同期 EWOLUTION 和 WASP 研究的数据对比来看,并无明显差异。笔者所在中心为此进行了一项病例对照研究,比较了"一站式"治疗与单消融及单封堵治疗在安全性与疗效上的差异。结果显示,"一站式"组与单消融组的 2 年房颤复发率以及"一站式"组与单封堵组术后 45 天时的左心耳完全封堵率之间均无显著差异。在安全性上,"一站式"治疗较单消融或单封堵而言,均未额外增加围手术期并发症的风险,且术后 2 年内的缺血性卒中及出血事件发生率低,与单消融或单封堵相当。我们的研究结果进一步佐证了"一站式"治疗的安全性及有效性。

在左心房重构方面,研究表明左心房容积在成功完成导管消融后显著减小,阐明了消融后的节律控制对左心房结构逆重构的积极作用;另外,左心耳封堵后左心房容积显著增大,术后左心房顺应性的减退可能是导致左心房扩大的潜在原因。两者出现截然不同的结果,那么施行"一站式"治疗对左心房结构的叠加效应又会如何?笔者所在中心的研究结果显示,"一站式"术后左心房容积减小仅发生在窦性心律维持组,而在房颤复发组并无显著变化,"一站式"术后维持窦性心律的患者,其左心房可发生结构逆重构。由此可以看出,节律控制在改善左心房结构上具有尤为突出的地位,减少了封堵左心耳加剧左心房重构所带来的负面效应。同样,我们需要高质量的与单消融和单封堵的对照研究来进一步佐证。

(五)"一站式"治疗的其他潜在获益

房颤通常会产生一系列症状、药物治疗的不良反应以及房颤相关并发症导致的残疾,这与患者的生活质量密切相关。一些研究导管消融对房颤患者影响的早期试验发现,在改善生活质量方面,消融比药物治疗更有效。CABANA 试验也表明,消融治疗后 12 个月时,患者的生活质量得到显著改善,尽管它没有降低死亡、致残性卒中、严重出血或心搏骤停的主要复合终点。房颤消融 + 左心耳封堵"一站式"联合治疗增加了消融后恢复窦性心律对患者的有利影响,理论上,由于消融后症状缓解、药物不良反应减少,接受"一站式"治疗的患者的生活质量应该比单消融更高。然而到目前为止,还没有相关的研究比较"一站式"

联合治疗和单消融对患者生活质量改善的差异。

此外，"一站式"治疗还可能产生其他潜在获益，如一次房间隔穿刺和股静脉穿刺、缩短住院时间、缩短抗凝时间等，不仅可以节省手术耗材和成本，还能减少手术或治疗相关并发症的发生。2021 年，Kawakami 等首次报道了"一站式"治疗与房颤消融联合口服抗凝治疗在症状性房颤患者中的成本效益研究。在 10 000 例患者 10 年随访的基本队列中，左心耳封堵和口服抗凝治疗的总成本分别为 29 027 美元和 27 896 美元。与口服抗凝治疗相比，左心耳封堵在每 10 000 例患者中可减少 122 例致残性卒中和 203 例颅内出血。虽然"一站式"治疗的围手术期总成本更高，但在术后 7 年时，其成本效益已开始显现，并在术后 12 年时占主导地位。该分析表明，对于具有高危卒中及出血风险的症状性房颤患者，"一站式"联合治疗可能是兼顾长期卒中预防及成本效益的优选。

五、小结

本章从房颤导管消融联合左心耳封堵"一站式"治疗的诞生与发展、研究进展、适应证、手术技巧及存在的问题进行了介绍及讨论。对于"一站式"治疗，目前虽有较多研究证实其安全性与有效性，但其长期安全性与有效性仍需更多的多中心随机对照研究来进一步证实。对于这一新的联合治疗方式，术前合理选择最佳适应房颤人群，使患者最大获益是根本出发点。在开展"一站式"治疗前，足够丰富的房颤消融和左心耳封堵经验是前提，恰当的消融方式与封堵器选择、新型介入技术的合理运用（如心腔内超声、无线精准 EP 从消融到封堵的推广）、合理的操作顺序及优化的手术流程，以最大限度减少可能的并发症风险。术后应严密长期随访，器械相关血栓与栓塞事件、房颤节律控制与负荷变化、左心房与左心耳重构、内分泌功能改变等问题值得更多关注。

（李毅刚 张澎湃 龚畅祺）

参 考 文 献

［1］KIRCHHOF P, BENUSSI S, KOTECHA D, et al. 2016 ESC Guidelines for the management of atrial fibrillation developed in collaboration with EACTS［J］. Eur Heart J, 2016, 37（38）: 2893-2962.

［2］FASSINI G, CONTI S, MOLTRASIO M, et al. Concomitant cryoballoon ablation and percutaneous closure of left atrial appendage in patients with atrial fibrillation［J］. Europace, 2016, 18（11）: 1705-1710.

［3］PHILLIPS K P, ROMANOV A, ARTEMENKO S, et al. Combining left atrial appendage closure and catheter ablation for atrial fibrillation: 2-year outcomes from a multinational registry［J］. Europace, 2020, 22（2）: 225-231.

［4］王群山, 莫斌峰, 孙健, 等. 导管消融联合左心耳封堵一站式治疗心房颤动的临床应用［J］. 中华心律失常学杂志, 2021, 25（6）: 498-503.

［5］GLIKSON M, WOLFF R, HINDRICKS G, et al. EHRA/EAPCI expert consensus statement on catheter-based left atrial appendage occlusion - an update［J］. Europace, 2020, 22（2）: 184.

［6］中华医学会心血管病学分会,中华心血管病杂志编辑委员会.中国左心耳封堵预防心房颤动卒中专家共识(2019)［J］.中华心血管病杂志,2019,47(12):937-955.

［7］JIANG Y, LI F, LI D, et al. Efficacy and safety of catheter ablation combined with left atrial appendage occlusion for nonvalvular atrial fibrillation: A systematic review and meta-analysis［J］. Pacing Clin Electrophysiol, 2020, 43(1): 123-132.

［8］DI BIASE L, BURKHARDT J D, MOHANTY P, et al. Left Atrial Appendage Isolation in Patients With Longstanding Persistent AF Undergoing Catheter Ablation: BELIEF Trial［J］. J Am Coll Cardiol, 2016, 68(18): 1929-1940.

［9］MO B F, WAN Y, ALIMU A, et al. Image fusion of integrating fluoroscopy into 3D computed tomography in guidance of left atrial appendage closure［J］. Eur Heart J Cardiovasc Imaging, 2021, 22(1): 92-101.

［10］KUCK K H, BRUGADA J, FURNKRANZ A, et al. Cryoballoon or Radiofrequency Ablation for Paroxysmal Atrial Fibrillation［J］. N Engl J Med, 2016, 374: 2235-2245.

［11］ANDRADE J G, CHAMPAGNE J, DUBUC M, et al. Cryoballoon or Radiofrequency Ablation for Atrial Fibrillation Assessed by Continuous Monitoring: A Randomized Clinical Trial［J］. Circulation, 2019, 140: 1779-1788.

［12］HEEGER C H, RILLIG A, LIN T, et al. Feasibility and clinical efficacy of left atrial ablation for the treatment of atrial tachyarrhythmias in patients with left atrial appendage closure devices［J］. Heart Rhythm, 2015, 12(7): 1524-1531.

［13］FENG X F, ZHANG P P, SUN J, et al. Feasibility and Safety of Left Atrial Appendage Closure Using the LAmbre Device in Patients with Nonvalvular Atrial Fibrillation With or Without Prior Catheter Ablation［J］. Int Heart J, 2019, 60(1): 63-70.

［14］李晓枫,夏雨,刘俊,等.冷冻球囊消融联合左心耳封堵术治疗心房颤动的临床研究［J］.中华心律失常学杂志,2019,23(3):221-225.

［15］REDDY V Y, SIEVERT H, HALPERIN J, et al. Percutaneous left atrial appendage closure vs warfarin for atrial fibrillation: a randomized clinical trial［J］. JAMA, 2014, 312(19): 1988-1998.

［16］CHEN M, WNAG Q, SUN J, et al. Double-blind, placebo-controlled randomised clinical trial to evaluate the effect of ASPIRIN discontinuation after left atrial appendage occlusion in atrial fibrillation: protocol of the ASPIRIN LAAO trial［J］. BMJ Open, 2021, 11: e044695.

［17］WINTGENS L I S, KLAVER M N, SWAANS M J, et al. Left atrial catheter ablation in patients with previously implanted left atrial appendage closure devices［J］. Europace, 2019, 21(3): 428-433.

［18］LI Y G, GONG C Q, ZHAO M Z, et al. Determinants of postoperative left atrial structural reverse remodeling in patients undergoing combined catheter ablation of atrial fibrillation and left atrial appendage closure procedure［J］. J Cardiovasc Electrophysiol, 2019, 30(10): 1868-1876.

［19］KAWAKAMI H, NOLAN M T, PHILLIPS K, et al. Cost-effectiveness of combined catheter ablation and left atrial appendage closure for symptomatic atrial fibrillation in patients with

4

high stroke and bleeding risk［J］. Am Heart J, 2021, 231：110-120.

［20］VELAGAPUDI P, TURAGAM M K, KOLTE D, et al. Intracardiac vs transesophageal echocardiography for percutaneous left atrial appendage occlusion：A meta-analysis［J］. J Cardiovasc Electrophysiol, 2019, 30（4）：461-467.

39　房颤消融后空白期房性心律失常的机制与治疗

导管消融是治疗房颤的有效方法,尤其对于药物治疗无效或效果不佳的患者,导管消融可以作为一线治疗方法。研究发现,导管消融术后早期可能出现房性心律失常的复发,这些房性心律失常并不少见,表现为房颤或者规整的房性心动过速或心房扑动,但历经一定时间间期后,部分房性心律失常可自行消失,将这一特殊时期称为房颤消融后空白期(简称空白期),因此目前定义空白期为房颤消融后 3 个月内,此期间复发并非真正意义上的复发,处理上与远期复发的心律失常并不完全相同。然而,目前总体研究来看,有些早期复发的房性心律失常可能与远期复发心律失常的风险增加有关。因此,认识这些空白期心律失常的特点很有必要且对于提高房颤消融成功率至关重要。

一、房颤消融术后空白期复发的定义和发生率

房颤消融术后空白期一般是指房颤消融术后 3 个月内的复发。从 2012 年的美国心律学会 / 欧洲心律协会 / 欧洲心律失常学会联合发布的房颤导管消融和外科专家共识中建议,房颤消融后空白期内的复发并不能认为是房颤消融治疗失败,此过程可能为可逆的,并不建议在消融后 3 个月内针对复发的心律失常再次进行消融。

目前发现,导管消融术后的空白期内复发的房性心律失常发生率在不同研究有较大的差异,主要依赖于所采用的监测策略。有些研究仅在患者有症状时做心电图检查,可能漏诊了无症状复发。有些研究则采用动态心电图、可穿戴式心电记录仪,或者采用植入式监测仪。目前究竟何种监测策略为最佳尚无定论,但依据临床经验及常规随访的策略选择,越是长程的心电监测记录仪,越有可能发现无症状的、持续的复发心律失常。但另一方面,这些患者在空白期内本就维持抗凝治疗,而且空白期内复发预测远期复发的价值尚未定论,因此对于这些患者采取持续监测带来的费用及有创风险增加的风险,可能也会抵消持续监测给患者带来的获益。

目前研究报道,空白期复发房性心律失常的发生率为 16%~67%,一般术后早期即刻复发率最高,随着时间推移,复发率逐渐下降。外科 Maze 消融治疗房颤后住院期间50%~60% 的患者可有空白期复发,与导管消融术后早期复发率相当。大部分研究认为,射频消融和冷冻消融后空白期的复发率相当,也有个别研究显示炎症标志物可能在不同消融技术中有所差别。Ciconte 等研究了 100 例持续性房颤患者,其中 50 例接受射频消融治疗,

50 例接受冷冻消融,均采用肺静脉隔离消融治疗,结果发现,空白期内复发率在 2 组分别为 51.9% 及 48.1%,远期复发率分别为 47.6% 及 52%,2 组间差值均无统计学显著性意义。而在 Miyazaki 等开展的一项对阵发性房颤患者进行肺静脉隔离消融的研究中,消融术后 2 天的高敏 C 反应蛋白在射频消融组预测空白期复发(HR=1.7,95%CI 1.01~2.87,P=0.048),但同样在冷冻消融组不具备此预测价值,提示炎症反应的变化程度对于射频消融后空白期复发的预测能力可能强于冷冻消融。

二、空白期复发的预测因素

既往有多个研究探讨了预测空白期房性心律失常复发的因素,包括临床特点、影像学指标、消融术中的参数和炎症指标等。这些指标主要包括老年、男性、高血压、结构性心脏病、房颤持续时间延长、房颤类型、高 CHA_2DS_2-VASc 评分、左心房内径、左心房容积、左心室内径、左心室容积、左心室收缩功能下降、左心室舒张功能下降、肺静脉隔离不完全、消融术中诱发出房颤、房颤消融术中房颤未能终止、上腔静脉未能隔离、C 反应蛋白水平增加。还有研究提示,房颤消融术后 24 小时内行心脏磁共振检查发现左心房顶部延迟强化也能预测空白期房性心律失常复发率增加。

三、空白期房性心律失常复发的机制

空白期内复发心律失常的机制较为复杂,包括消融后炎症反应和水肿、自主神经张力暂时失衡引起心律失常复发以及肺静脉隔离不彻底所致的肺静脉 - 心房传导恢复。

心肌消融损伤局部的炎症反应可能是空白期复发的主要因素之一。Lim 等评估了房颤患者基线状态和导管消融术后 1 天、2 天、3 天、7 天和 1 个月血中高敏 C 反应蛋白、肌钙蛋白 T、肌酸激酶同工酶、纤维蛋白原和 D- 二聚体等炎症指标水平,结果发现,高敏 C 反应蛋白、肌钙蛋白 T 和纤维蛋白原能预测消融术后空白期复发(术后 3 天),无法预测术后 3 个月或 6 个月的远期复发。而另一项基于心脏磁共振的研究也发现,房颤消融术后的瘢痕形成一般需要 3 个月左右,而在术后 3 个月恢复期内尚未稳定的瘢痕组织伴随的炎症反应和组织水肿及所引起心肌细胞电生理特性改变,可能是促进空白期房颤 / 房性心动过速 / 心房扑动复发的原因。

肺静脉 - 左心房电传导恢复也是空白期复发的重要原因。Das 等研究发现,房颤行肺静脉隔离后空白期复发患者中,术后 1 个月后复发主要和肺静脉传导恢复有关,而术后 1 个月内复发则与肺静脉传导恢复无关。他们研究团队共入选了 40 例接受肺静脉隔离消融治疗的阵发性房颤患者,无论是否有空白期复发,均接受再次心内电生理检查,评估肺静脉 - 左心房电传导恢复情况。结果发现,再次电生理检查之前共有 17 例患者发生了空白期复发,占 42%。初次肺静脉隔离术后 2 个月内的复发与肺静脉 - 左心房传导恢复显著相关,而且与多根肺静脉传导恢复有关;而初次肺静脉隔离后 1 个月内的复发与肺静脉传导恢复无关。这项研究结果提示,肺静脉隔离后 1 个月内的复发更可能与一过性因素有关,包括炎症反应、暂时性自主神经失衡等;而肺静脉隔离后超过 1 个月的复发可能与肺静脉 - 左心房电传导恢复有关。

近年来还发现,首次房颤消融的策略也可能影响空白期房性心律失常的发生。若首次消融采用的是单纯肺静脉隔离技术,或者是针对肺静脉外的触发子进行消融而较少影响心房内的基质("substrate"),空白期复发多与肺静脉传导恢复或者肺静脉外触发子有关。一般而言,这种肺静脉传导恢复很难随时间自行愈合,因此这种心律失常的复发多半会持续至空白期以后,多需要再次消融治疗;而若首次消融是针对心房基质进行的较为广泛的线性消融,空白期复发可能更多与局部炎症水肿相关,可能随着时间推移,局部心肌组织水肿消退、瘢痕形成,房性心律失常发作逐渐减少。

肺静脉外触发子究竟在空白期复发中发挥何种作用依然有待进一步研究。部分研究发现,肺静脉外触发子,如来自上腔静脉的触发病灶可能在房颤的发生中占11%的比例。虽然有部分研究发现肺静脉外触发子在房颤消融空白期后的远期复发中发挥重要作用,但针对空白期复发内复发的心律失常研究很有限。Alhede等发现房颤消融术后即刻行7天动态心电图监测中发现的房性期前收缩负荷与消融术后远期复发相关,提示空白期内起源于肺静脉或者非肺静脉的房性期前收缩可能提示肺静脉传导恢复或者肺静脉外触发病灶未能获得完全消融隔离,从而导致远期的房性心律失常复发。

四、空白期复发与消融后远期(术后3个月以后)复发的关系

尽管空白期内复发并不一定代表远期复发,但部分研究提示,空白期内复发心律失常的患者远期复发风险明显增加。Andrade等报道,空白期内复发者远期复发率高达53.7%,这一比例远高于空白期内无复发者(6.9%)。Mugnai等对331例阵发性房颤患者采用二代冷冻球囊进行肺静脉隔离治疗也发现,空白期复发与远期复发具有相关性。此外,也有部分研究认为空白期内复发并未增加术后远期复发风险,但空白期前2周内无复发事件是术后长期无复发的预测因素。

在空白期复发对远期复发的预测价值方面,有研究探讨了早期复发的心律失常类型和时程对远期成功率的影响。Nallian等报道了119例房颤患者(阵发性房颤76例,持续性房颤43例)均行肺静脉隔离,50%的患者行二尖瓣峡部线性消融,18%的患者行碎裂电位消融,结果发现,空白期内28%的患者发生房颤,25%的患者发生心房扑动/房性心动过速。空白期房颤可预测远期房颤复发,但不能预测远期房性心动过速/心房扑动的复发;空白期复发的房性心动过速/心房扑动能预测远期复发的房性心动过速/心房扑动复发,但不能预测远期的房颤复发。这提示房颤消融策略可能影响空白期复发类型、从而影响远期复发的类型;空白期内复发的房性心动过速/心房扑动多与肺静脉隔离消融线或左心房二尖瓣峡部消融线的传导缝隙形成的大折返机制,与房颤机制不同。

五、空白期复发的预防和治疗

预防消融术后空白期内心律失常的复发具有较为重要的作用,包括消融术后恢复并维持窦性心律、减少房颤负荷有助于减轻甚至逆转心房的电学重构、组织重构和结构重构以及自主神经重构,从而改善房颤的致病基质,有可能降低房颤的远期复发。此外,房颤术后复发的房性心动过速/心房扑动往往有更快的心室率,症状更明显,对抗心律失常的药物效

果更差,持续存在可能加重患者心功能不全,因此短期内应用一些措施有助于预防空白期心律失常的复发,可能有助于改善远期预后,包括抗心律失常药物预防早期复发、抗炎治疗改善消融术后早期的炎症水肿等。

1. **抗心律失常药物** 多个研究结果显示,导管消融术后应用抗心律失常药物可以减少空白期复发、再住院和电转复率,但远期效果有待进一步评估。荟萃分析结果提示,早期应用抗心律失常药物并不能降低远期复发率。前瞻性随机对照的 5A 研究(Antiarrhythmics After Ablation of Atrial Abrillation)入选了 110 例阵发性房颤患者,术后随机分为抗心律失常药物治疗组(接受普罗帕酮、索他洛尔等)和对照组,治疗后发现,空白期内抗心律失常药物治疗组复发率明显低于对照组(13% *vs.* 28%),但两组 6 个月后的复发率却无显著差异(72% *vs.* 68%)。另一项前瞻性随机对照的 EAST-AF(Efficacy of Antiarrhythmic Drugs Short-Term Use After Catheter Ablation for Atrial Fibrillation)研究同样发现,抗心律失常药物治疗能减少空白期复发,却不能减少术后 1 年的远期复发率。尽管如此,目前还是多数中心,包括笔者所在的中心也会在空白期内应用抗心律失常药物减少短期内心律失常的发作,减少临床症状,以及由于空白期内房颤反复发作急诊或住院治疗,但对于长期预后能否改善仍有待进一步研究和确定方案。

2. **抗炎治疗** 目前认为空白期内复发与消融引起的心房肌组织炎症水肿有关,针对炎症机制进行抗炎治疗,理论上可以减少炎症反应及组织水肿,从而预防空白期复发。主要的抗炎药物研究包括糖皮质激素及秋水仙碱。

糖皮质激素具有较强的抗炎作用,是临床上使用最为广泛而有效的抗炎和免疫抑制剂。然而,目前糖皮质激素对于预防房颤导管消融术后空白期复发的疗效研究结论并不统一。

Kim 等人选了 138 例初次行房颤导管消融治疗的患者,随机分为激素治疗组和对照组,其中激素治疗组的方案为术前股静脉穿刺前和术后次日分别给予甲泼尼龙 0.5mg/kg 静脉推注,术后 2~5 天服用甲泼尼龙 12mg 治疗、1 次 /d。随访发现,空白期内,激素治疗组的复发率明显低于对照组(23% *vs.* 48%),但两组远期复发率差异无显著统计学意义(36% *vs.* 34%,平均随访 24 个月)。Koyama 等将 125 例阵发性房颤导管消融术后随机分为激素治疗组和对照组,激素治疗组术后即刻静脉给予 2mg/kg 的氢化可的松,之后口服泼尼松 3d [0.5mg/(kg·d)],激素治疗组术后 1 个月复发率低于对照组(27% *vs.* 49%),随访至 14 个月激素治疗组患者的复发率也明显低于对照组(71% *vs.* 85%)。目前看来,激素短期应用有可能减少空白期复发,但能否减少远期复发还有待更大规模前瞻性临床研究予以证实。

秋水仙碱能够通过干扰溶酶体脱颗粒降低中性粒细胞活性、黏附性及趋化性,抑制粒细胞向炎症区域游走,从而发挥抗炎作用。Deftereos 等开展随机对照研究探讨了空白期内应用秋水仙碱预防早期复发和晚期复发的价值。其将 161 例行导管消融的阵发性房颤患者,随机分为秋水仙碱治疗组(81 例)和对照组(80 例),秋水仙碱治疗组术后空白期内给予秋水仙碱 0.5mg、2 次 /d 口服,结果发现秋水仙碱组空白期复发率显著低于对照组(16% *vs.* 34%),而且秋水仙碱显著降低了 C 反应蛋白和白介素 6(IL-6)的水平。然而,目前秋水仙碱预防空白期复发的资料依然极为有限,其价值仍有待进一步大规模研究确定。

3. **再次早期消融** 对于空白期复发的心律失常,部分患者的心率无法很好控制,可以考虑再次消融。然而是否应该在空白期内进行早期消融,以及空白期内何时为较佳消融时机尚无定论。有研究对 302 例房颤导管消融后,151 例患者发生早期复发,其中 61 例患者术后 1 个月内（极早期消融）再次消融，90 例患者于术后 1 个月行再次消融（延迟消融），中位随访 11 个月，极早期消融组患者的复发率明显低于延迟消融组（51% *vs.* 91%）。STOP-AF 研究也发现，冷冻消融术后早期复发患者，如果在空白期内再次消融，能显著降低 1 年后心律失常的复发率。尽管早期消融可以带来远期临床获益，但是考虑到空白期仍存在心肌炎症水肿、瘢痕形成的过程，随着炎症修复空白期复发的心律失常有自行恢复的可能性，无须消融，因此是否需要这么早进行消融治疗仍有待研究。一项回顾性研究也发现，和对照组相比，空白期内再次早期消融可能降低远期复发率，但增加了手术次数，部分患者需要多次消融。而且他们研究还发现，空白期内早期再次消融的获益人群仅局限于阵发性房颤患者，对于持续性房颤患者的获益并不明显。此外，36% 的空白期复发患者未进行早期消融，但在空白期后并未有心律失常复发。笔者所在的中心一般于空白期不建议消融，而是给予药物治疗，待空白期过后再评估心律失常情况，决定是否再次消融。

4. 特殊类型的早期心律失常的标测和消融　部分心房扑动 / 房性心动过速可发生于术中，这些患者术中可出现新发的左房心房扑动和房性心动过速。笔者所在团队曾对 80 例房颤线性消融术中新发的左房房性心动过速 / 心房扑动采用非接触式三维标测，结果共标测到 146 阵心动过速，4 阵为左心房局灶起源的房性心动过速，142 阵为左房心房扑动，均与房颤消融线上的传导"缝隙"相关的左心房大折返激动，这些传导"缝隙"分布于左心耳 - 左上肺静脉间嵴部，左心房顶部和二尖瓣环峡部。而这些部位也是本团队前期采用非接触式标测识别的房颤维持的关键基质。

六、小结

空白期早期复发房性心律失常并不少见，早期复发并不意味着初次房颤消融失败。空白期内短期应用抗心律失常药物可以有效减少复发，改善患者生活质量，减少因为复发的住院和急诊就诊次数，但并不能改善长期预后。针对空白期复发，抗炎治疗可能有助于减轻炎症反应和组织水肿。针对部分空白期复发病例，若心律转复困难，必要时可行早期再次消融进行治疗。

（郑黎晖）

参 考 文 献

［1］CALKINS H，HINDRICKS G，CAPPATO R，et al. 2017 HRS/EHRA/ECAS/APHRS/SOLAECE expert consensus statement on catheter and surgical ablation of atrial fibrillation ［J］. Heart Rhythm, 2017, 14（10）: e275-e444.

［2］CALKINS H，KUCK K H，CAPPATO R，et al. 2012 HRS/EHRA/ECAS Expert Consensus Statement on Catheter and Surgical Ablation of Atrial Fibrillation：recommendations for patient selection，procedural techniques，patient management and follow-up，definitions，endpoints, and research trial design［J］. Europace, 2012, 14（4）: 528-606.

［3］LIANG J J，DIXIT S. Early Recurrences During the Blanking Period after Atrial Fibrillation Ablation［J］. J Atr Fibrillation, 2018, 10（5）: 1726.

[4] ANDRADE J G, KHAIRY P, VERMA A, et al. Early recurrence of atrial tachyarrhythmias following radiofrequency catheter ablation of atrial fibrillation[J]. Pacing Clin Electrophysiol, 2012, 35(1): 106-116.

[5] FORKMANN M, SCHWAB C, EDLER D, et al. Characteristics of early recurrences detected by continuous cardiac monitoring influencing the long-term outcome after atrial fibrillation ablation[J]. J Cardiovasc Electrophysiol, 2019, 30(10): 1886-1893.

[6] CICONTE G, BALTOGIANNIS G, DE ASMUNDIS C, et al. Circumferential pulmonary vein isolation as index procedure for persistent atrial fibrillation: a comparison between radiofrequency catheter ablation and second-generation cryoballoon ablation[J]. Europace, 2015, 17(4): 559-565.

[7] MIYAZAKI S, KUROI A, HACHIYA H, et al. Early Recurrence After Pulmonary Vein Isolation of Paroxysmal Atrial Fibrillation with Different Ablation Technologies-Prospective Comparison of Radiofrequency vs. Second-Generation Cryoballoon Ablation[J]. Circ J, 2016, 80(2): 346-353.

[8] ANDRADE J G, KHAIRY P, MACLE L, et al. Incidence and significance of early recurrences of atrial fibrillation after cryoballoon ablation: insights from the multicenter Sustained Treatment of Paroxysmal Atrial Fibrillation(STOP AF)Trial[J]. Circ Arrhythm Electrophysiol, 2014, 7(1): 69-75.

[9] KORNEJ J, HINDRICKS G, KOSIUK J, et al. Comparison of $CHADS_2$, R_2CHADS_2, and CHA_2DS_2-VASc scores for the prediction of rhythm outcomes after catheter ablation of atrial fibrillation: the Leipzig Heart Center AF Ablation Registry[J]. Circ Arrhythm Electrophysiol, 2014, 7(2): 281-287.

[10] KOSIUK J, BREITHARDT O A, BODE K, et al. The predictive value of echocardiographic parameters associated with left ventricular diastolic dysfunction on short-and long-term outcomes of catheter ablation of atrial fibrillation[J]. Europace, 2014, 16(8): 1168-1174.

[11] MASUDA M, MIZUNO H, ENCHI Y, et al. Abundant epicardial adipose tissue surrounding the left atrium predicts early rather than late recurrence of atrial fibrillation after catheter ablation[J]. J Interv Card Electrophysiol, 2015, 44(1): 31-37.

[12] KOYAMA T, SEKIGUCHI Y, TADA H, et al. Comparison of characteristics and significance of immediate versus early versus no recurrence of atrial fibrillation after catheter ablation[J]. Am J Cardiol, 2009, 103(9): 1249-1254.

[13] LI X P, DONG J Z, LIU X P, et al. Predictive value of early recurrence and delayed cure after catheter ablation for patients with chronic atrial fibrillation[J]. Circ J, 2008, 72(7): 1125-1129.

[14] YOKOKAWA M, TADA H, KOYAMA K, et al. Thickening of the left atrial wall shortly after radiofrequency ablation predicts early recurrence of atrial fibrillation[J]. Circ J, 2010, 74(8): 1538-1546.

[15] LIM H S, SCHULTZ C, DANG J, et al. Time course of inflammation, myocardial injury, and prothrombotic response after radiofrequency catheter ablation for atrial fibrillation[J]. Circ

Arrhythm Electrophysiol, 2014, 7(1): 83-89.

[16] DAS M, WYNN G J, MORGAN M, et al. Recurrence of atrial tachyarrhythmia during the second month of the blanking period is associated with more extensive pulmonary vein reconnection at repeat electrophysiology study[J]. Circ Arrhythm Electrophysiol, 2015, 8 (4): 846-852.

[17] LIANG J J, DIXIT S, SANTANGELI P. Mechanisms and clinical significance of early recurrences of atrial arrhythmias after catheter ablation for atrial fibrillation[J]. World J Cardiol, 2016, 8(11): 638-646.

[18] ALHEDE C, JOHANNESSEN A, DIXEN U, et al. Higher burden of supraventricular ectopic complexes early after catheter ablation for atrial fibrillation is associated with increased risk of recurrent atrial fibrillation[J]. Europace, 2018, 20(1): 50-57.

[19] HODGES G, BANG C N, TORP-PEDERSEN C, et al. Significance of early recurrence of atrial fibrillation after catheter ablation: a nationwide Danish cohort study[J]. J Interv Card Electrophysiol, 2021, 60(2): 271-278.

[20] 孙源君, 常栋, 高连君. 心房颤动患者射频导管消融后空白期复发机制及处理[J]. 中国循环杂志, 2017, 32(2): 206-208.

40　房颤消融的疼痛机制及止痛策略

4

目前, 房颤的导管消融治疗, 国内外多数中心和术者采用射频加热消融, 少数中心主要采用冷冻消融或脉冲电场消融。采用射频消融加热治疗时, 许多患者会产生比较明显的疼痛, 而疼痛除了会导致患者产生剧烈的不愉快体验外, 深大呼吸可能导致导管不稳定或位移、模型计算或标记失误; 此外, 疼痛还可能导致患者体位变动, 从而影响模型的精确性, 可能降低手术的成功率并增加手术相关的风险。因此, 房颤射频消融时必须重视充分止痛。

射频加热消融时产生的疼痛, 通常在放电即刻发生, 随放电停止而停止, 因此, 其产生疼痛的机制应该为急性疼痛, 为伤害感受性疼痛, 其发生机制是疼痛形成的神经传导过程, 消融加热的伤害性刺激信号, 经痛觉传入纤维进入脊髓内的背根神经节, 初步整合, 一方面作用于腹角运动细胞, 引起局部的防御性反射, 另一方面则继续向上传递进入大脑。内脏痛觉通路传入途径比较分散, 定位不够准确。在传导通路中有许多受体参与疼痛信号的传导, 其中阿片受体是疼痛信号传递及镇痛过程中最重要的受体。患者对疼痛的感受, 主要取决于痛觉信号传递系统, 痛觉信号调控系统有一定的影响。

一、消融疼痛产生的因素

1. 消融病灶接近食管　在解剖学中, 食管与左心房后壁直接相邻, 因此, 对左心房后壁的病灶进行消融治疗时, 射频消融产生的热量会传导至食管壁, 从而损伤食管壁内的血管或神经丛,引起不同程度的疼痛感(多为胸痛)。在左心房消融期间,食管温度升高(esophageal temperature rise, ETR)是食管发生热损伤的重要标志。目前研究发现,左心房前壁消融期间不会出现 ETR,而在后壁消融时,均可观察到 ETR。此外,在产生疼痛的左心房后壁病灶中,约 77% 伴随有 ETR,而且超过 85% 的 ETR 发生在左心房左后壁的消融过程中,其中超过 2/3 发生于下象限。因此,疼痛实际上可能是一种简单有效的标志,往往提示消融时食管出现过度加热。

2. 心脏神经丛损伤　在解剖学上,左心房后壁以及肺静脉-左心房交界处分布有丰富的神经组织,包括迷走神经以及交感神经传入纤维。有研究发现,出现疼痛症状的消融病灶在所有的肺静脉中均有分布,其中以左下、左上肺静脉附近更常见,这与心脏神经丛在左心房内的分布特点一致。

3. 其他因素　消融时产生的疼痛受多种因素的影响,例如患者对疼痛严重程度的主观描述、个体疼痛耐受性以及镇痛药物的使用等。此外,部分采用冷冻消融方式的患者在术中出现头痛(通常位于前额),其原因可能与低温引起的脑血管痉挛有关。

二、止痛策略

(一)围手术期心理干预

目前研究证实,催眠干预不仅可以减轻房颤消融期间的急性疼痛,而且还能增加患者对治疗的满意度。催眠干预是指患者在医师或护士的指导下,改变他们的主观体验、感觉、想法或行为(例如疼痛)。在房颤消融期间,由医师或护士根据催眠干预手册对患者进行指导。该手册包括渐进式放松、对自传式舒适安全环境(例如海滩、花园、森林)的引导性想象;整合对颜色、声音、气味和动觉的感知;控制或改变痛觉的建议;疼痛遗忘;以及减轻焦虑的建议。

(二)围手术期药物镇痛

房颤消融的围手术期镇痛策略,因不同手术中心而异,从全身麻醉到深度或清醒镇静。对房颤消融术的全球调查显示,2019 年使用最多的麻醉技术是全身麻醉(40.5%),其次是清醒镇静(32.0%)和深度镇静(27.5%)。2010—2019 年间,在全身麻醉和深度镇静下进行的手术比例增加,而清醒镇静的使用减少。最常用的麻醉剂是丙泊酚和咪达唑仑,而最常用的阿片类药物是瑞芬太尼和芬太尼。

镇痛患者的呼吸机管理和停药:需要根据手术进程频繁调整。需要呼吸门控时,可临时增大潮气量和增加呼吸频率(约 30 秒);进行三维标测时,减慢呼吸频率至 8 次/min 并增加吸呼比至 1∶4,可以使三维标测更精确并更快完成。消融期间则需要减小潮气量和增加呼吸频率,必要时暂停呼吸,使呼吸运动引起的心脏摆动最小化。手术结束前约 10 分钟停麻药,改用同步间歇指令通气模式通气,自主呼吸恢复后给予新斯的明拮抗残余肌肉松弛药,若肌肉松弛药选择罗库溴铵,可以使用布瑞亭快速特异性拮抗。

1. 术前　一般而言,多数患者无须术前镇静,对于明显焦虑和紧张的患者,适当镇静和抗焦虑,有助于降低术中对疼痛的敏感性,甚至可以减少呕吐及应激反应。如果无严重的阻塞性睡眠呼吸暂停综合征（obstructive sleep apnea syndrome, OSAS）或其他禁忌，在手术前晚给予艾司唑仑 1~2mg 口服，或者术前 30 分钟肌内注射地西泮 5~10mg。

2. 术中 必须特别提醒：①使用镇静和镇痛药物前，首先必须准备口咽通气管、面罩和呼吸囊，并熟悉各器械的存放位置和相关操作；②使用时，必须重视呼吸道管理，监测氧饱和度，严密防止呼吸抑制；③术中必须严格管理和核对麻醉、镇静药物的品名和剂量；④不同的镇痛镇静药品各有特点，注意严格区别。

房颤消融时采用的止痛策略，主要包括三种：①清醒镇痛：清醒镇痛是在浅镇静下充分镇痛。清醒镇痛时一般没有麻醉医师参与，可由手术医师独自完成，推荐的药物组合是舒芬太尼 + 右美托咪定（或咪达唑仑）。由于麻醉镇痛药都有不同程度的呼吸抑制作用，因此，在给药后应密切监测患者的呼吸状况，备好面罩和呼吸球囊。术中镇痛药的用量要兼顾充分的镇痛并同时保留患者的自主呼吸不受抑制，效果经常不理想，因此越来越多的中心采用有专业麻醉医师参与的深镇静镇痛。②保留自主呼吸的深度镇静镇痛：深镇静镇痛需要专业麻醉医师在场，保证患者平稳的自主呼吸，同时使麻醉达到一定深度，为精细的手术操作创造了优良的条件。随着麻醉药物的研发改进和麻醉技术的不断提高，临床上现有一些可控性很好的短效药物，既能使患者快速达到一定的镇静镇痛深度开始手术，也完全不影响术后即刻苏醒，受到了越来越多手术医师的欢迎。常用的药物组合是丙泊酚（或者右美托咪定）+ 舒芬太尼（或者瑞芬太尼），可以单次推注给药，也可采用持续静脉泵注。③喉罩或者气管插管全身麻醉：需要专业麻醉医师进行喉罩或者气管插管全身麻醉。全身麻醉时可供选择的药物很多，吸入麻醉药（如七氟烷等）和静脉麻醉药（如丙泊酚等）都可和麻醉镇痛药（如舒芬太尼等）组合，肌肉松弛药可根据情况选用。

在有麻醉师时，首选全身麻醉。全身麻醉的优点：患者无疼痛和恐惧，耐受性佳，术中患者无位移，三维模型准确和导管位置较稳定；全身麻醉的缺点：可能延长手术和住院时间，呼吸道插管可能增加感染概率。对于预计术中依从性较差、可能手术时间较长的患者，强烈推荐采用全身麻醉。近 1 个月内脑梗死的患者，建议全身麻醉择期手术延后。

在没有麻醉师时，推荐采用清醒状态下的镇静镇痛方案，建议与麻醉医师形成协作团队。优点：无须插管，患者保持清醒状态能执行医师指令。缺点：部分患者术中镇痛不佳，部分患者耐受性差，导致术中模型可能移位。

（1）镇痛与镇静：与其他手术有所不同，房颤消融时的止痛，尤其清醒镇痛时，建议足量镇痛 + 少量镇静，主要目的在于拮抗消融时产生的疼痛。例如无痛胃镜主要在于镇静，对于镇痛需要较低，一般是足量镇静 + 少量镇痛。

在 10 余年前，本中心手术时镇静剂量较大，许多患者镇静疼痛控制不理想，反而打鼾，呼吸深大，导致导管不稳定和模型标记不准确，甚至少数患者肢体睡眠中乱动，影响手术。近年减少剂量，将镇静作为辅助治疗，尤其适合比较焦虑和紧张、无严重 OSAS 和鼾症的患者；对于上台容易昏睡和严重鼾症的患者，减少或避免使用镇静剂。

（2）气管插管与喉罩通气：对于多数房颤射频消融的患者，可以采用喉罩通气和复合麻醉，而不采用气管插管，可以减少气管插管的不适，减少术后肺部感染的风险并缩短住院日。喉罩通气与气管插管相比，所需要的麻醉深度更浅，对麻醉药的需要量更少，插管以及拔管过程中对循环的影响更小，患者的耐受性更好。房颤消融手术疼痛刺激并不强，因此多数患者较适合采用喉罩通气。

然而,喉罩通气也有它的局限性,少数患者喉罩通气不稳定并且存在误吸风险。因此,在如下情况时建议气管插管:①过度肥胖、严重 OSAS 病史,口咽部疾病或手术史;②有反流误吸风险(容易呕吐、明显胃食管反流病史等)的患者;③当患者为急诊饱胃状态时,为防止反流误吸,宜采用气管插管;④困难呼吸道、喉罩对位不良的患者;⑤当预估手术时间较长,3 小时以上时;⑥术中需要经食管超声指引和监测的患者。

(3)全身麻醉药物选择:全身麻醉时常采用的药物包括:①镇静药:咪达唑仑、右美托咪定、丙泊酚、依托咪酯等;②镇痛药:芬太尼、舒芬太尼、瑞芬太尼等;③肌肉松弛药:罗库溴铵、阿曲库铵、顺式阿曲库铵、维库溴铵等。

由于房颤消融手术刺激较小,患者术中只需要维持适当的麻醉深度,要求手术结束后能快速苏醒。麻醉诱导方案,通常选择对循环影响较小的依托咪酯 0.2~0.4mg/kg 或丙泊酚 1.5~2.5mg/kg、芬太尼 2~3μg/kg 或舒芬太尼 0.2~0.4μg/kg、短效非去极化肌肉松弛药顺阿曲库铵 0.15mg/kg 或阿曲库铵 0.3~0.6mg/kg 或维库溴铵 0.08~0.12mg/kg;麻醉维持方案,通常选择七氟烷吸入,或丙泊酚泵注复合瑞芬太尼泵注 0.05~0.15μg/(kg·min)。无禁忌证的患者可采用戊乙奎醚等药物减少腺体分泌,降低反流误吸风险。

(4)镇痛镇静的药物选择:术中常用镇静及镇痛类药物分两大类:静脉阿片类和静脉非阿片类药物。

1)阿片类药物:

①舒芬太尼:术中首选镇痛药物为舒芬太尼。舒芬太尼属苯基哌啶类药物,是芬太尼的衍生物,是镇痛作用最强的阿片类药物,在人体镇痛效应是芬太尼的 5~10 倍,其代谢产物去甲舒芬太尼仍具有药理活性,镇痛作用时间是芬太尼的 2 倍,镇静作用强于芬太尼。用法:舒分太尼 0.1~0.2μg/kg,通常 5~15μg,加入莫非氏滴管,5~10 分钟内缓慢滴入,尤其注意给药后 10 分钟内观察患者是否有呼吸抑制,严密监测患者呼吸频率和血氧饱和度。

②瑞芬太尼:瑞芬太尼亦可作为房颤消融镇痛优选药物。瑞芬太尼是一种 μ 受体激动剂,主要经血浆非特异性酯酶水解代谢,不依赖肝肾功能,起效迅速、作用时间短、消除快,镇痛作用强,可控性强。持续输注瑞芬太尼后,在体内迅速被代谢和清除,停止给药 5~10 分钟内可恢复。用法:负荷量以 0.5~1μg/kg 缓慢静脉注射(>1 分钟),维持量采用 0.02~0.15μg/(kg·h)静脉泵入,一般最佳为 0.05μg/(kg·h)。65 岁以上老年患者用药时初始剂量为成人剂量的一半。特别提示:瑞芬太尼静脉注射,可引起严重的呼吸抑制和胸壁僵直,建议限于经验丰富的医师使用。一般用于插管呼吸机通气使用肌肉松弛药的患者,而不用于清醒患者。

③芬太尼(枸橼酸芬太尼):芬太尼为镇痛药物次选。芬太尼为阿片受体激动剂,其镇痛效价为吗啡的 100~180 倍,静脉注射 1 分钟起效,4 分钟达高峰,持续 30~60 分钟,其不良反应有恶心、呕吐、头晕、便秘、嗜睡,严重可致呼吸抑制。用法:芬太尼维持剂量为 1μg/(kg·h),消融时剂量为 1~3μg/(kg·h),消融剂量以患者无疼痛或仅有轻微疼痛掌握,疼痛加重时可增加芬太尼剂量,最大剂量为 3μg/(kg·h)。术中在微量泵持续过程中,密切观察患者的生命体征,尤其是呼吸频率、呼吸幅度、血氧饱和度变化,谨防呼吸抑制。一旦发现患者沉睡,呼吸抑制时,立即停止芬太尼输入。特别提示:枸橼酸芬太尼如果反复注射或较大剂量使用,脂肪再分布,可在用药后 3~4 小时出现延迟性呼吸抑制,临床上应引起警惕,必要时使用纳洛酮拮抗。

④吗啡：吗啡注射液也可作为房颤消融术镇痛的次选。吗啡注射液是临床应用最广泛的镇痛药物之一，但部分患者使用吗啡可出现较大的不良反应，如产生超敏、痛觉异常、肌痉挛、惊厥等。另外，吗啡注射剂可产生较重的呼吸抑制、头晕、恶心、呕吐等不良反应。禁用于哮喘、肺心病、颅内压高、严重肝功能减退者。用法：负荷量为 0.02~0.2mg/kg，继之以维持剂量 1~3mg/h，成人中毒量为 60mg。术中需密切监测患者生命体征，观察有无嗜睡、恶心、呕吐、皮肤瘙痒等症状。

2）静脉非阿片类药物：一般建议与阿片类药物联合使用，注意使用剂量，避免出现严重的呼吸抑制。术中清醒镇静镇痛，首选右美托咪定，其次为咪达唑仑、丙泊酚，再次为地西泮。

①右美托咪定：具有良好的镇痛和镇静作用，呼吸抑制作用轻。通常用法：右美托咪定 200μg，加生理盐水配制为 50ml。负荷量以 1μg/kg 缓慢静脉注射（>10 分钟），维持量 0.2~0.7μg/（kg·h）泵入。手术前 20 分钟开始使用。右美托咪定给药前，必须用生理盐水稀释达浓度 4μg/ml，注意在肝、肾功能不全及 65 岁以上患者，使用剂量减半。最常见的不良反应为低血压、心动过缓及口干。

②咪达唑仑：以水配制为 50ml 液体；首剂 0.03~0.2mg/kg 静脉注射（首剂不宜超过 5mg），维持量 0.04~0.2mg/（kg·h）。

③丙泊酚：负荷量以 0.2~0.7mg/kg 静脉注射，维持量个体差异较大，可以 0.3~0.5mg/（kg·h）起始，可以增加至 1.0~4.0mg/（kg·h），但不超过 4.0mg/（kg·h）。儿童建议使用中长链丙泊酚，注射时严重疼痛减少。丙泊酚镇静，相对血压波动较大，应注意观察。

3. 术后镇痛 对于多数患者，消融后无明显疼痛轻微。少数患者有较明显的胸闷或胸部钝痛，可以酌情给予镇静和镇痛治疗。如果在术后数小时至数日期间的疼痛较明显，可能有炎症机制参与，可以考虑加用非甾体抗炎药，例如双氯芬酸钠、布洛芬、塞来昔布或依托考昔等。

（王 炎 赵春霞 周 静）

参 考 文 献

［1］王炎，赵春霞，杨晓云，等 . 心房颤动导管射频消融围手术期管理要点和认识［J］. 临床内科杂志，2020，37（10）：743-746.

［2］REN J F, LIN D, MARCHLINSKI F E, et al. Esophageal imaging and strategies for avoiding injury during left atrial ablation for atrial fibrillation［J］. Heart Rhythm, 2006, 3（10）: 1156-1161.

［3］ARYANA A, HEIST E K, D'AVILA A, et al. Pain and anatomical locations of radiofrequency ablation as predictors of esophageal temperature rise during pulmonary vein isolation［J］. J Cardiovasc Electrophysiol, 2008, 19（1）: 32-38.

［4］ALAEDDINI J, WOOD M A, PARVEZ B, et al. Site localization and characterization of pain during radiofrequency ablation of the pulmonary veins［J］. Pacing Clin Electrophysiol, 2007, 30（10）: 1210-1214.

［5］PISON L, PEETERS P, BLAAUW Y, et al. Headache during cryoballoon ablation for atrial fibrillation［J］. Europace, 2015, 17（6）: 898-901.

［6］NØRGAARD M W, PEDERSEN P U, BJERRUM M. Visualisation during ablation of atrial

4

fibrillation-stimulating the patient's own resources：Patients' experiences in relation to pain and anxiety during an intervention of visualisation［J］. Eur J Cardiovasc Nurs，2015，14（6）：552-559.

［7］ GARCIA R，WALDMANN V，VANDUYNHOVEN P，et al. Worldwide sedation strategies for atrial fibrillation ablation：current status and evolution over the last decade［J］. Europace，2021，23（12）：2039-2045.

［8］ OSORIO J，RAJENDRA A，VARLEY A，et al. General anesthesia during atrial fibrillation ablation：Standardized protocol and experience［J］. Pacing Clin Electrophysiol，2020，43（6）：602-608.

41　房颤消融左心房僵硬综合征的预防、识别及治疗

左心房僵硬综合征（stiff left atrial syndrome，SLAS）是一种因左心房顺应性下降导致呼吸困难和右心功能不全表现的临床综合征，其肺动脉压升高、心房压力曲线 V 波显著增大且与左心功能不成比例。该现象于 1988 年由 Sniderman 等首次报道，为一例二尖瓣置换术后 7 年的患者。2011 年 Gibson 等在房颤导管消融术后患者中也观察到这一现象。呼吸困难是房颤导管消融术后的常见症状，其原因多样，从精神心理因素到严重并发症均有可能，虽然 SLAS 只是其中较少见者，但无论是术中预防，还是术后识别，均有其值得注意之处。

一、左心房功能和 SLAS 的发病机制

心房在整个心动周期中的功能可分为 4 期：1 期为储器功能，对应于左心室收缩期，收集肺静脉回流；2 期为传导功能，对应于左心室舒张期，血液流入左心室；3 期为心房主动收缩，对应于左心室舒张晚期；4 期为抽吸功能，对应于左心室收缩早期，使左心房再充盈。与之对应，心房压力曲线在一个心动周期中包括 a、c 和 v 三个正向波和 x、y 两个降波（图 4-41-1）。心房收缩产生 a 波，其后心房舒张及心室收缩使房室瓣下移（抽吸期）形成 x 降波，心室等容收缩期压力升高使房室瓣凸向心房产生 c 波，心房被动充盈使得心房压力再次上升（储器期）至房室瓣开放前达峰形成 v 波，房室瓣开放后心房压力下降（传导期）形成 y 降波。v 波高度取决于心房充盈和顺应性，例如右心房顺应性较好，经上腔静脉和下腔静脉回流时较易充盈，而左心房因肺静脉从后方注入而相对固定、顺应性不及右心房，故左心房 v 波大于右心房。当左心房顺应性下降时，其压力升高，故 v 波高大。此时肺动脉压（pulmonary artery pressure，PAP）也升高，使得右心室后负荷增大而产生右心功能不全表现。但同时，因二尖瓣和左心室舒张、收缩功能均正常，平均肺毛细血管楔压（pulmonary capillary wedge pressure，PCWP）并不会显著升高，故患者肺水肿并不显著。这种独特表现构成了 SLAS 的血流动力学基础。

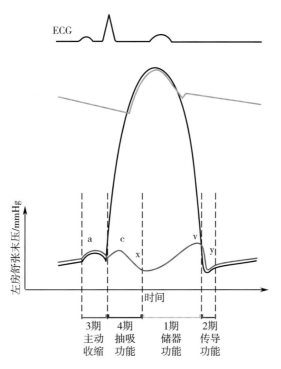

图 4-41-1　左心心动周期时间 - 压力曲线

ECG,心电图。

二、SLAS 的识别

1. 病因和发生率　SLAS 可见于多种临床情形,目前已报道的除二尖瓣置换术后和房颤导管消融术后,还可见于风湿性心脏病二尖瓣狭窄、结核性心包炎、高血压、乳腺癌放疗等。发生于房颤导管消融术后的 SLAS 较为少见,文献报道其发生率为 1.4%~8.2%。在 Gibson 等报道的 1 380 例房颤导管消融患者中仅 19 例(1.4%)出现该现象,而在发生率较高的报道中,实际上则为房颤消融术后肺动脉高压的发生率,并未完全除外肺静脉狭窄或二尖瓣、左心室相关问题。

2. 临床表现　SLAS 主要表现为呼吸困难,常于房颤导管消融术后 3 个月内发生。因此,在房颤导管消融术后早期出现不易解释呼吸困难的患者应注意是否存在 SLAS。此外,SLAS 常合并其他右心衰竭症状和体征,例如颈静脉怒张、肝 - 颈静脉回流征、双下肢水肿等体循环充血体征以及心悸、乏力、食欲缺乏等相对非特异性表现。另外,SLAS 患者左心室舒张功能不受影响,无粉红色泡沫样痰、肺部湿啰音等肺水肿表现,心房钠尿肽和心肌损伤标志物亦无显著升高。

3. 辅助检查　无创影像学检查见肺动脉高压是提示 SLAS 的重要线索,而有创心导管测压心房或 PCWP 压力曲线 V 波显著增大为其诊断依据。如果房颤导管消融术后患者有呼吸困难表现,经超声心动图测三尖瓣多普勒血流速度计算平均 PAP 静息≥25mmHg 或运动时≥30mmHg,则可能存在 SLAS。应注意 SLAS 仅为房颤消融术后呼吸困难合并肺动脉高压的少见原因,而超声心动图还能提供多数鉴别诊断依据,例如左心室、二尖瓣、肺动脉瓣等形态和功能以及二尖瓣多普勒血流等。SLAS 患者二尖瓣血流 E 峰高大且下降时程变短,左心室和二尖瓣功能正常。心导管术可测量肺动脉高压程度,而心房测压示 V 波高大是 SLAS 的标志性表现。2017 年美国心律学会房颤导管消融专家共识将左心房或 PCWP 测压 V 波≥20mmHg 且大于左心房平均压作为诊断依据,但既往文献也多以 V 波≥10mmHg 作为 SLAS 的入选标准。另外,SLAS 也存在 x 降波变钝和 A 波减小甚至消失等现象。

4. 鉴别诊断 SLAS 的诊断需除外其他表现为呼吸困难合并肺动脉高压的疾病,而这种情形在房颤导管消融术后相当常见,需予鉴别,如射血分数保留的左心衰竭(heart failure with preserved ejection fraction, HFpEF)、肺静脉狭窄、左心房激动显著延迟、二尖瓣病变、左向右分流、肺栓塞或其他肺血管疾病等。这些情形在无创影像和有创测压方面均有一些不同于 SLAS 的特点。例如,二尖瓣病变、左心室功能不全或潜在分流等可经超声心动图除外。而如有 E 峰较低且下降时间延长、A 峰高等左心室充盈压低的征象,则应注意有无肺静脉狭窄、肺栓塞或其他肺血管疾病,此时增强 CT 检查有助于诊断。对于 E 峰高大者,除 SLAS 之外,也有可能是左心房激动显著延迟或严重二尖瓣反流。

心导管术测量 PAP、肺动脉楔压(pulmonary arterial wedge pressure, PAWP)、左心房压(left atrial pressure, LAP)和左心室舒张末压(left ventricular end diastolic pressure, LVEDP)可鉴别 SLAS、HFpEF、肺静脉狭窄和肺血管疾病。PAWP 可提示肺静脉压,在右心系统测压比较 PAP 和 PAWP 可鉴别毛细血管前和毛细血管后肺动脉高压,如 PAP 升高和 PAWP 不成比例,则为毛细血管前肺动脉高压,提示肺血管疾病。而根据 PAWP、LAP 和 LVEDP 的关系可鉴别肺静脉狭窄、HFpEF 和 SLAS。如 PAWP 升高与 LAP 和 LVEDP 不成比例则提示肺静脉狭窄,如 PAWP、LAP 和 LVEDP 均升高且成比例则提示 HFpEF,如 LAP 升高与 LVEDP 不成比例则提示 SLAS。

房颤导管消融术中消融前壁线、前壁激进消融或隔离左心耳后可出现左心房激动显著延迟。这种现象和 SLAS 的二尖瓣血流均可表现为 E 峰增高和 A 峰降低,左心房压力曲线也可表现为 v 波高大和 a 波消失,但其机制为左心房收缩时二尖瓣关闭,故从血流和压力曲线的时相尤其是和二尖瓣关闭的关系上易与 SLAS 鉴别。

三、房颤导管消融术后 SLAS 的预防

根据既往房颤导管消融或外科手术文献报道,左心房消融后出现 SLAS 的危险因素可分为以下三个方面:

1. 消融术式 目前文献报道基本认为,广泛、激进消融产生的左心房瘢痕是导致 SLAS 的病理基础。曾有研究认为阵发性房颤行肺静脉外消融是左心房压力升高的危险因素。

2. 左心房本身因素 持续性房颤、左心房广泛纤维化者术后易出现 SLAS。一方面是因为持续性房颤者本身易出现广泛纤维化、心房压增高,另一方面对于持续性房颤、左心房纤维化者,导管消融术中往往也会采取广泛、激进的消融策略。既往文献报道 SLAS 易见于心房较小的患者,其原因不清楚,可能与心房纤维化等均有关系。另外,既往左心耳切除的患者左房舒张末压可升高,曾有这类患者房颤消融术后出现 SLAS 的报道。

3. 合并疾病　合并糖尿病、阻塞性睡眠呼吸暂停综合征的房颤患者为导管消融术后SLAS高危因素,这可能与左心房纤维化等有关。

因此,在具备上述高危因素的患者尤其应避免广泛、激进的左心房消融术式。目前,除肺静脉隔离外,其他术式证据仍不充分,对于临床上占多数的持续性房颤及一部分阵发性房颤而言,如仅干预肺静脉,复发率较高,甚至术中即难以达到窦性心律终点。另外,由于房颤的机制目前仍不清楚,难以做到针对机制的精准消融,因此往往会采用肺静脉外广泛消融。我们认为,在对房颤现有认识的前提下,仍需在提高成功率的同时尽量减少消融范围。从这一考虑出发,合理设计的线性消融方案是较为审慎、合理的选择。北京安贞医院房颤中心采取的"2C3L"术式选择的顶部线和二尖瓣峡部线等为证据相对最多、消融相对简单、阻滞验证方法可靠且不影响正常心房激动方式的消融线,10余年来,无论是安全性还是有效性,均取得了较好的效果。

四、房颤导管消融术后SLAS的治疗

利尿剂是治疗房颤导管消融术后SLAS治疗的主要手段,与其他类型的肺动脉高压相比,SLAS对利尿剂反应较好。在2011年Gibson研究中,所有患者经利尿治疗后活动耐量均有明显改善。此后一系列消融术后SLAS研究报道也与之一致。对于利尿剂反应不佳的SLAS患者,有加用西地那非后活动耐量、改善PAP的病例报道,还有病例报道提示房间隔造口术可降低左心房V波、改善症状。

五、小结

综上所述,SLAS是房颤导管消融术后呼吸困难的少见原因,在出现肺动脉高压和其他右心功能不全症状、体征时应考虑SLAS可能,心导管术测压有助于诊断和鉴别诊断,利尿剂反应较好。在房颤导管消融术中尤其是心房较小、多次消融术后、心房广泛纤维化以及合并糖尿病、阻塞性睡眠呼吸暂停综合征的患者,应尽量避免广泛、激进消融,以避免SLAS发生。

（蒋晨曦　姚可欣）

参 考 文 献

［1］PILOTE L, HUNTER I, MARPOLE D, et al. Stiff left atrial syndrome［J］. Can J Cardiol, 1988, 4: 255-257.

［2］GIBSON D N, DI BIASE L, MOHANTY P, et al. Stiff left atrial syndrome after catheter ablation for atrial fibrillation: clinical characterization, prevalence, and predictors［J］. Heart Rhythm, 2011, 8（9）: 1364-1371.

［3］VIEIRA M J, TEIXEIRA R, GONÇALVES L, et al. Left atrial mechanics: echocardiographic assessment and clinical implications［J］. J Am Soc Echocardiogr, 2014, 27（5）: 463-478.

［4］SHIMADA M, AKAISHI M, HARA A. A case of atrial cardiomyopathy in a patient with

rheumatic heart disease with massive left atrial calcification［J］. J Echocardiogr, 2017, 15
（4）: 197-198.

［5］OOKA J, MATSUMOTO K, KONDO M, et al. A rare case of stiff left atrial syndrome caused
by both coconut left atrium and vertebral compression: a case report［J］. Eur Heart J Case
Rep, 2019, 3（3）: ytz154.

［6］CHAUDHRY M A, JOHNSON A, HEYWOOD J T. Stiff Left Atrial Syndrome: Prospects and
Possibilities. Retrospective Analysis and Review of the Literature［J］. Curr Hypertens Rev,
2019, 15（1）: 17-21.

［7］BARATTO C, CARAVITA S, PEREGO G B, et al. Stiff left atrial syndrome after low-dose
radiotherapy for right breast cancer: The need for invasive hemodynamics at exercise［J］.
Catheter Cardiovasc Interv, 2020, 95（5）: 1059-1061.

［8］WITT C M, FENSTAD E R, CHA Y M, et al. Increase in pulmonary arterial pressure
after atrial fibrillation ablation: incidence and associated findings［J］. J Interv Card
Electrophysiol, 2014, 40（1）: 47-52.

［9］HINDRICKS G, POTPARA T, DAGRES N, et al. 2020 ESC Guidelines for the diagnosis and
management of atrial fibrillation developed in collaboration with the European Association
for Cardio-Thoracic Surgery（EACTS）: The Task Force for the diagnosis and management
of atrial fibrillation of the European Society of Cardiology（ESC）Developed with the special
contribution of the European Heart Rhythm Association（EHRA）of the ESC［J］. Eur Heart
J, 2021, 42（5）: 373-498.

［10］YANG Y, LIU Q, WU Z, et al. Stiff Left Atrial Syndrome: A Complication Undergoing
Radiofrequency Catheter Ablation for Atrial Fibrillation［J］. J Cardiovasc Electrophysiol,
2016, 27（7）: 884-889.

［11］JIANG C X, SANG C H, DONG J Z, et al. Significant left atrial appendage activation delay
complicating aggressive septal ablation during catheter ablation of persistent atrial fibrillation
［J］. Pacing Clin Electrophysiol, 2010, 33（6）: 652-660.

［12］WELCH T D, COYLEWRIGHT M, POWELL B D, et al. Symptomatic pulmonary hypertension
with giant left atrial v waves after surgical maze procedures: evaluation by comprehensive
hemodynamic catheterization［J］. Heart Rhythm, 2013, 10（12）: 1839-1842.

［13］PARK J W, YU H T, KIM T H, et al. Atrial Fibrillation Catheter Ablation Increases the Left
Atrial Pressure［J］. Circ Arrhythm Electrophysiol, 2019, 12（4）: e007073.

［14］CLARE G C, MARGULESCU A D, LEONG F T. Stiff left atrial syndrome following left
atrial appendage resection and multiple ablations for atrial fibrillation［J］. Heart, 2013, 99
（7）: 508.

［15］WONG G R, LAU D H, BAILLIE T J, et al. Novel use of sildenafil in the management of
pulmonary hypertension due to post-catheter ablation 'stiff left atrial syndrome'［J］. Int J
Cardiol, 2015, 181: 55-56.

［16］CHANDRASHEKAR P, PARK J Y, AL-HIJJI M A, et al. Atrial Septostomy to Treat Stiff
Left Atrium Syndrome［J］. Circ Heart Fail, 2017, 10（7）: e004160.

42 房颤消融血管并发症的预防、识别及治疗

对于房颤的治疗,节律控制逐渐为人们所重视并接受,除了药物、电复律以及外科治疗外,技术较新但发展尤为迅猛的介入治疗技术——导管射频消融手术异军突起,并且逐渐成为房颤的一线治疗方案。整个手术过程创伤小、操作时间短,可应用性强,尽管如此,这也同时伴随着诸多的并发症,如心脏压塞、栓塞、股动静脉瘘、心房食管瘘以及肺静脉狭窄等。在这众多的并发症中,尤以血管并发症的发生率最高,需要临床医师加以关注,主要表现为以下几个方面:

一、血肿

血肿作为房颤穿刺术后最多的并发症,更多地表现为术区出现疼痛,其程度不一,体格检查可以发现皮下有肿块形成,通过症状、体征可以发现绝大多数的血肿发生,辅以超声检查更是可以发现潜在的、微小的血肿。血肿的发生更多的与术者操作不熟练,反复穿刺静脉或误穿动脉,拔除鞘管压迫时间过短,最终造成术后血管穿刺部位缓慢持续渗血入组织间隙所致,通过加强穿刺操作培训,经验丰富的术者可以有效避免损伤大动脉、中小动脉从而避免不必要血肿的形成,但是皮下微小动脉的损伤更多与患者的解剖变异有关,几乎不可避免。其次,女性、肥胖的患者发生血肿的概率也会更高,这与女性患者皮下脂肪丰富、皮下组织张力小、压迫止血不易等因素密切相关,对于此类患者,在完成所有手术操作后,通过增加局部压迫时间可以有效避免血栓形成;再次,对于房颤自身而言,其对抗凝要求较高,无论是术前、术中以及术后均需要使用抗凝药物,一方面能够有效避免血栓形成,另一方面其不可避免地会增加出血、血肿的发生,尤其是在合并上述因素的情况下。加强宣教、避免过早的下地活动以及使用超声辅助穿刺、提高术者操作水平无疑能够在很大程度上减少血肿的发生,同时在术区出现疼痛时,及时使用弹力绷带加以包扎,同样也能在一定程度上避免血肿的发生。

二、股动静脉瘘

股动静脉瘘(arteriovenous fistula, AVF)为穿刺时穿刺针同时贯穿动脉和邻近静脉,使之出现异常通道。Cappato 等报道的 8 745 例房颤射频消融注册研究中,股动静脉瘘的发生率为 0.42%,而魏等报道的 367 例房颤各类血管并发症中,股动静脉瘘的发生率高达 3.27%。动静脉瘘的产生更多地与术者操作不熟练,反复穿刺操作有关,同时,我们也发现,穿刺完毕后,在进入 8.5Fr 鞘管前,通过使用 6Fr 穿刺鞘管内芯进行诊断性血管扩张,确保穿刺内口位于静脉,可有效避免动静脉瘘的形成。动静脉瘘的临床不适症状更多地取决于

瘘口的大小,当瘘口过大,可引起远端肢体动脉缺血表现,如肢体麻木、皮温降低等,同时肢体远端因血液回流受阻表现出肢体肿胀、血栓形成以及静脉曲张等,严重者甚至可能出现心力衰竭危及生命。通过听诊,在穿刺局部可闻及血管杂音,进一步使用彩色多普勒超声可以进行有效诊断,其特征性的超声图像表现为:瘘管双期高速低阻动脉样血流频谱以及静脉内动脉血流频谱。研究表明,当超声探及动静脉瘘的瘘口偏小,波动在 0.10~0.40cm,可以通过定点压迫达到愈合,若随访时发现瘘口有缩小趋势,同样可以达到自行愈合,其闭合率可以达到83.3%。当随诊发现瘘口长时间不闭合,则需要通过带膜支架植入和外科手术治疗进行干预,而无论是支架植入还是外科手术,均存在创伤大以及费用高等缺点,一般均作为二线治疗手段。

三、假性动脉瘤

股动脉假性动脉瘤为动脉壁局部破裂,在搏动性包块与动脉之间存在异常通道,大多发生于穿刺后 24 小时之内,更多地表现为疼痛及搏动性包块,听诊可闻及粗糙的搏动性血管杂音。根据肿块大小的不同,其对局部周围组织的压迫程度不同表现出相应的症状,如压迫周围神经可导致下肢放射性疼痛,压迫动脉时造成下肢缺血改变,压迫静脉同样增加深静脉血栓形成的风险;不可忽略的一点是,在动脉瘤体内可以形成血栓,还存在栓子脱落导致栓塞的风险;最后,当瘤体过大(>5cm)时,存在大出血甚至失血性休克的风险。既往研究表明,股动脉假性动脉瘤的发生率不低,可达到 2%~6%。通过彩色多普勒超声发现瘘管内存在双期双向血流频谱对假性动脉瘤具有特征性诊断价值,而破裂口的存在同样具有类似的意义,但因破裂口受众多的因素影响,其显示率较双期双向血流频谱低。假性动脉瘤的治疗方式主要有单纯局部压迫、超声引导下压迫、超声引导下注射凝血酶、手术切除瘤腔修复术等。研究发现,大部分假性动脉瘤可以通过定点压迫治疗闭合,成功率有 80% 左右,并且表明当破口大小≥0.4cm 时,压迫疗法效果欠佳,需通过手术进行干预,因为外科手术创伤大及并发症多已逐渐被淘汰,超声引导下注射凝血酶成为主要的治疗方式选择,其成功率高达 90%,逐渐成为主导治疗方式;通过超声实时定位,可以使穿刺针尽量避开瘤颈部,能有效避免凝血酶进入主动脉内引起的血栓形成风险。

四、肺静脉狭窄

肺静脉狭窄(pulmonary vein stenosis,PVS)是房颤射频消融的一种严重并发症,通常会引起严重的临床症状,包括呼吸短促、疲劳、咯血和运动耐力下降等。随着术者对 PVS 认识加深,其发生率在 2000 年后由既往的 42.4% 迅速降至 5% 左右;Xu 等单中心回顾性研究表明,PVS 的发生率为 2.44%。诊断 PVS 最直接的证据来源于肺静脉 CT 血管造影,不仅可以重建左心房、肺静脉及其近端分支,还可以从不同角度观察和测量各支肺静脉内径,进而对 PVS 的发生部位及狭窄程度进行详细的评估。当然对 PVS 的诊断还可以选择肺静脉造影、肺静脉磁共振血管造影以及经食管超声来辅助,在一定程度上可以帮助临床医师进行迅速有效的判读以及治疗。一旦患者出现严重症状时,抗凝、球囊扩张、支架植入和外科手术干预(补片扩大法、修补法、肺段切除术和肺移植)均可用于改善患者的症状,当一支以上 PVS>75%,应尽早行介入治疗。其中症状改善效果最好的属于支架植入,但部分患者可能发生再狭窄。因而为了减少 PVS 的发生,术前完善左心房以及肺静脉的三维重建、结合术中的三维标测、血管内超声等手段,避免肺静脉深部放电,消融时间过长等易致 PVS 的因素,能够有效避免 PVS 的发生。ADVICE 研究表明,糖尿病的存在能够显著增加房颤术后 PVS 的发生(*OR*=4.91,95%*CI* 1.45~16.66),因而血糖的有效控制也能够很好地减少房颤术后 PVS 的发生率。

五、主动脉损伤

房颤射频消融的有序进行依赖于房间隔的安全穿刺,当穿刺针、长鞘的内部扩张器或长鞘本身不是进入左心房,而是误穿入主动脉根部时,会导致主动脉根部出血进入心外膜腔进而导致心脏压塞,最终导致术中发生猝死。这种并发症的发生率很低,De Ponti 等报道在 5 520 例房间隔穿刺患者中有 5 名患者穿刺进入主动脉根部,其发生率为 0.09%,这明显高于 Chen 等预计的发生率(0.035%~0.05%)。在疑似穿刺进入主动脉根部后,可以通过注射对比剂和 / 或将一根长导丝推入主动脉进行确认,根据穿刺点解剖位置的不同,主动脉损伤可以分为 3 种不同的类型:①通过右心房进入无冠窦,不累及心外膜间隙;②通过右心房到达窦状管连接处,可能导致心脏压塞;③通过横窦和心外膜间隙,进入无冠窦 - 窦管连接处上方的升主动脉。在识别损伤主动脉根部后,将房间隔穿刺鞘和扩张器保持在同一位置,以避免穿刺鞘的进一步推进和扩张器或鞘回缩至右心房或下腔静脉。同时将猪尾巴导管逆行插入主动脉根部,注射 30~40ml 对比剂以显示主动脉根部、穿刺部位和冠状动脉。确认主动脉根部后,行经食管超声心动图以评估主动脉根部和右心房之间可能的心包积液和分流。在有 CT 的患者中,使用 7Fr 猪尾导管在右股静脉进行穿刺并自体输血。陈等研究发现,若损伤主动脉的无冠窦或窦管结合部,经过妥善处理可以避免外科手术;而一旦损伤升主动脉,则心脏压塞不可避免,应积极进行外科手术干预。在进行房间隔穿刺时,通过以下措施的实施可以有效预防穿刺进入主动脉根部:①在穿刺针尖使用压力监测可以立即识别主动脉根部,同时能有效阻止内部扩张器和鞘进一步进入主动脉根部;②通过房穿针注射对比剂或辅助成像如经食管超声心动图或心腔内超声心动图等。

六、卒中

研究表明,无论是房颤射频消融时、消融术后即刻、术后数天还是数月,其血栓栓塞的发生风险均高于术前。据报道,血栓栓塞的发生率为 1% 左右,多表现为卒中,根据栓塞血管部位的不同,轻者表现为短暂性脑缺血发作,重者可导致出现不同程度的肢体活动障碍或言语功能障碍,更有甚者会有生命危险。既往研究表明,持续性房颤、扩大的左心房以及超声提示左心房自显影均是术中形成血栓的高危因素,在房颤手术的过程中尤为重视,并且在进入左心房后即刻需要强化抗凝治疗(肝素 100IU/kg),并在手术的过程中动态监测活化凝血时间,使其保持在 250~350 秒,而对于存在卒中高危因素的人群,需进一步将活化凝血时间维持在 300 秒以上水平。同时在房颤射频消融术后,无论其是否复发,均应持续口服抗凝至少 8 周,其后是否继续抗凝需要根据 CHA₂DS₂-VASc 评分进行评估。同时在围手术期,通过采取以下预防性策略,能很好地减少卒中的发生:①不间断使用抗凝药物;②对房颤患者在术前完善经食管超声检查明确有无血栓或心房自显影;③对进入左心房的长鞘行持续的肝素盐水灌注;④造影时避免空气进入左心房;⑤在鞘和导管进行交换时,需要对鞘内的血液进行回抽,以防止鞘内可能存在的血液被推挤进入左心房;⑥突然的阻抗升高需要快速撤出检查消融导管的头端有无结痂。

七、小结

随着对房颤认识的加深,房颤射频消融技术逐渐趋于完善,血管并发症的发生率在各大中心也在逐年下降,但仍然不可忽视,通过规范诊疗操作、提升术者穿刺操作水平、术后加强患者管理以及对术区进行实时动态观察等措施实施,做到早发现、早干预、早治疗,能够有效避免严重并发症的发生。

(李耀东)

参 考 文 献

[1] 魏芸,勇强,付静静,等.心房颤动射频消融术股静脉穿刺后血管并发症的超声评估价值[J].心肺血管病杂志,2020,39(12):1486-1489.

[2] IRPACHI K, KIRAN U. Life-threatening ruptured femoral artery pseudoaneurysm: A delayed complication of endovascular aortic repair of abdominal aortic aneurysm[J]. Ann Card Anaesth, 2016, 19(1):154-155.

[3] CORSO R, RAMPOLDI A, RIOLO F, et al. Occlusion of postcatheterisation femoral pseudoaneurysms with percutaneous thrombin injection under ultrasound guidance[J]. Radiol Med, 2004, 108(4):385-393.

[4] 李建初,蔡胜,姜玉新,等.假性动脉瘤的彩色多普勒超声征象及其临床意义[J].中华超声影像学杂志,2001,10(8):3.

[5] EHIELI W L, BOZDOGAN E, JANAS G, et al. Imaging-guided percutaneous thrombin injection for the treatment of iatrogenic femoral artery pseudoaneurysms[J]. Abdom Radiol (NY), 2019, 44(3):1120-1126.

[6] FENDER E A, PACKER D L, HOLMES D R Jr. Pulmonary vein stenosis after atrial fibrillation ablation[J]. EuroIntervention, 2016, 12 Suppl X:X31-X34.

[7] PACKER D L, KEELAN P, MUNGER T M, et al. Clinical presentation, investigation, and management of pulmonary vein stenosis complicating ablation for atrial fibrillation[J]. Circulation, 2005, 111(5):546-554.

[8] XU L, CUI L, HOU J, et al. Clinical characteristics of patients with atrial fibrillation suffering from pulmonary vein stenosis After radiofrequency ablation[J]. J Int Med Res, 2020, 48(3):

300060519881555.

［9］徐霞,刘兴鹏.多层螺旋CT检查在心房颤动导管消融治疗中的应用［J］.心血管病学进展,2011,32（2）:181-183.

［10］PRIETO L R, SCHOENHAGEN P, ARRUDA M J, et al. Comparison of stent versus balloon angioplasty for pulmonary vein stenosis complicating pulmonary vein isolation［J］. J Cardiovasc Electrophysiol, 2008, 19（7）: 673-678.

［11］ZGHAIB T, SHAHID A, POZZESSERE C, et al. Validation of contrast-enhanced time-resolved magnetic resonance angiography in pre-ablation planning in patients with atrial fibrillation: comparison with traditional technique［J］. Int J Cardiovasc Imaging, 2018, 34（9）: 1451-1458.

［12］KEMALOĞLU ÖZ T, ÖZPAMUK KARADENIZ F, AKYÜZ Ş, et al. The advantages of live/real time three-dimensional transesophageal echocardiography during assessments of pulmonary stenosis［J］. Int J Cardiovasc Imaging, 2016, 32（4）: 573-582.

［13］TARUI T, WATANABE G, KIUCHI R, et al. Surgical repair for the treatment of pulmonary vein stenosis after radiofrequency ablation［J］. Ann Thorac Surg, 2017, 104（3）: e253-e254.

［14］SAMUEL M, KHAIRY P, MONGEON F P, et al. Pulmonary Vein Stenosis after Atrial Fibrillation Ablation: Insights From the ADVICE Trial［J］. Can J Cardiol, 2020, 36（12）: 1965-1974.

［15］CHEN H, FINK T, ZHAN X, et al. Inadvertent transseptal puncture into the aortic root: the narrow edge between luck and catastrophe in interventional cardiology［J］. Europace, 2019, 21（7）: 1106-1115.

［16］DE PONTI R, CAPPATO R, CURNIS A, et al. Trans-septal catheterization in the electrophysiology laboratory: data from a multicenter survey spanning 12 years［J］. J Am Coll Cardiol, 2006, 47（5）: 1037-1042.

［17］CALKINS H, HINDRICKS G, CAPPATO R, et al. 2017 HRS/EHRA/ECAS/APHRS/SOLAECE expert consensus statement on catheter and surgical ablation of atrial fibrillation［J］. Europace, 2018, 20（1）: e1-e160.

［18］HAEUSLER K G, KIRCHHOF P, ENDRES M. Left atrial catheter ablation and ischemic stroke［J］. Stroke, 2012, 43（1）: 265-270.

43　房颤消融后心房食管瘘的预防、识别及治疗

　　导管消融是治疗药物难治性房颤的最有效方法,随着技术的改进和操作经验的积累,围手术期并发症已显著减少。然而,心房食管瘘（atrioesophageal fistula, AEF）这一危及生命的并发症仍然偶有发生。国际报道该并发症的发生率为0.03%~0.1%。笔者所在中心开

展的一项回顾性研究纳入了 2010 年 1 月至 2019 年 12 月国内 11 个电生理中心的数据,结果显示, 10 年间共开展 44 794 人次射频消融术, 16 例(0.035%)发生心房食管瘘。该数据与国外数据持平。AEF 一旦发生,预后极差,保守治疗几乎无存活可能,外科手术修复破损的食管和心房是其唯一有效的治疗手段。但 AEF 的早期诊断和急诊外科修复仍然存在困难,任何延误手术的因素都将导致病情迅速恶化和死亡。AEF 是房颤导管消融术后穿透性食管损伤的最后阶段,本文对该并发症的病理生理过程、临床特征、处理以及预防措施进行归纳总结,旨在分享经验教训并提高认识。

一、AEF 的病理生理变化

食管损伤是 AEF 的病理基础。食管与左心房相互毗邻的解剖关系是食管损伤发展的关键。文献报道,左心房后壁内膜与食管前壁之间的距离仅为(1.8 ± 0.5)cm。此外,房颤患者往往存在心房扩大,进一步缩短与食管的距离。在此解剖基础上,消融能量产生的传导热 / 冷可直接到达食管损伤食管黏膜;或损伤小动脉,影响血供;或损伤神经丛,导致食管下段括约肌功能障碍,引起食管运动功能异常、胃液反流,对食管造成间接损伤。间接损伤可能是 AEF 术后数天甚至数周发生的重要机制。

AEF 可被视为穿透性食管损伤的最终阶段,即损伤部位首先出现在食管壁,在导管消融术后即刻即可出现如红斑等病变。若病变进行性加重,自身修复机制不能及时修复损伤的食管壁,则损伤逐渐进展为食管溃疡和坏死等,直至穿透食管壁并破溃至左心房,在食管与左心房之间形成瘘管。瘘管一旦形成,食物残渣或空气可经瘘管进入血液,形成脑多发细菌栓塞或空气栓塞,产生神经系统功能障碍。此外,食管没有浆膜层、周围结缔组织疏松,破裂后食物及消化液易进入纵隔,产生严重的纵隔炎、脓胸甚至全身感染,导致发热及剧烈胸痛等表现。

二、AEF 的临床表现与辅助检查

1. **临床表现**　AEF 的病理过程通常是“沉默”的,可长期无特异性临床症状。鉴于该并发症预后极差,早期识别显得极为重要。笔者所在中心开展的一项研究纳入了 2010 年 1 月至 2019 年 12 月在国内 11 个电生理中心接受房颤射频消融术并出现 AEF 的 16 例患者,结果显示,从消融术后至首次出现 AEF 相关临床症状的时间早晚不一,且时间窗宽(3~39 天)。临床症状以发热最为常见(87.5%),其次是神经功能缺损(68.8%),部分患者以胸痛(6.2%)和吞咽困难(6.2%)为首发症状。国外一项对 53 例患者进行的回顾性研究同样发现, AEF 最常见的临床表现依次为发热(83.0%),其次为神经系统功能障碍(50.9%)、呕血(35.8%)、精神状态改变(28.3%)及胸痛(20.7%)。

2. **辅助检查**　胸部计算机断层扫描(computer tomography, CT)/ 血管成像(CT angiography, CTA)是 AEF 最常用的影像学检查手段,可观察纵隔及心包腔积气,部分患者还可观察到左心房后壁龛影,但检出率低。且 AEF 是进行性疾病,早期阴性结果不能排除 AEF 诊断。重复检查可提高胸部 CT/CTA 的诊断价值,但耗时并可能导致诊断和干预的延误。笔者前期研究表明颅脑 CT/ 磁共振成像(magnetic resonance imaging, MRI)可能在

AEF 诊断中具有较高的价值,弥漫性空气栓塞和新发缺血性病变是该检查最常见的阳性发现。即使患者临床无卒中或脑空气栓塞表现,MRI 或 CT 扫描也可有阳性发现。食管内镜检查用于 AEF 诊断仍有争议。由于内镜检查中空气灌注后有空气栓塞的危险,因此,一旦高度怀疑有 AEF,内镜检查是绝对禁忌。但 AEF 是一种进展性疾病,食管损伤是病变"起始"部位,因此对导管消融术后存在持续胸痛或吞咽痛,但无全身感染和栓塞的患者谨慎进行内镜检查有助于早期发现食管损伤并进行处理,以预防后期 AEF 的发生。经食管超声可以识别 AEF 某些特征性改变,如心包积液 / 积气等,但考虑到其敏感性低及安全性,TEE 不应被视为疑似 AEF 患者的一线检查方法。心电图是一种方便、快捷的床旁检测方法。房颤消融术后心电图出现一过性 ST 段抬高而冠状动脉正常的患者应高度警惕 AEF 可能。上述复杂检查示例见图 4-43-1。AEF 患者白细胞和 C 反应蛋白可显著升高,但缺乏特异性,白细胞及 C 反应蛋白阴性通常可排除 AEF。血液培养在 AEF 早期诊断中价值有限,但能指导抗菌药物的合理使用。

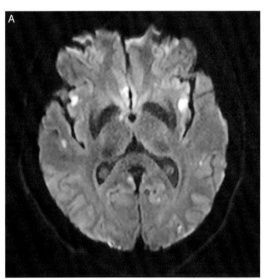

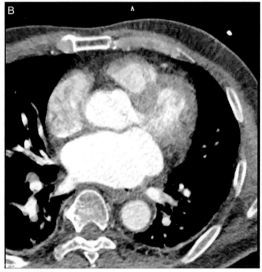

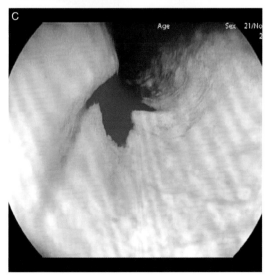

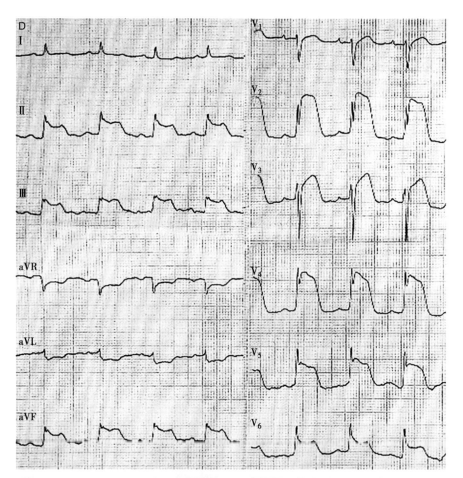

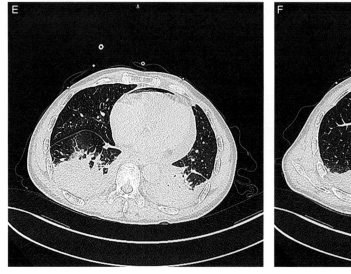
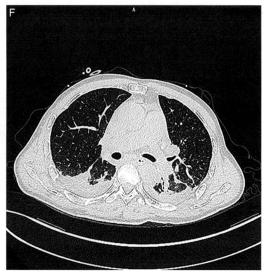

图 4-43-1　AEF 诊断相关辅助检查

A. 头颅磁共振弥散加权成像序列示双侧额颞顶枕叶多发急性脑梗死；B. 左心房肺静脉 CTA 示纵隔内多发气体影，左心房后壁近左肺静脉处可见龛影；C. 上消化道内镜示食管中段出血；D. 心电图示下壁导联和胸导联 ST 段抬高；E. 胸部 CT 示心包积气；F. 胸部 CT 示纵隔积气。

三、AEF 的治疗

AEF 一经确诊,外科手术是唯一有效的手段(图 4-43-2)。有研究表明,未进行手术修复的 AEF 患者死亡率为 83%~100%,进行手术修复的 AEF 患者死亡率为 34%。目前尚无关于 AEF 外科手术修复方式的统一术式。有学者建议,除左心房修复外,同时进行食管修复对改善预后、减少 AEF 术后并发症至关重要。尽管有支架置入在食管穿孔及食管心包瘘中的成功报道,但在 AEF 患者中置入食管支架的死亡率为 100%,因此,不建议 AEF 患者单纯置入食管支架。

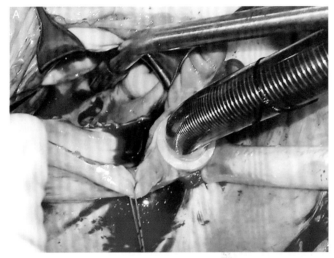

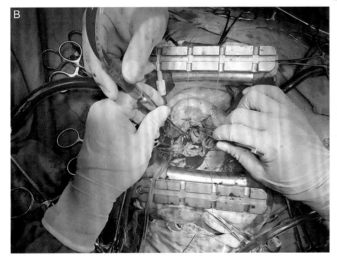
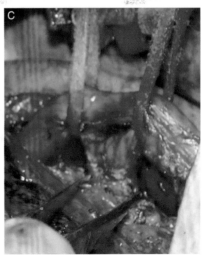

图 4-43-2 心脏外科联合胸外科成功救治 AEF 一例
A. 左心房后壁 2cm×1.5cm 破裂口;B. 牛心包补片修补;C. 胸外科同期修补食管破损部位。

四、AEF 的预防

AEF 预后极差,因此预防最为重要,避免在左心房后壁消融时损伤食管是最重要的预防措施。

1. 食管解剖定位　食管解剖位置定位是较为传统的预防食管并发症的方法,包括消融术前通过 CT 扫描对食管和左心房进行分析定位、消融术中吞服或经食管注射对比剂、通过三维标测系统标记食管腔、心腔内超声术中实时定位食管位置等。上述措施以期通过明确食管与左心房的解剖位置,在导管消融过程中避开食管,避免食管损伤。上述方法忽略了食管蠕动的生理特性以及食管在消融术中的移位现象,术前确定的食管位置可能与术中食管的实际位置不符,术中实时监测食管位置操作复杂、难度大,无法避免左心房后壁消融不彻底的问题。

2. 食管温度监测　食管温度监测能否预防食管损伤尚存争议。早期的研究发现发生食管损伤的患者食管内温度明显高于未损伤者,因此许多电生理中心采用食管温度监测方式,以期减少食管损伤。尽管食管温度监测在欧美等地区已经被广泛应用,但鲜有证据证实其对食管损伤的预防作用。食管温度调控也是一项用于预防导管消融术后食管损伤的新技术,其方法主要为,在术中对食管进行降温(射频消融时)或升温(冷冻消融时),使食管保持恒定的温度。前期临床试验显示,使用食管温度调控技术的患者食管损伤显著降低,因此该技术在预防房颤导管消融术后食管损伤中可能具有一定的价值。但是目前由于临床数据少,无法得出进一步的结论,且置入的器械管径较大,术中食管温度较低,该方法仅限于全身麻醉的患者使用。与食管温度监测一样,食管温度调控无法改变食管与心脏毗邻的解剖位置,无法彻底阻断消融能量传导。

3. 食管机械牵开装置　机械牵开食管装置是应用器械在术中可控地移动食管位置,使食管远离消融点,避免食管损伤发生。研究显示,几乎所有患者在消融术后都发生了食管的侧向移动,该种特性是机械牵拉食管技术的理论基础。前期使用超声心动图、内镜等非专用器械开展的探索性研究证实了食管牵开技术的可行性。目前也有专用于机械牵开食管的产品,研究证实,应用食管牵开装置不影响患者的消融成功率,且复发率低,术后未出现食管损伤或其他食管病变症状,进行二次手术的比例明显降低。同时,食管牵开技术允许左心房后壁消融能量和点位不受限制,使电生理医师可以对左心房后壁进行更加彻底的消融,有望提高消融成功率。因此,机械牵开食管技术被认为是目前最有前景的食管保护方式。笔者所在团队联合国内科技公司开发出一种可靠、结构简单、操作简便且具有独立自主知识产权的弯曲球囊导管牵开器(图 4-43-3),预试验显示该器械安全性高,且患者耐受良好。目前正在开展前瞻性临床试验,评价此食管牵开器用于辅助房颤导管消融手术的有效性和安全性。

4. 质子泵抑制剂　导管消融可对食管周围迷走神经造成损伤,导致贲门括约肌功能失调,胃食管反流。反流的胃酸对食管黏膜已有损伤部位进一步腐蚀,引起溃疡、穿孔、窦道形成,AEF 形成。尽管尚未有研究证实质子泵抑制剂能够预防 AEF 发生,但质子泵抑制剂能够有效减少胃酸的分泌,预防胃液反流引发的食管损伤加重,减少诸多类似射频消融等医源性因素造成的溃疡。目前,房颤相关指南已经推荐常规应用质子泵抑制剂用于预防导管消融术后食管损伤。

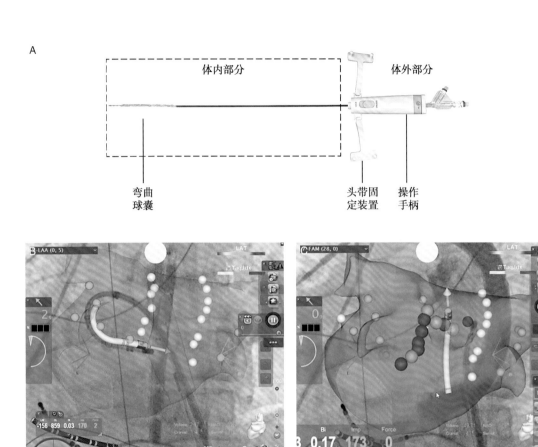

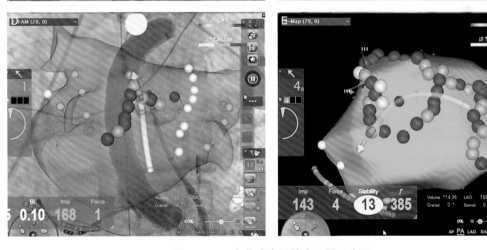

图 4-43-3 弯曲球囊导管牵开器示意图

本球囊牵开器采用独创球囊导管技术,经鼻置入食管后待需要时扩充球囊,使其弯曲牵拉食管,远离心脏消融的位置,阻断消融温度传递到食管,达到降低食管损伤的目的。A. 牵开器构成;B~E. 行双侧环肺静脉消融 + 左心房顶部线性消融时应用牵开器作用保护食管。

五、小结

AEF 是房颤导管消融罕见但致命的并发症,重在预防,应注重对患者的宣教,提高患者对该并发症的意识。在消融术后 2 个月内出现感染、神经系统功能障碍、心脏或胃肠道症状时,应考虑 AEF;若上述症状合并出现,应高度怀疑 AEF。需积极完善辅助检查,一旦确诊 AEF,应迅速与心脏外科和胸外科团队协作,毫不延迟地采取外科手术修补,提高患者的存活率。

（李松南）

参 考 文 献

［1］LI C Y, LI S N, JIANG C Y, et al. Atrioesophageal fistula post atrial fibrillation ablation: A multicenter study from China［J］. Pacing Clin Electrophysiol, 2020, 43（7）: 627-632.

［2］TSAO H M, WU M H, HIGA S, et al. Anatomic Relationship of the Esophagus and Left Atrium［J］. Chest, 2015, 128: 2581-2587.

［3］AUPPERLE H, DOLL N, WALTHER T, et al. Ablation of atrial fibrillation and esophageal injury: effects of energy source and ablation technique［J］. J Thorac Cardiovasc Surg, 2005, 130（6）: 1549-1554.

［4］LAKKIREDDY D, REDDY Y M, ATKINS D, et al. Effect of atrial fibrillation ablation on gastric motility: the atrial fibrillation gut study［J］. Circ Arrhythm Electrophysiol, 2015, 8（3）: 531-536.

［5］ZINI A, CARPEGGIANI P, PINELLI G, et al. Brain Air Embolism Secondary to Atrial-Esophageal Fistula［J］. Arch Neurol, 2012, 69（6）: 785.

［6］ARYANA A, ARTHUR A, O'NEILL P G, et al. Catastrophic manifestations of air embolism in a patient with atrioesophageal fistula following minimally invasive surgical ablation of atrial fibrillation［J］. J Cardiovasc Electrophysiol, 2013, 24（8）: 933-934.

［7］HA F J, HAN H C, SANDERS P, et al. Prevalence and prevention of oesophageal injury during atrial fibrillation ablation: a systematic review and meta-analysis［J］. Europace, 2019, 21（1）: 80-90.

［8］SINGH S M, D'AVILA A, SINGH S K, et al. Clinical outcomes after repair of left atrial esophageal fistulas occurring after atrial fibrillation ablation procedures［J］. Heart Rhythm, 2013, 10（11）: 1591-1597.

［9］EITEL C, ROLF S, ZACHÄUS M, et al. Successful Nonsurgical Treatment of Esophagopericardial Fistulas After Atrial Fibrillation Catheter Ablation［J］. Circ Arrhythm Electrophysiol, 2013, 6（4）: 675-681.

［10］GOOD E, ORAL H, LEMOLA K, et al. Movement of the esophagus during left atrial catheter ablation for atrial fibrillation［J］. J Am Coll Cardiol, 2005, 46（11）: 2107-2110.

［11］HALM U, GASPAR T, ZACHÄUS M, et al. Thermal Esophageal Lesions After Radiofrequency

Catheter Ablation of Left Atrial Arrhythmias［J］. Am J Gastroenterol, 2010, 105（3）: 551-556.

［12］FASANO A, EMERITUS P, ANFUSO L, et al. Safety And Necessity Of Thermal Esophageal Probes During Radiofrequency Ablation For The Treatment Of Atrial Fibrillation［J］. J Atr Fibrillation, 2016, 9（1）: 1434.

［13］LEUNG L W M, GALLAGHER M M, SANTANGELI P, et al. Esophageal cooling for protection during left atrial ablation: a systematic review and meta-analysis［J］. J Interv Card Electrophysiol, 2020, 59（2）: 347-355.

［14］LEUNG L W, GALLAGHER M M. Esophageal cooling for protection: an innovative tool that improves the safety of atrial fibrillation ablation［J］. Expert Rev Med Devices, 2020, 17（10）: 981-982.

［15］CHUGH A, RUBENSTEIN J, GOOD E, et al. Mechanical displacement of the esophagus in patients undergoing left atrial ablation of atrial fibrillation［J］. Heart Rhythm, 2009, 6（3）: 319-322.

［16］IWASAWA J, KORUTH J S, MITTNACHT A J, et al. The impact of mechanical oesophageal deviation on posterior wall pulmonary vein reconnection［J］. Europace, 2020, 22（2）: 232-239.

［17］KNOPP H, HALM U, LAMBERTS R, et al. Incidental and ablation-induced findings during upper gastrointestinal endoscopy in patients after ablation of atrial fibrillation: a retrospective study of 425 patients［J］. Heart Rhythm, 2014, 11（4）: 574-578.

［18］CALKINS H, HINDRICKS G, CAPPATO R, et al. 2017 HRS/EHRA/ECAS/APHRS/SOLAECE expert consensus statement on catheter and surgical ablation of atrial fibrillation［J］. Europace, 2018, 20（1）: e1-e160.

44 房颤消融肺静脉狭窄的预防、识别及治疗

　　房颤导管消融已成为房颤节律管理的重要治疗方法。房颤导管消融最基本的术式是肺静脉电隔离术,需要在肺静脉开口附近连续透壁消融,这就有导致消融术后的肺静脉狭窄(pulmonary vein stenosis, PVS)的风险。肺静脉狭窄是肺静脉对消融损伤的反应,表现为胶原沉积替代损伤心肌、内膜增生,从而导致肺静脉直径下降,甚至闭塞。房颤消融术后肺静脉狭窄的发生与肺静脉隔离操作距离肺静脉口的远近、消融过程中使用的工具、术者的经验、肺静脉隔离的方法等均有关系。肺静脉狭窄发生率高低不一、起病隐袭,极易引起误诊、漏诊。早期房颤导管消融术式为肺静脉节段隔离,常常在肺静脉内放电消融,PVS 发生率可高达 42%,目前由于前庭消融的理念的普及、高密度标测工具的应用以及心腔内超声(intracardiac echocardiography, ICE)的推广,导管消融 PVS 发生率已经明显下降,有报道可以低至 0.5%,但是需要警惕近年球囊工具或其他固定口径消融工具的使用有增加 PVS 的可能性。

一、临床症状

PVS 一般发生在导管消融术后 3~6 个月,常常没有临床症状。症状的出现受以下因素影响:①受累肺静脉数目;②狭窄程度;③肺血管对狭窄的反应;④狭窄的时程;⑤合并症;⑥侧支循环。如果 PVS 出现症状,多以呼吸系统症状居多,如果不清楚房颤消融的病史,易误诊为呼吸系统疾病如肺炎、肺栓塞等。PVS 患者的症状可表现为咳嗽、呼吸困难、乏力、胸痛、咯血、反复呼吸系统感染等。由于 PVS 临床表现变异大,常常在首次消融后延误 8~10 个月才能确定诊断,而且有 41% 的患者首次就诊时被误诊。所以,如果患者在房颤导管消融术后出现任何上述症状之一就应该怀疑 PVS 的存在,需进一步鉴别诊断。

二、诊断评估

胸部 X 线片:可以有肺淤血的表现,局灶性或弥散性。其他原因的 PVS 有相应独特表现,胸片主要为鉴别 PVS 是否为消融所致提供依据,如先天性肺静脉发育不良会有肺微缩,肿瘤的占位病变,肉芽肿导致的钙化淋巴结。总体而言,胸部 X 线片对 PVS 诊断价值较小。

经食管超声心动图:没有明确的 PVS 定义,但是根据最大肺静脉血流速度增加至 >1.1m/s 及彩色多普勒表现可以诊断 PVS。诊断房颤导管消融后 PVS 的敏感性为 82%~100%,特异性为 95%~100%。其优势是无辐射、费用低等,但是也有其局限性,如不能同时暴露 4 支肺静脉、二维图像、准确性低等,故对 PVS 的狭窄程度及部位评估不够准确。

肺静脉增强 CT:是 PVS 首选的一线检查方法,不仅用于 PVS 诊断,对 PVS 导管介入治疗也有指导意义。优点是可以三维重建,立体显示全部肺静脉,准确评估狭窄部位和程度(图 4-44-1)。需要鉴别肺静脉压迫导致的假阳性及部分假性完全闭塞(选择性肺动脉可见残留通道)。可根据肺静脉直径下降程度,分为轻度狭窄(<50%)、中度狭窄(50%~70%)、重度狭窄(>70%)。

磁共振成像:可以通过评估解剖和血流诊断大多数的 PVS,清楚显示肺静脉走行、解剖特征、直径,可以测量临床疑诊轻度 PVS 的肺静脉口血流速度,估测压差。优点是无辐射,但是有空间分辨力低、金属植入物患者受限、幽闭恐惧症不配合、费时长、肾功能不全受限等缺点。

肺通气 - 灌注扫描:是定量评估 PVS 的功能性指标,对判断肺静脉狭窄程度有较大参考价值。临床有时难以确定轻度 PVS 患者的症状和狭窄程度的相关性,PVS 减少相关血管的灌注从而导致通气 - 灌注不匹配。作为 PVS 筛查手段之一,灌注扫描可以帮助判断肺部血流分布,适合有症状的轻中度 PVS 患者。通常受累肺叶灌注 <20% 面积或整个肺野灌注 <25% 才有临床意义。缺点是,易受侧支循环、肺静脉血流代偿及肺动脉血流分布影响。

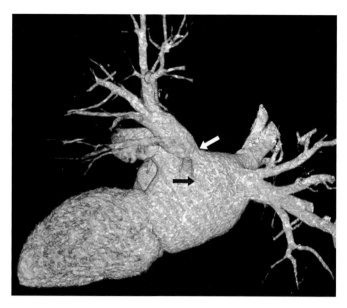

图 4-44-1　房颤导管消融术后肺静脉 CT 提示肺静脉狭窄、闭塞

左上肺静脉狭窄（白色箭头）；左下肺静脉闭塞（黑色箭头）。

感谢浙江大学附属邵逸夫医院孙雅逊教授提供资料。

三、PVS 治疗

1. **介入治疗指征**　目前尚无针对获得性 PVS 的指南。对无症状的轻中度 PVS 患者，可以选择保守治疗。对有症状的重度 PVS 患者，建议早期介入治疗，因为从目前为数不多的资料来看，可以从早期介入治疗获益。对无症状重度 PVS 患者，如果介入可行的话，也建议早期干预，预防肺静脉高压及进展为完全闭塞。一旦发展为肺静脉完全闭塞，将显著增加未来介入治疗的难度。

2. **球囊扩张或支架植入**　由于早期先天性 PVS 球囊成形及支架植入后再狭窄发生率高，2012 年专家共识仅推荐球囊扩张术为重度 PVS 的一线治疗。近期研究提示，随访 4.6 年后球囊扩张的再狭窄率明显高于支架植入（57% *vs.* 27%）。荟萃分析也发现，球囊扩张术再狭窄率远大于支架植入术（*RR*=2.18，95%*CI* 1.64~2.89，*P*<0.001），而支架植入术并不增加并发症。多个临床研究提示，如果参考血管直径≥10mm，那么支架植入术再狭窄率明显低于参考血管直径较小的病例。Young 等建议参考血管直径至少 8mm 才考虑支架植入，而对参考血管直径 <7mm 的 PVS 首次治疗可仅行球囊扩张。球囊扩张后参考血管直径得以恢复，在再次介入治疗时可以再行支架植入。当然，在静脉系统植入动脉支架也面临着挑战，动物实验提示，动脉支架在静脉系统更容易发生支架内再狭窄、纤维沉积及内膜增生。药物洗脱支架（drug-eluting stent，DES）的问世似乎有助于解决冠状动脉支架内狭窄的问题，优于冠状动脉内的裸金属支架（bare metal stent，BMS），但是市场上并没有专门用于肺静脉的 DES，冠状动脉及外周血管 DES 的直径很难与肺静脉匹配。De Potter 等报道 5 例植入 DES 的重度 PVS 患者，随访 12 个月时，其中 4 例肺静脉支架保持通畅，1 例出现支架近端再狭窄。再次植入 1 枚 DES 后，继续随访 3 个月，支架仍通畅。最终，5 名患者症状缓解，

随访支架满意。但是 Fick 等回顾性研究了 25 例重度 PVS 患者,其中 9 例植入 DES,16 例植入大口径 BMS,随访 539 天后发现 BMS 再狭窄率明显低于 DES(21% *vs.* 67%,*P*=0.08)。这可能是因为 DES 直径较小的原因。实验中,DES 支架:肺静脉直径比值小于 BMS 支架:肺静脉直径比值[(0.43 ± 0.13)*vs.*(0.82 ± 0.13),*P*<0.000 1]。

　　PVS 介入治疗过程:首先完成房间隔穿刺,有条件时建议使用 ICE 指引穿刺,房间隔后下方是优选穿刺点。使用可调弯鞘管有助于操作。通过可调弯鞘送入造影导管,将 0.035in 或 0.014in 钢丝通过狭窄病变。使用血栓抽吸导管有助于造影和测压。可以通过术前 CT、术中 IVUS 或造影测量参考血管直径,选择合适的球囊/支架:参考血管直径比(1∶1)。PVS 介入并发症有:①肺静脉穿孔,轻者如钢丝穿孔需要逆转抗凝或者正压通气就足够,严重者可能需要外科干预;②腹股沟穿刺并发症(0.5%);③心脏压塞(0.5%);④脑栓塞(0.7%)。

四、PVS 预防

　　由于 PVS 治疗的复杂性和困难性,预防 PVS 就显得至关重要。

　　应尽量保证肺静脉前庭部位消融,远离肺静脉,需要注意以下几点:术前肺静脉 CT 评估肺静脉解剖;术中肺静脉造影或 ICE 定口;准确的三维模型;精准补点,避免过度消融;冷冻消融技巧;BOX 消融。

　　1. 术前肺静脉 CT　肺静脉 CT 三维重建左心房及肺静脉,有助于提前了解相关解剖信息,如肺静脉开口、走行,预知肺静脉/左心房解剖变异(共干、附加肺静脉等),还可以和三维模型融合获得更多解剖细节。

　　2. 术中肺静脉造影或 ICE 准确定口　术中造影或者 ICE 是显示肺静脉开口部位的可靠方法,即使三维模型移动或患者移位,也能帮助准确定位肺静脉开口。ICE 不仅有助于准确定口,还能术中监测肺静脉口血流流速,据研究,消融后肺静脉流速增加至 >130cm/s 可以预测发生 >50% 的 PVS,流速 >100cm/s 需要评估消融部位的合理性,而流速超过 130cm/s 则应终止消融。注意,术中通过消融导管阻抗变化或局部电位并不能准确定位肺静脉开口位置。

　　3. 准确的三维模型　注意术中镇痛及制动,防止患者移动导致模型偏差。对于持续性房颤,可以考虑先行电复律后消融,避免电复律导致的模型偏差。如果使用电场导航系统,需要注意避免参考电极的移位,还应注意避免患者出汗导致阻抗变化引起的模型偏差。另外,尽量使用高密度标测建模,还原详细解剖细节,参考 CT 擦除假腔。单导管点对点建模会有较大误差。注意,压力导管的使用并不能减少 PVS 的发生。

　　4. 精准补点,避免过度消融　首先判断是否需要补点,是不是远场电位(右上肺静脉的远场上腔静脉电位,左上肺静脉的左心耳远场电位)干扰? 另外,确需补点时漏点定位是否准确? 是否消融在肺静脉侧?

　　5. 冷冻消融技巧　冷冻消融也会发生 PVS。注意近端封堵技术(proximal seal technique)的应用,避免冷冻过深。据研究,二代球囊重度 PVS 发生率为 5.3%,与较小的肺静脉角度、半球性封堵和较大球囊接触比有关。

　　6. BOX 消融　单圈 BOX 隔离肺静脉和左心房后壁可以增加长程持续房颤的成功率。

同时由于没有进行肺静脉环形消融（肺静脉后壁无消融），故理论上可以降低 PVS 的发生率，但目前临床数据还较少（图 4-44-2）。

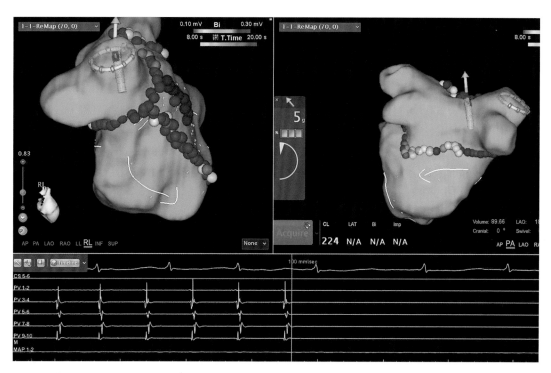

图 4-44-2　持续性房颤大环 BOX 隔离

四根肺静脉和左心房后壁一次隔离，肺静脉后缘无消融，避免严重 PVS。

五、小结

PVS 是房颤导管消融难以完全避免的并发症，其诊断和治疗均比较复杂。介入治疗复发率较高，严重影响患者生活质量甚至预后。所以，房颤导管消融术者都应该清楚 PVS 的发生机制、诊断、治疗和预防，竭尽全力避免 PVS 的发生。

（刘元伟）

参 考 文 献

[1] TEUNISSEN C, VELTHUIS B K, HASSINK R J, et al. Incidence of Pulmonary Vein Stenosis After Radiofrequency Catheter Ablation of Atrial Fibrillation [J]. JACC Clin Electrophysiol, 2017, 3: 589-598.

[2] DE GREEF Y, TAVERNIER R, RAEYMAECKERS S, et al. Prevalence, characteristics, and predictors of pulmonary vein narrowing after isolation using the pulmonary vein ablation catheter [J]. Circ Arrhythm Electrophysiol, 2012, 5: 52-60.

[3] HOLMES D R Jr, MONAHAN K H, PACKER D. Pulmonary vein stenosis complicating

ablation for atrial fibrillation: clinical spectrum and interventional considerations[J]. JACC Cardiovasc Interv, 2009, 2: 267-276.

[4] FENDER E A, WIDMER R J, HODGE D O, et al. Severe Pulmonary Vein Stenosis Resulting From Ablation for Atrial Fibrillation: Presentation, Management, and Clinical Outcomes[J]. Circulation, 2016, 134: 1812-1821.

[5] PACKER D L, KEELAN P, MUNGER T M, et al. Clinical presentation, investigation, and management of pulmonary vein stenosis complicating ablation for atrial fibrillation[J]. Circulation, 2005, 111: 546-554.

[6] SCHOENE K, ARYA A, JAHNKE C, et al. Acquired Pulmonary Vein Stenosis After Radiofrequency Ablation for Atrial Fibrillation: Single-Center Experience in Catheter Interventional Treatment[J]. JACC Cardiovasc Interv, 2018, 11: 1626-1632.

[7] YU W C, HSU T L, TAI C T, et al. Acquired pulmonary vein stenosis after radiofrequency catheter ablation of paroxysmal atrial fibrillation[J]. J Cardiovasc Electrophysiol, 2001, 12: 887-892.

[8] PAZOS-LOPEZ P, GARCIA-RODRIGUEZ C, GUITIAN-GONZALEZ A, et al. Pulmonary vein stenosis: Etiology, diagnosis and management[J]. World J Cardiol, 2016, 8: 81-88.

[9] KLUGE A, DILL T, EKINCI O, et al. Decreased pulmonary perfusion in pulmonary vein stenosis after radiofrequency ablation: assessment with dynamic magnetic resonance perfusion imaging[J]. Chest, 2004, 126: 428-437.

[10] YOUNG L, KRISHNASWAMY A, KAPADIA S. Treating Post-Ablation Pulmonary Vein Stenosis[J]. Structural Heart, 2019, 3: 454-461.

[11] GORDON B M, FISHBEIN M C, LEVI D S. Polytetrafluoroethylene-covered stents in the venous and arterial system: angiographic and pathologic findings in a swine model[J]. Cardiovasc Pathol, 2008, 17: 206-211.

[12] DE POTTER T J, SCHMIDT B, CHUN K R, et al. Drug-eluting stents for the treatment of pulmonary vein stenosis after atrial fibrillation ablation[J]. Europace, 2011, 13: 57-61.

[13] FINK T, SCHLUTER M, HEEGER C H, et al. Pulmonary vein stenosis or occlusion after catheter ablation of atrial fibrillation: long-term comparison of drug-eluting versus large bare metal stents[J]. Europace, 2018, 20: e148-e155.

[14] REN J F, MARCHLINSKI F E, CALLANS D J, et al. Intracardiac Doppler echocardiographic quantification of pulmonary vein flow velocity: an effective technique for monitoring pulmonary vein ostia narrowing during focal atrial fibrillation ablation[J]. J Cardiovasc Electrophysiol, 2002, 13: 1076-1081.

[15] TOKUTAKE K, TOKUDA M, YAMASHITA S, et al. Anatomical and Procedural Factors of Severe Pulmonary Vein Stenosis After Cryoballoon Pulmonary Vein Ablation[J]. JACC Clin Electrophysiol, 2019, 5: 1303-1315.

[16] TOKIOKA S, FUKAMIZU S, KIMURA T, et al. The effect of posterior wall isolation for persistent atrial fibrillation on recurrent arrhythmia[J]. J Cardiovasc Electrophysiol, 2021, 32: 597-604.

45 房颤消融膈神经损伤的预防、识别及治疗

膈神经损伤(phrenic nerve injury,PNI)是房颤导管消融的严重并发症之一。各种消融能量包括射频、冷冻、超声及激光等均可导致PNI。临床观察发现,射频消融导致PNI的发生率较低,而冷冻球囊消融导致PNI的发生率较高。一项多中心、大样本临床研究显示,射频消融治疗房颤导致PNI发生率为0.48%。而冻球囊消融治疗房颤导致PNI的发生率高达3.2%~13.5%。尽管PNI极少致死,但少数病例可出现较严重的临床症状,严重影响生活质量。因此,导管消融治疗房颤时应尽量避免或减少PNI的发生。

一、膈神经解剖

膈神经由第3~5颈神经前支组成,在前斜角肌表面下行,经锁骨下动静脉间进入胸腔。左侧膈神经从左肺根部前面进入胸腔,与左侧心包及膈肌血管伴行,贴心包左侧壁分布于膈肌。右膈神经沿上腔静脉外侧,从右肺根前面进入胸腔,与右侧心包及膈肌血管伴行,贴心包右侧壁分布于膈肌。膈神经是混合性的,其运动纤维支配膈肌,感觉纤维分布于胸膜及心包。

解剖学上,右侧膈神经的走行毗邻右侧肺静脉。组织学研究表明,右侧膈神经距右上肺静脉和右下肺静脉前壁分别只有(2.1±0.4)mm和(7.8±1.2)mm。因此,右侧膈神经最容易受到消融损伤,损伤部位绝大多数位于右上肺静脉下前方。此外,消融左侧肺静脉或左心耳时也可出现PNI。一项临床研究显示,使用二代冷冻球囊消融左侧肺静脉时,PNI发生率高达6.5%。

二、PNI的影响因素

1. **解剖学因素** 导管消融损伤部位与膈神经的距离是导致PNI的最关键因素。研究发现,右上肺静脉与上腔静脉间的距离越短,冷冻球囊导致PNI的发生率越高,可能与冷冻球囊距离膈神经距离越短有关。Martins等研究证实,冷冻球囊右侧缘与上腔静脉起搏电极头端垂线的距离可准确预测PNI的发生。因此,临床上有学者运用近端封闭技术预防PNI,即球囊完全封堵肺静脉并且在注射对比剂验证后,缓慢回撤球囊直至少量对比剂漏出时再开始冷冻消融,此时球囊的体积会因冷冻剂的注入略微增大,在保证球囊对肺静脉封堵的同时又避免肺静脉内的消融,可减少PNI的发生。此外,肺静脉形态也与冷冻球囊消融时PNI的发生有关。研究提示,大的肺静脉开口、圆形肺静脉开口而不是偏心肺静脉开口、右上肺静脉与左心房夹角为钝角更容易导致冷冻球囊深插入肺静脉消融,增加PNI的发生率。

2. **冷冻球囊的大小**　临床常用的冷冻球囊直径为 23mm 和 28mm。临床研究数据显示,23mm 的球囊比 28mm 的球囊引起 PNI 的发生率更高,可能是由于 23mm 的球囊更容易进入肺静脉内,消融部位更靠近膈神经,从而增加 PNI 的发生率。

3. **二代冷冻球囊**　研究显示,二代冷冻球囊消融治疗房颤引起 PNI 的发生率较一代冷冻球囊明显升高,可能是由于二代冷冻球囊的冷源能量释放孔由原来的 4 个增加到 8 个,加快了冷源能量的释放速度,而且球囊表面的有效冷源释放面由原来的带状面改为半球面,增加了冷源释放面积,因此更容易出现 PNI。

4. **消融能量**　导管消融时的温度、消融时间及消融次数也影响 PNI 的发生率。Kühne 等研究发现,冷冻消融时球囊早期出现低温(消融 30 秒时球囊温度 <–41℃)预测膈神经麻痹的敏感度和特异度分别高达 100% 和 98%。

三、PNI 的预防

膈神经是支配膈肌运动的唯一神经,PNI 后神经冲动传导阻断后可产生膈肌麻痹,导致膈肌异常上升和运动障碍。临床上可通过起搏膈神经,观察膈肌运动、监测膈肌复合动作电位、监测静脉压波形等方法识别、预防 PNI 的发生。

1. **起搏膈神经**　导管消融时通过起搏膈神经并监测膈肌运动是目前预防 PNI 的最常用方法。导管消融时,将起搏电极导管置入上腔静脉内,对膈神经进行持续性起搏。研究显示,以低输出能量(起搏夺获阈值基础上增加 10%)起搏发现 PNI 的时间早于最大输出能量起搏,且可缩短 PNI 后的恢复时间。需要注意的是,起搏时腹部运动强度的降低需要鉴别是由于起搏导管发生移位所致,还是 PNI 所致。临床上,将起搏导管通过倒 U 字形放置于上腔静脉的右壁和游离壁,不易使起搏导管发生移位,可以达到更稳定的膈神经起搏。此外,研究发现,锁骨下静脉途径是起搏膈神经的最佳位点,可有效地稳定起搏左侧膈神经,也优于上腔静脉内起搏右侧膈神经。

2. **观察膈肌运动**　消融过程中,起搏膈神经的同时监测膈肌运动的幅度。可通过观察或肋缘触诊腹部运动的有无及强弱变化,判断是否出现 PNI。当腹部运动逐渐减弱或消失时,应立即停止消融,可有效预防 PNI 的发生。研究显示,通过透视观察膈肌的运动识别 PNI 的灵敏度高于触诊。一旦发现膈肌运动减弱而非消失,应立即停止消融,这是监测 PNI 的最直接方法,但缺点是增加患者及术者的 X 射线辐射,且易受个人主观感觉的影响。此外,膈肌收缩的强度会受呼吸变化的影响。心内超声心动图可以连续观察肝脏的移动,进而间接推测膈肌的收缩情况,且不需要透视,可减少 X 射线辐射。

3. **监测膈肌复合动作电位**　膈肌肌电图记录膈肌复合动作电位最初被用于收集神经肌肉疾病患者的神经功能信息。2011 年开始,膈肌复合动作电位被用来监测膈神经功能。膈肌肌电图是将两个标准的体表电极片放在右胸部来记录右侧膈肌的复合动作电位。一个电极片位于剑突上方约 5cm,另一个电极片位于右侧肋缘,两个电极片相距约 16cm。研究显示,膈肌复合动作电位的幅度若下降大于 30%,则提示膈神经麻痹,比膈肌运动的变化至少提前 30 秒。这种方法是无创的,不需要任何的额外设备,但使用表面电极记录的膈肌复合动作电位易受呼吸变化和体型的影响。如果复合动作电位的幅度 <0.2mV 或受明显的呼吸变化的影响,则可以把记录导管植入膈下肝静脉内来记录膈肌的复合动作电位。

4. **监测静脉压力波形** Ghosh 等发现,冷冻球囊消融时,在膈神经起搏下监测股静脉压力波形,在 PNI 发生前可出现压力波形振幅减弱。Mugnai 等进一步证实,在二代冷冻球囊消融治疗房颤时应用此方法,较传统膈神经评价方法预防 PNI 更为有效。

5. **定位膈神经解剖位置** 导管消融术中,运用膈神经起搏标测可以用来定位膈神经解剖位置,有助于手术操作者避免靠近膈神经消融,从而降低 PNI 的发生。Romero 等在进行左心耳电隔离时,通过标测和定位左侧膈神经,显示膈神经与左心耳的解剖位置,进而指导消融,有效避免了 PNI 的发生。

四、PNI 的治疗

PNI 的临床表现多样化,轻者可无症状,重者可表现为胸痛、咳嗽、气短、呼吸困难等,甚至因严重肺功能不全而依赖呼吸机治疗。尽管预防 PNI 的方法有多种,但目前没有一种方法可以完全避免膈神经损伤。虽然没有前瞻性随机对照试验比较各种策略的效果,但多数专家认为至少需要两种办法来监测膈神经功能。

PNI 尚无有效疗法,主要依靠预防。目前,根据个案及临床经验,当出现 PNI 的征象时,应立即停止消融。对于冷冻球囊消融患者,需立即球囊放气,而不仅仅是停止冷冻能源释放。如果 PNI 在手术结束时仍然存在,诊断结果需要在 X 线透视下通过对吸气/呼气时升高的膈肌来确认。对于 PNI 患者,可经验性静脉注射地塞米松或甲泼尼龙,术后继续服用维生素 B$_1$、维生素 B$_{12}$、甲钴胺等营养神经药物,但临床效果无大规模的试验数据支持。目前专家的共识认为,膈神经功能的恢复主要与时间相关,绝大多数 PNI 为一过性,术后 1 年内可逐渐完全恢复,但仍有少数(<1%)的患者遗留永久性膈神经功能障碍。因此,术后应定期复查,透视观察膈肌运动的恢复情况。

(刘 育)

4

参 考 文 献

[1] SACHER F, MONAHAN K H, THOMAS S P, et al. Phrenic nerve injury after atrial fibrillation catheter ablation: characterization and outcome in a multicenter study [J]. J Am Coll Cardiol, 2006, 47 (12): 2498-2503.

[2] KUCK K H, BRUGADA J, FÜRNKRANZ A, et al. Cryoballoon or Radiofrequency Ablation for Paroxysmal Atrial Fibrillation [J]. N Engl J Med, 2016, 374 (23): 2235-2245.

[3] PACKER D L, KOWAL R C, WHEELAN K R, et al. Cryoballoon ablation of pulmonary veins for paroxysmal atrial fibrillation: first results of the North American Arctic Front (STOP AF) pivotal trial [J]. J Am Coll Cardiol, 2013, 61 (16): 1713-1723.

[4] MUGNAI G, DE ASMUNDIS C, CICONTE G, et al. Incidence and characteristics of complications in the setting of second-generation cryoballoon ablation: A large single-center study of 500 consecutive patients [J]. Heart Rhythm, 2015, 12 (7): 1476-1482.

[5] OKISHIGE K, AOYAGI H, NISHIMURA T, et al. Left phrenic nerve injury during electrical isolation of left-sided pulmonary veins with the second-generation cryoballoon [J]. Pacing

Clin Electrophysiol, 2017, 40（12）：1426-1431.

［6］ MARTINS R P, HAMON D, CÉSARI O, et al. Safety and efficacy of a second-generation cryoballoon in the ablation of paroxysmal atrial fibrillation［J］. Heart Rhythm, 2014, 11（3）：386-393.

［7］ OKISHIGE K, AOYAGI H, SHIGETA T, et al. Quick, safe, and effective maneuver to prevent phrenic nerve injury during cryoballoon ablation of atrial fibrillation［J］. J Interv Card Electrophysiol, 2018, 53（2）：233-238.

［8］ ANG R, HUNTER R J, BAKER V, et al. Pulmonary vein measurements on pre-procedural CT/MR imaging can predict difficult pulmonary vein isolation and phrenic nerve injury during cryoballoon ablation for paroxysmal atrial fibrillation［J］. Int J Cardiol, 2015, 195：253-258.

［9］ STRÖKER E, DE ASMUNDIS C, SAITOH Y, et al. Anatomic predictors of phrenic nerve injury in the setting of pulmonary vein isolation using the 28-mm second-generation cryoballoon［J］. Heart Rhythm, 2016, 13（2）：342-351.

［10］ CASADO-ARROYO R, CHIERCHIA G B, CONTE G, et al. Phrenic nerve paralysis during cryoballoon ablation for atrial fibrillation：a comparison between the first- and second-generation balloon［J］. Heart Rhythm, 2013, 10（9）：1318-1324.

［11］ OKISHIGE K, AOYAGI H, KAWAGUCHI N, et al. Novel method for earlier detection of phrenic nerve injury during cryoballoon applications for electrical isolation of pulmonary veins in patients with atrial fibrillation［J］. Heart Rhythm, 2016, 13（9）：1810-1816.

［12］ 刘铮, 贺嘉, 方丕华, 等. 房颤冷冻消融中右侧膈神经稳定起搏的方法探讨［J］. 中国心血管杂志, 2015（6）：429-433.

［13］ GHOSH J, SINGARAYAR S, KABUNGA P, et al. Subclavian vein pacing and venous pressure waveform measurement for phrenic nerve monitoring during cryoballoon ablation of atrial fibrillation［J］. Europace, 2015, 17（6）：884-890.

［14］ LINHART M, NIELSON A, ANDRIÉ R P, et al. Fluoroscopy of spontaneous breathing is more sensitive than phrenic nerve stimulation for detection of right phrenic nerve injury during cryoballoon ablation of atrial fibrillation［J］. J Cardiovasc Electrophysiol, 2014, 25（8）：859-865.

［15］ LAKHANI M, SAIFUL F, BEKHEIT S, et al. Use of intracardiac echocardiography for early detection of phrenic nerve injury during cryoballoon pulmonary vein isolation［J］. J Cardiovasc Electrophysiol, 2012, 23（8）：874-876.

［16］ FRANCESCHI F, KOUTBI L, MANCINI J, et al. Novel electromyographic monitoring technique for prevention of right phrenic nerve palsy during cryoballoon ablation［J］. Circ Arrhythm Electrophysiol, 2013, 6（6）：1109-1114.

［17］ MUGNAI G, DE ASMUNDIS C, STRÖKER E, et al. Femoral venous pressure waveform as indicator of phrenic nerve injury in the setting of second-generation cryoballoon ablation［J］. J Cardiovasc Med（Hagerstown）, 2017, 18（7）：510-517.

［18］ ROMERO J, NATALE A, LAKKIREDDY D, et al. Mapping and localization of the left phrenic nerve during left atrial appendage electrical isolation to avoid inadvertent injury in patients undergoing catheter ablation of atrial fibrillation［J］. Heart Rhythm, 2020, 17（4）：527-534.

［19］ GHOSH J, SEPAHPOUR A, CHAN K H, et al. Immediate balloon deflation for prevention of persistent phrenic nerve palsy during pulmonary vein isolation by balloon cryoablation［J］. Heart Rhythm，2013，10（5）：646-652.

［20］TOKUDA M，YAMASHITA S，SATO H，et al. Long-term course of phrenic nerve injury after cryoballoon ablation of atrial fibrillation［J］. Sci Rep，2021，11（1）：6226.

46　房颤消融胃排空障碍的预防、识别及治疗

房颤经导管射频消融治疗具有微创、术后患者恢复快、临床疗效好等优点，已成为房颤患者的首选治疗策略。由于左心房后壁毗邻食管，故房颤导管消融会导致对热较为敏感的食管组织损伤，引起多种胃肠道并发症，如心房食管瘘、胃排空障碍、食管热损伤及食管溃疡等。房颤消融术后胃排空障碍是一种以胃排空延迟为特征，但无胃机械性梗阻的疾病，因多数患者缺乏典型症状、体征，容易被临床忽视。

一、左心房与食管的解剖关系

心脏与食管均是纵隔内的重要器官。在下纵隔上部，食管在左心房后壁、主动脉右侧走行；随着食管下行，其位置逐渐移行至主动脉前方及左侧，然后穿过膈肌进入腹腔。在第6胸椎水平，食管位于左心房后方，降主动脉右前方；在第8胸椎水平，食管位于左心房后方，降主动脉前方；在第9胸椎水平，食管前方为左心室，后方为降主动脉。食管与左心房后壁及肺静脉的距离在不同个体间差异较大。解剖研究发现，在约40%的人群中，食管与左心房后壁的距离<5mm；食管距右上肺静脉最远，距其他三根肺静脉中的一根或两根的距离可以很近。左心房后壁的厚度在不同个体间也存在较大差异，后壁下部、近冠状窦处最厚，越往顶部则越薄。左心房后壁是纤维性脏层心包和厚度不均匀的纤维组织及脂肪组织。在脂肪垫内，左迷走神经分支紧邻心包壁层及左心房后壁，沿食管前壁下行，然后形成右迷走神经丛。食管周围迷走神经丛控制胃蠕动、幽门括约肌及胃窦运动，该神经丛损伤可导致急性胃功能减退和幽门痉挛。

食管与左心房的相对位置并非一直固定，食管静态成像显示，由于食管的蠕动，食管相对于左心房的位置是可变的。研究发现，即使在房颤导管消融术中，食管的位置也会因患者吞咽动作而移动；在房颤导管消融术中食管移位超过2cm的占67%，超过4cm的占4%。

二、房颤消融术后胃排空障碍的发生率

房颤消融术后胃排空障碍最早由Shah等于2005年报道，在367例房颤导管消融患者中，有4例出现胃排空障碍，其发生率为1.08%。2013年Kuwahara等在3 659例房颤消融患者中，发现11例患者因食管周围迷走神经损伤导致胃排空障碍，发病率为0.3%。Yakabe等

报道,房颤消融术后胃排空障碍的发生率高达 3.3%。不同消融能量之间比较,房颤消融术后胃排空障碍的发生率也不同。Guiot 等报道,房颤冷冻消融术后 9% 的患者出现了无症状的胃排空障碍。Aksu 等发现房颤冷冻消融术后胃排空障碍的发生率较射频消融高(10% *vs.* 2%)。

不同研究所报道的房颤消融术后胃排空障碍的发生率差别较大,可能与研究对象不同、不同研究中诊断胃排空障碍所用的方法不一、多数患者症状较轻,易被临床忽视等原因有关。Lakkireddy 等对 27 例房颤消融患者,在消融术前、术后 24 小时、术后 90 天及 180 天,均行食管测压术、胃排空试验和假喂养试验,分别评估食管、胃和小肠功能。结果发现射频消融术后 24 小时,20 例(74%)患者存在上消化道功能异常;消融术后的患者出现新发食管运动障碍、胃排空时间延迟和小肠功能异常者分别占 48%、48% 和 33%。9 例(33%)患者症状持续达 3 个月之久;所有患者在 6 个月时均恢复正常;该研究提示,如果采用更为精确的评估方法,房颤消融术后胃肠道功能异常及胃排空障碍发生率极高,值得更多关注。

三、临床表现

房颤消融术后胃排空障碍并非少见,但多数患者无典型临床症状,通常在做其他检查的过程中偶然发现。Yakabe 等报道的 14 例房颤消融术后胃排空障碍患者中,6 例(42.9%)无典型临床症状。Shah 等最早报道的 4 例患者临床表现非常相似,其特点是术后几小时至 2 天内出现腹胀和腹部不适。两名患者在 2 周内病情好转,最终完全恢复;症状出现越早者,提示胃运动功能障碍更为严重。一般而言,急性发作的胃排空延迟是其主要特征。房颤消融术后胃排空障碍患者有以下特点:症状通常出现在导管消融后 3 天内;常见的临床症状包括急性反流症状、吞咽困难、食管运动减退引起的胸痛、腹胀、早期饱腹感、体重减轻、由胃动力减低引起的顽固性恶心和呕吐等。然而,也有研究发现房颤消融术后胃排空障碍患者症状可持续达 3 个月之久。

四、可能的机制

如前所述,左心房后壁与食管紧密毗邻,食管周围迷走神经控制上消化道的运动。目前认为,造成房颤消融术后胃排空障碍的主要原因是射频消融损伤食管周围迷走神经。发生的可能机制有:①射频能量直损伤接食管:消融术中射频能量通过热传导或对流的方式经心房壁传导至食管,造成食管损伤;②食管壁缺血性损伤:射频消融能量损伤食管及周围神经丛滋养血管;③食管壁炎症反应:射频消融术后食管壁会出现炎性细胞浸润等一过性炎症反应;④机械压迫损伤食管周围迷走神经:射频消融引起食管周围纵隔组织炎症水肿、热损伤导致局部组织形成微血肿,压迫食管周围迷走神经;⑤胃酸对食管黏膜损伤:酸性胃内容物回流,可能会使食管热损伤程度进一步加重。

五、诊断

目前,对于射频消融诱导的胃排空障碍还没有明确的诊断标准。如果患者在房颤消融后出现以下症状和体征,应该诊断为胃排空障碍:①出现急性胃排空延迟的典型症状,如恶心、呕吐、餐后饱足、腹胀、便秘、胃上腹痛;②经禁食过夜后,胃肠透视和/或内镜检查发现胃功能低下;③消化科医师会诊评估后确认胃肠运动功能低下。笔者认为,对于房颤消融术后出现严重腹胀、恶心、呕吐等症状的患者,应及时行腹部 CT 或胃肠 X 线检查,以明确诊断。另外,诊断房颤消融术后胃排空障碍需要除外器质性疾病如肠梗阻、恶性肿瘤等所导致的胃肠道运动功能低下。

六、治疗

房颤消融术后胃排空障碍的治疗以内科保守治疗为主。一旦确诊胃排空障碍,所有患者应考虑予以禁食。根据患者临床症状严重程度及持续时间,建议患者禁食 2~14 天,然后逐步给予流质、低脂肪、低纤维膳食。

对于临床症状较为严重的患者,应予以促进胃肠动力的药物治疗,常用药物有红霉素和莫沙必利。红霉素可能通过与胃动素受体结合而发挥与胃动素激动剂相类似的作用。静脉注射红霉素可以增加胃肠运动,在急性胃动力低下时促进胃肠动力恢复。Kuwahara 等予以 7 例患者红霉素静脉注射(3mg/kg、1 次 /8h),6 例患者症状明显改善。莫沙必利是一种选择性 5- 羟色胺(5-HT)受体 4 激动剂,对 5-HT$_1$、5-HT$_2$、肾上腺素 $\alpha_{1/2}$ 或多巴胺 D$_2$ 受体无激动作用,可以增强人类和啮齿类动物的胃动力;它还能增强肠胆碱能神经元的乙酰胆碱释放,促进结肠蠕动和排便。当食管周围迷走神经受损时,莫沙必利可以直接激动胃 5-HT$_4$ 受体,恢复胃蠕动。甲氧氯普胺也可以用于房颤消融术后胃排空障碍的患者。上述三种药物中,莫沙必利是文献报道中使用最为广泛的药物,有助于快速恢复患者胃肠道动力。

房颤消融术后胃排空障碍患者症状通常是自限性的,经适当内科治疗,症状多于 3~6 个月后消失。对于极少数胃动力低下或幽门痉挛持续时间超过 3~6 个月的患者,可以采取介入性治疗,如向幽门括约肌注射 A 型肉毒毒素或行食管空肠造口术。

七、预防

目前还没有明确的可以避免房颤消融术中食管周围迷走神经损伤的方法,但常用于预防其他食管并发症(如心房食管瘘)的方法可能会降低房颤消融术后胃排空障碍的发生。这些方法包括:使用食管温度监测装置、避免在左心房后壁消融、使用盐水灌注消融导管、降低射频消融输出功率至 25~30W、房颤消融术前影像学评估食管与左心房后壁之间的距离、识别胃食管反流病高危患者等。

应用温度监测探头进行食管温度监测可能是降低食管损伤的策略之一,当食管温度显著升高(接近 38.5~42℃)时,停止在该部位继续消融。但监测食管管腔温度是否能预防食管并发症目前尚存在争议。根据一项涉及 3 695 例射频消融患者的临床研究发现,食管温度监测可能会降低房颤消融术后胃排空障碍的发生率。然而,另一项研究发现食管温度监测探头本身可能导致食管溃疡的形成,并推测食管温度监测探头可能作为射频导管的天线,导致食管损伤。也有作者认为,植入食管监测探头本身也可能是食管损伤的危险因素,食管前壁会被挤压在食管探头与左心房后壁之间。

尽量避免在邻近食管的左心房后壁消融,可能会减少房颤消融对食管及其周围神经丛的影响。Oikawa 等发现,环肺静脉消融附加左心房后壁隔离是房颤消融术后胃排空障碍的独立预测因子。

在房颤消融过程中使用特殊器械,使食管机械性移位,可能有助于预防房颤消融术后食管并发症,包括食管周围迷走神经损伤。也有报道,使用冷水冲洗的食管内球囊进行食管冷却、经心包入路将充满液体的球囊导管插入斜窦,使食管远离消融部位,有助于预防房颤消融术中食管热损伤的发生。

八、小结

综上所述,胃排空障碍是房颤消融术后常见的并发症之一,多数患者临床症状轻微或无症状。疑似房颤消融术后胃排空障碍的患者及时行腹部 CT 或胃肠 X 线检查有助于确诊。治疗方法以内科保守治疗为主,包括完全的肠道休息,使用止吐药和促胃肠道动力药物。大多数患者症状将在 1~3 周内完全缓解,而少数症状持续的患者可能需要额外的介入性治疗。房颤消融术中使用食管温度监测、避免不必要的左心房后壁消融以及其他食管物理性保护措施可能有助于减少该并发症。

（谭红伟）

参 考 文 献

［1］HINDRICRKS G, POTPARA T, DAGRES N, et al. 2020 ESC Guidelines for the diagnosis and management of atrial fibrillation developed in collaboration with the European Association for Cardio-Thoracic Surgery（EACTS）: The Task Force for the diagnosis and management of atrial fibrillation of the European Society of Cardiology（ESC）Developed with the special contribution of the European Heart Rhythm Association（EHRA）of the ESC［J］. Eur Heart J, 2021, 42（5）: 373-498.

［2］GARG L, GARG J, GUPTA N, et al. Gastrointestinal complications associated with catheter ablation for atrial fibrillation［J］. Int J Cardiol, 2016, 224: 424-430.

［3］KAPUR S, BARBHAIYA C, DENEKE T, et al. Esophageal Injury and Atrioesophageal Fistula Caused by Ablation for Atrial Fibrillation［J］. Circulation, 2017, 136（13）: 1247-1255.

［4］OGASAWARA N, YAMAGUCHI Y, TAKAHAMA T, et al. Radiofrequency catheter ablation-induced gastroparesis successfully treated with administration of mosapride citrate: two case reports［J］. Clin J Gastroenterol, 2020, 13（2）: 182-185.

［5］SÁNCHEZ-QUINTANA D, CABRERA J A, CLIMENT V, et al. Anatomic relations between the esophagus and left atrium and relevance for ablation of atrial fibrillation［J］. Circulation, 2005, 112（10）: 1400-1405.

［6］GOOD E, ORAL H, LEMOLA K, et al. Movement of the esophagus during left atrial catheter ablation for atrial fibrillation［J］. J Am Coll Cardiol, 2005, 46（11）: 2107-2210.

［7］SHAH D, DUMONCEAU J M, BURRI H, et al. Acute pyloric spasm and gastric hypomotility:

an extracardiac adverse effect of percutaneous radiofrequency ablation for atrial fibrillation ［J］. J Am Coll Cardiol, 2005, 46（2）: 327-330.

［8］ KUWAHARA T, TAKAHASHI A, TAKAHASHI Y, et al. Clinical characteristics and management of periesophageal vagal nerve injury complicating left atrial ablation of atrial fibrillation: lessons from eleven cases［J］. J Cardiovasc Electrophysiol, 2013, 24（8）: 847-851.

［9］ YAKABE D, FUKUYAMA Y, ARAKI M, et al. Anatomical evaluation of the esophagus using computed tomography to predict acute gastroparesis following atrial fibrillation ablation［J］. J Arrhythm, 2021, 37（5）: 1330-1336.

［10］ GUIOT A, SAVOURÉ A, GODIN B, et al. Collateral nervous damages after cryoballoon pulmonary vein isolation［J］. J Cardiovasc Electrophysiol, 2012, 23（4）: 346-351.

［11］ AKSU T, GOLCUK S, GULER T E, et al. Gastroparesis as a Complication of Atrial Fibrillation Ablation［J］. Am J Cardiol, 2015, 116（1）: 92-97.

［12］ LAKKIREDDY D, REDDY Y M, ATKINS D, et al. Effect of atrial fibrillation ablation on gastric motility: the atrial fibrillation gut study［J］. Circ Arrhythm Electrophysiol, 2015, 8（3）: 531-536.

［13］ TANABE J, SHIMIZU A, WATANABE N, et al. Severe Gastroparesis After Ablation for Atrial Fibrillation［J］. Cureus, 2020, 12（6）: e8610.

［14］ SAHA S A, TROHMAN R G. Periesophageal vagal nerve injury following catheter ablation of atrial fibrillation: A case report and review of the literature［J］. Heart Rhythm Case Rep, 2015, 1（4）: 252-256.

［15］ MÜLLER P, DIETRICH J W, HALBFASS P, et al. Higher incidence of esophageal lesions after ablation of atrial fibrillation related to the use of esophageal temperature probes［J］. Heart Rhythm, 2015, 12（7）: 1464-1469.

［16］ MIYAZAKI S, NAKAMURA H, TANIGUCHI H, et al. Gastric hypomotility after second-generation cryoballoon ablation-Unrecognized silent nerve injury after cryoballoon ablation ［J］. Heart Rhythm, 2017, 14（5）: 670-677.

［17］ OIKAWA J, FUKAYA H, WADA T, et al. Additional posterior wall isolation is associated with gastric hypomotility in catheter ablation of atrial fibrillation［J］. Int J Cardiol, 2021, 326: 103-108.

［18］ KORUTH J S, REDDY V Y, MILLER M A, et al. Mechanical esophageal displacement during catheter ablation for atrial fibrillation［J］. J Cardiovasc Electrophysiol, 2012, 23（2）: 147-154.

［19］ KUWAHARA T, TAKAHASHI A, OKUBO K, et al. Oesophageal cooling with ice water does not reduce the incidence of oesophageal lesions complicating catheter ablation of atrial fibrillation: randomized controlled study［J］. Europace, 2014, 16（6）: 834-839.

［20］ NAKAHARA S, RAMIREZ R J, BUCH E, et al. Intrapericardial balloon placement for prevention of collateral injury during catheter ablation of the left atrium in a porcine model ［J］. Heart Rhythm, 2010, 7（1）: 81-87.

4

47 房颤消融窦房结损伤的预防、识别及治疗

窦房结损伤是房颤导管消融新近关注的并发症之一，常引起窦房结功能不全（sinus node dysfunction，SND）病情严重者需进行起搏治疗。因此，如何及时识别、有效治疗和精准预防房颤导管消融所致窦房结损伤，尤为重要。

一、窦房结的解剖和血供

窦房结（sinoatrial node，SAN）是正常窦性心律的起搏位点，多位于上腔静脉和右心房交界处的外侧或前外侧象限，但其位置也常有变异（图 4-47-1）。窦房结的长轴与界沟平行，从组织学看，窦房结边界不清晰，形似月牙状，可由头部、体部、尾部及多个延伸支组成。窦房结平均长 13.5mm，宽 5.6mm，厚 1.2mm，其大小与心脏重量及右心房大小之间没有明显相关性。近年来，有研究利用缺乏 Cx43 免疫酶标记对窦房结进行免疫组化定位，结果发现窦房结的平均长度达到 29.5mm，这表明单纯基于组织学对窦房结范围进行界定可能是不

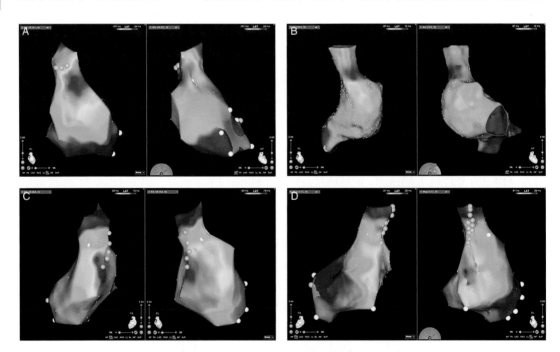

图 4-47-1 窦房结的三维电解剖定位及变异

A. CARTO 三维激动标测图显示窦房结位于上腔静脉和右心房交界处的前外侧象限；B. 窦房结位于上腔静脉内；C. 窦房结位于上腔静脉和右心房交界处偏下的后外侧象限；D. 窦房结位于中低位右心房侧壁。

AP，前后位；PA，后前位；RL，右侧位。

够准确的。窦房结和心肌组织内外膜之间的解剖关系也有一定变异,在 72% 的心脏中,窦房结更邻近心外膜,与心外膜距离为 0.1~1mm,而距离心内膜为 2.3~4.6mm;而在剩余 28% 的心脏中,窦房结更邻近心内膜,与心内膜最近距离小于 1.5mm。

窦房结动脉(sinoatrial nodal artery,SANa)是窦房结的支配动脉,同时可向 Bachmann 束、终末嵴和右心房游离壁提供血液。SANa 的解剖学变异较大,荟萃分析显示:95.5% 的 SANa 为单根血管,而两根血管和三根血管的发生率分别为 4.3% 和 0.3%;SANa 一般为冠状动脉系统的一个分支,68.0% 的 SANa 起源于右冠状动脉,其内径平均为 1.35mm,22.1% 起源于左回旋支动脉,其内径平均为 1.48mm,2.7% 起源于左前降支动脉;冠状动脉外来源的 SANa,包括来自主动脉和支气管动脉等,比较罕见;SANa 多重起源的发生率较低。SANa 的走行与上腔静脉的解剖关系变异也较大,上腔静脉后走行到达窦房结的比例为 47.1%,上腔静脉前走行、上腔静脉周走行的比例分别为 38.9% 和 14.0%。

二、房颤消融窦房结损伤的临床表现

房颤导管消融引起窦房结损伤的结局与病态窦房结综合征的表现相似,包括窦性停搏、严重的窦性心动过缓、伴有血流动力学障碍的交界性心律等,但窦房结损伤的早期部分患者可有窦性心律加速或窦性心动过速的表现。由于房颤消融引起窦房结损伤的问题仍未得到充分重视和系统性认识,不同的研究报道其发生率差异较大,可能与入选的研究人群、术中消融策略、窦房结损伤定义等相关。

Chugh 等在 2013 年较早报道了房颤导管消融窦房结损伤的现象,5 709 例房颤、房性心动过速导管消融患者中,5 例患者术后出现了急性 SND,发生率为 0.09%,包括 3 例窦性停搏和 2 例窦性心动过缓;5 例患者中 2 例患者在诊断 SND 之前于消融过程中出现窦性心动过速,另外 1 例患者有窦性心律加速的表现。Killu 等报道在 2 151 例房颤、房性心动过速导管消融患者中,8 例患者术后出现了急性 SND,发生率为 0.37%,包括 2 例窦性停搏、2 例严重的窦性心动过缓、4 例伴有血流动力学障碍的交界性心律。以上 2 项研究均包含了阵发性房颤、持续性房颤、心房扑动、房性心动过速等多种房性心律失常,而 Barra 等于 2018 年报道 896 例接受导管消融的阵发性房颤患者中,有 6 例患者术后出现了 SND,包括 5 例射频消融和 1 例为冷冻球囊消融,SND 发生率为 0.67%;其中 3 例患者于术后 24 小时内出现心悸、头晕、晕厥前兆或晕厥,诊断为急性 SND,另外 3 例患者分别于术后 7 天、15 天和 2 个月出现症状,诊断为亚急性 SND;6 例患者心电表现均为快速性房性心律失常后出现窦性停搏。Sairaku 等研究入选了 105 例长程持续性房颤患者,发现房颤导管消融术后 6.7% 的患者有 SND 表现。由于持续性房颤患者部分术前已合并病态窦房结综合征,房颤心律下,术前无法准确评估窦房结功能,因而持续性房颤导管消融引起的窦房结损伤发生率更加难以评估。

Sohns 等报道了一例 54 岁的阵发性房颤消融患者,基础窦性心律(心率 51 次/min),设定 40W 于右上肺静脉前庭前壁、顶部进行消融时,患者出现了严重的窦性心动过缓(心率 22 次/min),体表心电图无急性心肌缺血表现,随之出现缓慢的交界性逸搏心律(38 次/min),持续到手术结束;术后第 4 天患者在休息和运动时仍为交界性逸搏心律,术后第 13 天患者窦性心律恢复,但窦房结变时功能下降,在后续的随访过程中窦房结变时功能逐渐恢复,未植入永久起搏器。

房颤消融窦房结损伤也有临床表现不典型者。Hayashi 等报道了 1 例房颤导管消融术后 5 年复发的患者,术前运动时最大心率为 150 次 /min,再次导管消融术中,肺静脉电隔离后使用异丙肾上腺素,心率最快达到 130 次 /min,且诱发出与上腔静脉相关的房颤,并于房颤心律下进行了上腔静脉电隔离,消融位置在窦房结激动最早点(之前已在窦性心律下进行窦房结标测)上方 5mm,电复律后恢复窦性心律(53 次 /min),重复行右心房激动标测提示窦房结最早激动点较术前位置偏低,输注同等剂量的异丙肾上腺素后最快心率仅达110 次 /min。术后 1 周,患者日常锻炼时出现呼吸困难,12 导联心电图显示静息时窦性心律正常(心率 70 次 /min),动态心电图显示患者在锻炼时的最大心率为 110 次 /min,较术前最大心率 150 次 /min 明显降低,而且在之后长达 1 年的随访过程中,该表现无明显改善。房颤消融引起窦房结变时功能受损是窦房结损伤的不典型表现,虽然目前仅有个案报道,但其发生率可能并不低,只是尚未得到重视,而且尚未进行系统性评估。

三、房颤消融窦房结损伤的机制及预防

房颤导管消融窦房结损伤的机制较为复杂,最常见的原因为窦房结动脉消融损伤和窦房结直接消融损伤,而神经丛损伤、窦房结动脉栓塞等是否在其中发挥作用,目前尚不明确。在部分房颤患者中,基础状态下已合并病态窦房结综合征,术前未经详细评估或房颤心律下术前无法准确评估窦房结功能,导管消融术后发现 SND,并非由房颤消融引起。一项多中心回顾性研究显示,房颤行电复律患者,电复律后诊断 SND 的比例为 1.88%。

由于窦房结动脉多为单根血管,故窦房结动脉损伤可直接引起 SND。部分患者中 SANa 走行邻近左肺静脉嵴部、顶部和右上肺静脉前壁、顶部等,故肺静脉前庭消融可导致 SANa 损伤引起 SND。前述 Sohns 等报道的右上肺静脉前庭消融时出现 SND 的房颤病例,术后行心脏 MRI 提示:上腔静脉 - 心房交界处右心房前壁信号增强,提示窦房结区域水肿,考虑为右侧肺静脉前庭消融导致 SANa 损伤,进而引起窦房结缺血、水肿,随之出现 SND表现。

左心房前壁线消融是引起 SANa 损伤的常见原因。Hai 等报道的房颤消融导致急性 SND 病例,术前冠状动脉 CTA 显示 SANa 起源于左回旋支动脉,并走行于左心房前壁,术中左心房前壁消融线与其交叉,而术后冠状动脉 CTA 显示 SANa 消失,考虑 SND 最可能的机制是左心房前壁消融导致 SANa 闭塞所致。新近 Hwang 等报道,术中行左心房前壁线消融是房颤导管消融术后植入永久起搏器的独立危险因素[OR=9.37(3.03~28.9), P<0.001],其主要原因即左心房前壁线消融导致的 SANa 损伤。左心房顶部线消融同样可以引起 SANa损伤,尤其是 SANa 起源于左回旋支动脉或顶部消融线靠前时。Yokokawa 等研究显示,在74 例行左心房顶部线消融的房颤患者中,61 例达双向传导阻滞;与未达双向传导阻滞的患者相比,双向传导阻滞者 SANa 起源于左回旋支动脉比例更高(69% $vs.$ 21%, P<0.001),而左心房顶部心肌厚度、顶部线长度及顶部线形态等方面,两组间无显著差异。起源于左回旋支的 SANa 与顶部线更邻近,顶部线消融过程中 SANa 可能起着心外膜散热器的作用,为了达到顶部线的双向传导阻滞,这部分患者可能会采用扩大消融范围、增加消融能量等策略,进而导致 SANa 损伤风险升高。此外,右心房高位间隔面、右心耳基底部、游离壁二尖

瓣峡部线、Marshall静脉开口等处也可能与SANa解剖邻近,这些部位消融时同样要考虑到SANa损伤的风险。

　　除上述在肺静脉前庭、左心房前壁线、左心房顶部线等部位消融导致SANa损伤引起SND外,上腔静脉-右心房交界处消融也可因损伤SANa或者直接损伤窦房结而导致SND。Kitamura等报道了1例57岁的阵发性房颤复发患者,在上腔静脉-右心房交界处间隔面消融时出现交界性心律,诊断为SND,进一步经冠状动脉造影证实为SANa闭塞所致。Chen等报道,在132例行上腔静脉电隔离的房颤、心房扑动患者中,6例患者出现了SND(4.5%),出现窦房结损伤的消融部位均位于上腔静脉-右心房交界处的前外侧,与窦房结常见位置邻近,考虑为窦房结直接损伤所致。Killu等研究亦显示,与其他患者相比,附加上腔静脉消融的患者术后并发急性SND的风险更高(1.1% vs. 0.2%,P=0.03)。如图4-47-2所

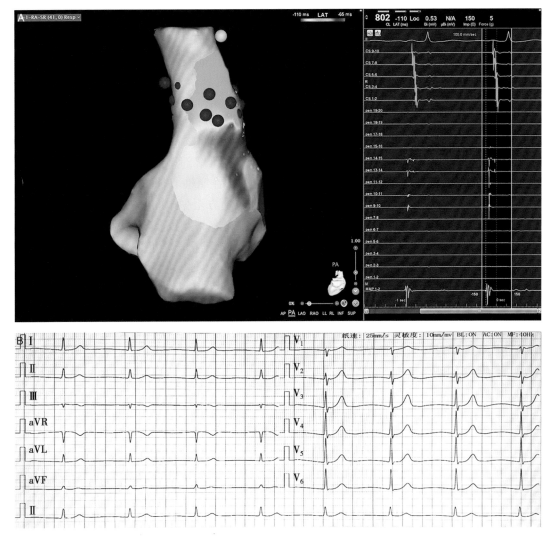

图4-47-2　上腔静脉电隔离损伤窦房结

A. CARTO三维激动标测图显示窦房结位于上腔静脉-右心房交界处的后外侧象限,上腔静脉电隔离水平位于窦房结最早激动点上方5mm左右;B. 术后12小时,患者窦性心律消失,出现交界性逸搏心律。

示,为1例73岁的女性阵发性房颤患者,三维激动标测提示窦房结位置变异,位于上腔静脉-右心房交界处的后外侧象限,上腔静脉电隔离水平位于窦房结最早激动点上方5mm左右,术中邻近窦房结消融时有窦性心律加速表现,术后12小时患者窦性心律消失,出现交界性逸搏心律伴低血压,考虑为窦房结损伤引起的SND,予异丙肾上腺素静脉滴注提升心率、甲泼尼龙静脉应用减轻窦房结水肿等处理,术后第3天患者恢复稳定的窦性心律,心率约70次/min,未植入永久起搏器。

在房颤、房性心动过速等房性心律失常导管消融手术中,术者应清晰地了解到SND也是导管消融手术的并发症之一,充分认知引起SND的具体机制,并在诊疗过程中保持警惕尤为重要。术前通过冠状动脉CTA明确SANa的起源和走行,特别是与肺静脉、左心房前壁、左心房顶部、上腔静脉等相关结构的解剖毗邻关系,充分的术前准备有助于制订合理的消融策略,有利于降低导管消融损伤SANa风险。术中应尽可能减少对左心房前壁、左心房顶部等SANa易损区域不必要的消融;易损区消融不可避免时,在平衡手术有效性的情况下,采用降低消融能量、消融时间以及接触压力等措施,也能降低SANa损伤的概率。同时,应尽可能在窦性心律下进行消融,消融时密切关注一些特殊的心电现象,如SANa易损区消融时出现窦性心动过速、窦性心动过缓、窦性停搏、交界性心律时,可能是SANa损伤的表现,应立即停止消融。

上腔静脉内消融或行上腔静脉电隔离时,同样尽量避免在非窦性心律下消融,尤其是在未明确窦房结解剖位置时;更不应该在窦房结常见解剖位置行经验性消融。由于部分窦房结最早激动点位于上腔静脉内,故单纯以造影或三维解剖重建指导上腔静脉电隔离不够精准,增加了窦房结损伤的风险。临床实践中,首选在窦性心律下,三维重建后,标测出窦房结位置,邻近窦房结区域应在窦房结最早激动点上方至少10mm进行上腔静脉节段性消融,消融位置与窦房结最早激动点距离小于10mm时容易导致窦房结的直接损伤而引起SND,远离窦房结的区域仍可在上腔静脉-右心房交界处消融。上腔静脉电隔离时,要密切关注心律、心率的变化,如邻近窦房结位置时出现窦性心动过速,应进一步提高消融位置;如出现窦性心动过缓、窦性停搏、交界性心律时,应立即停止消融。上腔静脉电隔离,一般采用节段性消融即可实现,应尽可能避免在上腔静脉-右心房交界处行环形消融。由于使用异丙肾上腺素会提升窦性心律的频率,可能导致窦房结损伤的临床表现被掩盖或削弱,因而建议在使用过异丙肾上腺素的患者中,待异丙肾上腺素完全洗脱后再进行上腔静脉电隔离,可能会更安全。

四、房颤消融窦房结损伤的治疗

房颤导管消融引起窦房结急性损伤后,随着窦房结动脉血流恢复、侧支循环的建立、窦房结缺血水肿改善等,部分患者窦房结功能会逐渐恢复正常。由于不同患者窦房结基础功能不一致,引起SND的原因和窦房结损伤可逆性程度等均不一致,故SND的可逆性尚无认可的标准。既往报道中,部分SND患者窦房结功能可在消融后数小时至2周内自行恢复,但最终需要进行永久起搏治疗的比例较高。Killu等报道的8例急性SND的患者中,所有患者均植入了临时起搏器,2例患者在观察过程中恢复窦性心律未接受永久起搏治疗,6例患者植入双腔起搏器,植入时间为术后3.5(2~6)天;术后3个月起搏器程控,心房起搏比

例 >50%。Chugh 等报道的 5 例 SND 的患者中，2 例患者及时终止消融于术中缓解，1 例患者 2 天后窦房结功能恢复，另外 2 例患者分别于术后第 6 天和第 7 天植入了双腔起搏器。Barra 等报道的 6 例 SND 患者心电表现均为快速性房性心律失常终止后出现窦性停搏，其中 1 例患者经药物治疗后快速性房性心律失常不再发作，最终 5 例患者植入双腔起搏器。

　　房颤消融所致 SND，重在预防，但一旦出现，应该积极治疗。如 SND 相关症状不明显，可继续观察，定期随访症状、心电图、动态心电图等。一旦出现症状性 SND，需要积极治疗，如使用异丙肾上腺素提升心率等措施，必要时植入临时起搏器维持生命体征。临床实践中，在决定行永久起搏治疗前，至少应该观察 72h。急性期可静脉使用激素治疗，可能有利于减轻受损窦房结的水肿，但是否能促进窦房结功能恢复，目前尚无研究支持。如表现为快慢综合征，可尝试药物治疗控制房性快速性心律失常，甚至再次行射频消融治疗，部分患者可避免永久起搏治疗。如果判断 SND 难以恢复且有起搏器植入指征者，建议行永久起搏器植入术。

（周根青）

参 考 文 献

［1］ HINDRICKS G, POTPARA T, DAGRES N, et al. 2020 ESC Guidelines for the diagnosis and management of atrial fibrillation developed in collaboration with the European Association for Cardio-Thoracic Surgery（EACTS）: The Task Force for the diagnosis and management of atrial fibrillation of the European Society of Cardiology（ESC）Developed with the special contribution of the European Heart Rhythm Association（EHRA）of the ESC［J］. Eur Heart J, 2021, 42（5）: 373-498.

［2］ SÁNCHEZ-QUINTANA D, CABRERA J A, FARRE J, et al. Sinus node revisited in the era of electroanatomical mapping and catheter ablation［J］. Heart, 2005, 91（2）: 189-194.

［3］ CHANDLER N, ASLANIDI O, BUCKLEY D, et al. Computer three-dimensional anatomical reconstruction of the human sinus node and a novel paranodal area［J］. Anat Rec（Hoboken）, 2011, 294（6）: 970-979.

［4］ VIKSE J, HENRY B M, ROY J, et al. Anatomical Variations in the Sinoatrial Nodal Artery: A Meta-Analysis and Clinical Considerations［J］. PLoS One, 2016, 11（2）: e0148331.

［5］ CHUGH A, MAKKAR A, YEN HO S, et al. Manifestations of coronary arterial injury during catheter ablation of atrial fibrillation and related arrhythmias［J］. Heart Rhythm, 2013, 10（11）: 1638-1645.

［6］ KILLU A M, FENDER E A, DESHMUKH A J, et al. Acute Sinus Node Dysfunction after Atrial Ablation: Incidence, Risk Factors, and Management［J］. Pacing Clin Electrophysiol, 2016, 39（10）: 1116-1125.

［7］ BARRA S, GOPALAN D, BARAN J, et al. Acute and sub-acute sinus node dysfunction following pulmonary vein isolation: a case series［J］. Eur Heart J Case Rep, 2018, 2（1）: ytx020.

［8］ SAIRAKU A, NAKANO Y, ODA N, et al. Prediction of sinus node dysfunction in patients with long-standing persistent atrial fibrillation using the atrial fibrillatory cycle length［J］. J

Electrocardiol, 2012, 45（2）: 141-147.

[9] SOHNS C, STAAB W, O'NEILL M, et al. Reversible sinus node injury during circumferential pulmonary vein ablation[J]. Clin Res Cardiol, 2016, 105（11）: 968-970.

[10] HAYASHI T, MIZUKAMI A, KURODA S, et al. Sinus node dysfunction characterized by reduction only in maximum heart rate during exercise after superior vena cava isolation in atrial fibrillation catheter ablation-A potential complication[J]. Heart Rhythm Case Rep, 2020, 6（4）: 206-209.

[11] DRIESSEN A H G, BERGER W R, KRUL S P J, et al. Ganglion Plexus Ablation in Advanced Atrial Fibrillation: The AFACT Study[J]. J Am Coll Cardiol, 2016, 68（11）: 1155-1165.

[12] GRÖNBERG T, NUOTIO I, NIKKINEN M, et al. Arrhythmic complications after electrical cardioversion of acute atrial fibrillation: the FinCV study[J]. Europace, 2013, 15（10）: 1432-1435.

[13] HAI J J, MULPURU S K, WILLIAMSON E E, et al. Sinus nodal dysfunction after left atrial flutter ablation: a preventable complication[J]. Circ Arrhythm Electrophysiol, 2014, 7（2）: 360-361.

[14] HWANG T H, YU H T, KIM T H, et al. Permanent Pacemaker Implantations after Catheter Ablation in Patients with Atrial Fibrillation Associated with Underlying Sinus Node Dysfunction[J]. Korean Circ J, 2020, 50（4）: 346-357.

[15] YOKOKAWA M, SUNDARAM B, ORAL H, et al. The course of the sinus node artery and its impact on achieving linear block at the left atrial roof in patients with persistent atrial fibrillation[J]. Heart Rhythm, 2012, 9（9）: 1395-1402.

[16] KITAMURA T, FUKAMIZU S, ARAI K, et al. Transient sinus node dysfunction following sinus node artery occlusion due to radiofrequency catheter ablation of the septal superior vena cava-right atrium junction[J]. J Electrocardiol, 2016, 49（1）: 18-22.

[17] CHEN G, DONG J Z, LIU X P, et al. Sinus node injury as a result of superior vena cava isolation during catheter ablation for atrial fibrillation and atrial flutter[J]. Pacing Clin Electrophysiol, 2011, 34（2）: 163-170.

[18] ONG M G, TAI C T, LIN Y J, et al. Sinus node injury as a complication of superior vena cava isolation[J]. J Cardiovasc Electrophysiol, 2005, 16（11）: 1243-1245.

[19] CHEN Y W, WANG Z, SUN L P, et al. Efficacy and safety of segmental radiofrequency ablation for isolation of the superior vena cava in patients with atrial fibrillation[J]. Zhonghua Xin Xue Guan Bing Za Zhi, 2021, 49（3）: 229-235.

[20] CALKINS H, HINDRICKS G, CAPPATO R, et al. 2017 HRS/EHRA/ECAS/APHRS/SOLAECE expert consensus statement on catheter and surgical ablation of atrial fibrillation[J]. Europace, 2018, 20（1）: e1-e160.

第五篇　房颤与血栓栓塞

1　房颤与缺血性卒中

卒中作为位居中国城乡居民第一位的死亡原因，因其高发病率、高患病率、高复发率、高致残率、高致死率和低知晓率的"五高一低"特点而成为严重危害人民群众健康的重大疾病。我国居民的生活水平在不断提高，生活方式也在逐渐改善，但卒中的发病率却未见下降，且有年轻化趋势。最新全球疾病负担研究显示，我国总体卒中终生发病风险约为39.9%，位居全球首位。

卒中包括出血性卒中和缺血性卒中，近年来缺血性卒中已成为我国最常见的卒中类型，占70%以上，因起病突然、进展迅速、救治时间窗短，更应引起全社会的重视。由心脏来源（心源性）的栓塞所造成的卒中占缺血性卒中的14%~30%，此外，隐源性卒中（占缺血性卒中的25%）的机制也以心源性栓塞为主。

房颤相关卒中（合并或不合并其他心血管疾病）占全部心源性卒中的79%以上，是最主要的心源性卒中病因。因此了解并规范针对房颤卒中的防治十分重要。

一、缺血性卒中的定义及特点

缺血性卒中指脑血管堵塞或严重狭窄，使脑血流灌注下降，进而缺血、缺氧导致脑血管供血区脑组织死亡。临床上表现为突发局灶性或弥散性的神经功能缺损，头部电子计算机断层扫描（computed tomography，CT）或磁共振成像上形成新的局灶性脑梗死病灶，24小时之后往往留有后遗症。

全球疾病负担研究数据显示，我国缺血性卒中发病率不断上升，由2005年的112/10万上升至2017年的156/10万，2017年同期我国缺血性卒中的患病率为1 981/10万（年龄标化1 470/10万）。复发率方面，中国国家卒中登记于2007—2008年对7 593例首次发生缺血性卒中的18岁及以上患者进行调查的结果显示，发病3个月、6个月和1年内卒中的复发率分别为10.9%、13.4%和14.7%。

根据目前国际公认的TOAST分型，缺血性卒中按病因分型，可分为大动脉粥样硬化型、心源性栓塞型、小血管闭塞型、其他明确病因型和原因不明型（隐源性）。房颤作为心源性卒中的最主要危险因素，因而备受关注，成为心源性卒中预防的重点。

二、房颤的缺血性卒中及其特点

在非瓣膜性房颤患者中，缺血性卒中的年发生率约为5%，其发生缺血性卒中的风险是非房颤患者的2~7倍且导致近20%的致死率及近60%的致残率，而瓣膜性房颤卒中发生率更高，是无房颤患者的17倍。

由房颤所致的心源性卒中，与脑血管等其他病因所致的缺血性卒中相比，症状更重、致残率及致死率更高且更易复发。研究结果显示，与来自颈动脉疾病的栓子相比，房颤相关缺血性卒中更严重且短暂性脑缺血发作（transient ischemic attack，TIA）的时间更长，原因可能是房颤所致的血栓体积更大。一项研究比较了2项大型试验中房颤患者和颈动脉疾病患者的脑缺血性事件，发现在房颤患者中，半球事件与视网膜事件之比为25∶1；而颈动脉疾病患者为2∶1。此外，房颤相关卒中的医疗花费也更高，约为非房颤相关卒中花费的1.5倍。

规范化抗凝治疗可以显著降低房颤相关的心源性卒中风险、改善患者预后。2017年的一项研究结果显示，1999—2014年我国房颤相关的缺血性卒中的发病率至少增长了2.5倍，其中大部分发病患者未接受抗凝治疗。值得注意的是，全球研究资料显示，无论是否进行抗凝治疗，亚裔房颤患者均较非亚裔患者更易发生缺血性卒中。

三、房颤患者缺血性卒中的评估及抗凝策略

（一）房颤的监测

对于房颤，可以通过心电图、动态心电图、心脏植入性电子装置包括起搏器、埋藏式心脏转复除颤器、心电记录仪等进行监测，新近监测手段尚包括带有心电监测功能的智能手机、手表、血压计等。对无房颤病史的窦性心律患者，在缺血性卒中发生后，指南推荐至少在最初的24小时进行心脏监测，寻找房颤或心房扑动。但短期心脏监测，例如连续遥测24小时或48小时的动态监测，不一定能发现房颤。建议对所有的隐源性缺血性卒中或隐源性TIA成人进行数周的持续心电监测。

（二）缺血性卒中的识别

《缺血性卒中基层诊疗指南（2021年）》指出，缺血性卒中的识别可以分为简易识别法、专科识别法和影像识别法。

1. **简易识别法**　包括BEFAST试验、FAST试验（面-臂-语言试验）和"卒中1-2-0"（表5-1-1），一旦经上述简易识别方法识别后怀疑卒中，应尽快启动相关诊疗。

表5-1-1　缺血性卒中的识别方法

BEFAST	FAST	卒中1-2-0
B（balance）平衡或协调能力丧失，突然行走困难	F（face）突发面瘫、口角歪斜	"1"看一张脸，出现口角歪斜
E（eye）突发视力变化，视物困难	A（arms）出现肢体无力	"2"看两只手，出现肢体无力
F（face）面部不对称，口角歪斜	S（speech）出现语言困难	"0"聆听语言，出现言语困难
A（arms）手臂无力或麻木，通常位于身体一侧	T（time）时间	
S（speech）语言困难、理解困难		
T（time）时间		

2. **专科识别法**　为神经科医师对于卒中的识别与诊断。主要由神经科医师通过神经功能缺损的判断、起病时间、危险因素、诱因、鉴别诊断五个方面进行。

3. 影像识别方法 缺血性卒中在头 CT 上显示为低信号,新的脑梗死病灶往往颜色偏灰,超早期脑梗死可表现为皮质边缘以及豆状核区灰白质分界不清。但由于 CT 的分辨力低,所以对于发病 24 小时内、小面积及脑干的脑梗死病灶显示不清楚,需行头部磁共振成像进一步证实。

(三)房颤患者缺血性卒中风险的评估

房颤患者发生缺血性卒中的风险与患者的临床特征密切相关,根据患者的临床特征对其进行危险分层是制订正确抗凝策略的依据。

1. 房颤患者缺血性卒中风险评估 非瓣膜性房颤主要根据血栓栓塞(卒中)风险评估制订抗凝治疗策略。CHA_2DS_2-VASc 评分是当前临床上最常用的非瓣膜性房颤患者卒中风险的评分系统(表 5-1-2)。CHA_2DS_2-VASc 评分≥2 分的男性或≥3 分的女性房颤患者血栓栓塞事件的年发生率会明显增高,抗凝治疗会显著降低卒中风险。近年来越来越多的研究结果也显示,CHA_2DS_2-VASc 评分≥1 分的男性或≥2 分的女性房颤患者抗凝治疗亦有较明显的临床获益,衡量获益与风险后,可考虑给予抗凝治疗。男性 0 分、女性 1 分患者为低卒中风险,不建议抗凝治疗。

表 5-1-2 CHA_2DS_2-VASc 评分系统

危险因素	评分/分
充血性心力衰竭/左心室功能障碍(C)	1
高血压(H)	1
年龄≥75 岁(A)	2
糖尿病(D)	1
卒中/TIA/血栓栓塞病史(S)	2
血管疾病(V) (既往心肌梗死、外周动脉疾病或主动脉斑块)	1
年龄 65~74 岁(A)	1
性别(女性)(Sc)	1
最高分	9

注:TIA,短暂性脑缺血发作。

在房颤相关卒中风险评估中所谓"瓣膜性房颤"是指风湿性二尖瓣狭窄、机械瓣或生物瓣置换术后 3 个月内或二尖瓣修复术后 3 个月内合并的房颤,房颤导致动脉栓塞的风险极高,具有明确的抗凝适应证,无须再进行栓塞危险因素评分。对于二尖瓣关闭不全、三尖瓣病变、主动脉瓣病变、人工生物瓣置换术 3 个月后、二尖瓣修复术 3 个月后合并房颤,上述这些瓣膜病合并房颤患者需要根据 CHA_2DS_2-VASc 评分评估血栓栓塞风险。对于肥厚型心肌病合并房颤的患者,现有研究结果提示,无论 CHA_2DS_2-VASc 评分如何,均应进行抗凝治疗。

2. 抗凝出血风险评估 抗凝治疗的一个重要不良反应就是可能导致出血并发症。因此,在抗凝开始前应对房颤患者的出血风险进行评估。易引起抗凝出血的因素包括高血压、肝肾功能损害、卒中、出血史、国际标准化比值(international normalized ratio,INR)易波动、老年（如年龄 >65 岁）、药物（如联用抗血小板或非甾体抗炎药）或嗜酒。HAS-BLED 评分是目前临床上广泛应用的评分方法,该评分用于评估房颤患者抗凝出血风险（表 5-1-3）,且已在亚洲人群队列中得到了很好的验证,如评分≤2 分为出血低风险者,评分≥3 分时提示出血风险增高。对于评分≥3 分的患者,应注意筛查并纠正增加出血风险的可逆因素,如对高血压（收缩压 >160mmHg）患者应加强血压控制,并在开始抗凝治疗后加强监测。原则上,即使是 HAS-BLED 评分较高者,也应对有抗凝适应证的患者启动抗凝治疗,但更应加强对患者的管理,并注意纠正出血风险因素。

表 5-1-3　HAS-BLED 评分系统

临床特点	评分 / 分
高血压（H）	1
肝、肾功能异常（各 1 分）（A）	1 或 2
卒中（S）	1
出血（B）	1
INR 值易波动（L）	1
年龄（>65 岁）（E）	1
药物或嗜酒（各 1 分）（D）	1 或 2
最高分	9

注:高血压定义为收缩压 >160mmHg;肝功能异常定义为慢性肝病（如肝纤维化）或胆红素 >2 倍正常上限,谷丙转氨酶 >3 倍正常上限;肾功能异常定义为慢性透析或肾移植或血清肌酐≥200μmol/L;出血指既往出血史和 / 或出血倾向;INR 值易波动指 INR 不稳定,在治疗窗内的时间 <60%;药物指合并应用抗血小板药物或非甾体抗炎药。

（四）房颤卒中预防及卒中后抗凝治疗策略

1. 房颤卒中预防抗凝策略　20 世纪中叶维生素 K 拮抗剂华法林就已经用于房颤的卒中预防,目标剂量是维持 INR 在 2.0~3.0,已成为瓣膜性房颤和非瓣膜性房颤的标准治疗。然而作为传统有效的治疗药物,因其抗凝有效强度和出血并发症之间的窗口较窄而且影响抗凝强度的因素较多,包括食物和药物等,因此需要频繁抽血监测药物 INR,及时调整华法林的用量以避免出血,因而在实际临床应用中受到了较大的限制。近年非维生素 K 拮抗剂口服抗凝药（non-vitamin K antagonist oral anticoagulant,NOAC）（包括达比加群酯、利伐沙班、阿哌沙班及艾多沙班）研发和应用,大型临床试验结果令人鼓舞。和华法林相比,NOAC 抗凝强度稳定,一般不需监测血药浓度,无须频繁调整剂量,临床预防非瓣膜性房颤相关卒中的疗效和华法林相当,而出血的不良反应却较少,安全性更佳,具有显著的临床优势。2019 年 ACC/AHA/HRS 房颤管理指南关于房颤抗凝治疗部分强调了抗凝药物尤其是 NOAC 的地位,抗血小板药物的地位则进一步降低。在亚洲人群中,NOAC 对于维生素 K 拮抗剂的优势更明显,在最新的 2021 年亚太心律学会房颤卒中预防共识指南中,NOAC 更是作为无瓣膜病房颤患者的首选推荐。房颤患者在使用 NOAC 过程中可能发生多种紧急情况,其可能性会随着服药时间延长而增加。随着特异性 NOAC 逆转剂的问世,目前口服抗凝药治疗进入了全新的 3.0 时代。一旦发生出血,特异性的逆转剂可帮助患者在最短时间内逆转抗凝作用,为 NOAC 的临床应用提供了更多的保障。

2. 房颤患者缺血性卒中后抗凝策略 缺血性卒中发生后应继续使用抗凝药。启动抗凝药物的时机则取决于梗死面积的大小和卒中的严重程度,应根据缺血的严重程度和出血转化的风险选择抗凝治疗时机。目前推荐的抗凝治疗方法是"1-3-6-12 天"原则;经多学科会诊,如患者为 TIA 合并房颤,口服抗凝药可在第 1 天开始服用。轻度卒中(美国国家卫生研究院卒中量表 NIHSS<8 分),经影像学检查除外脑出血后,再次使用抗凝药的时间是梗死后 3 天;中度卒中(NIHSS 为 8~16 分),在 6 天后可以开始抗凝治疗;重度卒中(NIHSS>16 分),在 12 天后可以开始抗凝治疗。但必须进行脑部影像学复查以排除缺血性卒中发生出血转化。

四、房颤的缺血性卒中的治疗

对于缺血性卒中急性期,应在积极监测并维持患者生命体征的基础上,尽快将疑似卒中患者转诊到有条件开展静脉溶栓和 / 或血管介入治疗的医院,以尽快进行血管再通治疗。

血管再通或血运重建治疗:

1. 静脉溶栓 静脉溶栓药物包括重组组织型纤溶酶原激活剂(包括阿替普酶和替奈普酶)、尿激酶。重组组织型纤溶酶原激活剂治疗的时间窗为 3.0~4.5 小时,尿激酶治疗的时间窗为 6 小时。房颤患者缺血性卒中溶栓治疗有效性的报道有限,目前尚无证据表明房颤病史会影响静脉溶栓药物的治疗效果。房颤相关急性缺血性卒中的面积大、预后差,这既强调溶栓的风险,也强调了其好处。

2. 管内介入治疗 包括动脉溶栓、机械取栓和血管成形术(包括球囊扩张和支架植入术)。动脉溶栓的时间窗为 6 小时,机械取栓的时间窗为 6~24 小时。

3. 其他抗栓治疗 包括抗血小板、抗凝、降纤治疗。

4. 其他治疗 还包括降脂、应用其他改善脑血液循环药物、神经保护、扩容、扩血管、高压氧、亚低温及缺血预适应治疗及中医中药治疗等。

五、左心耳封堵在房颤缺血性卒中预防中的作用

除口服抗凝药物之外,左心耳封堵也是预防房颤缺血性卒中的策略之一。研究结果显示,非瓣膜性房颤中有 90% 以上的心内血栓来源于左心耳。这为左心耳封堵可有效预防非瓣膜性房颤相关卒中提供了可靠的理论依据。研究已证实,左心耳封堵作为一种预防房颤相关卒中的有效方法,除了可有效降低卒中风险,还能降低出血事件的发生率。目前国内指南对于 CHA_2DS_2-VASc 评分 ≥2 分的非瓣膜性房颤患者,具有下列情况之一者:①不适合长期规范抗凝治疗;②长期规范抗凝治疗的基础上仍发生血栓栓塞事件;③HAS-BLED 评分 ≥3 分;将经皮左心耳封堵术作为预防血栓栓塞事件的 IIa 类推荐。

六、小结

以房颤为主的心源性疾病所致的缺血性卒中已成为我国卒中发病的重要原因之

一。但目前我国尚存在认识不足及治疗不规范等问题。随着临床研究和科学技术的不断发展，尤其是新型口服抗凝药物的问世，临床医师已越来越重视心源性卒中的防治，相关指南和诊疗标准也不断推陈出新，但尽管如此，心源性卒中的防治依然任重而道远。

（赵爽 张澍）

参 考 文 献

［1］HART R G, DIENER H C, COUTTS S B, et al. Embolic strokes of undetermined source：the case for a new clinical construct［J］. Lancet Neurol, 2014, 13（4）：429-438.

［2］PUJADAS CAPMANY R, ARBOIX A, CASAÑAS-MUÑOZ R, et al. Specific cardiac disorders in 402 consecutive patients with ischaemic cardioembolic stroke［J］. Int J Cardiol, 2004, 95（2-3）：129-134.

［3］中华医学会,中华医学会杂志社,中华医学会全科医学分会,等. 缺血性卒中基层诊疗指南（2021 年）［J］. 中华全科医师杂志, 2021, 20（9）：927-946.

［4］《中国脑卒中防治报告》编写组.《中国脑卒中防治报告 2019》概要［J］. 中国脑血管病杂志, 2020, 17（5）：272-281.

［5］LÉVY S, MAAREK M, COUMEL P, et al. Characterization of different subsets of atrial fibrillation in general practice in France：the ALFA study. The College of French Cardiologists［J］. Circulation, 1999, 99（23）：3028-3035.

［6］VAHANIAN A, ALFIERI O, ANDREOTTI F, et al. Guidelines on the management of valvular heart disease（version 2012）：the Joint Task Force on the Management of Valvular Heart Disease of the European Society of Cardiology（ESC）and the European Association for Cardio-Thoracic Surgery（EACTS）［J］. Eur J Cardiothorac Surg, 2012, 42（4）：S1-S44.

［7］ANDERSON D C, KAPPELLE L J, ELIASZIW M, et al. Occurrence of hemispheric and retinal ischemia in atrial fibrillation compared with carotid stenosis［J］. Stroke, 2002, 33（8）：1963-1967.

［8］黄从新,张澍,黄德嘉,等. 心房颤动：目前的认识和治疗建议（2018）［J］. 中华心律失常学杂志, 2018, 22（4）：279-346.

［9］JANUARY C T, WANN L S, CALKINS H, et al. 2019 AHA/ACC/HRS Focused Update of the 2014 AHA/ACC/HRS Guideline for the Management of Patients With Atrial Fibrillation：A Report of the American College of Cardiology/American Heart Association Task Force on Clinical Practice Guidelines and the Heart Rhythm Society in Collaboration With the Society of Thoracic Surgeons［J］. Circulation, 2019, 140（2）：e125-e151.

［10］国家卫生健康委员会脑卒中防治专家委员会房颤卒中防治专业委员会,中华医学会心电生理和起搏分会,中国医师协会心律学专业委员会. 中国心源性卒中防治指南（2019）［J］. 中华心律失常学杂志, 2019, 23（6）：463-484.

［11］CHAO T F, JOUNG B, TAKAHASHI Y, et al. 2021 Focused Update Consensus Guidelines of the Asia Pacific Heart Rhythm Society on Stroke Prevention in Atrial Fibrillation：Executive Summary［J］. Thromb Haemost, 2022, 122（1）：20-47.

［12］BAI Y, DENG H, SHANTSILA A, et al. Rivaroxaban Versus Dabigatran or Warfarin in

5

Real-World Studies of Stroke Prevention in Atrial Fibrillation：Systematic Review and Meta-Analysis［J］. Stroke, 2017, 48（4）: 970-976.

［13］BLACKSHEAR J L, ODELL J A. Appendage obliteration to reduce stroke in cardiac surgical patients with atrial fibrillation［J］. Ann Thorac Surg, 1996, 61（2）: 755-759.

［14］BLOCK P C, BURSTEIN S, CASALE P N, et al. Percutaneous left atrial appendage occlusion for patients in atrial fibrillation suboptimal for warfarin therapy：5-year results of the PLAATO（Percutaneous Left Atrial Appendage Transcatheter Occlusion）Study［J］. JACC Cardiovasc Interv, 2009, 2（7）: 594-600.

［15］REDDY V Y, DOSHI S K, SIEVERT H, et al. Percutaneous left atrial appendage closure for stroke prophylaxis in patients with atrial fibrillation：2.3-Year Follow-up of the PROTECT AF（Watchman Left Atrial Appendage System for Embolic Protection in Patients with Atrial Fibrillation）Trial［J］. Circulation, 2013, 127（6）: 720-729.

［16］HOLMES D R Jr, KAR S, PRICE M J, et al. Prospective randomized evaluation of the Watchman Left Atrial Appendage Closure device in patients with atrial fibrillation versus long-term warfarin therapy：the PREVAIL trial［J］. J Am Coll Cardiol, 2014, 64（1）: 1-12.

［17］REDDY V Y, SIEVERT H, HALPERIN J, et al. Percutaneous left atrial appendage closure vs warfarin for atrial fibrillation：a randomized clinical trial［J］. JAMA, 2014, 312（19）: 1988-1998.

［18］HOLMES D R Jr, DOSHI S K, KAR S, et al. Left Atrial Appendage Closure as an Alternative to Warfarin for Stroke Prevention in Atrial Fibrillation：A Patient-Level Meta-Analysis［J］. J Am Coll Cardiol, 2015, 65（24）: 2614-2623.

［19］TZIKAS A, SHAKIR S, GAFOOR S, et al. Left atrial appendage occlusion for stroke prevention in atrial fibrillation：multicentre experience with the AMPLATZER Cardiac Plug ［J］. EuroIntervention, 2016, 11（10）: 1170-1179.

［20］HUANG H, LIU Y, XU Y, et al. Percutaneous Left Atrial Appendage Closure With the LAmbre Device for Stroke Prevention in Atrial Fibrillation：A Prospective, Multicenter Clinical Study［J］. JACC Cardiovasc Interv, 2017, 10（21）: 2188-2194.

2 左心耳解剖、生理功能在卒中事件中的作用

房颤是一种常见的心律失常，是引起缺血性卒中的重要原因。尸检和超声心动图研究表明，60% 合并有风湿性心脏病的房颤患者心源性血栓来自左心耳（left atrial appendage, LAA），而非瓣膜性房颤患者中 90% 以上的血栓来源于 LAA。因此，LAA 与心源性卒中关系十分密切。LAA 位于左上肺静脉与左心室游离壁之间，基底部靠近冠状动脉左回旋支主干，后上方与左上肺静脉毗邻。鸡翅型 LAA 房颤患者栓塞事件较少，菜花型 LAA 是卒中的独立预测因素，此外，LAA 深度越深，非瓣膜性房颤患者发生卒中及短暂性脑缺血发作

（transient ischemic attack，TIA）的风险越高。LAA 有内分泌功能，LAA 是分泌钠尿肽（atrial natriuretic peptide，ANP）及脑钠肽（brain natriuretic peptide，BNP）的主要部位之一。此外，LAA 还具有收缩功能以及调节功能。LAA 不仅具有独立于左心房的功能，而且对缓解左心房压力，在保证左心室充盈中起着重要作用。窦性心律时，LAA 因具有正常收缩能力而很少形成血栓，房颤状态下 LAA 流速明显降低，血栓风险显著增加。另外，LAA 自身的形态特点及其内的肌小梁凹凸不平，易使血流流速减慢并易产生漩涡，也是促使血栓形成的条件。因此，了解 LAA 的解剖结构及其周边结构的解剖标志和形态，了解 LAA 的生理功能，对于降低心源性卒中事件十分重要。

一、LAA 的解剖结构

LAA 位于左上肺静脉与左心室游离壁之间，基底部靠近冠状动脉回旋支主干，后上方与左上肺静脉毗邻。LAA 形成于妊娠第 3 周，并在胎儿时期承担左心房的功能。LAA 在胚胎时期由冠状窦来源的心肌成分逐渐缩小并包绕原始心房而成，呈狭长、弯曲的管状形态，有一狭窄的尖顶部。与发育成熟的左心房不同，LAA 内有丰富的梳状肌和肌小梁。LAA 分为 3 个部分，即口部、颈部以及体部。LAA 是一个复杂和变异比较大的结构，但它的基本组成部分可以分为口、颈和体。开口连接左心房（left atrial，LA）与 LAA，并倾向于与二尖瓣环形成一个倾斜的角度。口的上和后边界一般由脊状褶皱清楚地划定，将开口从左上肺静脉（left superior pulmonary vein，LSPV）分离，而前部和下侧边界还不太清楚。心耳颈部通常是 LAA 最窄的部分，该区域通常位于左回旋支（left circumflex，LCX）的上面。在 LAA 开口和颈部之间的距离有很大的解剖变异。LAA 的体部是多叶的，个体差异非常大，耳叶的数量也不尽相同，其中，两叶最为常见（54%），其次是三叶（23%），一叶约占 20%，而四叶最少，约为 3%，LAA 的分叶与年龄、性别无关。LAA 往往有一个或几个弯的指状分叶，解剖学研究证实 LAA 80% 是多叶的（两个或两个以上的叶）。LAA 的尖端通常指向下方，并与左前降支平行。但有时，它可指向后方或心包横窦。据房颤患者的计算机断层扫描（computed tomography，CT）和磁共振成像分析，LAA 形态分为鸡翅型（48%）、仙人掌型（30%）、风向标型（19%）和菜花型（3%）。

LAA 位于许多重要的血管结构附近。在 LAA 开口的下方，LCX 和心脏大静脉位于左房室沟内。LCX 与 LAA 开口的位置平面非常接近，有时甚至直接接触。心大静脉最初起源于心室间静脉，走行于 LA 后下方，进入左房室沟。左前降支与 LAA 口也有密切的关系，在 46% 的病例中，两者的距离小于 10mm。

LSPV 紧邻 LAA 的后方，而且其前壁的一部分与 LAA 的后壁相交，LAA 开口的边缘与 LSPV 之间的平均距离为（11.1±4.1）mm。此外，左上腔静脉在胎儿期间产生 LAA 和 LSPV 之间的凹陷，Marshall 韧带（左上腔静脉的残余）位于此凹陷内。这个凹陷形成了左外侧心内膜嵴，并且划定了 LAA 和左侧肺静脉开口间的一个物理边界。因此，在制订封堵术计划时应仔细考虑 LAA 周围的脉管系统。左侧膈神经沿外侧纵隔，从胸廓上口向膈肌走行。在 59% 和 23% 的个体中，分别靠近 LAA 尖端或朝向 LAA 颈部的顶部。二尖瓣位于 LAA 开口的下方，前庭位于二者之间。由于其与 LAA 口（约 11mm）的距离较短，二尖瓣可能会受到过大或错位的封堵装置的损坏或压缩的风险。

在组织学层面,重叠的心肌混合交叉于 LAA 的心内膜层和心外膜层的各个方向。三个主要的肌束组成肌体结构。心外膜下,Bachmann 束在 LAA 颈部周围分叉,在 2 个心房之间形成桥接道。隔心房束与来自肺静脉肌袖以及 LAA 的顶和前壁的肌细胞融合。最后,形成心房内膜的一部分隔心房束分裂成接近闭合的带到 LAA 开口,并进入心耳腔内参与梳状肌的小梁形成。在这些肌束之间,LAA 壁厚度可变,甚至像纸一样薄。与左心房的其他部位不同,LAA 内膜面由一系列刚性的梳状肌肉组成螺旋状,最终形成小梁状的外观特征。一般而言,LAA 中的小梁较右心耳小。在超声心动图研究中,较大的梳状肌是常见的,有时可能被误认为是血栓。此外,广泛的肌小梁可能与房颤患者血栓栓塞风险增加有关。

LAA 开口通常呈椭圆形或不规则形,有研究用心脏 CT 成像技术将 LAA 开口形状分为 5 大类:①椭圆形(68.9%);②足状(10%);③三角形(7.7%);④水滴样(7.7%);⑤圆形(5.7%)。开口的平均长径和短径分别为 17.4mm 和 10.9mm;设备和测量的尺寸轴不同,这些数值会发生明显的变化。从目前已有的数据来看,LAA 的大小与房颤之间的关系仍是一个有争议的问题。除了 LAA 开口尺寸外,更大的 LAA 体积与房颤发作和血栓形成也密切相关。

二、LAA 的生理功能

虽然以前 LAA 被认为是心脏的残余部分,但越来越多的研究已经发现 LAA 的生理功能。LAA 是分泌 ANP 以及 BNP 的主要部位之一。当心房壁压力增加时,LAA 是 ANP 以及 BNP 产生的主要来源,其可调节主要适应性反应,降低循环血量。有研究表明,心外膜切除或结扎 LAA 显著影响了机体的血流动力学以及神经激素水平,LAA 封堵术对 ANP 以及 BNP 等激素水平影响不大。此外,LAA 具有收缩功能以及调节功能。LAA 对左心房内压力及容量具有重要的调节作用。一方面,在心室收缩期,LAA 可起到储存血液的功能;另一方面,在舒张早期,可导流肺静脉血液至左心室,在舒张末期,LAA 的收缩性可增加左心室充盈。相对于左心房,LAA 腔的顺应性提高使得允许它在左心房压力或容量过载的条件下起到蓄水池样的缓冲作用。研究表明,LAA 暂时排空后可增加左房舒张末压,而房颤状态下,LAA 收缩功能以及顺应性显著下降,左心室充盈能力降低,血液流速降低。目前检测 LAA 壁运动可通过组织多普勒、多普勒组织速度成像、应变率成像以及斑点追踪成像技术等检查获得。有些研究还显示,LAA 是心脏祖细胞的储存器,这些心脏祖细胞在成年期间仍保持较大的数量,这表明 LAA 可能在人类心脏再生中发挥着重要作用。

三、LAA 的解剖结构、生理功能在卒中事件中的作用

LAA 的解剖结构对预后及指导治疗有重要临床意义,研究表明鸡翅型 LAA 房颤患者栓塞事件较少,菜花型 LAA 是卒中的独立预测因素。据报道,有 10%~15% 的成人 LAA 形态存在异常,如 LA 前壁和 LA 峡部菜花状附件。这些形态异常可能是不明原因脑栓塞的栓子来源。最近的研究证实,经 CT 检测到的 LAA 形态和肌小梁量与无症状性脑缺血发

生率相关,可作为房颤患者血栓栓塞风险的新指标。具有广泛肌小梁的菜花型 LAA 患者,无症状性脑缺血发生比例更高。导管消融术前卒中或者 TIA 发生率在 LAA 呈鸡翅型患者仅为 4%,而在仙人掌型、风向标型和菜花型患者分别高达 12%、10% 和 18%。在 CHASD$_2$ 评分为 0~1 分的患者中,LAA 呈非鸡翅型者卒中风险显著高于 LAA 呈鸡翅型者(4.6% *vs.* 0.7%)。国内研究也显示,中国房颤患者 LAA 约半数为鸡翅型,且非鸡翅型 LAA 是房颤患者卒中的独立预测因子。有研究显示,对低 CHADS$_2$ 评分的非瓣膜性房颤患者进行了 LAA 解剖学特征与卒中危险分层相关性的分析,发现左心房大小,LAA 血流速度,左心室功能及血清脑钠肽水平等均不能预测卒中风险,而菜花型 LAA 是低 CHADS$_2$ 评分的非瓣膜性房颤患者发生卒中的独立预测因子。此外,研究还显示,LAA 形态与房颤患者无症状脑缺血负荷密切相关:菜花型 LAA 患者无症状脑缺血负荷最高。因此,LAA 的形态与血栓栓塞的发生有密切关系。还有文献研究了 LAA 深度与卒中的关系发现,LAA 深度越深,非瓣膜性房颤患者发生卒中及 TIA 的风险越高。

LAA 不仅具有独立于左心房体部的功能,而且对缓解左心房压力,保证左心室充盈起重要作用。窦性心律时,LAA 因具有正常收缩能力而很少形成血栓,经食管超声检查呈现特征性血流频谱,即向上的挂空波由 LAA 主动收缩产生,其后的充盈波则由 LAA 弹性回缩或当房室间压力阶差消失时肺静脉充盈左心房及 LAA 所致。房颤时这种特征性频谱曲线消失,血流呈不规则的锯齿样改变,且其血流速度明显降低。病理状态下左心房压力增高时,左心房及 LAA 均通过增大内径及加强主动收缩力来缓解左心房压力,保证左心室足够的血液充盈。然而,LAA 容积与房颤患者卒中密切相关,LAA 容积越大,血栓栓塞风险越高。此外,随着左心房的增大,LAA 血流速度降低,排空和充盈时间缩短,易于血栓形成,窦性心律患者或正常 LAA 形态大多呈樱形,少数呈三角形。房颤时,LAA 入口明显增宽,血液在 LAA 淤积,进而形成血栓。研究显示,房颤患者 LAA 口部增大,呈球形或半球形改变,且失去有效的规律收缩,心耳壁的内向运动难以引起足够的 LAA 排空,导致 LAA 血流速度降低,且 LAA 口部增大和血流速度降低是卒中的独立预测因子。还有研究发现,LAA 收缩能力降低与房颤患者血栓形成有关,LAA 主动排空分数 <20% 是房颤患者血栓形成的独立预测因子,即使低危卒中风险的房颤患者也应接受抗凝治疗,以避免栓塞事件。另外,LAA 自身的形态特点及其内的肌小梁凹凸不平,易使血流产生漩涡和流速减慢,也是促使血栓形成的条件。房颤患者 LAA 内的血栓形成主要包括自发性显像、泥浆样改变及血栓形成三个阶段,研究发现,在这一过程中,左心耳结构不同程度增大,血流速度及各壁运动速度均降低,血栓形成的危险性逐渐增加,而且随 LAA 不断增大,其充盈及排空速度逐渐降低,提示 LAA 结构与功能变化呈线性负相关,LAA 口部增大以及血流速度降低是卒中的独立预测因子,有研究显示,LAA 血流速度 <37.0cm/s,LAA 开口越大,其卒中风险越高。

四、小结

房颤是临床上最常见的心律失常之一,在所有人群中房颤的发生率为 0.4%~1%,随着年龄的增长,其在 80 岁以上的人群增加到 8% 以上。在房颤状态下,由于 LAA 收缩性降低,血液易于淤滞在 LAA,导致 LAA 内血栓形成风险显著增加,在选择心脏电复律以及导

5

管消融、LAA 封堵手术之前选择最佳成像技术来识别评估房颤患者 LAA 内有无血栓形成十分重要。窦性心律下 LAA 具有重要的收缩功能、调节作用。LAA 体部分为风向标型、鸡翅型、菜花型、仙人掌型，可作为抗凝治疗的重要参考。解剖上菜花型、多分叶、大开口，高深度、大容积、慢流速等均为房颤患者发生卒中事件的独立预测因素。LAA 是一个很小但是非常复杂的结构，但对于心血管内科医师特别是电生理专业的医师，了解 LAA 的解剖、生理功能，对于 LAA 封堵，选择合适的封堵器类型及尺寸，选择个体化的治疗方案，对于卒中的预防十分重要。

（黄　鹤）

参 考 文 献

[1] KARIM N, HO S Y, NICOL E, et al. The left atrial appendage in humans：structure, physiology, and pathogenesis[J]. Europace, 2020, 22(1)：5-18.

[2] DELGADO V, DI BIASE L, LEUNG M, et al. Structure and Function of the Left Atrium and Left Atrial Appendage：AF and Stroke Implications[J]. J Am Coll Cardiol, 2017, 70(25)：3157-3172.

[3] TAN N Y, YASIN O Z, SUGRUE A, et al. Anatomy and Physiologic Roles of the Left Atrial Appendage：Implications for Endocardial and Epicardial Device Closure[J]. Interv Cardiol Clin, 2018, 7(2)：185-199.

[4] VOSKOBOINIK A, LEE R J. Anatomic Considerations for Epicardial and Endocardial Left Atrial Appendage Closure[J]. Card Electrophysiol Clin, 2020, 12(1)：39-45.

[5] KOTALCZYK A, MAZUREK M, KALARUS Z, et al. Stroke prevention strategies in high-risk patients with atrial fibrillation[J]. Nat Rev Cardiol, 2021, 18(4)：276-290.

[6] MURTAZA G, YARLAGADDA B, AKELLA K, et al. Role of the Left Atrial Appendage in Systemic Homeostasis, Arrhythmogenesis, and Beyond[J]. Card Electrophysiol Clin, 2020, 12(1)：21-28.

[7] PATTI G, PENGO V, MARCUCCI R, et al. The left atrial appendage：from embryology to prevention of thromboembolism[J]. Eur Heart J, 2017, 38(12)：877-887.

[8] RASHID H N, LAYLAND J. Modification of the left atrial appendage and its role in stroke risk reduction with non-valvular atrial fibrillation[J]. Int J Cardiol Heart Vasc, 2020, 32：100688.

[9] JANUARY C T, WANN L S, CALKINS H, et al. 2019 AHA/ACC/HRS Focused Update of the 2014 AHA/ACC/HRS Guideline for the Management of Patients With Atrial Fibrillation：A Report of the American College of Cardiology/American Heart Association Task Force on Clinical Practice Guidelines and the Heart Rhythm Society in Collaboration With the Society of Thoracic Surgeons[J]. Circulation, 2019, 140(2)：e125-e151.

[10] LIP G Y H, COLLET J P, HAUDE M, et al. 2018 Joint European consensus document on the management of antithrombotic therapy in atrial fibrillation patients presenting with acute coronary syndrome and/or undergoing percutaneous cardiovascular interventions：a joint consensus document of the European Heart Rhythm Association（ EHRA ）, European

Society of Cardiology Working Group on Thrombosis, European Association of Percutaneous Cardiovascular Interventions（EAPCI）, and European Association of Acute Cardiac Care（ACCA）endorsed by the Heart Rhythm Society（HRS）, Asia-Pacific Heart Rhythm Society（APHRS）, Latin America Heart Rhythm Society（LAHRS）, and Cardiac Arrhythmia Society of Southern Africa（CASSA）[J]. Europace, 2019, 21（2）: 192-193.

3　房颤心腔内血栓形成的超声影像学评估

作为临床上最常见的心律失常之一,房颤占所有心律失常患者的 1/3,其发生率随年龄增长而增加,在人群中的发病率为 0.4%,在 80 岁以上的人群中,发病率达 9%。据估计,在美国,房颤的患病率将从 2010 年的 520 万例增加到 2030 年的 1 210 万例,从 40 岁开始,每 4 个人中就有 1 人患房颤。卒中和全身性血栓栓塞是房颤的主要并发症。房颤患者的卒中发生率是无房颤患者的 4~5 倍。房颤引起的卒中被定义为心源性栓塞卒中,一旦发生,通常会导致死亡（高达 20%）或残疾（约 60%）,严重降低患者的生活质量。因此早期、准确地对房颤心腔内血栓形成进行评估尤为重要。常规的经胸超声心动图（transthoracic echocardiography, TTE）和经食管超声心动图（transesophageal echocardiography, TEE）在评估房颤患者心腔内血栓形成方面各有优势,已广泛应用于临床。近年来心脏声学造影（contrast echocardiography, CE）及心腔内超声心动图（intracardiac echocardiography, ICE）在血栓形成评估方面的作用逐渐被大家重视,越来越多地应用于临床。

一、TTE

心房由固有房腔及其附属的心耳构成,准确评价心房大小和功能能够为临床对房颤的诊断和治疗提供重要信息,排除心房和心耳内血栓,特别是左心耳（left atrial appendage, LAA）内血栓是安全复律的前提。每一位房颤患者均应行 TTE, TTE 可以全面评价心脏的解剖和功能,有助于确定房颤的类型,并可以识别有血栓形成高风险的患者。首先, TTE 对于瓣膜病性房颤的诊断是必要的,瓣膜病性房颤以存在中 - 重度二尖瓣狭窄或人工瓣膜置换为标准,诊断后必须进行抗凝治疗。其次,在 CHA_2DS_2-VASc 评分中,左室射血分数（left ventricular ejection fraction, LVEF）正常的房颤患者其 LAA 血栓形成的风险较低,而 LVEF≤40% 被认为是射血分数降低的心力衰竭（heart failure with reduced ejection fraction, HFrEF）的诊断标准,其血栓形成风险较高。因此, LVEF 是评估心脏复律前卒中和 LAA 血栓的风险指标, TTE 可以对心脏进行包括 LVEF 在内的总体评估。最后,左心房（left atrial, LA）的前后径以往被认为是评估 LA 大小的“金标准”。有研究通过 M 型超声心动图测量房颤患者 LA 前后径,发现男性人群中 LA 前

5

后径每增加 10mm,相关的卒中风险将增加 2.4 倍,女性增加 1.4 倍,这与计算机断层扫描(computed tomography,CT)检查结果相一致。所以,评估 LA 大小是评估 LA 血栓形成风险和心律控制成功的基础。然而,近年来越来越多的证据表明,相对于 LA 前后径,左心房容积指数(left atrial volume index,LAVI)是预测 LA 血栓形成更有价值的指标,房颤患者当 LAVI>40ml/m² 时,诊断 LA 扩大。有学者提出当 LVEF/LAVI<1.5 时,预测 LAA 血栓存在的敏感性为 100%(图 5-3-1)。TTE 确定心腔内可疑血栓形成的第一步是确定超声心动图所见血栓不是超声伪像,也不是正常结构及正常变异。伪像的形成与电子干扰、超声探头的固有特性或各种影响反射超声波信号成像的物理因素相关。在心室内,正常肌小梁、异常肌小梁或腱索、肌束或乳头肌等均可被误认为血栓。在心房内,腔静脉入口处的正常嵴、正常肌小梁等均可被误认为血栓,因此需要仔细甄别。

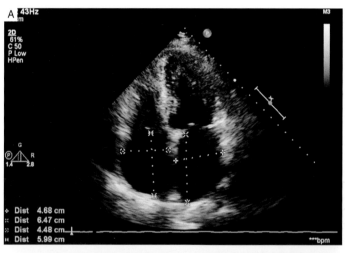

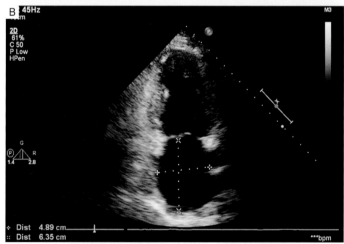

图 5-3-1　不同切面下的 LA 扩大影像

A. 四腔心切面;B. 两腔心切面。

二、TEE

文献报道,LAA 是 LA 最易形成血栓的部位,超过 90% 的血栓是在这个解剖结构中形成的。常规 TTE 往往无法发现 LAA 内的血栓,此时 TEE 有着明显的优势。TEE 是一种详细评估 LAA 解剖和功能的诊断方法,是目前敏感性和特异性最强的用于检测心腔内血栓的技术,被认为是识别或排除 LA 血栓,特别是 LAA 血栓形成的"金标准"。TEE 检查时,血栓显示为形状不规则、不活动、层积状的回声团块,通常附着在 LA 后壁或者 LAA,较少在侧壁上,基底部较宽,附着面大,游离面小,心脏收缩与舒张时形状几乎无改变。血栓数目可以为一个或多个。游离漂浮的球状血栓非常少见,可能是从 LA 壁上脱落下来而形成,可引起左房室瓣口梗阻甚至猝死。机化的血栓反射较强,且由于其常常经多次沉积形成,机化程度不一,故可呈多层样改变。新近形成的血栓回声强度较低,有时中心回声细弱而周边回声较强,形成包膜样结构。新鲜血栓是可逆的,经溶栓或抗凝治疗后可消退或缩小(图 5-3-2)。

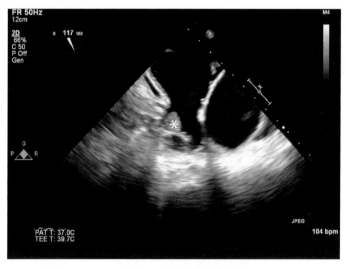

图 5-3-2　LAA 内血栓形成

* 血栓。

　　TEE 还可以识别与血栓形成高风险相关的征象,比如 LAA 排空速度减低(<40cm/s,图 5-3-3)、心腔内自发性显影(spontaneous echo contrast,SEC)和主动脉粥样硬化。心腔内 SEC 是超声心动图(包括 TTE 和 TEE)看到的血流淤滞,在超声观察下是一种漩涡状或云雾状低回声影,其形成大多由于血流速度减慢,剪切应力减小,从而导致纤维蛋白原介导的红细胞聚集和体积变大,当接近或超过超声的波长时,便能在超声通过时表现为烟雾状的回声。根据回声的强度和分布范围分为:0 级,无 SEC 现象;1 级,轻度 SEC,增加增益才可观察到轻度的云雾状回声;2 级,轻到中度 SEC,云雾状回声较强,不增加增益便可观察到;3 级,中度 SEC,在整个心动周期中都可观察到云雾状回声;4 级,重度 SEC,可观察到非常缓慢的回旋状活动,云雾状回声增强;淤泥,看起来比 SEC 更密实,但较血栓略不密实,被认为是 SEC 与血栓形成之间的一个阶段(图 5-3-4)。

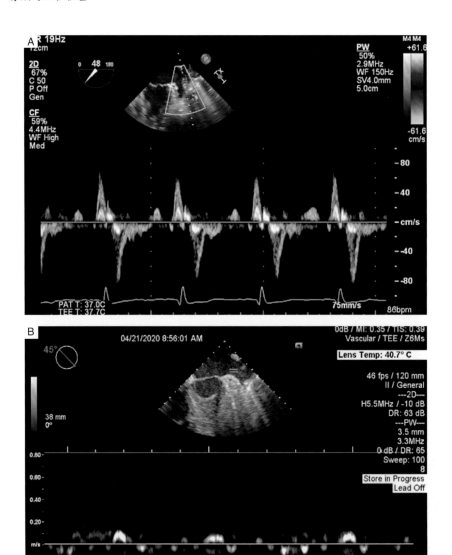

图 5-3-3　LAA 排空速度频谱

A. 非房颤患者 LAA 排空速度频谱；B. 房颤患者 LAA 排空速度减低频谱。

TEE 还可以评估 LAA 的机械功能，脉冲波多普勒取样容积放置在 LAA 开口下方 1cm 处，LAA 排空速度 <20cm/s 与 SEC 和 LAA 血栓形成密切相关。现代多平面 TEE 能够对 LAA 血栓或其他潜在的心内栓塞源进行多角度的视觉评估（图 5-3-5）。此外，对于超声发现血栓形成的患者，在心脏复律之前，应在抗凝 3~4 周后再次行 TEE 进行评估。尽管传统的二维 TEE 检测血栓的灵敏度很高，但仍存在一些潜在的局限性。TEE 可能会漏诊直径 <2mm 的血栓，这些血栓具有较高的栓塞风险。此外，LAA 具有复杂且高度可变的三维形态，特别是当出现梳状肌、多叶附体形态、SEC 或来自 Coumadin 脊的声影，可能会被误认为血栓，这使得仅

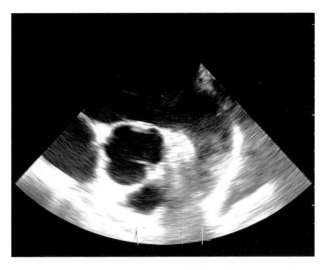

图 5-3-4　LAA 重度自发显影

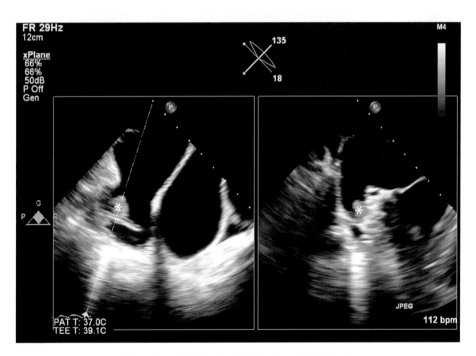

图 5-3-5　多切面 TEE 显示 LAA 内血栓形成

* 血栓。

通过二维 TEE 评估 LAA 非常困难。三维 TEE 克服了二维 TEE 成像的一些局限性,通过实时三维 TEE 可以更全面、精准地评估 LAA(特别是复杂的多叶性形态),并可以更直观地描述心脏周围的解剖标志。Squara 等学者提出,在经过细致的二维 TEE 检查之后,LAA 血栓的诊断仍然模棱两可时,建议行三维 TEE。此外,随着经皮 LAA 封堵术的广泛推广和操作人员在三维成像方面经验的积累,三维 TEE 在 LAA 血栓形成诊断方面的应用将越来越广泛(图 5-3-6)。

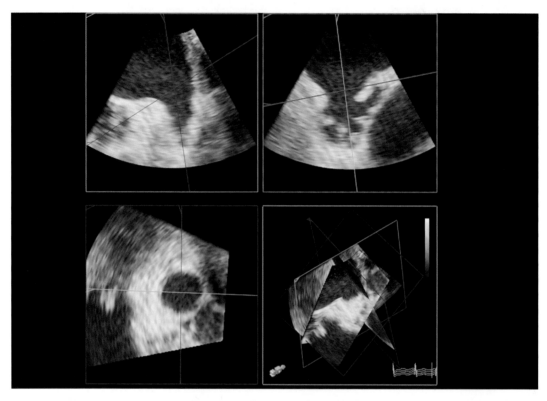

图 5-3-6　三维 TEE 评估 LAA 形态

三、CE

近年来 CE 广泛应用于临床,它可以提高图像质量,更准确地评估左心室的结构和功能,也可以用于 LAA 内可疑血栓的患者。对于一些存在超声伪像,特别是那些血流淤滞、冠状动脉 CT 提示 LAA 内可疑血栓或者是血栓形成前期的患者,血栓与伪像的鉴别在心脏复律患者术前 TEE 检查中尤为重要,TEE 结合 CE 具有独到优势,可以显著提高作为"金标准"的二维 TEE 的敏感性。心脏超声造影时,心腔显影能更清晰地显示血栓,表现为心腔内"充盈缺损"。一项 100 例房颤患者接受 TEE 检查的前瞻性研究表明,TEE 结合 CE 能够更好地识别 LAA 的充盈缺损与伪像,从而提高心脏复律术前排除血栓的可信度。因此认为,在计划进行心脏复律的房颤患者中,结合 CE 有助于优化 TEE 成像,排除 LA 血栓,并可能降低栓塞不良事件的发生率(图 5-3-7)。但是对于极个别 LAA 收缩功能非常差的患者,二维 TEE 无法清晰显示 LAA 远端结构,CE 也存在 LAA 远端对比剂不能充填的情况,这时很难鉴别是否存在血栓。原因同前CE 在勾画血栓的轮廓、明确血栓的疏松和致密、确定基底与左心室壁连接的紧密性方面起着重要作用。CE 不仅有助于血栓的诊断,而且可以确定血栓的危险性。新近形成的血栓通常具有较高的流动性,突入心室腔内,而陈旧的血栓往往表面光滑,通常无活动度。

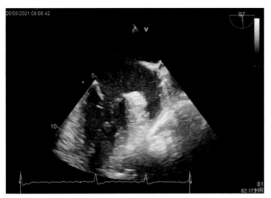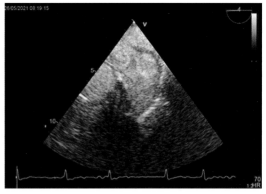

图 5-3-7　CE 排除 LAA 内可疑血栓形成

四、ICE

ICE 是超声医学领域内一项新的心血管系统介入性检查与监测技术,目前临床上在心脏病的诊断和治疗中应用日益广泛,当 TEE 是禁忌证或无法行 TEE 时,可考虑行 ICE。在 X 线引导下,经股静脉置入 8~10Fr 导管,进入右心腔造影,LAA 可以通过右心室流出道和肺动脉间接显示。虽然 ICE 对血栓检测的敏感度低于 TEE,但它可以作为一种补充方法,特别是当 TEE 检测结果模棱两可,需要进一步评估时。然而,考虑到它的有创性,ICE 在临床上主要是在导管室进行。

五、与其他影像技术的比较

与 CT、磁共振成像(magnetic resonance imaging, MRI)和正电子发射断层扫描(positron emission tomography-computed tomography, PET-CT)相比,超声心动图可以动态评估心腔内血栓,因此既可以评估血栓的解剖范围,也可以评估其血流动力学特征。同时超声心动图具备无辐射、廉价及便捷等优势,必要时可应用于床旁。超声心动图的劣势包括图像受患者成像条件及体位影响,较 CT、MRI 及 PET-CT 相对视角窄小,存在误将超声伪像当作血栓的可能性。

超声心动图在房颤心腔内血栓形成的评估方面起着重要作用。在常规 TTE 的基础上,结合 TEE、CE 和 ICE 可以更准确、全面地对心腔内血栓形成进行评估。综合应用以上各种技术能够为临床提供丰富的可视化信息,从而指导临床早期进行干预治疗以预防或减少血栓相关并发症的发生。

（陈娜　孙巧冰　丛涛）

参 考 文 献

［1］COLILLA S, CROW A, PETKUN W, et al. Estimates of current and future incidence and prevalence of atrial fibrillation in the U.S. adult population［J］. Am J Cardiol, 2013, 112（8）:

1142-1147.

［2］LLOYD-JONES D M, WANG T J, LEIP E P, et al. Lifetime risk for development of atrial fibrillation: the Framingham Heart Study［J］. Circulation, 2004, 110（9）: 1042-1046.

［3］FREEDMAN B, POTPARA T S, LIP G Y. Stroke prevention in atrial fibrillation［J］. Lancet, 2016, 388: 806-817.

［4］GLADSTONE D J, BUI E, FANG J, et al. Potentially preventable strokes in high-risk patients with atrial fibrillation who are not adequately anticoagulated［J］. Stroke, 2009, 40: 235-240.

［5］KIRCHHOF P, BENUSSI S, KOTECHA D, et al. 2016 ESC guidelines for the management of atrial fibrillation developed in collaboration with EACTS［J］. Europace, 2016, 18: 1609-1678.

［6］THERESA M, MARCO M, MARIANNA A, et al. 2021 ESC Guidelines for the diagnosis and treatment of acute and chronic heart failure［J］. Eur Heart J, 2021, 42（36）: 3599-3726.

［7］AYIRALA S, KUMAR S, O'SULLIVAN D M, et al. Echocardiographic predictors of left atrial appendage thrombus formation［J］. J Am Soc Echocardiogr, 2011, 24: 499-505.

［8］LIP G Y, NIEUWLAAT R, PISTERS R, et al. Refining clinical risk stratification for predicting stroke and thromboembolism in atrial fibrillation using a novel risk factor-based approach: The euro heart survey on atrial fibrillation［J］. Chest, 2010, 137: 263-272.

［9］ANSELMINO M, GILI S, CASTAGNO D, et al. Do left atrial appendage morphology and function help predict thromboembolic risk in atrial fibrillation?［J］. J Carsiovasc Med, 2016, 17（3）: 169-176.

［10］LEE J M, SHIM J, UHM J S, et al. Impact of increased orifice size and decreased flow velocity of left atrial appendage on stroke in nonvalvular atrial fibrillation［J］. Am J Cardiol, 2014, 113（6）: 963-969.

［11］BURKERT P, CARSTEN T, RUDOLF A B, et al. How to diagnose heart failure with preserved ejection fraction: the HFA-PEFF diagnostic algorithm: a consensus recommendation from the Heart Failure Association（HFA）of the European Society of Cardiology（ESC）［J］. Eur Heart J, 2019, 40（40）: 3297-3317.

［12］DOUKKY R, KHANDELWAL A, GARCIA-SAYAN E, et al. External validation of a novel transthoracic echocardiographic tool in predicting left atrial appendage thrombus formation in patients with nonvalvular atrial fibrillation［J］. Eur Heart J Cardiovasc Imaging, 2013, 14: 876-881.

［13］SCHOTTEN U, VERHEULE S, KIRCHHOF P, et al. Pathophysiological mechanisms of atrial fibrillation: A translational appraisal［J］. Physiol Rev, 2011, 91: 265-325.

［14］OPREA A D, NOTO C J, HALASZYNSKI T M. Risk stratification, perioperative and Periprocedural management of the patient receiving anticoagulant therapy［J］. J Clin Anesth, 2016, 34: 586-599.

［15］SQUARA F, BRES M, BAUDOUY D, et al. Transesophageal echocardiography for the assessment of left atrial appendage thrombus: Study of the additional value of systematic real time 3D imaging after regular 2D evaluation［J］. Echocardiogr, 2018, 35: 474-480.

［16］NAKAJIMA H, SEO Y, ISHIZU T, et al. Analysis of the left atrial appendage by three-dimensional transesophageal echocardiography［J］. Am J Cardiol, 2010, 106: 885-892.

［17］BERNIER M, ABDELMONEIM S S, STUART MOIR W, et al. CUTE-CV: a prospective study of enhanced left atrial appendage visualization with microbubble contrast agent use during transesophageal echocardiography guided cardioversion［J］. Echocardiogr, 2013, 30: 1091-1097.

［18］SAHAR S A, SHARON L M. Techniques to improve left atrial appendage imaging［J］. J Atr Fibrillation, 2014, 7（1）: 1059.

［19］BARAN J, STEC S, PILICHOWSKA-PASZKIET E, et al. Intracardiac Echocardiography for Detection of Thrombus in the Left Atrial Appendage［J］. Circ. Arrhythmia Electrophysiol, 2013, 6: 1074-1081.

［20］SAKSENA S, SRA J, JORDAENS L, et al. A prospective comparison of cardiac imaging using intracardiac echocardiography with transesophageal echocardiography in patients with atrial fibrillation: The intracardiac echocardiography guided cardioversion helps interventional procedures study［J］. Circ Arrhythmia Electrophysiol, 2010, 3: 571-577.

4　房颤心腔内血栓形成的放射影像学评估

　　左心耳（left atrial appendage, LAA）是房颤患者血栓形成的重要位置,也即为患者心源性血栓及其并发症发生的主要解剖部位。LAA 的主要生理功能：①调节作用：LAA 内存在粗大的梳状肌,其主动收缩功能和顺应性远强于其余的左心房（left atrial, LA）部分,在 LA 压力和容量负荷增加时,LAA 对其血流动力学具有重要的调节作用；②分泌作用：LAA 是分泌心房钠尿肽（atrial natriuretic peptide, ANP）的主要部位之一,其内 ANP 颗粒浓度是其余 LA 结构的 40 倍。当 LA 压力负荷增加时,LAA 除了扩张以减轻 LA 压力外,还通过释放 ANP 产生利尿排钠的作用降低 LA 压力。窦性心律时,LAA 因具有正常收缩能力而减少血栓的形成。病理状态下,LA 压力增高,LA 及 LAA 均通过增大内径及加强主动收缩来缓解 LA 压力,保证 LV 足够的血液充盈。随之 LA 的增大,LAA 入口明显增宽,呈球形或半球形改变,且失去有效的规律收缩,LAA 壁的内向运动难以引起足够的 LAA 排空,加之 LAA 的盲端结构及其内的肌小梁凹凸不平,易使血流产生漩涡和流速减慢,导致血液淤积,血栓形成。

　　因此,在房颤诊疗过程中,对 LAA 结构、功能以及 LAA 内血流状态的评估尤为重要,因此对房颤心腔内血栓的影像学评估已成为术前排除手术及操作禁忌证的必要检查。既往认为经食管超声（TEE）是诊断 LA/LAA 血栓的"金标准",其特异性和敏感性均高达90% 以上。然而,TEE 为一项在患者清醒状态下进行的半有创检查,患者耐受性较差；同时对操作者依赖性强,因需要短时间内完成操作以减少患者痛苦,不能多角度充分细致观察,有可能增加误诊风险；且对诊断结果的分析结论取决于操作者的临床经验,主观性较强；此外 TEE 检查对患者要求高，检查前需患者禁食 4~6 小时，口服利多卡因局部麻醉咽喉部后再进行检查。急性脑梗死、咽食管部有疾病、严重心血管疾病、精神过度紧张、咳嗽哮喘未能控制以及局部麻醉药过敏等的患者尚不适合 TEE 检查。目前除了 TEE 外，多排螺旋 CT（MSCT）与心脏磁共振（CMR）也是评估左心房结构以及左心耳血栓的重要手段。

多层螺旋 CT（MSCT）的出现提高了左心房血栓的检出率，MSCT 具有的心电门控技术对心内结构进行多时相重建，进而获取清晰的血栓检出效果，为左心室血栓筛查提供准确参数。多层螺旋 CT 与 TEE 相比快速，患者无痛苦。前瞻性的心电门控技术及计算机分析软件的进步使图像的伪影大大减少，即使是房颤患者，也不会影响对心腔内结构的显示。一项纳入 15 项前瞻性研究的荟萃分析显示，TEE 和多层螺旋 CT 对 LA/LAA 血栓的诊断价值相当（$P>0.05$），对于 TEE 不能耐受或者有禁忌证时，多层螺旋 CT 可以作为备选策略。然而 MSCT 和 TEE 在检测左心房血栓时均可出现假阳性结果。若在 MSCT 中诊断患有左心房血栓而 TEE 被诊断为正常或左心房的血流速度较慢，可能的原因是在左心房血流缓慢的患者中发生对比剂填充不均匀现象，造影显示充盈缺损，从而影响检测结果；也可能是检查期间多种因素导致患者出现严重的心律失常和心率过快，使扫描图像发生错位。左心房梳状肌肥大容易误诊为小血栓，在这种情况下，应嘱患者静置一段时间，使心律恢复平稳状态。MSCT 检查正常时，TEE 检查时被诊断为絮状回声和疑似血栓的原因可能是患者左心房显示血流呈漩涡状被称为"自显影"，这是一种血栓形成前的表现。有研究对房颤患者进行 MSCT 扫描，总样本 163 例，与 TEE 比较，其诊断左心房血栓形成的灵敏度为 94.74%，特异度为 86.40%，漏诊率为 5.26%，误诊率为 13.60%，与 TEE 检查诊断的一致性 Kappa 值为 0.713。这说明 MSCT 在心房颤动患者中易于发生假阳性，特别是在第一阶段标准 CT 扫描中，而结合第二阶段延迟 CT 扫描，血栓形成的诊断准确性得到显著改善。MSCT 优点：①可以从不同的平面和角度对心脏进行三维重组，显示 LAA 的解剖细节；②能更好地显示 LAA 与心内或胸腔其他解剖结构的关系，具有较高的空间分辨力，为临床提供了良好的诊断及治疗依据；③通过"延迟显像"（注射对比剂后至少 30 秒），MSCT 诊断的准确性还可以得到显著提高。局限性：不能在操作过程中对 LAA 的结构和血流动力学变化进行实时观察，有电离辐射，时间分辨力较 TEE（经食管超声心动图）低等；辐射剂量大；检查中使用对比剂有对比剂过敏以及对比剂对肾功能影响的风险。

近年来，随着磁共振技术的不断发展，心脏磁共振成像（CMR）采取完全非侵入性的方式评估房颤患者 LA/LAA 血栓情况，有望替代 TEE 在诊断 LA/LAA 血栓中的应用，而且不需要镇静及麻醉药物，也无须接受放射线和肾毒性药物。另外，CMR 还被用于详细描述 LAA 解剖，并且可用以评估 LAA 的功能。再者，CMR 的一大优势是左心房纤维化延迟增强的定位和特征显像，而心房和 LAA 纤维化的程度与房颤消融术后的结局密切相关。

一般采用真实稳态快速成像（SSFP）电影序列，两腔心、四腔心电影成像，采用回顾性心电门控技术，在呼气末屏气，于每个心动周期采集电影图像，从不同角度、层面对 LA/LAA 的解剖结构参数进行测量。同时还能通过 3D 扫描技术进行三维重建，获得心脏整体构象。早在 2003 年，有学者对 50 例有卒中病史的持续性房颤患者同时行 CMR

和 TEE 检查,发现两者血栓检出率的一致,但有 3 例患者在 CMR 中发现异常信号,而在 TEE 中未检出,提示 CMR 可能有更高的敏感性。Chen 等通过严格筛选,最终纳入 7 项研究进行荟萃分析显示,CMR 检测 LA/LAA 血栓的总敏感性为 80.00%,特异性高达 99.00%。同时 Kitkungvan 等的研究表明,延迟增强 CMR(DE-CMR)检测的敏感性可高达 100%,特异性为 99.2%,与 Chen 等荟萃分析的结果相一致。更重要的是,CMR 能很好地鉴别肿瘤和血栓,与血栓相比,延迟强化和 T_2 加权相上高信号更支持肿瘤的诊断。此外,CMR 还可以用于准确测量心脏各腔室的大小及功能,了解肺静脉解剖形态,应用 DE-CMR 评估心房纤维化程度,可用于射频消融术、二尖瓣球囊扩张术及肺静脉隔离术的术前评估。国内学者研究已经证实,在不控制心率及自由呼吸的情况下,利用 3.0T MR 设备的亮血序列、亮血电影序列、黑血序列、左心耳对比剂增强序列也能获得 LAA 形态结构清晰图像,同时能动态观察心房、心耳运动功能及血流动力学情况,还能很好地区分淤滞的血液、血栓与梳状肌。此外,基于 T_1 和 T_2 加权的 MRI 图像不仅可以对混合血栓的组织成分进行确定,还可以对血栓形成时间进行评估。

CMR 与 TEE 和多层螺旋 CT 相比,其主要优势在于:①无创伤、无辐射暴露;②具有较高的软组织分辨率;③不需要注射对比剂;④具有较高的时间和空间分辨力,图像具有优秀的空间分辨力及对比度。缺点是 CMR 的诊疗费用高于 TEE 和多层螺旋 CT,且该检查不适用于带有植入式除颤器、磁性金属夹、起搏器的患者,但随着科技的发展,目前绝大多数心血管植入装置都是非磁或弱磁性物质制成的。

目前,TEE、MSCT、CMR 是临床应用的识别房颤左心房血栓的主要方法,但其各有利弊(表 5-4-1)。

表 5-4-1　房颤心房内血栓的影像学评估方法比较

比较项目	TEE	MSCT	CMR
适应证	急诊手术麻醉需要排除心脏和大血管的并发症;心律失常、肺动脉高压;肺栓塞;心脏瓣膜性疾病;感染性心内膜炎;心肌病;血流动力学指标;围手术期监测等	血管性疾病及血管造影;心肌灌注成像;心脏瓣膜性疾病;先天性心脏病;肺栓塞;心肌病;心脏占位;心脏容积测量;心功能评价等	先天性心脏病;心肌病;心力衰竭及心功能评价;血管性疾病;心脏瓣膜性疾病;心脏占位;心包病变;心脏电影;心肌灌注成像;心肌活性成像等
禁忌证	先天性或获得性上消化道疾病;凝血功能障碍;咽部占位;纵隔放疗史;颈椎疾病严重心血管疾病;麻醉剂过敏等	对比剂过敏;严重肝、肾功能不全;重症甲状腺疾患(甲亢)等	抗磁性金属植入者;对比剂过敏;早期妊娠(3 个月内)等
操作前准备	相关查血准备;禁食 4~6 小时,口咽部麻醉等	相关查血准备;心率准备(建议低于 70 次/min);注射对比剂(必要时)等	去除身体上金属、磁性以及电子物件,注射对比剂(必要时)等
是否需要术中监测	是	否	否

5

比较项目	TEE	MSCT	CMR
并发症	咽部黏膜出血；食管损伤；心律失常；一过性血压异常；感染；麻醉剂过敏；下颌关节脱位等	对比剂过敏，肾功能损伤等	射频场（RF）的致热效应；对比剂过敏或致肾源性系统性纤维化（罕见）
优点	更接近左心房，能清楚观察左心房结构；快速等	无创；时间、空间分辨力高；可重复性强；方便、快捷等	无创；无放射性；时间、空间分辨力更高；成像速度快；可重复性；组织对比度高；3D成像等
不足	半有创侵入式检查，时间短，不能充分观察，有一定误诊率，对检查医师依赖性强等	运动伪影、射线硬化伪影；辐射剂量大；对比剂过敏；对于较多钙化斑块和支架内管腔的观察受限；评估管腔内血流动力学状况受限等	价格高；检测时间长；噪声大；MR扫描室内金属物体飞射；体内金属植入患者禁行此项检查等

（文亮　易甫）

参 考 文 献

［1］THAMILARASAN M, KLEIN A L. Transesophageal echocardiography（TEE）in atrial fibrillation［J］. Cardiol Clin, 2000, 18（4）: 819-831.

［2］ZOU H, ZHANG Y, TONG J, et al. Multidetector computed tomography for detecting left atrial/left atrial appendage thrombus: a meta-analysis［J］. Intern Med J, 2015, 45（10）: 1044-1053.

［3］TEIXEIRA R, MONTEIRO R, DINIS P, et al. Descending aortic mechanics and atrial fibrillation: a two-dimensional speckle tracking transesophageal echocardiography study［J］. Int J Cardiovasc Imaging, 2017, 33（4）: 509-519.

［4］MORAIS P, QUEIROS S, MEESTER P, et al. Fast Segmentation of the Left Atrial Appendage in 3-D Transesophageal Echocardiographic Images［J］. IEEE Trans Ultrason Ferroelectr Freq Control, 2018, 65（12）: 2332-2342.

［5］XU J, YANG Q, LI J, et al. The left atrial bacterial vegetative mass due to Corynebacterium striatum as a presentation of myxoma: a case report［J］. BMC Infect Dis, 2017, 17（1）: 368.

［6］INOUE K, SUNA S, IWAKURA K, et al. Outcomes for Atrial Fibrillation Patients with Silent Left Atrial Thrombi Detected by Transesophageal Echocardiography［J］. Am J Cardiol, 2017, 120（6）: 940-946.

［7］OHYAMA H, HOSOMI N, TAKAHASHI T, et al. Comparison of magnetic resonance imaging and transesophageal echocardiography in detection of thrombus in the left atrial appendage ［J］. Stroke, 2003, 34（10）: 2436-2439.

［8］CHEN J, ZHANG H, ZHU D, et al. Cardiac MRI for detecting left atrial/left atrial appendage thrombus in patients with atrial fibrillation: Meta-analysis and systematic review［J］. Herz, 2019, 44（5）: 390-397.

［9］KITKUNGVAN D, NABI F, GHOSN M G, et al. Detection of LA and LAA Thrombus by CMR in Patients Referred for Pulmonary Vein Isolation［J］. JACC Cardiovasc Imaging, 2016, 9（7）: 809-818.

［10］PAZOS-LÓPEZ P, POZO E, SIQUEIRA M E, et al. Value of CMR for the differential diagnosis of cardiac masses［J］. JACC Cardiovasc Imaging, 2014, 7（9）: 896-905.

［11］BRAGGION-SANTOS M F, KOENIGKAM-SANTOS M, TEIXEIRA S R, et al. Magnetic resonance imaging evaluation of cardiac masses［J］. Arq Bras Cardiol, 2013, 101（3）: 263-272.

［12］DACCARETT M, MCGANN C J, AKOUM N W, et al. MRI of the left atrium: predicting clinical outcomes in patients with atrial fibrillation［J］. Expert Rev Cardiovasc Ther, 2011, 9（1）: 105-111.

［13］MANNING W J, SPAHILLARI A. Combined Pulmonary Vein and LA/LAA Thrombus Assessment: Can CMR Kill Two Birds With One Stone?［J］. JACC Cardiovasc Imaging, 2016, 9（7）: 819-821.

5 房颤缺血性卒中风险及出血风险评估

5

一、血栓栓塞风险评估

根据 Framingham 研究资料,非风湿性瓣膜病房颤引起的卒中发生率是对照组的 5.6 倍,风湿性瓣膜病合并房颤是对照组的 17.6 倍。在国人中,非风湿性瓣膜病房颤引起的卒中发生率是对照组的 6~8 倍,而发生栓塞事件的概率为每年 5% 左右,其在缺血性卒中所占的比例为 15%~33%。肥厚型心肌病是房颤患者血栓栓塞的独立危险因素,应行抗凝治疗;心腔内有血栓或有自发超声回声现象,也是抗凝治疗的适应证。

针对非瓣膜性房颤卒中风险评估,目前临床上有两种风险积分,即 $CHADS_2$ 评分法和 CHA_2DS_2-VASc 评分法。$CHADS_2$ 评分法是根据患者是否有近期心力衰竭（cardiac failure, 1 分）、高血压（hypertension, 1 分）、年龄≥75 岁（age, 1 分）、糖尿病（diabetes, 1 分）和血栓栓塞病史（卒中、TIA 或非中枢性血栓栓塞）（stroke, 2 分）确定房颤患者的危险分层。$CHADS_2$ 评分相对简单,不足是对卒中低危患者的评估不够细致。CHA_2DS_2-VASc 评分是在 $CHADS_2$ 评分基础上将年龄≥75 岁由 1 分改为了 2 分,增加了血管疾病、年龄 65~74 岁和性别（女性）3 个危险因素,最高积分为 9 分（表 5-5-1）。血管疾病是指心肌梗死、复合型主动脉斑块以及外周动脉疾病。与 $CHADS_2$ 评分比较,CHA_2DS_2-VASc 评分对卒中低危患者具有较好的血栓栓塞预测价值。国人的数据也提示，与 CHADS$_2$ 评分相比，CHA$_2$DS$_2$-VASc 评分可更准确地预测栓塞事件；房颤患者的生存曲线也与 CHA$_2$DS$_2$-VASc 评分相关，但与 CHADS$_2$ 评分不相关，因此，对房颤患者血栓栓塞风险的评估推荐采用 CHA$_2$DS$_2$-VASc 评分方法。

表 5-5-1　非瓣膜病性房颤卒中危险 CHA$_2$DS$_2$-VASc 评分

危险因素	评分 / 分
充血性心力衰竭 / 左心室功能障碍（C）	1
高血压（H）	1
年龄≥75 岁（A）	2
糖尿病（D）	1
卒中 /TIA/ 血栓栓塞病史（S）	2
血管疾病（V）	1
年龄 65~74 岁（A）	1
性别（女性）（Sc）	1
总积分	9

注：TIA，短暂性脑缺血。

患者的血栓栓塞风险是连续的和不断变化的，对于房颤患者应定期评估其血栓栓塞风险。随着患者年龄增加和合并症出现，导致 CHA$_2$DS$_2$-VASc 评分增加，继而房颤卒中风险逐渐升高。例如，在一项来自中国台湾地区的研究中，纳入了 31 039 名除基线年龄和性别外没有其他危险因素的房颤患者，在 171 956 人年的随访期间，平均 CHA$_2$DS$_2$-VASc 评分从 1.29 分增加到 2.31 分。在韩国全国房颤登记处也报道了类似的观察结果。

CHA$_2$DS$_2$-VASc 评分≥2 分的男性或≥3 分的女性房颤患者血栓事件的年发生率较高，抗凝治疗带来的临床净获益明显。越来越多的临床研究也提示，CHA$_2$DS$_2$-VASc 评分≥1 分的男性或≥2 分的女性房颤患者服抗凝药物亦有较明显的临床净获益，国人的临床研究也获得一致的结论。在没有其他血栓栓塞危险因素的情况下，单纯女性不增加卒中的风险。阵发性房颤与持续性或永久性房颤具有同样的危险性，其抗凝治疗的方法均取决于危险分层。但也有研究提示在危险分层相同的情况下，持续性房颤患者血栓栓塞的风险比阵发性房颤患者高 21%~30%。

目前房颤患者卒中风险动态评估的间隔时间的相关研究数据有限。在 Chao 等的研究中，他们随访了 14 606 名 CHA$_2$DS$_2$-VASc 评分为 0 分（男性）或 1 分（女性）的房颤患者，发现随访 4~5 个月有 6 188 名房颤患者出现 1 个或多个卒中危险因素，其中最常见的为高血压，其次是心力衰竭、糖尿病和血管疾病。值得注意的是，研究发现 596 名初诊房颤患者发生了缺血性卒中事件，数据提示 90% 的患者从出现房颤卒中相关危险因素到发生缺血性卒中的平均时间为 4.4 个月。基于这些数据，4 个月可能是房颤患者卒中风险定期评估的合理间隔时间。

对于非瓣膜性房颤患者卒中风险评估建议如下：

国人房颤患者卒中风险评估建议推荐采用 CHA_2DS_2-VASc 评分方法。

房颤患者血栓栓塞风险因素是连续不断变化的,应定期重新评估(至少每年 1 次,如有可能,建议每 4 个月 1 次)。

对于最初卒中风险较低的房颤患者(CHA_2DS_2-VASc 评分男性 0 分,女性 1 分),理想情况下,应在初次评估 4 个月后重新评估卒中风险,一旦其 CHA_2DS_2-VASc 评分增加,应及时启动抗凝治疗。

二、出血风险评估

在抗凝治疗开始前应对房颤患者抗凝出血的风险进行评估,易引起出血的因素包括高血压、肝肾功能损害、卒中、出血史、国际标准化比值(INR)易波动、老年(如年龄 >65 岁)、药物(如联用抗血小板或非甾体抗炎药)或嗜酒,HAS-BLED 评分有助于评价房颤患者抗凝出血风险(表 5-5-2),评分≤2 分为出血低风险者,评分≥3 分时提示出血风险增高。HAS-BLED 评分能很好地预测房颤患者的出血风险,HAS-BLED≥3 分较 0 分患者的出血风险比值比为 8.56。

表 5-5-2 抗凝出血风险评估 HAS-BLED 积分

临床特点	积分 / 分
高血压(H)	1
肝肾功能异常(各 1 分)(A)	1 或 2
卒中(S)	1
出血(B)	1
INR 值易波动(L)	1
老年(如年龄 >65 岁)(E)	1
药物或嗜酒(各 1 分)(D)	1 或 2
最高值	9

注:高血压定义为收缩压 >160mmHg(1mmHg=0.133kPa);肝功能异常定义为慢性肝病(如肝纤维化)或胆红素 >2 倍正常上限,谷丙转氨酶 >3 倍正常上限;肾功能异常定义为慢性透析或肾移植或血清肌酐≥200μmol/L;出血指既往出血史和 / 或出血倾向;INR 值易波动指 INR 不稳定,在治疗窗内的时间 <60%;药物指合并应用抗血小板药物或非甾体抗炎药。

除了上述 HAS-BLED 评分外,为进一步仔细评估及纠正存在的出血危险因素,目前出血危险因素评估中还包含了 ORBIT 评分、ATRIA 评分、ABC 评分中的一些危险因素,如贫血、血小板数量减少或功能异常、透析依赖的肾脏疾病或肾移植患者、肝硬化、恶性肿瘤、遗传因素、基于生物标志物的出血危险评估(肌钙蛋白、生长分化因子 15、血清肌酐 / 估计的肌酐清除率比值)。

从房颤患者血栓栓塞危险分层和抗凝出血危险评估可以看出,出血和血栓具有很多相同的危险因素,例如老龄和血栓栓塞史,既是卒中同时也是出血的重要危险因素。出血风险增高者发生血栓栓塞事件的风险往往也高,这些患者接受抗凝治疗的临床净获益可能更大。因此,只要患者具备抗凝治疗的适应证仍应进行抗凝治疗,而不应将 HAS-BLED 评分增高视为抗凝治疗的禁忌证。对于 HAS-BLED 评分≥3 分的患者,应注意筛查并纠正增加出血风险的可逆因素,例如没有控制好的高血压(收缩压 >160mmHg)、INR 不稳定、合用一些可能增加出血的药物(如阿司匹林)以及酗酒等,并在开始抗凝治疗之后加强监测。

房颤患者抗凝出血的风险评估建议如下:

建议使用 HAS-BLED 评分进行房颤患者抗凝出血风险评估,应尽早识别 HAS-BLED 评分较高患者,及时进行临床监测和干预,降低患者出血风险。

只要患者具备抗凝治疗的适应证仍应进行抗凝治疗,而不应将 HAS-BLED 评分增高视为抗凝治疗的禁忌证,需注意筛查并纠正增加出血风险的可逆因素。

房颤抗凝患者的出血风险不是一成不变的,应定期重新评估,提高患者合理用药、定期随访的依从性,增加其抗凝治疗的临床净获益。

三、小结

抗凝治疗的临床净获益是在减少血栓栓塞事件和不明显增加严重出血之间的平衡,除了根据患者个体化的危险因素进行客观的评估外,对患者的教育和接受抗凝治疗的意愿均对治疗的依从性影响明显,因此在开始抗凝治疗前后,应与患者及直接亲属有较充分的沟通,使其理解抗凝治疗的重要性,并提高其合理用药、定期随访的依从性。

(刘吉义 张树龙)

参 考 文 献

[1] FLEGEL K M, SHIPLEY M J, ROSE G. Risk of stroke in non-rheumatic atrial fibrillation [J]. Lancet, 1987, 1(8532): 526-529.

[2] LI L H, SHENG C S, HU B C, et al. The prevalence, incidence, management and risks of atrial fibrillation in an elderly Chinese population: a prospective study [J]. BMC Cardiovasc Disord, 2015, 15: 31.

[3] FRIBERG L, ROSENQVIST M, LINDGREN A, et al. High prevalence of atrial fibrillation among patients with ischemic stroke [J]. Eur J Neurol, 2014, 45(9): 2599-2605.

[4] MARON B J, OLIVOTTO I, BELLONE P, et al. Clinical profile of stroke in 900 patients with hypertrophic cardiomyopathy [J]. J Am Coll Cardiol, 2002, 39(2): 301-307.

[5] KLEIN A L, GRIMM R A, MURRAY R D, et al. Use of Transesophageal Echocardiography to Guide Cardioversion in Patients with Atrial Fibrillation [J]. N Engl J Med, 2001, 344(19): 1411-1420.

[6] GUO Y, APOSTOLAKIS S, BLANN A D, et al. Validation of contemporary stroke and bleeding risk stratification scores in non-anticoagulated Chinese patients with atrial fibrillation [J]. Int J Cardiol, 2013, 168(2): 904-909.

[7] HALPERIN J L, LANE J D, LIP G, et al. Identifying patients at high risk for stroke despite

anticoagulation: a comparison of contemporary stroke risk stratification schemes in an anticoagulated atrial fibrillation cohort [J]. Stroke, 2010, 41 (12): 2731-2738.

[8] CHAO T F, LIU C J, WANG K L, et al. Using the CHA$_2$DS$_2$-VASc Score for Refining Stroke Risk Stratification in 'Low-Risk' Asian Patients With Atrial Fibrillation [J]. J Am Coll Cardiol, 2014, 64 (16): 1658-1665.

[9] CHAO T F, LIP G, LIU C J, et al. Relationship of Aging and IncidentComorbidities to Stroke Risk in PatientsWith Atrial Fibrillation [J]. J Am Coll Cardiol, 2018, 71 (2): 122-132.

[10] CHAO T F, CHIANG C E, CHEN T J, et al. Reassessment of Risk for Stroke During Follow-up of Patients With Atrial Fibrillation [J]. Ann Intern Med, 2019, 170 (9): 663-664.

[11] YOON M, YANG P S, JANG E, et al. Dynamic Changes of CHA$_2$DS$_2$-VASc Score and the Risk of Ischaemic Stroke in Asian Patients with Atrial Fibrillation: A Nationwide Cohort Study [J]. Thromb Haemost, 2018, 118 (7): 1296-1304.

[12] RUFF C T, GIUGLIANO R P, BRAUNWALD E, et al. Comparison of the efficacy and safety of new oral anticoagulants with warfarin in patients with atrial fibrillation: a meta-analysis of randomised trials [J]. Lancet, 2014, 383 (9921): 955-962.

[13] LIP G, SKJTH F, RASMUSSEN L H, et al. Oral Anticoagulation, Aspirin, or No Therapy in Patients With Nonvalvular AFWith 0 or 1 Stroke Risk Factor Based on the CHA$_2$DS$_2$-VASc Score [J]. J Am Coll Cardiol, 2015, 65 (14): 1385-1394.

[14] JOUNDI R A, CIPRIANO L E, SPOSATO L A, et al. Ischemic Stroke Risk in Patients With Atrial Fibrillation and CHA$_2$DS$_2$-VASc Score of 1: Systematic Review and Meta-Analysis [J]. Stroke, 2016, 47 (5): 1364-1367.

[15] CHAO T F, LIU C J, WANG K L, et al. Should atrial fibrillation patients with 1 additional risk factor of the CHA$_2$DS$_2$-VASc score (beyond sex) receive oral anticoagulation? [J]. J Am Coll Cardiol, 2015, 65 (7): 635-642.

[16] WAGSTAFF A J, OVERVAD T F, LIP G, et al. Is female sex a risk factor for stroke and thromboembolism in patients with atrial fibrillation? A systematic review and meta-analysis [J]. QJM, 2014, 107 (12): 955-967.

[17] CHEN L Y, CHUNG M K, ALLEN L A, et al. Atrial Fibrillation Burden: Moving Beyond Atrial Fibrillation as a Binary Entity: A Scientific Statement From the American Heart Association [J]. Circulation, 2018, 137 (20): e623-e644.

[18] CHAO T F, LIAO J N, TUAN T C, et al. Incident Co-Morbidities in Patients with Atrial Fibrillation Initially with a CHA$_2$DS$_2$-VASc Score of 0 (Males) or 1 (Females): Implications for Reassessment of Stroke Risk in Initially 'Low-Risk' Patients [J]. Thromb Haemost, 2019, 119 (7): 1162-1170.

[19] PISTERS R, LANE D A, NIEUWLAAT R, et al. A novel user-friendly score (HAS-BLED) to assess 1-year risk of major bleeding in patients with atrial fibrillation: the Euro Heart Survey [J]. Chest, 2010, 138 (5): 1093-1100.

5

［20］LIP G，FRISON L，HALPERIN J L，et al. Comparative validation of a novel risk score for predicting bleeding risk in anticoagulated patients with atrial fibrillation：the HAS-BLED（Hypertension，Abnormal Renal/Liver Function，Stroke，Bleeding History or Predisposition，Labile INR，Elderly，Drugs/Alcohol Concomitantly）score［J］. J Am Coll Cardiol，2011，57（2）：173-180.

6 房颤负荷与卒中

临床上通过患者症状和发作时的心电图确诊房颤，按病程长短分为首诊房颤（首次发作或首次发现）、阵发性房颤（paroxysmal atrial fibrillation，PAF，持续时间≤7 天）、持续性房颤（持续时间 >7 天，非自限性）、长期持续性房颤（持续时间≥1 年，患者有转复愿望）及永久性房颤（持续时间 >1 年，不能终止或终止后又复发），后三种类型统称为非阵发性房颤（non-paroxysmal atrial fibrillation，NPAF）。然而，这种房颤分型方法并不够精准。首先，通过心电图确诊的房颤可能有症状，也可能无症状，可见症状无法体现房颤的整体负荷。其次，由于心电图的记录是随机的，临床无法捕捉到所有发作时刻的心电图，也不能准确测量房颤发作的总时间及其比例。例如，对于每天发作超过 10 小时的 PAF 患者与每天发作不足 1 小时的 NPAF 患者，二者分型虽不同，但房颤发作总时间却可能相似，前者房颤发作时间在所有时间中的占比明显高于后者。

传统观念认为 PAF 和 NPAF 的卒中风险相似。1999 年发表的一项房颤卒中预防试验发现，PAF 患者（460 人）和 NPAF 患者（1 552 人）在随访期间发生缺血性卒中的比例分别为 3.2% 和 3.3%，无显著差异。随后 Hohnloser 等于 2007 年报道，PAF 患者（1 207 人）和 NPAF 患者（5 499 人）每年发生缺血性卒中的风险分别为 2% 和 2.2%，亦无明显不同。目前的指南也把房颤看作二分变量，只论其"有"或"无"，不论是 PAF 还是 NPAF，均采用 CHA_2DS_2-VASc 评分指导房颤抗凝以预防卒中。但 2015 年一项来自日本的研究显示，未经抗凝治疗的 PAF 患者（1 589 人）中每年有 1.4% 发生卒中或全身栓塞，而 NPAF 人群（1 715 人）中上述比例为 3.1%，几乎翻倍。这提示传统的房颤分型方法可能无法准确体现该类型对应的卒中风险。

这些局限性催生了新的房颤量化指标——房颤负荷，即房颤单次发作的时长或一段时间内房颤发作的总时长。目前有关房颤负荷的研究均采用心脏植入电子设备（cardiac electornic implantable device，CIED）测量房颤发作时长，包括起搏器、植入式心脏复律除颤器（implantable cardioverter defibrillator，ICD）、心脏再同步治疗（cardiac resynchronization therapy，CRT）等，均可长程、不间断地监测房颤患者的心电图以及计算心房高频电活动（>220 次 /min）总时长。近年来，以房颤负荷高低代替传统分型法分析房颤与卒中关系的研究不断开展，除探究房颤负荷与卒中风险的关联外，还有学者试图界定房颤与卒中的因果关系，以及房颤负荷在抗凝策略中可能做出的贡献。本文作者于 2021 年 12 月 20 日在 PubMed 网站以房颤负荷和卒中［（atrial fibrillation burden）AND（stroke）］作为关键词检索出 1 184 篇文献,经人工筛选出样本量足够且证据充足的随机对照研究和近 5 年的相关综述,旨在综合国内外所有相关研究结果,论述房颤负荷与卒中的关系。

一、房颤负荷的定义

在所有入选研究中,房颤负荷的定义略有不同。有些研究者取一天内房颤发作的总时长作为房颤日负荷,并记录最大的日负荷。而 Van Gelder 和 Witt 等用单次发作最久的时长来量化房颤负荷,有学者建议取单次发作时长的中位数作为房颤负荷更加合理。Wang 等则将房颤负荷定义为 1 年内房颤发作的总时长,当房颤持续 1 年以上时取发作总时长最大的年数据。上述房颤发作时长系由 CIEDs 计算 >220 次 /min 的心房高频电活动时间所得出。值得注意的是,当心房高频电活动持续≥5 分钟时,CIED 诊断房颤的准确率非常高,心房高频电活动持续 30~60 秒时诊断的准确性略有降低。

二、房颤负荷与卒中风险的关系

TRENDS 研究、MOST 试验和 ASSERT 试验是探讨房颤负荷与卒中关系的三大经典研究,三项试验均通过 CIED 记录房性心律失常患者的心房高频电活动时长,分析其与卒中等心血管事件的关联。

2001 年,Glotzer 等进行的 TRENDS 研究是一项前瞻性、观察性研究,研究人员招募了 2 486 名植入有起搏器或心脏复律除颤器(平均植入时间为 1.4 年)的房性心动过速或房颤患者,试图分析房颤负荷的增加是否会使血栓栓塞的风险增大。他们发现,当房颤日负荷 <5.5 小时时,血栓栓塞年发生率为 1.1%,与无负荷人群相比没有显著差异;当房颤日负荷≥5.5 小时时,血栓栓塞年发生率增高至 2.2%,但仍无统计学意义(P =0.06)。该团队统计得出当 30 天内累积的房颤负荷≥10.8 小时时,血栓栓塞风险增加,风险比为 2.2。

随后 2003 年,Glotzer 等又针对 MOST 试验中 312 例植入起搏器的房性心律失常患者进行了一项为期 6 年的前瞻性随机对照试验,研究内容为房颤负荷(该研究定义为房颤单次发作最久的时长)与死亡及卒中的关系。结果显示,房颤负荷超过 5 分钟与卒中风险增高相关,调整后风险比为 2.79。

ASSERT 试验是一项多中心随机对照试验,共纳入 2 580 例植入有起搏器或 ICD 的患者。2014 年,Healey 等对 ASSERT 试验做了初始分析,旨在探讨房性心律失常持续时间与卒中及系统性栓塞的关系。研究发现,当房性心律失常 >6 分钟时,患者发生卒中或系统性栓塞的风险与无房性心律失常的人群相比是增高的, HR 为 1.76(P =0.05);房性心律失常 <17.7 小时和 >17.7 小时所对应的卒中或系统性栓塞年发生率分别为 1.2% 和 4.9%。随后 2017 年,Van Gelder 等利用同样的数据,即 ASSERT 试验对纳入病例持续 2.5 年的随访记录,运用 Cox 模型分析了不同程度的房颤负荷(该研究定义为房颤单次发作最久的时长)与缺血性卒中及全身性栓塞发生风险的关系。在此项研究中,房颤负荷在 6 分钟至 6 小时区间的患者占比为 18.8%,在 6~24 小时区间的占比为 6.9%,>24 小时的占比为 10.7%。研究发现,当房颤负荷在 6 分钟至 24 小时之间时,患者发生缺血性卒中或全身性栓塞的风险与房颤负荷为 0 的人群相比无显著差异；而房颤负荷 >24 小时时，上述风险明显增加，调整后 HR 为 3.24（P=0.003）。

此外，其他研究团队也进行了房颤负荷与卒中风险关系的探究。Capucci 等针对 725 例植入起搏器的患者进行了一项为期 22 个月的前瞻性、真实世界研究，在随访期间内共有 14 例（1.9%）患者发生动脉血栓栓塞事件，统计结果提示，只有当房颤负荷累计超过 24 小时时，血栓栓塞风险才有明显升高（调整后 HR=3.1，P=0.044）。Shanmugam 等综合了两项多中心、前瞻性、观察性研究进行数据分析，数据包含 560 例植入 CRT（平均记录时间为 1 年）的慢性心力衰竭患者的信息，研究人员统计出共有 11 例（2%）患者在此期间发生了血栓栓塞事件。与无负荷人群相比，房颤日负荷 ≥3.8 小时的患者发生卒中或全身性栓塞的 HR 高达 9.4（P=0.006）；而与房颤日负荷 <3.8 小时但不为 0 的患者相比，日负荷 ≥3.8 小时的患者发生血栓栓塞的风险并没有升高得那么明显（HR=2.4，P=0.23）。

然而，上述研究对房颤负荷的定义各不相同，对不同程度房颤负荷进行分层的方法也有很大差异，具体表现在时长节点划分不一。例如 TRENDS 研究采用房颤日负荷这一定义，以是否持续 5.5 小时作为房颤负荷的分层指标；而 MOST 试验和 ASSERT 试验则将房颤负荷定义为房颤/房性心律失常单次发作最久的时长，房颤负荷的分层时长节点包括 5 分钟、6 分钟、3.8 小时、17.7 小时、24 小时。在 Tiver 等所著系统综述中，为了横向对比各项研究中房颤负荷与卒中风险的关系，他们根据相关研究的原始数据将对应的房颤负荷统一调整为单次发作最久的时长，按时长长短分为 >24 小时、>5.5 小时、>5~6 分钟和 <1 分钟四个层次。当房颤负荷 >24 小时时，ASSERT 试验结果显示，相比健康对照组，房颤患者发生卒中或系统性栓塞的风险显著增高（0.54% $vs.$ 3.08%）。当房颤负荷 >5.5 小时（高负荷）时，TRENDS 研究报道，相比起房颤负荷 <5.5 小时（低负荷）的人群，高负荷人群中发生栓塞的概率更大（1.1% $vs.$ 2.4%，HR=2.20）。当房颤负荷 >5~6 分钟时，研究者分析 MOST 研究亚组数据发现，相比房颤负荷为 0 的人群，该组患者发生非致死性卒中的风险更高（10.5% $vs.$ 20.6%）；ASSERT 试验、Boriani 和 Zakeri 等也得出了相似的结论。当房颤负荷 <1 分钟时，RATE 登记数据表明此时卒中或短暂性脑缺血发作（TIA）的风险并无明显变化。

综上所述，大部分相关研究数据表明，一旦房颤单次发作时长达到 5~6 分钟，卒中的风险就将升高。但目前的数据并不能说明房颤负荷每增大一个等级，卒中风险就会随之按比例升高，因此，房颤负荷与卒中风险之间是否存在线性关系还有待进一步研究。

三、房颤并发卒中的可能原因

卒中指脑部血管突然破裂或阻塞导致血运障碍而引起脑组织损伤，缺血性卒中的发病率高于出血性卒中。按照 TOAST 分类，缺血性卒中的病因可分为五种：①大动脉粥样硬化；②心源性栓塞；③小血管闭塞；④其他确定病因；⑤不明病因（隐源性）。现有观念认为高血压、高脂血症、颈动脉狭窄和房颤是卒中的危险因素，因为大量临床研究证明治疗上述疾病可降低卒中发生率；吸烟、过度饮酒、糖尿病、肥胖、睡眠呼吸暂停、心力衰竭、慢性肾脏病等因素也可能使卒中风险增高。此外，研究人员发现一些基因位点与卒中有关，如 ALDH2 附近的 12q24.12 染色体片段、染色体 16q22 上的 *ZFHX3* 基因、染色体 4q25 上的 *PITX2* 基因等。

尽管不少研究证实房颤是卒中的独立危险因素,且房颤负荷增高与卒中风险增大有关,但目前并没有确凿的证据说明房颤是卒中的病因。传统观点认为,房颤导致心房收缩障碍,进而造成左心耳血栓形成,而后血栓掉落至血管导致系统性栓塞或卒中。McIntyre 等认为,房颤至少持续 24 小时才可能导致这一系列事件,但前述房颤负荷相关研究表明,相当一部分与卒中风险升高有关的房颤发作时长远不足 24 小时,只能说明房颤是卒中的危险因素而非病因。不仅如此,Martin 和 Daoud 等分析 ASSERT 试验亚组数据后发现,在经 CIED 证实存在房颤负荷并发生卒中的患者中,大多数人的卒中并不是发生于最近一次房颤发作后的 30 天以内;31% 的患者在卒中前 8 个月并未记录到房颤,卒中后才首次发生房颤。而且,房颤发生时通常已有心房病变,例如内皮细胞功能障碍、心房纤维化、心肌细胞功能障碍、心房增大、左心耳机械功能障碍等,近几年的研究证实这些心房基质的异常(独立于房颤)也与卒中风险的增高有关,挑战着上述传统观点的逻辑关系。这提示我们,房颤患者的卒中机制并不仅限于心源性栓塞。

近年有关房颤负荷的研究发现,房颤、心房组织病变、血管病变与卒中及系统性栓塞之间存在更复杂的关系。年龄增加、高血压、心力衰竭等危险因素可促使心房肥大、心房纤维化等心房组织病变,使房颤和卒中的发生风险增高。房颤发生后,一方面心源性栓子的形成风险增高,另一方面大、小动脉也更易发生粥样硬化或钙化等病变,具体机制尚不明确。一部分房颤患者并发的卒中可能由心源性栓塞导致,与传统观点契合,我们推测在这种情况下,心房组织病变较为严重,或者房颤负荷过大(>5.5 小时),且房颤发作与卒中发生有明确的先后关系(30 天内);还有一部分卒中并发症则可能与来自主动脉或颈动脉的动脉粥样硬化栓子有因果关系,其机制与动脉内膜受损有关;剩下的则可能与其他基础疾病或心房基质异常有关。

综上,高血压和房颤等已知卒中危险因素、心房组织病变、血管病变均可使卒中风险增大,不能简单地把房颤患者发生卒中的病因归根于房颤的发生以及左心耳血栓形成。虽然房颤负荷提供了一种新的房颤分级方法,也有不少研究证实了不同房颤负荷与卒中及系统性栓塞风险之间的关系,但是房颤负荷的高低与心房肌病变严重程度之间是否存在关联尚未可知,目前也缺乏房颤负荷与心源性栓塞或血管病变之间关联的研究,所以我们暂时还无法得知房颤对左心耳血栓形成和动脉粥样硬化有多大影响。我们期待未来有更多有关房颤负荷与卒中之间的机制研究。

四、房颤负荷可与 CHA$_2$DS$_2$-VASc 评分结合指导抗凝

CHA$_2$DS$_2$-VASc 评分表是临床上最常用的卒中风险评估工具,房颤和非房颤患者均适用。目前所有关于房颤负荷与卒中关系的研究均反映,无论房颤负荷大小,都不应改变原本的房颤抗凝方案。首先,国内外对房颤负荷的定义及分层标准不统一,现有相关研究的横向对比性不强,还不足以确定启动抗凝的房颤负荷值。其次,现在临床上只要检查出房颤的患者均需进行 CHA$_2$DS$_2$-VASc 评分决策是否启动抗凝治疗,如果因房颤负荷小而拒绝启动抗凝,可能得不偿失。但近年有学者提出,尽管 CHA$_2$DS$_2$-VASc 评分的敏感性很高,特

异性却不强。Tiver 等认为,若将房颤负荷这一指标加入该评分表,制成改良版 CHA_2DS_2-VASc 评分,可能得以增强该评分表预测卒中风险的特异性,有利于房颤抗凝具体策略的调整。

五、小结

本文筛选的研究均采用 CIED 记录的心房高频电活动时长来测量房颤负荷,然而实际上只有 80% 的心房高频电活动等同于房颤。即使研究人员仅选取 >220 次 /min 的心房高频电活动,也可能因发作时长不足 5 分钟而误诊。此外,房颤负荷的定义及分层方法暂未统一,各项有关房颤负荷与卒中关系的研究之间的可比性因此受到影响。

房颤负荷有多种定义,可概括为房颤单次发作的时长或一段时间内房颤发作的总时长。房颤负荷超过 5~6 分钟会导致卒中风险增大,然而二者之间是否存在线性关系仍有待进一步研究。房颤并发卒中的原因复杂,心房组织病变、血管病变可能参与其中。未来若将房颤负荷与 CHA_2DS_2-VASc 评分表结合,可能有助于房颤精准抗凝。

(张志辉 陶 玲)

参 考 文 献

[1] VAN GELDER I C, HEALEY J S, CRIJNS H, et al. Duration of device-detected subclinical atrial fibrillation and occurrence of stroke in ASSERT[J]. Eur Heart J, 2017, 38(17): 1339-1344.

[2] WITT C T, KRONBORG M B, NOHR E A, et al. Early detection of atrial high rate episodes predicts atrial fibrillation and thromboembolic events in patients with cardiac resynchronization therapy[J]. Heart Rhythm, 2015, 12(12): 2368-2375.

[3] TIVER K D, QUAH J, LAHIRI A, et al. Atrial fibrillation burden: an update-the need for a CHA_2DS_2-VASc-AFBurden score[J]. Europace, 2021, 23(5): 665-673.

[4] ZAKERI R, MORGAN J M, PHILLIPS P, et al. Prevalence and prognostic significance of device-detected subclinical atrial fibrillation in patients with heart failure and reduced ejection fraction[J]. Int J Cardiol, 2020, 312: 64-70.

7 华法林在房颤应用中的地位与认识

房颤相关的心源性缺血性卒中通常是严重的,具有高致死率、高复发率、高致残率,常常为致命性或永久致残。在一项以全体居民为基础的注册研究中,新发房颤患者全身性栓塞的比率也增加。华法林(warfarin)是 20 世纪 40 年代美国 Wisconsin 大学合成的香豆素类口服抗凝药(主要化学结构为双香豆素类)。自 1954 年被正式批准用于人体,从此开创口服药物抗凝的新纪元。

大量临床证据证明华法林是房颤缺血性卒中预防及治疗的有效药物,至今已有近 70 年丰富的临床经验。华法林在非瓣膜病房颤中已经成为标准治疗,非瓣膜病房颤患者缺血性卒中及血栓栓塞一级、二级预防荟萃分析显示,华法林与安慰剂相比,可使卒中的相对危险度降低 64%,缺血性卒中相对危险度降低 67%,每年所有卒中的绝对风险降低 3.1%,全因死亡率显著降低 26%。大样本的队列研究显示,在出血高风险人群中应用华法林,净效益更大。由于华法林的吸收、药物动力学及药效学受遗传和环境因素(例如药物、饮食、各种疾病状态)影响,在非瓣膜病心房颤动中的应用始终不甚理想。我国心房颤动注册研究显示,房颤卒中高危患者(CHADS$_2$ 评分≥2 分)口服抗凝药的比例仅为 10% 左右,远低于欧美国家(50%~80%)。即使接受华法林抗凝治疗,抗凝达标率(INR 2.0~3.0)也低,大多维持 INR<2.0。

总的来说,房颤使卒中的风险增加了 5~6 倍。根据一项共纳入 8 个研究的荟萃分析显示,亚洲房颤患者每年发生缺血性卒中的风险约为 3.0%(1.60%~4.95%)。重要的是,2000 年和 2010 年新诊断房颤后 1 年缺血性卒中的风险相似,分别为 4.45% 和 3.95%;非维生素 K 拮抗剂(non-VKA)口服抗凝剂(NOAC)时代逐渐降低。卒中风险的降低可能与新诊断房颤患者口服抗凝药物(OAC)的启动率增加有关,在引入 NOAC 的同时,OAC 的启动率从 13.6% 显著增加到 35.6%。

那么,在 NOAC 取得良好临床效果的今天,华法林是否过时呢?其实对这个问题的争辩由来已久,国内外都有过激烈的讨论。早在 2013 年加拿大心血管大会上便进行了这样一个的辩论,题目是"在房颤患者的卒中预防方面,华法林是否'过时'?"正反双方经过激烈的辩论,最终得出的结论是"华法林尚未过时,新型口服抗凝药仍难以全面代替华法林,华法林仍然是房颤抗凝治疗的基石"。

又经过了近 10 年的发展,如今华法林在房颤应用中的地位发生了怎样的变化呢?实际上,华法林自 20 世纪 20 年代左右被发现,20 世纪 50 年代在临床应用以来在抗凝治疗方面发挥了重大作用,一度取得了无法撼动的地位。华法林作为最古老的口服抗凝药物仍然是需要长期抗凝治疗患者的常用药物,包括静脉血栓栓塞性疾病(VTE)的一级和二级预防、房颤血栓栓塞的预防、瓣膜病、人工瓣膜置换术和心腔内血栓形成等。华法林在上述领域积累了大量临床证据,目前全球仍有数百万例患者在使用华法林。在房颤栓塞并发症预防方面,目前华法林仍在有些方面是其他抗凝药物无法取代的。

一、目前证据只推荐使用华法林的房颤抗凝情况

尽管 NOAC 具有良好的有效性和安全性,使用过程中无须常规监测凝血功能。对比华法林,患者服用 NOAC 的依从性更好,停药率更低。但结合不同的临床实际情况,NOAC 的使用应审慎把握适应证与禁忌证。目前,在一些情况下,依然只能应用华法林进行抗凝治疗。

1. **华法林在瓣膜病房颤中已经成为标准治疗** 瓣膜病房颤患者,包括中、重度二尖瓣狭窄、机械瓣合并房颤,推荐口服华法林(INR 为 2.0~3.0)进行抗凝治疗。生物瓣置换术后 3 个月内、二尖瓣修复术后 3 个月内合并房颤,推荐口服华法林(INR 为 2.0~3.0)进行抗凝治疗。目前瓣膜病房颤为 NOAC 明确的禁忌证。也就是说,在瓣膜病房颤患者的抗凝治疗中,维生素 K 拮抗剂(vitamin K antagonist, VKA)是安全性得到证实的唯一治疗。

房颤可以使患者栓塞风险明显升高,神经内科就诊的严重脑梗死中,80% 以上是由房颤造成的。其中非瓣膜病房颤缺血性卒中发生率为 2%~10%,瓣膜病房颤缺血性卒中发生率则高达 17%~18%。由此可见,瓣膜病房颤不仅难以控制节律,而且栓塞的发生率也极高。

在房颤的 NOAC 试验中,往往将伴有高血栓栓塞风险的瓣膜病房颤作为排除标准,例如房颤伴二尖瓣狭窄、房颤伴人工机械瓣膜置换术后。研究者认为,这类与瓣膜疾病相关的房颤与其他房颤的血栓形成机制有所不同。不同的瓣膜病,其血流动力学改变不同。高达 80% 的二尖瓣狭窄及全身性栓塞患者同时有房颤,非瓣膜病房颤患者的卒中风险是普通人群的 5~6 倍,而合并有二尖瓣狭窄的房颤患者,其卒中风险则提升至 15 倍,合并有二尖瓣狭窄的患者,栓塞事件发生率是所有房颤中风险最高的。

2012 年,美国食品药品监督管理局(FDA)发表声明禁止达比加群酯用于机械瓣膜患者的抗凝,其依据为被迫提前终止的 II 期试验 REALIGN 研究。该研究发现,与服用华法林患者相比,使用达比加群酯患者发生机械瓣相关并发症更多,包括卒中、心肌梗死及瓣膜血栓形成等。迄今为止,尚无证据支持 NOAC 可用于机械瓣膜置换术后房颤患者的抗凝治疗。

2. **因缺乏临床随机对照研究(RCT)证据,故不推荐妊娠期妇女及儿童使用 NOAC**　华法林可通过胎盘引发胚胎的出血或畸形,也可造成流产,因而在妊娠最初 3 个月内应慎用华法林。欧洲指南认为华法林剂量如不超过 5mg/d,引起胚胎异常的概率极低,故认为可以于妊娠期应用华法林直到孕 36 周,但应严密监测 INR。NOAC 因缺乏妊娠期的相关研究数据,不应在妊娠期使用。

3. **房颤合并终末期肾病(肌酐清除率≤15ml/min)或透析的患者进行抗凝治疗,推荐使用华法林**　对于终末期肾衰竭或已经依赖透析的患者,因 NOAC 的 RCT 均已排除这些患者,是否对其进行抗凝治疗以及选择 NOAC 还是 VKA 进行抗凝,要根据患者情况制订个体化治疗方案。值得注意的是,NOAC 在欧洲还没有批准用于 CrCl≤15ml/min 或透析患者。

华法林主要经肝脏代谢清除,肾功能不良时无须调整剂量。但因慢性肾脏病患者易发生出血并发症,需监测患者 INR,透析患者可能因种种原因导致维生素 K 缺乏而出现华法林治疗效果的波动,INR 需要严密监测。

二、可以使用 NOAC,也可以使用华法林的房颤抗凝情况

非瓣膜病房颤患者卒中及血栓栓塞一级、二级预防荟萃分析显示,华法林与安慰剂相比,可使卒中的相对危险度降低 64%,缺血性卒中相对危险度降低 67%,每年所有卒中的绝对风险降低 3.1%,全因死亡率显著降低 26%。大样本的队列研究显示,在出血高风险人群中应用华法林,净效益更大。在有关 NOAC 的 4 个重要的大型 RCT 中,华法林预防房颤患者血栓栓塞的有效性均得到进一步证实。虽然华法林的抗凝疗效确切,但该药应用也存在一定局限性,因不同个体的有效剂量变异幅度较大且有效治疗窗较窄,其抗凝作用易受多种食物和药物影响,在用药过程中需定期监测凝血功能及 INR 等因素的影响,在非瓣膜病房颤中的应用始终不甚理想。我国心房颤动注册研究显示,卒中高危患者(CHADS$_2$ 评分≥2 分)口服抗凝药的比例仅为 10% 左右,远低于欧美国家(50%~80%)。即使接受华法林抗凝治疗,抗凝达标率(INR 为 2.0~3.0)也低,大多

维持 INR<2.0。

因此,对于非瓣膜病房颤需进行抗凝治疗的患者,当前指南均推荐首选 NOAC。对于应用华法林抗凝的患者,应根据不同情况对治疗方案进行调整。

2020 年 ESC 房颤管理指南推荐如下:

在应口服抗凝剂的房颤患者中,优先选择 NOAC(合并机械瓣置换术或中、重度二尖瓣狭窄患者除外)(Ⅰ类推荐,A 级证据)。

应用华法林抗凝时,应密切监测 INR,并尽可能使 INR 保持在 2.0~3.0,治疗目标范围内的时间百分比(time in therapeutic range,TTR)≥70%(Ⅰ类推荐,B 级证据)。

使用华法林抗凝的患者,若 TTR<70%,推荐更换为 NOAC(需要保持良好的依从性)(Ⅰ类推荐,B 级证据)。

使用华法林抗凝的患者,若 TTR<70%,且不更换为 NOAC 进行抗凝治疗,应努力改善 TTR(Ⅱa 类推荐,B 级证据)。

三、规范使用华法林

对于选择应用华法林的房颤患者,我们要强调规范使用华法林,以达到其有效性与安全性的统一。

华法林抗凝治疗的效益和安全性取决于抗凝治疗的强度和稳定性。

反映抗凝强度的指标常用 INR 的范围来表示。临床研究证实抗凝强度为 INR 2.0~3.0 时,华法林可有效预防房颤卒中事件,且并不明显增加出血的风险。如果 INR<2.0,出血并发症少,但卒中预防作用显著减弱;INR>4.0 时,则出血并发症显著增多,而进一步降低卒中事件的作用增加有限。

因此,目前华法林用于房颤抗凝大多采用 INR 为 2.0~3.0。应用华法林时,应定期监测 INR 并据此调整剂量,使其尽量维持在目标范围内。

反映抗凝稳定性的指标常用治疗目标范围内的时间百分比(TTR)表示。一般情况下,TTR>70% 时,抗凝作用是有效且安全的。INR 维持在治疗目标范围内的时间越长,华法林抗凝效果越明显,安全性亦越高,疗效越稳定。使用华法林抗凝,要尽量提高 TTR 到规定范围,增加其治疗有效性和安全性。

四、影响华法林药物动力学及药效学的因素

华法林的吸收、药物动力学及药效学受遗传和环境因素(例如药物、饮食、各种疾病状态)影响,掌握这些内容,有助于我们帮助患者达到治疗所需的抗凝强度和稳定性。

(一)遗传因素的影响

主要遗传因素包括:

1. **华法林相关的药物基因多态性**　国内外均有大量研究发现编码细胞色素 P450(cytochrome P450 2C9,CYP2C9)和维生素 K 环氧化物还原酶复合体亚单位 1(vitamin K epoxide reductase complex subunit 1,VKORC1)某些位点的多态性影响了华法林的代谢清除,

可导致对华法林的需求量减少,增加出血风险。目前已商品化的基因检测,主要用于评估 *CYP2C9* 和 *VKORC1* 的基因多态性。基因多态性可解释 30%~60% 的华法林个体差异。由于在临床试验中,基因检测指导的华法林使用方法与常规临床方法的优劣结论不一致,故目前尚不推荐对所有服用华法林的患者常规进行基因检测以决定剂量。如有条件,基因型测定将有助于指导华法林剂量的调整。

2. 华法林的先天性抵抗 先天性华法林抵抗的患者需要高出平均剂量 5~20 倍才能达到抗凝疗效,可能与华法林对肝脏受体的亲和力改变有关。

3. 凝血因子的基因突变

(二)环境因素的影响

药物、饮食、各种疾病状态均可改变华法林的药代动力学。服用华法林的患者在加用或停用影响华法林吸收、代谢和清除的药物时均会影响华法林的药效学。

1. 明显增强华法林抗凝作用的药物 保泰松、磺吡酮、甲硝唑及磺胺甲氧嘧啶等抑制华法林 S 型异构体代谢,胺碘酮是华法林 R 型和 S 型两种异构体代谢清除的强抑制剂,胺碘酮与华法林同时应用的机会较多,应引起注意。

2. 轻度增强华法林抗凝作用的药物 西咪替丁和奥美拉唑等药物会抑制华法林 R 型异构体的清除,轻度增强华法林对凝血酶原时间(prothrombin time,PT)的作用。

3. 减弱华法林抗凝作用的药物 巴比妥、利福平、卡马西平等会增强肝脏对华法林的清除,减弱华法林的抗凝作用。

4. 增加出血风险的药物 华法林与非甾体抗炎药、某些抗生素、抗血小板药物同时服用,增加出血风险。

5. 饮酒 长期饮酒可增加华法林清除,但是饮用大量葡萄酒却几乎对患者的 PT 不产生影响。

6. 饮食 饮食中摄入的维生素 K 是长期服用华法林患者的主要影响因素之一,应建议患者保持较为稳定的维生素 K 摄入量,发生明显变化时应该加强监测,注意调整华法林剂量。

7. 中药 研究发现部分中药对华法林的抗凝作用也有影响,但这方面的深入研究较为有限。

8. 疾病 肝功能异常、长期腹泻或呕吐、乏氧状态、化疗、发热和甲状腺功能亢进等会影响凝血因子的合成或代谢,增强华法林的抗凝作用。慢性肾功能不全时华法林的剂量需求也会降低。华法林的清除率随年龄增长而呈现下降的趋势,对于老年患者可能会出现药效增强现象。

了解以上药物、食物与疾病对华法林的影响固然重要,但更重要的是患者在合并用药、饮食或疾病变化时,及时监测 INR 并调整剂量。

五、暂不宜应用华法林治疗的情况

以下情况暂不宜应用华法林:①围手术期(含眼科与口腔科手术)或外伤;②明显肝功能损害;③中重度高血压(血压≥160/100mmHg);④凝血功能障碍伴有出血倾向;⑤活动性消化性溃疡;⑥2 周之内大面积缺血性卒中;⑦其他出血性疾病。

六、抗凝治疗的管理

虽然华法林有很多局限性,剂量调整和监测都比较烦琐,但通过专科门诊对患者进行随访、教育并进行系统化管理,能够明显增强患者的依从性和用药的安全性。INR 即时检测技术(point-of-care test,POCT),简化了抗凝治疗的检测流程,为门诊、急诊快速检测以及家庭监测 INR 提供了便利。临床研究显示,与每月进行 1 次中心实验室的检测相比,服用华法林的患者应用 POCT 进行家庭自我监测同样安全、有效。有条件的医院应该成立抗凝门诊,以便对使用抗凝药物的患者进行系统化的管理。

近些年来随着国内房颤中心建设工作的不断推进,很多中心在房颤中心的建设过程中成立了房颤门诊,加强了对房颤患者的随访及抗凝管理,使房颤患者的抗凝治疗更加规范化、同质化,极大地推进和改善了我国房颤患者的抗凝治疗现状。

七、小结

对于抗凝药物的选择,需根据相应的适应证、产品特征与患者相关的临床因素,同时也要考虑患者的意愿。华法林是房颤患者栓塞并发症预防及治疗的有效药物,过量时可被维生素 K 拮抗,而且价格便宜,这也是时至今日,华法林还被广泛应用于临床工作中,仍占有一席之地,无法完全被取代的原因。

(梁兆光　谢荣盛)

参 考 文 献

[1] ZHANG J, JOHNSEN S P, GUO Y, et al. Epidemiology of atrial fibrillation: geographic/ecological risk factors, age, sex, genetics[J]. Card Electrophysiol Clin, 2021, 13(1): 1-23.

[2] CHAO T F, LIU C J, TUAN T C, et al. Lifetime risks, projected numbers, and adverse outcomes in Asian patients with atrial fibrillation: a report from the Taiwan nationwide AF cohort study[J]. Chest, 2018, 153(2): 453-466.

[3] KIM D, YANG P S, JANG E, et al. 10-year nationwide trends of the incidence, prevalence, and adverse outcomes of non-valvular atrial fibrillation nationwide health insurance data covering the entire Korean population[J]. Am Heart J, 2018, 202: 20-26.

[4] CHAO T F, CHIANG C E, LIN Y J, et al. Evolving changes of the use of oral anticoagulants and outcomes in patients with newly diagnosed atrial fibrillation in Taiwan[J]. Circulation, 2018, 138(14): 1485-1487.

[5] HIRSH J, FUSTER V, ANSELL J, et al. American Heart Association/American College of Cardiology Foundation. American Heart Association/American College of Cardiology Foundation guide to warfarin therapy[J]. J Am Coll Cardiol, 2003, 41(9): 1633-1652.

[6] RUFF C T, GIUGLIANO R P, BRAUNWALD E, et al. Comparison of the efficacy and safety

of new oral anticoagulants with warfarin in patients with atrial fibrillation：a meta-analysis of randomised trials［J］. Lancet, 2014, 383（9921）: 955-962.

［7］ OBAMIRO K O, CHALMERS L, BEREZNICKI L R. Summary of the Literature Evaluating Adherence and Persistence with Oral Anticoagulants in Atrial Fibrillation［J］. Am J Cardiovasc Drugs, 2016, 16（5）, 349-363.

［8］ NELSON W W, SONG X, COLEMAN C I, et al. Medication persistence and discontinuation of rivaroxaban versus warfarin among patients with non-valvular atrial fibrillation［J］. Curr Med Res Opin, 2014, 30（12）: 2461-2469.

［9］ HINDRICKS G, POTPARA T, DAGRES N, et al. 2020 ESC Guidelines for the diagnosis and management of atrial fibrillation developed in collaboration with the European Association for Cardio-Thoracic Surgery（EACTS）［J］. Eur Heart J, 2021, 42（5）: 373-498.

［10］ STEFFEL J, COLLINS R, ANTZ M, et al. European Heart Rhythm Association Practical Guide on the use of non-vitamin K antagonist oral anticoagulants in patients with atrial fibrillation［J］. Europace, 2021, 23（10）: 1676.

［11］ HART R G, PEARCE L A, AGUILAR M I. Meta-analysis：antithrombotic therapy to prevent stroke in patients who have nonvalvular atrial fibrillation［J］. Ann Intern Med, 2007, 146（12）: 857-867.

［12］ GIUGLIANO R P, RUFF C T, BRAUNWALD E, et al. Edoxaban versus Warfarin in Patients with Atrial Fibrillation［J］. N Engl J Med, 2013, 369（22）: 2093-2104.

［13］ PATEL M R, MAHAFFEY K W, GARG J, et al. Rivaroxaban versus Warfarin in Nonvalvular Atrial Fibrillation［J］. N Engl J Med, 2011, 365（10）: 883-891.

［14］ GALLAGHER A, SETAKIS E, PLUMB J, et al. Risks of stroke and mortality associated with suboptimal anticoagulation in atrial fibrillation patients［J］. Thromb Haemost, 2011, 106（11）: 968-977.

［15］ WAN Y, HENEGHAN C, PERERA R, et al. Anticoagulation Control and Prediction of Adverse Events in Patients With Atrial Fibrillation：A Systematic Review［J］. Circ Cardiovasc Qual Outcomes, 2018, 1（2）: 84-91.

8 非维生素 K 拮抗剂口服抗凝药在特殊人群中的应用（Ⅰ）

尽管抗凝药物不断发展，临床指南不断变更，抗凝治疗始终是中高危房颤患者卒中预防的核心策略。随着循证证据的不断积累，非维生素 K 拮抗剂口服抗凝药（non-vitamin K antagonist oral anticoagulant, NOAC）已经显现出较以华法林为代表的传统口服抗凝药（oral anticoagulation, OAC）的优势，多部指南均指出在有 NOAC 适应证的患者中，NOAC 优于维生素 K 拮抗剂（vitamin K antagonist, VKA）。NOAC 抗凝在普通房颤患者中的应用方案已经较为清晰,本文从以下几个方面探讨 NOAC 在特殊人群中的应用。

一、NOAC 在高龄房颤患者中的应用

高龄房颤患者的卒中及全身性栓塞风险增加,且致死性卒中发生率更高,同时高龄房颤患者出血风险增加。因此,高龄房颤患者的抗凝方案制订不仅需考虑有效性,还更加需要关注安全性,目前推荐高龄房颤患者起始抗凝治疗首选 NOAC。

目前有许多研究聚焦于高龄人群。2021 年 Silverio 等在 *Eur Heart J Cardiovasc Pharmacother* 上发表的荟萃分析共纳入 22 项研究,包括 440 281 名患者,均为年龄 ≥75 岁的房颤患者,结果发现,NOAC 与 VKA 相比,显著降低了卒中及系统性栓塞的风险（$HR=0.79$）,而在大出血的风险方面无显著差异（$HR=0.94$）。更进一步分析,NOAC 降低了颅内出血、出血性卒中和致命性出血的风险（HR 分别为 0.46、0.61、0.46）,但是增加了消化道出血的风险（$HR=1.47$）。此研究同时间接比较了不同 NOAC,结果发现,不同 NOAC 之间发生卒中/系统性栓塞的风险无显著性差异,但在大出血风险方面,利伐沙班高于阿哌沙班和艾多沙班,达比加群高于阿哌沙班。

对于超高龄患者,SAFIR 研究共纳入 33 家老年中心 995 例起始利伐沙班和 908 例起始 VKA 的 ≥80 岁的非瓣膜性房颤患者,利伐沙班组 36% 使用 20mg、63% 使用 15mg、1% 使用 10mg。结果显示,利伐沙班及 VKA 组 12 个月时缺血性卒中发生率无显著差异,利伐沙班组显著降低大出血和颅内出血风险；Chao 等利用中国台湾地区的健康保险研究数据库纳入 15 361 名 ≥85 岁的应用 OAC 的房颤患者,结果显示,在超高龄房颤人群中,NOAC 的有效性与安全性均不劣于 VKA,利伐沙班与达比加群颅内出血发生率显著低于 VKA；在纳入人群为 ≥90 岁的人群中,同样得到了类似的结论。

高龄人群的另一个特点是较多患者处于衰弱状态,因此具有较高的跌倒风险、低体重及肾功能恶化的可能。因此与普通房颤患者比较,此类患者需要更频繁地监测患者的肾功能、体重等和重新评估患者的跌倒风险及衰弱程度。在身体严重虚弱或预期寿命可能有限的情况下,NOAC 可能并无获益。

REGARDS 研究结果显示,与非房颤患者相比,房颤患者发生跌倒的风险增高,房颤和跌倒同时存在时,全因死亡风险更高。既往跌倒高风险人群不推荐 OAC 治疗可能是考虑到此类人群与高颅内出血等事件发生率相关,但这并非 NOAC 的禁忌证,而是提示应避免跌倒事件的发生并去除可改变的出血危险因素。对 NOAC 在跌倒高风险人群中应用的证据来自 ENGAGE-AF TIMI 48 及 ARISTOTLE 试验的亚组分析,在 ENGAGE-AF TIMI 48 研究中纳入 $CHADS_2$ 评分 ≥2 分的中高危栓塞风险的房颤患者,分至不同剂量艾多沙班组和调整剂量华法林组,共 46 个国家的 1 393 家中心参与,纳入 21 105 例患者,平均随访 2.8 年。结果显示,包括卒中、体循环栓塞、危及生命的出血、死亡事件在内的净获益在大剂量和小剂量艾多沙班组均优于华法林组（HR 分别为 0.88、0.89）。结果显示,大剂量艾多沙班在减少卒中/体循环栓塞发生方面不劣于华法林；不同剂量艾多沙班治疗均可显著减少主要出血、颅内出血、出血性卒中和心血管死亡。在 ARISTOTLE 试验的亚组分析中,有跌倒史的患者年龄较大,更有可能患有痴呆症和脑血管疾病。这些患者大出血、颅内出血和死亡的

风险增加,但阿哌沙班的安全性和有效性不受跌倒状态的影响。在有跌倒史的患者中,阿哌沙班没有记录到硬膜下出血。这也反映在有跌倒风险的患者中,NOAC 与 VKA 相比更安全。

目前的研究一致认为,高龄房颤患者应用 OAC 比不应用 OAC 获益,应用 NOAC 比应用 VKA 获益。且 NOAC 较 VKA 相比有无须监测国际标准化比值(international standard ratio,INR)、给药方式简单、无须频繁调整剂量等优点,更适合高龄房颤患者应用。但是,抗凝方案应根据个体的全面评估制订。

二、NOAC 在存在大出血病史的房颤患者的应用

大出血是抗凝治疗过程中出现的严重并发症之一,且既往有大出血病史的患者发生进一步出血事件的风险增加,因此,虽然房颤相关卒中风险很高,但存在大出血病史的房颤患者往往不愿意重启抗凝治疗,关键的随机对照试验也将这类人群排除在外,故目前尚无足够证据指导有大出血病史的房颤患者的抗凝策略,现有的真实世界数据可提供参考。

韩国一项利用韩国健保检阅与评估数据库数据的回顾性观察性队列研究纳入 5 712 名有 ICH 史,初次接受 OAC 抗凝治疗的房颤患者,研究的主要终点包括缺血性卒中、ICH 以及二者的复合终点。研究队列平均年龄为 72.5 岁,平均 CHA_2DS_2-VASc 评分为 4.0 分,中位随访 0.6 年,研究结果发现,NOAC 能够有效降低既往 ICH 房颤患者的缺血性卒中、ICH 复发及复合终点(HR 分别为 0.769、0.657、0.728)。进一步分析结果显示,四种 NOAC 在伴 ICH 病史的房颤患者中有一致的获益,艾多沙班较其他 NOAC 获益更大。

另一项韩国大型真实世界研究纳入 2010 年 1 月至 2018 年 4 月 42 028 例有消化道出血(gastrointestinal bleeding,GIB)病史且初次接受 OAC(华法林或 NOAC)治疗的房颤患者,随访 0.6 年发现,NOAC 与华法林相比,使缺血性卒中风险显著降低 39.2%,大出血风险降低 26.9%,卒中 + 大出血风险降低 33.9%(P 均 <0.001);且 GIB 复发风险降低 17.3%(P=0.011),并显著改善 GIB 复发后的治疗相关需求如住院时长、输血需求以及内镜介入治疗等。进一步分析结果显示,四种 NOAC 在伴 GIB 病史的房颤患者中有一致的获益,艾多沙班较其他 NOAC 获益更大。

以上真实世界数据提示,NOAC 在具有大出血病史的房颤患者中应用的安全性和有效性有一定证据,但数据来源于观察性研究,可能存在较多偏倚,研究人群均为亚洲人群,对结论的应用应谨慎,对亚洲人群以外的人种能否外推此结论尚不可知。应注意重新评估此类患者的出血风险并纠正出血的危险因素,个体化制订抗凝方案。

三、NOAC 在合并瓣膜病的房颤患者的应用

经典的临床试验已经证实 NOAC 较 VKA 的优越性,然而在这些试验往往排除了心脏瓣膜病患者,或对伴有瓣膜病患者的代表性不足。

Pan 等 2017 年在 *Journal of the American Heart Association* 上发表的荟萃分析纳入

了 ARISTOTLE、ENGAGE AF、RELY、ROCKET AF 四项 RCT 研究，这项研究探讨了瓣膜病对房颤患者结局的影响，共纳入 71 526 名患者，13 574 名患者伴有瓣膜病，结果发现，房颤患者中伴有瓣膜性心脏病者，卒中或系统性栓塞及颅内出血的发生率与不伴有瓣膜性心脏病者相仿，无显著性差异。而全因死亡及大出血的发生率较不伴有瓣膜性心脏病者高。

目前指南推荐对患有心房颤动和天然瓣膜性心脏病（风湿性二尖瓣狭窄除外）或接受 3 个月以上生物瓣膜置换术的患者，非维生素 K 口服抗凝剂（NOAC）是 VKA 抗凝药物的有效替代品，应根据患者 CHA_2DS_2-VASc 评分进行给药（Ⅰ类推荐，A 级证据），对有心房颤动和风湿性 MS 的患者，建议长期使用 VKA 口服抗凝药（Ⅰ类推荐，C 级证据），对新发心房颤动≤3 个月的患者，在手术或经导管生物人工瓣膜置换后进行 VKA 抗凝治疗是合理的（Ⅱa 类推荐，B 级证据），对有或无心房颤动的机械性心脏瓣膜病患者，需长期用 VKA 进行抗凝以预防瓣膜血栓形成，不建议使用 NOAC（Ⅲ类推荐，B 级证据）。

2020 年 Berwanger 等在 *New England Journal of Medicine* 上发表的 RIVER 试验是评估二尖瓣生物瓣膜合并房颤或心房扑动的患者直接口服抗凝剂的安全性和有效性的规模最大的试验。这项研究对来自巴西 49 个地点的 1 005 名二尖瓣生物瓣膜合并房颤或心房扑动的患者进行了为期 12 个月的随访。结果表明，对于二尖瓣生物瓣膜伴房颤/心房扑动的患者，利伐沙班是 VKA 的有效替代。RIVER 试验的结果与包括 ROCKET 在内的其他关键试验的研究一致，可以为二尖瓣生物瓣膜患者的临床实践提供参考。但该研究的主要局限性是开放标签设计，而且研究结果不能外推到主动脉瓣位置的生物瓣膜患者，或二尖瓣狭窄及机械瓣膜患者。

2020 年 Durães 等在 *Am J Cardiovasc Drugs* 上发表的 RIWA 试验是首个比较利伐沙班与华法林在机械性瓣膜植入术后患者中的应用，研究结果显示，利伐沙班与华法林相比，在主要终点方面无显著差异。但这项研究的样本量较小，仅纳入 44 名患者，研究结果的应用应谨慎，此研究可以为后续开展大规模的随机对照试验提供参考。

2021 年 Dawwas 等利用大量商业数据比较了 NOAC 与华法林在房颤伴瓣膜异常患者中的疗效。研究显示，与新起始华法林治疗相比，起始 NOAC 可降低患者的严重出血事件和缺血性卒中或系统性栓塞风险（*HR* 分别为 0.67、0.64）。结果显示，与新应用华法林的患者相比，近期起始 NOAC 的瓣膜性房颤患者发生系统性栓塞、缺血性卒中及大出血的风险均较低。本研究的局限在于，与华法林相比，除达比加群未显示出显著的疗效获益外，其他 NOAC 的结果大致相似。然而，观察到的获益是由于达比加群的应用比例较低，还是确实存在差异尚未可知，随访时间较短，瓣膜性疾病的严重程度不明确。本研究的意义在于，本研究支持在瓣膜性房颤患者中应用 NOAC 预防缺血性卒中或系统性栓塞，而无须担心出血事件风险。

2021 年 Kalra 等在 *JAMA Network Open* 上发表的观察性研究统计了胸外科医师协会成人心脏外科手术数据库风险计算器数据的历史性队列研究会提供真实世界下人工瓣膜患者的 NOAC 应用情况。有 2 365 例同时接受主动脉瓣、二尖瓣机械瓣，7 025 例同时接受主动脉瓣、二尖瓣生物瓣。对照 RIVER 试验，真实世界中，NOAC 组栓塞事件发生率更高。但本研究中 NOAC 组年龄偏大，合并高血压、血脂异常、外周动脉疾病、肝素诱导的血小板减少症及较低的 INR 发生率均比 VKA 组高。另外,本研究将二尖瓣与主动脉瓣混杂在一起,对比不强。进一步决策尚需要 NOAC 提供足够证据的随机临床试验。

针对经皮导管主动脉瓣置换术(transcatheter aortic valve replacement,TAVR)术后的房颤患者,OCEAN 前瞻性观察性队列试验纳入日本 14 个中心的 2 588 例因重度主动脉瓣狭窄接受 TAVR 治疗的患者。研究中,403 例合并房颤的患者(15.6%)进行抗凝治疗,其中 227 例(56.3%)使用 NOAC,176 例(43.7%)使用华法林。中位随访 568 天显示,无论是否经过校正,NOAC 组患者的死亡率均显著低于华法林治疗组。

NOAC 在伴有瓣膜病的房颤患者中的应用证据正在不断积累,在伴有生物瓣、机械瓣、TAVR 术后等情况的证据链正在不断完善,但是现有的证据均存在一定局限性,对结果的应用需相当谨慎,需要更完善的大规模前瞻性随机对照试验积累证据。

四、小结

房颤抗凝领域的基本框架已经形成,NOAC 的临床应用经验已逐步积累,而在特殊人群中 NOAC 的应用仍有部分问题需要进一步探索,随着循证证据的不断积累,可能会出现修改指南的依据。无论如何,应强调在指南指导下的个体化治疗策略,个体化评估并制订治疗策略才能取得最大的临床获益。

(张志国 王祥宇)

参 考 文 献

[1] SILVERIO A, DI MAIO M, PROTA C, et al. Safety and efficacy of non-vitamin K antagonist oral anticoagulants in elderly patients with atrial fibrillation: systematic review and meta-analysis of 22 studies and 440 281 patients[J]. Eur Heart J Cardiovasc Pharmacother, 2021, 7(FI1): f20-f29.

[2] HANON O, VIDAL J S, PISICA-DONOSE G, et al. Bleeding risk with rivaroxaban compared with vitamin K antagonists in patients aged 80 years or older with atrial fibrillation[J]. Heart, 2021, 107(17): 1376-1382.

[3] TSAI C T, LIAO J N, CHEN S J, et al. Non-vitamin K antagonist oral anticoagulants versus warfarin in AF patients ≥85 years[J]. Eur J Clin Invest, 2021, 51(6): e13488.

[4] CHAO T F, LIU C J, LIN Y J, et al. Oral Anticoagulation in Very Elderly Patients With Atrial Fibrillation: A Nationwide Cohort Study[J]. Circulation, 2018, 138(1): 37-47.

[5] HANON O, ASSAYAG P, BELMIN J, et al. Expert consensus of the French Society of Geriatrics and Gerontology and the French Society of Cardiology on the management of atrial fibrillation in elderly people[J]. Arch Cardiovasc Dis, 2013, 106(5): 303-323.

[6] O'NEAL W T, QURESHI W T, JUDD S E, et al. Effect of Falls on Frequency of Atrial Fibrillation and Mortality Risk(from the REasons for Geographic And Racial Differences in Stroke Study)[J]. Am J Cardiol, 2015, 116(8): 1213-1218.

[7] ARITA T, SUZUKI S, YAGI N, et al. Impact of Atrial Fibrillation on Falls in Older Patients:

Which is a Problem, Existence or Persistence? [J]. J Am Med Dir Assoc, 2019, 20 (6)：765-769.

[8] STEFFEL J, GIUGLIANO R P, BRAUNWALD E, et al. Edoxaban Versus Warfarin in Atrial Fibrillation Patients at Risk of Falling：ENGAGE AF-TIMI 48 Analysis [J]. J Am Coll Cardiol, 2016, 68 (11)：1169-1178.

[9] RAO M P, VINEREANU D, WOJDYLA D M, et al. Clinical Outcomes and History of Fall in Patients with Atrial Fibrillation Treated with Oral Anticoagulation：Insights From the ARISTOTLE Trial [J]. Am J Med, 2018, 131 (3)：269-275.

[10] HAAS S, CAMM A J, BASSAND J P, et al. Predictors of NOAC versus VKA use for stroke prevention in patients with newly diagnosed atrial fibrillation：Results from GARFIELD-AF [J]. Am Heart J, 2019, 213：35-46.

[11] LEE S R, CHOI E K, KWON S, et al. Oral Anticoagulation in Asian Patients With Atrial Fibrillation and a History of Intracranial Hemorrhage [J]. Stroke, 2020, 51 (2)：416-423.

[12] KWON S, LEE S R, CHOI E K, et al. Non-Vitamin K Antagonist Oral Anticoagulants in Patients With Atrial Fibrillation and Prior Gastrointestinal Bleeding [J]. Stroke, 2021, 52 (2)：511-520.

[13] PAN K L, SINGER D E, OVBIAGELE B, et al. Effects of Non-Vitamin K Antagonist Oral Anticoagulants Versus Warfarin in Patients With Atrial Fibrillation and Valvular Heart Disease：A Systematic Review and Meta-Analysis [J]. J Am Heart Assoc, 2017, 6 (7)：e005835.

[14] OTTO C M, NISHIMURA R A, BONOW R O, et al. 2020 ACC/AHA guideline for the management of patients with valvular heart disease：A report of the American College of Cardiology/American Heart Association Joint Committee on Clinical Practice Guidelines [J]. J Thorac Cardiovasc Surg, 2021, 162 (2)：e183-e353.

[15] GUIMARÃES H P, LOPES R D, DE BARROS E SILVA P G M, et al. Rivaroxaban in Patients with Atrial Fibrillation and a Bioprosthetic Mitral Valve [J]. N Engl J Med, 2020, 383 (22)：2117-2126.

[16] DURAES A R, DE SOUZA LIMA BITAR Y, SCHONHOFEN I S, et al. Rivaroxaban Versus Warfarin in Patients with Mechanical Heart Valves：Open-Label, Proof-of-Concept trial-The RIWA study [J]. Am J Cardiovasc Drugs, 2021, 21 (3)：363-371.

[17] DAWWAS G K, DIETRICH E, CUKER A, et al. Effectiveness and Safety of Direct Oral Anticoagulants Versus Warfarin in Patients With Valvular Atrial Fibrillation：A Population-Based Cohort Study [J]. Ann Intern Med, 2021, 174 (7)：910-919.

[18] KAWASHIMA H, WATANABE Y, HIOKI H, et al. Direct Oral Anticoagulants Versus Vitamin K Antagonists in Patients With Atrial Fibrillation After TAVR [J]. JACC Cardiovasc Interv, 2020, 13 (22)：2587-2597.

[19] KALRA A, RAZA S, JAFRY B H, et al. Off-label Use of Direct Oral Anticoagulants in Patients Receiving Surgical Mechanical and Bioprosthetic Heart Valves [J]. JAMA Netw Open, 2021, 4 (3)：e211259.

5

9　非维生素 K 拮抗剂口服抗凝药在特殊人群中的应用（Ⅱ）

本文结合前一篇文章内容，将从以下几方面继续探讨非维生素 K 拮抗剂口服抗凝药（non-vitamin K antagonist oral anticoagulant, NOAC）在特殊人群中的应用。

一、NOAC 在需要复律治疗的房颤患者的应用

目前对于持续时间 >48 小时（或持续时间未知）的房颤患者进行电复律或药物复律，需要在复律前至少 3 周启动有效的抗凝治疗，或者复律前经食管超声心动图（transoesophageal echocardiogram, TEE）排除左心房血栓，不需要考虑 CHA_2DS_2-VASc 评分。在实际临床工作中，需要区分不同的情况，进一步个体化抗凝方案，对正在接受抗凝治疗以及未接受抗凝治疗的患者进行区分，特别是针对房颤发作时间大于 48 小时和不足 48 小时的患者进行区分，CHA_2DS_2-VASc 评分也应该适当考虑。

心脏复律后应按照 ESC 房颤指南中的建议继续口服抗凝治疗。心脏复律后患者的长期管理取决于患者的 CHA_2DS_2-VASc 评分。CHA_2DS_2-VASc 评分≥2 分的男性和≥3 分的女性是长期抗凝治疗的 I 类推荐适应证，与心脏复律的"成功与否"无关。对于持续时间大于 48 小时同时 CHA_2DS_2-VASc 评分低（男性 0 分，女性 1 分）的房颤患者，在心脏复律后仅需要继续抗凝 4 周。

对于 CHA_2DS_2-VASc 评分低危的患者，如果房颤持续时间较短，尤其是小于 12~24 小时者，复律后应抗凝多长时间，目前尚无明确推荐。事实上，这些患者还可能有较短的、可自行终止房颤发作，也不清楚最佳抗凝策略。考虑到这些患者血栓栓塞的总体风险较低，似乎不需要进行更长时间的抗凝治疗，尤其是不需要终身抗凝治疗。目前的房颤指南指出，对于房颤持续时间小于 24 小时且卒中风险非常低的患者（男性 CHA_2DS_2-VASc 评分为 0 分，女性 CHA_2DS_2-VASc 评分为 1 分），可以考虑心脏复律后就停止抗凝治疗。

TEE 发现左心房（或左心耳）血栓的患者不应进行心脏复律治疗。目前没有（也可能永远不会有）充分的前瞻性临床试验证据来确定最佳抗凝策略（包括 NOAC 与 VKA）。以往的标准治疗是应用 VKA 抗凝（必要时使用肝素桥接），并进行严格的随访和 INR 监测，直到血栓消退。NOAC 开始应用于临床后，也有一些相关报道。一项利伐沙班的前瞻性研究表明，服用标准剂量利伐沙班（20mg/d），血栓溶解率为 41.5%，而应用肝素 / 华法林治疗的 96 名患者中有 60 名患者（62.5%）观察到左心房血栓消退。一项应用达比加群（150mg、2 次 /d）的小型研究显示，19 名患者中有 17 名（89.5%）血栓完全消除，而应用华法林的 22 名患者中有 17 名（77.3%）血栓完全消除。在阿哌沙班的临床试验（EMANATE）中，阿哌沙班（52%）治疗患者的血栓消退率与 LMWH/VKA（56%）治疗相似。这些证据表明，应用 NOAC 与基于 LMWH/VKA 的抗凝方案的血栓溶解率相似。因此，应用 NOAC 治

疗左心房血栓可以选择的方案,尤其是在 VKA 耐受性不好或无法获得满意 INR 的患者中,更适合应用 NOAC。

如果在随访期间确认严格遵守了 NOAC 治疗方案,血栓依然持续存在,则需要个体化改变抗凝策略。包括更换其他类型的 NOAC(凝血酶抑制剂更换为 Xa 因子抑制剂,反之亦然)或更换为 VKA 治疗(严格控制 INR 治疗窗口)。当然,经过严格抗凝治疗,仍然长期存在无法溶解的血栓会机化并与心房组织固定,并不再脱落,是允许心脏复律治疗的,复律前依然需要评估残余血栓栓塞风险。上述针对左心房和左心耳的治疗方案都缺乏有力的临床证据,在这一领域还需进行进一步的研究。

二、NOAC 在虚弱状态房颤中的应用

虚弱(frailty)状态的定义通常是通过临床虚弱量表来判断被评估者的功能缺陷(表 5-9-1)。这个评估模型能够识别出患者如下方面的问题:存在生理储备不足的风险或可确定的生理储备差,高跌倒风险,抑郁和痴呆,身体功能差和死亡率增加。虚弱和虚弱前状态随着年龄的增长而更加常见,这类人群应用 OAC 的风险 / 收益与正常人群差别很大,所有老年虚弱患者在处方 OAC 之前需要进行全面细致的评估。虚弱通常会伴有体重减轻和肾功能进行性恶化的风险。因此,需要对患者进行定期规律的称重和肾功能监测。在严重虚弱或预期寿命较短的情况下,OAC 可能没有益处。

表 5-9-1 "加拿大健康与老龄化研究"临床虚弱量表

虚弱状态	具体描述
状态很好	强壮、有活力、能力充沛且有动力者。这类人群通常规律运动。他们处于最佳年龄段
状态良好	他们虽无活动性疾病症状,但健康状态低于上述第 1 类人群。通常而言,他们进行运动,或在某些情况下具有活力,如季节性
控制良好	疾病处于良好控制状态,但是除了日常行走、不能够规律活动的人群
脆弱患者	虽然日常活动无须他人帮助,但通常其症状影响活动。常见的主诉为"缓慢",和 / 或每天感到疲乏
轻度虚弱	此类人群有明确动作迟缓的表现,在高强度活动下需要 ADL 帮助(财政、交通、大量家务劳动、药物)。在典型者中,轻度衰竭影响其购物,室外独立行走,准备餐食及家务劳动
中度虚弱	在室外活动及日常生活中需要他人帮助。在室内,他们通常存在上楼困难,洗澡时需要帮助,在穿衣服时可能需要微小帮助(给予提示、从旁指导)
严重虚弱	因各种原因(体力或认知),其个人护理方面完全依赖他人。即便如此,这些人似乎状态稳定,且死亡风险不高(在近 6 个月内)
极严重虚弱	完全依赖他人帮助,接近生命终末期。典型者即使在轻度患病病情下,也无法康复
临终患者	接近生命终末期。此类人群的预期生存时间 <6 个月,在其他方面并不明显虚弱

注:"加拿大健康与老龄化研究"(CHSA)临床虚弱量表,基于包括结构化访谈在内的综合老年医学评估。对体弱患者进行抗凝治疗的决定取决于多个方面。虽然健康或轻度虚弱本身通常不会造成抗凝问题,但严重虚弱和晚期疾病通常表示是抗凝禁忌。

三、NOAC 在房颤合并认知障碍和痴呆中的应用

不同程度的认知功能障碍和痴呆（指不能适应社会和 / 或职业功能的认知障碍）在老年人群中常见，房颤其本身也是痴呆的危险因素。研究表明，OAC 的使用可以降低痴呆风险，这种的风险降低，选择 VKA 或 NOAC 的结果没有明显差别；然而，在 VKA 治疗的患者中，如果有效治疗时间窗口过短，则不足以降低痴呆风险。

缺血性卒中和脑出血是痴呆患者的重要临床事件，与非痴呆患者相比，这些事件发生后痴呆患者认知功能会进一步下降，丧失独立性和自主能力。因此，在痴呆合并房颤患者中，更需要积极评估卒中风险并制订有效预防策略。

在评估应用 OAC 的依从性和安全性时，痴呆症是需要单独考虑的因素。所有痴呆患者都应仔细评估其是否能够理解和作出有关房颤抗凝治疗决定的能力，并告知卒中和出血的风险。在患者缺乏自主决策能力的情况下，医师根据"最佳医疗利益"原则推荐治疗方案。这些记录需要保留，并向患者以及患者亲属（或法律顾问）解释，并签署知情同意书。保持 OAC 的摄入剂量至关重要，痴呆和每天 2 次给药均已被证明会降低 NOAC 应用的依从性。因此，每天 1 次用药、每周片剂药盒、带提醒的包装盒会提高药物依从性。如果痴呆症患者能够在他人的监督下用药，可以大大提高用药的依从性。远程医疗和其他辅助技术对提高这类人群用药依从性也有很大帮助。另外，建议定期重新评估老年房颤患者的认知功能，特别是评估是否能够继续坚持已经制订的抗凝方案的能力。

四、NOAC 在高体重或低体重房颤患者的应用

体重和体重指数（BMI）是药物分布和血浆浓度水平的重要变量。在无有效抗凝血作用测量指标的情况下，NOAC 在极端重量下可能存在有效性或安全性问题，并且可能过量服用和服用剂量不足。在房颤（或 VTE）应用 NOAC 的临床随机试验中，体重或 BMI 不是排除因素。但部分 NOAC 说明书和指南中有低体重推荐剂量，如阿哌沙班（如果年龄也 ≥80 岁和 / 或肌酐 ≥1.5mg/dl）和艾多沙班都要求在低体重患者（≤60kg）减少剂量。

1. 肥胖对 NOAC 血浆水平的影响　自 1975 年以来，肥胖症增加了 2 倍，世界卫生组织现在认为这是一种流行病。2016 年，13 亿成年人超重（BMI>25kg/m^2），其中 6.5 亿人肥胖（BMI>30kg/m^2）。肥胖增加了房颤发生的风险和成功射频消融后复发的风险，减轻体重是预防和治疗房颤合并肥胖患者的综合管理的方法之一。

肥胖影响药物的药代动力学，包括药物分布（特别是亲脂性药物）和药物清除率。肾血流量和内生肌酐清除率在肥胖症中可以增加，并可能增加 OAC 经肾脏的清除。对 VKA 的研究表明，肥胖患者需要更大的剂量和更长的引入期才能达到治疗性 INR 值。

初步研究报道显示，在健康非常肥胖的老年志愿者，体重对达比加群的药代动力学没有影响。RE-LY 试验中，在体重 >100kg 的患者比体重为 50~100kg 的患者达比加群的谷浓度低 21%；比较体重 ≥100kg 组、体重 50~99kg 组、体重 <50kg 组，三组患者的主要疗效和安

全性结果相似。

利伐沙班和阿哌沙班的药代动力学研究数据显示,在一定体重范围内,药物浓度体积分布和半衰期与体重有关,但这种与体重的相关性认为不太可能有临床意义。在 ENGAGE AF-TIMI 48 试验中,在肥胖和正常体重患者之间没有观察到艾多沙班血浆浓度或其药理学对 FXa 的影响。

2. NOAC 在肥胖患者中的疗效和安全性 在四种 NOAC 的Ⅲ期临床试验中均纳入了一定比例的肥胖患者,但对肥胖的定义略有差别。

ROCKET-AF 试验中有 620 名患者的 BMI≥40kg/m²,ARISTOTLE 试验和 ENGAGE AF-TIMI 48 试验中,BMI≥40kg/m² 患者分别有 1 003 名和 1 149 名被纳入。在 ARISTOTLE 试验肥胖患者定义为 BMI>40kg/m² 或体重 >120kg,比较阿哌沙班与华法林组,ROCKET-AF 试验肥胖定义为 BMI≥35kg/m²,比较利伐沙班与华法林组,ENGAGE AF-TIMI 48 试验肥胖定义为 BMI>40kg/m²,比较依度沙班与华法林组,在卒中或全身性栓塞预防疗效终点方面没有观察到差异。同样,RE-LY 试验,在肥胖（≥100kg）与非肥胖患者中,达比加群组与华法林组卒中或全身性栓塞的发生率也没有差异。然而,在严重肥胖病例中（BMI≥40kg/m²）,已有因为达比加群低血浆水平而治疗"失败"的病例报道。

达比加群与华法林、利伐沙班与华法林和依度沙班与华法林相比,肥胖患者与非肥胖患者之间在大出血的发生率方面没有差异。在肥胖患者中,阿哌沙班与华法林比较大出血的发生率更低。而在低体重患者,BMI≥30kg/m² 与 BMI<30kg/m² 或者 > 体重 120kg 与 <120kg 相比,阿哌沙班与华法林比较,大出血的发生率更高。

来自真实世界的几项研究表明,应用 NOAC,肥胖患者与非肥胖患者的终点事件发生率没有明显差别。体重对 NOAC 的疗效和安全性影响的荟萃分析发现,在所有体重（低、正常、超重、肥胖）分组中,与 VKA 相比,NOAC 的总体上疗效更好,并且在低体重或肥胖组别中没有观察到出血增加。值得注意的是,除了最初的四个Ⅲ期试验外,荟萃分析中没有其他高质量的数据。两项小型回顾性研究,在极端肥胖队列中,阿哌沙班和利伐沙班与华法林相比,疗效和安全性相似;其中一项研究发现达比加群组 TIA 和卒中的数量增加;两项研究中没有艾多沙班的数据。

根据药代动力学特性和现有证据,在 BMI<40kg/m² 患者,现有四种 NOAC 的使用都是安全、有效的,在 BMI≥40kg/m² 的患者中数据不够充分。

当 BMI≥50kg/m² 时,应该对 NOAC 进行血浆水平测量或应用华法林抗凝治疗。由于血药浓度的谷值具有更好的可重复性和临床结局相关性,通常建议测量 NOAC 血药浓度的谷值测量来评估抗凝效果,也有测量峰值水平评估疗效的报道。NOAC 的谷值或峰值血浆水平,哪个对抗凝疗效评估更准确需要进一步研究。

3. 胃旁路手术后 NOAC 的应用 以减肥为目的的胃旁路手术（bariatric surgery）,由于手术对食物吸收部位和表面积、pH、血流量、肠道运输时间以及术后饮食限制等方面的影响,这种减肥手术治疗肥胖可能对抗凝药物血浆水平产生重要影响。抗凝剂在胃肠内的主要吸收部位可能因抗凝剂不同而不同,通常认为主要发生在胃远端到近端小肠。胃旁路减肥手术后,药物被服下后越过近端小肠直接被输送到富含 P-gp 的小肠远端节段,总体吸收率降低。由于华法林通常服用 1 周后才能达到饱和剂量,在减肥手术后饱和剂量变化比较大,大多数报道是在手术后急性期的初始减少,但随后剂量逐步增加。还有报道表明,即使是大的胃肠道切除术,通常也不会对华法林抗凝产生重大的持久影响,也有胃旁路术后华法林抵抗的病例报道。

达比加群的吸收需要较低 pH,使用抗酸剂的可能降低吸收,这在正常情况下对抗凝效果没有影响,但达比加群的吸收可能在胃旁路手术后的患者中受到很大影响。利伐沙班用于预防房颤卒中的推荐剂量为 20mg 和 15mg,与餐食一同服用会增加其生物利用度,可能是由于其亲脂性和有限的水溶性,并且利伐沙班在远端胃给药可能导致其吸收率降低,从而导致其血浆水平降低。因此,在卒中预防中,利伐沙班可能不是胃旁路手术后的首选。一项小型研究表明,胃旁路手术后,达比加群和阿哌沙班的预期血浆水平没有明显下降,而利伐沙班的水平在 7 例患者中有 5 例低于预期范围。依度沙班在酸性条件下溶解度高,中性 pH 下溶解度较低,并且主要在近端小肠中吸收。研究表明,旁路手术后它直接输送到远端小肠,其药物峰值(Cmax)和总血浆水平(AUC)均降低。

胃旁路减肥手术后,关于 NOAC 的抗凝疗效缺乏强有力的临床证据。由于华法林受胃旁路手术的影响最小,并且目标 INR 范围已经确定,故应用 VKA 可能是一种有效的抗凝方案。如果必须使用 NOAC,则对血浆水平(谷值和峰值)的评估是必要的。此外,胃旁路手术后的一些生理参数是可变的,因此需要随着时间的推移重复测量必要的参数。

4. 低体重患者 NOAC 的应用　低体重没有公认的定义,一般认为 BMI<18.5kg/m² 表明体重不足。低体重可能增加对 NOAC 的暴露,因此与正常体重患者相比会增加出血风险。同样,选择 VKA 治疗也可能增加出血。低体重患者常常伴有可能增加卒中和出血风险的因素和合并症,包括老年、虚弱、癌症和慢性肾脏病等。另外,由于体重不足的患者肌肉质量减少,肾功能可能被高估(MDRD 计算公式)。

与总体研究人群相比,阿哌沙班和艾多沙班在低体重患者中显示出一致的疗效和安全性。在 ENGAGE AF-TIMI 48 试验的数据分析中,低体重范围 30~55kg 的患者与中等体重患者的艾多沙班药物浓度和对 Xa 因子的抑制作用没有差异。当体重≤60kg 时,阿哌沙班和艾多沙班的剂量需要减少一半。

而利伐沙班和达比加群,在低体重人群研究数据不足,没有明确剂量减少的建议。

RE-LY 试验中,达比加群在低体重(<50kg)患者与其他研究队列相比,其疗效一致,但在 BMI 较低的患者中,达比加群有出血事件增加的倾向。此外,在低体重患者的荟萃分析中,高剂量达比加群观察到出血事件更大的增加趋势。经常同时合并 CKD 也可能使其成为体重不足患者不太理想的选择。

ROCKET-AF 试验中,也进行了体重的亚组分析,但只有针对体重≤70kg 与 >70kg 的患者进行比较,利伐沙班显示出相似的疗效和安全性,对于 <60kg 或 <50kg 的患者,没有给出数据。后来的荟萃分析和观察数据显示利伐沙班在低体重患者(<50kg)应用是安全的,但混杂因素较多,结论存在局限性。

如果低体重和极低体重个体需要使用 NOAC 治疗时,可以考虑测量血药浓度谷值,以评估药物的累积。但在谷值水平高于预期范围的情况下,如何减少用药剂量,仍缺乏循证医学建议。

五、NOAC 在房颤合并血小板减少症患者中的应用

1. NOAC 与血小板减少症　RE-LY 试验（达比加群与 VKA）和 ENGAGE AF-TIMI 48 试验（艾多沙班与 VKA）的排除标准为血小板计数 $<100 \times 10^3/\mu l$，ROCKET-AF 试验（利伐沙班与 VKA）中的排除标准为血小板计数 $<90 \times 10^3/\mu l$。在阿哌沙班与 VKA 治疗房颤的 ARISTOTLE 试验中，血小板减少不是排除因素。目前有部分 NOAC 研究中纳入了血小板减少患者，血小板计数低至 $50 \times 10^3/\mu l$ 的患者被纳入艾多沙班和利伐沙班试验，低于 $75 \times 10^3/\mu l$ 的患者被纳入与 VTE 相关的癌症治疗的阿哌沙班试验中。观察数据表明，在血小板减少性房颤患者中，NOAC 的缺血性卒中和系统性栓塞的发生率与 VKA 相似，出血发生率则低于 VKA。一项针对房颤和轻度血小板减少症 [$(50\sim100) \times 10^3/\mu l$] 患者的小规模前瞻性研究，研究对象服用了低剂量达比加群（110mg，2 次 /d）、阿哌沙班（2.5mg，2 次 /d）和利伐沙班（15mg，1 次 /d），与使用常规推荐剂量 NOAC，血小板计数正常的患者相比，严重出血或缺血性卒中的发生率并无差异。

血小板减少症患者在 NOAC 治疗时没有明确的"安全"临界值。临床上除了要考虑血小板的绝对值外，还需要考虑血小板计数的动态变化、血小板减少的潜在原因以及其他因素（包括血小板功能失调以及其他凝血异常的可能性），建议如图 5-9-1 所示。NOAC 治疗需要遵循个体化策略，相关学科共同决策。

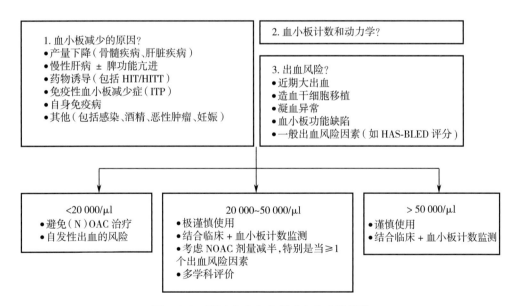

图 5-9-1　NOAC 在血小板减少症中的应用

NOAC，非维生素 K 拮抗剂口服抗凝药；VKA，维生素 K 拮抗剂。

2. NOAC 和肝素诱导的血小板减少症　血小板减少症作为 NOAC 的不良反应在说明书中被列为"不常见"（发生率 $\leq 1‰\sim1\%$ ），但已有孤立病例报道。在肝素诱导的血小板减少症伴或不伴血栓形成（HIT/HITT）中，有证据表明 NOAC 不能被预先存在的 HIT 抗体识别，不与血小板因子 4 形成复合物，也不引起血小板聚集。因此，NOAC 可能是肠

外肝素替代品（如阿加曲班、戊聚糖钠）的另一种可行的、更便宜、更容易使用的治疗方法，特别是在后者无法获得或被认为不合适的情况下，还需要进行进一步研究以证实其可靠性。

六、房颤合并癫痫患者 NOAC 的应用

癫痫包括先天原因和后天原因，后者包括脑外伤、卒中、脑部肿瘤和感染。卒中后出现癫痫并不罕见。据报道，卒中后癫痫发生率在全部卒中人群中为 7%~11.5%，在心源性卒中占 3%~6%。卒中后癫痫无明显诱因反复发作的概率可高达 71%，患者通常会使用抗癫痫药物（AED）预防癫痫事件的发生。房颤相关性卒中的许多特征，如皮层受累、三级脑动脉闭塞、多发性梗死灶、严重缺损和脑出血转化等，这些特点预示卒中后容易发生癫痫。

老年人和卒中后的癫痫发作大多是局灶性发作，但是也可以表现为无先兆的癫痫发作或罕见的失张力性癫痫发作，可能导致患者头部跌伤。强直性癫痫大发作可以导致舌咬伤。毫无疑问，OAC 会增加癫痫患者外伤后的出血风险。

大部分 AED 对肝药酶有诱导作用，例如乙琥胺卡马西平、苯巴比妥、苯妥英钠、普利米酮等诱导作用较强，而奥卡西平、拉莫三嗪、硫加宾等对肝药酶的诱导作用比较温和，都可能降低 VKA 以及 NOAC 的疗效。还有些抗癫痫药物可抑制 VKA 的肝脏代谢（如非巴莫酸、托吡酯、丙戊酸钠、维加巴林等），可增加使用 VKA 的出血风险。卡马西平、左乙拉西坦、苯巴比妥、苯妥英钠和丙戊酸钠可能通过诱导 P-gp 的活性从而降低 NOAC 的作用。新的第三代 AED，如布里伐拉西坦、拉可沙胺和艾司利卡巴地平，发生药物相互作用的可能性较小。此外，AED 可以对凝血系统产生间接影响，例如引起血小板减少或血小板功能障碍。

关于 NOAC 和 AED 之间药物相互作用的病例报道很少，大部分药物相互作用报道都表明会导致 NOAC 的疗效降低，有报道表明苯妥英钠增加了 NOAC 的出血风险。一项中国台湾地区关于 NOAC 联合应用 11 种不同 AED 的回顾性队列分析表明，苯妥英钠、丙戊酸、左乙拉西坦增加了 NOAC 出血的风险。

关于 NOAC 和 AED 的药物相互作用缺乏有力的证据，国际药典也没有明确建议。如果房颤患者服用 AED 预防癫痫发作并需要 NOAC 治疗时，有必要警惕潜在的药物相互作用，可以参考"NOAC 的药代动力学和药物 - 药物相互作用"的建议。另外，定期组织心脏病学家、神经病学家、初级保健医师和临床药师进行跨学科会诊。测量 NOAC 血浆水平对评价抗凝效果有一定的临床价值。

七、NOAC 在不同种族房颤人群中的应用

种族差异已被证明是 VKA 使用不足、INR 控制不佳以及非白种人与白种人人群卒中和死亡率增加的一个因素。体重差异、影响药物代谢的细胞色素 P450 系统的遗传多态性被认为是影响房颤患者预防卒中的有效性和安全性的相关因素。围绕饮食、生活方式、社会经济和教育状况的环境因素是重要的混杂因素，它们并不总是能够从生物效应中分离出

来。因此，人们还是会担心在大型 NOAC 试验中观察到的结果可能无法推演到临床实践中所有种族。

达比加群、利伐沙班、阿哌沙班和艾多沙班四个 NOAC 的Ⅲ期临床试验均以白种人为主，分别占 70%、82.9%、62.7% 和 76.5%。纳入的亚洲患者数量占一定比例（RE-LY、ROCKET-AF、ARISTOTLE 和 ENGAGE AF-TIMI 48 分别为 16%、12.7%、14.5% 和 13.6%），西班牙裔患者数量较少（分别为 6.9%、未报道、19.8% 和 12.4%），而纳入的黑种人患者比例则更低（1%、1.3%、1.2% 和未报道）。

1. NOAC 在亚洲人群中的使用　总的来说，亚洲人是一个非常多样化的种族群体。亚洲患者卒中和出血的风险高于非亚洲人，而且卒中的风险可能从 50~55 岁就开始上升，亚洲患者可能需要使用改良的 CHA_2DS_2-VASc 评分。在应用 VKA 抗凝人群中，亚裔患者与非亚裔患者相比，预防缺血性卒中的疗效较低，脑出血的风险较高，这可能与较低的 TTR 和更多的非心源性卒中有关。由于较低的体重和较高的肾脏疾病发生率，亚裔族群可能对 NOAC 的代谢和清除、谷浓度和抗 Xa 因子活性产生影响，因此可能限制了从白种人推断的数据来指导亚裔族群治疗的准确性。

在这四个 NOAC 的Ⅲ期试验中，包括了 8 600 余名亚洲患者，亚洲人颅内出血和缺血性卒中的发生率高于非亚洲人。在亚洲人中，NOAC 组与 VKA 组相比，大出血（尤其是颅内出血）明显减少，这表明与非亚洲人相比，NOAC 可能具有更大的安全优势。目前批准的 NOAC 治疗方案在预防卒中和系统性栓塞方面没有疗效降低的迹象。这些在真实世界的观察性研究中也得到了证实。

因此，NOAC 是亚洲患者抗凝治疗的首选方案，这也可能扩展到低体重的亚洲患者。

2. 黑种人、西班牙裔和其他种族　黑种人患者已经被证明有较低的房颤发生率，但似乎有较高的卒中风险。与非西班牙裔患者相比，西班牙裔房颤患者的卒中发生率同样较高，并且结果可能更糟。尽管纳入这四项具有里程碑意义的 NOAC 试验的黑种人和西班牙裔患者比例较低，试验结果针对种族差异进行了不同程度的亚组分析：

RE-LY 试验，达比加群与 VKA 相比，在疗效和降低 ICH 的发生率方面没有种族差异；拉丁美洲患者中使用达比加群与华法林同样安全、有效。

ROCKET-AF，利伐沙班与华法林相比，在不同种族和地区的疗效和安全性相似。利伐沙班与 VKA 相比，所有种族颅内出血的发生率都有所降低（黑种人的颅内出血发生率高于白种人）。

ARISTOTLE 试验，拉丁美洲患者患颅内出血的风险高于欧洲。阿哌沙班与 VKA 相比，在北美、欧洲、拉丁美洲患者之间，在疗效和安全性方面无明显差异。

ENGAGE AF-TIMI 48 试验，与非拉丁美洲患者相比，拉丁美洲患者发生脑出血的风险更高。艾多沙班与 VKA 两组人群中颅内出血均显著降低。

总的来说，这些数据表明 NOAC 也应该适用黑种人或西班牙裔房颤患者的治疗。

（杨东辉　金　晖）

5

参 考 文 献

［1］HINDRICKS G, POTPARA T, DAGRES N, et al. 2020 ESC Guidelines for the diagnosis and management of atrial fibrillation developed in collaboration with the European Association for Cardio-Thoracic Surgery（EACTS）［J］. Eur Heart J, 2021, 42（5）: 373-498.

［2］STEFFEL J, COLLINS R, ANTZ M, et al. 2021 European Heart Rhythm Association Practical Guide on the use of non-vitamin K antagonist oral anticoagulants in patients with atrial fibrillation［J］. Europace, 2021, 23（10）: 1612-1676.

［3］LIP G Y, HAMMERSTINGL C, MARIN F, et al. X-TRA study and CLOT-AF registry investigators. Left atrial thrombus resolution in atrial fibrillation or flutter: results of a prospective study with rivaroxaban（XTRA）and a retrospective observational registry providing baseline data（CLOT-AF）［J］. Am Heart J, 2016, 178: 126-134.

［4］HAO L, ZHONG J Q, ZHANG W, et al. Uninterrupted dabigatran versus warfarin in the treatment of intracardiac thrombus in patients with non-valvular atrial fibrillation［J］. Int J Cardiol, 2015, 190: 63-66.

［5］EZEKOWITZ M D, POLLACK C V Jr, HALPERIN J L, et al. Apixaban compared to heparin/vitamin K antagonist in patients with atrial fibrillation scheduled for cardioversion: the EMANATE trial［J］. Eur Heart J, 2018, 39（32）: 2959-2971.

［6］ROCKWOOD K, SONG X, MACKNIGHT C, et al. A global clinical measure of fitness and frailty in elderly people［J］. CMAJ, 2005, 173（5）: 489-495.

［7］STEFFEL J, GIUGLIANO R P, BRAUNWALD E, et al. Edoxaban versus warfarin in atrial fibrillation patients at risk of falling: ENGAGE AF-TIMI 48 analysis［J］. J Am Coll Cardiol, 2016, 68（11）: 1169-1178.

［8］KIM D, YANG P S, YU H T, et al. Risk of dementia in stroke-free patients diagnosed with atrial fibrillation: data from a population based cohort［J］. Eur Heart J, 2019, 40（28）: 2313-2323.

［9］KIM D, YANG P S, JANG E, et al. Association of anticoagulant therapy with risk of dementia among patients with atrial fibrillation［J］. Europace, 2021, 23（2）: 184-195.

［10］BORIANI G, RUFF C T, KUDER J F, et al. Relationship between body mass index and outcomes in patients with atrial fibrillation treated with edoxaban or warfarin in the ENGAGE AF-TIMI 48 trial［J］. Eur Heart J, 2019, 40（19）: 1541-1550.

［11］PROIETTI M, GUIDUCCI E, CHELI P, et al. Is there an obesity paradox for outcomes in atrial fibrillation? A systematic review and meta-analysis of non-vitamin K antagonist oral anticoagulant trials［J］. Stroke, 2017, 48（4）: 857-866.

［12］SANDHU R K, EZEKOWITZ J, ANDERSSON U, et al. The 'obesity paradox' in atrial fibrillation: observations from the ARISTOTLE（Apixaban for Reduction in Stroke and Other Thromboembolic Events in Atrial Fibrillation）trial［J］. Eur Heart J, 2016, 37（38）: 2869-2878.

［13］HOHNLOSER S H, FUDIM M, ALEXANDER J H, et al. Efficacy and safety of apixaban versus warfarin in patients with atrial fibrillation and extremes in body weight［J］. Circulation, 2019, 139（20）: 2292-2300.

［14］ HAKEAM H A, AL-SANEA N. Effect of major gastrointestinal tract surgery on the absorption and efficacy of direct acting oral anticoagulants（DOACs）［J］. J Thromb Thrombolysis, 2017, 43（3）: 343-351.

［15］ ROTTENSTREICH A, BARKAI A, ARAD A, et al. The effect of bariatric surgery on direct-acting oral anticoagulant drug levels［J］. Thromb Res, 2018, 163: 190-195.

［16］ STOLLBERGER C, FINSTERER J. Interactions between non-vitamin K oral anticoagulants and antiepileptic drugs［J］. Epilepsy Res, 2016, 126: 98-101.

10　房颤合并冠心病的抗栓治疗

  房颤与冠心病常合并存在,血栓栓塞高风险的房颤患者需口服抗凝药物（oral anticoagulant, OAC）,而冠心病患者则需抗血小板治疗,当房颤与冠心病同时存在时,联合应用 OAC 与抗血小板治疗可有效减少血栓栓塞及缺血事件,但会增加出血风险。如何平衡血栓栓塞 / 缺血和出血风险,在获得最大抗栓获益的同时将出血风险降至最低,是房颤合并冠心病患者抗栓治疗方案的关键。结合目前循证医学证据和指南推荐,本文针对房颤合并冠心病的抗栓治疗进行整理归纳,以帮助临床医务人员为房颤合并冠心病患者制订最佳抗栓策略,在尽可能减少栓塞及缺血事件的同时,降低出血风险。

  需指出的是,第一,所有房颤患者均需 CHA_2DS_2-VASc 评分和 HAS-BLED 评分进行评估,CHA_2DS_2-VASc 评分≥2 分（男）/3 分（女）的患者应进行长期抗凝治疗,HAS-BLED 评分高,并非抗凝治疗的禁忌。因此本文目标人群为需长期 OAC 的血栓栓塞高风险房颤患者,对于适合非维生素 K 拮抗剂口服抗凝药（non-vitamin K antagonist oral anticoagulants, NOAC）的患者,推荐 NOAC 优于华法林;第二,本文内容只适合房颤合并冠心病患者,不包括合并其他需接受抗凝或抗血小板治疗的患者,例如深静脉血栓、肺栓塞、外周动脉粥样硬化、脑血管疾病等;第三,不适用于合并近期或持续出血、严重肾功能不全（肌酐清除率 <30ml/min）或接受溶栓治疗（如应用阿替普酶、尿激酶、瑞替普酶、尿激酶原）的患者;第四,瓣膜病房颤或因可逆性原因（甲状腺功能亢进等）引发的房颤不在本文讨论范围。

一、房颤合并未行经皮冠状动脉介入治疗或介入治疗后超过 1 年的慢性冠脉综合征患者的抗栓策略

（一）临床研究结论

  1. AFIRE 试验亚组分析　经皮冠状动脉介入治疗（percutaneous coronary intervention, PCI）后 1 年合并慢性冠脉综合征（chronic coronary syndrome, CCS）的房颤患者中,利伐沙

班单药治疗(肌酐清除率15~49ml/min的患者剂量为10mg/d;≥50ml/min者为15mg/d)的疗效和安全性终点优于利伐沙班加抗血小板治疗(阿司匹林或$P2Y_{12}$抑制剂),并且随着支架置入和入组之间的时间延长,益处变得明显。

2. **AFIRE试验的事后亚组分析** 与联合治疗相比,利伐沙班单药治疗显著减少了房颤、冠状动脉疾病和既往有动脉粥样硬化血栓形成的患者的不良事件发生率。

3. **国内马长生团队研究** 发现OAC单药治疗显著降低合并CCS血栓栓塞高风险房颤患者的冠状动脉事件、血栓栓塞事件和全因死亡率的复合终点和全因死亡率,不同的抗栓策略在大出血方面没有显著差异(表5-10-1)。

表5-10-1 关于房颤合并冠心病患者不同抗栓治疗方案的研究

研究名称及团队	研究对象	研究分组	研究结果
AFIRE试验亚组	1 444例房颤合并CCS PCI后患者	利伐沙班、利伐沙班+SAPT	利伐沙班单药治疗疗效和安全性优于双联组
AFIRE试验的事后亚组	2 236例房颤合并CCS患者	利伐沙班、利伐沙班+SAPT	利伐沙班单药治疗组不良事件发生率低
马长生团队	790例房颤合并CCS患者	未抗栓组、OAC组、SAPT、DAPT	OAC栓塞风险降低,出血风险无差异
AUGUSTUS研究	4 614例房颤合并PCI患者	以$P2Y_{12}$抑制剂为基础,2次随机分组:阿哌沙班、华法林、阿司匹林或安慰剂组	阿哌沙班组出血事件及再住院发生率降低,缺血风险无差异
PIONEER AF-PCI研究	2 124例房颤合并PCI患者	低剂量利伐沙班+$P2Y_{12}$抑制剂、极低剂量利伐沙班+DAPT、华法林+DAPT	利伐沙班组出血风险降低,缺血风险无差异
WOEST试验	573例接受抗凝治疗的PCI患者	DAPT+OAC、SAPT+OAC	双联组出血风险低,血栓形成风险无差异
ISAR-TRIPLE研究	614例接受抗凝治疗的PCI患者	三联(华法林+DAPT)6周、三联6个月	两组出血与缺血事件无差异
RE-DUAL PCI研究	2 725例房颤合并PCI患者	华法林+DAPT、达比加群+$P2Y_{12}$抑制剂	双联组出血风险降低,血栓栓塞风险无差异
ENTRUST-AF PCI研究	1 506例房颤合并PCI患者	艾多沙班+$P2Y_{12}$抑制剂、华法林+DAPT	两组出血与缺血事件无差异

注:CCS,慢性冠脉综合征;PCI,经皮冠状动脉介入治疗;OAC,口服抗凝药物;SAPT,单联抗血小板药物;DAPT,双联抗血小板药物。

(二)指南推荐

对于合并1年内无缺血事件的CCS或未行PCI的房颤患者,推荐OAC单药治疗。

（三）小结

CHA$_2$DS$_2$-VASc 评分≥2 分（男）/3 分（女）的非瓣膜房颤患者，合并 CCS 未行 PCI，或虽行 PCI，但手术时长超过 1 年，如无 NOAC 禁忌证（严重肾功能不全、近期大出血等），推荐 NOAC 单药治疗（表 5-10-2）。

表 5-10-2　房颤合并冠心病患者 NOAC 给药方案

药物	NOAC 单药		与抗血小板药物合用		需减低剂量的临床情况
	常规剂量	减低剂量	常规剂量	减低剂量	
达比加群酯	150mg、2 次/d	110mg、2 次/d	150mg、2 次/d	110mg、2 次/d	未验证
利伐沙班	20mg、1 次/d	15mg、1 次/d	15mg、1 次/d	10mg、1 次/d	Ccr 30~49ml/min
阿哌沙班	5mg、2 次/d	2.5mg、2 次/d	5mg、2 次/d	2.5mg、2 次/d	满足下列 3 项中的 2 项时：年龄≥80 岁，体重≤60kg 或肌酐≥133μmol/L；或 Ccr 15~29ml/min
艾多沙班	60mg、1 次/d	30mg、1 次/d	60mg、1 次/d	30mg、1 次/d	Ccr 15~49ml/min、体重≤60kg 或合并使用血小板膜糖蛋白Ⅱb/Ⅲa 受体拮抗剂

注：NOAC，非维生素 K 拮抗剂口服抗凝药；Ccr，肌酐清除率。

二、急性冠脉综合征或 PCI 后 1 年内的房颤患者抗栓方案

（一）临床研究结论

1. **AUGUSTUS 研究**　研究对象为近期急性冠脉综合征（acute coronary syndrome，ACS）或 PCI 后同时应用 P2Y$_{12}$ 抑制剂 6 个月以上的患者，2 次随机分组，即阿哌沙班组（常规剂量为每次 5mg、2 次/d，如果合并高龄、低体重或肾功能异常者，调整剂量为每次 2.5mg）或华法林治疗组（维持 INR 2~3）、阿司匹林治疗组（81mg/d）或安慰剂组，阿哌沙班组出血事件及再住院发生率降低，缺血事件发生率没有显著差异。

2. **PIONEER AF-PCI 研究**　研究对象为接受 PCI 治疗的房颤患者，分为三组，分别给予低剂量利伐沙班（15mg/d）加 P2Y$_{12}$ 抑制剂 12 个月、极低剂量利伐沙班（每次 2.5mg、2 次/d）加双联抗血小板治疗（1 个月、6 个月或 12 个月，具体由医生决定，三联治疗结束后改为低剂量利伐沙班 + 阿司匹林）、华法林联合双重抗血小板的标准治疗（1 个月、6 个月或 12 个月，具体由医生决定，治疗结束后改为华法林 + 阿司匹林），前两组临床出血事件发生率显著降低，同时具有相似的有效率。

3. **WOEST 试验**　研究人群为房颤合并 PCI 后患者，分为两组，分别给予三联治疗（阿司匹林 80~100mg/d+ 氯吡格雷 75mg/d+OAC）、双联治疗（氯吡格雷 75mg/d+OAC），结果

表明,双联治疗可显著降低出血并发症,并且不会增加血栓形成事件的发生率。

4. ISAR-TRIPLE 研究　研究对象为接受 PCI 治疗的房颤患者,均给予三联治疗(氯吡格雷 75mg/d+ 阿司匹林 75~200mg/d+ 华法林),三联持续时间分别为 6 周、6 个月,结果发现两组之间缺血事件与出血事件差异无统计学意义。

5. RE-DUAL PCI 研究　入选人群为接受 PCI 治疗的房颤患者,分别给予三联疗法(华法林 +P2Y$_{12}$ 抑制剂 + 阿司匹林)和双联疗法(达比加群 +P2Y$_{12}$ 抑制剂),结果表明双联疗法的患者出血风险降低,血栓栓塞风险无差异。

6. ENTRUST-AF PCI 研究　在接受 PCI 治疗的房颤患者中,与三联疗法(华法林 + 氯吡格雷 75mg/d 持续 12 个月 + 阿司匹林 100mg/d 持续 1~12 个月)相比,双联疗法[艾多沙班 60mg/d(肾功能不全或低体重患者 30mg/d)+ 氯吡格雷 75mg/d 持续 12 个月]出血与缺血事件无显著差异。

(二)小结

尽管这些临床研究存在一些异质性,但所有试验的结果均一致:与传统三联抗栓治疗相比,双联抗栓治疗明显降低了出血事件风险,且不增加缺血事件风险。

(三)指南推荐

1. **评估血栓 / 出血风险**　①冠心病缺血 / 支架内血栓危险因素包括:需要治疗的糖尿病,发生过 ACS/ 复发性心肌梗死,冠心病多支病变,合并外周动脉疾病,早发冠心病(发生时年龄 <45 岁)或速发的冠心病(2 年内新病变),肾功能不全(肾小球滤过率 <60ml/min),ACS 临床表现,多支血管支架,复杂血管重建术(左主干支架置入、分叉病变支架置入、慢性完全闭塞干预、最后一次未闭血管支架置入),既往支架后再狭窄的抗血小板治疗,手术因素(支架扩张、残余剥离、支架长度等);②出血危险因素:根据 HAS-BLED 评分进行评估。

2. **房颤合并 ACS 行 PCI 术后抗栓建议**　①无论支架类型,当非复杂 PCI 术后的房颤患者血栓风险低或出血风险高于支架内血栓形成风险时,推荐早期停用阿司匹林(<1 周)并继续 OAC 和 P2Y$_{12}$ 抑制剂(推荐氯吡格雷)行 12 个月双联抗栓;②当支架血栓形成风险大于出血风险时,考虑使用阿司匹林、氯吡格雷和 OAC 进行 1 周以上的三联疗法,根据这些风险的评估确定总治疗时间(<1 个月),1 个月后停用阿司匹林,并继续 OAC 和氯吡格雷双联抗栓至术后 12 个月(图 5-10-1)。

3. **房颤合并 ACS 未行血运重建的抗栓建议**　推荐 OAC+ 氯吡格雷双联抗栓 6 个月后停用氯吡格雷,继续 OAC 单药治疗(图 5-10-1)。

4. **房颤合并 CCS 行 PCI 术后抗栓建议**　①非复杂 PCI 术后,如果支架内血栓风险较低或考虑出血风险高于支架内血栓风险,无论支架类型,推荐早期停用阿司匹林(<1 周)并继续 OAC 和 P2Y$_{12}$ 抑制剂(推荐氯吡格雷)行 6 个月双联抗栓,6 个月后停用氯吡格雷,继续 OAC 单药治疗;②当支架血栓形成风险大于出血风险时,考虑使用阿司匹林、氯吡格雷和 OAC 进行 1 周以上的三联疗法,根据这些风险的评估确定总治疗时间(<1 个月),1 个月后停用阿司匹林,并继续 OAC 和氯吡格雷双联抗栓至术后 6 个月,之后停用氯吡格雷,继续 OAC 单药治疗(图 5-10-1)。

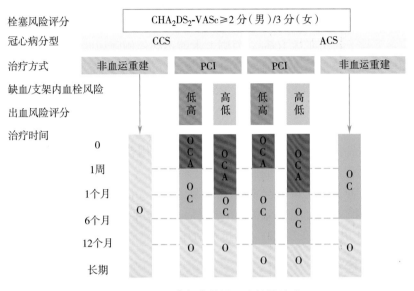

图 5-10-1　房颤合并冠心病抗栓治疗

CCS,慢性冠脉综合征；ACS,急性冠脉综合征；PCI,经皮冠状动脉介入治疗；O,口服抗凝药物；C,氯吡格雷；A,阿司匹林。

三、房颤患者 PCI 术前及术中的抗栓策略

1. **术前服用华法林**　国际标准化比值（international normalized ratio，INR）为 2.0~2.5，不中断华法林,术中应用较低剂量普通肝素（30~50U/kg）。

2. **术前服用 NOAC**　如果为择期 PCI,术前 12~48 小时停用 NOAC,术中给予标准剂量普通肝素（70~100U/kg）；如果为急诊 PCI,则无须停用 NOAC。

3. **抗血小板**　术前长期服用阿司匹林 75~100mg/d,氯吡格雷 75mg/d,则继续服用；如术前未服用抗血小板药物,则需给予负荷剂量阿司匹林 300mg,在了解冠状动脉解剖情况或明确 STEMI 时,给予氯吡格雷 300~600mg。

4. **房颤患者 PCI 围手术期**　应综合考虑多方面因素,如术前应考虑 PCI 适应证（ACS 患者以及强化药物治疗的情况下仍存在缺血症状、存在较大范围心肌缺血证据且预判 PCI 潜在获益大于风险的 CCS 患者可考虑进行血运重建）和风险评估,术中考虑血管路径（首选桡动脉路径）和支架选择（推荐首选新一代药物洗脱支架,目前生物可降解支架及药物球囊仍缺乏循证医学证据）。

四、冠状动脉旁路移植术围手术期抗栓策略

（一）术前

冠状动脉旁路移植术（coronary artery bypass grafting，CABG）属于高出血风险的外科手术。

1. 术前应中断华法林。INR 在 1.5~1.9 时停用 3~4 天,INR≥2.0 时停用至少 5 天,INR

持续升高者应尽可能推迟手术日期,直至 INR 恢复正常。

2. 应用 NOAC 患者术前 2~3 天停用。

3. 术前每天给予阿司匹林 100mg,原则上术前不必停用阿司匹林。

4. 氯吡格雷和替格瑞洛在术前需停服 5 天以上,普拉格雷需 7 天以上;对于急诊或需尽快 CABG 的患者,氯吡格雷和替格瑞洛至少停服 24 小时。

（二）术后

1. 应用华法林者,术后 48~72 小时重启抗凝,可采用普通肝素或低分子量肝素与华法林桥接,INR 达标后停用普通肝素或低分子量肝素。

2. 应用 NOAC 者,术后 24~72 小时重启抗凝治疗。

3. 对于病情平稳、无出血患者,术后 6 小时启动阿司匹林治疗。

4. 术后最好 24 小时内恢复 $P2Y_{12}$ 拮抗剂治疗。

（三）长期抗栓策略

由于缺乏大样本研究,目前 CABG 术后双联抗血小板治疗或是联合阿司匹林和口服抗凝药物治疗的作用孰优孰劣,尚无定论。但有研究提示,与单独阿司匹林治疗相比,双联抗血小板治疗可以保证静脉桥血管更高的通畅率。

五、房颤导管消融围手术期抗栓策略

术前已服用华法林(INR 2.0~3.0)或 NOAC 的患者,围手术期无须中断抗凝治疗。目前房颤导管消融围手术期抗血小板应用尚缺乏循证医学证据。为减少出血,建议对目前应用双联抗栓治疗的患者,如不是特别紧急,可延期至停用抗血小板药物后再行导管消融术。

六、小结

近 5 年关于房颤合并冠心病患者抗栓策略的大型随机临床试验如雨后春笋般出现,但是目前仍有很多临床问题尚未解决,如经皮冠状动脉内药物球囊扩张成形术的房颤患者如何选择抗栓治疗、左心耳封堵术后的冠心病患者的抗栓方案、NOAC 不同药物之间的优劣性等。

（张丽娜　汤日波）

参 考 文 献

[1] HINDRICKS G, POTPARA T, DAGRES N, et al. 2020 ESC Guidelines for the diagnosis and management of atrial fibrillation developed in collaboration with the European Association for Cardio-Thoracic Surgery(EACTS)[J]. Eur Heart J, 2021, 42(5): 373-498.

[2] MATOBA T, YASUDA S, KAIKITA K, et al. Rivaroxaban Monotherapy in Patients With

Atrial Fibrillation After Coronary Stenting：Insights From the AFIRE Trial［J］．JACC Cardiovasc Interv，2021，14（21）：2330-2340.

［3］MATSUZAWA Y，KIMURA K，YASUDA S，et al. Antithrombotic Therapy for Atrial Fibrillation and Coronary Artery Disease in Patients With Prior Atherothrombotic Disease：A Post Hoc Analysis of the AFIRE Trial［J］．J Am Heart Assoc，2021，10（21）：e020907.

［4］LV W H，DONG J Z，DU X，et al. Antithrombotic strategy and its relationship with outcomes in patients with atrial fibrillation and chronic coronary syndrome［J］．J Thromb Thrombolysis，2022，53（4）：868-877.

［5］LOPES R D，HEIZER G，ARONSON R，et al. Antithrombotic Therapy after Acute Coronary Syndrome or PCI in Atrial Fibrillation［J］．N Engl J Med，2019，380（16）：1509-1524.

［6］GIBSON C M，MEHRAN R，BODE C，et al. Prevention of Bleeding in Patients with Atrial Fibrillation Undergoing PCI［J］．N Engl J Med，2016，375（25）：2423-2434.

［7］DEWILDE W J，OIRBANS T，VERHEUGT F W，et al. Use of clopidogrel with or without aspirin in patients taking oral anticoagulant therapy and undergoing percutaneous coronary intervention：an open-label，randomised，controlled trial［J］．Lancet，2013，381（9872）：1107-1115.

［8］FIEDLER K A，MAENG M，MEHILLI J，et al. Duration of Triple Therapy in Patients Requiring Oral Anticoagulation After Drug-Eluting Stent Implantation：The ISAR-TRIPLE Trial［J］．J Am Coll Cardiol，2015，65（16）：1619-1629.

［9］CANNON C P，LIP G Y H，OLDGREN J. Dual Antithrombotic Therapy with Dabigatran after PCI in Atrial Fibrillation［J］．N Engl J Med，2018，378（5）：485-486.

［10］VRANCKX P，VALGIMIGLI M，ECKARDT L，et al. Edoxaban-based versus vitamin K antagonist-based antithrombotic regimen after successful coronary stenting in patients with atrial fibrillation（ENTRUST-AF PCI）：a randomised，open-label，phase 3b trial［J］．Lancet，2019，394（10206）：1335-1343.

［11］KNUUTI J，WIJNS W，SARASTE A，et al. 2019 ESC Guidelines for the diagnosis and management of chronic coronary syndromes［J］．Eur Heart J，2020，41（3）：407-477.

［12］LIP G Y H，COLLET J P，HAUDE M，et al. 2018 Joint European consensus document on the management of antithrombotic therapy in atrial fibrillation patients presenting with acute coronary syndrome and/or undergoing percutaneous cardiovascular interventions：a joint consensus document of the European Heart Rhythm Association（EHRA），European Society of Cardiology Working Group on Thrombosis，European Association of Percutaneous Cardiovascular Interventions（EAPCI），and European Association of Acute Cardiac Care（ACCA）endorsed by the Heart Rhythm Society（HRS），Asia-Pacific Heart Rhythm Society（APHRS），Latin America Heart Rhythm Society（LAHRS），and Cardiac Arrhythmia Society of Southern Africa（CASSA）［J］．Europace，2019，21（2）：192-193.

［13］中华医学会心血管病学分会，中华心血管病杂志编辑委员会. 冠心病合并心房颤动患者抗栓管理中国专家共识［J］．中华心血管病杂志，2020，48（7）：552-564.

［14］STEFFEL J，COLLINS R，ANTZ M，et al. 2021 European Heart Rhythm Association

Practical Guide on the Use of Non-Vitamin K Antagonist Oral Anticoagulants in Patients with Atrial Fibrillation[J]. Europace, 2021, 23（10）: 1612-1676.

［15］ZHAO Q, ZHU Y, XU Z, et al. Effect of Ticagrelor Plus Aspirin, Ticagrelor Alone, or Aspirin Alone on Saphenous Vein Graft Patency 1 Year After Coronary Artery Bypass Grafting: A Randomized Clinical Trial[J]. JAMA, 2018, 319（16）: 1677-1686.

11　房颤合并肝肾功能不全的抗栓治疗

对于合并肝肾功能不全的房颤患者,肝肾功能异常影响到了抗凝药物代谢和清除,抗凝治疗的出血风险也相应增高,如何平衡房颤合并肝肾功能异常患者抗凝治疗的风险和获益,成为临床医师面临的挑战。

一、房颤合并慢性肾脏病（chronic kidney disease, CKD）

1. 房颤合并 CKD 的临床风险　抗凝是房颤治疗的关键方法之一,在房颤出血评分系统（HAS-BLED）中,肾功能异常被列为一项危险因素,肾功能不全将增加患者的出血风险。对于房颤合并 CKD 的患者,抗凝治疗管理通常比非合并 CKD 的房颤患者更受限制、更为复杂,口服抗凝剂的风险收益更加难以判断。多年来,维生素 K 拮抗剂（VKA）华法林一直是房颤口服抗凝剂的基石。经过多项关键试验,自 2010 年以来多种新型口服抗凝剂（NOAC）已被批准用于非瓣膜性房颤患者抗凝治疗,已在非 CKD 患者中逐步取代华法林,但有终末期肾病的房颤患者通常被排除在抗凝试验之外,因此在肾功能严重异常的房颤患者中使用较多的依然是华法林。2014 年阿派沙班被 FDA 批准用于 G5 期患者,所以多数关于 NOAC 在 ESRD 中的数据来源于美国。目前认为轻 - 中度肾功能减退的患者使用 NOAC 或者华法林安全性和有效性与正常肾功能患者无明显差异。但对于 G4 期和 G5 期 CKD 患者,研究结果并不一致。ESRD 患者是否能从抗凝中获益仍存在争议。一项入选 15 个研究, 47 480 例 ESRD 的房颤患者的荟萃分析研究显示,随访 2.6 年,服用华法林的患者（占 22%）并没有减少缺血性卒中风险,但出血性卒中增加,主要的大出血事件没有差别,死亡率没有明显下降。另一个荟萃分析同样没有显示在透析患者中使用阿哌沙班或者华法林在预防卒中和全身栓塞事件中的临床获益。2020 年 Randhawa 等回顾分析 2008—2018 年发表的关于 ESRD 伴有房颤患者使用华法林治疗的临床获益,结果是阴性的,并伴随有出血风险的增加。Stanton 等观察 eGFR 25~50ml/min 的患者服用阿哌沙班与华法林相比有更低的大出血风险,且全因死亡率也有明显降低。Stanifer 等提取 ARISTOTLE 研究中 CrCl 25~30ml/min 的患者数据显示,在该人群中阿哌沙班同华法林相比,出血事件更少（*HR*=0.34, 95%*CI* 0.14~0.80）,甚至有的患者口服了正常抗凝药物剂量（5mg、2 次 /d）。Siontis 等对 25 535 例 ESRD 或者透析患者以 1∶3 分配到阿哌沙班组或者华法林抗凝组,结果显示,标准剂量的阿哌沙班比半量阿哌沙班和华法林更明显降低栓塞事件和死亡率。观察性研究显示,在 G4 期和 G5 期 CKD 伴房颤患者,利伐沙班同华法林相比,预防栓塞的效果相当,但大出血事件下降 32%。鉴于以上结果,2020 年 ESC 房颤管理指南中,CrCl 在 15~30ml/min 患者中 NOAC 减量应用,<15ml/min 依旧不是 NOAC 的适应证。对于 G4 和 G5 期的房颤患者需要斟酌卒中的风险和抗凝获益个体化实施抗凝治疗。

2. **肾功能异常对抗凝药物的影响** CKD 患者需要更低的华法林维持剂量(35.9mg/周 *vs.* 47.0mg/周);CKD 患者 INR 在治疗范围内的总时间更低(62% *vs.* 74%),CKD 患者 INR>4.0 风险的比例是非 CKD 患者的 4 倍,且 INR 的稳定性更差,故需要更频繁、严苛的抗凝监测。对于轻 - 中度肾功能不全(CrCl 30~49ml/min)的患者,NOAC 和华法林的安全性和有效性与肾功能正常的患者无明显差异,但是需要根据肝肾代谢途径、半衰期(表 5-11-1)对于抗凝剂量进行调整(表 5-11-2)。历年指南对于肾功能和抗凝治疗的描述见表 5-11-3。

表 5-11-1 NOAC 在肾功能不全时的半衰期

单位:h

CrCl	达比加群	阿哌沙班	艾多沙班	利伐沙班
CrCl>80ml/min	13.4	12	10~14	5~9(青少年) 11~13(老年)
CrCl 50~80ml/min CKD Ⅰ 期和 Ⅱ 期	15.3 (+50%)	14.6 (+16%)	8.6 (+32%)	8.7 (+44%)
CrCl 30~50ml/min CKD Ⅲ 期	18.4 (+320%)	17.6 (+29%)	9.4 (+74%)	9.0 (+52%)
CrCl 15~30ml/min CKD Ⅳ 期	27.2 (+530%)	17.3 (+44%)	16.9 (+72%)	9.5 (+64%)
CrCl<15ml/min CKD Ⅴ 期或透析	—	—	—	—

表 5-11-2 CKD 合并房颤口服抗凝药物剂量选择

CrCl	华法林	达比加群	利伐沙班	阿哌沙班
>50ml/min	调整剂量使 INR 在 2.0~3.0	150mg、2 次/d	20mg、1 次/d	5.0mg 或 2.5mg、2 次/d
30~50ml/min	调整剂量使 INR 在 2.0~3.0	150mg、2 次/d 110mg、2 次/d	15mg、1 次/d	5.0mg 或 2.5mg、2 次/d
15~30ml/min	调整剂量使 INR 在 2.0~3.0	不推荐	15mg、1 次/d	2.5mg、2 次/d
<15ml/min	调整剂量使 INR 在 2.0~3.0	不推荐	不推荐	不推荐

表 5-11-3　历年抗凝指南推荐描述

指南	推荐重点内容描述
KDIGO 2012	eGFR<30ml/（min·1.73m²），低剂量华法林使用，密切监测 INR
ESC 2016	GFR≥15ml/（min·1.73m²），可以使用抗凝药物，NOAC 调整剂量
EHRA 2018	CrCl<15ml/min 或者透析，NOAC 禁用
ACC/AHA/HRS 2019	ESDR 或透析患者给予华法林或者阿哌沙班可能是合理的
ESC 2020	CrCl<50ml/min 需要调整 NOAC 剂量；CrCl 30~49ml/min，华法林和 NOAC 的安全性和有效性同无 CKD 患者；CrCl 15~29ml/min，华法林和 NOAC 对比的 RCT 研究数据有限，CrCl<15ml/min 或者透析，NOAC 禁用

二、房颤合并肝功能异常

1. 肝功能异常与房颤的关系　房颤与肝病有共同的危险因素，肝功能异常已被证实与多种心血管疾病风险增加有关，近年来肝功能异常与房颤发生的关联愈来愈受到关注。肝脏疾病会导致患者心房颤动风险增加，且独立于传统的危险因素。美国一项平均随访 12 年的社区前瞻性研究显示，较高水平的转氨酶，如谷草转氨酶、谷丙转氨酶，尤其是 γ 谷氨酰转肽酶，与房颤发生风险显著相关。在其他不同国家研究中，转氨酶升高与房颤患病风险的正相关性也被证实。NAFLD 是慢性肝病的常见原因，尤其西方国家，研究显示约有 30% 的成年人口患有 NAFLD，在肥胖或糖尿病患者中患病率可进一步增加至 70%~90%。NAFLD 引起血浆循环转氨酶升高，NAFLD 患者新发房颤的患病率可增加 2.5 倍。OPERA 研究显示，NAFLD 是房颤的独立危险因素，将 NAFLD 与房颤联动起来的机制尚不完全明确，但二者明显存在着共同的高风险因素及合并症。首先 NAFLD 通过多种机制引起全身炎症反应，能量过剩导致肝细胞中脂肪堆积，进而促进氧化应激并分泌炎症因子，并可能诱发全身炎症反应，而房颤与全身炎症反应之间的关系是相互促进的。此外，NAFLD 可能引起自主神经功能障碍以及心脏舒张功能障碍，而这些因素在房颤发生和维持过程中具有促进作用。严重肝功能异常可引起机体凝血 - 纤溶系统功能障碍，可增加房颤抗凝治疗选择难度；并制约抗心律失常药物应用，临床常见的有应用胺碘酮所致急性肝损伤、肝功能恶化。2019 年一项纳入了 9 项荟萃分析的研究显示，与不合并非酒精性脂肪性肝病（NAFLD）患者相比，NAFLD 患者发生房颤的风险增加了大约 2 倍。因此，AF 经常与肝脏疾病并存；并且与无肝脏疾病的患者相比，有肝脏疾病的患者各种类型出血的发生率更高。临床常使用 Child-Pugh 分级来评估肝功能异常的严重程度（表 5-11-4）。

2. 肝功能异常对抗凝药物的影响　肝功能异常导致血浆白蛋白水平降低，因此与血浆蛋白结合的药量减少，游离药物浓度增高。华法林蛋白结合率高达 99.4%，血浆白蛋白的降低使游离华法林血药浓度骤升，NOAC 的血浆蛋白结合率依次为利伐沙班（95%）> 阿哌沙班（85%）> 依度沙班（55%）> 达比加群（35%）。另外，肝脏疾病时细胞色素 P450 酶的活性降低导致经这些途径清除的药物清除受阻，抗凝作用增强。华法林几乎全部经肝脏消除；NOAC 中，达比加群酯需口服后在胃、肝和血浆经酯酶代谢成活性形式,其不通过 P450 酶代谢,主要通过肾脏清除(80%)。阿哌沙班主要经肝脏消除(75%),其次是利伐沙班(65%)和依度沙班(50%)。严重肝病并发肝肾综合征时,还可能影响 NOAC 的肾脏清除,在不同程度的肝功能异常患者,需要进行 NOAC 的剂量调整(表 5-11-5)。

表 5-11-4 肝功能 Child-Pugh 分级

	得分		
	1 分	2 分	3 分
肝性脑病 / 期	无	1~2	3~4
腹水	无	轻度	中重度
总胆红素 /(μmol·L^{-1})	<34	34~51	>51
白蛋白 /(g·L^{-1})	>35	28~35	<28
PT 延长 /s	<4	4~6	>6

注:5~6 分为 A 级,7~9 分为 B 级,10~15 分为 C 级。

表 5-11-5 美国食品药品监督管理局(FDA)和欧洲药品管理局(EMA)
合并肝脏疾病应用 OAC 的建议

OAC	Child-Pugh 分级	FDA 建议	EMA 建议
华法林	A~C	根据 INR 调整	根据 INR 调整
达比加群	A	无须调整	转氨酶高 2 倍影响生存
	B	无须调整,谨慎应用	
	C	不建议	不建议
利伐沙班	A	无须调整	无须调整
	B~C	不建议	不建议
阿哌沙班	A	无须调整	无须调整,谨慎应用
	B	无须调整,谨慎应用	无须调整,谨慎应用
	C	不建议	不建议
依度沙班	A	无须调整	转氨酶高 2 倍影响生存
	B	无须调整,谨慎应用	
	C	不建议	不建议

一旦房颤患者需要抗凝治疗,而又发现合并肝功能异常,可能伴随低凝引起的出血风险,又可能伴随高凝引起的门静脉血栓、深静脉血栓等严重并发症,我们需要用审慎的态度来评估抗凝治疗的获益和风险。

在诸多研究房颤合并肝病患者抗凝治疗效果的文献中,使用最多的肝病定义是既往有确诊的肝病病史或者转氨酶升高 2 倍以上,对肝功能减退的程度缺乏具体描述。中国台湾地区的医保数据库提取数据显示，对于合并肝硬化且 CHA_2DS_2-VASc 评分≥2分的房颤患者，华法林抗凝组能够显著减低缺血性卒中的发生率，而且出血风险与抗血小板组以及未干预组无明显差别。另一组来自中国台湾地区的数据 1 438 例患者口服 NOAC（利伐沙班 10~15mg、1次/d，达比加群 110mg、2次/d，阿哌沙班 2.5mg、2次/d）比使用华法林的患者（ n=990 ）栓塞发生率差异无显著性，但可明显减少胃肠出血和大出血风险。Proietti 等对米兰局部地区的 393 507 例房颤患者的病例数据分析后发现，有 4.1% 的患者合并肝病，伴随卒中、出血、全因死亡事件发生率增高，而口服抗凝药物可以改善预后，在该研究中没有明确抗凝药物种类。这就是说，对于肝功能损害不严重的房颤患者，无论是接受华法林还是 NOAC 抗凝治疗，都是可以从中获益的。

同华法林相比，NOAC 使用便利，半衰期短、代谢相对稳定，临床使用 NOAC 作为抗凝治疗的比例逐年增加。有许多比较 NOAC 和华法林抗凝治疗效果和安全性的研究，多数回顾性研究缺乏华法林在安全治疗范围的时间百分比。从 2012—2017 年的肝硬化合并房颤的退伍老兵的医疗记录中提取数据发现，704 例应用抗凝药物比 1 694 例未应用抗凝治疗患者全因死亡和卒中事件降低，NOAC 的出血风险低于华法林。来自韩国的肝病患者医保数据发现，24 575 例口服 NOAC 患者比 12 778 例口服华法林的患者，呈现更低的缺血性/出血性卒中（ HR=0.479，95% CI 0.394~0.581 ）、消化道出血（ HR=0.819，95% CI 0.619~0.949 ）、大出血（ HR=0.650，95% CI 0.575~0.736 ）及全因死亡率（ HR=0.698，95% CI 0.636~0.765 ），对于进展性肝脏疾病患者，NOAC 同样表现优于华法林。一项针对肝硬化患者的系统性综述研究纳入了仅有的 5 篇历史性队列研究（239 例患者），结论认为 NOAC 对于此类人群合并的静脉血栓栓塞、内脏静脉血栓及房颤的治疗可能是有效且安全的。Chen 等对 20 042 例轻到中度肝病（A~B 级）合并房颤的患者进行随访观察发现，同未抗凝患者比较，华法林降低栓塞事件但增加出血率；NOAC 与华法林相比，预防卒中事件效果相当，但大出血和颅内出血比例下降。从 ENGAGE AF-TIMI 48 研究数据中发现，肝病患者比例为 5.1%，是否合并肝病并不影响依度沙班的药效和药代动力学指标，两组患者的血栓事件发生率没有差别，但是合并肝病的患者（ n=1 083 ）大出血事件明显高于其他患者（ n=19 945 ），发病率分别为 3.32% 和 2.55%（ P=0.006 ）。这些结果更倾向于 NOAC 在抗栓效果与华法林相当或更好，但出血风险较低。

但目前对于肝功能 Child-Pugh 分级 C 级的患者或者血小板计数 <10 万 /mm³ 的患者，NOAC 的临床获益仍待证明，尚没有指南推荐，在这些患者中只能使用低分子量肝素或 VKA。Oldham 等观察了 Child-Pugh 分级 B 级和 C 级的患者使用 DOAC（69 例）和常规抗凝（华法林或肝素，32 例），发现 2 组患者卒中率相近，但 DOAC 组出血率高（4 例 $vs.$ 0 例）。一项观察性多中心研究分析了 2 330 名房颤患者口服抗凝剂的影响，包括使用 VKA（1 297 例）或 NOAC（1 033 例），其中晚期肝病通过 FIB-4 评分进行定量，这是晚期肝纤维化的有效标志物。结果发现，FIB-4>3.25 分的 129 个晚期肝病患者，其中 77 例（5.9%）应用 VKA，52 例（5.0%）应用 NOAC，相比于 FIB-4≤3.25 分的患者具有更高的出血风险，提示临床医师肝功能减退严重患者慎用抗凝治疗。

三、肝肾功能异常患者服用抗凝药物需如何监测风险

启动抗凝治疗前应仔细评估抗凝治疗的适应证、获益和出血的风险，了解患者目前用药状况，注意有可能发生的药物相互作用对用药的影响。同时监测血红蛋白、血小板计数、肾功能和肝功能用药前的基础值。肝肾功能不全患者血栓栓塞及出血风险均增加，接受抗栓治疗的患者可根据肝肾功能损害程度选择抗栓药物及调整使用剂量，实验室检查的频度依赖于肝肾功能波动的情况。肝功能异常的患者抗凝治疗的难点在于患者的凝血功能已经有异常的情况下如何调整抗凝药物的剂量。对口服抗凝药患者定期随访还应包括：①评估患者对抗凝治疗的依从性；②血栓栓塞事件；③出血事件，包括隐匿性出血；④其他不良反应；⑤同时使用的药物；⑥高血压、感染等容易导致出血的疾病控制情况。

慢性肾功能不全患者每年或每半年复查肾功能，计算 CrCl，酌情调整抗凝药物用量即可，如果肾功能严重损害（CrCl 15~30ml/min），应 3 个月查 1 次。但进展性肾病的患者需要增加化验频率。

对于肝功能异常的患者，尚没有证实哪一项凝血指标可以准确地"预告"出血事件。在有的情况下 PT 和 aPTT 延长并不能准确反映凝血系统的实际状态，即缺乏肝病患者的标准化 PT-INR 值。另外，容易导致出血的血小板计数界值也没有定论，比较公认的是血小板计数 <5 万 /μl 提示患者潜在高出血风险，但在没有出血的情况下，患者输注血小板是否能获益尚不清楚。

对口服 NOAC 抗凝患者，应 1 个月完成第 1 次随访，以后每 3 个月或半年随访 1 次。随访频度还取决于合并疾病的严重程度。每年复查肝功能、肾功能及血红蛋白。肾功能轻 - 中度损害（CrCl 30~60ml/min）、高龄（>75 岁）或衰弱患者，每半年应查 1 次肾功能。

使用 NOAC 并不需要常规监测凝血的实验室指标。但在肝肾功能不全患者中，凝血的实验室指标有助于临床决策，NOAC 对凝血指标影响详见表 5-11-6。

表 5-11-6　凝血实验室指标对新型口服抗凝药治疗患者的临床意义

药物	血药浓度峰值时间 /h	血药浓度谷值时间 /h	PT	INR	aPTT	dTT	ECT
达比加群	2	12~24	无影响	无	谷值时 > 正常上限 2 倍提示出血风险	谷值时>200ng/ml 或 >65 秒，有出血风险	谷值时 > 正常上限 3 倍有出血风险
利伐沙班	2~4	16~24	延长可能提示出血风险	无	无	无	无
阿哌沙班	1~4	12~24	无用	无	无影响	无影响	无影响
依度沙班	1~2	12~24	延长与出血关系不清楚	无	延长与出血关系不清楚	无影响	无影响

注：PT, 凝血酶原时间；INR, 国际标准化比值；aPTT, 活化部分凝血活酶时间；dTT, 稀释凝血时间；ECT, 蛇静脉酶凝结时间。

四、小结

在房颤合并肝肾功能不全的患者启动抗凝时需要斟酌临床获益和出血风险,对于轻度肝肾功能异常的房颤患者在调整抗凝药物剂量后可以相对安全地使用口服抗凝药物;但是,对于 ESRD 和 Child-Pugh 分级 C 级肝功能异常患者的抗凝治疗只有回顾性或小样本观察性研究,缺乏 RCT 研究结果支持,NOAC 在这些人群中的临床获益尚不明确,在这一人群中的抗凝治疗仍应该个体化评估,往往需要多学科团队的协商共同进行并密切监测临床和生化指标。

（卢凤民）

参 考 文 献

[1] GHOSHAL S, FREEDMAN B I. Mechanisms of stroke in patients with chronic kidney disease [J]. Am J Nephrol, 2019, 50(4): 229-239.

[2] RANDHAWA M S, VISHWANATH R, RAI M P, et al. Association between use of warfarin for atrial fibrillation and outcomes among patients with end-stage renal disease: A systematic review and meta-analysis[J]. JAMA Netw Open, 2020, 3(4): e202175.

[3] KUNO T, TAKAGI H, ANDO T, et al. Oral Anticoagulation for patients with atrial fibrillation on long-term hemodialysis[J]. J Am Coll Cardiol, 2020, 75(3): 273-285.

[4] STANTON B E, BARASCH N S, TELLOR K B, et al. Comparison of the safety and effectiveness of apixaban versus warfarin in patients with severe renal impairment[J]. Pharmacotherapy, 2017, 37(4): 412-419.

[5] STANIFER J W, POKORNEY S D, CHERTOW G M, et al. Apixaban versus warfarin in patients with atrial fibrillation and advanced chronic kidney disease[J]. Circulation, 2020, 141(17): 1384-1392.

[6] SIONTIS K C, ZHANG X, ECKARD A, et al. Outcomes associated aith apixaban use in patients with end-stage kidney disease and atrial fibrillation in the United States[J]. Circulation, 2018, 138(15): 1519-1529.

[7] COLEMAN C I, KREUTZ R, SOOD N A, et al. Rivaroxaban versus warfarin in patients with nonvalvular atrial fibrillation and severe kidney disease or undergoing hemodialysis[J]. Am J Med, 2019, 132(9): 1078-1083.

[8] KIRCHHOF P, BENUSSI S, KOTECHA D, et al. 2016 ESC Guidelines for the management of atrial fibrillation developed in collaboration with EACTS[J]. Europace, 2016, 18(11): 1609-1678.

[9] JANUARY C T, WANN L S, CALKINS H, et al. 2019 AHA/ACC/HRS Focused Update of the 2014 AHA/ACC/HRS Guideline for the Management of Patients With Atrial Fibrillation: A Report of the American College of Cardiology/American Heart Association Task Force on Clinical Practice Guidelines and the Heart Rhythm Society[J]. J Am Coll Cardiol, 2019, 74

（1）：104-132.

［10］ HINDRICKS G，POTPARA T，DAGRES N，et al. 2020 ESC Guidelines for the diagnosis and management of atrial fibrillation developed in collaboration with the European Association for Cardio-Thoracic Surgery（EACTS）：The Task Force for the diagnosis and management of atrial fibrillation of the European Society of Cardiology（ESC）Developed with the special contribution of the European Heart Rhythm Association（EHRA）of the ESC ［J］. European，2021，42：373-498.

［11］ KUO L，CHAO T F，LIU C J，et al. Liver Cirrhosis in patients with atrial fibrillation：would oral anticoagulation have a net clinical benefit for stroke prevention?［J］. J Am Heart Assoc，2017，6（6）：e005307.

［12］ LEE H F，CHAN Y H，CHANG S H，et al. Effectiveness and safety of non-Vitamin K antagonist oral anticoagulant and warfarin in cirrhotic patients with nonvalvular atrial fibrillation［J］. J Am Heart Assoc，2019，8（5）：e011112.

［13］ PROIETTI M，MARZONA I，VANNINI T，et al. Impact of liver disease on oral anticoagulant prescription and major adverse events in patients with atrial fibrillation：analysis from a population-based cohort study［J］. Eur Heart J Cardiovasc Pharmacother，2021，7（FI1）：f84-f92.

［14］ SERPER M，WEINBERG E M，COHEN J B，et al. Mortality and hepatic decompensation in patients with cirrhosis and atrial fibrillation treated with anticoagulation［J］. Hepatology，2021，73（1）：219-232.

［15］ LEE S R，LEE H J，CHOI E K，et al. Direct oral anticoagulants in patients with atrial fibrillation and liver disease［J］. J Am Coll Cardiol，2019，73（25）：3295-3308.

［16］ HOOLWERF E W，KRAAIJPOEL N，BULLER H R，et al. Direct oral anticoagulants in patients with liver cirrhosis：A systematic review［J］. Thromb Res，2018，170：102-108.

［17］ CHEN S，PÜRERFELLNER H，MEYER C，et al. Anticoagulation in atrial fibrillation and liver disease：a pooled-analysis of >20 000 patients［J］. Eur Heart J Cardiovasc Pharmacother，2022，8（4）：336-345.

［18］ QAMAR A，ANTMAN E M，RUFF C T，et al. Edoxaban versus warfarin in patients with atrial fibrillation and history of liver disease［J］. J Am Coll Cardiol，2019，74（2）：179-189.

［19］ OLDHAM M，PALKIMAS S，HEDRICK A，et al. Safety and efficacy of direct oral anticoagulants in patients with moderate to severe cirrhosis［J］. Ann Pharmacother，2022，56（7）：782-790.

［20］ PASTORI D，LIP G Y H，FARCOMENI A，et al. Incidence of bleeding in patients with atrial fibrillation and advanced liver fibrosis on treatment with vitamin K or non-vitamin K antagonist oral anticoagulants［J］. Int J Cardiol，2018，264：58-63.

5

12　房颤合并缺血性及出血性卒中抗凝药物的选择及时机

　　抗凝药物治疗是预防房颤卒中最有效的治疗方式之一,目前主要的口服抗凝药物包括维生素 K 拮抗剂(vitamin K antagonist,VKA)和非维生素 K 拮抗剂(non-vitamin K antagonist oral anticoagulant,NOAC)。其中 VKA 可以将房颤缺血性卒中风险降低 64%,死亡率降低 26%。相比 VKA,NOAC 可进一步降低卒中 / 体循栓塞风险 19%、出血性卒中 51%、死亡风险 10%。更为重要的是,NOAC 相对于 VKA 对于既往发生过缺血性或出血性卒中的患者可能有更好的安全性。目前,房颤合并缺血性及出血性卒中抗凝药物和时机的选择仍缺少大型高质量对照研究(randomized controlled trial,RCT),房颤合并缺血性卒中治疗的经验较多。房颤合并出血性卒中处理更为棘手,常高缺血、高出血风险并存。出血性卒中根据病因分为自发性出血、损伤性出血,根据出血部位分为脑出血、蛛网膜下腔出血、硬膜下出血、硬膜外出血等。不同病因、不同部位的出血性卒中抗凝药物及时机选择存在差异。本文将结合相关文献及指南阐述房颤合并缺血性及出血性卒中抗凝药物的选择及时机。

一、房颤合并缺血性卒中抗凝药物选择

　　对于药物的选择,NOAC 的出现改变房颤卒中预防及治疗格局。在 RE-LY 研究既往发生缺血性卒中 / 短暂性脑缺血发作(transient ischemic attack,TIA)的亚组中,达比加群组 110mg 和 150mg 组分别为 1 195 例和 1 233 例,华法林组 1 195 例。三组患者卒中 / 全身性栓塞比例分别为 2.32%、2.07%、2.78%,没有明显差别,而大出血发生率在达比加群组 110mg 明显降低,150mg 组与华法林相似。来自其他三项大型的 RCT 研究,ROCKET AF 研究、ARISTOTLE 研究及 ENGAGE AF-TIMI 48 研究结果证实四种 NOAC 相较华法林有类似的结果。一项纳入 4 种 NOAC 的大型 RCT 共 20 500 例患者的荟萃分析证实,对于房颤合并缺血性卒中 /TIA 患者,NOAC 疗效和安全性优于华法林。与华法林相比,NOAC 可以使缺血性卒中 / 体循环栓塞风险降低 14%。一项包括卒中幸存者在内的大型多中心队列研究显示,与 VKA 相比,房颤合并缺血性卒中患者出院后使用 NOAC 更多天数与更低的 MACE 发生率相关。在缺血性卒中后 48 小时内使用其他抗凝药物,如肝素、低分子量肝素、类肝素增加脑出血的风险,但没有显著降低复发性缺血性卒中。因此,对于房颤合并缺血性卒中患者,优先选择 NOAC,其有效性、安全性及依从性均高于华法林或其他抗凝药物。

　　NOAC 主要经由肾脏排除(肾排泄范围从达比加群 80% 到阿哌沙班的 27%),因此对肾功能不全的患者需要谨慎。与华法林相比,NOAC 在中度肾功能不全的患者需适当减少剂量。在 eGFR<30ml/min 患者被排除在上述大型 RCT 之外;eGFR<25ml/min 患者被排除在 ARISTOTLE 研究之外。对严重肾功能不全或接受透析的患者与 NOAC 治疗相关的风险没有充分证据,现有指南建议应使用 VKA 或阿哌沙班。另外,恰当的 NOAC 剂量和患者依从性对于确保最佳的缺血性卒中二级预防至关重要。2020 年 ESC 房颤指南、2021 年 EHRA NOAC 治疗建议均建议房颤合并缺血性卒中患者优先考虑 NOAC 进行抗凝。

二、房颤合并缺血性卒中抗凝时机选择

缺血性卒中/TIA 发生后,一方面近期缺血性事件复发的风险非常高,其中 6 小时、12 小时、2 天、7 天和 14 天分别约为 1%、2%、3%、5% 和 10%,另一方面出血性转化(hemorrhagic transformation,HT)也是缺血性卒中发生后必须面临的一个严峻问题。HT 范围可以从无症状瘀点至有占位效应的症状性实质血肿。对这类患者启动 OAC 治疗必须平衡预防缺血性卒中复发的获益与 HT 风险。一项前瞻性、观察性、队列研究事后分析纳入 1 335 名缺血性卒中/TIA 早期接受 OAC(NOAC 占 37%)的房颤患者。按照抗凝方案分为早期(≤4 天)或延迟(≥5 天或从不)。90 天随访时,出血性卒中、缺血性卒中和死亡的综合终点各组间相似(早期启动为 2%,晚期启动为 5%,调整后 $OR=1.17$,95%CI 0.48~2.84,$P=0.736$),但也提示早期抗凝治疗似乎没有增加危险性。在 RAF 研究入组 1 029 名房颤合并急性缺血性卒中患者,其中 766 名(74.4%)接受抗凝治疗(包括 VKA、NOAC、低分子量肝素)。主要结局是急性卒中后 90 天内卒中/TIA、症状性全身性栓塞、症状性脑出血和颅外大出血的复合结局。其中 123 例发生 128 起事件(12.6%),77 例(7.6%)缺血性卒中/TIA/全身性栓塞,37 例(3.6%)症状性脑出血和 14 例(1.4%)颅外大出血。Cox 回归分析调整后,与在前 4 天或 14 天后启动治疗相比,在卒中发病 4~14 天开始使用 OAC 与主要研究结果显著降低相关($HR=0.53$,95%CI 0.30~0.93)。在一项包括 192 名缺血性卒中患者的回顾性研究中(84% 既往有明确房颤病史),在发病 24 小时内 157 人继续抗凝治疗,35 人停止(20 人暂时停药,中位时间为 7 天)。其中抗凝药物选择 VKA 有 186 人,肝素有 2 人,NOAC 有 4 人。研究结果显示,停止抗凝治疗比继续治疗 90 天血栓事件发生率更高(11% $vs.$ 3%,$P=0.038$),死亡率和临床结果更差(死亡率为 31% $vs.$ 15%,$P=0.019$)。值得注意的是,其中 27 例严重卒中(NIHSS 评分 >15 分)患者中 13 名继续抗凝治疗未观察到出血事件。但也有一些报道证实急性事件后 4~14 天接受 OAC 房颤患者 90 天复发性缺血性卒中的风险超过症状性 ICH 风险。遗憾的是,我们无法获得 ROCKET AF、ARISTOTLE、ENGAGE AF-TIMI 48 研究中关于缺血性卒中恢复抗凝时机的数据。在 RE-LY 研究既往发生缺血性卒中/TIA 的亚组中,14 天内卒中或 6 个月内出现严重致残性卒中也均被排除。关于房颤卒中患者抗凝恢复最佳时机的研究存在许多主要局限性。它们没有明确说明卒中大小、溶栓治疗、出血性转化的存在/不存在、通过机械取栓进行的再通以及出血具体原因(如肝脏合成功能障碍或血小板减少症)等。这些因素对于患者的个体化治疗决策至关重要。

由于目前高质量的 RCT 数量有限,对于房颤患者在缺血性卒中后抗凝时机选择,目前世界各国的指南共识推荐不一致。2018 年中国房颤指南、2020 年 CCS 及 2021 年 EHRA NOAC 治疗建议推荐,根据缺血性卒中严重程度和是否有出血转化选择抗凝方案,目前采用 "1-3-6-12 天" 原则(图 5-12-1)。如 TIA,OAC 可在第 1 天开始服用;轻度卒中(美国国家卫生研究院卒中量表 NIHSS<8 分),OAC 在梗死后 3 天启用,中度卒中(NIHSS 8~16 分)OAC 在梗死后 6 天启用,重度卒中(NIHSS>16 分)可在 12 天后启用,但必须进行脑部影像学复查以排除 HT。2019 年 AHA 建议,对于大多数伴有房颤的急性卒中患者,在出现神经症状后 4~14 天开始 OAC 是合理的。鉴于上述这些局限性,目前正在进行的研究包括 ELAN、OPTIMAS、TIMING、START(表 5-12-1)将主要探究房颤合并缺血性卒中早期抗凝的安全性及有效性等问题,比较早期与较晚启动抗凝治疗的结局。上述研究的结果将有可能为房颤合并缺血性卒中抗凝治疗的时机选择提供依据。

5

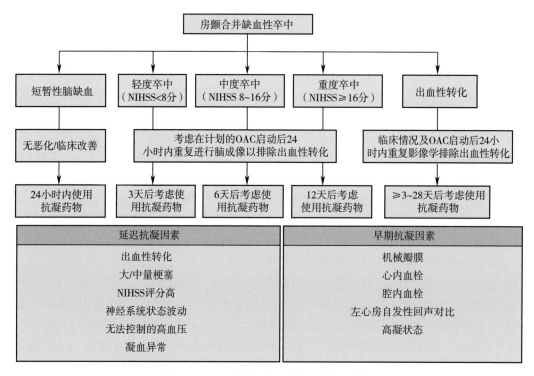

图 5-12-1　房颤合并缺血性卒中治疗流程

三、房颤合并出血性卒中抗凝药物选择

出血性卒中相比缺血性卒中抗凝方案选择更为棘手。出血性卒中根据病因分为自发性出血、损伤性出血,根据出血部位分为脑出血、蛛网膜下腔出血、硬膜下出血、硬膜外出血等。对于缺血性卒中后 HT、OAC 相关 ICH 尤其值得关注,而且后者的发生率在亚洲人中最高。不同病因、不同部位的出血性卒中抗凝药物及时机选择存在差异。自发性 ICH 患者处于缺血性卒中和复发性 ICH 的高风险中,病因纠正相对困难和复杂,其致残率及死亡率极高,卒中预防可改善此类大部分患者预后,但在 ICH 后幸存的房颤患者有相当一部分不愿意重新启动抗凝治疗。是否考虑抗凝重启 / 抗凝药物选择,要结合患者病情及影像学检查。在心脏病科、神经内科、神经外科和影像科医师共同讨论后,患者及其家人 / 照顾者共同参与下作出抉择。在 SoSTART 研究中,纳入 203 名房颤合并 ICH 患者,分为抗凝组和非抗凝组,中位随访时间 1.2 年。抗凝组 101 人(包括 NOAC 及 VKA)中 8 人(8%)与非抗凝组 102 人中 4 人(4%)发生颅内出血复发(调整后 *HR*=2.42,95%*CI* 0.72~8.09,*P*=0.152)。抗凝组的 17 人(17%)和非抗凝组 15 人(15%)发生严重的不良事件。尽管复发性颅内出血的发生率低于预期,但对于颅内出血后的房颤患者,开始 OAC 是否不劣于避免 OAC 尚无定论,且该文章并未对抗凝药物种类进行亚组分析。最近,几项研究报道了 ICH 后口服抗凝剂治疗的益处,患者总体结果得到改善,其中 ICH 的病因及脑 CT 和 MRI 在决策中占有很大的权重。在 NOAC 的四项研究中,均提示 NOAC 与华法林相比,可以进一步降低出血性

表 5-12-1 房颤合并缺血性卒中正在进行的研究

研究名称（编号）	计划样本量	药物选择	干预（早期开始抗凝治疗）	对照（较晚开始抗凝治疗）	随访时间	主要结果	包括出血性转化患者	NIHSS 排除标准	预计研究结束
ELAN （NCT03148457）	2 000	任一 NOAC	症状发作后 <48 小时（轻度和中度卒中）或症状发作后第 6 天（重度卒中）	目前建议第 3 天后的轻微卒中（±1 天）、第 6 天后的中度卒中（±1 天）和第 12 天后的严重卒中（±2 天）	30 天（次要结果后 90 天）	复合结局（大出血、复发性缺血性卒中、全身性栓塞或血管性死亡，或这些结局的组合）	是	没有排除标准	2024 年 8 月
OPTIMAS （NCT03759938）	3 474	任一 NOAC	急性缺血性卒中后 ≤4 天	急性缺血性卒中后 7~14 天	90 天	90 天时的复合结局 [复发性症状性缺血性卒中、症状性颅内出血（包括硬膜外、硬膜下、蛛网膜下腔和脑内出血，以及梗死的出血性转化）和全身性栓塞的综合发生率]	是	没有排除标准	2022 年 9 月
TIMING （NCT02961348）	3 000	任一 NOAC	急性缺血性卒中后 ≤4 天	急性缺血性卒中后 5~10 天	90 天	复合结局（复发性缺血性卒中、症状性脑出血或全因死亡率，或这些结局的组合）	是	没有排除标准	2021 年 6 月
START （NCT03021928）	1 500（1 000 名轻度或中度卒中患者，500 名重度卒中患者）	任一 NOAC	轻度或中度卒中的治疗时间延迟 3 天、6 天、10 天或 14 天；严重卒中为 6 天、10 天、14 天或 21 天	轻度或中度卒中治疗时间延迟 3 天、6 天、10 天或 14 天；严重卒中为 6 天、10 天、14 天或 21 天	30 天（次要结果后 90 天）	首次卒中后 30 天内任何中枢神经系统出血或其他卒中事件与卒中或全身性栓塞的缺血性事件的综合	是	得分 >3 分且 <23 分	2021 年 6 月

5

卒中的风险。目前无法获得 RE-LY、ROCKET AF、ARISTOTLE、ENGAGE AF-TIMI 48 研究中关于出血性卒中恢复抗凝的药物选择的具体数据。一项队列研究 4 540 名房颤合并 ICH 患者,其中 1 047 名患者接受华法林治疗,3 493 名接受 NOAC 治疗。与使用华法林相比,使用 NOAC 显著降低全因死亡风险(调整后 *HR*=0.517,95%*CI* 0.457~0.585)、ICH(*HR*=0.556,95%*CI* 0.389~0.796),而两组的缺血性卒中发生率相似(*HR*=0.879,95%*CI* 0.678~1.141)。结果显示,在既往有 ICH 的房颤患者中,与使用华法林相比,使用 NOAC 与更低的 ICH 相关,而两组的缺血性卒中发生率相似。

2020 年 CCS、2020 年 ESC 及 2021 年 EHRA 相关指南建议,房颤合并出血性卒中重启抗凝治疗。2020 年 ESC 指南建议,损伤性 ICH 待病因纠正、出血停止后,抗凝治疗可以明显获益。在房颤合并出血性卒中后抗凝药物选择方面,目前结论和房颤合并缺血性卒中一致,首选 NOAC。

四、房颤合并出血性卒中抗凝时机选择

对于房颤合并自发性 ICH,过早恢复抗凝可能会增加复发性 ICH 风险,而不必要地延迟重新开始抗凝可能会显著增加患者的血栓栓塞风险。然而在 RE-LY、ROCKET AF、ARISTOTLE、ENGAGE AF-TIMI 48 研究中,都排除了出血性卒中急性期患者。一项发表在 *Stroke* 的观察性研究纳入 2 619 名房颤合并 ICH 幸存者,调查了缺血性及出血性卒中的预后与抗凝启动时间的相关性。结果表明,抗凝治疗与高危患者血管性死亡和非致命性卒中的风险降低相关,但严重出血的风险没有显著增加,且在 ICH 后 7~8 周开始抗凝时,综合风险最低。在一项回顾性研究中发现,在 ICH 后 2 周或更晚开始使用华法林的结果更好。在近期发表的 APACHE-AF 研究中,纳入 101 名房颤发生脑出血患者,随机分为抗凝组(阿哌沙班)与非抗凝组,接受抗凝治疗时脑出血幸存的患者在出血后 7~90 天入选,中位数为 46 天,两组非致命性卒中或血管性死亡发生率均较高,但两组缺血与出血事件无统计学意义。一项荟萃分析纳入八项研究,包括 5 306 例 ICH 患者,其中大部分患者发病前确诊为房颤,重启抗凝时间中位数为 10~39 天,重启抗凝与血栓栓塞并发症的风险显著降低相关(*RR*=0.34,95%*CI* 0.25~0.45,*P*=0.28)。没有证据表明在上述时间段内恢复抗凝治疗后 ICH 复发风险增加。如果导致出血的原因及危险因素不可纠正,再出血的风险高则视为长期抗凝禁忌。可积极考虑非药物预防策略,例如左心耳封堵术(left atrial appendage closure,LAAC)。一项荟萃分析提示,LAAC 对比华法林可以减少出血性卒中、心血管 / 不明原因死亡。研究表明,在卒中高风险和出血高风险的患者中,LAAC 在预防主要房颤相关心血管、神经和出血事件方面不劣于 OAC。在房颤合并 ICH 后,抗凝但同时需要结合血压的控制及生活方式的改善共同干预。笔者将房颤合并出血性卒中的治疗流程总结如图 5-12-2。

目前对于房颤合并出血性卒中时机选择 RCT 较少,结论也不一致,因此各国指南目前也未明确指出房颤合并出血性卒中抗凝时机的选择,但应该延迟超过急性期,可能至少 4 周。针对损伤性 ICH,目前指南建议待病因纠正、出血停止后,即可考虑重启抗凝治疗。目前正进行出血性卒中抗凝的试验包括 PRESTIGE-AF、ASPIRE、A3ICH、ENRICH-AF(表 5-12-2),将为房颤合并出血性卒中是否抗凝、抗凝药物和时机选择以及左心耳封堵术提供更多的证据。

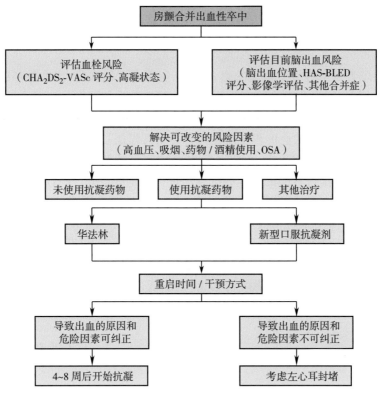

图 5-12-2　房颤合并出血性卒中治疗流程

OSA，阻塞性睡眠呼吸暂停。

表 5-12-2　房颤合并出血性卒中正在进行的研究

研究名称编号	计划样本量	患者情况	ICH 后干预时间	干预	对照	随访时间	主要结果	预计研究结束
PRESTIGE-AF（NCT03996772）	654	房颤合并 ICH	14~180 天	任一 NOAC	不抗凝	3 年	缺血性卒中及出血性卒中事件	2022 年 5 月
ASPIRE（NCT03907046）	700	房颤合并 ICH	14~180 天	阿哌沙班	阿司匹林	3 年	卒中或死亡	2024 年 4 月
A3ICH（NCT03243175）	300	房颤合并 ICH	一般卒中至少超过 2 周，严重卒中 >6 个月	阿哌沙班	左心耳封堵术	1 年	致命或非致命的主要心血管 / 脑血管缺血性或出血性颅内 / 颅外事件的复合	2023 年 12 月
ENRICH-AF（NCT03950076）	1 200	房颤合并 ICH	>4 周	依度沙班	非抗凝药物治疗	2 年	卒中和大出血	2023 年 7 月

注：ICH，颅内出血。

5

五、小结

随着房颤患者及房颤接受抗凝的患者增加,房颤合并缺血性、出血性卒中需要接受抗凝的患者越来越多,这将会成为临床医师面临的较为棘手的问题。房颤合并缺血性卒中,抗凝药物可以优先考虑 NOAC,使用过程中需注意患者的依从性、肾功能情况及合适剂量的问题。抗凝时机要参考缺血的程度及是否合并 HT,根据目前的指南/共识,可参考"1-3-6-12 天"原则。对于出血性卒中,首先区分出血的病因及部位。对于自发性 ICH,目前缺少循证医学证据。根据现有的证据重启抗凝治疗可能是有益的。药物选择方面,目前认为 NOAC 优于 VKA 或不治疗。重启时机需要进一步的循证医学证据,指南/共识多建议急性期(4 周内)不抗凝,4~8 周评估决定。对于损伤性出血,病因纠正及出血停止后,可及时考虑重启抗凝治疗。对于危险因素不可纠正、再出血的风险高,可考虑 LAAC。idarucizumab 和 andexanet alfa 作为 NOAC 的逆转剂,对于房颤合并缺血性及出血性卒中都是重大的利好。一旦缺血性卒中复发,可考虑溶栓治疗,当出现出血性卒中,可帮助止血,改善预后。由于房颤合并缺血性及出血性卒中目前都缺较高质量 RCT,期待更多临床研究提供更有力的证据。

（于波　李健　陈涛）

参 考 文 献

［1］XIAN Y, XU H, O'BRIEN E C, et al. Clinical Effectiveness of Direct Oral Anticoagulants vs Warfarin in Older Patients With Atrial Fibrillation and Ischemic Stroke: Findings From the Patient-Centered Research Into Outcomes Stroke Patients Prefer and Effectiveness Research (PROSPER)Study［J］. JAMA Neurol, 2019, 76(10): 1192-1202.

［2］PACIARONI M, AGNELLI G, MICHELI S, et al. Efficacy and safety of anticoagulant treatment in acute cardioembolic stroke: a meta-analysis of randomized controlled trials［J］. Stroke, 2007, 38(2): 423-430.

［3］PACIARONI M, AGNELLI G, COREA F, et al. Early hemorrhagic transformation of brain infarction: rate, predictive factors, and influence on clinical outcome: results of a prospective multicenter study［J］. Stroke, 2008, 39(8): 2249-2256.

［4］WILSON D, AMBLER G, BANERJEE G, et al. Early versus late anticoagulation for ischaemic stroke associated with atrial fibrillation: multicentre cohort study［J］. J Neurol Neurosurg Psychiatry, 2019, 90(3): 320-325.

［5］PACIARONI M, AGNELLI G, FALOCCI N, et al. Early Recurrence and Cerebral Bleeding in Patients With Acute Ischemic Stroke and Atrial Fibrillation: Effect of Anticoagulation and Its Timing: The RAF Study［J］. Stroke, 2015, 46(8): 2175-2182.

［6］GROOT A E, VERMEIJ J M, WESTENDORP W F, et al. Continuation or Discontinuation of Anticoagulation in the Early Phase After Acute Ischemic Stroke［J］. Stroke, 2018, 49(7): 1762-1765.

［7］ DAVID J, SEIFFGE C T, ALEXANDROS P, et al. Early start of DOAC after ischemic stroke ［J］. Neurology, 2016, 87（18）: 1856-1862.

［8］ ARIHIRO S, TODO K, KOGA M, et al. Three-month risk-benefit profile of anticoagulation after stroke with atrial fibrillation: The SAMURAI-Nonvalvular Atrial Fibrillation（NVAF） study［J］. Int J Stroke, 2016, 11（5）: 565-574.

［9］ PACIARONI M, AGNELLI G, FALOCCI N, et al. Early Recurrence and Major Bleeding in Patients With Acute Ischemic Stroke and Atrial Fibrillation Treated With Non-Vitamin-K Oral Anticoagulants（RAF-NOACs）Study［J］. J Am Heart Assoc, 2017, 6（12）: e007034.

［10］ SHEN A Y, YAO J F, BRAR S S, et al. Racial/ethnic differences in the risk of intracranial hemorrhage among patients with atrial fibrillation［J］. J Am Coll Cardiol, 2007, 50（4）: 309-315.

［11］ AL-SHAHI SALMAN R, KEERIE C, STEPHEN J, et al. Effects of oral anticoagulation for atrial fibrillation after spontaneous intracranial haemorrhage in the UK: a randomised, open-label, assessor-masked, pilot-phase, non-inferiority trial［J］. Lancet Neurol, 2021, 20（10）: 842-853.

［12］ KOROMPOKI E, FILIPPIDIS F T, NIELSEN P B, et al. Long-term antithrombotic treatment in intracranial hemorrhage survivors with atrial fibrillation［J］. Neurology, 2017, 89（7）: 687-696.

［13］ BIFFI A, KURAMATSU J B, LEASURE A, et al. Oral Anticoagulation and Functional Outcome after Intracerebral Hemorrhage［J］. Ann Neurol, 2017, 82（5）: 755-765.

［14］ PENNLERT J, OVERHOLSER R, ASPLUND K, et al. Optimal Timing of Anticoagulant Treatment After Intracerebral Hemorrhage in Patients With Atrial Fibrillation［J］. Stroke, 2017, 48（2）: 314-320.

［15］ PARK Y A, UHM J S, PAK H N, et al. Anticoagulation therapy in atrial fibrillation after intracranial hemorrhage［J］. Heart Rhythm, 2016, 13（9）: 1794-1802.

［16］ SCHREUDER F, VAN NIEUWENHUIZEN K M, HOFMEIJER J, et al. Apixaban versus no anticoagulation after anticoagulation-associated intracerebral haemorrhage in patients with atrial fibrillation in the Netherlands（APACHE-AF）: a randomised, open-label, phase 2 trial［J］. Lancet Neurol, 2021, 20（11）: 907-916.

［17］ MURTHY S B, GUPTA A, MERKLER A E, et al. Restarting Anticoagulant Therapy After Intracranial Hemorrhage: A Systematic Review and Meta-Analysis［J］. Stroke, 2017, 48（6）: 1594-1600.

［18］ REDDY V Y, MOBIUS-WINKLER S, MILLER M A, et al. Left atrial appendage closure with the Watchman device in patients with a contraindication for oral anticoagulation: the ASAP study（ASA Plavix Feasibility Study With Watchman Left Atrial Appendage Closure Technology）［J］. J Am Coll Cardiol, 2013, 61（25）: 2551-2556.

［19］ DIENER H C, HANKEY G J. Primary and Secondary Prevention of Ischemic Stroke and Cerebral Hemorrhage: JACC Focus Seminar［J］. J Am Coll Cardiol, 2020, 75（15）: 1804-1818.

5

13　房颤卒中出血转化与抗凝启动时机

非瓣膜性房颤是心源性卒中的主要病因，脑栓塞后梗死部位出血转化（hemorrhagic transformation，HT）常是房颤卒中自然病程的一部分，也是抗栓治疗的常见并发症，可导致临床病情恶化、危及生命并严重影响患者的生存质量。研究表明，与非心源性卒中相比，即使在没有使用抗凝剂的情况下，房颤卒中发生出血转化的风险也更高，临床影像研究最高可达 48.5%。此类患者缺血性卒中的早期复发风险高，抗凝治疗（维生素 K 拮抗剂或非维生素 K 拮抗剂）可降低复发性缺血性卒中的风险，但也同时带来了出血转化的风险。因此，房颤卒中出血转化的临床管理及抗凝启动时机的选择，历来是卒中医师的重要临床挑战，也是目前国内外的研究热点。

一、房颤卒中出血转化的定义、分类和临床表现

出血转化是指急性脑梗死后缺血区血管重新恢复血流灌注导致的出血，包括自然发生的出血转化和采取干预措施后（包括溶栓、取栓和抗凝等）的出血（继发性/治疗性出血转化）。出血的部位既可在梗死灶内，也可在梗死灶远隔部位。目前多数研究采用的定义为：脑梗死后首次颅脑 CT/MRI 未发现出血，而再次颅脑 CT/MRI 检查时发现有颅内出血，或根据首次颅脑 CT/MRI 可以确定的出血性梗死。根据有无神经功能缺损症状加重，可分为症状性颅内出血和无症状性颅内出血。近年研究提示一些无症状性出血转化也可致不良预后，尤其对患者远期的认知和神经功能方面的损害，或可转化为症状性出血转化。根据影像特点（出血部位和形态）进行分型是临床上 HT 分型诊断的主要依据，目前最常用的是欧洲急性卒中协作研究（European Cooperative Acute Stroke Study，ECASS）分型。根据颅脑 CT 检查的结果，HT 的严重程度分为两个阶段，即出血性梗死（hemorrhagic infarction，HI）和有或无肿块效应的实质性出血（parenchymal hemorrhage，PH），每个阶段分为两个亚型。

影像学的新增出血征象常引起医师的不安和患者的恐慌，然而临床观察及研究表明，许多 HT 病例，包括大多数瘀点性出血（HI 型）无明显的临床症状，只有实质性血肿（PH 型）临床上表现明显，常表现出快速的神经功能与病情恶化并和远期预后不良有关。在未经早期溶栓或抗凝治疗的患者中，HT 很少发生在卒中发病最初的 6 小时内，而是通常出现在最初的几天内。大多数 HT 出现在梗死后的 4 天内。接受急性溶栓或取栓治疗的患者通常在卒中发作后 24 小时内出现 HT（早期 HT）。

病理学家传统上称瘀点性 HT 为"红色软化"（red soften）。目前认为瘀点性 HT 是由于邻近侧支血管灌注不足或梗死组织血管再灌注减弱（外渗）所致，前者解释了永久性血管闭塞患者发生 HT 的原因，而后者解释了接受再灌注治疗患者的 HT 比例高于未接受再

灌注治疗患者的原因。影像学特征显示了点状出血性梗死和脑实质性出血的区别。瘀点性出血性梗死（HI 型）通常表现为出血中微小的点状出血区域，在实质性血肿或出血（PH）中，颅脑 CT 和 MRI 常表现为脑梗死和脑出血的影像学特征重叠。

二、房颤卒中出血转化的病因与发生机制

房颤相关卒中主要的治疗方式有静脉溶栓、血管内治疗、抗血小板聚集以及抗凝治疗。出血转化作为卒中急性期治疗最主要的并发症之一，也是预后不良的常见危险因素。血-脑屏障破坏是导致缺血性卒中出血转化的主要病理机制之一，活性氧、基质金属蛋白酶 9（matrix metalloproteinase-9, MMP-9）、中性粒细胞浸润、血管重塑等均参与了缺血性卒中血-脑屏障破坏及出血转化。

血-脑屏障是脑实质和脑循环之间的一种生理屏障，它滋养脑组织，过滤从大脑到血液的各种物质，并保护大脑。血-脑屏障由内皮细胞、基底膜、周细胞和星形胶质细胞组成，统称为神经血管单位，与循环外周血细胞相连。血-脑屏障的早期破坏在急性缺血性卒中期间 HT 的形成中起着关键作用。缺血性卒中后白细胞类型和各种分子与 HT 相关。中性粒细胞和脑组织是卒中后 18~24 小时内 MMP-9 的主要来源。接受组织纤溶酶原激活剂（tissue plamnipen activator, tPA）静脉溶栓的缺血性卒中患者有 2%~7% 的人发生症状性颅内出血。目前认为，tPA 导致的出血转化与内皮细胞损伤、氧化应激及炎症反应有关。tPA 通过激活 N-甲基-D-天冬氨酸（N-methyl-D-asparticacid, NMDA）受体介导神经细胞损伤，活化蛋白 C（activated protein C）能够抑制 tPA 诱导的神经细胞凋亡并减少出血转化。另外，静脉输注 tPA 可增加 MMP-9 水平，通过激活中性粒细胞和内源性 tPA 可通过作用于内皮细胞脂蛋白受体蛋白增加 MMP-3 水平，并可通过激活血小板衍生生长因子 CC 作为触发因子通过星形胶质细胞血小板衍生生长因子受体 a 增加 MMP-2 水平。

急性脑缺血导致毛细血管细胞严重受损，导致血管通透性增加和脑实质内血液外渗。这一病理生理过程中的两个主要因素是氧化应激和再灌注损伤，通过各种损伤机制导致血管损伤，如炎症、白细胞浸润、血管激活和细胞外蛋白水解，其后果是破坏基底层和内皮紧密连接。在上述过程涉及的活性分子中，MMP-9 已被证明在破坏基底层Ⅳ型胶原中起重要作用。MMP-9 可导致基底层的断裂导致大分子渗漏到中枢神经系统的间质液中。与细胞毒性水肿（离子泵失效导致细胞死亡）相反，由此产生的离子梯度导致的间质水肿称为血管源性水肿。血管源性水肿可导致邻近组织损伤，导致恶性梗死，导致致命后果和增加 HT 的风险。

大血管闭塞的房颤相关缺血性卒中患者超早期治疗常应用血管内治疗，其中后循环大血管闭塞时间窗可长达 24 小时。在介入取栓的过程中，再灌注可以损伤大脑的小动脉或毛细血管，造成血-脑屏障的损害，临床表现为机械取栓术后颅脑 CT 显示的对比剂外渗。取栓后区分对比剂的渗出与出血转化对于早期启动抗栓治疗决策至关重要。由于碘对比剂为水溶性制剂，蛛网膜下腔高密度影往往在 24 小时内消失，当大脑高密度影持续 19~24 小时时，诊断出血转化的特异性为 100%，敏感性为 62.5%。再灌注可触发有害的级联反应，如氧化应激、蛋白质合成抑制、血小板活化、补体系统激活、白细胞浸润、基底层破坏，最终导致中枢神经系统脑细胞死亡。单纯的再灌注损伤似乎足以导致致命的血肿，但所有组织再灌注的缺血性卒中都不会导致血肿。急性卒中后延迟期（>24 小时）血栓碎片具有较

大的血栓负荷,可导致出血并发症。大血栓的碎裂可导致远端迁移和血管床损伤。

总之,卒中后 HT 的发展涉及从外周血细胞到神经血管单位的多个相互关联的病理过程,如 MMP 水平升高后过度活跃的缺血级联反应、活性氧水平过高、凝血障碍、血 - 脑屏障破坏和再灌注损伤。

三、房颤相关缺血性卒中抗栓治疗原则及出血转化后抗凝启动时机

（一）一般原则

1. 房颤患者缺血性卒中后抗凝的启动或恢复有利于二级卒中预防。

2. 关于抗凝恢复 / 启动复合物时间的决定应个体化针对特定患者。

3. 医师在建议延长抗凝恢复时间点时应认识到,只有 2/3 的患者遵守出院后某个时间点开始抗凝的建议,在出院时刻及定期复诊应加强患者治疗依从性干预。

（二）缺血性卒中后第一个 48 小时的管理

1. 如果患者接受组织型纤溶酶原激活剂（tPA）,应停止抗血栓治疗 24 小时。

2. 如果患者未接受溶栓治疗,则应服用 325mg 阿司匹林。

3. 如果患者在 tPA 后的前 36 小时内出现症状性颅内出血,则应逆转溶栓治疗。

4. 对于入院时正在接受抗凝治疗的有症状出血性转化的患者,应考虑抗凝逆转。逆转的必要性应根据服用华法林的患者的凝血酶前体时间（PT）/ 国际标准化比率（INR）、服用达比加群的患者的活化部分凝血活酶时间以及抗因子 Xa 活性测定（服用利伐沙班、依多沙班或阿哌沙班的患者）来确定。

5. 临床医师通常应考虑在缺血性卒中发病后的前 48 小时内推迟抗凝治疗,除非患者同时合并其他的临床问题（如心肌梗死、左心室血栓或左心室辅助装置等）强烈要求尽早启动抗凝。

（三）卒中后 48 小时的管理

1. 管理的目标是在症状性出血转化的风险低到不再超过潜在致残性复发性缺血事件的风险时,尽快恢复抗凝治疗。

2. 目前研究建议使用梗死面积作为出血转化风险的主要决定因素。一般来说,小面积梗死患者在 2 天后开始抗凝是合理的,中等面积梗死患者在 7~10 天后开始抗凝,大面积梗死患者 14 天后开始抗凝。小梗死定义为梗死直径 <1.5cm;中等面积梗死定义为大脑中动脉皮质浅支、大脑中动脉深支、内界区、大脑后动脉皮质浅支、大脑前动脉皮质浅支;大面积梗死定义为涉及大脑中动脉、大脑前动脉、大脑后动脉的整个供血区域,两个皮质浅支或多个动脉区域。

3. 与房颤相关的卒中通常是多发性的。在确定出血风险时,我们的做法是使用最大梗死面积预测出血风险,而不是多灶性梗死的总梗死体积。

4. 在出现出血性转化的情况下,进一步延迟抗凝治疗是合理的。出血转化的延迟是合

理的,2018 年的一项研究表明,对于房颤卒中出血转化患者延迟抗凝 12 天,并不能导致脑或全身的缺血性事件的风险增加(表 5-13-1)。

表 5-13-1 房颤卒中不同亚型出血转化抗凝启动时间建议

梗死面积	无 HT	HI-1	HI-2	PH-1	PH-2
小面积	48 小时	—	—	—	—
中等面积	7 天	10 天	14 天	21 天	28 天
大面积	10~14 天	14 天	21 天	28 天	42 天

注:本表格仅供临床参考,需要结合患者的整体情况个体化决策。

5. 如果在等待期间出现复发性卒中,根据新卒中的大小以及出血转化的程度,延迟抗凝恢复可能是合理的。

6. CHA$_2$DS$_2$-VASc 评分已用于估计患者的每天卒中风险,但也与出血风险呈正相关。它还与无房颤患者的卒中风险相关,因此不建议使用它来帮助决定抗凝的时间。

7. 在等待恢复抗凝治疗时,阿司匹林可作为"桥梁"使用,研究证明阿司匹林可以减少房颤患者的早期复发事件,同时出血风险低于抗凝治疗。

(四)特殊情况的抗凝启动时机

在一些情况下,由于缺血性卒中或系统性栓塞的风险极高,在建议的时间点之前开始抗凝可能是合理的。

这些情况包括:①机械心脏瓣膜,因为当停止抗凝时,甚至在自发性脑内出血的情况下,机械心脏瓣膜具有极高的系统性栓塞风险;抗凝开始的最佳时间为 4~7 天。②与恶性肿瘤相关的高凝状态。OASIS-CANCER 研究对 268 名癌症相关卒中患者进行了研究,结果表明,高凝状态的血清标志物与死亡率相关;D- 二聚体 >9.06μg/ml 的患者中位生存期仅为卒中后 66 天。这些患者的抗凝治疗与生存率独立相关。③左心室血栓。④左心室辅助装置。⑤左心房血栓。⑥急性深静脉血栓栓塞。⑦心肌梗死后缺血性卒中的风险更高。当缺血性卒中发生在房颤和近期心肌梗死的情况下,如果认为必要,可能有必要尽早进行抗凝治疗。

(五)左心房和左心耳生物标记物与房颤相关卒中风险

虽然左心房和左心耳(left atrial appendage, LAA)生物标记物与房颤相关卒中风险增加相关,但目前并不建议在临床实践中使用这些标记物来决定抗凝时间。这些因素包括氨基末端脑钠肽原(NT-proBNP)升高、左心房增大、LAA 血液流速减低、自发力超声心动图对照、左心耳的非鸡翅型、心房纤维化、心电图 V$_1$ 导联中 P 波终末段抬高等。

(六)某些情况下应更谨慎地启动抗凝治疗

对于有其他颅内出血危险因素的患者(例如控制不良的高血压或脑血管淀粉样变),建议解决潜在危险因素或进一步延迟抗凝治疗。存在深部脑微出血灶可能会增加脑出血的长期风险,心源性卒中后开始抗凝治疗可能是合理的,尤其是在血压得到控制的情况下。

5

有脑血管淀粉样变和/或先前有脑实质内出血的患者可能不应接受长期抗凝治疗。

对于认为出血转化风险特别高的患者（例如中到大面积梗死、较多深部脑微出血灶或较多的瘀点样出血），我们建议在恢复抗凝后48~72小时复查脑影像，以排除临床无症状出血。

对于复发性缺血性卒中和颅内出血均为高危的房颤卒中患者，左心耳经皮手术的结论尚未得到充分研究，在左心耳闭合术后联合短期全身抗凝和双联抗血小板治疗的安全性尚未确定，对此应进一步开展相关研究。

（七）其他考虑

1. 当房颤患者在抗凝治疗期间发生缺血性卒中时，一个重要的问题是，需要考虑本次卒中发生的原因，包括：患者未坚持抗凝治疗，由于药物相互作用或摄入维生素K导致口服华法林后国际标准化比率 <2，口服抗凝剂剂量不足等。其他原因，如感染性心内膜炎、动脉粥样硬化、小血管疾病和高凝状态（如恶性肿瘤和高凝状态）等非房颤疾病。

2. MRI磁敏感加权成像（magnetic sensitivity weighted imaging, SWI）对梗死组织床中的血液产物非常敏感。CT平扫通常足以确定出血转化的严重程度。如果SWI用于此目的，则应谨慎解释，因为它可能高估临床相关的出血转化的负担。

3. 在开始华法林治疗时，通常使用肝素输液或低分子量肝素注射桥接，直到INR达到治疗效果；然而，在卒中急性期（尤其是伴有较多出血危险因素的情况下），桥接可能与更多出血性并发症有关，目前不推荐使用。

四、小结

在当前tPA、血管内治疗和新型口服抗凝药广泛应用的时代，目前已有多项关于房颤卒中后抗凝时机启动及出血转化临床决策的临床试验正在进行，未来研究将为临床工作者提供更多的循证医学证据。虽然需要更多的研究来精确地指导我们对房颤相关卒中后恢复抗凝治疗的最佳时机的决策，但临床决策一般性原则目前已经比较清楚：在循证医学证据的基础上运用灵活的个体化诊疗判断来平衡至关重要。此外，在临床实践中，让患者及其家人参与决策过程尤为重要。医患沟通中应使患者及家属认识到，即使延迟启动抗凝，也存在出血风险，抗凝治疗也不能完全保护患者免受卒中复发的威胁。

（张炳蔚）

参 考 文 献

［1］吴章薇,梅丽平,赵军,等. 心房颤动合并脑栓塞患者的抗凝治疗现状和出血转化分析［J］. 中国卒中杂志, 2016, 11（1）: 47-53.

［2］中华医学会神经病学分会,中华医学会神经病学分会脑血管病学组. 中国急性脑梗死后出血转化诊治共识［J］. 中华神经科杂志, 2019, 52（4）: 252-265.

［3］HACKE W, KASTE M, FIESCHJ C, et al. Intravenous thrombolysis with recombinant tissue plasminogen activator for acute hemispheric stroke. The European Cooperative Acute Stroke Study（ECASS）［J］. JAMA, 1995, 274（13）: 1017-1025.

［4］ HONG J M, KIM D S, KIM M. Hemorrhagic Transformation After Ischemic Stroke: Mechanisms and Management［J］. Front Neurol, 2021, 12: 703258.

［5］ 徐慈航, 李敬伟, 朱晓蕾. 急性缺血性卒中出血转化的研究进展［J］. 中国卒中杂志, 2020, 15（4）: 446-451.

［6］ MAC GRORY B, FLOOD S, SCHRAG M, et al. Anticoagulation Resumption After Stroke from Atrial Fibrillation［J］. Curr Atheroscler Rep, 2019, 21（8）: 29.

［7］ PACIARONI M, BANDINI F, AGNELLI G, et al. Hemorrhagic Transformation in Patients With Acute Ischemic Stroke and Atrial Fibrillation: Time to Initiation of Oral Anticoagulant Therapy and Outcomes［J］. J Am Heart Assoc, 2018, 7（22）: e010133.

［8］ LEE M J, CHUNG J W, AHN M J, et al. Hypercoagulability and mortality of patients with stroke and active cancer: the OASIS-CANCER study［J］. J Stroke, 2017, 19（1）: 77-87.

14　心脏植入式电子装置围手术期房颤患者抗凝策略

一、心脏植入式电子装置简述

心脏植入式电子装置（cardioascular implantable electronic devices, CIED）即用于电刺激或电击心脏的植入式电子装置, 包括起搏器、植入式自动复律除颤器（implantable cardioverter defibrillator, ICD）、心脏再同步装置（cardiac resynchronization therapy, CRT）以及一些尚未获广泛应用的电子装置如心肌收缩力调节器（cardiac contractility modulation, CCM）等。这些装置或通过恢复心律, 或通过恢复收缩同步性, 或通过自动对室颤进行除颤而挽救心脏病患者的生命、治疗心力衰竭, 在临床上其适应证包括所有类型的严重心动过缓、变时功能障碍、心室收缩失同步和恶性室性心律失常, 有着非常重要且广泛的应用。

然而因为工业技术上的局限, 无法将其制成足够微型化的装置以便完全置入心脏内, 所以到目前为止, 除了无导线起搏器外, 多数装置仍由置于心脏及血管内的导线/电极部分和植入胸部皮下的装置两部分构成, 即需要在胸部切开皮肤分离皮下组织制作囊袋来安放装置。这样的技术实现方式, 必然伴随皮下囊袋相关的各种并发症, 其中囊袋血肿是最常见的并发症之一, 而囊袋血肿又与囊袋感染密切相关, 可引起非常严重的临床后果。

不同种类 CIED 的置入手术形成血肿的风险差别很大, 有临床研究数据显示, ICD、CRT 等装置的置入手术发生血肿的风险远高于普通的起搏器。另外, 不同的术式发生血肿的风险也有很大差异: 更换手术、电极调整术等, 较新植入发生血肿风险更高。共识据此将植入手术的血肿风险分层为低、高风险: 新植入者为低风险, 更换、升级、电极调整等为高风险。

二、CIED 患者是房颤高发人群且抗凝需求更强

临床上，具有 CIED 适应证的人群，无论是病态窦房结综合征还是房室传导阻滞，也无论是恶性室性心律失常还是心力衰竭，都与房颤的患病人群有很大的重叠。因此，房颤患者中需要植入 CIED 的人，数量是非常大的。因为具有许多共同的危险因素，在房颤人群中，那些具有 CIED 适应证的患者，往往是卒中的高危患者。所以，需要植入 CIED 的房颤患者，通常都在使用抗凝血药［华法林或维生素 K 拮抗剂口服抗凝药（non-vitamin K antagonist oral anticoagulant, NOAC）］预防卒中及全身栓塞。一项研究数据显示，在接受 CIED 植入的患者中，使用华法林抗凝的比例可达 35%~50%。即使近年来导管消融取得了巨大的成功，很多房颤患者经消融可以长期维持窦性心律，但由于这群患者具有较高的卒中风险，目前的主流指南仍推荐其长期使用口服抗凝药物，随着人口老龄化的加重和房颤患者卒中预防的规范化，可以相信未来这个比例会进一步升高。

CIED 携带患者房颤手术围手术期策略并没有特殊，但房颤抗凝中的患者接受植入手术围手术期面临矛盾的风险：间断抗凝会增加血栓栓塞风险，不停抗凝则增加囊袋血肿风险。近年来针对该问题陆续有一些研究发表，因为冠心病抗血栓治疗主要使用抗血小板药，这些研究大部分集中在抗血小板药的应用与出血的关系上。只有少数针对华法林进行的研究，而由于 NOAC 研发投入临床较晚，针对 NOAC 进行的就更少了。不同抗凝方案植入手术血肿风险不同，不考虑 NOAC 的情况下，治疗窗内华法林发生血肿风险最低。研究同时揭示了停止口服抗凝，以肝素进行桥接的策略，显著增加血肿风险，所以在新的指南里建议不采用肝素桥接。

在房颤卒中预防的诸多研究中均显示，中断抗凝会增加血栓事件风险。那么使用华法林和 NOAC 的房颤患者在 CIED 植入围手术期不间断抗凝，其出血风险如何？近期研究显示，NOAC 与华法林风险相当，均低于肝素桥接及双联抗血小板策略。

三、目前主要指南对房颤患者接受 CIED 植入手术时的抗凝策略建议

尽管对房颤抗凝治疗的重要意义和抗凝治疗中进行 CIED 植入手术出血风险的增加已经有广泛共识，但对解决此类临床难题的研究数据仍相当有限，除去已经明确肝素桥接策略增加出血风险外，在何时采取围手术期停用抗凝策略、停药时机和时长、何时采用不间断抗凝策略、不间断抗凝的最佳药物选择和剂量等方面，仍没有可以直接参考的研究结果，因而目前指南的推荐中，主要还是术者个体化的选择。例如 ESC 2021 年的装置植入指南建议，无论该植入手术出血风险是高或低，对于服用 NOAC 的患者，均由术者根据自己的经验进行选择抗凝间断与否。对于服用华法林的患者，推荐围手术期不间断抗凝。对抗凝联用抗血小板药的患者，则建议不间断抗凝，而视风险决定抗血小板间断与否。然而在个体化选择时，除个人经验和偏好外，不应忽视两个方面的因素：一是患者的条件，其中主要包括营养状况、肾功能、肝功能；二是共识中对植入手术出血风险分层及没有被其纳入的装置体积。

（李述峰）

参 考 文 献

［1］ KOTECHA D, PICCINI J P. Atrial fibrillation in heart failure: what should we do? ［J］. Eur Heart J, 2015, 36（46）: 3250-3257.

［2］ FARMAKIS D, CHRYSOHOOU C, GIAMOUZIS G, et al. The management of atrial fibrillation in heart failure: an expert panel consensus［J］. Heart Fail Rev, 2021, 26（6）: 1345-1358.

［3］ WANG T J, LARSON M G, LEVY D, et al. Temporal relations of atrial fibrillationand congestive heart failure and their joint influence on mortality: the Framingham Heart Study ［J］. Circulation, 2003, 107（23）: 2920-2925.

［4］ GLIKSON M, NIELSEN J C, KRONBORG M B, et al. 2021 ESC Guidelines on cardiac pacing and cardiac resynchronization therapy: Developed by the Task Force on cardiac pacing and cardiac resynchronization therapy of the European Society of Cardiology（ESC）With the special contribution of the European Heart Rhythm Association（EHRA）［J］. Eur Heart J, 2021, 42（35）: 3427-3520.

［5］ PROIETTI R, PORTO I, LEVI M, et al. Risk of pocket hematoma in patients on chronic anticoagulation with warfarin undergoing electrophysiological device implantation: a comparison of different peri-operative management strategies［J］. Eur Rev Med Pharmacol Sci, 2015, 19（8）: 1461-1479.

［6］ ESSEBAG V, VERMA A, HEALEY J S, et al. Clinically Significant Pocket Hematoma Increases Long-Term Risk of Device Infection: BRUISE CONTROL INFECTION Study［J］. J Am Coll Cardiol, 2016, 67（11）: 1300-1308.

［7］ ESSEBAG A, ALTURKI A, PROIETTI R, et al. Concomitant anti-platelet therapy in warfarin-treated patients undergoing cardiac rhythm device implantation: A secondary analysis of the BRUISE CONTROL trial［J］. Int J Cardiol, 2019, 288: 87-93.

［8］ BIRNIE D H, HEALEY J S, WELLS G A, et al. Continued vs. interrupted direct oral anticoagulants at the time of device surgery, in patients with moderate to high risk of arterial thrombo-embolic events（BRUISE CONTROL-2）［J］. Eur Heart J, 2018, 39（44）: 3973-3979.

［9］ NOTARISTEFANO F, ANGELI F, VERDECCHIA P, et al. Device-Pocket Hematoma After Cardiac Implantable Electronic Devices［J］. Circ Arrhythm Electrophysiol, 2020, 13（4）: e008372.

［10］ KUTINSKY I B, JARANDILLA B, JEWETT M, et al. Risk of Hematoma Complications After Device Implant in the Clopidogrel Era［J］. Circ Arrhythm Electrophysiol, 2010, 3（4）: 312-318.

［11］ ESSEBAG V, HEALEY J S, JOZA J, et al. Effect of Direct Oral Anticoagulants, Warfarin, and Antiplatelet Agents on Risk of Device Pocket Hematoma: Combined Analysis of BRUISE CONTROL 1 and 2［J］. Circ Arrhythm Electrophysiol, 2019, 12（10）: e007545.

5

15　左心耳封堵预防非瓣膜病房颤卒中最新循证医学证据

左心耳封堵是预防非瓣膜房颤血栓栓塞(尤其是卒中)的有效治疗手段。自 PROTECT-AF 研究的结果问世以来,这一治疗策略的有效性和安全性日益得到广大心血管专家的肯定。近年来,有关左心耳封堵的临床研究不断涌现,相关的证据进一步丰富。下面仅就 2019 年以来发表的影响较大的临床研究作简要的介绍。

一、近年来真实世界的左心耳封堵临床结果

1. EWOLUTION 研究 2 年的随访结果　2019 年, *Circ Arrhythm Electrophysiol* 上发表了 EWOLUTION 研究 2 年的随访结果。这一研究的目的是通过收集在临床实践中植入 Watchman 患者的血栓栓塞事件、出血和死亡率的前瞻性多中心数据,以评估房颤患者接受 Watchman 左心耳封堵的真实世界临床结果。

该研究对 47 个中心共 1 200 名植入 Watchman 的房颤患者进行了前瞻性随访,左心耳封堵指征均符合欧洲心脏病学会指南的规定,随访和影像学检查在各个中心进行,平均随访期 2 年。

入选人群的特点为年龄较大[(73.4±8.9)岁],属卒中高危人群(311 例缺血性卒中/短暂性缺血性卒中史,153 例有出血性卒中史),以及出血高危人群(318 例大出血史)。其中 49% 的患者 CHA_2DS_2-VASc 评分≥5 分;而 HAS-BLED 评分≥3 分者占 40%,口服抗凝禁忌证者占 72%。随访期间,161 例(16.4%)死亡,22 例卒中(年发生率为 1.3%,与历史数据相比减少 83%),47 例出现了与手术无关的大出血事件(年发生率为 2.7%,与历史数据相比减少 46%)。早期停用双联抗血小板治疗的患者出血率最低,早期停用抗血栓治疗的患者出血率较低,而既往有出血史的患者出血率则最高。随访期间有 34 例患者(4.1%)观察到器械相关的血栓,且与用药方案不相关(P=0.28)。

为期 2 年的真实世界随访结果显示,在接受 Watchman 左心耳封堵治疗的房颤患者中,卒中和非手术相关出血的发生率均较低,而且其中大多数患者有口服抗凝禁忌,仅使用了一种抗血小板治疗,甚至未使用抗血小板治疗。

2. 美国 NCDR 注册研究　该研究发表在 2020 年的 *J Am Coll Cardiol* 上。研究数据来源于美国国家心血管数据注册(National Cardiovascular Data Registry, NCDR)中"左心耳封堵"(LAAO)部分,以了解植入 Watchman 封堵器的患者、医院和医师的特点,以及前 3 年的院内不良事件发生率。

研究显示,2016 年 1 月至 2018 年 12 月美国共有 1 318 名医师在 495 家医院实施了 38 158 例手术。患者的平均年龄为(76.1±8.1)年,平均 CHA_2DS_2-VASc 评分为(4.6±1.5)分, HAS-BLED 评分为(3.0±1.1)分。各医院每年进行 LAAO 手术的中位数为 30 例,每名

医师为 12 例。7% 的病例终止了手术。在已完成封堵手术的病例中，98.1% 的患者无超过大于 5mm 的分流，2.16% 的患者发生了院内重大不良事件；最常见的并发症是需要介入干预的心包积液（1.39%）和大出血（1.25%），而卒中（0.17%）和死亡（0.19%）罕见。

NCDR 注册的结果显示，与那些经严格筛选受试人群的临床试验相比，真实世界的患者通常年龄较大，且有更多的合并症。然而，注册的主要住院不良事件发生率还是低于那些临床试验的结果。

3. 德国 LAARGER 注册研究 这项研究是关于老年高危患者行左心耳封堵的注册研究。该研究发表在 2020 年的 *J Interv Card Electrophysiol* 上，报道了前瞻性、多中心德国左心耳封堵登记（prospective, multicenter German left atrial appendage occlusion registry, LAARGE）的即刻和 1 年的随访结果。

研究收集的数据包括人口统计学、临床特征、手术适应证、植入情况和结果。患者在植入后 1 年进行随访，随访期间的有效性和安全性分别通过血栓栓塞和出血事件的发生率来评估。

研究时间为 2014 年 7 月至 2016 年 1 月。德国 38 家医院共纳入 641 名行左心耳封堵的患者［平均年龄为（75.9±8.0）岁］。这部分患者均属高危人群，CHA_2DS_2-VASc 评分平均为 4.5 分，HAS-BLED 评分平均为 3.9 分。出血事件是左心耳封堵植入的主要指征（79.4%）。术后 1 年全因死亡率为 11.5%，非致命性卒中/TIA 发生率为 1.3%（8 名患者），大出血发生率为 1.6%（10 名患者）。1 年后的抗凝方案：5.5% 的患者口服抗凝；84.1% 的患者是抗血小板治疗，其中 74.5% 的患者单用阿司匹林抗血小板，双联抗血小板的患者仅占 6.7%。

外界评论认为，该研究的结果更具现实性，首先，它没有制造商赞助，所选用的器械涵盖了目前所有的市售品牌；其次，接受左心耳封堵的患者多数为有出血史的老年危重患者。从卒中/TIA 和大出血事件的发生率（分别为 1.3% 和 1.6%）来看，即使绝大多数患者仅使用了单抗血小板治疗，这一人群的 1 年随访结果仍良好。

二、随机对照研究及汇总分析的结果

1. PRAGUE-17 研究 PRAGUE-17 是全球首个对左心耳封堵与新型口服抗凝药进行随机对照的研究，结果发表在 2020 年的 *J Am Coll Cardiol* 上。这是一个多中心、随机、非劣效性检验的临床试验。入选对象为：①非瓣膜性房颤；②有口服抗凝的指征；③有需要介入干预或住院治疗的出血史；④虽已接受口服抗凝治疗，但仍有心源性栓塞事件史；⑤CHA_2DS_2-VASc 评分≥3 分和 HAS-BLED 评分 >2 分。患者随机分为左心耳封堵组和口服抗凝组，主要复合终点为卒中、短暂性脑缺血发作、体循环栓塞、心血管死亡、重大或非重大临床相关的出血，或手术/器械相关的并发症。

左心耳封堵组和口服抗凝组各有 201 例患者入选，201 例拟行左心耳封堵的患者中有 181 例手术成功，口服抗凝组中，阿哌沙班是最常使用的药物（201 例中 192 例，95.5%）。在中位数为期 19.9 个月的随访中，左心耳封堵组的主要终点事件年发生率为 10.99%，而口服抗凝组为 13.42%，两组的复合终点事件（包括全因卒中/TIA、有临床意义的出血和心血管死亡）无明显差异，共有 9 例（4.5%）患者出现了与左心耳封堵相关的严重并发症。

研究结果显示,对于卒中风险及出血风险均高的房颤患者,左心耳封堵在预防房颤相关的心血管、神经及出血事件方面,均不劣于直接口服抗凝治疗。

2. 汇总分析(systematic review and meta-analysis) 这项研究发表于 2020 年 *Am J Cardiol* 上,主要观察指标是左心耳封堵术后,与预期的事件发生率(expected rates)相比,左心耳封堵降低缺血 / 出血事件发生率的程度。

该研究共纳入 29 个临床试验,总计 11 071 例行左心耳封堵的房颤患者,平均年龄 74 岁,CHA_2DS_2-VASc 评分为 4.22 分,HAS-BLED 评分为 3.04 分。随访时间约为 19 567 个患者·年,急性缺血性卒中发生率为 2.62%,比预期值降低 73.6%;约 4.0% 的患者发生了大出血事件,比预期值降低 55%;器械相关的血栓发生率仅为 3.0%。

由此从大数据角度证实了左心耳封堵的安全性以及预防缺血性卒中和出血性事件的有效性。

三、器械方面的进展

1. Amulet 盘式封堵器的临床数据 这一研究结果发表在 2020 年的 *Eur Heart J* 上。这是一个关于 Amulet 盘式封堵器的前瞻性全球临床研究,植入手术在超声心动图引导下进行,左心耳封堵术后 1~3 个月行经食管超声心动图(TEE)检查,主要终点是 2 年后缺血性卒中和心血管疾病死亡的复合终点。共纳入 1 088 例患者,年龄为(75.2 ± 8.5)岁,64.5% 是男性,CHA_2DS_2-VASc 评分为(4.2 ± 1.6)分,HAS-BLED 评分为(3.3 ± 1.1)分,71.7% 的患者有大出血史,82.8% 的患者有口服抗凝禁忌,植入成功率为 99.1%。主要不良事件(术后 7 天内)发生率为 4.0%,包括死亡(0.3%)、卒中(0.4%)、大血管并发症(1.3%)和器械相关的血栓(0.2%),80.2% 的患者出院时仅接受抗血小板治疗。随访 TEE 时,98.4% 的器械旁分流 <3mm。器械相关血栓发生率为 1.6%。8.7% 的患者在 2 年后发生心血管死亡或缺血性卒中。缺血性卒中发生率为 2.2%/ 年,与 CHA_2DS_2-VASc 评分预测发生率相比降低 67%。大出血发生率为 10.1%/ 年(第 1 年)和 4.0%/ 年(第 2 年)。

研究认为,植入 Amulet 盘式封堵器,可使缺血性卒中的风险降低 67%(与预期的发生率相比),封堵的成功率为 98.4%,仅有 1.6% 的患者发生了器械相关的血栓。

2. Watchman FLX 的欧洲最新经验 这项研究发表于 2020 年的 *JACC Clin Electrophysiol* 上。这是一个单中心的研究,连续入选了 2019 年 3 月至 2020 年 1 月期间使用 Watchman FLX 进行左心耳封堵的患者共 91 例。患者术前均行心脏三维 CT 检查。初期的 8 例患者,植入手术在经 TEE 引导下进行;后面 83 例患者使用的是心腔内超声(ICE)引导。8 周时的随访行 TEE 及心脏 CT 复查。

90 例(99%)患者植入获得技术成功(technical success)。86 例(96%)的患者于尝试首个器械时即成功植入。手术成功率(procedural success)为 93.4%。手术期并发症 5 例(5.5%),最常见的是心包积液(2.2%)。TEE 随访中,只有 3.3% 的患者出现器械旁分流,无器械相关的血栓。手术结束时平均器械压缩比为(18.3 ± 7.7)%,而随访 8 周时 TEE 显示的压缩比为(12.2 ± 7.8)%($P<0.001$),心脏 CT 显示的压缩比为(5.8 ± 8.8)%($P<0.001$)。

研究结果认为,Watchman FLX 装置适用于各种类型的左心耳结构,包括浅心耳。随访闭合率高于先前报道的其他器械。采用经左心房的 ICE,手术成功率高,并发症发生率低,可与以往的左心耳封堵研究结果相媲美。

四、小结

目前,国际指南上左心耳封堵的推荐级别仍为Ⅱb。相信随着临床证据的进一步丰富,左心耳封堵有望得到更高级别的推荐。

(徐亚伟)

参 考 文 献

[1] REDDY V Y, SIEVERT H, HALPERIN J, et al. Percutaneous left atrial appendage closure vs warfarin for atrial fibrillation: a randomized clinical trial[J]. JAMA, 2014, 312(19): 1988-1998.

[2] BOERSMA L V, INCE H, KISCHE S, et al. Evaluating Real-World Clinical Outcomes in Atrial Fibrillation Patients Receiving the WATCHMAN Left Atrial Appendage Closure Technology: Final 2-Year Outcome Data of the EWOLUTION Trial Focusing on History of Stroke and Hemorrhage[J]. Circ Arrhythm Electrophysiol, 2019, 12(4): e006841.

[3] FREEMAN J V, VAROSY P, PRICE M J, et al. The NCDR Left Atrial Appendage Occlusion Registry[J]. J Am Coll Cardiol, 2020, 75(13): 1503-1518.

[4] BRACHMANN J, LEWALTER T, AKIN I, et al. Interventional occlusion of left atrial appendage in patients with atrial fibrillation. Acute and long-term outcome of occluder implantation in the LAARGE Registry[J]. J Interv Card Electrophysiol, 2020, 58(3): 273-280.

[5] OSMANCIK P, HERMAN D, NEUZIL P, et al. Left Atrial Appendage Closure Versus Direct Oral Anticoagulants in High-Risk Patients With Atrial Fibrillation[J]. J Am Coll Cardiol, 2020, 75(25): 3122-3135.

[6] BUSU T, KHAN S U, ALHAJI M, et al. Observed versus Expected Ischemic and Bleeding Events Following Left Atrial Appendage Occlusion[J]. Am J Cardiol, 2020, 125(11): 1644-1650.

[7] HILDICK-SMITH D, LANDMESSER U, CAMM A J, et al. Left atrial appendage occlusion with the Amplatzer™ Amulet™ device: full results of the prospective global observational study[J]. Eur Heart J, 2020, 41(30): 2894-2901.

[8] KORSHOLM K, SAMARAS A, ANDERSEN A, et al. The Watchman FLX Device: First European Experience and Feasibility of Intracardiac Echocardiography to Guide Implantation[J]. JACC Clin Electrophysiol, 2020, 6(13): 1633-1642.

[9] HINDRICKS G, POTPARA T, DAGRES N, et al. 2020 ESC Guidelines for the diagnosis and management of atrial fibrillation developed in collaboration with the European Association for Cardio-Thoracic Surgery(EACTS): The Task Force for the diagnosis and management of atrial fibrillation of the European Society of Cardiology(ESC)Developed with the special

contribution of the European Heart Rhythm Association（EHRA）of the ESC［J］. Eur Heart J, 2021, 42（5）: 373-498.

16　左心耳封堵术前影像学评估及释放前如何正确评估

一、左心耳封堵术前的影像学评估

术前影像学评估在左心耳封堵手术（left atrial appendage closure, LAAC）中显得尤为重要，包括经食管超声心动图（transesophageal echocardiography, TEE）、心脏 CT 造影（cardiac computed tomography angiography, CCTA）、腔内超声（intracardiac echocardiography, ICE）。

1. **TEE 评估**　TEE 是目前应用最广泛的左心耳封堵术前的影像学检查方法。左心耳封堵术前，TEE 主要用于排除左心房和左心耳血栓，评估心耳的解剖和毗邻结构。TEE 在左心耳功能方面的评估也有大量研究。TEE 在检测左心耳血栓方面有很高的敏感性和特异性（分别为 92% 和 98%），也有很高的阴性预测价值和阳性预测价值（分别为 100% 和 86%）。2D-TEE 一般通过不同角度的 4 个扇面（0°、45°、90°、135°）全方位对心耳进行观察和测量，其中，在 135° 往往呈现的是左心耳的短轴扇面。相对其他角度，该角度扇面的呈现有一定的技术难度。二维双平面成像对于成像困难的患者是有价值的，如在 45° 开启双平面模式同时显示 135°。TEE 多角度的观察和测量有助于术者详细了解心耳的形态和轴向、椭圆度情况、分叶情况和梳状肌的分布情况，对左心耳封堵器的选择和植入难度有了初步的预判。在左心耳内血流缓慢自发显影浓厚时，TEE 有时难以确定是否存在血栓，使用超声造影有助于鉴别血栓，超声心动图对比剂的使用与常规 TEE 相比，伪影发生率较低。

与 2D-TEE 相比，3D-TEE 可以利用锥体超声束提供独特的视图，并在任何平面图像上进行准确测量，从而能够从多个有利位置可视化任何或所有心脏结构。近年来，3D-TEE 已经被广泛应用。包括软件升级和更高分辨力探头在内的技术进步，极大地改善了复杂介入程序的成像支持，如与二维（2D）相比，LAAC 具有更可靠的测量结果，而且与邻近结构的关系定向更好，有助于从 LAA 梳状肌中鉴别血栓。3D-TEE 已被证明在描述直径方面比 2D-TEE 更准确，可重复性更高，3D-TEE 和 CCTA 测量结果具有高度的相关性，LAA 体积计算和体积导出的射血分数只能通过 3D 得到。

此外，TEE 能提供 LAA 血流方面的信息，有 4 个期，包括排空期［范围为（50±6）～（83±25）cm/s］、充盈期［（46±12）～（60±19）cm/s］、双相收缩反射波和舒张期早期排空波形。排空速度 <20cm/s 与血栓、SEC 和随后的血栓栓塞风险相关，低排空速度应作为重新评估 LAA 血栓和超声造影进一步排除血栓的重要提示。

2. **CCTA 评估**　虽然 TEE 检查仍被公认为左心耳封堵术影像学评估的"金标准"，但不可回避的是，TEE 检查对患者是痛苦的经历，有禁忌证和较小的操作风险。因此，CCTA 近年来也逐渐被采纳用于术前血栓排查和解剖评估以及术后随访中评估封堵器位置和残余分流。CCTA 已成功地将 LAA 形态进行分类，LAA 可大致分为 4 个形态类别，即鸡翅型（最常见）、仙人掌型、风向标型和菜花型，后者最常与栓塞事件相关。目前认为 LAA CCTA 的 CT 机最低要求在 64 排以上。荟萃分析显示，以 TEE 为参照，CCTA 检测血栓的敏感度为 100%，阴性预测值为 100%。如果心耳充盈良好，排除血栓的准确性非常高，不必要行 TEE 检查。但因为房颤时左心耳血流缓慢，对比剂充盈欠佳，导致 CCTA 的特异性和阳性预测价值均不高，特异性为 41%~92%，阳性预测值仅为 41%。应用双源 CT 并增加延迟扫描，特异性显著增加到 98%~100%。延迟扫描已经成为标准的排查左心耳血栓的方法。目前，CCTA 与 TEE 对 LAA 血栓的检测具有相同的准确性。专家推荐对比剂达峰后 60 秒进行延迟扫描。CCTA 三维重建后具有很高的空间分辨力，能更好地定位房间隔穿刺位点，确定左心耳在 DSA 下最佳的展开角度。对心耳开口、着陆区、深度的测量较 TEE 更准确。对心耳毗邻结构包括二尖瓣、肺静脉嵴、左回旋支动脉等均能清晰展现。多数研究提示，与 TEE 和术中造影测量数据比较，CCTA 测量的心耳数值最大，对术中封堵器大小选择具有更好的预测价值。尽管 CCTA 有明显的优势，但由于缺乏标准化的成像方案，对图像和软件操作不熟悉，对辐射暴露、对比剂的危害和相对高的检查费用的顾虑，手术前心脏 CCTA 并不像 TEE 这么普及。另外，有研究显示，将基于 3D-TEE 或 3D-CCTA 图像的 3D 打印应用于左心耳封堵术前评估更有助于优化封堵器类型和规格的选择。

3. ICE 评估 近年来，ICE 应用于房颤消融和左心耳封堵呈明显增多趋势。ICE 可以优化房间隔穿刺，排查左心耳血栓，全流程指导左心耳封堵。ICE 可以在右房间隔面、冠状窦口、右室流入道和流出道以及肺动脉等位置排查左心耳血栓。ICE 在肺动脉时与左心耳距离最近，是排查左心耳血栓的最佳位置，特别是心耳尖部的血栓（心耳尖离 TEE 探头最远而离置于肺动脉的 ICE 距离近）。小样本量的研究提示，ICE 在排查左心耳血栓准确性可能高于 TEE。但是，ICE 费用高，毕竟是有创检查，对于血栓排查难以常规开展。研究提示，术前规范抗凝特别是应用新型口服抗凝药的患者，可以考虑仅术中用 ICE 排查血栓，特别是对于 TEE 不能耐受或有禁忌证、对比剂过敏或严重肾功能不全患者。

二、左心耳封堵器释放前的评估

（一）影像学评估

封堵器植入后正确的影像学理解和评估包括 X 线下透视或造影、TEE 和 ICE。封堵器植入后任何影像学下准确评估都是在标准的封堵器长轴图像上进行的。

1. X 线下封堵器的评估 封堵器植入以后在 X 线下透视和造影对其进行必要的评估，对多数临床医师来说是最直观和熟悉的，也是非常重要的。近年来，左心耳封堵全程仅依赖 X 线下透视和造影指导，无需超声辅助的手术方式——极简式，已被证实是可行的方法，特别是不适合全身麻醉或对 TEE 有禁忌证的患者。"切线位"造影暨 X 线下展开封堵器标准长轴（图 5-16-1）后造影的评估对 Watchman 这种塞式的封堵器非常有价值。切线位可显示封堵器在该体位的压缩情况，多体位的"切线位"评估可相对全方位地准确评估封堵器的露肩程度和残余分流。对盘式封堵器如 ACP、LAmbre 等，内外盘可能不同轴,内固定盘的"切线位"可显示内盘的展开情况,对 LAmbre 封堵器来说,植入后固定盘的完全打开(固定盘 8 个倒 U 钩的最低点与内外盘之间的不透射线标记环在一条水平线上)能减少内盘对心耳壁的张力,能减少心包积液的发生。外盘的切线位能显示残余分流大小,以及封堵与肺静脉嵴和二尖瓣环的关系。无论对于塞式还是盘式封堵器,植入后的评估体位中,纯足位(CAU 20°~40°)角度的造影往往能显示其他体位看不到的残余分流,该角度能显示封堵器下后方位的残余分流情况,是残余分流较常见的角度(图 5-16-2)。

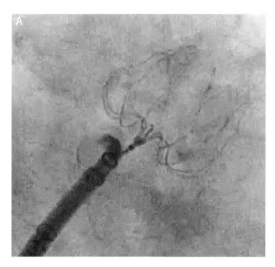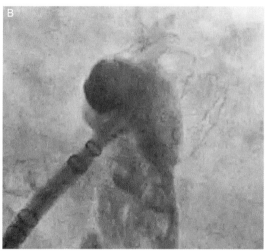

图 5-16-1　Watchman 封堵器 X 线下展示"切线"位
A. Watchman 封堵器的 X 线下切线位图像;B. "切线"位下造影可清晰显示封堵器有无残余分流和露肩。

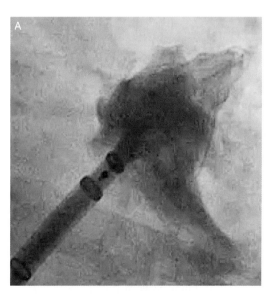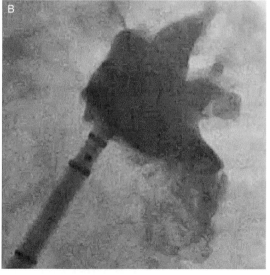

图 5-16-2　多角度造影评估残余分流
A. RAO 30°、CAU 20°造影未见残余分流;B. CAU 38°造影见明显残余分流

2. TEE 下封堵器的评估 通常我们用 2D-TEE 在 0°、45°、90°、135° 四个角度进行评估,在 0°、45°、90° 这三个角度,封堵器的长轴扇面容易展现,而部分患者 TEE 在 135° 仅能展示封堵器的短轴扇面,难以显示封堵器的标准长轴扇面。非标准长轴扇面的评估会导致露肩和残余分流的测量值不准确(图 5-16-3)。TEE 135° 扇面的评估是非常重要的,研究提示 135° 是残余分流最常见的位置,因为该角度往往代表心耳开口的最长径。在 135° 不能展现封堵器长轴扇面时,X 线下 CAU 20°~40° 的造影可以替代该角度的评估。3D-TEE 能全方位观察封堵器与心耳以及周边解剖结构的关系,亦可以通过各个角度封堵器的长轴切面测量封堵器露肩和残余分流。在 2D-TEE 评估后,常规做 3D-TEE 评估将更准确。

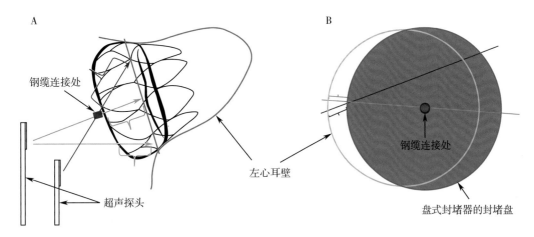

图 5-16-3　非标准长轴扇面导致测量误差

A. Watchman 封堵器的标准长轴扇面是绿色箭头方向的切面,测得的露肩用绿色括弧表示,不标准的扇面如红色和黄色箭头方向的切面,红色箭头方向的切面虽打到钢缆连接处,但是扇面倾斜了,测得露肩偏大;黄色箭头切面没打到钢缆连接处,扇面更斜,露肩偏小。B. 标准长轴扇面打到钢缆连接处,如绿线箭头测得准确残余分流用绿色括弧;不标准扇面没打到钢缆连接处,如红色箭头测得残余分流偏大用红色括弧。

3. ICE 下封堵器的评估 ICE 与 TEE 一样应在封堵器标准长轴扇面图像上进行评估。诸多研究证实 ICE 可以替代 TEE 指导和评估左心耳封堵。将 ICE 置于左心房内成像,图像质量更佳。2019 年 EHRA/EAPCI 经导管左心耳封堵专家共识建议,术中用 TEE 或 ICE 指导左心耳封堵术。ICE 能否与 TEE 等价,取决于 ICE 能否像 TEE 一样多角度全方位地评估植入的封堵器。不同品牌的 ICE 导管操作上也不尽相同,目前 ICE 在左心耳封堵术中并没有统一的标准的术式,应尽可能多角度对封堵器长轴图像进行评估。

(二)封堵器形态评估

封堵器植入以后,封堵器的形态能反映封堵器的压缩情况,展开是否完全和对称,对心耳壁的张力情况,良好的封堵器的形态能减少术后的并发症概率。Watchman 封堵器展开后呈草莓形,植入后的稳定性依赖于倒刺钩挂和径向支撑,主要是前者。因此远端 1/3 处倒刺所在位置应有一定压缩,以保障倒刺的钩挂是可靠的。在梳状肌丰富的心耳,封堵器展开时,可能出现封堵器展开不良,皱缩在心耳内,此时输送鞘不动,微回收封堵器再展开(原位微回收),往往可使封堵器形态更好。在 LAmbre 封堵器,固定盘的完全打开(透视下呈现固定盘的 8 个 U 型钩的最低点与固定盘和封堵盘之间连接标记处于同一水平上）显得十分重要，这也是 LAmbre 封堵器的 4 个释放标准之一。研究表明，LAmbre 封堵器固定盘的完全展开能降低术后迟发性心包积液的发生率。在透视下，封堵盘在多个角度呈一定程度的凹陷，提示封堵良好；凹陷过于明显，提示固定盘和封堵盘的距离过远，亦不推荐。

（三）封堵效果的预判

不同类型的封堵器，在释放前均会受到钢缆的牵制，解脱钢缆后，有可能出现一定的位移，导致释放后出现封堵器位置的变化和残余分流的变化。这在 LAmbre 封堵器比较常见，特别是当输送鞘轴向不理想时。因此，在释放前仔细分析心耳，植入后封堵器和输送鞘的轴向关系，可大致预判封堵器释放后的位置变化，可避免对因钢缆的牵制而导致的残余分流进行不必要的调整或因钢缆的支撑导致完美封堵的假象，在钢缆解脱出现明显的残余分流等情况（图 5-16-4）。

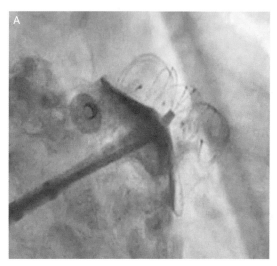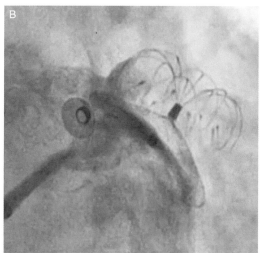

图 5-16-4 LAmbre 封堵器释放前和释放后的位置和残余分流变化

A. LAmbre 封堵器释放前钢缆的轴向欠佳造成封堵完美的假象；B. 释放后封堵盘失去钢缆的支撑出现上缘下移形成明显的残余分流。

（四）稳定性评估

封堵器稳定性评估主要是通过牵拉测试来实现的。牵拉实验可以在透视下，TEE/ICE 下观察或造影时牵拉。若透视下牵拉，推荐在塞式封堵器的切线位或盘式封堵器固定盘的切线位牵拉比较容易观察到牵拉后是否有移位。如牵拉后封堵器不再是切线位，提示封堵器有移位。封堵器未牵拉前倒刺尚未完全刺入心耳壁，因此第一次牵拉可能会有轻微移动，但二次牵拉时不应再有移动。在牵拉时，如果发现封堵器明显的轴向变化，但是松开钢缆时，封堵器能回到原位，往往有以下两种情况：①有部分倒刺没有固定好，呈悬空状态；②心耳壁随封堵器被牵拉移位。此时，在牵拉时仔细观察 TEE 或 ICE 可鉴别。

（肖方毅）

参 考 文 献

［1］JUNG P H, MUELLER M, SCHUHMANN C, et al. Contrast enhanced transesophageal echocardiography in patients with atrial fibrillation referred to electrical cardioversion improves atrial thrombus detection and may reduce associated thromboembolic events［J］. Cardiovasc Ultrasound, 2013, 11（1）: 1.

［2］BERNIER M, ABDELMONEIM S S, STUART MOIR W, et al. CUTE-CV: a prospective study of enhanced left atrial appendage visualization with microbubble contrast agent use during transesophageal echocardiography guided cardioversion［J］. Echocardiography, 2013, 30（9）: 1091-1097.

［3］MAREK D, VINDIS D, KOCIANOVA E. Real time 3-dimensional transesophageal echocardiography is more specific than 2-dimensional TEE in the assessment of left atrial appendage thrombosis［J］. Biomed Pap Med Fac Univ Palacky Olomouc Czech Repub, 2013, 157（1）: 22-26.

［4］ITALIANO G, MALTAGLIATI A, MANTEGAZZA V, et al. Multimodalitd Computer Tomography［J］. Diagnostics, 2020, 10（12）: 1103.

［5］ZABALGOITIA M, LEONARD A, BLACKSHEAR J L, et al. Transesophageal echocardiographic correlates of thromboembolism in high-risk patients with nonvalvular atrial fibrillation. The Stroke Prevention in Atrial Fibrillation Investigators Committee on Echocardiography［J］. Ann Intern Med, 1998, 128（8）: 639-647.

［6］SANTIAGO D, WARSHOFSKY M, LI MANDRI G, et al. Left atrial appendage function and thrombus formation in atrial fibrillation-flutter: A transesophageal echocardiographic study ［J］. J Am Coll Cardiol, 1994, 24（1）: 159-164.

［7］BEIGEL R, WUNDERLICH N C, HO S Y, et al. The Left Atrial Appendage: Anatomy, Function, and Noninvasive Evaluation［J］. JACC Cardiovasc Imaging, 2014, 7（12）: 1251-1265.

［8］ROMERO J, HUSAIN S A, KELESIDIS I, et al. Detection of left atrial appendage thrombus by cardiac computed tomography in patients with atrial fibrillation: a meta-analysis［J］. Circ Cardiovasc Imaging, 2013, 6（2）: 185-194.

［9］YU S, ZHANG H, LI H. Cardiac Computed Tomography Versus Transesophageal Echocardiography for the Detection of Left Atrial Appendage Thrombus: A Systemic Review and Meta-Analysis［J］. J Am Heart Assoc, 2021, 10（23）: e022505.

［10］KORSHOLM K, BERTI S, IRIART X, et al. Expert Recommendations on Cardiac Computed Tomography for Planning Transcatheter Left Atrial Appendage Occlusion［J］. JACC Cardiovasc Interv, 2020, 13（3）: 277-292.

［11］FAN Y, YANG F, CHEUNG G S, et al. Device Sizing Guided by Echocardiography-Based Three-Dimensional Printing Is Associated with Superior Outcome after Percutaneous Left Atrial Appendage Occlusion［J］. J Am Soc Echocardiogr, 2019, 32（6）: 708-719.

［12］BARAN J, STEC S, PILICHOWSKA-PASZKIET E, et al. Intracardiac echocardiography for detection of thrombus in the left atrial appendage: comparison with transesophageal echocardiography in patients undergoing ablation for atrial fibrillation: the Action-Ice Ⅰ Study［J］. Circ Arrhythm Electrophysiol, 2013, 6(6): 1074-1081.

［13］ANTER E, SILVERSTEIN J, TSCHABRUNN C M, et al. Comparison of intracardiac echocardiography and transesophageal echocardiography for imaging of the right and left atrial appendages［J］. Heart Rhythm, 2014, 11(11): 1890-1897.

［14］PATEL K, NATALE A, YANG R, et al. Is transesophageal echocardiography necessary in patients undergoing ablation of atrial fibrillation on an uninterrupted direct oral anticoagulant regimen? Results from a prospective multicenter registry［J］. Heart Rhythm, 2020, 17 (12): 2093-2099.

［15］ZHANG X, JIN Q, KONG D, et al. Comparison of fluoroscopy and transesophageal echocardiogram for intra-procedure device surveillance assessment during implantation of Watchman［J］. Int J Cardiol, 2021, 324: 72-77.

［16］WESTCOTT S K, WUNG W, GLASSY M, et al. A novel clock-face method for characterizing peridevice leaks after left atrial appendage occlusion［J］. Catheter Cardiovasc Interv, 2020, 96(3): E387-E392.

［17］AKELLA K, MURTAZA G, TURAGAM M, et al. Evaluating the role of transesophageal echocardiography(TEE)or intracardiac echocardiography(ICE)in left atrial appendage occlusion: a meta-analysis［J］. J Interv Card Electrophysiol, 2021, 60(1): 41-48.

［18］MEIER B. EHRA/EAPCI expert consensus statement on catheter-based left atrial appendage occlusion - an update［J］. EuroIntervention, 2020, 15(13): 1133-1180.

［19］KORSHOLM K, SAMARAS A, ANDERSEN A, et al. The Watchman FLX Device: First European Experience and Feasibility of Intracardiac Echocardiography to Guide Implantation ［J］. JACC Clin Electrophysiol, 2020, 6(13): 1633-1642.

［20］XIAO F, CHEN Y, CHEN Y, et al. Delayed pericardial effusion after left atrial appendage closure with the LAmbre device: Importance of a fully open umbrella［J］. J Cardiovasc Electrophysiol, 2021, 32(6): 1646-1654.

17 左心耳封堵装置不同分类、设计原理和操作技巧

"工欲善其事,必先利其器",临床经食管超声心动图(transesophageal echocardiography, TEE)证实,几乎100%的心房系统血栓均来自左心耳(left atrial appendage, LAA)。经导管左心耳封堵术(left atrial appendage closure, LAAC)已成为合并卒中和／或出血高危的非瓣膜性房颤患者预防血栓栓塞首选的非药物治疗方法。由于左心耳解剖结构错综复杂,形态

变异度较大,故临床上研发出不同种类的封堵装置,以适应各种 LAAC 手术的要求。

目前,临床上隔绝左心耳与左心房的方法主要包括开胸直视下缝合结扎左心耳、经导管介入 LAAC 以及经导管结合心外膜套扎封闭左心耳等,其中经导管 LAAC 术因其创伤小、操作便捷、可在全身麻醉或局部麻醉下完成、封堵后不影响左心耳内分泌功能等优势,被临床广为使用。本文主要针对经导管 LAAC 术进行探讨。

根据设计结构及封堵操作的差异,目前左心耳封堵器主要分为塞式封堵器和盖式封堵器。塞式封堵器的代表包括 PLAATO 封堵器、Watchman 及其新一代产品 Watchman FLX 封堵器,以及 WaveCrest 封堵器。盖式封堵器种类繁多,目前临床最常用的包括 Amplatzer Cardiac Plug(ACP)及其新一代产品 Amulet 封堵器、LAmbre 封堵器、Ultraseal 封堵器等。近年来,各类新型国产封堵器如雨后春笋般涌现,如 LACbes 封堵器等,并以较快的发展速度由基础研发转入临床应用,未来可期。

一、塞式封堵器

塞式封堵器中,PLAATO 封堵器是第一个应用于临床的封堵器产品,但因各种原因现已退市。目前临床以 Watchman 及其新一代产品 Watchman FLX 为主要代表。

(一)结构设计

Watchman 封堵器为一体设计,主体骨架为镍钛合金,共有 10 根主体钢梁,其外层表面覆盖一层 160μm 厚度、亲内皮细胞的 PET 多孔编织覆网,可透红细胞,造影下可即刻显影,且利于表面迅速内皮化;钢梁延伸端为 10 根支柱,与钢梁间隔交错、共同组成封堵器框架,框架末端形成开放式齿状结构,彼此独立。每根支柱上附有 1 根笔直"倒钩"样固定锚,所有固定锚位于同一水平面。封堵器采取预装设计,在导引鞘内处于压缩状态,固定锚与主体框架贴合,封堵器可借由推送钢缆在鞘内推送或回撤。完全回撤导引鞘后,封堵器以辐射自膨胀方式展开,展开后无外力条件下,封堵器轴向前后径与上下径几乎相等,因此理论上需要约为封堵器口径的左心耳内最小工作深度,才能保证封堵器安全且充分展开;当位于左心耳口部展开时,依靠径向支撑力固定于左心耳口部,此时主体框架径向压缩,末端齿状结构略呈向心性聚拢,可安全地进行微回收及半回收操作(不建议反复进行全回收操作)。封堵器展开时,前端约 1/3 处位置的固定锚可倒扎入心耳内膜肌层以加强封堵器的稳定性。Watchman 封堵器共有 5 个尺寸,分别为 21mm、24mm、27mm、30mm、33mm,所有尺寸均与导引系统(导引鞘和输送鞘)兼容。由于采取镍钛合金框架,因此在封堵器左心房面内皮化后,患者可接受磁共振检查。导引系统的输送鞘有单弯及双弯两种设计,外径 14Fr(4.7mm),内径 12Fr(4mm),工作长度为 75cm,顺应房间隔穿刺后的走向,同轴性高;三段式设计、编织管身、头端柔软,可提供较好的支撑力和保护;头端有 4 个不透光的标记环,利于 X 线透视及超声引导下的定位和测量。由于头端为 3 叶设计,预留 5mm 缓冲带,当遇到左心耳轴向工作深度相对不足的挑战性病例时,经验丰富的术者可借此缓冲带进行"借深度"操作。

新一代的 Watchman FLX 封堵器,在前代基础上进行了重新设计。主体框架材质不变,但钢梁增加至 18 根,结构牢固性更优,利于多次全回收或半回收操作。PET 编织覆网的覆盖面积更大,且向封堵器末端延伸。Watchman FLX 封堵器同样为 5 个尺寸,但尺寸跨度较前代更大,分别为 20mm、24mm、27mm、31mm、35mm,所有尺寸均与导引系统兼容,推荐压缩比范围为 10%~30%,因此可以兼容更多尺寸范围的左心耳。部分回撤导引鞘时,远端齿状结构向后折叠,末端封闭,整体结构呈球形,可更为安全地自左心耳口部向深处推送。继续回撤导引鞘,使得封堵器完全自膨胀展开后,封堵器轴向高度比前代减少 10%~20%,因此对左心耳内最小工作深度的要求可降至封堵器尺寸的 1/2 即可。新一代封堵器的固定锚也进行了重新设计,为双排高低交错,形态也由"笔直倒钩"形变为 J 形,因此在回收操作时对心耳内壁肌层的损伤更小,锚定效果更佳。由于末端设计整体性更强,故相较前代封堵器更有利于进行反复全回收、再定位、再展开等操作。此外,新一代封堵器近端与推送钢缆相连的螺口,其金属暴露部分面积更小(较前代减少 77%),更有利于封堵后的内皮化进程。

(二)操作技巧

所有符合 LAAC 手术指征的患者,术前均应完善经胸超声心动图检查,以明确左心房前后径以及是否存在影响手术操作的解剖学异常,评估患者心脏功能是否可耐受 LAAC 手术。完善 TEE 检查以排除心房及心耳内血栓形成,并于多个角度(即 0°、45°、90°、135°)获得 LAA 最大口径及有效工作深度的测量值。完善心脏增强 CTA 检查,如条件允许,可行左心房、左心耳及肺静脉的三维重建,以进一步明确 LAA 的三维结构及尺寸,以及其与邻近组织的解剖学位置关系,优化房间隔穿刺位点和封堵手术策略,以提高手术成功率。排除手术禁忌,如既往接受过房间隔修复手术或已植入封堵器者、存在左心房或 LAA 内血栓者、LAA 解剖结构不适合植入封堵器者以及其他手术禁忌(如活动性感染、出血性疾病、未治疗的溃疡等)。

使用 Watchman 或 Watchman FLX 封堵器,可于 X 线透视下指导手术操作,也可选择部分或完全由 TEE 或心腔内超声心动图(intracardiac echocardiography, ICE)指导下进行手术。此处以 X 线透视指导为例,讲解 Watchman 封堵器的常规植入操作流程。

LAAC 手术可于全身麻醉或局部麻醉下进行。经股静脉进行血管穿刺并入路,结合术前影像学依据优化房间隔穿刺点位置(通常选择尽量偏低的穿刺点)。完成房间隔穿刺后,在整个手术期间对患者进行充分肝素化治疗,维持活化凝血时间(activated clotting time, ACT)为 250~350 秒。将 0.035in 导引钢丝送入左侧肺静脉(通常选择左上肺静脉),更换封堵器输送鞘,鞘内送入 5Fr 或 6Fr 小圈猪尾导管,导管末端可连接 8Fr 血管鞘置于封堵器输送鞘的止血阀内加强止血作用。

通常,在左前斜 45° 投照位下,逆时针方向旋转输送鞘及猪尾导管,将导管送入左心耳内,并随之将输送鞘送至心耳开口处。然后行选择性 LAA 造影,X 线投照位通常选择工作体位(足位 30° + 右前斜 20°),也可选择其他与心耳开口平面正交垂直的投照位(如头位 30° + 右前斜 20°,仅右前斜 30° ~45°,或仅足位 20° ~30°)进行 LAA 造影。根据各角度造影结果,测量 LAA 口部最大径及轴向有效工作深度、LAA 分叶数量及分叶距开口的位置,并据此选择合适尺寸的封堵器。选择封堵器尺寸的原则,是控制封堵器展开后的目标压缩比在 10%~25%。结合 LAA 造影结果及输送鞘不透光标记环位置,在猪尾导管保护下,将输送鞘送入 LAA 内最大有效工作深度处,撤出猪尾导管。

　　预装载的封堵器在拆封后，应用无菌肝素盐水充分冲洗排气，最大限度降低空气进入输送系统及左心系统的可能性，并适度牵拉和推送输送钢缆以确保钢缆与封堵器连接的稳定性，随后将封堵器末端推送至传送导管末端金属标记环处。在撤出 8Fr 血管鞘并拧紧止血阀之前，允许输送鞘内的少许血液外流以确保输送系统内无空气进入，随即在保持封堵器传送导管持续排水及输送鞘排血（即"湿对湿"方式）的情况下，将传送导管及封堵器送入输送鞘内，并在 X 线和 / 或超声影像指引下，缓缓将封堵器末端送至预定 LAA 内位置，确保输送鞘远端标记带与传送导管上的标记带对齐。对齐标记带后，固定传送导管，回撤输送鞘，并与传送系统咬合在一起。随后在 X 线和 / 或超声影像指引下，缓慢回撤输送系统，展开封堵器。待封堵器完全展开后，通过输送鞘造影和 / 或超声影像（TEE 或 ICE）确认封堵器位置满意后，行牵拉测试（tug test）以确认封堵器稳定性。通过彩色多普勒血流或造影确认封堵效果。确认封堵结果符合 PASS 标准后，解旋 3~5 圈推送钢缆，释放封堵器。最后确认有无心包积液等手术相关并发症。

　　PASS 标准的具体要求包括：Position（位置），即封堵器应置于 LAA 口部或稍远的位置；Anchor（锚定），即固定锚以嵌入 LAA 内壁，且封堵器稳定；Size（尺寸），即封堵器相对于原尺寸压缩 10%~25%；Seal（封堵），即器械封堵良好，封堵器边缘残余分流不超过 5mm。

　　如封堵效果不满足 PASS 标准，术者可通过器械半回收或微回收操作，调整封堵器位置；或全回收后，按照上述操作步骤，重新定位及展开封堵器，并再次进行评估，直至结果满意后方可释放封堵器。

　　回收操作分为部分回收及全回收。前者因封堵器回收压缩程度不同分为半回收和微回收。通常因为封堵器展开后，距离 LAA 开口太远，需要行部分回收并调整位置后重新展开。部分回收操作时，将输送鞘及传送导管组套的末端推送到靠近封堵器，用一只手固定推送杆，并将输送鞘及传送导管组套推送到封堵器肩部，用拇指顶住传送导管以保持稳定。当封堵器肩部塌陷时，将感觉到阻力，继续推进组套，但不要超过固定锚，当感觉到阻力时（接触倒钩），停止推送，并拧紧止血阀。将输送鞘和传送导管组套重新定位至 LAA 开口附近的目标位置，控制推送杆，回撤输送鞘直至封堵器完全展开。注意，如果封堵器回退至固定锚外，则需完全重新收拢封堵器并换用新的传送系统。如封堵器展开位置太近，或不符合 PASS 标准，则应将封堵器完全重新收拢至传送系统中，弃之不用。通常，Watchman 封堵器和输送系统仅提供一次性使用，不建议重复使用或重新消毒完全重新收拢的封堵器。撤出传送导管及封堵器后，再次送入 8Fr 血管鞘并锁紧止血阀。插入猪尾导管，重复上述定位及展开操作。

　　使用 Watchman 封堵器进行 LAAC 时，一定要注意几点操作原则：①同轴性：从房间隔穿刺到输送鞘操作，与左心耳保持同轴，会使封堵器定位和展开操作更为精准和安全；②定位开口：Watchman 封堵器的规格选择及定位都特别依赖于对 LAA 口部的准确识别和定位，如 X 线下造影无法清晰显示口部解剖特点，一定要结合 TEE 或 ICE 的超声影像来定位；③安全操作：操作鞘管一定只退不进，如果要送鞘，必须有猪尾导管作为引导。

　　如前文所示，由于 Watchman FLX 封堵器的结构设计发生变化，故操作方式和注意事项也有所不同。在经过房间隔穿刺及更换输送鞘后，经猪尾导管将输送鞘送至 LAA 口部。经过造影和 / 或超声测量 LAA 口径及有效工作深度后，选择合适尺寸的封堵器，通过回撤输送鞘及传送导管使封堵器展开。与前代封堵器不同的是，Watchman FLX 头端可展开呈

5

球形,并采用推送动作将封堵器由心耳口部送向深部,并在预设部位进一步展开,无须将输送鞘送至最深处;而且 Watchman FLX 封堵器完全展开时轴向高度较前代减少,因此对有效工作深度的要求降低,这些特点都更大程度提高了封堵操作的安全性,且适合口部尺寸更大或更小、较早分叶导致有效工作深度更浅的心耳。由于封堵器末端为封闭设计,故沿用与前代类似的操作,可安全、多次地进行全回收及部分回收等操作。但 Watchman FLX 封堵器尚未在我国大规模应用,更多操作经验有待广大术者在实践中进一步积累和总结。

理想的封堵效果一定要做到以下几点:①尽量保证贴合:由于 LAA 口部形态往往不规则,甚至开口并不平整,故选择合适压缩比的封堵器并保持其展开轴向与开口平面尽量垂直,并通过多投照位或超声角度确认封堵效果,至关重要;②确认稳定性:一定要通过牵拉测试确认封堵器展开后的稳定性,通常建议在 X 线或超声影像下选择参考位置,以评估牵拉测试后封堵器有无移位;③不影响毗邻结构:封堵器展开后,应尽量不影响毗邻结构,包括左回旋支、二尖瓣环、肺静脉等。

特殊情况下的操作考量。例如房颤一站式手术,即在单次介入手术过程中,先后完成左心耳封堵及房颤导管消融(射频消融或球囊冷冻消融)。一站式手术中,由于消融会造成左侧肺静脉嵴部水肿,故一站式手术的手术顺序会对术中封堵器的选择及术后封堵器边缘残余分流(peri-device leak, PDL)或新发分流产生影响。研究表明,选择 Watchman 封堵器进行房颤一站式手术时,建议选择“先封堵后消融”的联合策略,可最大限度减少术后新发 PDL 的风险,但术中封堵完成后继续房颤消融时,消融导管应谨慎操作,避免机械损伤影响封堵器,甚至造成封堵器栓塞。如选择“先消融后封堵”策略时,虽无须担心消融导管操作对后续 LAAC 手术的影响,但应考虑嵴部水肿对 LAA 口部测量的影响,在选择封堵器尺寸时,应选择更大的压缩比,以减少水肿消退后形成继发性 PDL 的可能。

二、盖式封堵器

临床中使用的盖式封堵器种类比塞式更多,此处以具有代表性的 LAmbre 封堵器、ACP/Amulet 封堵器及 LACbes 封堵器为例进行介绍。

(一)LAmbre 封堵器

1. 结构设计　与塞式封堵器的一体设计不同,LAmbre 封堵器由固定伞及封堵盘通过镍钛合金连接部件共同组成。封堵盘为镍钛合金网状编织,表面有氮化钛镀层,可降低镍离子释放,有利于迅速内皮化,减少血栓形成。固定伞由镍钛合金骨架组成,骨架是具有弹性的自膨胀结构,可完成展开及回收操作。固定伞覆盖双层 PET 膜。骨架上有 8 个倒刺样固定锚,可于封堵器展开时刺入左心耳内壁,以加强器械固定作用。固定伞回收时,固定锚会受力顺势闭合贴附,使心肌损伤最小化。同时,固定伞骨架末端为 8 个 U 型固定爪,末端圆钝,可卡在 LAA 梳状肌中,在回收固定伞的过程中,始终与心耳内壁钝性接触,减小回收操作时的阻力和伞面形变,有利于多次、安全回收及再展开。封堵盘近端轴心装有连接螺母,可与输送钢缆连接,并在钢缆推送下到达 LAA 预定部位;连接处内陷于盖内,更利于封堵器表面内皮化,减少术后器械相关血栓(device-related thrombus, DRT)的发生。输送鞘多为固定弯鞘(可调弯鞘暂未上市),有 45° 单弯和 45° ×30° 双弯两种,便于为封堵过程中提供更优化的轴向支撑。值得一提的是,LAmbre 封堵器的输送鞘直径更细,根据所承载的封堵器尺寸差异分为 8Fr、9Fr、10Fr 三种。较细的鞘身直径可提供更好的房间隔通过性和操控性,血管并发症概率更小,但自身刚性和扭矩也较低。

除特殊订制型号外,常规型号的 LAmbre 封堵器包含标准规格及特殊规格两大类共 17 种型号。其中 11 种常规型号封堵器的固定伞最大径由 16mm 至 36mm 不等,相邻规格跨度 2mm;对应封堵盘直径比固定伞大 4~6mm,即从 22mm 至 40mm 不等,主要适合封堵单叶左心耳。而特殊规格封堵器则以"小伞大盘"为特点,固定伞直径由 16mm 至 26mm 不等,相邻规格跨度 2mm,但对应封堵盘直径比固定伞大 12~14mm,即由 30mm 至 38mm 不等,适用于多分叶左心耳,以及开口较早、着陆区(landing zone, LZ)轴向深度较浅的左心耳。

2. 操作技巧 LAmbre 封堵器植入可在全身麻醉或局部麻醉下完成。完成股静脉入路及房间隔穿刺,通常房间隔穿刺点宜选择偏下偏后。准备输送系统。用肝素化的生理盐水充分冲洗输送器所有组件,排出空气。冲洗输送鞘管及扩张器,组装输送鞘管与扩张器,拧紧输送鞘管上的鲁尔接头。通过交换导丝将输送鞘在猪尾导管的辅助下送入 LAA 口部,猪尾导管留在 LAA 内靠远端位置。选择工作体位(足位 30° + 右前斜 20°)、右肩位(头位 30° + 右前斜 20°)或其他合适的投照位进行 LAA 选择性造影,根据造影结果或术中 TEE/ICE 影像,评估 LAA 形态、分叶数量及位置、梳状肌解剖特点、LAA 与肺静脉的位置关系等,并测量 LAA 口部最大径、着陆区直径及有效工作深度。输送鞘头端两个显影标志环可用于长度参考,也可采用"钢珠法"进行测量校准。通常 LAA 口部选择二尖瓣环偏心房侧与华法林嵴顶部的连线,着陆区以开口向心耳内垂直平移约 1cm 的平行线。如超声下测量时,留意左回旋支(left circumflex artery, LCX)的位置以作参考。

根据测量结果,选择合适的封堵器。通常根据着陆区测量结果,选择比着陆区最大径大 2~6mm(10%~25%)的固定伞。当着陆区直径≥26mm,或开口较大的 LAA,或菜花形或鸡翅形 LAA,建议偏大选伞。计划固定伞的着陆部位应在 LCX 以内,而封堵盘会因来自心耳内部的牵拉受力而呈现半月形凹陷,一般选择较开口最大径大 2~6mm 的封堵盘。通常情况下,根据着陆区直径选择常规规格的封堵器即可,当符合"OLD 标准(Ostium-LZ Discrepancy,即开口与着陆区差异过大,通常相差 10mm 以上)"时,或为实现更好的口部封堵效果时,应考虑选择特殊规格的封堵器。

选定封堵器后,将其完全浸入肝素化生理盐水中。将装载器、输送钢缆和止血阀进行组装。与以顺时针轴向旋转将封堵器与输送钢缆末端螺纹拧紧后,轻微反向回拧小半圈,听到"咔"声后停止。牵拉输送钢缆将其收入装载器内,并在肝素盐水中充分冲洗排气。

确认输送鞘头端位于 LAA 口部后,撤出猪尾导管,并撤掉输送鞘尾端止血阀。导管并以"湿对湿"方式与输送鞘相连,即保持肝素化生理盐水持续从装载器头端流出及输送鞘中有血液流出,将装载器插入输送鞘中并拧紧鲁尔接头。推送输送钢缆,将封堵器推送至输送鞘头端,确认封堵器与钢缆连接稳定。继续推送钢缆,将固定伞在着陆区位置展开,展开和推送动作可同时进行,并可通过造影及超声影像来确认其在着陆区的定位。此时,固定输送钢缆,回撤输送鞘管,让封堵盘完全从输送鞘中释放出来。

通过多投照位造影和/或超声影像(TEE/ICE)确认封堵器位置。位置满意后,行牵拉测试以确认封堵器稳定性。通过彩色多普勒血流或造影确认封堵效果。确认封堵结果符合 COST 标准后,将输送钢缆推送至靠近封堵盘位置,逆时针旋转输送钢缆,解脱封堵器,移除输送钢缆。最后确认有无心包积液等手术相关并发症。

COST 标准的具体要求包括：①Circumflex artery，固定伞应在冠状动脉左旋支以内展开；②Open，固定伞充分展开，伞下缘与伞盘连接件处于同一直线上；③Sealing，理想封堵效果应为封堵器周围分流不超过 3mm；④Tug test，牵拉测试确认封堵器稳固。

如封堵效果不满足 COST 标准，术者可通过器械部分回收或全回收操作，重新定位及展开封堵器，并再次进行评估，直至结果满意后方可释放封堵器。

LAmbre 封堵器植入时应注意以下要点：①所有封堵操作均应严格排气，保证输送系统中无气泡混入，以免出现空气栓塞。②由于 LAmbre 封堵器为非预装载系统，装载器与输送鞘连接后，封堵器被推至输送鞘头端，在展开固定伞前，应回拉约 10mm，以确保封堵器与输送钢缆连接完好。③确保固定伞在着陆区完全展开，影像上固定伞各 U 型固定爪下缘与连接件应在同一直线水平。④LAmbre 封堵器主要依靠三大锚定机制，即固定伞骨架上的倒刺固定锚、骨架末端的 U 型固定爪，以及固定伞自膨胀产生的径向支撑力。但固定伞的各骨架结构相对独立，因此如固定伞展开时轴向与 LAA 着陆区轴向偏差较大，会在封堵盘的牵拉作用下，造成部分固定锚和 / 或固定爪的局部张力过大，从而产生刺破心耳内壁并造成心包积液或心脏压塞可能。因此固定伞展开时的轴向很重要。⑤牵拉测试时，轻拉钢缆直至封堵盘被拉成菱形状，保持 15 秒，确保封堵器固定伞无移位，否则有脱落风险。

（二）ACP/Amulet 封堵器

1. 结构设计　同为盖式封堵器的 ACP/Amulet 封堵器，固定叶结构为封闭式"盘状"结构，这与 LAmbre 封堵器固定伞的开放式"伞状"设计不同。

ACP 封堵器的固定叶厚度约 6.5mm，展开后借助 6 对固定钢丝锚定在 LAA 内壁。连接固定叶与封堵盘的腰部长度约 4mm，可维持固定叶与封堵盘之间的张力，可弯曲的连接设计使得封堵器能够自适应不同轴向。ACP 封堵器共有 8 个规格，固定叶直径从 16mm 至 30mm 不等，相邻规格跨度 2mm；对应封堵盘直径，16~22mm 固定叶的封堵盘均加 4mm，24~30mm 固定叶的封堵盘均加 6mm。16mm 规格输送鞘直径为 9Fr，18~22mm 规格输送鞘直径为 10Fr，24~30mm 规格输送鞘直径为 13Fr。

Amulet 封堵器仍为 8 个规格，其结构设计在前代基础之上做了进一步优化。小规格封堵器的固定叶尺寸自 16mm 至 22mm，相邻规格跨度仍为 2mm，对应封堵盘直径均加 6mm；但 22mm 之后的大规格封堵器，固定叶尺寸跨度增至 3mm，即 25mm、28mm、31mm 和 34mm，对应封堵盘直径均加 7mm。相应固定叶长度和腰部长度均较前代有所增加，其中 4 款小规格封堵器固定叶长度增至 7.5mm，腰部长度增至 5.5mm；4 款大规格封堵器固定叶长度增至 10mm，腰部长度增至 8mm。输送鞘的尺寸也与之相匹配，16~28mm 规格封堵器使用 12Fr 直径输送鞘，而 31mm 与 34mm 两款使用 14Fr 直径输送鞘。增大的规格，也可以适应更多更大开口的 LAA。为了增加固定叶和封堵器整体的稳定性，20~25mm 规格封堵器的固定锚数量也增至 8 对，28~34mm 规格封堵器固定锚增至 10 对。此外，与前代 ACP 封堵器需要手动装载不同，Amulet 封堵器为方便医师操作，改为预装载设计，且其封堵盘心房侧固定推送钢缆的金属螺口体积更小，更有利于封堵后的内皮化进程。

输送鞘方面，两代封堵器均可选择单弯及双弯的固定弯输送鞘。

2. 操作技巧　ACP/Amulet 封堵器植入可在全身麻醉或局部麻醉下完成。其总体操作流程与 LAmbre 封堵器相仿。在完成房间隔穿刺及 LAA 选择性造影后，仍需多投照位测量左心耳口径、着陆区直径及有效深度，其口部及着陆区的测量原则也与 LAmbre 相同。

以 ACP 封堵器为例，在完成封堵器装载后，同样需使用肝素化生理盐水充分冲洗排气，并以"湿对湿"方式送入输送鞘。由于 ACP 封堵器的固定叶为封闭式设计，因此在输送鞘到达 LAA 口部后，推送钢缆可使固定叶形成"球状"造型，当固定叶到达着陆区预设部位时，依靠回撤输送鞘的方式将其进一步展开。需要注意的是，ACP 封堵器的固定叶展开后呈容积依赖性，术者可从其造型判断固定叶相对其着陆区尺寸是否合适：理想的固定叶形态是"轮胎样"，即固定叶两侧有一定径向压缩，但同时压缩力未使固定叶发生过度形变，此时其固定锚可牢固地嵌入左心耳内壁，为封堵器提供较为理想的稳定性；如固定叶表现为"草莓样"，提示着陆区空间容积过小，固定叶压缩严重；如固定叶表现为"冰球样"，提示着陆区空间容积过大，或封堵器尺寸选择过小，固定叶径向压缩不足或毫无压缩。后两种情况下，都将导致封堵器无法稳定固定于 LAA 内。因此应回收固定叶后，调整位置再展开或更换合适尺寸的封堵器。

当固定叶到位理想，且压缩合适后，可保持钢缆推杆不动，继续回撤输送鞘，以展开封堵盘。通过多投照位造影和 / 或超声影像（TEE/ICE）确认封堵器位置。位置满意后，行牵拉测试以确认封堵器稳定性。通过彩色多普勒血流或造影确认封堵效果。确认封堵结果符合 CLOSE 标准后，将输送钢缆推送至靠近封堵盘位置，逆时针旋转输送钢缆，解脱封堵器，移除输送钢缆。最后确认有无心包积液等手术相关并发症。

CLOSE 标准的具体要求包括：①Circumflex lobe at least 2/3 distal，固定叶应位于左回旋支以内至少 2/3 处；②Lobe compression，固定叶需适度压缩，呈"轮胎状"；③Oriontation of lobe，固定叶朝向应与左心耳颈部同轴；④Sparation between lobe and disc，固定叶与封堵盘距离分开；⑤Elliptical（concave disc），封堵盘应成一定内陷弧度。

如封堵效果不满足 CLOSE 标准，术者可通过器械部分回收或全回收操作，重新定位及展开封堵器，并再次进行评估，直至结果满意后方可释放封堵器。

Amulet 封堵器的操作要求与 ACP 封堵器类似。由于 Amulet 封堵器尚未在我国大规模应用，故更多操作经验有待广大术者在实践中进一步积累和总结。

（三）LACbes 封堵器

1. 结构设计　LACbes 封堵器的结构主要包括固定盘和封堵盘两部分组成，分别有独立的镍钛合金丝网编织而成，中间依靠连接件固定。与其他盖式封堵器不同的是，LACbes 固定盘周围的倒钩为镍钛合金丝上激光雕刻一体成形的微倒钩，倒钩弹性好、强度适宜、反复回收不易发生形变；倒钩呈片状 J 形，钩尖圆钝，对梳状肌及 LAA 内壁损伤小。LACbes 的固定盘同样为封闭式设计，因此在着陆区定位时，可部分伸出输送鞘形成倒三角形，并可安全进行推送动作。拥有类似结构特性的封堵器，其操作安全性都好，学习曲线更短。LACbes 封堵器的连接件为铆钉状结构，类似分体设计，因此可获得更为灵活的轴向。其心房侧的封堵盘较其他盖式封堵器的封堵盘不同，进行了钝化处理，可减少切割和分流，在封堵盘受到固定盘牵拉张力时，可增加与心耳壁的接触面积，减少释放后对心耳的切割作用，也可减少残余分流的发生率。其封堵盘和固定盘各有一层 PET 覆膜，可发挥更好的阻隔作用。

在封堵器规格方面,LACbes 采取了与 LAmbre 相似的"双系统",即 9 个常规规格(固定盘直径为 18~34mm,相邻规格跨度 2mm;封堵盘直径较固定盘加 6mm),以及 6 个特殊规格(固定盘直径为 18~28mm,相邻规格跨度 2mm;封堵盘直径较固定盘加 10mm),可以适用于普通大小的 LAA 以及开口直径为 30~40mm 的超大 LAA。

2. 操作技巧 LACbes 封堵器的常规操作与包括 Amulet 在内的大多数盖式封堵器类似。在封堵常规 LAA 时,固定推送钢缆,适度回撤输送鞘至封堵盘前端形成球形,整体推送至 LAA 口部以内,使鞘管与内口线平齐后,继续回撤输送鞘使固定盘进一步展开呈倒三角形。当输送鞘口部正位于着陆区,固定鞘管、推送钢缆,使固定盘完全展开,之后再回撤输送鞘,展开封堵盘。后续通过造影和/或超声影像,确认封堵效果;并通过牵拉测试确认封堵器稳定性。

当遇到较浅的 LAA 时,可采用"硬币法"操作流程。固定钢缆,回撤输送鞘至固定盘前端形成倒三角形后,整体推送系统至心耳基底部,使固定盘的盘面与心耳壁接触,此时一边向前轻微推送鞘管,一边轻微推送钢缆,使固定盘形成硬币形。固定鞘管,推送钢缆至固定盘完全打开后,回撤输送鞘,展开封堵盘。通过"硬币法"操作,可将固定盘最大限度送入 LAA 内,降低展开时固定盘的内、外张力,安全、有效。

在房颤一站式手术中,如考虑选择盖式封堵器,无论采用 LAmbre、LACbes、Amulet,均建议选择"先消融后封堵"的手术策略,即先行房颤射频消融,消融完成后再行 LAAC 术,以避免先封堵后,封堵盘会影响 LAA 与左肺静脉之间嵴部的消融操作。但在选择封堵器规格时,应考虑嵴部急性期水肿对固定伞/固定叶的影响,以及对封堵盘形态的影响。

在术中影像学工具应用方面,左心耳封堵的手术技术正在由二维向三维演化,术中 ICE 的优势已发挥得淋漓尽致。国内研究团队在 ICE 配合三维电解剖标测系统的引导下,已在全球率先实现完全零射线 LAAC 手术。理论上,无论是塞式封堵器还是盖式封堵器,均可借助 ICE 指导完成 LAAC 手术,但实际操作中,超声指导下,盖式封堵器显影更为清晰。此外,由于 Watchman 封堵器原则上只能采用"只退不进"的操作策略,故采用 LAmbre/LACbes/Amulet 封堵器以及 Watchman FLX 封堵器进行零射线或极低射线封堵操作会更为安全。相信随着左心耳封堵器械的不断改进,以及操作理念和技术的不断变革,LAAC 手术会朝着更加精准、安全、绿色、高效的方向发展。

（储慧民 杜先锋）

参 考 文 献

[1] GÖLDI T, KRISAI P, KNECHT S, et al. Prevalence and Management of Atrial Thrombi in Patients With Atrial Fibrillation Before Pulmonary Vein Isolation[J]. JACC Clin Electrophysiol, 2019, 5(12): 1406-1414.

[2] CRESTI A, GARCÍA-FERNÁNDEZ M A, SIEVERT H, et al. Prevalence of extra-appendage thrombosis in non-valvular atrial fibrillation and atrial flutter in patients undergoing cardioversion: a large transoesophageal echo study[J]. EuroIntervention, 2019, 15(3): e225-e230.

[3] HINDRICKS G, POTPARA T, DAGRES N, et al. 2020 ESC Guidelines for the diagnosis and

management of atrial fibrillation developed in collaboration with the European Association for Cardio-Thoracic Surgery（EACTS）［J］. Eur Heart J, 2021, 42（5）: 373-498.

［4］ GLIKSON M, WOLFF R, HINDRICKS G, et al. EHRA/EAPCI expert consensus statement on catheter-based left atrial appendage occlusion - an update［J］. EuroIntervention, 2020, 15（13）: 1133-1180.

［5］ 中华心血管病杂志编辑委员会. 中国左心耳封堵预防心房颤动卒中专家共识（2019）［J］. 中华心血管病杂志, 2019, 47（12）: 937-955.

［6］ 黄从新, 张澍, 黄德嘉, 等. 左心耳干预预防心房颤动患者血栓栓塞事件: 目前的认识和建议（2019）［J］. 中华心律失常学杂志, 2019, 23（5）: 372-392.

［7］ KAR S, DOSHI S K, SADHU A, et al. Primary Outcome Evaluation of a Next-Generation Left Atrial Appendage Closure Device: Results From the PINNACLE FLX Trial［J］. Circulation, 2021, 143（18）: 1754-1762.

［8］ 杜先锋, 何斌, 丰明俊, 等. 左心耳封堵联合射频消融心房颤动一站式治疗的手术策略优化［J］. 中华心律失常学杂志, 2019, 23（3）: 214-220.

［9］ DU X, CHU H, HE B, et al. Optimal combination strategy of left atrial appendage closure plus catheter ablation in a single procedure in patients with nonvalvular atrial fibrillation［J］. J Cardiovasc Electrophysiol, 2018, 29（8）: 1089-1095.

［10］ CHU H, DU X, SHEN C, et al. Left atrial appendage closure with zero fluoroscopic exposure via intracardiac echocardiographic guidance［J］. J Formos Med Assoc, 2020, 119（11）: 1586-1592.

［11］ KAR S, DOSHI S K, SADHU A, et al. Primary Outcome Evaluation of a Next-Generation Left Atrial Appendage Closure Device: Results From the PINNACLE FLX Trial［J］. Circulation, 2021, 143（18）: 1754-1762.

［12］ 中华心血管病杂志编辑委员会. 中国左心耳封堵预防心房颤动卒中专家共识（2019）［J］. 中华心血管病杂志, 2019, 47（12）: 937-955.

［13］ HINDRICKS G, POTPARA T, DAGRES N, et al. 2020 ESC Guidelines for the diagnosis and management of atrial fibrillation developed in collaboration with the European Association for Cardio-Thoracic Surgery（EACTS）［J］. Eur Heart J, 2021, 42（5）: 373-498.

［14］ GLIKSON M, WOLFF R, HINDRICKS G, et al. EHRA/EAPCI expert consensus statement on catheter-based left atrial appendage occlusion - an update［J］. EuroIntervention, 2020, 15（13）: 1133-1180.

［15］ 杜先锋, 何斌, 丰明俊, 等. 左心耳封堵联合射频消融心房颤动一站式治疗的手术策略优化［J］. 中华心律失常学杂志, 2019, 23（3）: 214-220.

［16］ DU X, CHU H, HE B, et al. Optimal combination strategy of left atrial appendage closure plus catheter ablation in a single procedure in patients with nonvalvular atrial fibrillation［J］. J Cardiovasc Electrophysiol, 2018, 29（8）: 1089-1095.

［17］ CHU H, DU X, SHEN C, et al. Left atrial appendage closure with zero fluoroscopic exposure via intracardiac echocardiographic guidance［J］. J Formos Med Assoc, 2020, 119（11）: 1586-1592.

5

18 左心耳封堵术操作技巧及不同解剖类型左心耳封堵策略

左心耳封堵术(left atrial appendage closure, LAAC)近年来被认为是口服抗凝剂的有效替代方案,在预防非瓣膜性房颤患者的卒中方面发挥着重要作用。随着 LAAC 手术的多方开展,手术经验日益成熟,操作方法也趋于熟练,但由于左心耳解剖结构的复杂性与多变性,LAAC 仍然存在一定的挑战。另外,因为 LAAC 是一种预防性手术,主要用于预防非瓣膜性房颤栓塞的发生,所以该手术更加注重其"安全性"和"有效性"。

不同类型的左心耳有不同的封堵策略和技巧,如何安全和有效地做好 LAAC 手术、让每一位患者获得最大益处是每一位术者关心的问题,本文认为应该从以下三个方面入手:首先,术前影像学评估,做到心中有数;其次:术中精准、有效操作,释放前完善评估,此为手术成功关键;再次,术后规律随访,正确用药,此为手术成功的有效补充。术前影像学评估和术后用药详见本书中相关部分,此处主要就不同影像方式下左心耳封堵术操作技巧及特殊解剖类型左心耳封堵策略进行简单介绍。

一、左心耳封堵术中操作及评估

即使在术前评估充分的情况下,术中操作仍是 LAAC 手术成功的关键。术中影像在 LAAC 植入的各个阶段仍是非常重要的,特别是对左心耳解剖的评估和装置植入的指导。目前主要有三种影像学辅助方式,包括经食管超声心动图(trans esophageal echocardiography, TEE)辅助、术中心腔内超声(Intracardiac echocardiography, ICE)辅助以及极简式封堵方式。TEE 结合透视仍是 LAAC 手术的经典影像方式,可以指导 LAAC 的全过程。但 TEE 通常需要全身麻醉、有经验的超声科医师和一定时间的术后恢复,虽然越来越多中心也实施局部麻醉 TEE 进行辅助,但存在术中患者较痛苦,有食管损伤风险等弊端;近年来,随着 ICE 的成熟,以及其无须全身麻醉、减少射线等优点备受术者的青睐,ICE 在 LAAC 的应用逐年增多;此外,在一些经验丰富的中心,部分术者仅通过透视的单一指导同样可以完成 LAAC 手术,也就是我们常说的"极简式"手术。下面分别根据不同影像学方式指导进行术中操作的论述。

(一)TEE 及 X 线辅助下的左心耳封堵

1. 房间隔穿刺 房间隔穿刺对于 LAAC 手术的成功至关重要,穿刺位置得当,可以"事半功倍",否则"事倍功半"。穿刺点的位置经常受左心耳解剖和位置的影响。一般来说,房间隔穿刺位置除受心耳位置、轴向影响外,也与拟使用的封堵器有一定关系。一般情况下,对于 Watchman 封堵器,常偏低、偏后进行穿刺;而 Lambre 封堵器常偏低、稍偏前一点进行穿刺。术中 TEE 可清晰显示房间隔结构,保证穿刺点的位置是最佳的。双房切面

（TEE 90°）确定穿刺点位置的上下，主动脉短轴切面（TEE 0°）确定穿刺点位置的前后。在操作时，也可以结合造影进行穿刺点的验证。TEE 也可以实时监测有无心包积液、心脏压塞等手术并发症的发生。

2. 左心耳造影 房间隔穿刺成功后，将 6Fr 猪尾导管送入左心耳合适部位造影。通常在右前斜 30°、足位 20°下进行。清晰地显示左心耳形态及分叶，并测量左心耳的不同径线。仔细地进行 LAA 的血管造影测量。记录 Watchman 的开口和深度以及 Lambre 的封堵线和着陆线（图 5-18-1）。

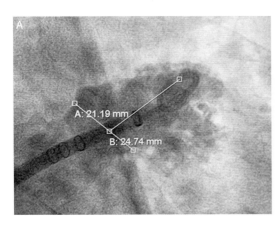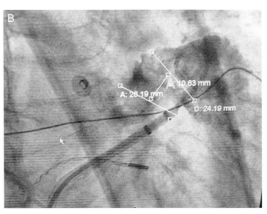

图 5-18-1 Watchman 封堵器开口和深度及 Lambre 封堵器的封堵线和着陆线

A. 造影下 Watchman 开口和深度测量；B. 造影下 Lambre 封堵线和着陆区的测量。

3. 封堵器选择 结合术前 TEE 测量的左心耳各径线以及术中左心耳造影的测量结果，进行封堵器大小的选择。封堵器尺寸过小可能会导致器械栓塞或残余分流，而过大可能会导致心脏压塞。左心耳的解剖变异对封堵器的选择常有重要影响，左心耳口部的宽度、深度和形状常常是需要考虑的重要方面，需要术者结合经验选择恰当的封堵器尺寸。对于 Watchman 封堵器来说，通常选择比左心耳开口测量值大 4~6mm（压缩比为10%~30%）的封堵器；对于 Lambre 封堵器来说，通常选择比着陆区大 2~4mm 的封堵器。另外，若开口部直径比着陆区大 6mm 及以上，则考虑选择特殊形状封堵器（小伞大盘型）。Watchman 封堵器装置通常部署在 LAA 开口的更深处，并且对于心耳深度要求更高，对心耳较浅的患者有一定挑战；Lambre 封堵器则是一款较短的设备，在心耳口部即可完成封堵，无须深入心耳内部，其"小伞大盘"的设计更适用于那些心耳解剖结构复杂的患者。

4. 封堵器安装和释放 封堵器释放前需对封堵效果进行评价，术者应严格掌握封堵器的释放标准。对于 Watchman 封堵器，需要满足释放的 PASS 原则——Position（位置），封堵器最大直径平面刚好在或稍远于 LAA 开口平面；Anchor（锚定），倒刺组织，使器械位置稳定；Size（大小），封堵器相对于原直径压缩 8%~20%；Seal（封堵），器械覆盖开口平面，LAA 所有分叶都被封堵（残余漏 <5mm）。对于 Lambre 封堵器，需要满足释放的 COST 原则——Circumflex artery，固定盘和封堵盘分别在回旋支两侧展开；Open，固定盘充分展开，使盘脚的末端与连接在密封盘和固定盘之间的显影标志在一条线上；Sealing，封堵盘达到最佳密封（残余漏≤3mm）；Tug test，固定盘稳固，通过牵拉测试确认。以上

验证可以在 TEE 各角度下完成,并可以结合透视对封堵器进行牵拉,多方验证后释放封堵器。

(二)ICE 引导下的左心耳封堵

虽然 ICE 引导 LAAO 的临床应用源自国外,我国的 ICE 应用与发展十分迅速,在术式上同样有较多创新。储慧民教授等提出的 ICE 引导 LAAO 的 "LOVE" 术式,"三轴六向法"可以从互相垂直的正交 90° 立体观察左心耳,从而高效完成左心耳封堵;本中心谢瑞芹教授等提出的 XR-STAR(X-ray Reduction LAAC workflow with Simulating four TEE Angles guided by soundstaR)术式,即借助三维标测系统,ICE 在左心房内模拟 TEE 全角度(0°、45°、90°、135°)从而获得清晰的左心耳图像,能够简化封堵流程,尤其在 "一站式" 手术中更有较大优势;以及肖方毅教授等提出的 "Flavour" 术式,以上术式共同为 ICE 引导 LAAC 的应用及推广发挥了积极作用。下面以本中心的 XR-STAR 术式的 LAAC 操作技巧为例,为大家介绍 ICE 在 LAAC 中的应用。

1. **房间隔穿刺** 将 ICE 探头置于右心房以清晰地显示房间隔,此时 ICE 探头顺时针旋转,向后倾斜,以头尾夹角显示卵圆窝。一旦穿刺针在卵圆窝内搭起 "帐篷",可以通过 ICE 观察穿刺针的前后位置:顺时针旋转导管移动扇面以探查间隔的后部(通过识别左上肺静脉来确认),而逆时针旋转将显示间隔的前部(通过识别主动脉根部来确认)。术者需根据心耳的轴向及需要选择的封堵器的类型,确定穿刺点的位置,大多数情况下穿刺需偏低偏后,但特殊类型的心耳,如反鸡翅型等,需偏低偏前穿刺。ICE 下可以清晰显示穿刺点的高低前后,以便找到较合适的穿刺位点。

2. **左心耳评估** 按照此术式,ICE 进入到左心房之前,需在右心房旋转,建立出三维的解剖壳,然后重新穿刺,把 ICE 送到左心房,通过借助三维标测将 ICE 探头放置在左心房的不同位置来对 TEE 的四个角度(0°、45°、90° 和 135°)进行模拟,从而替代 TEE 完成对左心耳的测量。ICE 放置在左心房的具体位置(图 5-18-2):①左下肺静脉(left inferior pulmonary vein,LIPV):将 ICE 放置在 LIPV 的上缘,从后到前水平扫描左心耳以获得 TEE 0° 视图。②左上肺静脉(left superior pulmonary vein,LSPV):将 ICE 放置在 LSPV 口,从后下到前上扫描左心耳以获得 TEE 45° 图像。③左心房中部:ICE 从左上肺静脉(left superior pulmonary vein,LSPV)向左心房中部抽出,扇区旋转至二尖瓣,从右向左观察左心耳以获得 TEE 90° 视图。这是检查封堵器和二尖瓣环之间关系的最佳位置。④二尖瓣环附近:在此角度下,ICE 从前下到后上扫描左心耳,旋转扫描长轴最大切面。此时获得 TEE 135° 的 ICE 视图。从这个角度可以清楚地看到该封堵器与左回旋支、二尖瓣环之间的关系。

3. **封堵器选择** ICE 模拟 TEE 显示 4 个角度下心耳长轴最大直径的图像(图 5-18-3);测量不同角度下的长轴心耳的径线;最终根据术中 ICE 测量值并结合透视选择合适封堵器。

4. **封堵器植入及验证** 当封堵器选择恰当后,对封堵器进行植入,并进行释放前评估。对于 Lambre 封堵器,ICE 的 4 个角度(0°、45°、90° 和 135°)下验证装置的稳定性和残余分流,当满足 COST 原则时释放封堵器;对于 Watchman 封堵器,ICE 的 4 个角度检查左回旋支位置和器械位置,当满足 PASS 原则时,装置被释放。对于应用 ICE 的新手来说,也可以结合透视对封堵效果进行进一步的验证。

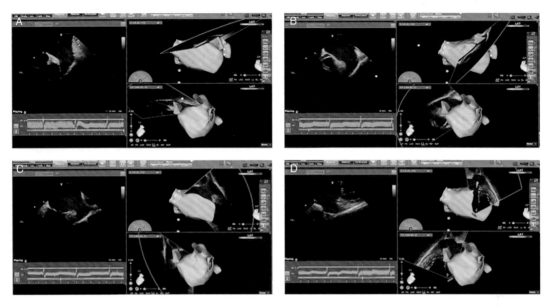

图 5-18-2　XR-STAR 下 ICE 模拟 TEE 4 个角度

A. ICE 放置在左下肺静脉（TEE 0°）；B. ICE 放置在左上肺静脉（TEE 45°）；C. ICE 放置在左心房中部（TEE 90°）；
D. ICE 放置在二尖瓣环附近（TEE 135°）。

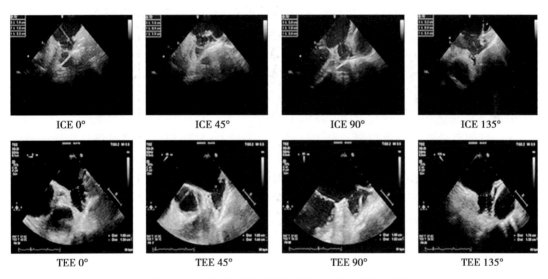

图 5-18-3　ICE 与 TEE 在 0°、45°、90°和 135°的视图

（三）"极简式"下的左心耳封堵

"极简式"手术就是在单纯透视的指导下完成 LAAC，"极简式"避免了 TEE 和全身麻醉的限制，能够减少手术费用，但其安全性及有效性还有待进一步研究。国外 Yoga 等的小样本研究初步报道，单纯透视引导下 Amplatzer Cardiac Plug（ACP）是安全、可行的。国内 LAAC"极简式"手术常在经验丰富的中心开展，用于不太复杂的心耳。

1. 房间隔穿刺　透视是卵圆窝定位的常用成像方法，尤其对于电生理医师来说更是如此。极简术式常是通过透视下进行房间隔穿刺，而心脏轮廓则标识心房的侧缘和后缘。可以使用多个体位（经常正位和RAO 45°）来安全地进行房间隔穿刺。

2. **左心耳造影**　同前文。

3. **封堵器选择**　依据术中造影的测量结果，选择合适的封堵器，选择方法同前文。

4. **封堵器植入及释放前验证**　在造影下对封堵器进行验证，Watchman封堵器需满足PASS原则；Lambre封堵器需满足COST原则。同样地，造影也可以检查封堵后残余分流发生情况（分为4级），1级（严重渗漏）指可见明确的对比剂显影并完全填充心耳；2级（中度渗漏）指可填充2/3心耳；3级（轻度渗漏）指可填充1/3心耳；4级（微量渗漏或无渗漏）指几乎或完全探测不到进入心耳的对比剂显影。值得注意的是，极简式操作对于复杂心耳存在一定的缺陷，当植入后评估存在疑虑时，最好增加其他影像学的验证方法。

二、特殊解剖类型心耳封堵

1. **多分叶浅层左心耳封堵**　大开口的浅心耳常对于塞式封堵器存在挑战，但对于成熟术者大多数也能通过手术技巧来完成，包括"调整轴向""借深度"等，也可以选择对于深度要求低的盖式封堵器。

Chak等报道了一例多分叶浅层左心耳的封堵案例，术者多次尝试应用Watchman封堵失败，而后换用一个特殊尺寸的Lambre封堵器取得成功；Taku等同样报道了一例巨型多分叶LAA的封堵案例，与Chak等的情况类似，他们最终使用特殊结构的Lambre封堵器取得成功。面对这种多分叶浅层心耳结构，塞式封堵器由于其对深度具有一定要求，往往不能很好地实现完全封堵；Lambre则由于其"小伞大盘"的结构，无须与心耳分叶接触，即可封闭多叶LAA，更适用于此种复杂的心耳解剖结构。

2. **巨型双分叶左心耳封堵**　对于巨型的双分叶LAA，可以尝试采用双封堵器法或应用特殊结构的盖式封堵器（Lambre/Amulet）将其封闭。Mohamad等报道了两例LAA特殊解剖的患者：一例患者术前TEE显示双分叶LAA，左心耳造影显示为鲸鱼尾状外观，他们将Watchman以"接吻"的方式顺序部署，顺利封堵了LAA；另一例患者的LAA术前TEE显示为鸡翅型解剖和近侧副叶结构，左心耳造影同样显示为鲸鱼尾状外观，他们应用Amulet顺利将其封堵。两种方法对于此类心耳结构都取得了较好的手术效果，可以给大家提供一定的指导意义。

（谢瑞芹　何长健）

参 考 文 献

［1］KARIM N，HO S Y，NICOL E，et al. The left atrial appendage in humans：structure，physiology，and pathogenesis［J］. Europace，2020，22（1）：5-18.

［2］ENG M H，WANG D D，GREENBAUM A B，et al. Prospective，randomized comparison of 3-dimensional computed tomography guidance versus TEE data for left atrial appendage occlusion（PRO3DLAAO）［J］. Catheter Cardiovasc Interv，2018，92（2）：401-407.

［3］ RAJWANI A, NELSON A J, SHIRAZI M G, et al. CT sizing for left atrial appendage closure is associated with favourable outcomes for procedural safety［J］. Eur Heart J Cardiovasc Imaging, 2017, 18（12）: 1361-1368.

［4］ WANG D D, ENG M, KUPSKY D, et al. Application of 3-Dimensional Computed Tomographic Image Guidance to WATCHMAN Implantation and Impact on Early Operator Learning Curve: Single-Center Experience［J］. JACC Cardiovasc Interv, 2016, 9（22）: 2329-2340.

［5］ KORSHOLM K, BERTI S, IRIART X, et al. Expert Recommendations on Cardiac Computed Tomography for Planning Transcatheter Left Atrial Appendage Occlusion［J］. JACC Cardiovasc Interv, 2020, 13（3）: 277-292.

［6］ ALKHOULI M, RIHAL C S, HOLMES D R Jr, et al. Transseptal Techniques for Emerging Structural Heart Interventions［J］. JACC Cardiovasc Interv, 2016, 9（24）: 2465-2480.

［7］ 中华医学会心血管病学分会, 中华心血管病杂志编辑委员会. 中国左心耳封堵预防心房颤动卒中专家共识（2019）［J］. 中华心血管病杂志, 2019, 47（12）: 937-955.

［8］ PRAKASH R, SAW J. Imaging for percutaneous left atrial appendage closure［J］. Catheter Cardiovasc Interv, 2018, 92（2）: 437-450.

［9］ YUNIADI Y, HANAFY D A, RAHARJO S B, et al. Left atrial appendage closure device implantation guided with fluoroscopy only: Long-term results［J］. J Arrhythm, 2019, 35（2）: 262-266.

［10］ 黄从新, 张澍, 黄德嘉, 等. 左心耳干预预防心房颤动患者血栓栓塞事件: 目前的认识和建议 -2019［J］. 中国心脏起搏与心电生理杂志, 2019, 33（5）: 385-401.

［11］ SO C Y, LAM Y Y, CHEUNG G S, et al. Occlusion of a Multilobed Shallow Left Atrial Appendage Using a Special LAmbre Device After Failed Watchman Implantation［J］. J Invasive Cardiol, 2019, 31（2）: E41-E42.

［12］ INOHARA T, TSANG M Y, LEE C, et al. Closing gigantic left atrial appendage using a LAmbre Closure System: First implant experience in North America［J］. J Cardiovasc Electrophysiol, 2021, 32（1）: 158-161.

［13］ ALKHOULI M, CAMPSEY D M, RAYBUCK B, et al. Whale tail left atrial appendage anatomy: implications for percutaneous closure devices［J］. Eur Heart J, 2018, 39（16）: 1496-1497.

19　左心耳封堵器类型的选择策略及术后管理

一、左心耳封堵概述

我国左心耳封堵器植入例数逐年增加, 目前年均完成左心耳封堵 1 万例以上。国内外已上市左心耳封堵器产品的封堵方法、构型及型号规格在临床上都存在各自的特点, 但从结构上基本可分为两大类: ①塞式结构封堵装置, 结构相对单一, 类似于一个瓶塞样植入于左心耳颈部;②盖式结构封堵装置,双盘结构,固定盘植入于左心耳内,起锚定作用,封盖盘覆盖在左心耳开口处。两大类型的封堵器,植入方法及封堵效果评估有较大差异性。在左心耳封堵术前,应用经食管超声心动图及左心房 CT 等检查方法,充分了解左心耳的结构特点,选择恰当的左心耳封堵器进行左心耳封堵术。

二、不同类型左心耳封堵器的选择及释放原则

(一)塞式封堵器装置选择及释放原则

塞式封堵器主要优点在于封堵器对左心耳开口周边毗邻结构如二尖瓣环、肺静脉开口的影响较小,但对释放精度及左心耳深度的要求较为高,其结构本身决定了此类型左心耳封堵器在所使用左心耳形态上策略选择的重要性。其中,最具有代表性的经典内塞型封堵器是 Watchman 封堵装置和 leffort 左心耳封堵器,这两种封堵器结构大同小异。下文以 Watchman 封堵装置为例阐述塞式结构封堵器选择及植入方法。

1. **Watchman 封堵装置特点及选择** Watchman 封堵装置是一种表面覆有可渗透 PET 织物帽的自膨式镍钛合金伞形框架。该封堵器在左心耳中展开后,像塞子一样塞住左心耳开口,将左心耳内血流隔绝于左心房循环之外,可防止左心耳内瘀滞的血流或血栓颗粒进入左心耳形成大块血栓。该装置共有 10 个倒钩形锚爪,展开后可确保装置牢固固定于左心耳壁组织中;自膨胀型径向支撑可保持封堵器装置稳定贴靠于左心耳壁,从而减少固定锚爪对心耳壁的损伤。Watchman 封堵器装置有 21mm、24mm、27mm、30mm 和 33mm 共 5 种尺寸,适合开口直径介于 17~31mm 的不同解剖结构左心耳的封堵(表 5-19-1)。

表 5-19-1 Watchman 封堵装置选择参考

封堵器展开后直径 /mm	预装鞘管内器械长度 /mm	封堵器展开后器械长度(收缩长度)/mm	理论可封堵心耳最浅深度 /mm	理论可封堵心耳最大开口 /mm
21	20.2	17(4)	>10	19.3
24	22.9	18(6)	>10	22.1
27	26.5	20(7)	>11	24.8
30	29.4	22(8)	>12	27.6
33	31.5	23(9)	>12	30.4

2. **Watchman 封堵装置释放原则** Watchman 封堵器自 2000 年开始临床前期动物实验,2002 年首次在欧洲进入临床应用,最初的器械释放标准,要求检查器械的位置、稳定性、大小及密闭性是否达到释放标准,膳食并没有具体要求及细节,经过包括 2005 年的 PROTECT AF 在内的多项临床探究,汇总 Watchman 封堵器的使用经验,用于改进、完善、量化器械释放标准,2006 年起正式使用 PASS 原则,并沿用至今。PASS 原则详见本篇"17 左心耳封堵装置不同分类、设计原理和操作技巧"。

（二）盖式封堵装置的选择及释放原则

盖式封堵器的特点是属于双盘结构,分为固定盘和封堵盘,在选择和释放上需要注意封堵盘对周围组织的影响(例如左上肺静脉开口或二尖瓣环),大多数已上市封堵器装置具有封堵盘比锚定盘大 4~6mm 的特点。目前常用的盖式结构封堵器有 ACP 左心耳封堵器、Lambre 左心耳封堵器系统和 LACBES 左心耳封堵系统。下文以 Lambre 左心耳封堵器系统为例阐述盖式结构封堵器选择及植入方法。

1. **Lambre 封堵装置特点及选择** Lambre 左心耳封堵器由封堵器和输送鞘两个部分组成。封堵器为伞盘状结构,以镍钛合金管为骨架的固定伞和通过中心杆相连的封堵盘组成,伞盘均覆盖有纤维阻流膜。固定伞由 8 个带 U 型钩的爪型杆支撑在心耳内,爪形杆上带有保护性倒钩,固定到左心耳壁;封堵盘是由镍钛合金丝构成的弹性支撑网盘,近端装有连接螺母,可以和输送钢缆连接。

目前 Lambre 左心耳封堵器有 11 种常规型号规格和 6 种 "小伞大盘" 特殊型号规格。常规型号规格封堵器的封堵盘直径较固定盘大 4~6mm,适用于大部分左心耳;特殊型号规格封堵器的封堵盘直径较固定伞大 12~14mm,适用于复杂解剖结构的左心耳。

一般根据造影下最大测量直径,选择比测量直径大 2~6mm 的左心耳封堵器。若开口直径比锚定区直径大 10mm 及以上,可以考虑选择特殊型号规格封堵器。

2. **Lambre 封堵装置释放原则** Lambre 封堵装置的植入标准参考 COST 原则,详见本篇 "17 左心耳封堵装置不同分类、设计原理和操作技巧"。

三、常规形态左心耳的特点及封堵策略

Di Biase 等利用 CT 和磁共振研究了多中心 932 例导管消融术前的房颤患者的左心耳形态,其中鸡翅型占 48%,仙人掌型占 30%,风向标型占 19%(主叶深度大),菜花型占 3%(多分叶、多梳状肌)。本文将结合本中心使用 Watchman 封堵装置、Lambre 封堵装置的真实案例来分析不同形态左心耳两种常见左心耳封堵装置的选择及封堵策略。

（一）菜花型左心耳特点及封堵策略

菜花型左心耳相对少见,往往有一个不规则形状的口部和复杂的内部结构,梳状肌较发达,或有不同数量的小分叶,形似 "菜花"。部分菜花型心耳梳状肌发达,导致内部可用空间小,在封堵膨胀开瞬间,需抵住鞘管和伞柄,避免反作用力导致封堵器被挤出心耳。

1. **塞式左心耳封堵装置（Watchman）案例** 该菜花案例心耳测量结果:开口为 27.94mm,深度为 36.14mm,根据选用比开口大 4~6mm 的原则选用 33mm 封堵器,封堵器展开后位置良好,无残余分流,牵拉试验稳定,压缩比为 10%~18%,满足 PASS 原则,释放封堵器(图 5-19-1)。

2. **盖式左心耳封堵装置（Lambre）案例** 菜花型左心耳使用盖式封堵装置,主要难点是通过影像分辨可操作的空间,可以借助肺静脉 CT 或经食管超声心动图(transesophageal echocardiography, TEE)判断固定伞的锚定位置。

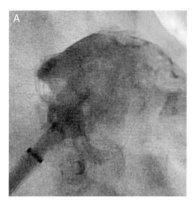
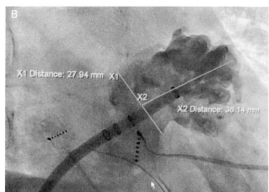
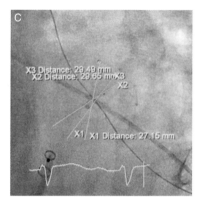

图 5-19-1　菜花型左心耳应用塞式左心耳封堵装置案例

A. 造影下左心耳测量；B. 封堵器展开后位置良好，无残余分流，牵拉试验稳定；C. 左前斜肩位，封堵器骨架结构呈钟面样展开，测量压缩比为 10%~18%。

　　由于菜花型左心耳开口不规则（图 5-19-2），此处向上凸起，若按照图 5-19-2B 所示在公干区域植入 Lambre 封堵器，有可能固定伞上缘锚定不稳定，术中需要进行充分牵拉确保稳定性。亦可选择将固定伞放置于左心耳远端或分叶中，此时可以保证固定伞和左心耳壁充分贴靠，确保封堵器的稳定性。

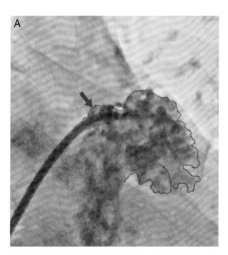
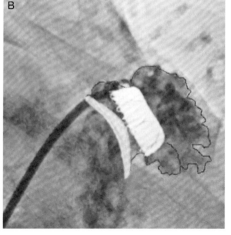

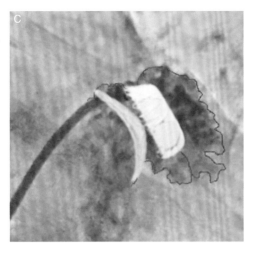

图 5-19-2　菜花型左心耳应用盖式左心耳封堵装置案例
A. 菜花型左心耳造影；B. 固定伞放在共干区域的封堵效果图；
C. 固定伞放到分叶的封堵效果图。

（二）风向标型左心耳特点及封堵策略

风向标型左心耳较为常见，因主叶深度大，操作上较菜花型左心耳相对顺利：

1. **塞式左心耳封堵装置（Watchman）案例**　风向标型左心耳主叶深度较大，结构较为简单。左心耳颈部较长，保持良好同轴性自然退鞘释放封堵器即可达到较为理想的效果（图 5-19-3）。

2. **盖式左心耳封堵装置（Lambre）案例**　盖式结构来说，风向标型左心耳颈部较长且对称，容易锚定固定伞，大部分可按测量选择常规型号封堵器（图 5-19-4）。

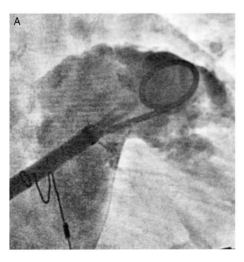
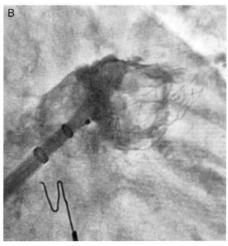

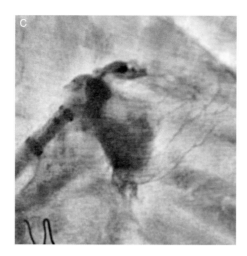

图 5-19-3　风向标型左心耳应用塞式左心耳封堵装置案例

A. 6Fr 猪尾巴导管显示风向标型左心耳；B. Watchman 封堵器释放后封堵良好，牵拉试验稳定；C. 封堵器释放后位置良好、无残余分流。

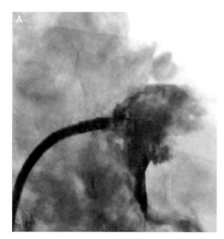
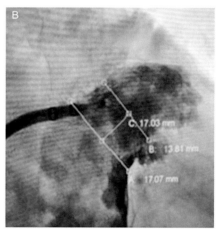
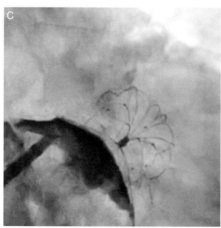

图 5-19-4　风向标型左心耳应用盖式左心耳封堵装置案例

A. 风向标型左心耳封堵造影；B. 测量固定盘与封堵盘；C. 常规型号封堵器释放后无残余分流，封堵理想。

（三）仙人掌型左心耳特点及封堵策略

仙人掌形左心耳一般有一个占优势的中央分叶和副分叶从主体向各个方向延伸,形似"仙人掌"。根据心耳形态,可让鞘管进入占优势的中央分叶,在主叶中进行退鞘展开,此类心耳鞘管尽量进入心耳远端,留有后续半回收或者微回收调整至最佳位置的空间。

1. 塞式左心耳封堵装置（Watchman）案例　该案例下分叶为中央主叶,测得心耳开口大小为 30.68mm,深度为 25.26mm,选用 33mm 封堵器,利用体外借深度技巧使得封堵器达到心耳远端,后续平稳释放,实现理想封堵（图 5-19-5）。

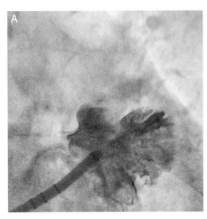
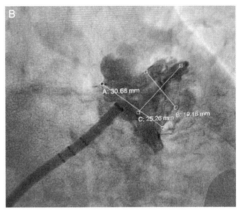
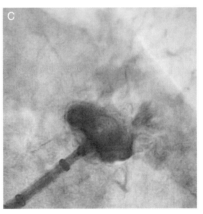

图 5-19-5　仙人掌型左心耳应用塞式左心耳封堵装置案例

A. 左心耳造影提示下分叶为中央主叶;B. 心耳开口大小为 30.68mm,深度为 25.26mm,选用 33mm 封堵器;C. 释放后封堵效果理想,无残余分流。

2. 盖式左心耳封堵装置（Lambre）案例　仙人掌心耳如果分叶点较晚（左心耳开口至最近分叶处 >10mm）,可以选择将固定伞放置共干区;若分叶点较早,通常将固定伞放置偏上的分叶,此时大多选择 Lambre 特殊型号规格封堵器（图 5-19-6）。

（四）鸡翅型左心耳特点及封堵策略

鸡翅型左心耳主要特点是主叶上左心耳开口下端有明显弯曲,呈鸡翅状。

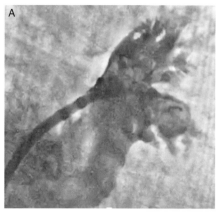
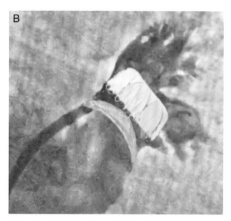
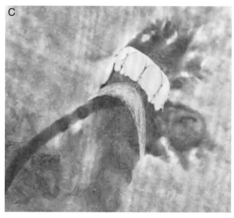

图 5-19-6　仙人掌型左心耳应用盖式左心耳封堵装置案例

A. 仙人掌左心耳造影；B. 常规型号固定伞放在共干区域的封堵效果图；C. 特殊型号规格固定伞放于上分叶封堵示例。

1. 塞式左心耳封堵装置（Watchman）案例　鸡翅型心耳需要较低的穿刺位点，使得鞘管有良好轴向进入到心耳远端。退鞘过程平稳且缓慢，且维持鞘管逆时针的力，避免展开瞬间被心耳上壁挤出，下缘出现过多露肩（图 5-19-7）。

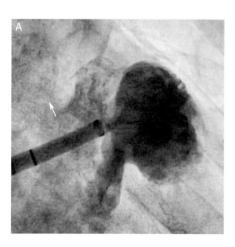
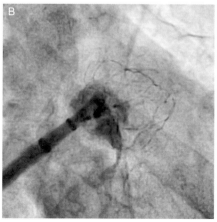

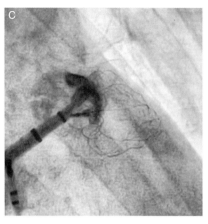

图 5-19-7　鸡翅型左心耳应用塞式左心耳封堵装置案例
A. 鸡翅型心耳造影；B. 缓慢退鞘维持逆时针力；C. 释放后同轴性更佳，无残余分流。

2. 盖式左心耳封堵装置（Lambre）案例　鸡翅型心耳内部空间较大，但不对称的结构特点导致封堵器的锚定位置较容易发生偏移。因此，该类型左心耳可以选择偏大型号的封堵器（图 5-19-8）。该病例左心耳固定区为 25mm，封堵区为 26mm，最终选用 Lambre 3036 封堵器完成植入。

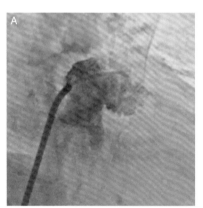
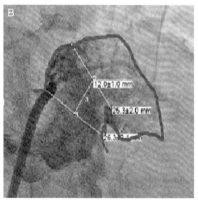
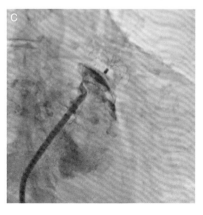

图 5-19-8　鸡翅型左心耳应用盖式左心耳封堵装置案例
A. 鸡翅型左心耳造影；B. 固定盘及封堵盘测量及选择；C. Lambre 3036伞片封堵效果良好，无残余分流。

四、特殊形态左心耳封堵策略及选择

（一）塞式左心耳封堵装置（Watchman）案例

1. 双叶型封堵 选择大伞盖住小叶（图 5-19-9）。

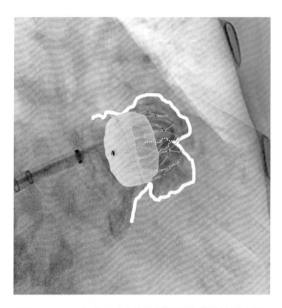

图 5-19-9 塞式左心耳封堵装置双叶型封堵案例

2. 开口分叶型 封堵器下缘盖住小叶（图 5-19-10）。

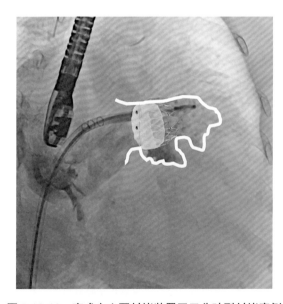

图 5-19-10 塞式左心耳封堵装置开口分叶型封堵案例

5

3. **开口梳妆肌型**　调整封堵伞轴向覆盖梳妆肌（图 5-19-11）。

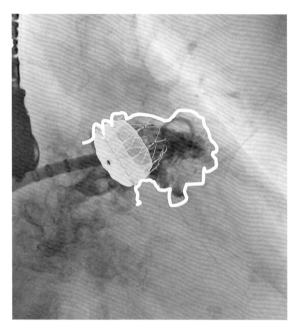

图 5-19-11　塞式左心耳封堵装置开口梳妆肌型封堵案例

4. **反鸡翅型心耳**　调整轴向选择合适口部（图 5-19-12）。
5. **向下单叶心耳**　利用下叶轴向封堵（图 5-19-13）。

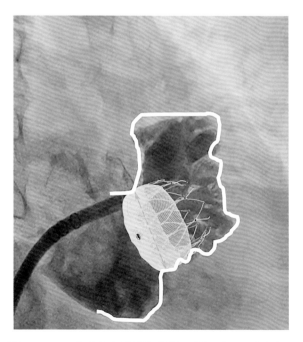

图 5-19-12　塞式左心耳封堵装置反鸡翅型心耳封堵案例

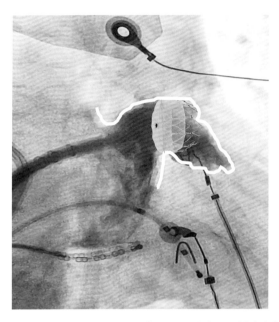

图 5-19-13　塞式左心耳封堵装置向下单叶心耳封堵案例

6. 浅心耳封堵策略　对于塞式左心耳封堵装置而言,如果心耳的深度大于心耳的开口直径,那么手术往往可以采用常规策略顺利地进行。但是如果心耳深度过浅,或者有效深度小于开口直径,那么就需要在术中通过鞘管的操作技巧,创造有效深度达到心耳"由浅变深"的目的。

（1）创造有效深度:

技巧 1:走最大可用深度的分叶,选择合适穿刺位点,保证轴向（图 5-19-14）。

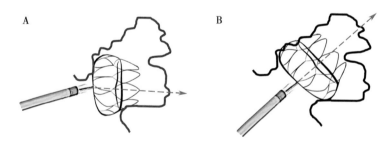

图 5-19-14　塞式左心耳封堵装置走最大可用深度的分叶

A. 鞘管进入下叶,与下叶同轴时,轴向差,可用深度浅;B. 鞘管进入上叶,同轴性好,可用深度大。

技巧 2:使用小圈猪尾,小圈猪尾更容易到达分叶远端（图 5-19-15）。

技巧 3:旋转猪尾,尝试以不同角度进入心耳分叶（图 5-19-16）。

（2）借深度操作:创造的深度仍然无法满足封堵器所需最小深度时,进行 2 次借深度,两次的深度分别来自:

技巧 1:第一次借深度来自输送系统与导引鞘前面的保护软端（图 5-19-17）。

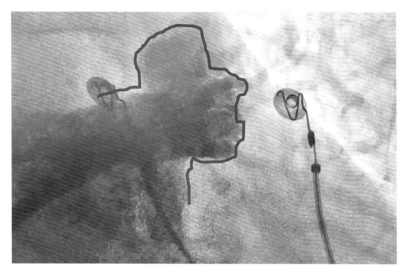

图 5-19-15　使用小圈猪尾到达分叶远端

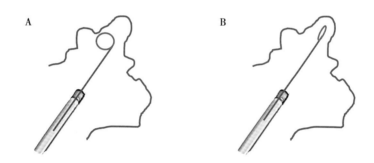

图 5-19-16　旋转猪尾以不同角度进入心耳分叶

A. 部分分叶猪尾不能到达远端；B. 转动猪尾，尽量将猪尾送至最远端。

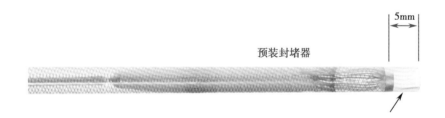

图 5-19-17　输送系统与导引鞘前面保护软端

第一次借深度要点：①冲洗输送系统时，封堵伞的最远端超出 MARK 环 2~3mm；②最大不超过 3mm；③注意封堵伞与连接钢缆的稳定性。

技巧 2：封堵伞展开的过程是一个长度逐渐缩短的过程，完全展开后器械长度明显小于预装长度，给予二次借深度的可能（图 5-19-18）。

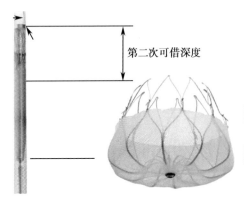

Watchman 展开后长度测量表

器械伞面直径 /mm	预装器械长度 /mm	展开后器械长度 /mm
21	20.2	16.85
24	22.9	17.66
27	26.5	19.94
30	29.4	21.93
33	31.5	23.13

图 5-19-18 二次借深度及展开后器械长度与预测长度测量表

（二）盖式结构左心耳封堵装置（Lambre）案例

1. 反鸡翅型左心耳的盖式封堵装置策略 特殊形态左心耳绝大多数可通过特殊策略使用塞式封堵装置完成封堵，反鸡翅型左心耳和鸡翅型左心耳形状相似，但左心耳远端向上转折，特殊的解剖结构导致对于左心耳封堵的同轴性要求更高，塞式封堵装置由于心腔内操作空间小，封堵伞较容易固定不稳定，或存在较大的残余分流。若反鸡翅转折较早，则左心耳开口近端空间有限，此处无法锚定固定伞，此类案例可以选择盖式封堵装置如 Lambre 的特殊型号规格，小伞大盘独特的设计可以使固定伞在左心耳转折处远端锚定，保证封堵器的稳定性；同时较大的封堵盘可以保证左心耳的密封效果（图 5-19-19）。如果固定区和封堵区测量值偏差较小，可以选择常规型号封堵器（图 5-19-20）。

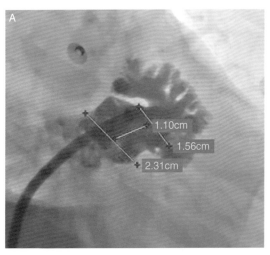
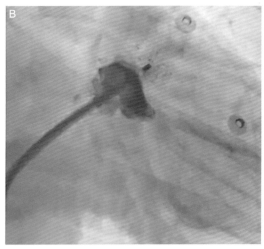

图 5-19-19 盖式结构左心耳封堵装置反鸡翅型左心耳封堵实例 1

A. 左心耳造影测量值；B. 选择 Lambre 1630 封堵器成功封堵。

2. 巨大左心耳盖式封堵装置策略 若左心耳颈部 >30mm，一般塞式封堵器较难实现成功封堵，此时可以选择 Lambre 大型号规格，Lambre 最大规格封堵器的封堵盘尺寸为 40mm，可实现大部分超大左心耳的封堵。如图 5-19-21 所示，该案例左心耳开口为 32mm，最终选用 3640 型号封堵器成功封堵。

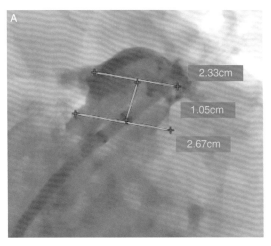
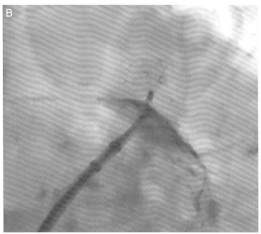

图 5-19-20　盖式结构左心耳封堵装置反鸡翅型左心耳封堵实例 2

A. 左心耳造影，呈现反鸡翅状，固定区 23mm，封堵区 26mm；B. 选择 Lambre 2632 型号封堵器成功封堵。

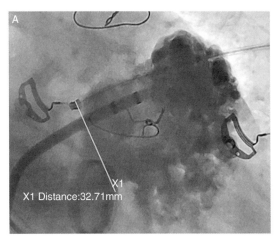
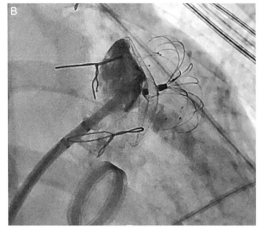

图 5-19-21　盖式结构左心耳封堵装置超大左心耳封堵实例

A. 左心耳造影，开口最大直径为 32mm；B. 选用 Lambre3640 左心耳封堵器成功封堵。

五、左心耳封堵的术后管理

本中心建议参照 Watchman PROTECT AF 研究进行左心耳封堵术后管理。

1. 术后当天　监护生命体征；穿刺处包扎 / 缝合，术后 4~6 小时后鼓励床上活动，防止深静脉血栓，术后 6~8 小时恢复使用低分子量肝素持续 3 天，同时开始服用华法林（如选择新型口服抗凝药，在术后第 1 天开始服用），必要时服用抗生素。

2. 术后第 1 天至术后 6 个月　术后持续使用口服抗凝药（有效 INR 内的华法林、新型口服抗凝药）45 天：TEE 复查如果左心耳封堵完全，或者残存血流小于 5mm，停止服用口服抗凝药，继续服用阿司匹林（100mg/d）和氯吡格雷（75mg/d）直至术后 6 个月；如果残存血流大于 5mm，则应继续服用口服抗凝药至术后 3 个月 TEE 复查。

45天TEE残存血流大于5mm患者术后3个月复查：如果残存血流小于5mm或左心耳完全封堵，停止服用口服抗凝药，继续服用阿司匹林（100mg/d）和氯吡格雷（75mg/d）直至术后6个月；如果残存血流仍大于5mm，则应继续服用华法林术后6个月TEE复查。

3. **术后6个月** 术后6个月进行TEE复查：如果残存血流小于5mm或左心耳完全封堵，停止服用阿司匹林和氯吡格雷；如果残存血流大于5mm，则应终身服用口服抗凝药。

此外，植入术后用药方案需结合患者意愿、出血风险、卒中风险决定，由医师判定用药剂量，并建议45天TEE进行随访。

（樊友启 叶 健）

参 考 文 献

[1] HART R G, PEARCE L A, AGUILAR M I, et al. Meta-analysis: antithrombotic therapy to prevent stroke in patients who have nonvalvular atrial fibrillation[J]. Ann Intern Med, 2007, 146: 857-867.

[2] RUFF C T, GIUGLIANO R P, BRAUNWALD E, et al. Comparison of the efficacy and safety of new oral anticoagulants with warfarin in patients with atrial fibrillation: a meta-analysis of randomized trials[J]. Lancet, 2014, 383: 955-962.

[3] BUNGARD T J, GHALI W A, TEO K K, et al. Why do patients with atrial fibrillation not receive warfarin?[J]. Arch Intern Med, 2000, 160: 41-46.

[4] STODDARD M F, DAWKINS P R, PRINCE C R, et al. Left atrial appendage thrombus is not uncommon in patients with acute atrial fibrillation and a recent embolic event: a transesophageal echocardiographic study[J]. J Am Coll Cardiol, 1995, 25: 452-459.

[5] HOLMES D R, REDDY V Y, TURI Z G, et al. Percutaneous closure of the left atrial appendage versus warfarin therapy for prevention of stroke in patients with atrial fibrillation: a randomized non-inferiority trial[J]. Lancet, 2009, 374: 534-542.

[6] REDDY V Y, SIEVERT H, HALPERIN J, et al. Percutaneous left atrial appendage closure vs warfarin for atrial fibrillation: a randomized clinical trial[J]. JAMA, 2014, 312: 1988-1998.

[7] HOLMES D R Jr, KAR S, PRICE M J, et al. Prospective randomized evaluation of the Watchman Left Atrial Appendage Closure device in patients with atrial fibrillation versus long-term warfarin therapy: the PREVAIL trial[J]. J Am Coll Cardiol, 2014, 64: 1-12.

[8] SICK P B, SCHULER G, HAUPTMANN K E, et al. Initial worldwide experience with the Watchman left atrial appendage system for stroke prevention in atrial fibrillation[J]. J Am Coll Cardiol, 2007, 49: 1490-1495.

[9] HOLMES D R Jr, DOSHI S K, KAR S, et al. Left atrial appendage closure as an alternative to warfarin for stroke prevention in atrial fibrillation: a patient-level meta-analysis[J]. J Am Coll Cardiol, 2015, 65: 2614-2623.

[10] FRIBERG L, ROSENQVIST M, LIP G Y, et al. Evaluation of risk stratification schemes for

ischaemic stroke and bleeding in 182 678 patients with atrial fibrillation：The Swedish Atrial Fibrillation cohort study［J］. Eur Heart J, 2012, 33：1500-1510.

［11］BOERSMA L V, INCE H, KISCHE S, et al. Efficacy and safety of left atrial appendage closure with WATCHMAN in patients with or without contraindication to oral anticoagulation：1-year follow-up outcome data of the EWOLUTION trial［J］. Heart Rhythm, 2017, 14：1302-1308.

［12］PHILIPS K, SANTOSO T, SANDERS P, et al. Percutaneous left atrial appendage closure with the WATCHMAN device：12 month outcomes from the WASP Asia-Pacific registry（abstr）［J］. Heart Lung Circ, 2017, 26 Suppl 2：S187.

［13］DI BIASE L, SANTANGELI P, ANSELMINO M, et al. Does the Left Atrial Appendage Morphology Correlate With the Risk of Stroke in Patients With Atrial Fibrillation?［J］. J Am Coll Cardiol, 2012, 60（6）：531-538.

［14］TZIKAS A, SHAKIR S, GAFOOR S, et al. Left atrial appendage occlusion for stroke prevention in atrial fibrillation：multicentre experience with the AMPLATZER Cardiac Plug［J］. EuroIntervention, 2016, 11：1170-1179.

［15］LAM Y Y. A new left atrial appendage occluder（Lifetech LAmbreTM Device）for stroke prevention in atrial fibrillation［J］. Cardiovasc Revasc Med, 2013, 14（3）：134-136.

［16］CRUZ-GONZALEZ I, MORENO-SAMOS J C, RODRIGUEZ-COLLADO J, et al. Percutaneous Closure of Left Atrial Appendage With Complex Anatomy Using a LAmbre Device［J］. JACC Cardiovasc Interv, 2017, 10（4）：e37-e39.

［17］HUANG H, LIU Y, XU Y, et al. Percutaneous Left Atrial Appendage Closure With the LAmbre Device for Stroke Prevention in Atrial Fibrillation：A Prospective, Multicenter Clinical Study［J］. JACC Cardiovasc Interv, 2017, 10（21）：2188-2194.

5

20　左心耳封堵围手术期并发症识别及处理

　　左心耳封堵（left atrial appendage closure, LAAC）作为非瓣膜病房颤患者预防血栓栓塞事件的非药物性措施，其有效性及安全性已得到充分认可，并被广泛应用于临床实践中。ROTECT-AF 及 PREVAIL 研究的 5 年随访结果表明，LAAC 在预防房颤患者卒中方面相较于华法林具有一定优势。对于卒中高危的房颤人群，PRAGUE-17 研究结果显示，LAAC 在预防主要心血管事件、神经系统及出血事件的疗效不劣于新型口服抗凝药。EWOLUTION 及 NCDR 两项注册研究结果的公布，进一步证实 LAAC 可有效降低房颤患者卒中的发生率，并可替代长期药物抗凝治疗。基于充足的循证医学证据，最新的国内外相关指南及专家共识均明确推荐和建议 LAAC 用于房颤患者的卒中预防。

　　LAAC 在我国起步较晚，于 2014 年才获批应用于临床。《2019 年中国心房颤动医疗质量控制报告》指出，LAAC 并发症（血管相关并发症、心脏压塞、术中 / 术后卒中、封堵器脱落等）发生率为 4.6%，其中最常见的并发症为穿刺相关并发症（2.3%）。目前我国能够独立开展此项技术的医院尚不多，仍需不断地积累经验和规范化操作，尽量降低 LAAC 患者围手术期并发症的发生率，来改善患者预后和大力推广此项技术。

LAAC 患者围手术期并发症的发生主要与下列三项因素有关。首先，LAAC 装置本身即存在诸多局限性，需选择合适类型、尺寸的封堵器及位置进行封堵。其次，左心耳的解剖存在差异，可能对术中产生挑战，并对术者的经验有一定要求。再次，接受 LAAC 治疗的房颤患者常伴有其他共病（如冠心病、高血压、卒中等），并且这部分人群年龄普遍偏高，对手术的耐受性较差。

一、血管损伤

LAAC 的常规手术入路为股静脉，与股静脉相关的血管并发症是 LAAC 围手术期最常见的并发症，荟萃分析显示其发生率高达 8.6%，主要包括穿刺局部出血、血肿、动静脉瘘、假性动脉瘤形成等，多见于穿刺时伤及邻近动脉。同传统的改良 seldinger 法股静脉穿刺相比，超声引导下的股静脉穿刺可有效降低血管并发症的发生率。手术入路的闭合通常采用局部穿刺点 8 字缝合后直接加压法。Mohanty 等证实，同直接压迫相比，使用经皮血管缝合器闭合手术入路可显著降低血肿发生率及术后卧床时间。部分股动脉假性动脉瘤或股动 - 静脉瘘早期可通过局部压迫血管破口闭合；若不成功，则需置入覆膜支架或外科手术修补破口。

二、房间隔穿刺

房间隔穿刺术是 LAAC 术中的一项关键步骤，与房间隔穿刺相关的严重并发症主要包括心脏压塞和主动脉穿孔。目前在经食管超声心动图（transesophageal echocardiogram，TEE）或心腔内超声（intracardiac echocardiography，ICE）指导下的房间隔穿刺几乎可以避免这些严重并发症的发生。穿刺位点通常选择房间隔偏下、偏后部，这样可以使得输送鞘管在房间隔到左心耳之间有足够的操作空间，能够轻松地调整输送鞘管封堵轴向，利于 LAAC 装置的植入。应尽量避免穿刺点过于偏前或通过卵圆孔未闭直接进入左心房，这样可能会增加损伤主动脉的风险，同时也会影响输送鞘的可操作性及稳定性。如果存在房间隔增厚或房间隔膨出瘤，可能对房间隔穿刺造成一定困难，可使用穿刺针针芯顶住房间隔穿刺点穿刺，必要时可在外科手术电刀或射频消融针的辅助下完成穿刺。

三、心包积液与心脏压塞

心包积液是 LAAC 围手术期较为常见的并发症之一，积液量大时可致心脏压塞，因此早期识别和积极处理心包积液非常重要。心包积液与心脏压塞总体发生率在 4.1% 左右，其发生多与术中操作相关，包括：①房间隔穿刺时刺破心房或主动脉根部；②导丝或导管操作不当刺破左心房或心耳；③封堵器放置过程中操作不当导致前端刺破心耳；④封堵器牵拉或回收过程中用力过猛撕裂或划破心耳。随着器械的不断改进以及术者经验的积累和操作的规范化,心包积液和心脏压塞的比率明显降低。部分患者基线水平时即存在少量心包积液,因此术前常规进行经胸超声心动图(transthoracic echocardiography,TTE)评估非常有必要,以避免术中或术后检查时出现混淆。90% 的心包积液发生在术中或术后 24 小时内,无论何时当怀疑心包积液发生时需立即进行 TTE 检查。若为局限性心包积液,保守治疗即可,无须特殊干预。若心包积液量较大或出现血流动力学障碍时,应立即行心包穿刺引流,根据引流情况决定后续治疗:①当出血量不大且速度较慢时,可抽吸积血后观察;②当出血量较大、较快时,需置入猪尾导管持续心包引流,并予以补液、输血等治疗;当上述措施仍无法改善时,应在保持引流通畅的基础上尽早外科心包切开引流术并修补破口。

四、封堵器脱落

封堵器脱落是 LAAC 较为严重的并发症之一,多在围手术期内发生,发生率为0.2%~1%。封堵器脱落的主要原因包括:①封堵器尺寸选择不当;②封堵器放置过浅,导致固定不牢;③封堵器预装不牢固,或封堵器全回收后推送杆与封堵器连接处发生解螺旋。封堵器释放后可从左心耳封堵处脱落至左心房、左心室和主动脉,根据脱落位置的不同,相应的临床表现及处理也有所差异。脱落至胸主动脉或腹主动脉的封堵器临床上常无任何表现,可在行 TTE 检查时发现;多数情况下可经导管取出。脱落至左心房或左心室内的封堵器可引起二尖瓣功能障碍或左心室流出道梗阻,可表现为心悸、胸闷等,严重时可出现室性心律失常甚至危及生命;脱落至左心房者可尝试经导管取出,对于脱落至左心室,并固定在左心室的封堵器,建议外科开胸取出。详细评估左心耳大小和轴向,选择合适的封堵器,确保封堵器与推送杆连接牢固,术中严格遵守封堵器的释放原则,可最大限度降低封堵器脱落的发生率。

5

五、围手术期卒中

鉴于 LAAC 手术的目的就是预防卒中,降低围手术期卒中发生率尤为重要。围手术期卒中发生率约为 1%,其常见的原因包括:①术前未抗凝或抗凝不充分;②术中导管和导丝肝素化盐水冲洗不够;③术中肝素化不充分,或手术时间过长疏于对活化凝血时间(activated clotting time,ACT)的监测和补充肝素不及时;④患者存在高凝体质或肝素抵抗;⑤术前或术中左心房 / 左心耳内发生血栓未及时发现。为了降低围手术期卒中风险,建议使用肝素的初始剂量为 100IU/kg,器械送入左心房之前,ACT 必须大于 250 秒,且需每 20分钟监测 1 次。TEE 有助于早期识别血栓形成,若术中发现左心耳或心腔内血栓形成,应立即停止手术,随访 ACT,必要时追加肝素。此外,术中使用脑保护装置可以有效预防围手术期卒中的发生。若出现围手术期卒中,建议在"治疗时间窗"内积极进行溶栓和 / 或取栓治疗。

左心房 / 左心耳内存在血栓患者,建议术前口服抗凝药物治疗 4~6 周,并在封堵前再次进行影像学评估。极少数情况下,左心耳内血栓可能对抗凝治疗无效,或患者可能无法耐受长时间抗凝治疗。因此,对于这部分血栓栓塞高危人群,LAAC 是一种潜在的选择。Lee 等在一项观察性研究中发现,左心耳内血栓对围手术期并发症的发生无影响;Tarantini 等亦证实,存在左心耳血栓的患者接受 LAAC 治疗是安全且可行的,术中可使用脑保护装置,并优化操作避免封堵器植入过深。

六、空气栓塞

空气栓塞是 LAAC 的一个急性并发症,可发生在全身各动脉,多见于冠状动脉和脑动脉,可能会导致短暂的冠状动脉缺血、低血压、卒中甚至死亡。空气栓塞的发生多与术中操作相关,包括:①术中无意的空气注入;②导管排气不彻底或空气滞留;③大气压与左心房内压间存在梯度差,导致空气的侵入。术中严格地冲管排气可以降低空气栓塞的发生率;全身麻醉时采用呼气末正压通气,可以增加胸膜腔内压,亦可减少空气栓塞的发生;常规使用生理盐水补液,维持平均左心房内压大于 10mmHg 是另一种有效防止空气栓塞的方法;此外,术中成功穿刺房间隔后,撤离穿刺针及扩张鞘时需动作缓慢且稳定。随着手术经验的逐渐积累,术中操作愈发规范,空气栓塞的发生率已明显下降。一旦出现空气栓塞,需患者保持仰卧位,给予纯氧吸入,必要时可考虑高压氧疗。空气栓塞累及冠状动脉时多见于右冠状动脉,严重时可导致急性心肌梗死,需按急性心肌梗死的救治原则进行处理。当怀疑卒中发生时,应及时进行头颅 CT 检查,诊断明确后按急性脑梗死处置原则进行治疗。

七、残余漏

LAAC 术后封堵器残余漏(peri-device leak,PDL)的发生是很常见的现象,可见于术后即刻或临床随访中,是指封堵器与左心耳壁之间任何宽度的残余血流,即未达到真正意义上的完全封堵左心耳。术后 PDL 的发生相对常见,且多为微小残余分流。理论上,不完全的左心耳封堵会增加血栓栓塞风险,导致部分患者仍需继续接受抗凝治疗,这将大大限制 LAAC 的推广。关于 LAAC 术后 PDL 发生的影响因素可能与左心耳口部形态、左心耳及周围结构、左心房及左心耳心肌重塑不协调、封堵器移位、封堵器压缩比、封堵器内皮化不全等有关。PDL 的发生率很大程度上取决封堵器的类型及术后随访的频次及方式。临床中通常认为 PDL>5mm 时为不完全 LAAC,但其实际发生率较低;然而 PDL 在 5mm 以下的情况发生率较高,但这并非 LAAC 失败。

鉴于目前临床中应用的任何一款 LAAC 装置均存在其自身局限性,术前根据患者左心耳形态及大小选择合适类型及尺寸的封堵器尤为重要,并且术中需保持输送鞘与左心耳同轴来确保封堵器植入时的理想轴向,以提供良好的封堵和锚定。这些均将极大程度地降低或避免术后 PDL 的发生。术前通过 3D 打印技术构建左心耳模型可有助于更好地完成 LAAC,若未来可设计适应个体化的左心耳封堵装置,则可进一步降低 PDL 的发生率。

相对小的 PDL(<5mm)可能会随着术后封堵器逐渐内皮化后而消失或减小,可见术后规律的随访对于早期发现 PDL 尤为重要;而较大的 PDL(>5mm)则不会随着时间的推移而消失。关于术后 PDL 是否增加血栓栓塞事件风险尚无明确定论,因此 PDL 对患者临床预后和术后抗栓策略的影响仍存在争议。继续深入了解如何更好地处理术后 PDL 尤为重要。对于术后 PDL 超过 5mm 的患者来说,目前临床中主要的策略为延续抗凝治疗时限同时定期监测 TEE,这可能会增加部分患者的出血风险。为了避免终身抗凝治疗,可考虑再次接受经皮封堵治疗 PDL。PDL 再封堵常用的器械包括弹簧圈、血管塞及动脉导管未闭封堵器,其安全性及有效性已在部分研究中得到证实。此外,还可以通过射频消融重塑心房组织来减小或闭合 PDL。

八、封堵器表面血栓形成

LAAC 装置作为一种金属植入物,在进入心腔后可以激活体内血小板和凝血过程,尤其是在自身内皮组织未完整覆盖封堵器表面的“窗口期”,封堵器表面容易形成器械相关血栓(device related thrombus,DRT)。荟萃分析结果表明,LAAC 术后 DRT 的总体发生率为 1.7%~7.2%,这可能与封堵器类型的选择、术后抗栓策略、术后随访时间及方式等有关。DRT 的形成可能会增加远期血栓栓塞事件的发生率,因此积极认识 DRT 的相关危险因素并加以预防显得尤为重要。封堵装置的内皮化进程和植入后患者体内凝血系统的反应性激活是 LAAC 术后 DRT 形成的主要机制。影响 DRT 形成的危险因素主要包括三个方面,即患者个体化因素(年龄、卒中史、高 CHA_2DS_2-VASc 评分、左心耳增大等)、术后抗栓策略以及器械和操作技术。由于增加 DRT 风险的特定的个体化因素常无法改变,并且术后最佳的药物抗栓方案尚未明确定义,故只有可能从优化器械植入方面着手以降低术后 DRT 的发生。新一代封堵器均采取了隐藏式铆钉设计,这将利于内皮化的形成。封堵器植入过深可能会形成心耳残腔,导致术后出现 DRT,故术中应尽量避免放置过深。压缩比过大可使封堵器左心房面形变而不利于内皮化,最终导致 DRT 的形成。较大的 PDL(>5mm)也可导致 DRT 的发生。上述原因均可通过优化术中操作得以改进。

尽管 DRT 的发生有时在所难免,但对于危险因素的控制与预防,仍可有效降低 DRT 的发生率及其所致的血栓栓塞事件发生率。DRT 的发生均见于术后随访过程中,但具体术后何时会发生目前尚不清楚。Dukkipati 等研究发现,超过 80% 的 DRT 发生在 LAAC 术后 45 天以后。EWOLUTION 注册研究对 835 名接受 LAAC 治疗的患者平均随访 54 天,DRT 发生率为 4.1%,其中 91.2% 的 DRT 发生于封堵术后 3 个月内。迄今为止,尚无针对 LAAC 术后晚期(>1 年)DRT 发生率的相关研究,随着时间的推移内皮化趋于完全,晚期 DRT 发生率可能有所降低。鉴于大多数 DRT 常无任何临床症状,规律的术后随访仍十分重要。TEE 目前仍然是诊断 DRT 的“金标准”,对于无法耐受或不适合 TEE 检查的患者可以选择心脏 CT 成像作为备选方案。早期识别 DRT 并及时处理,对于预防相关血栓栓塞事件具有重要意义。一旦发现 DRT,需立即开始抗凝治疗或增加抗凝治疗强度。关于 DRT 药物治疗方面的研究相对有限,Lempereur 等对 30 项关于 DRT 的研究进行荟萃分析发现,45.5% 的患者接受了为期 2 周的低分子量肝素治疗,36.4% 的患者采用口服华法林平均治疗 3 个月;尽管治疗时间差异很大,但最短 2 周,最长不超过 6 个月,95% 的患者经口服抗凝药物或注射低分子量肝素治疗后可实现 DRT 的完全溶解(表 5-20-1,图 5-20-1)。

表 5-20-1　LAAC 术后 DRT 的处理

治疗方案	时程/周	主要事项
维生素 K 拮抗剂	8~12	维持 INR 在 2~3
		已服用华法林者，维持 INR 在 2.5~3.5
		考虑联合使用阿司匹林[*]
新型口服抗凝药	8~12	最大耐受剂量，但经验有限
		阿哌沙班、利伐沙班，避免应用达比加群
		考虑联合使用阿司匹林[*]
低分子量肝素	2~4	用于巨大血栓形成者
		肾功能不全者可用静脉注射肝素替代
		考虑联合使用阿司匹林[*]
外科手术切除		药物治疗失败、反复血栓栓塞或巨大血栓形成

注：[*]对于高出血风险者，应避免联合阿司匹林治疗。

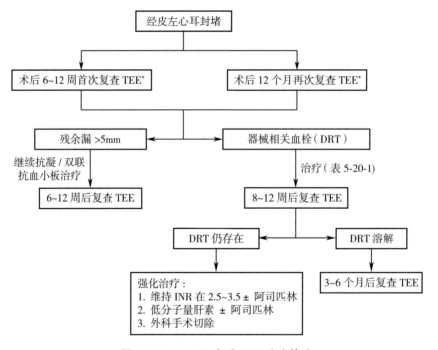

图 5-20-1　LAAC 术后 DRT 治疗策略
[*]若患者不适合 TEE 检查时，可选择心脏 CT 成像替代。

九、封堵器对毗邻结构的侵蚀

左心耳封堵器作为永久金属植入物，植入后主要依靠倒钩刺入心耳壁进行固定，这样由于封堵器及其倒钩对毗邻结构的影响就不可避免地产生一种并发症，即封堵器对毗邻结构的侵蚀。目前这种并发症的发生率尚不清楚,大多见于病例报道或尸检研究,鉴于晚期封堵器相关并发症导致死亡的病例可能未行尸检,这种并发症的发生率可能会被低估。封堵器对毗邻结构的侵蚀可导致肺动脉损伤、二尖瓣瓣叶磨损等。封堵器侵蚀所致的肺动脉损伤可见于术后3小时至14个月不等,术后早期发生的封堵器侵蚀所致的肺动脉损伤可能由封堵器直接损伤左心房或左心耳所致,多因封堵器选择过大;术后晚期发生的封堵器侵蚀可能由封堵器对周围邻近结构组织持续施加的局部压力所致。因此,在术前应充分考虑封堵器锚定区与肺动脉的关系;心脏CT成像与多平面重建是筛选解剖交互作用的理想成像方式之一,Halkin等关于左心耳与肺动脉解剖关系的研究发现,仅7%的患者左心耳与肺动脉之间无直接接触,65%的患者左心耳远端与肺动脉直接接触,28%的患者左心耳近端与肺动脉直接接触;而左心耳的近端常为封堵器的锚定区,对于这部分患者在进行左心耳封堵时,可以考虑使用短的或没有锚定钩的封堵器,同时术中不要过度压迫周围的解剖结构,并避免将封堵盘植入至左心耳内。笔者认为,在肺动脉特别接近左心耳的情况下,术前CT成像可能具有指导封堵器的选择与植入的潜在作用。目前在笔者所在中心,进行左心耳封堵患者常规术前进行心脏CT成像检查,并评估左心耳与肺动脉的解剖关系。综上,导致封堵器侵蚀致肺动脉损伤这一并发症发生因素包括:植入后封堵器压缩比过大、封堵器倒钩突出于左心耳外、封堵器锚定区与肺动脉间距离过近以及患者存在肺动脉扩张等。肺动脉损伤所致的心包积液较为凶险,可突然发生,不伴有任何临床征兆,常需外科开胸手术治疗,若不及时处理,可危及生命。当怀疑术后出现的血性心包积液为封堵器侵蚀肺动脉所致时,若病情允许,建议完善心脏CT成像以评估有无肺动脉损伤、协助寻找出血来源。此外,封堵器对二尖瓣瓣叶的磨损可导致二尖瓣反流的发生,进而影响患者心脏功能。

十、小结

LAAC作为房颤卒中预防的一种替代方法,其有效性及安全性已得诸多临床研究证实,并获得了指南及专家共识的推荐。随着器械的不断改进、术者经验的积累和操作的规范化,虽然LAAC围手术期并发症的发生率已有所下降,但是某些严重并发症发生可严重影响患者预后。由此可见,增强对LAAC围手术期并发症的识别和处理,将有助于我们更好地进行左心耳封堵术,既可减少手术并发症,又能改善患者预后。

（王忠振　肖宪杰）

参 考 文 献

［1］REDDY V Y, DOSHI S K, KAR S, et al. 5-Year Outcomes After Left Atrial Appendage Closure: From the PREVAIL and PROTECT AF Trials［J］. J Am Coll Cardiol, 2017, 70 （24）: 2964-2975.

［2］OSMANCIK P, HERMAN D, NEUZIL P, et al. Left Atrial Appendage Closure Versus Direct Oral Anticoagulants in High-Risk Patients With Atrial Fibrillation［J］. J Am Coll Cardiol,

2020, 75（25）: 3122-3135.

［3］BOERSMA L V, INCE H, KISCHE S, et al. Efficacy and safety of left atrial appendage closure with WATCHMAN in patients with or without contraindication to oral anticoagulation: 1-Year follow-up outcome data of the EWOLUTION trial［J］. Heart Rhythm, 2017, 14（9）: 1302-1308.

［4］FREEMAN J V, VAROSY P, PRICE M J, et al. The NCDR Left Atrial Appendage Occlusion Registry［J］. J Am Coll Cardiol, 2020, 75（13）: 1503-1518.

［5］GLIKSON M, WOLFF R, HINDRICKS G, et al. EHRA/EAPCI expert consensus statement on catheter-based left atrial appendage occlusion - an update［J］. EuroIntervention, 2020, 15（13）: 1133-1180.

［6］HINDRICKS G, POTPARA T, DAGRES N, et al. 2020 ESC Guidelines for the diagnosis and management of atrial fibrillation developed in collaboration with the European Association for Cardio-Thoracic Surgery（EACTS）: The Task Force for the diagnosis and management of atrial fibrillation of the European Society of Cardiology（ESC）Developed with the special contribution of the European Heart Rhythm Association（EHRA）of the ESC［J］. Eur Heart J, 2021, 42（5）: 373-498.

［7］周达新, 葛均波, 张晓春, 等. 中国经导管左心耳封堵术临床路径专家共识［J］. 中国介入心脏病学杂志, 2019, 27（12）: 661-672.

［8］江立生, 何奔, 马长生, 等. 中国左心耳封堵预防心房颤动卒中专家共识（2019）［J］. 中华心血管病杂志, 2019, 47（12）: 937-955.

［9］黄从新, 张澍, 黄德嘉, 等. 左心耳干预预防心房颤动患者血栓栓塞事件: 目前的认识和建议-2019［J］. 中国心脏起搏与心电生理杂志, 2019, 33（5）: 385-401.

［10］黄从新, 张澍, 黄德嘉, 等. 心房颤动: 目前的认识和治疗建议（2018）［J］. 中华心律失常学杂志, 2018, 22（4）: 279-346.

［11］国家心血管病医疗质量控制中心专家委员会心房颤动专家工作组. 2019 中国心房颤动医疗质量控制报告［J］. 中国循环杂志, 2020, 35（5）: 427-437.

［12］BAJAJ N S, PARASHAR A, AGARWAL S, et al. Percutaneous left atrial appendage occlusion for stroke prophylaxis in nonvalvular atrial fibrillation: a systematic review and analysis of observational studies［J］. JACC Cardiovasc Interv, 2014, 7（3）: 296-304.

［13］MOHANTY S, TRIVEDI C, BEHEIRY S, et al. Venous access-site closure with vascular closure device vs. manual compression in patients undergoing catheter ablation or left atrial appendage occlusion under uninterrupted anticoagulation: a multicentre experience on efficacy and complications［J］. Europace, 2019, 21（7）: 1048-1054.

［14］THAKKAR J, VASDEKI D, TZIKAS A, et al. Incidence, Prevention, and Management of Periprocedural Complications of Left Atrial Appendage Occlusion［J］. Interv Cardiol Clin, 2018, 7（2）: 243-252.

［15］LEE O H, KIM J S, PAK H N, et al. Feasibility of Left Atrial Appendage Occlusion for Left Atrial Appendage Thrombus in Patients With Persistent Atrial Fibrillation［J］. Am J

5

Cardiol, 2018, 121（12）: 1534-1539.

［16］TARANTINI G, D'AMICO G, LATIB A, et al. Percutaneous left atrial appendage occlusion in patients with atrial fibrillation and left appendage thrombus: feasibility, safety and clinical efficacy［J］. EuroIntervention, 2018, 13（13）: 1595-1602.

［17］DUKKIPATI S R, KAR S, HOLMES D R, et al. Device-Related Thrombus After Left Atrial Appendage Closure: Incidence, Predictors, and Outcomes［J］. Circulation, 2018, 138（9）: 874-885.

［18］LEMPEREUR M, AMINIAN A, FREIXA X, et al. Device-associated thrombus formation after left atrial appendage occlusion: A systematic review of events reported with the Watchman, the Amplatzer Cardiac Plug and the Amulet［J］. Catheter Cardiovasc Interv, 2017, 90（5）: E111-E121.

［19］HALKIN A, COHEN C, ROSSO R, et al. Left atrial appendage and pulmonary artery anatomic relationship by cardiac-gated computed tomography: Implications for late pulmonary artery perforation by left atrial appendage closure devices［J］. Heart Rhythm, 2016, 13（10）: 2064-2069.

［20］BERREBI A, SEBAG F A, DIAKOV C, et al. Early Anterior Mitral Valve Leaflet Mechanical Erosion Following Left Atrial Appendage Occluder Implantation［J］. JACC Cardiovasc Interv, 2017, 10（16）: 1708-1709.

21　左心耳封堵装置相关表面血栓的认识新进展

5

既往研究发现,左心耳封堵术后可能会发生装置相关性血栓(device-related thrombus, DRT),可导致卒中。本文就非瓣膜性房颤患者左心耳封堵术后 DRT 的发生率、发生机制、危险因素、危害、诊断和治疗等方面进行阐述。

一、临床试验中 DRT 的发生率

左心耳封堵术研究过程中重要的临床试验包括 PLAATO、PROTECT-AF、PREVAIL 和 ASAP 等。2005 年,第一个 PLAATO 封堵装置的国际多中心研究结果发表。108 例患者成功植入 PLAATO 封堵装置,参与试验的欧洲中心的术后抗栓策略主要是口服阿司匹林 300~325mg/d,是否添加氯吡格雷由医师根据每位患者的具体情况决定。在美国的参与中心中,在口服阿司匹林的基础上,每天服用 75mg 氯吡格雷,持续 4~6 周。在平均 9.8 个月的随访中,没有患者发生 DRT。在 PROTECT-AF 研究中,27 例患者经食管超声心动图(transoesophageal echocardiogram, TEE)诊断为发生 DRT,发生率为 5.7%。然而,在 PROTECT-AF 研究 3 年和 5 年的随访中,DRT 的发生情况并没有具体报道。在 ASAP 研究中，142 例成功植入 Watchman 封堵装置的患者术后仅接受抗血小板治疗，6 例患者发生 DRT，发生率为 4.2%。在 PREVAIL 研究中，共有 252 例患者植入了 Watchman 封堵装置，在平均 18 个月的随访结果中，作者没有详细描述 DRT 的发生情况。Dukkipati 等通过研究在 PROTECT-AF、PREVAIL、CAP 及 CAP2 注册研究中，共计 1 739 例植入 Watchman 封堵装置的患者 DRT 的发生率，结果表明 DRT 的发生率为 3.7%。以上研究结果表明，在初期的临床试验中，DRT 尚未引起研究者足够的重视，发生情况缺乏详细的数据统计。因此，在真实世界的临床研究中对 DRT 的报道更加具有价值。

二、真实世界临床研究中 DRT 的发生率

自 FDA 批准 Watchman 封堵装置临床应用以来，左心耳封堵术病例在美国迅速增加。Reddy 等报道了自 2015 年 3 月至 2016 年 5 月的 3 822 例接受左心耳封堵术的患者，其中 3 653 例患者成功植入 Watchman 封堵装置。然而这些病例缺乏长期随访，因此 DRT 的发生情况未被报道。2017 年，Boersma 等报道了 EWOLUTION 研究的 1 年随访结果，绝大多数具有口服抗凝药物治疗禁忌证的患者，在左心耳封堵术后接受了双联抗血小板治疗，随访结果表明，术后 DRT 的发生率为 3.7%。EWOLUTION 研究中，整体 TEE 随访率高达 87%，其报道的 DRT 的发生率更可靠，更能反映术后 DRT 的真实发生率。2019 年发表的 EWOLUTION 研究 2 年随访结果显示，在接受 TEE 随访的 835 例患者中，诊断为 DRT 的患者有 34 例，发生率为 4.1%。Fauchier 等回顾性分析了自 2012 年 2 月至 2017 年 1 月在法国 8 个中心接受左心耳封堵术的 469 名患者，平均随访 13 个月，DRT 的发生率为 7.2%。事实上，大多数左心耳封堵术后 DRT 的报道都是在单一中心进行的回顾性研究，例如 Plicht 等报道 2013 年植入 ACP 封堵装置的 34 例房颤患者，在平均 6 个月随访期间有 6 例患者发生 DRT，发生率高达 17.6%。2019 年，Bai 等在德国的一个中心对 319 例患者进行了随访，所有患者均植入 Watchman 封堵装置。在平均 4 年的随访中，14 例患者发生 DRT，发生率为 4.5%。2019 年，Aminian 等报道了一项关于植入 Amulet 封堵装置后 DRT 发生情况的全球回顾性研究的结果，在 1 078 例植入 Amulet 封堵装置的房颤患者中，平均随访时间 1 年，17 例患者出现 DRT，发生率为 1.7%。2017 年，Lempereur 等总结了 30 项研究，包括 1 项随机对照试验和 29 项多中心注册研究、单中心研究或病例报道，随访期间 2 118 例患者中有 82 例发生 DRT，总发生率为 3.9%。在 1 184 例使用 Watchman 封堵装置的患者中，40 例发生 DRT，发生率为 3.4%；在 757 例植入 ACP 系列封堵装置的患者中，35 例发生 DRT，发生率为 4.6%。Alkhouli 等对包括 66 项研究在内的 DRT 文献进行了荟萃分析，在共计 10 153 例患者中，351 例发生 DRT，发生率为 3.8%。在我院的一项纳入了 358 名接受左心耳封堵术患者的研究中，所有患者均成功植入 Watchman 封堵装置，平均随访时间 6 个月，没有 DRT 事件发生。由上述研究可知，左心耳封堵术后 DRT 的发生率可在 1.7%~17.6% 发生较大波动，较高的发生率可能与单一研究中心、样本量小、随访时间短、诊断方式等因素相关。图 5-21-1 列举了一些大型临床研究中 DRT 的发生情况。

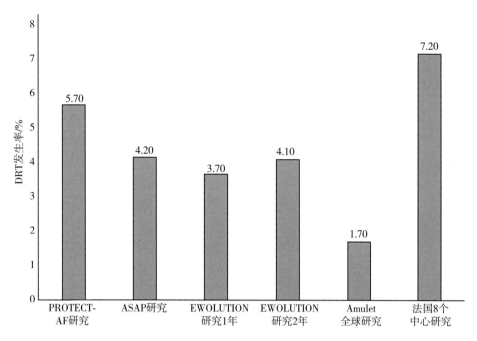

图 5-21-1　一些大型研究中 DRT 发生率

三、左心耳封堵术后 DRT 形成的时间进程

根据目前报道的病例,大多数 DRT 发生在左心耳封堵术后的 1 年内。然而,一些迟发的 DRT(在封堵装置植入 1 年后)也有报道。Lempereur 等报道 DRT 的平均检测时间为术后 45 天。EWOLUTION 研究的最后 2 年随访显示,大多数 DRT 在左心耳封堵术后 90 天内检测到,平均为 54 天。在一项纳入了 102 名接受左心耳封堵术患者的真实世界研究中,DRT 的时间进程根据发现时间被定义为早发(<1.5 个月)、晚发(3~6 个月)、极晚发(>12 个月)。7 例 DRT 患者中,早发 2 例,晚发 2 例,极晚发 3 例。这项研究结果表明,DRT 的发生时间并没有固定的规律。因此,左心耳封堵术后的影像学随访是必要的,应根据不同患者的临床情况制订个体化随访方案。同时,应按照目前国际上公认的影像学诊断标准进行随访评估,以明确是否发生 DRT。此外,医师必须意识到 DRT 的发生和 DRT 相关的潜在卒中风险。

四、DRT 的诊断

目前临床上主要通过左心耳封堵术后常规 TEE 随访以检测 DRT。2016 年 Main 等对 TEE 检测 DRT 的诊断标准达成了共识,并将其应用于 PROTECT-AF 试验中 DRT 的检测,其主要内容为在 TEE 影像上的左心房异常密度回声并符合以下条件:①影像学伪影无法解释;②与正常愈合组织 / 封堵装置融合回声不一致;③在 TEE 图像上的多个平面可见;④与 Watchman 封堵装置接触;⑤存在独立运动。在全球性 AMPLATZER Amulet 前瞻性观察研究中,DRT 的诊断标准被定义为:TEE 或心脏增强 CT 图像上位于左心房的异常密度并符合以下条件：①影像学伪影无法解释；②非正常愈合组织图像；③TEE 或 CT 图像上的多个平面可见；④与封堵装置接触。Saw 等报道了他们使用 CT 作为 TEE 的替代方案进行 ACP 封堵装置植入术后监测的初步经验，结果表明，心脏增强 CT 是评估左心耳封堵术后 DRT 的一种可行的、无创的影像学检查方式。在我院的一项纳入了 84 例接受左心耳封堵术患者的研究中，所有患者均在术后接受了 TEE 和心脏增强 CT 检查，结果提示，心脏增强 CT 可以有效作为左心耳封堵术后随访评估方式。

五、DRT 的危险因素

虽然 DRT 形成的确切机制尚不明确，但是可以根据经验将危险因素分为装置因素、手术过程因素或患者因素。有研究者认为 DRT 的形成很可能与封堵装置心房侧的螺纹有关。既往动物研究表明，在植入后 28 天，Watchman 封堵装置的心房侧和中心螺纹就可以完全被新生心内膜组织覆盖。然而，人体内的封堵装置完全内皮化所需要的时间仍然是未知的，而很难在真实世界中进行临床研究。Massarenti 等在封堵装置植入后 10 个月的解剖检查中发现左心耳封堵装置内皮化不完全的现象。研究者也在考虑通过改进左心耳封堵装置的构造以降低 DRT 的风险，如 Amulet 装置作为 ACP 装置的改进版，采用了嵌入式近段螺旋结构，以降低 DRT 的风险。目前，临床上应用的左心耳封堵装置通常为一个覆盖薄膜（Watchman）或暴露的镍钛合金网（Amulet），由于装置设计和植入位置的不同，封堵装置在血液中的微环境和血流动力学可能有很大差异。然而，目前尚无证据表明这种差异与 DRT 有关。因此，表面带有抗栓涂层的装置可能是下一代左心耳封堵装置的研究方向。

其次，左心耳封堵术后的装置周围残余分流也是与 DRT 相关的显著危险因素，这也是左心耳封堵术的危险因素之一。根据 PROTECT-AF 研究，目前认为直径小于 5mm 的装置周围残余分流与血栓栓塞事件风险无关。然而，在一项单中心研究中，装置周围残余分流与随后的 DRT 事件之间存在统计学相关性。由于装置周围残余分流导致左心耳闭合不完全，血流可以通过装置周围的间隙进入左心耳，这可能导致残余左心耳内的血流形成湍流，进而导致血栓形成。另一个危险因素是封堵装置植入后的抗栓药物治疗方案。目前的术后抗栓药物治疗方案均为经验性的，如果检测到装置周围残余分流，抗栓治疗的时间应适当延长。

DRT 的第三类危险因素可能与患者体质相关。Ketterer 等报道了左心耳封堵患者氯吡格雷耐药情况的存在，结果显示，超过 2/3 发生 DRT 的患者存在氯吡格雷耐药情况。这种情况可能是左心耳封堵术后发生的一系列未报道的血栓栓塞事件的原因。既往有研究认为，$CHADS_2$ 评分较高和心功能减退是血栓形成的危险因素。患者抗血栓药物治疗的依从性也是一个重要因素，患者对药物依从性差或不依从治疗，限制了有效的术后抗血栓管理和 DRT 预防。

六、DRT 的危害

在以往的研究中，DRT 是否与缺血性卒中、短暂性脑缺血发作或脑血管疾病死亡等不良临床事件相关尚无共识。在大量临床试验中，植入 Watchman 封堵装置后发生 DRT 的患者，全因卒中/全身性血栓栓塞（$RR=3.55$，$P<0.001$）和缺血性卒中/全身性血栓栓

塞（*RR*=3.22，*P*<0.001）的发生率均有增加。DRT患者出血性卒中的发生率也有所增加（*RR*=7.98，*P*=0.002）。虽然在DRT患者队列中观察到血栓事件发生率有所增加，但心血管（*RR*=1.31，*P*=0.486）和全因死亡率（*RR*=1.13，*P*=0.649）的比例并没有增加。从2012年2月到2017年1月，法国8个中心共487例房颤患者接受了左心耳封堵术治疗，结果显示，DRT是与卒中和短暂性脑缺血发作密切相关的独立危险因素。然而，研究者也指出，植入了左心耳封堵装置的患者血栓事件也可能与其他来源的栓子有关。最近一项荟萃的结果提示，DRT和后续的血栓事件之间存在显著的正相关关系，DRT会导致血栓事件的风险增加4~5倍。

目前左心耳封堵术后标准抗栓治疗方案尚无指南推荐，临床上一致认可的抗栓方案为术后应口服抗凝药物治疗至少45天，对于发生DRT的患者，这一时间应适当延长，然而DRT与血栓事件之间的相关性尚不明确，尚需要大型随机对照试验或多中心研究进行探索。

七、DRT的处理方式

目前研究认为，一旦DRT诊断明确，应立即开始抗栓治疗，或增加原有治疗的强度，尽快促进DRT溶解。使用抗血小板药物治疗的患者，在确诊DRT后应改变治疗方案或增加药物剂量。大多数患者建议恢复口服抗凝药物（华法林或新型口服抗凝药）或皮下注射低分子量肝素，并在3个月后复查TEE以评估DRT是否有所缓解。在少数DRT患者中，氯吡格雷耐药也是一个应考虑的因素。其他$P2Y_{12}$受体抑制剂（替格瑞洛或普拉格雷）或新型口服抗凝药可能是这些患者的一种选择。在欧洲心脏病学会的一项研究中，对于口服抗凝药物治疗绝对禁忌证患者的DRT管理是非常复杂的，包括阿司匹林、氯吡格雷、低分子量肝素、普通肝素、手术或不治疗。尽管缺乏大规模的临床资料，但有病例报道提示新型口服抗凝药也可能在DRT的治疗中发挥作用。最后，对于药物治疗失败、复发性DRT或血栓较大的患者应考虑手术治疗。

八、小结

左心耳封堵术后DRT是一种少见但可能发生的并发症。DRT与卒中或全身性栓塞之间可能存在因果关系。影像学随访包括TEE和心脏增强CT对DRT的检测起重要作用。一旦发现DRT，可能需要延长抗凝药物治疗时间或增加抗凝药物治疗强度。抗血栓药物治疗应持续到封堵装置内皮化程度完全。然而，抗血栓药物治疗的确切方案和持续时间仍需根据个体DRT发生的风险进行定制。尚需要更多的研究来明确在封堵装置完全内皮化之前的抗血栓药物治疗方案及持续时间。

（赵铭哲 王群山）

参 考 文 献

［1］OSTERMAYER S H, REISMAN M, KRAMER P H, et al. Percutaneous left atrial appendage transcatheter occlusion（PLAATO system）to prevent stroke in high-risk patients with non-rheumatic atrial fibrillation: results from the international multi-center feasibility trials [J]. J Am Coll Cardiol, 2005, 46 (1): 9-14.

[2] HOLMES D R Jr, KAR S, PRICE M J, et al. Prospective randomized evaluation of the Watchman Left Atrial Appendage Closure device in patients with atrial fibrillation versus long-term warfarin therapy: the PREVAIL trial [J]. J Am Coll Cardiol, 2014, 64 (1): 1-12.

[3] REDDY V Y, MÖBIUS-WINKLER S, MILLER M A, et al. Left atrial appendage closure with the Watchman device in patients with a contraindication for oral anticoagulation: the ASAP study (ASA Plavix Feasibility Study With Watchman Left Atrial Appendage Closure Technology) [J]. J Am Coll Cardiol, 2013, 61 (25): 2551-2556.

[4] BOERSMA L V, INCE H, KISCHE S, et al. Efficacy and safety of left atrial appendage closure with WATCHMAN in patients with or without contraindication to oral anticoagulation: 1-Year follow-up outcome data of the EWOLUTION trial [J]. Heart Rhythm, 2017, 14 (9): 1302-1308.

[5] BOERSMA L V, INCE H, KISCHE S, et al. Evaluating Real-World Clinical Outcomes in Atrial Fibrillation Patients Receiving the WATCHMAN Left Atrial Appendage Closure Technology: Final 2-Year Outcome Data of the EWOLUTION Trial Focusing on History of Stroke and Hemorrhage [J]. Circ Arrhythm Electrophysiol, 2019, 12 (4): e006841.

[6] FAUCHIER L, CINAUD A, BRIGADEAU F, et al. Device-Related Thrombosis After Percutaneous Left Atrial Appendage Occlusion for Atrial Fibrillation [J]. J Am Coll Cardiol, 2018, 71 (14): 1528-1536.

[7] MAIN M L, FAN D, REDDY V Y, et al. Assessment of Device-Related Thrombus and Associated Clinical Outcomes With the WATCHMAN Left Atrial Appendage Closure Device for Embolic Protection in Patients With Atrial Fibrillation (from the PROTECT-AF Trial) [J]. Am J Cardiol, 2016, 117 (7): 1127-1134.

[8] VILES-GONZALEZ J F, KAR S, DOUGLAS P, et al. The clinical impact of incomplete left atrial appendage closure with the Watchman Device in patients with atrial fibrillation: a PROTECT AF (Percutaneous Closure of the Left Atrial Appendage Versus Warfarin Therapy for Prevention of Stroke in Patients With Atrial Fibrillation) substudy [J]. J Am Coll Cardiol, 2012, 59 (10): 923-929.

[9] WANG Q S, CHEN M, SUN J, et al. Feasibility and perioperative safety of the combined procedure of catheter ablation and watchman left atrial appendage closure [J]. Zhonghua Xin Xue Guan Bing Za Zhi, 2020, 48 (10): 842-847.

[10] MO B F, WAN Y, WANG Q S, et al. Image fusion of integrating fluoroscopy into 3D computed tomography in guidance of left atrial appendage closure [J]. Eur Heart J Cardiovasc Imaging, 2021, 22 (1): 92-101.

22　左心耳封堵术后残余分流的风险评估及处理

左心耳封堵术（left atrial appendage closure，LAAC）已成为预防非瓣膜房颤患者卒中的有效手段，尤其是不适合长期抗凝治疗的房颤患者。因此，实现左心耳的完全封堵达到心房与心耳的完全隔离至关重要，但左心耳解剖形态多变，受限于目前左心耳封堵器型号，少数病例无法实现完全封堵，术后会残存左心耳与心房的连通，LAAC 后左心耳未能完全闭合。理论上，LAAC 术后左心耳不能闭合导致的残余分流会形成血栓，从而导致血栓栓塞。目前有关残余分流与临床预后的关系尚存争议，其评估与处理也存在一定难度，本文就目前 LAAC 术后残余分流的风险评估与处理作一简述。

一、左心耳封堵器残余分流定义与目前认识

1. **左心耳封堵器残余分流定义**　SWISS-APERO 研究对 LAAC 术后残余分流作了详细分类及定义。该研究中，采用了心脏 CT 血管造影（cardiac computed tomography angiography，CCTA）评估 LAAC 术后左心耳闭合情况。LACC 术后左心耳残余分流，分为可视的分流与无可视分流，而可视分流中又分为封堵器周围残余分流，封堵器内分流与混合分流。因为目前使用的封堵器表面都覆有滤膜，血栓不会从滤网中通过，目前认为封堵器内分流一般不会导致血栓栓塞事件。因此，本文所述 LAAC 术后残余分流，主要指的是左心耳封堵术后封堵器周围残余分流（peridevice leak，PDL），PDL 会延迟封堵器内皮化，甚至导致血栓栓塞事件再发。PDL 在 LAAC 术后比较常见，随访时间及使用影像工具不同，检出率也会有所不同，早期的 PROTECT-AF 研究中，1 年时 PDL 发生率为 32%，近期的 Amulet-IDE 研究中 45 天时 PDL 发生率高达 54%。

2. **左心耳封堵器残余分流的临床意义**　LAAC 术后再发的血栓栓塞与 PDL 关系尚无统一结论，多数临床研究都没有深入探讨。早期研究中，不论是 PROTECT-AF（塞式封堵器）研究的亚组分析，还是有关盘式封堵器的研究，都没有发现 PDL 与最终的血栓栓塞事件相关。最近的 Amulet IDE 研究中通过独立的实验室在 LAAC 术后 45 天评估 PDL，3~5mm 的分流在 Amulet 组为 9%，Watchman 组为 22%；超过 5mm 的分流在 Amulet 组为 1%，Watchman 组为 3%，但两组的器械相关血栓（device related thrombosis，DRT）差异无统计学意义（3.3% *vs.* 4.5%），最终的临床事件差异也无统计学意义。最新的 SWISS-APERO 研究中，Amulet 封堵器与 Watchman/FLX 封堵器相比，具有更低的 PDL，但两组临床终点事件（主要为血栓栓塞事件）差异无统计学意义。因此，大部分研究认为 PDL 并不增加 LAAC 术后血栓栓塞的风险。需要注意的是，目前的结论存在一定局限性：①这些研究随访时间较短，缺乏长期随访结果；②LAAC 后血栓栓塞的发生率低；③限于血栓栓塞事件影响较小及随访影像检查的敏感性，LAAC 后患者发生血栓栓塞事件存在漏诊；④PDL 会随

着时间的延长而缩小,甚至消失,另外 PDL 患者会延长抗凝时间,从而减少了血栓栓塞事件发生。

既往研究认为,PDL<5mm 是安全的,一般不会导致临床栓塞事件。但早年神经内科就有研究证实 60% 的心源性栓子一般小于 5mm,随着研究的逐步深入,这一界值被限定为 3mm,但越来越多的证据证实即使 <3mm 的 PDL 也不一定安全。Afzal 等在最新的一项研究表明,有 PDL 的 LAAC 患者短暂性脑缺血发作(transient ischemic attack,TIA)或卒中的发生率明显升高,虽然 ≤3mm 的 PDL 有自行闭合趋势,但发生临床事件的 PDL 绝大多数都是在 3mm 左右。而 Korsholm 等的研究更是表明,不论是 CCTA 还是经食管超声心动图(transesophageal echocardiography,TEE)发现的 PDL,其大小与临床终点事件(卒中、短暂性脑缺血发作、系统性栓塞、全因死亡)无关。因此,需要重新认识 PDL 的大小与 TIA 或卒中的关系,不能单纯以大小来衡量 PDL 的风险。不可忽视的是,PDL 会导致延长抗凝时间,这与高出血风险患者接受 LACC 的初衷是相违背的,需引起我们足够重视。

二、封堵器周围残余漏的管理

1. **PDL 预防**　PDL 的管理中,最重要的是要预防 PDL 发生。我们要理解 PDL 产生的机制,目前指南和临床研究推荐将术前左心耳 CT 三维重建、TEE 多角度测量以及术中优质的左心耳造影三者结合,综合评估左心耳形态、开口内径等,选择合适的封堵器类型及尺寸。Nguyen 等研究压缩率 <10% 是 PDL 的独立预测因子。当 Watchman 封堵器直径比左心耳口部最大直径大 20% 或更多时,PDL 的发生率降低。对于形态偏小的左心耳,建议选用比 Amulet 器械商推荐尺寸更大的封堵器,以达到更好的封堵效果。对于术中 TEE 监测发现 PDL,需调整输送鞘轴向,甚至需重新穿刺房间隔以达到封堵最佳轴向。虽然临床终点事件无差异,但盘式封堵器 PDL 发生率可能会更低,我国黄鹤教授等的研究表明,采用国产 LAMBRE 封堵器的 PDL 在 3 个月和 12 个月随访时为 17% 和 15.7%。而在联合消融的"一站式"术式中,更应注意封堵器尺寸的选择,我国学者研究证实在房颤冷冻消融术后即刻,左心耳的外口会缩小(3.4±4.0)mm。

2. **PDL 随访**　目前认为 LAAC 术后封堵器完全内皮化的时间约为 90 天,在 45 天时封堵器内皮化实现完全封堵,因此目前 LAAC 术后评估 PDL 的时间多在 45 天或 3 个月。随访评估 PDL 的检查手段众多,TEE 一直是 LAAC 术中及术后随访的"金标准",但随访中,TEE 检查准确率依赖于操作医师经验,尤其是测量盘式封堵器分流存在难度。CTTA 越来越广泛地应用于评估 LAAC 术后残余分流。CCTA 可更加清晰地显示左心耳解剖形态,也能更好地显示封堵器的位置形态,同时能帮助我们更好地理解和认识残余分流的机制(图 5-22-1)。CCTA 对于发现 PDL 具有更好的敏感性,在一项研究中,CCTA 发现 PDL 为 52%,而 TEE 检出率为 34.3%。在 SWISS-APERO 研究中,45 天后心脏 CCTA 发现的可视的左心耳残余分流在 Amulet 组与 Watchman/FLX 组分别达到了 67.6% 与 70%。同时,CCTA 具有无创性,接受程度更高,当然 CCTA 可能高估了 LAAC 术后无临床意义的残余分流,这需要进一步研究残余分流类型与其临床意义。

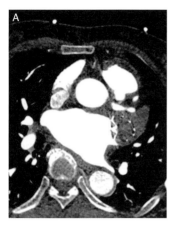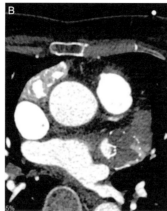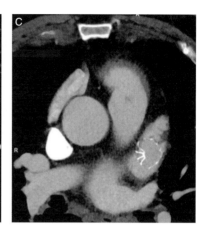

图 5-22-1　LAAC 术后 3 个月心脏 CT 造影下左心耳闭合情况

A. 无残余分流；B. 封堵器周围残余分流；C. 封堵器明显残余分流。

3. PDL 处理　PDL 可随时间逐渐愈合，也可以术后新发，LAAC 后出现 PDL（≥5mm）的患者，如果能够耐受，可延长抗凝时间。

目前已有多篇报道对 PDL 进行再次封堵，使用材料包括弹簧圈、螺栓等。Della Rocca 等首次对 30 例植入 Watchman 封堵器的存在 PDL 患者进行弹簧圈封堵，再封堵时间为 LAAC 术后 4.5 个月，术中 93.3% 的患者实现了有效封堵，但随着时间延长，有效率下降到了 83.3%。Musikantow 等尝试了使用弹簧线圈封堵 PDL，弹簧线圈填塞 Watchman 封堵器和左心耳的空隙是处理左心耳封堵器植入后残余分流的新方法，手术即刻成功率为 95%，LAAC 装置的分流完全消失或显著减少分别达到 61% 和 33%。除了需关注手术安全性外，PDL 封堵后血栓栓塞事件是否下降、成功盘绕后中止抗凝的安全性等问题尚需进一步研究。Della Rocca 等还报道，使用射频能量同样可以有效封闭 PDL。

三、小结

PDL 可能导致 LAAC 术后血栓栓塞风险增加，至少会延长患者抗凝时间，这与出血高风险人群接受 LAAC 术的初衷是相违背的，因此，我们需对 PDL 足够重视，追求"零"PDL 的完美封堵是我们的目标。除了完善的术前评估、精准的术中操作等外，新型封堵器也会带来更好的封堵效果，新型 Watchman FLX 封堵器的 PDL 发生率为 0.7%。自身脑血管硬化狭窄或非左心耳来源的血栓脱落也可能是 LAAC 后缺血性卒中的重要原因，PDL 与血栓栓塞事件关系尚需进一步研究明确。

（张　培　蒋晨阳）

参 考 文 献

[1] GALEA R，DE MARCO F，MENEVEAU N，et al. Amulet or Watchman Device for Percutaneous Left Atrial Appendage Closure：Primary Results of the SWISS-APERO

Randomized Clinical Trial［J］. Circulation, 2022, 145（10）: 724-738.

［2］LAKKIREDDY D, THALER D, ELLIS C R, et al. Amplatzer Amulet Left Atrial Appendage Occluder Versus Watchman Device for Stroke Prophylaxis（Amulet IDE）: A Randomized, Controlled Trial［J］. Circulation, 2021, 144（19）: 1543-1552.

［3］VILES-GONZALEZ J F, KAR S, DOUGLAS P, et al. The clinical impact of incomplete left atrial appendage closure with the Watchman Device in patients with atrial fibrillation: a PROTECT AF（Percutaneous Closure of the Left Atrial Appendage Versus Warfarin Therapy for Prevention of Stroke in Patients With Atrial Fibrillation）substudy［J］. J Am Coll Cardiol, 2012, 59（10）: 923-929.

［4］SAW J, TZIKAS A, SHAKIR S, et al. Incidence and Clinical Impact of Device-Associated Thrombus and Peri-Device Leak Following Left Atrial Appendage Closure With the Amplatzer Cardiac Plug［J］. JACC Cardiovasc Interv, 2017, 10（4）: 391-399.

［5］KORSHOLM K, JENSEN J M, NORGAARD B L, et al. Peridevice Leak Following Amplatzer Left Atrial Appendage Occlusion: Cardiac Computed Tomography Classification and Clinical Outcomes［J］. JACC Cardiovasc Interv, 2021, 14（1）: 83-93.

［6］NGUYEN A, GALLET R, RIANT E, et al. Peridevice Leak After Left Atrial Appendage Closure: Incidence, Risk Factors, and Clinical Impact［J］. Can J Cardiol, 2019, 35（4）: 405-412.

［7］WANG G, KONG B, QIN T, et al. Incidence, risk factors, and clinical impact of peridevice leak following left atrial appendage closure with the LAmbre device-Data from a prospective multicenter clinical study［J］. J Cardiovasc Electrophysiol, 2021, 32（2）: 354-359.

［8］REN Z, JIA P, WANG S, et al. Acute left atrial ridge lesion after cryoballoon ablation: How does this affect left atrial appendage closure combined procedure?［J］. J Cardiovasc Electrophysiol, 2020, 31（11）: 2865-2873.

［9］QAMAR S R, JALAL S, NICOLAOU S, et al. Comparison of cardiac computed tomography angiography and transoesophageal echocardiography for device surveillance after left atrial appendage closure［J］. EuroIntervention, 2019, 15（8）: 663-670.

［10］DELLA ROCCA D G, HORTON R P, DI BIASE L, et al. First Experience of Transcatheter Leak Occlusion With Detachable Coils Following Left Atrial Appendage Closure［J］. JACC Cardiovasc Interv, 2020, 13（3）: 306-319.

［11］MUSIKANTOW D R, SHIVAMURTHY P, CROFT L B, et al. Transcatheter embolic coils to treat peridevice leaks after left atrial appendage closure［J］. Heart Rhythm, 2021, 18（5）: 717-722.

［12］DELLA ROCCA D G, MURTAZA G, DI BIASE L, et al. Radiofrequency Energy Applications Targeting Significant Residual Leaks After Watchman Implantation: A Prospective, Multicenter Experience［J］. JACC Clin Electrophysiol., 2021, 7（12）: 1573-1584.

［13］CRUZ-GONZALEZ I, KORSHOLM K, TREJO-VELASCO B, et al. Procedural and Short-Term Results With the New Watchman FLX Left Atrial Appendage Occlusion Device［J］. JACC Cardiovasc Interv, 2020, 13（23）: 2732-2741.

23　国内共识及国际指南对左心耳封堵预防非瓣膜房颤卒中推荐

目前抗凝治疗是预防左心耳内血栓形成的重要手段。除了长期服用抗凝药物以外,左心耳封堵术(left atrial appendage closure, LAAC)也是预防房颤患者血栓栓塞事件的策略之一。本文就国内共识及国际指南对左心耳封堵术预防非瓣膜性房颤卒中推荐加以叙述。

一、国内共识对左心耳封堵预防非瓣膜房颤卒中推荐

左心耳封堵技术自 2001 年开始临床应用以来已取得了快速发展。随着 PROTECT AF 和 PREVAIL 两个随机对照研究以及多个注册研究中长期随访结果的发布,左心耳封堵术预防非瓣膜性房颤卒中的疗效及安全性已被确认,并且被美国、欧洲等多个国际指南推荐用于非瓣膜性房颤卒中的预防。国内专家结合国内医疗现状共同制定了指南共识:

2018 年中国房颤指南对左心耳封堵的推荐级别为 Ⅱa 类,建议对于 CHA$_2$DS$_2$-VASc 评分≥2 分的非瓣膜性房颤患者,具有下列情况之一(不适合长期规范抗凝治疗,长期规范抗凝治疗的基础上仍发生血栓栓塞事件,HAS-BLED 评分≥3 分),可行经皮左心耳封堵术预防血栓栓塞事件(B 级证据)。

2019 年国内专家推出了中国左心耳封堵预防房颤卒中专家共识,建议:①具有较高卒中风险(CHA$_2$DS$_2$-VASc 评分男性≥2 分,女性≥3 分),对长期服用抗凝药有禁忌证,但能耐受短期(2~4 周)单药抗凝或双联抗血小板药物治疗者;具有较高卒中风险,口服抗凝药期间曾发生致命性或无法/难以止血的出血事件者(如脑出血、脊髓出血,严重胃肠道、呼吸道、泌尿道出血等)(推荐级别:适合)。②具有较高卒中风险,长期口服抗凝治疗存在较高的出血风险(HAS-BLED 评分≥3 分);具有较高卒中风险,且服用抗凝药期间曾发生缺血性卒中或其他系统性血栓栓塞事件;具有较高卒中风险,且存在不能依从/不耐受长期口服抗凝治疗的临床情况(如独居、痴呆、残疾等),但能耐受短期(2~4 周)单药抗凝或双联抗血小板药物治疗者;无论卒中风险评分高低,既往经食管超声心动图或冠状动脉 CTA 检查曾探测到明确的左心耳内血栓形成,但经抗凝治疗后溶解者;具有较高卒中风险,且 HAS-BLED 评分 <3 分,不存在长期抗凝治疗禁忌者,如果抗凝治疗依从性差或不愿长期坚持者,可根据患者意愿考虑左心耳封堵术;左心耳曾进行电隔离消融治疗者,可在导管消融同期或分期行左心耳封堵术(推荐级别:不确定)。③具有较低的卒中风险(CHA$_2$DS$_2$-VASc 评分≤1 分),且既往经食管超声心动图或冠状动脉 CTA 检查未曾探测到明确的左心耳内血栓形成;虽有较高卒中风险,但 HAS-BLED 评分 <3 分,且没有抗凝禁忌,患者也愿意接受并坚持长期口服抗凝药者;在 NVAF 基础上发生严重致残性缺血性卒中,虽经积极康复治疗

5

仍残存严重肢体活动障碍、失语、长期卧床等情形或预期寿命 <1 年,预估临床获益价值不大者,不建议行左心耳封堵术(推荐级别:不适合)。

二、国际指南对左心耳封堵预防非瓣膜房颤卒中推荐

2014 年 AHA/ACC/HRS 房颤管理指南发布时,考虑到当时左心耳封堵手术的并发症发生率高,且缺乏远期安全性和有效性证据,因此指南未作出推荐。随着大量临床证据的涌现(PROTECT AF 和 PREVAIL 等研究),左心耳封堵术预防 NVAF 卒中的疗效及安全性得到确认,美国、欧洲等多个国际指南推荐用于 NVAF 卒中的预防。

2019 年 AHA/ACC/HRS 房颤患者管理指南发布推荐,基于 Watchman 封堵器的一系列临床证据,建议房颤卒中风险增高的患者,如存在长期抗凝禁忌,可以考虑行左心耳封堵术(Ⅱb 类推荐,B-NR 级证据)。指南认为,目前左心耳封堵术的最适合人群和围手术期抗栓均不够明确,有待更多临床研究来揭示。同年 EHRA/EAPCI 发布专家共识声明——基于导管的左心耳封堵术(更新版)。共识指出,非瓣膜性房颤患者(CHA$_2$DS$_2$-VASc 评分男性≥2 分,女性≥3 分)需要预防卒中和血栓栓塞事件的发生。目前,标准疗法是口服抗凝药物(oral anticoagulation,OAC)治疗。左心耳封堵术适合以下 5 种临床情况:①需要长期口服 OAC 治疗的非瓣膜性房颤患者。②有 OAC 禁忌证的患者。③长期口服 OAC 治疗出血风险升高的患者。④依从性差的患者(不愿意或无法服用 OAC)。⑤特殊人群:OAC 效果不佳(OAC 治疗过程中出现卒中);导管消融治疗后电隔离左心耳;房颤消融与左心耳封堵术联合应用;左心耳封堵术用于“超早期”卒中预防。

2020 年 ESC 房颤指南结合已发布的临床证据指出,仅有 Watchman 左心耳封堵器进行了与维生素 K 拮抗剂(vitamin K antagonist,VKA)相对照的随机研究(PROTECT AF 和 PREVAIL 研究),研究发现在中高危卒中风险的房颤患者中,左心耳封堵术不劣于 VKA 预防卒中治疗,在较长的随访期内,左心耳封堵术术后出血风险更低。左心耳封堵术也可以降低 OAC 禁忌证患者的卒中风险。尽管研究报道左心耳封堵术植入成功率高约 98%,30 天时可接受的手术相关并发症发生率为 4%。然而,手术过程可能会导致严重并发症和左心耳封堵器械相关血栓形成可能。值得注意的是,左心耳封堵术作为降低房颤相关卒中风险的策略的局限性在于将 AF 作为卒中风险的标志。此外,左心耳封堵术术后停用 OAC 可能导致对心房心肌病相关卒中的预防不足。基于上述原因,2020 年 ESC 指南并未升高左心耳封堵术的推荐级别,指南推荐:对于房颤患者和长期抗凝治疗(如无可逆原因的颅内出血)存在禁忌证,可考虑采用左心耳封堵术预防卒中(Ⅱb 类推荐,B 级证据)。

三、小结

左心耳封堵术是预防非瓣膜性房颤卒中的重要手段,是对非瓣膜性房颤 OAC 治疗的重要补充。多项临床证据显示左心耳封堵术不劣于 VKA 的抗凝治疗,且远期出血风险更低,尽管如此,由于手术操作及术后器械血栓等并发症的存在,国外指南对左心耳封堵术的推荐较为保守,目前的推荐级别仍为Ⅱb 类,证据级别为 B。随着左心耳封堵术在世界范围内的不断实践,不断优化患者选择、器械研发、操作技巧及并发症的防治,更多临床研究的

开展,以及更多临床证据的涌现,相信在不久的将来左心耳封堵术在预防非瓣膜房颤卒中的地位会不断提高。

（周达新）

参 考 文 献

[1] 黄从新,张澍,黄德嘉.心房颤动:目前的认识和治疗的建议-2018[J].中国心脏起搏与心电生理杂志,2018,32(4):54.

[2] 中华医学会心血管病学分会,中华心血管病杂志编辑委员会.中国左心耳封堵预防心房颤动卒中专家共识(2019)[J].中华心血管病杂志,2019,47(12):937-955.

[3] 周达新,张晓春,付华.中国经导管左心耳封堵术临床路径专家共识[J].中国介入心脏病学杂志,2019,27(12):661-672.

[4] JANUARY C T, WANN L S, ALPERT J S, et al. 2014 AHA/ACC/HRS guideline for the management of patients with atrial fibrillation: a report of the American College of Cardiology/American Heart Association Task Force on Practice Guidelines and the Heart Rhythm Society [J]. Circulation, 2014, 130: e199-e267.

[5] JANUARY C T, WANN L S, CALKINS H, et al. 2019 AHA/ACC/HRS Focused Update of the 2014 AHA/ACC/HRS Guideline for the Management of Patients With Atrial Fibrillation [J]. J Am Coll Cardiol, 2019, 74(1): 104-132.

[6] GLIKSON M, WOLFF R, HINDRICKS G, et al. EHRA/EAPCI expert consensus statement on catheter-based left atrial appendage occlusion-an update [J]. Europace, 2020, 22(2): 184.

[7] HINDRICKS G, POTPARA T, DAGRES N, et al. 2020 ESC Guidelines for the diagnosis and management of atrial fibrillation developed in collaboration with the European Association of Cardio-Thoracic Surgery (EACTS): The Task Force for the diagnosis and management of atrial fibrillation of the European Society of Cardiology (ESC) Developed with the special contribution of the European Heart Rhythm Association (EHRA) of the ESC [J]. Eur Heart J, 2021, 42(5): 373-498.

[8] BOERSMA L V, SCHMIDT B, BETTS T R, et al. Implant success and safety of left atrial appendageclosure with the WATCHMAN device: peri-procedural outcomes from the EWOLUTION registry [J]. Eur Heart J, 2016, 37: 2465-2474.

[9] SAW J, FAHMY P, AZZALINI L, et al. Early Canadian Multicenter Experience With WATCHMAN for Percutaneous Left Atrial Appendage Closure [J]. J Cardiovasc Electrophysiol, 2017, 28(4): 396-401.

[10] REDDY V Y, DOSHI S K, KAR S, et al. 5-Year outcomes after left atrial appendage closure: from the PREVAIL and PROTECT AF trials [J]. J Am Coll Cardiol, 2017, 70(24): 2964-2975.

5

24　左心耳封堵术后的抗凝方案选择及长期管理

一、左心耳封堵与器械相关血栓

左心耳封堵术（left atrial appendage occlusion，LAAO）是存在口服抗凝药物（oral anticoagulant，OAC）禁忌证或高出血风险的非瓣膜性房颤患者预防卒中事件口服抗凝药的有效替代措施。目前获批上市的心耳封堵器多由镍钛合金骨架覆以聚对苯二甲酸乙二酯或者聚四氟乙烯膜组成，主要有塞式（如 Watchman）和盖式（如 ACP、Amulet、LAmbre）两种不同形态。通过覆盖左心耳开口处，阻断左心耳与左心房间的血流，达到预防左心耳内血栓形成和脱落的目的。作为异物，在封堵器植入初期，器械内皮化之前，LAAO 有可能促进血栓形成。置入后残余分流较大，也会增加血栓形成机会。这类器械相关血栓（device-related thrombus，DRT）发生率因不同研究、不同器械、不同术后抗栓策略、不同随访时间及检查措施而有所差别，本篇"21 左心耳封堵装置相关表面血栓的认识新进展"已介绍。

早期多项研究显示 DRT 发生时间中位数在术后 1.5 个月，绝大部分发生在术后 1 年内，但时常有术后 1 年以上甚至 3 年出现 DRT 的报道。结合 PROTECT-AF 研究及 EWOLUTION 研究中随着随访时间延长，DRT 发生率也有进一步上升的情况，虽然早期动物实验发现，封堵器置入后大约 3 个月时间即可达到内皮化，临床真实世界中接受 LAAO 的患者封堵器内皮化的时间窗尚难以确定。这也导致 LAAO 术后抗栓治疗尚缺乏一致方案。

二、LAAO 术后不同抗栓方案与 DRT 发生

不同研究和中心，LAAO 术后抗栓治疗方案差异较大。涉及 Watchman 封堵器的随机对照研究，入选患者出血风险较低，最常使用的抗栓方案为：术后 45 天采用华法林（INR 2~3）联合阿司匹林（81mg/d），其后改为阿司匹林（81~325mg/d）联合氯吡格雷（75mg/d）的双联抗血小板治疗（dual antiplatelet therapy，DAPT）至术后半年，后续单用阿司匹林。抗栓方案调整前均行 TEE 检查，如果存在 DRT 或者残余分流 >5%，则继续华法林抗凝，直至血栓消失或心耳封堵达标。对于出血高危或 OAC 不耐受患者 LAAO 术后抗栓策略，ASAP 研究进行了探索。150 例接受 Watchman 封堵器患者，予以 DAPT 抗栓 6 个月后单一抗血小板治疗（single antiplatelet therapy，SAPT），随访 1 年余，DRT 发生率为 4%，卒中及栓塞（stroke or systemic embolism，SSE）事件无明显增加，初步显示了高危 LAAO 术后患者 DAPT 抗栓治疗的有效性及安全性。EWOLUTION 注册研究纳入患者更为广泛，其中 1/3 有过主要出血病史，2/3 不适合长期抗凝治疗，所以术后抗栓方案差异较大。接受抗凝治疗者仅占 27%，其中华法林占 16%，直接口服抗凝药物（direct oral anticoagulant，DOAC）占 11%，抗血小板治疗（antiplatelet therapy，APT）占 67%，其中 DAPT 占 60%，

SAPT 占 7%。另有 6% 的患者未行抗栓治疗。抗栓疗程也差异较大，约 25% 的患者 DAPT 时间不足 3 个月。近 1 年的随访显示，DRT 发生率为 3.7%，不同抗栓方案 DRT 及其他不良事件发生率无显著差异，但总体主要出血风险和有类似出血风险评分并使用华法林者相比，降低了 48%，提示 LAAO 术后个体化抗栓是可行和必要的。对 PROTECT-AF、PREVAIL、CAP、CAP2、ASAP 及 EWOLUTION 等研究进行倾向匹配分析发现，虽然接受单纯 APT 治疗患者 DRT 发生率略高（3.1% *vs.* 1.4%），抗凝治疗者早期出血率略高，但随访半年二者 SSE 事件及主要出血事件无明显差别。对于 OAC 相对禁忌的置入 ACP 患者，术后采用 SAPT 或 DAPT 抗栓，DRT 发生率与 ASAP 研究相似。接受 Amulet 封堵器置入的患者仅有 20%~30% 服用 OAC，多数为 APT，DRT 发生率仅为 1.7%。83 项观察性研究 12 326 例患者荟萃分析显示，封堵术后 APT 抗栓与 OAC 抗栓 DRT 发生率相似，分别为 3.0% 和 2.0%，两者净获益也无显著差别。但 Watchman 封堵器亚组显示，APT 治疗 DRT 发生率比 OAC 治疗高 93%。Amulet IDE 为 Watchman 和 Amulet 两种封堵器的头对头随机对照研究，术后早期 82% 的前者及 20% 的后者服用 OAC，其余患者多为单纯 APT，两者 DRT 发生率无明显差别（4.5% *vs.* 3.3%）。单用 APT 方案可否进一步优化也值得探讨。意大利学者以 610 例 LAAO 患者为对象（约 2/3 为 ACP/Amulet，1/3 为 Watchman），对比平均 3.6 个月 DAPT 后 SAPT 与起始 SAPT（95% 为小剂量阿司匹林）的非随机研究显示，两种方案 DRT 发生率分别为 0.9% 和 0.7%，临床净获益相似，但 SAPT 组出血风险明显减少。还有学者对 6 周 DAPT 后 SAPT 方案进行观察，发现 DRT 发生率仅为 2.3%，提示高龄、出血高危患者可以进一步缩短 DAPT 时间。

近年来，DOAC 因其使用方便且安全，逐渐成为 LAAO 术后抗栓新选择。欧洲多中心研究发现，相比 DAPT 治疗，接受 NOAC 治疗患者 DRT 发生率更低（0 *vs.* 2.6%），但差异不显著。国内学者研究显示，NOAC 取代华法林用于 LAAO 术后血栓预防，疗效可靠，但总体出血风险更低，DRT 发生率无明显差异。减量 NOAC 策略是否适合 LAAO 术后抗栓管理，有学者对此进行了探讨。美国学者以置入 Watchman 封堵器的患者为对象，对比观察标准抗栓策略与小剂量 OAC 策略（小剂量 OAC 联合阿司匹林治疗 45 天后单用小剂量 OAC 维持治疗）的总体效果，平均随访 14 个月，发现 DRT 发生率后者更低，但出血发生率升高，总体净获益小剂量维持抗凝组更佳。555 例 Watchman 封堵器置入后患者，一组使用全量 NOAC 联合阿司匹林 45 天后单纯 APT，另一组术后 45 天采用半量 NOAC 联合阿司匹林，其后持续单独服用半量 NOAC，随访 13 个月后发现，足剂量 NOAC 组 12 例（2.1%）发生 DRT，半量 NOAC 组无一例 DRT 发生，半量 NOAC 组在总缺血事件、出血风险及净获益方面均明显优于足量 NOAC 组。此外发现，APT 期间非主要出血发生率高于半量 NOAC。LAmbre 封堵器术后多采用 3 个月 DAPT 后 SAPT 策略或者借鉴标准 Watchman 封堵器术后抗栓方案。

三、DRT 与房颤患者 SSE 事件及治疗

DRT 与不良事件的关系结论不一。EWOLUTION 研究及 ACP 封堵器的观察性研究显示，DRT 患者 SSE 事件发生率与非 DRT 患者无明显差别。但更多研究表明，CRT 增加不良事件发生。几项随机对照研究综合分析表明，存在 DRT 患者 SSE 事件发生率约每年 7.5%，是无 DRT 患者的 3.2 倍。SSE 事件中的 47.4% 和 63.2% 发生在 DRT 出现后 1 个月内和 6 个月内。

但值得注意的是,多数 DRT 患者(73.8%)没有发生 SSE 事件,同时多数(86.6%)SSE 患者未曾出现 DRT。是否存在 DRT,对患者的心血管死亡及全因死亡也无明显影响。Amulet 封堵器患者的观察性研究及大规模荟萃分析均显示,DRT 患者缺血事件增加 4 倍。对于 DRT 治疗流程,目前尚无共识。早期多选择低分子量肝素或华法林抗凝,95% 的患者平均治疗 45 天后血栓消失,其中低分子量肝素平均治疗 14 天,华法林平均治疗 90 天。也有研究发现,华法林、NOAC、肝素及 DAPT 均有较高血栓溶解率。但有研究对有过大出血病史、在 LAAO 术后 SAPT 基础上发生 DRT 的患者,使用低剂量阿哌沙班抗凝治疗后 DRT 消失,其中 1 例血栓溶解后改为 SAPT 治疗期间再发 DRT,重复使用半量阿哌沙班方案后血栓再次消失。

四、LAAO 术后电转复患者的抗栓选择

研究表明,严谨抗凝基础上房颤电转复后 1 个月内 SSE 事件发生率为 0.3%~1%,若没有抗凝支持,事件发生率将翻倍增加。关于接受 LAAO 术房颤患者电转复前后抗凝治疗方案的选择,目前指南尚无明确推荐。有研究对 148 例 LAAO 术后电转复的患者进行了观察,其中近 1/4 为术后 6 周内,1/2 为术后 6 周至 1 年内。转复前经过 TEE 检查证实封堵器位置良好、没有血栓存在并且残余分流 <5mm,34% 在服用 OAC,30% 在接受 APT 治疗,其余患者没有服用抗栓药物。直接进行电转复没有增加不良事件。转复后抗凝与否血栓并发症亦相似。另有研究发现,电转复后个别患者出现封堵器移位及 DRT,但由于转复前未完善 TEE 检查,事件发生的准确时间点无法确定。所以,转复前 TEE 检查,尤其是对于血栓风险更高的人群如伴有心力衰竭、左心房显著扩大、既往左心耳血栓史、既往卒中史、既往 DRT 史者,更为重要。

五、LAAO 术后抗栓方案推荐

LAAO 术后抗栓方案尚无明确指南推荐。主要与不同国家和组织对 LAAO 推荐级别不同、患者基础状况差异大、临床研究与真实世界情况明显有别等因素有关。有关 Watchman 封堵器的随机对照研究多纳入适合长期抗凝的患者,OAC 往往是术后抗栓的基本药物。ACP/Amulet 封堵器研究多为临床注册,抗栓方案以 APT 为主。对于 OAC 禁忌或不能耐受 OAC 的患者、抗栓出血极高危的患者,APT 为 LAAO 术后基本选择,用药疗程需根据患者总体状况个体化决定。

欧洲心律学会(EHRA)/欧洲心血管介入学会(EAPCI)经皮左心耳封堵专家建议推荐:适合长期抗凝治疗的置入 Watchman 封堵器的患者,术后 45 天采用华法林(INR 2~3)联合阿司匹林(81mg/d)的抗栓方案,其后改为阿司匹林(81~325mg/d)联合氯吡格雷(75mg/d)至术后半年,后续单用阿司匹林(325mg/d)。可以 NOAC 取代华法林。盖式封堵器置入患者及 OAC 禁忌或不耐受患者,先予 DAPT 治疗 1~6 个月,然后长期 SAPT,建议服用阿司匹林。出血极高危的患者,术后可考虑 SAPT,抗栓疗程也可根据病情缩短,但最短不低于 2~4 周。抗栓方案转化或停用前行 TEE 或 CT 检查,除外 DRT 及明显残余漏情况。2019 年中国房颤患者左心耳封堵专家共识更具体,建议结合患者肾小球滤过率(GFR)及 HAS-BLED 评分选择术后抗栓方案。若患者 GFR≥30ml/min 且 HAS-BLED 评分 <3 分,LAAO 术后采用 NOAC 或

华法林联合氯吡格雷或阿司匹林治疗 3 个月,3 个月时复查 TEE 除外 DRT 和 >5mm 的残余分流,改用 DAPT 治疗 3 个月。如果患者 GFR≥30ml/min 且 HAS-BLED 评分≥3 分,术后单独使用常规剂量的 NOAC 或华法林治疗 3 个月,复查 TEE 排除 DRT 和 >5mm 的残余分流,改用 DAPT 继续治疗 3 个月。术后 6 个月时复查 TEE,如排除 DRT 和 >5mm 的残余分流,予阿司匹林长期维持治疗。如果患者 GFR<30ml/min 且 HAS-BLED 评分 <3 分,LAAO 术后使用华法林联合阿司匹林抗凝 3 个月,复查 TEE 达标后改用 DAPT 继续治疗 3 个月。若患者 GFR<30ml/min 且 HAS-BLED 评分≥3 分,建议在严密监测基础上单用华法林抗凝 3 个月,复查 TEE 达标后改用 DAPT 继续治疗 3 个月;或者 LAAO 术后直接使用 DAPT 治疗 6 个月。6 个月时复查 TEE,达标后改为阿司匹林长期维持治疗。

　　一旦诊断 DRT,需要强化抗栓。无 OAC 禁忌及不耐受者,建议给予华法林或 NOAC 联合 SAPT,出血风险较高者可单予 OAC,OAC 禁忌或不耐受时可考虑 DAPT 治疗。治疗 2~3 个月后复查 TEE,直至血栓消失后降级调整抗栓方案。低分子量肝素抗凝 2~4 周,可能有助于加快血栓溶解的速度。

(宋尚明)

参 考 文 献

[1] MAIN M L, FAN D L, REDDY V Y, et al. Assessment of Device-Related Thrombus and Associated Clinical Outcomes With the WATCHMAN Left Atrial Appendage Closure Device for Embolic Protection in Patients With Atrial Fibrillation (from the PROTECT-AF Trial) [J]. Am J Cardiol, 2016, 117 (7): 1127-1134.

[2] DUKKIPATI S R, KAR S, HOLMES D R, et al. Device-Related Thrombus After Left Atrial Appendage Closure: Incidence, Predictors, and Outcomes [J]. Circulation, 2018, 138 (9): 874-885.

[3] SIMARD T, JUNG R G, LEHENBAUER K, et al. Predictors of Device-Related Thrombus Following Percutaneous Left Atrial Appendage Occlusion [J]. J Am Coll Cardiol, 2021, 78 (4): 297-313.

[4] SAW J, TZIKAS A, SHAKIR S, et al. Incidence and clinical impact of device-associated thrombus and peri-device leak following left atrial appendage closure with the Amplatzer Cardiac Plug [J]. JACC Cardiovasc Interv, 2017, 10 (4): 391-399.

[5] AMINIAN A, SCHMIDT B, MAZZONE P, et al. Incidence, Characterization, and Clinical Impact of Device-Related Thrombus Following Left Atrial Appendage Occlusion in the Prospective Global AMPLATZER Amulet Observational Study [J]. JACC Cardiovasc Interv, 2019, 12 (11): 1003-1014.

[6] FREIXA X, CEPAS-GUILLEN P, FLORES-UMANZOR E, et al. Pulmonary ridge coverage and device-related thrombosis after left atrial appendage occlusion [J]. EuroIntervention, 2021, 16 (15): e1288-e1294.

[7] ALKHOULI M, BUSU T, SHAH K, et al. Incidence and Clinical Impact of Device-Related Thrombus Following Percutaneous Left Atrial Appendage Occlusion: A Meta-Analysis [J].

5

JACC Clin Electrophysiol, 2018, 4 (12): 1629-1637.

[8] LAKKIREDDY D, THALER D, ELLIS C R, et al. Amplatzer Amulet Left Atrial Appendage Occluder Versus WATCHMAN Device for Stroke Prophylaxis (Amulet IDE): A Randomized, Controlled Trial [J]. Circulation, 2021, 144 (19): 1543-1552.

[9] HUANG H, LIU Y, XU Y, et al. Percutaneous left atrial appendage closure with the LAmbre device for stroke prevention in atrial fibrillation: a prospective, Multicenter clinical study [J]. JACC Cardiovasc Interv, 2017, 10 (21): 2188-2194.

[10] ALI M, RIGOPOULOS A G, MAMMADOV M, et al. Systematic review on left atrial appendage closure with the LAmbre device in patients with non-valvular atrial fibrillation [J]. BMC Cardiovasc Disord, 2020, 20 (1): 78.

[11] LEMPEREUR M, AMINIAN A, FREIXA X, et al. Device-Associated Thrombus Formation after Left Atrial Appendage Occlusion: A Systematic Review of Events Reported with the WATCHMAN, the Amplatzer Cardiac Plug and the Amulet [J]. Catheter Cardiovasc Interv, 2017, 90 (5): E111-E121.

[12] REDDY V Y, MOBIUS-WINKLER S, MILLER M A, et al. Left atrial appendage closure with the WATCHMAN device in patients with a contraindication for oral anticoagulation: the ASAP study (ASA Plavix Feasibility Study With WATCHMAN Left Atrial Appendage Closure Technology) [J]. J Am Coll Cardiol, 2013, 61 (25): 2551-2556.

[13] BOERSMA L V, INCE H, KISCHE S, et al. Efficacy and safety of left atrial appendage closure with WATCHMAN in patients with or without contraindication to oral anticoagulation: 1-Year follow-up outcome data of the EWOLUTION trial [J]. Heart Rhythm, 2017, 14 (9): 1302-1308.

[14] SØNDERGAARD L, WONG Y H, REDDY V Y, et al. Propensity-Matched Comparison of Oral Anticoagulation Versus Antiplatelet Therapy After Left Atrial Appendage Closure With WATCHMAN [J]. JACC Cardiovasc Interv, 2019, 12 (11): 1055-1063.

[15] OSMAN M, BUSU T, OSMAN K, et al. Short-Term Antiplatelet Versus Anticoagulant Therapy After Left Atrial Appendage Occlusion: A Systematic Review and Meta-Analysis [J]. JACC Clin Electrophysiol, 2020, 6 (5): 494-506.

[16] PATTI G, STICCHI A, VEROLINO G, et al. Safety and Efficacy of Single Versus Dual Antiplatelet Therapy After Left Atrial Appendage Occlusion [J]. Am J Cardiol, 2020, 134: 83-90.

[17] WEISE F K, BORDIGNON S, PERROTTA L, et al. Short-term dual antiplatelet therapy after interventional left atrial appendage closure with different devices [J]. EuroIntervention, 2018, 13 (18): e2138-e2146.

[18] FAROUX L, CRUZ-GONZÁLEZ I, ARZAMENDI D, et al. Short-term direct oral anticoagulation or dual antiplatelet therapy following left atrial appendage closure in patients with relative contraindications to chronic anticoagulation therapy [J]. Int J Cardiol, 2021, 333: 77-82.

[19] CHEN Y, ZHANG Y, QU L, et al. Short-term non-vitamin K antagonist oral anticoagulants vs. warfarin in preventing device-related thrombosis after left atrial appendage closure [J]. J

Thromb Thrombolysis, 2021, 52（3）: 872-879.

[20] CHEN S, CHUN K R J, LING Z, et al. Comparison of Left Atrial Appendage Occlusion versus Non-Vitamin-K Antagonist Oral Anticoagulation in High-Risk Atrial Fibrillation: An Update[J]. J Cardiovasc Dev Dis, 2021, 8（6）: 69.

25　心腔内超声指导下的
左心耳封堵术

一、心腔内超声在左心耳封堵术中的发展及应用

心腔内超声问世以来已有 30 多年历史, 2007 年首次应用于 LAAC, 2015 年首次在我国使用, 目前该技术已经在结构性心脏病、房颤等领域蓬勃发展。ICE 为相控阵式系统, 该系统导管直径多为 8~10Fr, 长 90~110cm, 探头为 64 位相控阵微型超声换能器置于导管头端, 换能器频率范围为 5.5~10MHz, 临床诊断最常用的超声频率为 2~15MHz。ICE 的成像与常规超声心动图相同, 包括 M 型、二维、彩色多普勒、频谱多普勒和组织多普勒超声, 新一代 ICE 也可以进行三维成像。虽然与经食管超声心动图（TEE）相比, 两者在操作时间、人员需求、费用等方面存在不同（表 5-25-1）, 但是 ICE 成像为扇形与 TEE 图像相似,

表 5-25-1　TEE 和 ICE 的区别

	TEE	ICE
是否侵入性	半侵入性	侵入性
麻醉要求	全身麻醉	适当镇静
人员需求	专业的超声医师	术者可独立完成
操作时间	耗时较长	耗时较短
导管影像集成	需要额外的设备	通常在设备内集成
影像学优点	高分辨力成像, 双平面成像建立了 3D-TEE 的增量值	高分辨力成像在某些结构（如肺动脉瓣、肺静脉、心耳嵴部）成像方面可能具有的优势
影像学不足	主动脉瓣和肺脉瓣的多普勒能力有限	有限的远场成像有限的三维能力缺乏双平面成像
并发症	<0.5%	1%~2%
费用	较低	较高
应用范围	可用于大多数结构性心脏病围手术期	可用于 LAAC、TAVR、房间隔缺损封堵术围手术期, 其他结构性心脏病使用经验有限
其他限制		术者学习曲线

注: TAVR, 经导管主动脉瓣置换术。

且 ICE 组织穿透力强,探及深度范围为 1~20cm,可以提供高分辨力的二维影像。不同厂家所研发的 ICE 操作系统可能会有配置的差异,但基础成像结构保持一致。

LAAC 术中需要实时监测封堵器在 LAA 内的位置、有无残余分流等情况,既往围手术期影像学以使用 TEE 进行持续监测作为"金标准"。但是随着 LAAC 在世界范围内的开展,一些不能耐受全身麻醉手术的患者,以及存在食管疾病(狭窄、肿瘤、硬皮病、憩室、MW 撕裂)、活动性/最近上消化道出血史、食管切除术后、严重颈椎关节炎/寰枢关节疾病、症状性裂孔疝、食管炎/消化性溃疡疾病、慢性吞咽困难、胸腹动脉瘤等 TEE 使用禁忌证的患者,术中影像学监测成为困难。因此,需要找到一种安全、可靠的影像学技术来替代 TEE。

Frangieh 等学者研究指出,在 76 例接受 LAAC 患者中,32 例术中使用 ICE,44 例使用 TEE,两组的植入成功率均为 100%,且所有患者均未发生器械栓塞、无明显残余分流、无心脏压塞、无卒中等不良事件,两者有效性及安全性无显著性差异。意大利多中心注册研究中指出,604 名接受 LAAC 治疗的患者,其中 187 名患者使用 ICE,而 417 名使用 TEE 进行影像指导。术中封堵器是否成功释放,以及心脏压塞、卒中、全身性栓塞伴终末器官损伤、大出血、器械栓塞、总体死亡和心血管死亡等主要次要终点的差异均无显著统计学意义。同时文中指出,在经过一段学习曲线后,ICE 可以成为继 TEE 之后的第 2 种有效的术中影像学监测手段。Hemam 等研究指出,ICE 引导下行 LAAC 治疗安全、可行,其经济成本与 TEE 相当,且避免了全身麻醉,在有经验的中心可缩短手术时间。近期 Akella 等学者共筛选了 42 项相关研究进行荟萃分析,结果纳入了 8 项比较 LAAC 术中 TEE 和 ICE 的观察性研究,进行统计学分析后显示,包括手术成功率、主要并发症、透视时间和手术时间两组之间相似,无显著性差异。虽然 TEE 是 LAAC 围手术期成像的"金标准",但 ICE 是一种可行且安全的替代方案,可减少全身麻醉暴露、需要超声科医师合作及相关潜在的食管损伤等风险。

因此,通过上述研究证实 ICE 在 LAAC 中的安全性及有效性与 TEE 相当,其可以减少食管损伤、避免全身麻醉、减少放射线暴露,在一些有经验的中心可以缩短手术时间,避免相关并发症的出现。目前可作为接受 LAAC 治疗但不能耐受 TEE 患者的替代方法,可以在围手术期对患者的 LAA 及心包情况进行全程影像监测。

二、ICE 在 LAAC 术中的操作流程

起初,对 LAA 进行术中影像监测时,ICE 通常置于右心房(RA)、右室流出道肺动脉处、冠状窦(CS)内,但常规 ICE 的有效探测深度为 15cm 左右,ICE 探头位于 RA 时与 LAA 有一定的距离。故而这些部位的扇面影像不足以有效地评价 LAA 血栓,心耳形态、开口,封堵装置位置、有无残余分流以及封堵器与左上肺静脉(LSPV)嵴部、左回旋支和二尖瓣之间的关系等;同时肺动脉瓣上及 CS 内操作存在一定的技术挑战,操作不当易出现心脏压塞等并发症,因此目前不推荐 ICE 在 RA 进行 LAAC 围手术期监测。多项研究指出将 ICE 送至 LA,在 LA 内进行操作获得的 LAA 及心腔内影像与 TEE 相比非常相似,尤其对 LSPV 以及 LSPV 和 LAA 开口之间嵴部关系的影像比 TEE 下更加良好,可以安全地指导猪尾导管、输送鞘以及封堵装置在 LAA 内操作。

（一）第一步：ICE 进入右心房进行左心房建模

连接三维标测系统后，进行左/右侧股静脉穿刺并置入 11Fr 血管鞘，将 ICE 导管沿下腔静脉送入右心房中部，以足头位对心脏进行表盘分割，记录不同扇面下的心脏结构。通过旋转导管在 1 点钟方向看到 RA、三尖瓣（TV）、右心室（RV），该层面被称为 "home view"（图 5-25-1A），在该层面下顺转 ICE 导管至 2 点钟方向可记录到主动脉及右室流出道结构（图 5-25-1B）。继续顺转可以看到 LA 和房间隔，当房间隔上部显示不清时在无阻力情况下向前推送 ICE 以显示完整房间隔及卵圆窝（FO）。沿此层面顺转导管至 3 点钟方向可以记录到 LA 体部、部分 LAA、CS、二尖瓣及部分左心室（LV）（图 5-25-1C），顺转导管至 4 点钟方向可以记录到左侧上下肺静脉——即 "兔耳征"（图 5-25-1D）。顺转导管至 6 点钟方向可以记录到 LA 后壁（图 5-25-1E），到达 7 点钟方向可记录到右肺静脉（RPV）——即 "3字征"（图 5-25-1F）。在 ICE 每个扇面影像学记录同时可勾勒出三维超声的解剖建模（三尖瓣、LA 及 LAA），指导后续 ICE 在 LA 内操作。完成建模后将 ICE 归至 "home view"，打弯跨三尖瓣进入 RV 后向心尖推送导管并松弯到达室上嵴，顺转导管记录二尖瓣 - 左心室长轴切面观察术前心包情况。示意图和实际病例中 ICE 在不同扇面下记录到的结构以图片形式进行展示（图 5-25-2）。

操作难点：受下腔静脉与 RA 成角、心脏转位等影响，ICE 导管进入 RA 后并非呈垂直状，导致部分患者由于超声头端距离房间隔过近而导致间隔显示不清，这时候需结合 P 弯调节将 ICE 头端远离房间隔方可获得较好的影像。同时因上述原因导致扇面在相应位置无法记录到对应的解剖结构，需要微调扇面以充分显示相关结构。

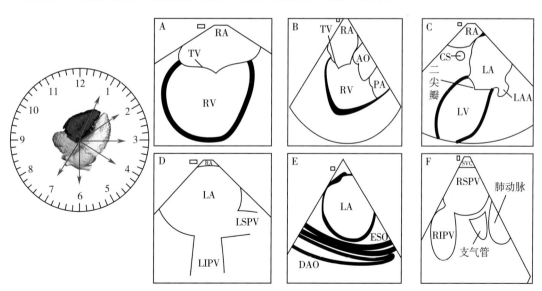

图 5-25-1 以足头位在右心房内对左心房进行扇面扫描，在不同扇面下记录相应左心房结构

RA，右心房；TV，三尖瓣；RV，右心室；AO，主动脉；PA，肺动脉；CS，冠状窦；LA，左心房；LV，左心室；LAA，左心耳；LSPV，左上肺静脉；LIPV，左下肺静脉；ESO，食管；DAO，降主动脉；SVC，上腔静脉；RSPV，右上肺静脉；RIPV，右下肺静脉。

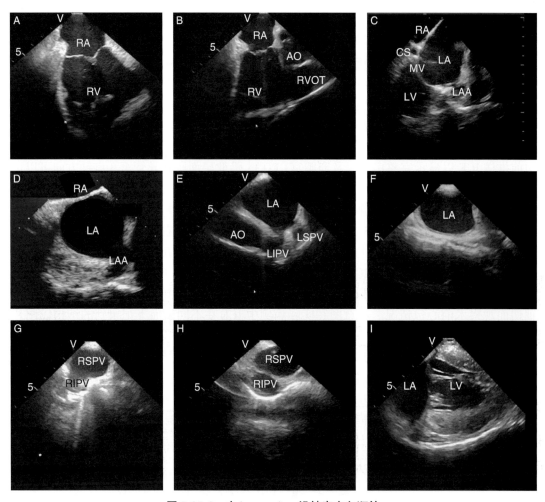

图 5-25-2　由 home view 沿钟表方向顺转

A. 右心房 home-view 扇面,对应图 5-25-1A;B. 显示 ROVT,对应图 5-25-1B;C. 对应图 5-25-1C;D. 充分展开 FO,展示 LA 面的 LAA;E. 对应图 5-25-1D;F. 对应图 5-25-1E,展示了左心房体部及左心房后壁;G. 对应图 5-25-1F;H. 右侧上下肺静脉从前庭分开,记录到单独的管腔结构;I. 术前进行心包情况记录。

RA,右心房;RV,右心室;AO,主动脉;RVOT,右室流出道;CS,冠状窦;LA,左心房;LV,左心室;MV,二尖瓣;LAA,左心耳;LSPV,左上肺静脉;LIPV,左下肺静脉;RSPV,右上肺静脉;RIPV,右下肺静脉。

（二）第二步：ICE 指导下房间隔穿刺和 LAA 造影

ICE 指导 LAAC 治疗中可采用单次房间隔穿刺方法,ICE 以及封堵器输送鞘管均由同一穿刺点进入左心房。但 LAAC 操作过程中,两个导管由一个房间隔穿刺孔进入 LA 会影响后续操作;LAAC 时房间隔穿刺位置偏低有利于封堵器输送鞘与 LAA 同轴,但 ICE 作为术中实时监测手段,若由于穿刺位点过低可导致部分扇面操作困难,对于开口较高或者存在较高分叶的心耳可能显影不清。所以目前多采用房间隔两针穿刺法,分别进入 ICE 及封堵器外鞘。在常规 FO 中部进行第一次穿刺。但是卵圆窝的大小、厚度、解剖及心脏转位等都具有个体差异性,因此 ICE 指导房间隔最佳穿刺位置优于放射线下穿刺。此时将 ICE 旋转至可见 LPV 层面或偏心耳侧,调整穿刺针高低,找到穿刺房间隔理想的位置,回撤鞘管至穿刺针"跳跃"至 FO,针尖顶住 FO 出现帐篷征后向前推送穿刺针,针尖进入左心房后造影明确并送入房间隔穿刺鞘(图 5-25-3),保留导丝至 LPV 并充分扩张房间隔。此时调整 ICE 扇面对准包含鞘管的房间隔面,对该穿刺点在左心房三维重建模型上进行标记,同时可以保留导丝以便于 ICE 导管沿三维标记或 X 线下沿导丝位置进入 LA,在不同扇面下测量 LAA 开口及深度。后于房间隔偏低位置进行第二次房间隔穿刺,重复上述房间隔穿刺步骤,沿此穿刺点送入封堵器输送鞘管及猪尾导管至 LAA。调整 C- 臂于右前斜位 30° + 足位 20° 位置(或者调整至左心耳最佳展开位置)进行 LAA 造影,测量其开口直径和最大深度,根据造影影像选择封堵器合适放置的心耳分叶以及锚定位置。

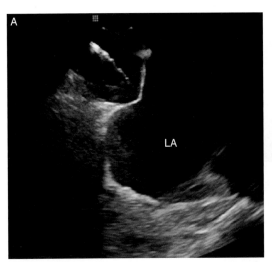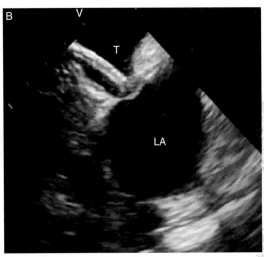

图 5-25-3 ICE 指导下房间隔穿刺

A. 房间隔穿刺针对准房间隔,出现帐篷征后向前推送针芯成功进入左心房;B. 房间隔穿刺鞘管"跳跃"至 FO。

T,房间隔穿刺鞘;LA,左心房。

难点:①第 2 针穿刺时受到导管伪影、房间隔牵拉变形的影响,穿刺针的帐篷征往往不易记录到,此时调整 ICE 扇面避免与第一次穿刺部位同轴,可有效避免显影不清的情况,必要时结合 X 线判定穿刺位置;②ICE 由于直径及硬度原因,不易通过房间隔进入左心房,操作不当易损伤 CS 和心房顶部。因此应在左心房三维模型指导下进入,三维显示标准左右前斜体位,根据之前 ICE 对穿刺鞘管模型的建立,调整 ICE 弯度及高低并保证扇面面对房间隔侧进入 LA。

(三)第三步:ICE 对于左心耳的评价

ICE 成功进入左心房后应先了解 LAA 基本情况,通过扇面调整在不同角度测量 LAA 开口直径、颈部深度以及了解分叶情况等,根据上述测量指标结合左心耳造影选定合适的封堵器。TEE 对 LAA 进行测量评估时将探头置于食管中段,通过 0°、45°、90° 及 135° 四个扇面评价左心耳:TEE 0° 扇面与胸腔水平面平行,可记录到主动脉根部短轴及左心耳长轴;TEE 45° 扇面与左侧胸腔水平面呈 45° 夹角,可记录到主动脉根部短轴及左心耳长轴;TEE 90° 扇面与胸腔水平面垂直,可记录到二尖瓣、左心室、左回旋支及左心耳长轴;TEE 135° 扇面与左侧胸腔水平面呈 135° 夹角,可记录到二尖瓣、左回旋支及左心耳短轴。目前 ICE 导管在 LA 内操作,可以获得与 TEE 完全一致的四个角度扇面(图 5-25-4~ 图 5-25-7),

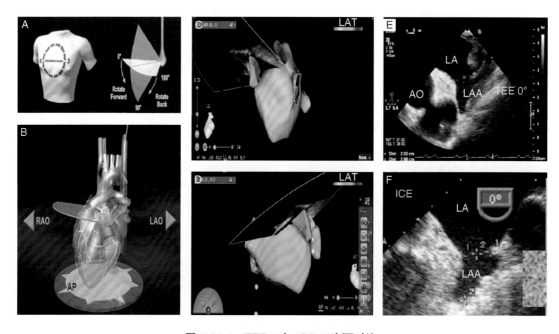

图 5-25-4　TEE 0°与 ICE 0°扇面对比

TEE 0°在胸腔内（A）及心脏解剖示意图的投影（B）；ICE 0°扇面在 LA 左前斜（C）和前后位（D）的三维模型图；TEE 0°超声影像图（E）与 ICE 0°超声影像图（F），可见两者记录到的心腔结构无差异。

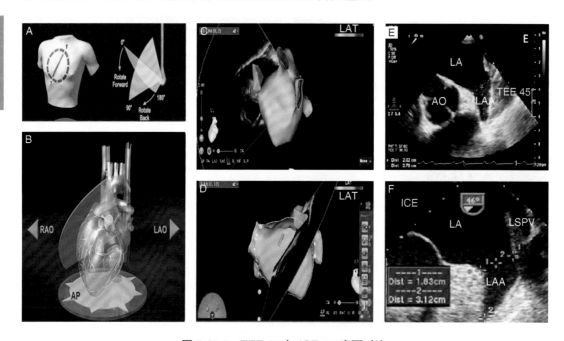

图 5-25-5　TEE 45°与 ICE 45°扇面对比

TEE 45°在胸腔内（A）及心脏解剖示意图的投影（B）；ICE 45°扇面在 LA 左前斜（C）和前后位（D）的三维模型图；TEE 45°超声影像图（E）与 ICE 45°超声影像图（F），可见两者记录到的心腔结构无差异，ICE 下 LSPV 和嵴部显示更清晰。

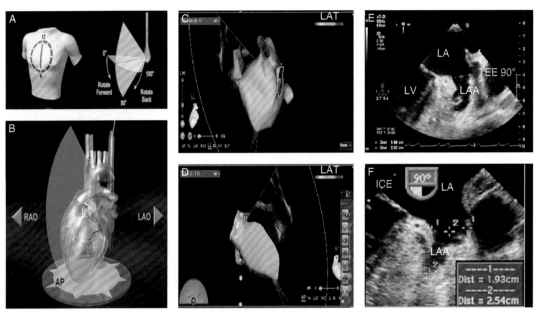

图 5-25-6　TEE 90°与 ICE 90°扇面对比

TEE 90°在胸腔内（A）及心脏解剖示意图的投影（B）；ICE 90°扇面在 LA 左前斜（C）和前后位（D）的三维模型图；TEE 90°超声影像图（E）与 ICE 90°超声影像图（F），可见两者记录到的心腔结构无差异。

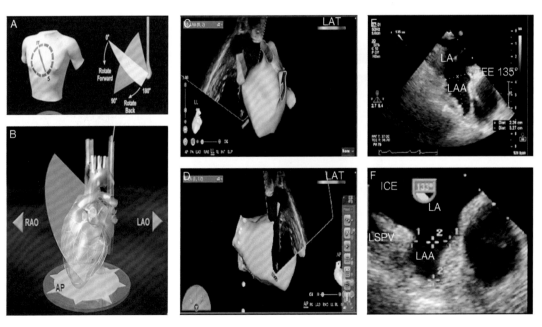

图 5-25-7　TEE 135°与 ICE 135°扇面对比

TEE 135°在胸腔内（A）及心脏解剖示意图的投影（B）；ICE 135°扇面在 LA 左前斜（C）和前后位（D）的三维模型图；TEE 135°超声影像图（E）与 ICE 135°超声影像图（F），可见两者记录到的心腔结构无差异，ICE 下 LSPV 和嵴部显示更清晰。

既往多项研究对 ICE 和 TEE 进行扇面显影比较,研究结果是两者对于 LAA 以及其周围结构的显示基本一致,且 ICE 对心耳嵴部和 LSPV 的显示明显优于 TEE,更加适合评价外盖式封堵器与心耳嵴部之间关系以及是否遮挡 LSPV,因此这种类比于 TEE 扇面的 ICE 操作方法是目前临床最常应用的。

ICE 在左心房内操作技巧:当 ICE 扇面对准房间隔进入左心房后,适当调节 A 弯向前推送 ICE,使之位于 LA 三维模型中部,即可记录到二尖瓣环切面(LA-home view),此时若 LAA 显影不清可将 ICE 向右侧肺静脉处背越(LA-home view 处 ICE 上锁后打 P 弯),以充分展示二尖瓣 LAA 切面,此时记录到的扇面相当于 TEE 90°(图 5-25-8A);之后松卡位使 ICE 回到二尖瓣环切面,转动导管使扇面记录到主动脉短轴并向左上肺静脉方向推送,此时记录到的 ICE 扇面相当于 TEE 45°(图 5-25-8B);在此基础上 ICE 上锁打 R 弯并结合与

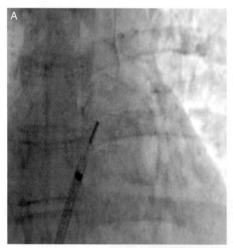
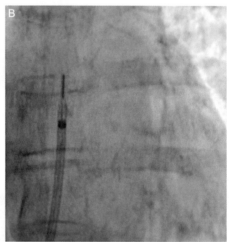
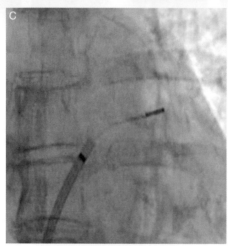

图 5-25-8 在正位 DSA 下

A. 二尖瓣切面;B. 主动脉瓣短轴切面;C. 左心房体部低位 LAA 切面。

心耳关系微调导管获得的扇面相当于 TEE 0°。记录到以上扇面后仍旧松卡位使 ICE 回到左心房 -home view,顺转导管到达右肺静脉层面,背越(ICE 上锁打 P 弯)并向前推送导管到达左心房体部低位 LAA 处相当于 TEE 135°,升高扇面充分显示 LAA 和 LPV、二尖瓣之间关系,测量最浅 LAA 颈部深度(图 5-25-8C)。根据 ICE 多角度测量的最大直径及深度,并结合 LAA 造影结果选择合适的封堵器。

操作难点:①穿刺点不当(过高或过低)会使 ICE 操作困难,合适的房间隔穿刺部位有利于 ICE 操作。②主动脉短轴切面(TEE 0°、TEE 45°),由于受穿刺位置、心脏转位、心耳位置上述多重因素影响,临床工作中部分患者该扇面显影不清,可尝试将 ICE 置于左上肺静脉内对 LAA 进行测量及评估。当 ICE 逆转扇面向上到达主动脉短轴面时位置较为偏前偏高,可结合 P 弯远离左心房顶部充分显示 LAA,并结合 R 弯找到最大的心耳开口直径和深度。③二尖瓣切面(TEE 90°),当 ICE 进入 LA 内前送导管旋转操作手柄即可记录到该扇面,但前送导管可能导致导管位置较高损伤 LA 顶部,此时可适当结合 A 弯使导管头端位置降低且仍有前送空间,再适当结合 R/L 弯显示心耳;若心耳仍显影不清可适当回撤导管并向右侧肺静脉处背越以显示 LAA。④左心房体部低位 LAA 处(TEE 135°)时部分患者心耳暴露不充分,可能由于 ICE 位置偏离 LAA 底缘造成显影不清,因此需要在背越之前充分转向右侧肺静脉,使得 ICE 扇面与 LAA 短轴平行,背越后向前推送可到达 LAA 口部下缘,结合 R 弯充分展示心耳及其周围结构。

当 ICE 操作到每个相应扇面后,测量左心耳开口直径及深度。确定 LAA 封闭线、锚定区域和工作轴线,内塞式和外盖式封堵器两者差异较大。内塞式封堵器的锚定区域以回旋支与 LAA 对应处为前缘,后缘固定于左心耳崤部,后缘较崤部顶端低 1~2cm;垂直于锚定区域中点为工作轴线,根据封堵器深度可有所倾斜,以利于封堵器与 LAA 深度匹配,同时避免心耳深度不够出现心脏压塞等情况。外盖式封堵器的锚定区域(内盘)与封闭线(外盘)垂直距离为 10mm,外盘直径为 LAA 口部最大直径,其后缘靠近心耳崤部顶端,前缘向前延伸至 LAA 前端,左回旋支位于内外盘之间;内外盘之间的连接轴方向为工作轴向,测量方法详见图 5-25-9。

(四)第四步:封堵器选择与释放

目前常用的封堵器有两种类型:①内塞性封堵器:以 Watchman 为例进行描述。根据 LAA 造影测量的最大直径和最大可用深度,并结合 ICE 的测量值,选择尺寸合适的封堵器(通常封堵器尺寸比左心耳开口测量值大 4~6mm)。②外盖型封堵器:以 LAmbre 为例进行描述。固定伞(内盘)和封堵盘(外盘)之间通过钢缆连接,预装状态下两者相距 10mm,一般情况下选择比锚定区大 2~6mm 的封堵器。若开口部直径比锚定区大 6mm 及以上,则考虑选择特殊形状封堵器(小伞大盘型)。

内塞性封堵器的释放标准——PASS 原则:P(position),封堵器完全覆盖左心耳口部,露肩不超过 4~7mm;A(anchor),装置稳定且锚定良好;S(size),具有合适的压缩比 8%~20%,部分研究要求 15%~30% 更高的比例;S(seal),心耳分叶被完全覆盖,残余分流 <5mm。当封堵器打开后重复 ICE 下 LAA 测量的 3 个常用扇面,在各个切面下测量封堵器是否符合 PASS 原则。由于此类封堵器的设计特点,其对二尖瓣、肺静脉等结构没有遮挡,在所有角度均符合 PASS 原则,且牵拉稳定后可释放封堵器;若不符合 PASS 原则,可微

5

回收、半回收或全回收封堵器,调整位置或更换其他型号的封堵器并重复上述步骤。待封堵器释放后最后造影评估 LAA 封堵效果,并同时 ICE 检查,记录封堵器完全释放后最终位置、露肩、残余分流和压缩比情况(图 5-25-10)。

外盖型封堵器的释放标准——COST 原则:C 指回旋支(circumflex artery),封堵器固定盘要确保在回旋支口部远端打开;O 指充分打开(open fully),确保封堵器固定盘在锚定区充分展开;S 指密封(sealing),封堵器外盘要达到最佳的密封效果(要求残余分流≤3mm);T 指牵拉试验(tug test),释放前需要牵拉封堵器固定盘,确保封堵器的稳定性。由于此类封堵器的设计特点,应在释放前明确其与二尖瓣、肺静脉等组织的关系。ICE 于二尖瓣切面可以较好地评价封堵器内盘和回旋支的关系,同时评价二尖瓣是否受到遮挡;ICE 于左心房体部低位 LAA 切面能够较好评价封堵器是否对肺静脉产生遮挡,也可以在该体位评价其与二尖瓣之间关系。若 ICE 检查提示封堵器完全封堵左心耳开口,左心耳周围结构无受累,

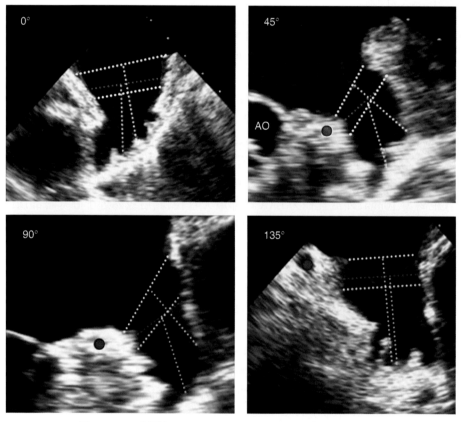

图 5-25-9　分别在 TEE 下 0°、45°、90°、135°进行 LAA 测量

锚定区(红线)和工作轴线(绿线)测量的是内塞式封堵器;LAA 封闭线(外侧黄线)、锚定区域(内侧黄线)和工作轴线(橘线)测量的是外盖式封堵器。

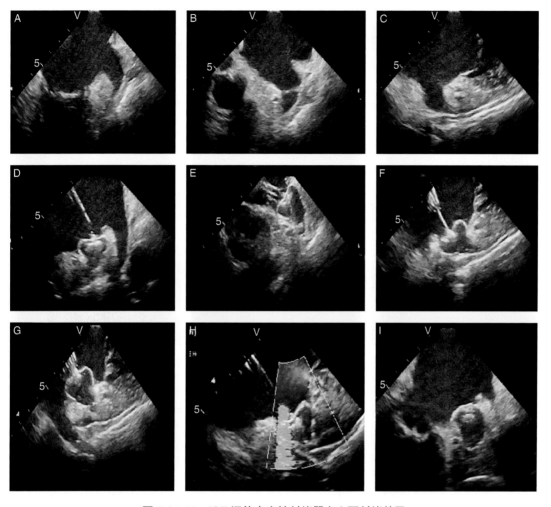

图 5-25-10 ICE 评估内塞性封堵器左心耳封堵效果

ICE 90°扇面,术前(A)、封堵器展开(D);ICE 45°扇面,术前(B)、封堵器展开(E);ICE 135°扇面,术前(C)、封堵器展开(F)。封堵器展开后在不同扇面下(D~F)测量露肩、有无残余分流、压缩比等情况。G. ICE 135°下进行牵拉实验。H. 释放前在 ICE 135°下进行彩色多普勒检查,血流信号无法进入心耳内部。I. ICE 90°封堵器释放后影像。

各个扇面均符合 COST 原则后方可解脱钢缆完全释放封堵器,若不符合 COST 原则,应回收封堵器外盘,微回收、半回收或全回收内盘,调整位置或更换其他型号的封堵器并重复上述步骤。完全释放后,再次复查 ICE,评估封堵器完全释放后有无移位,残余分流和周围结构是否受到影响情况(图 5-25-11)。

难点:①当封堵器在心耳内展开后,受到封堵器以及输送钢缆会产生伪影而影响 ICE 的成像。扇面避开与输送钢缆同轴可以有效地避免。②封堵器回收时应严格监测心包情况,在 LAA 长轴/短轴切面评价锚定处心肌是否受到严重牵拉变形,避免心耳损伤等并发症。

5

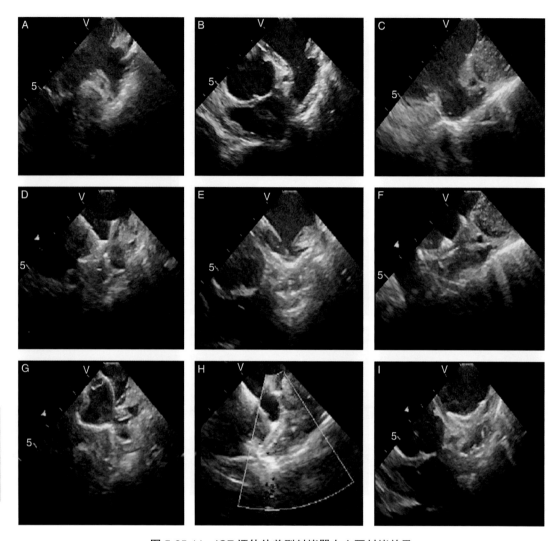

图 5-25-11 ICE 评估外盖型封堵器左心耳封堵效果

ICE 90°扇面,术前(A)、封堵器展开(D);ICE 45°扇面,术前(B)、封堵器展开(E);ICE 135°扇面,术前(C)、封堵器展开(F)。封堵器展开后在不同扇面下(D~F)测量有无残余分流、对周围组织是否存在遮挡等情况。G. ICE 135°下进行牵拉实验。H. 释放前在 ICE 135°下进行彩色多普勒检查,血流信号无法进入心耳内部。I. ICE 45°封堵器释放后影像。

(五)第五步:术后评估

当封堵器符合上述释放标准后对封堵器连接钢缆解螺旋撤回输送鞘管内并撤出左心房,避免头端损伤心房组织。封堵器释放后再次将 ICE 置于 LA 中部,扇面对准 LA-home view,重新测量主动脉短轴切面、二尖瓣切面、左心房体部低位 LAA 切面,评估:封堵器位置、露肩程度、压缩比、残余分流;与回旋支、二尖瓣、LSPV 关系;以及周围组织是否受到遮挡等情况。在手术完成前再次测量即刻心包情况,与术前进行对比,明确有无术后早期心脏压塞(图 5-25-12)。

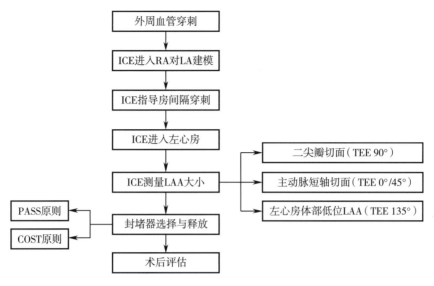

图 5-25-12 左心耳封堵操作流程

三、不同形态心耳的封堵要点

LAA 的形态学特点被认为与症状性或无症状性卒中的发生有明确关系。Luigi 等学者研究指出 LAA 有四种形态,即鸡翅型、风向标型、仙人掌型和菜花型。LAA 口部形态最常见的是椭圆形(81.5%),其次是三角形(7.3%)、半圆形(4%),更不常见的是圆形和足形。虽然心耳形态不尽相同,但 LAAC 针对封堵器的选择主要是根据心耳口部的最大直径以及 LAA 口部至心耳前分叶之间的距离来选定的。不同的心耳口部形态可能影响其最大直径的测量,因此需要 ICE 下多角度测量并结合造影测量值选择封堵器。当 LAA 的最大深度小于闭合 LAA 所需的最小装置深度,那么就不适宜选用内塞式封堵器,而需要选择深度较短的外盖式封堵器。选定封堵器种类和型号后,依照上述操作流程进行手术。

下面对一些特殊类型的心耳,进行术中影像学展示(图 5-25-13~图 5-25-15)。目前针对不同心耳类型、心耳开口类型等影像学差异,以及形态差异性是否造成手术操作困难,甚至是否影响手术成功率等情况尚无大量研究,仍需我们在今后工作中进一步探索。

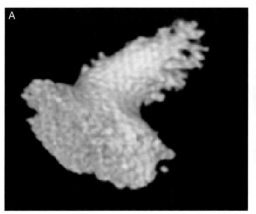
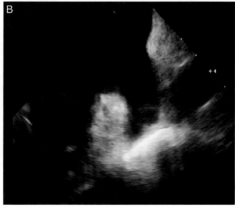

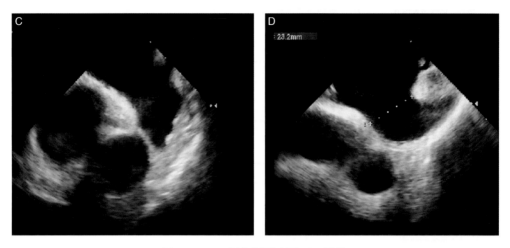

图 5-25-13　风向标型心耳 ICE 影像

A. 风向标型心耳；B. ICE 90°；C. ICE 45°；D. ICE 135°。

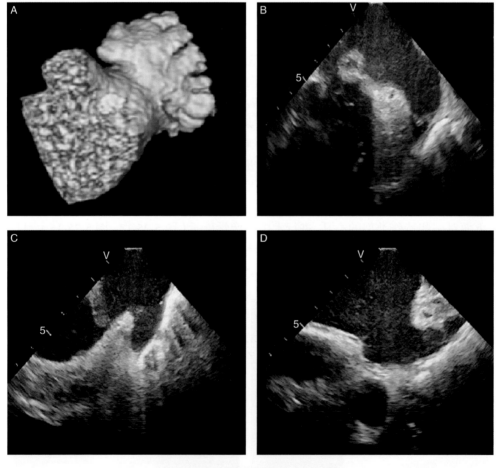

图 5-25-14　菜花型心耳 ICE 影像

A. 菜花型心耳；B. ICE 90°；C. ICE 45°；D. ICE 135°。

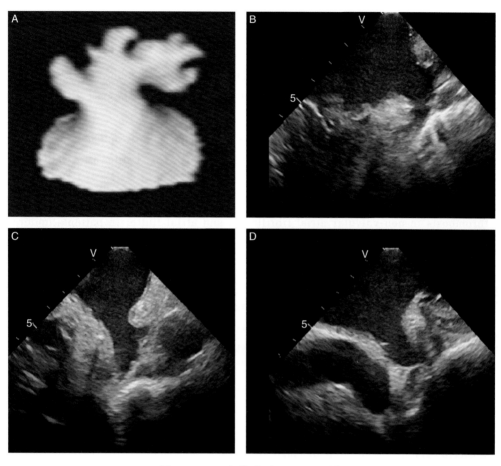

图 5-25-15　多分叶型心耳 ICE 影像

A. 多分叶型心耳；B. ICE 90°；C. ICE 45°；D. ICE 135°。

四、小结

　　ICE 是二维影像,成像角度受限且技术难度较高,目前仍无法在 LAAC 领域中广泛开展。目前已有 Watchman FLX 联合 ICE 进行左心耳封堵的临床研究结果问世,明确指出 ICE 可替代 TEE 成为 LAAC 术中的影像指导。近期已经有 4D-ICE 成像技术问世,克服了二维影像的局限性。4D-ICE 可以更加有效地指导 LAAC,在 LA 不同位置上 ICE 进行 LAA 多平面重建,其平面应与封堵装置肩部"十字"交叉线同轴,同时在 LAA 长轴及短轴情况下进行心耳开口形态判定,以及其直径及深度测量。4D-ICE 可以多角度、多平面地显示心耳内情况,充分判断血栓情况、封堵装置在心耳内的锚定位置并选取特殊心耳的最佳封堵器着陆分叶。因此,或许未来 LAAC 将迎来 4D-ICE 时代。

（马薇　张帆）

参 考 文 献

［1］ KIRCHHOF P, BENUSSI S, KOTECHA D, et al. 2016 ESC guidelines for the management of atrial fibrillation developed in collaboration with EACTS［J］. Europace, 2016, 18（11）: 1609-1678.

［2］ WANG Z Z, DU X, WANG W, et al. Long-term persistence of newly initiated warfarin therapy in chinese patients with nonvalvular atrial fibrillation［J］. Circ Cardiovasc Qual Outcomes, 2016, 9（4）: 380-387.

［3］ CRESTI A, GARCÍA-FERNÁNDEZ M A, SIEVERT H, et al. Prevalence of extra-appendage thrombosis in non-valvular atrial fibrillation and atrial flutter in patients undergoing cardioversion: a large transoesophageal echo study［J］. EuroIntervention, 2019, 15（3）: e225-e230.

［4］ JANUARY C T, WANN L S, CALKINS H, et al. 2019 AHA/ACC/HRS focused update of the 2014 AHA/ACC/HRS guideline for the management of patients with atrial fibrillation: A Report of the American College of Cardiology/American Heart Association Task Force on Clinical Practice Guidelines and the Heart Rhythm Society［J］. Heart Rhythm, 2019, 16（8）: e66-e93.

［5］ 何奔, 马长生, 吴书林. 中国左心耳封堵预防心房颤动卒中专家共识［J］. 中华心血管病杂志, 2019, 47（12）: 937-955.

［6］ FRANGIEH A H, ALIBEGOVIC J, TEMPLIN C, et al. Intracardiac versus transesophageal echocardiography for left atrial appendage occlusion with watchman［J］. Catheter Cardiovasc Interv, 2017, 90（2）: 331-338.

［7］ BERTI S, PASTORMERLO L E, SANTORO G, et al. Intracardiac Versus Transesophageal Echocardiographic Guidance for Left Atrial Appendage Occlusion: The LAAO Italian Multicenter Registry［J］. JACC Cardiovasc Interv, 2018, 11（11）: 1086-1092.

［8］ HEMAM M E, KUROKI K, SCHURMANN P A, et al. Left atrial appendage closure with the Watchman device using intracardiac vs transesophageal echocardiography: Procedural and cost considerations［J］. Heart Rhythm, 2019, 16（3）: 334-342.

［9］ AKELLA K, MURTAZA G, TURAGAM M, et al. Evaluating the role of transesophageal echocardiography（TEE）or intracardiac echocardiography（ICE）in left atrial appendage occlusion: a meta-analysis［J］. J Interv Card Electrophysiol, 2021, 60（1）: 41-48.

［10］ BERTI S, PARADOSSI U, MEUCCI F, et al. Periprocedural intracardiac echography for left atrial appendage closure: A dual-center experience［J］. JACC Cardiovasc Interv, 2014, 7: 1036-1044.

［11］ PAIVA L V, COSTA M P, BARRA S C, et al. Intracardiac echography for left atrial appendage closure: A step-by-step tutorial［J］. Catheter Cardiovasc Interv, 2019, 93（5）: E302-E310.

［12］ MASSON J B, KOUZ R, RIAHI M, et al. Transcatheter Left Atrial Appendage Closure

Using Intracardiac Echocardiographic Guidance From the Left Atrium[J]. Can J Cardiol, 2015, 31(12): 1497.e7-1497.e14.

[13] FASSINI G, DELLO RUSSO A, CONTI S, et al. An Alternative Transseptal Intracardiac Echocardiography Strategy to Guide Left Atrial Appendage Closure: The First Described Case[J]. J Cardiovasc Electrophysiol, 2014, 25(11): 1269-1271.

[14] MEIER B, BLAAUW Y, KHATTAB A A, et al. EHRA/EAPCI expert consensus statement on catheter-based left atrial appendage occlusion[J]. Europace, 2014, 16(10): 1397-1416.

[15] DI BIASE L, SANTANGELI P, ANSELMINO M, et al. Does the left atrial appendage morphology correlate with the risk of stroke in patients with atrial fibrillation? Results from a multicenter study[J]. J Am Coll Cardiol, 2012, 60(6): 531-538.

[16] LI C Y, GAO B L, LIU X W, et al. Quantitative evaluation of the substantially variable morphology and function of left atrial appendage and its relation with adjacent structures[J]. PLoS One, 2015, 10(7): e0126818.

[17] KORSHOLM K, SAMARAS A, ANDERSEN A, et al. The Watchman FLX Device: First European Experience and Feasibility of Intracardiac Echocardiography to Guide Implantation [J]. JACC Clin Electrophysiol, 2020, 6(13): 1633-1642.

[18] GIANNI C, HORTON R P, DELLA ROCCA D G, et al. Intracardiac echocardiography versus transesophageal echocardiography-guided left atrial appendage occlusion with Watchman FLX[J]. J Cardiovasc Electrophysiol, 2021, 32(10): 2781-2784.

[19] SHARMA A, BERTOG S, THOLAKANAHALLI V, et al. 4D Intracardiac Echocardiography Guided LA Appendage Closure Under Conscious Sedation[J]. JACC Cardiovasc Imaging, 2021, 14(11): 2254-2259.

5

第六篇　房颤与其他疾病

1　房颤与心力衰竭

房颤是一个发病率不断升高的医学难题,常伴有多种并发症,预后不佳。同样,在发达国家,心力衰竭影响着 2%~3% 的人口,是高死亡率和高发病率的主要原因。这两种疾病的发病率在全球范围内都在不断升高。房颤和心力衰竭常通过共同的危险因素错综复杂地联系在一起,如高龄、高血压、糖尿病和结构性心脏病等,以及血流动力学、心电生理和神经激素的改变等,从而导致异常的心脏重构。当房颤和心力衰竭并存时,这些并发症预后更差。对于收缩性心力衰竭或心力衰竭并射血分数降低(射血分数降低的心力衰竭)的患者并存房颤的管理目前对我们来说仍然是一个挑战,需要考虑很多重要因素。虽然针对降低卒中风险的治疗和心力衰竭的药物治疗可能改善房颤患者的预后,但与房颤有效的心率控制或节律控制的策略比较,在房颤并存心力衰竭的住院率或存活率方面并没有显示出优势。最近,随机对照试验和荟萃分析证实,导管消融在改善房颤合并射血分数降低的心力衰竭患者的硬终点的有效性方面(如生存率、心力衰竭住院率、心功能和生活质量)是安全、可接受的。然而,目前对于房颤合并心力衰竭患者恰当的管理仍存在空白。

一、房颤发生心力衰竭的可能机制

房颤和心力衰竭常合并共同的危险因素如高血压、冠心病、糖尿病等。神经激素、结构和电学改变促进了房颤以及心力衰竭的发生。在射血分数降低的心力衰竭患者中,心室充盈压力增加导致心房压力升高,如果合并二尖瓣反流,进一步促进心房压力升高。因房颤导致的快速而不规则心室率导致心室充盈时间缩短和心房压力增加,在运动时这一情况进一步加剧,进而会导致舒张功能受限。心房功能丧失也会影响心室压力和舒张功能。为对抗心室压力改变,心室开始重构,心脏开始扩大,而心室扩大反过来进一步加速心力衰竭进程,从而形成恶性循环。如果患者恢复和维持窦性心律,收缩功能和舒张功能,尤其是射血分数的提升是该理论成立的证明。心房压力增加和扩张导致多种离子通道激活,尤其心力衰竭状态下的钙稳态失衡是促进房颤发生的重要离子机制。心力衰竭过程中,一些神经激素,如儿茶酚胺、血管紧张素等会显著升高,神经激素的激活会直接促进心房和心室的机械重构和电重构。然而需要注意的是,心力衰竭发生的心房重构和孤立的房颤导致心房重构机制具有很大区别,这种区别被之前的研究所证实,尤其是离子流的改变两者之间存在很大差异,推测房颤导致的心力衰竭和心力衰竭发生的房颤治疗和结局会有所不同。但是目前房颤发生心力衰竭的根本病理生理学机制仍未完全阐明,未来将是研究的重点和热点,在理论机制上的突破,将会对房颤发生心力衰竭的防治产生重大影响。

6

二、房颤合并心力衰竭的抗凝与左心耳封堵

在心力衰竭试验中,房颤的患病率在 10%~50%,21%~68% 的受试者患有持续性或永久性房颤。房颤和心力衰竭都会增加血栓栓塞并发症的风险。根据 CHA_2DS_2-VASc 评分,除非有禁忌,大多数房颤合并心力衰竭患者都应接受维生素 K 拮抗剂或直接口服抗凝剂(DOAC)抗凝治疗。用于房颤或心力衰竭的 4 种 DOAC(达比加群、利伐沙班、阿哌沙班、依多沙班)没有进行头对头比较。在房颤 DOAC Ⅲ 期试验中,心力衰竭定义为临床心力衰竭或 LVEF<40%。DOAC Ⅲ 期试验的心力衰竭亚组荟萃分析发现,应用 DOAC 的全身栓塞、出血或死亡发生率与无心力衰竭患者相比没有显著差异。与华法林相比,在心力衰竭患者中,应用 DOAC 使卒中 / 全身栓塞的发生率降低了 14%,大出血降低了 23%,颅内出血降低了 57%,一个重要的因素是心力衰竭患者中的慢性肾脏疾病患病率很高。DOAC 试验排除了重度肾功能不全(肌酐清除率 <20ml/min)的患者,中度肾功能不全(肌酐清除率为 20~40ml/min)的患者可考虑 DOAC。阿哌沙班被批准用于血液透析患者,但华法林通常仍是这些人群的首选。一项利用医疗保险数据和倾向评分探讨房颤合并心力衰竭患者抗凝治疗的真实世界数据研究表明,应用 DOAC(达比加群、利伐沙班和阿哌沙班)的患者的主要不良心脏事件发生率低于应用华法林的患者。阿哌沙班和利伐沙班的卒中 / 全身栓塞发生率低于华法林,阿哌沙班的大出血发生率低于华法林(HR=0.66, 95%CI 0.58~0.76),也低于其他 DOAC(HR=0.71, 95%CI 0.57~0.89)。与利伐沙班相比,达比加群的卒中 / 全身栓塞发生率更高,大出血发生率更低。2020 年欧洲心脏病学会 / 欧洲心胸外科协会房颤指南建议对于消融治疗房颤的射血分数下降的心力衰竭患者,消融后至少 2 个月内持续口服华法林或 DOAC 抗凝。长期口服抗凝治疗应根据患者的卒中风险状况而不是消融的成败来决定(Ⅰ类推荐,C 级证据)。近年来,许多左心耳封堵装置已经被开发出来作为替代抗凝剂以预防卒中。Watchman 是目前美国食品药品监督管理局唯一批准的左心耳封堵装置,适用于卒中和全身栓塞风险增加的非瓣膜性房颤患者(CHA_2DS_2-VASc 评分)≥3 分并且能够耐受短期华法林,对于这类患者有充分的理由用其代替口服抗凝药物。Lariat 是被美国食品药品监督管理局认可的经皮心外膜结扎系统。然而,由于缺乏关于左心耳封堵对心力衰竭人群结局影响的数据,因此,与房颤人群相比,心力衰竭患者是否存在额外的益处或危害尚不清楚。

三、心室率控制的获益与困惑

针对房颤合并心力衰竭,首先考虑心室率控制和 / 或节律控制,如电复律,但应充分评估心室率和节律控制的成功率,以避免短期内反复、徒劳的重复无效的策略。房颤合并心力衰竭的药物室率控制目前尚未取得满意的效果。目前的研究只有胺碘酮和多非利特两种药物被评估和推荐用于房颤合并心力衰竭患者,但不良反应明显。Ⅰc 类抗心律失常药物和决奈达隆在房颤合并心力衰竭的患者中应禁用。目前没有一种节律控制药物显示能够改善房颤合并心力衰竭患者的预后,大部分药物常因不良反应和致心律失常作用而在心力衰竭患者中应用受到限制。单纯通过药物实现室率控制目标较困难。β 受体阻滞剂改善

6

心力衰竭患者预后的获益似乎只存在于窦性心律患者。地高辛联合 β 受体阻滞剂可优化心室率控制,但地高辛增加了死亡率。钙通道阻滞剂不应用于房颤合并心力衰竭的心室率控制。

四、导管消融

近年来大量研究和荟萃分析通过证明耗氧量峰值、BNP(脑钠肽)水平、6min 步行的距离、QOL 以及功能容量的增长,已经确立了导管消融在房颤合并心力衰竭患者中的疗效,对于房颤合并射血分数降低的心力衰竭患者,与控制心率或药物控制节律相比,导管消融术可以改善死亡率和住院率。我们除了看到这些研究对导管消融带来的肯定,还应该考虑这些试验的几个局限性。比如在 CASTLE-AF 试验中,两组中都有高于预期的死亡率,提出了关于心力衰竭治疗是否充分,是否忽略了心力衰竭的治疗。在 CASTLE-AF 中,导管消融组的 28 名(15.6%)患者交叉到了药物治疗组,药物治疗组的 18 名(9.8%)患者交叉到了导管消融组。虽然在 CASTLE-AF 中没有预先设定的控制心率的组,但是这项研究中大约 70% 的患者接受了心率的控制。此外,这些数据适用于符合预定试验选择标准的房颤合并射血分数降低的心力衰竭患者,但并不适用于所有房颤合并射血分数降低的心力衰竭的患者。加拿大登记处近期一项研究对接受导管消融的 451 名患者与接受药物治疗的 899 名倾向性配对的患者进行比较,反映了 CASTLE-AF 和其他试验的结果,并强调了射血分数降低的心力衰竭患者接受导管消融治疗在死亡率和住院率上的益处。一个大型美国行政数据库对房颤合并心力衰竭的患者进行分析,它对接受过导管消融治疗的 7 456 名患者以及 282 366 名仅接受过药物治疗的患者进行对比。他们发现在这些患者中,仅有 7.8% 的患者符合 CASTLE-AF 研究的标准。无论患者是否符合 CASTLE-AF 研究的标准,均可从导管消融中受益,但是如果患者符合试验资格的排除标准,那就不会从导管消融中受益。考虑到患者在导管消融中的成功率不同,确定哪些可以预测良好预后的因素是十分重要的,特别是心功能分级和射血分数降低性心力衰竭的严重程度,因此未来应重视房颤合并心力衰竭危险的分层管理。

五、小结

房颤合并心力衰竭将是未来房颤领域新的攀登高峰,大量研究将会聚焦于此,包括房颤伴心力衰竭的基因组学研究,代谢组学研究,房颤介导心肌病的机制研究,房颤合并心力衰竭的最优室率控制目标和药物;导管消融患者的选择;抗凝药物的应用等。随着大量研究的不断揭示,房颤发生心力衰竭防控难题也将得到迎刃而解。

(夏云龙 张荣峰)

参 考 文 献

[1] CARLISLE M A, FUDIM M, DEVORE A D, et al. Heart Failure and Atrial Fibrillation, Like Fire and Fury[J]. JACC Heart Fail, 2019, 7(6): 447-456.

［2］RICHTER S, DI BIASE L, HHINDRICKS G. Atrial fibrillation ablation in heart failure［J］. Eur Heart J, 2019, 40（8）: 663-671.

［3］PRABHU S, VOSKOBOINIK A, KAYA D M, et al. Atrial Fibrillation and Heart Failure-Cause or Effect［J］. Heart Lung Circ, 2017, 26（9）: 967-974.

［4］MARROUCHE N F, BRACHMANN J, ANDRESEN D, et al. Catheter Ablation for Atrial Fibrillation with Heart Failure［J］. N Engl J Med, 2018, 378（5）: 417-427.

［5］TURAGAM M K, GARG J, WHANG W, et al. Catheter Ablation of Atrial Fibrillation in Patients With Heart Failure: A Meta-analysis of Randomized Controlled Trials［J］. Ann Intern Med, 2019, 170（1）: 41-50.

2 房颤与冠心病

当代社会,同时罹患冠心病(coronary heart disease, CHD)和房颤的患者与日俱增。冠心病是过去 10 年发达国家和发展中国家最常见的致死性心脏病类型,分别占其死亡原因的 27.3% 和 31.4%。目前的生活方式下,冠心病的发生仍会继续增加。根据《2018 中国卫生健康统计年鉴》和《中国心血管健康与疾病报告 2019》数据,2017 年冠心病死亡率继续 2012 年以来的上升趋势。2002—2017 年急性心肌梗死(以下简称心肌梗死)死亡率总体呈上升态势,从 2005 年开始,心肌梗死死亡率呈快速上升趋势,2013 年农村地区心肌梗死死亡率超过城市平均水平。研究表明,冠心病患病者易于发作房颤,冠心病患者合并房颤的比例为 6%~21%,最常见的是急性心肌梗死后新发房颤,研究数据表明急性心肌梗死后新发房颤患病超过 50%。

尽管房颤和冠心病联系紧密,但两者之间的潜在机制并不清楚。本文将阐述房颤和冠心病共有的病理生理机制、危险因素、两种疾病之间的相互作用,已经房颤合并冠心病的治疗,尤其是抗栓治疗的新进展和指南推荐。

一、流行病学

1. 冠心病合并房颤的病死率 在最近的 40 年里,有冠心病的患者比正常人群更容易罹患房颤。Framingham 研究中,冠心病的男性患者房颤发病风险翻倍,而女性冠心病患者房颤发病风险升高 4 倍之多。在不同的地区、不同的监测方式下,统计不同的冠心病类型中,房颤的发生率都较正常人高,发病率为 4.1%~58%。另外,房颤也是新发冠状动脉事件的独立危险因素,增加发病风险 2.2 倍。据 REGARDS 研究结果,合并房颤的患者发生心肌梗死是无房颤患者的 2 倍。这种趋势在女性和非裔人群中尤为明显。更精确一点,房颤患者中,冠心病发病率在 34% 左右,而更糟糕的是,同时合并房颤和冠心病的患者临床预后越差,其发生并发症和死亡风险的概率均增加,而急性心肌梗死后出现新发房颤的患者预后最差。

2. 房颤和冠状动脉病变的关系　冠状动脉病变的出现,以及冠心病的严重程度与房颤的发生相关,许多研究发现心肌梗死出现或者右冠状动脉病变与新发房颤密切相关,而另一些研究则发现了新发房颤与冠状动脉左主干病变之间的关联更为密切。以色列的一项研究表明,合并右冠状动脉和左回旋支动脉病变的严重冠心病患者与早期房颤发作有关,而左主干和左前降支病变的冠心病患者则与远期房颤发作相关。总而言之,新发房颤在严重冠心病患者中更为常见,而新发房颤的发生率则与心肌缺血的严重程度呈正相关。支配心房的冠状动脉血管通畅起源于右冠状动脉,这也解释了为什么房颤患者更多的合并右冠病变。在 ST 抬高心肌梗死(STEMI)的患者中,心房梗死发生率为 0.7%~52%,而其中 2/3 的患者会发生房颤或者心房扑动。

与此同时,合并房颤的患者更容易存在有冠状动脉病变。Nucifora 等在房颤患者中更多地存在有冠状动脉粥样硬化和冠心病(狭窄超过 50%),而病变更多存在于左主干和左前降支近段。合并房颤和慢性冠心病的患者更多表现为单一血管病变,而病变多位于右冠状动脉。目前还没有研究描述房颤合并急性冠脉综合征患者的冠状动脉病变特点。

二、冠心病合并房颤的病理生理

冠心病的病理生理过程是冠状动脉形成动脉粥样硬化斑块,导致血管管腔狭窄。根据患者的临床表现不同,冠心病可以分为急性冠脉综合征(acute coronary sinus, ACS)和慢性冠脉综合征(chronic coronary sinus, CCS)。当冠状动脉血管存在狭窄时,伴随心脏负荷增加,心肌血供不能满足需求,从而导致心肌缺血,这是发生慢性冠脉综合征的病理生理机制。如果斑块破裂或者发生溃疡,斑块碎片或继发血栓可以部分或者完全堵塞血管,引起心肌梗死,这是导致急性冠脉综合征的主要病理生理机制。

尽管房颤的具体机制尚不明确,而目前广为接受的假说包括折返和异位局灶激动。首先,心房肌纤维化、细胞间连接的异常、Na^+ 通道功能的减弱所造成的传导延迟,为折返的形成提供了解剖障碍,也为不应期的离散创造了条件。而心房的重构,包括心房扩大,会增加可容纳折返环的数量,从而增加房颤的易感性。另外,由于舒张期钙释放诱导的延迟后除极、动作电位时间延长诱导的早后除极,以及自主神经平衡的异常,都会对心房肌的离子通道产生影响,参与电重构。

三、房颤与冠心病之间的关联

除了有共同的危险因素外,这两种疾病也直接相互作用。房颤的病理生理包括折返、异位局灶激动和神经重构,这些都可以由冠心病引起,尤其是在急性冠脉综合征的情况下。房颤也可导致动脉粥样硬化、血液供应和氧耗不匹配以及血栓形成,进一步促进或加重冠心病。这两种疾病相互促进,形成恶性循环。冠心病既可以是房颤的原因,也可以是房颤的后果。

(一)冠心病对房颤的影响

1. 折返形成　折返的形成,需要部分心肌细胞具有短暂不稳定的特性,另一些心肌细胞传导缓慢。Zukela 等发现,在犬模型中,急性心肌梗死后的前 4 小时 AERP 缩短,有助于折返的形成。另外,心肌细胞传导的不均一性在房颤的形成和维持中也起着重要作用。据观察,急性心肌梗死后房颤患者的心房传导时间往往较长,弥漫性病变的冠心病患者也可能伴有心房间传导阻滞,传导的不均匀性可能部分是由缝隙连接蛋白的变化引起。在心肌梗死后的患者中,缝隙连接蛋白 40 在房颤组中的表达水平较高;在潜在冠心病患者中,慢性房颤患者的缝隙连接蛋白 43 水平也升高。缝隙连接蛋白分布的不均一性可能导致组织空间相邻区域的电阻特性和传导速度不同,传导不均一也可归因于心房纤维化。修复性纤维化取代了死亡的心肌细胞,破坏了心肌电生理特性的连续性,减缓了传导,为折返形成提供了基础。在促进纤维化形成方面:第一,冠心病引起房颤的最直接原因可能是心房梗死,导致心房肌细胞死亡、瘢痕形成和心房纤维化。第二,心肌缺血导致局部无菌性炎症,炎症因子 CRP、IL-6 等可以刺激纤维化,与冠心病患者房颤显著相关,IL-6 可以调节 MMP2 的表达,也与纤维化的形成有关。第三,先天免疫系统也会影响重塑。Toll 样受体(Toll-like receptor, TLR)作为先天免疫因子参与了心肌梗死的发病过程。急性心肌梗死合并房颤患者 TLR2、TLR4 及其下游信号蛋白水平明显高于健康人或 AMI 无房颤患者。在心室重塑过程中,Toll/IL-1 受体信号的下游因子——白介素 1 受体相关激酶 4(IRAK-4),对先天免疫反应起着重要的调节作用,先天免疫反应参与了心肌梗死后的炎症反应。在房颤患者中,TLR2 升高可能促进房颤左心房结构重构。心房扩张可以通过延长传导通路或包含更多的回路来增加房颤的易感性。这种结构变化可能是 ACS 后许多并发症的结果,例如心力衰竭(HF)、舒张功能减低以及功能性二尖瓣反流。心肌梗死后患者的舒张功能障碍也易使患者发生心血管缺血事件,心房扩张也会影响心肌细胞的电活动。基于兰登多夫灌流兔心的研究数据,随着心房压力的升高,AERP 明显缩短。心房扩张对人体心房的影响与动物实验一致。根据心力衰竭患者的电解剖图,心房的传导异常和不应性增加已被证实。

2. 局灶异位活动 细胞内钙超载是心肌缺血的重要病理生理改变,有利于局灶性异位活动的电生理表现,包括自律性增强、晚后除极和早后除极。在体外试验中,Arutunyan 等观察到沿着缺血区边缘的舒张期 Ca^{2+} 升高,从而导致心肌细胞的延迟后除极(DAD),并诱发异位电活动。此外,AERP 在 AMI 后 30 分钟延长,可诱发早后除极电活动(EAD)。在空间方面,在中央缺血区观察到 AERP 延长,而边缘则 AERP 较短。这表明异位活动在缺血中央区域更为常见,而折返则可能发生在边界地区。在慢性心房缺血/梗死模型中,梗死边缘区自发异位电活动的频率较高,这归因于 Ca^{2+} 释放事件和 Na^+-Ca^{2+} 交换电流的增加。综上所述,ACS 后局灶性异位活动可能涉及多种机制。

3. 自主神经重构 房颤的发生通常伴随着自主神经系统(ANS)功能的改变。试验研究发现,房颤的发生伴随有交感神经和迷走神经的双重兴奋。交感神经兴奋可以增加细胞内 Ca^{2+} 电流并发触发活动,而迷走神经的兴奋则通过缩短时程来促进早后除极的发生。在犬模型中,左心房和左心耳的酪氨酸羟化酶密度明显较高,而梗死区去甲肾上腺素转运体的密度则相反。这提示 AMI 后高副交感神经和低交感神经活动与房颤的发生和持续时间有关。此外,心肌梗死引起的氧化应激和炎症反应也可能在神经重塑的发生、发展中起重要作用。Xin 等研究发现,梗死区神经生长因子(NGF)增加,可能在室性心律失常的神经重构中起关键作用。使用具有抗氧化和抗炎作用的药物可以显著抑制 NGF 的表达,并对交感神经重构具有保护作用。同样的对于心房,Gong 和他的同事证明,在犬模型中,心房

β-NGF 的过度表达可能是房颤时心房自主神经重构的主要机制,可能是由氧化应激和炎症增加引起的。

(二)房颤对冠心病的影响

1. 动脉粥样硬化　动脉粥样硬化是冠心病的主要病理生理改变,最初由内皮功能障碍引发,而炎症可以加重此病理生理改变。房颤也可诱发内皮功能障碍和炎症反应。通过监测动脉血流诱导血管扩张时内皮一氧化氮释放,发现内皮功能障碍在房颤的发病机制中起着重要作用。此外,慢性房颤患者血浆中 von Willebrand 因子水平升高,提示内皮功能紊乱。而且循环内皮细胞,也代表内皮功能障碍,这些在患者发生心血管事件时也会增加。Plexin D1 是一种力传感器,参与内皮细胞对剪切力的反应,可调节动脉粥样硬化病变的分布,特别是分支部位。房颤时的内皮功能障碍可能与这种特定的分子有关。另外,房颤及其合并症可伴有全身性炎症,从而加重冠心病的进展。此外,一些研究还提示凝血系统和炎症性疾病之间存在联系。几种凝血蛋白酶可与蛋白酶激活受体(PAR)结合,具有促炎作用。Tomoya 等研究表明,活化凝血因子 X 可以作用于骨髓来源的巨噬细胞,经过 FX-PAR2 途径影响 NF-κB 途径,参与巨噬细胞的促炎活化,导致斑块的加重和不稳定。

2. 冠状动脉血流与心肌耗氧不匹配　房颤是由不规则的小收缩组成的,这会增加心房的耗氧量。房颤引起的心室率过快会增加心脏的耗氧量,减少心排血量,给心脏带来负担,促进冠心病的发生,尤其是心肌梗死的发生。Kochiadakis 等观察到急性房颤患者冠状动脉流量增加,而这种变化不足以补偿增加的心肌耗氧量。此外,房颤还影响冠状动脉血流。在犬模型中,Wichmann 等发现当房颤发生时冠状动脉血管阻力降低。当冠状动脉达到最大扩张时,房颤会导致冠状动脉血流量骤降。同样,急性房颤患者动脉反应性充血的峰值显著降低。另外,房颤有时候会导致心动过缓,这是一种罕见的心绞痛原因。心动过缓引起的心排血量减少是冠状动脉供血不足的原因,而冠状动脉供血不足又会导致症状。虽然房颤后的冠状动脉栓塞很少见,但它仍然可以解释房颤引起的 ACS 的一些发作。

3. 血栓形成　血栓形成是急性冠脉综合征(ACS)的主要原因,由血小板活化和凝血系统激活引起。在房颤和糖尿病患者中,观察到持续血小板活化。这可能是房颤患者 ACS 发生率较高的原因。其分子机制与血小板表面受体的变化有关。房颤患者 CD62p、CD63 和可溶性 P-selectin 水平升高。另外,血小板活化产生可溶性 CD40 配体(SCD40L),具有促炎和促血栓作用。Ferro 等观察到房颤患者的 sCD40L 水平高于平均水平,这与其较高的心肌梗死发生率有关。此外,血小板胶原受体糖蛋白Ⅵ(GPⅥ)在 ACS 中介导血小板与内皮下基质的黏附和血栓的形成,由于持续激活会导致血小板密度下调。如果存在动脉粥样硬化病变,血小板活化更有可能在血管中形成血栓,导致远端缺血。

房颤患者中同样也观察到凝血系统的激活。REGARDS 研究表明,房颤患者 D-二聚体水平升高与冠心病风险增加相关凝血系统的激活倾向于在血管中形成栓子,形成冠状动脉栓塞。冠状动脉栓塞是急性冠脉综合征的潜在原因,占 3% 的病例。一项回顾性研究显示,冠状动脉球状充盈缺损在房颤患者中更为常见,也提示冠状动脉内有斑块和栓塞。但由于发病率低,研究较少,其内在联系还有待进一步验证。

四、治疗

房颤合并冠心病的治疗特殊之处包括一级预防、二级预防、抗栓方案等,抗栓方案本书中已有介绍,此处主要介绍一级预防、二级预防。

1. **一级预防** 房颤合并冠心病的一级预防主要是处理和缓解危险因素,主要包括生活方式的改变和共病治疗。身体状况可以通过美国心脏协会的生活简单 7 (LS7) 指标来评估,这是一种生活方式评估标准(包括吸烟、体力活动、体重指数、饮食、血压、总胆固醇和血糖),在不同的研究中,最佳的 LS7 状态显示出患房颤的风险较低。对预防冠心病也有同样的效果。通过改善主要心血管危险因素,可以预防大约一半的冠心病额外风险和近 10% 的心血管死亡。因此,适当的生活方式改变和共同合并症的治疗可以避免房颤与冠心病之间恶性循环的启动,使冠心病与房颤的一级预防成为打破这一恶性循环的最有力武器。

2. **二级预防** 冠心病治疗的关键是调脂治疗、稳定斑块、防止斑块进展和病变加重。在房颤患者中,他汀类药物每降低 30% 的低密度脂蛋白胆固醇,可使冠心病的发病率降低2.7%。另外,他汀类药物还可以降低冠心病患者房颤的发生率。此外,血运重建治疗对冠心病至关重要,包括经皮冠状动脉介入治疗 (PCI) 和冠状动脉旁路移植术 (CABG),这可以显著改善患者的预后,降低房颤的发生率。

房颤治疗也至关重要。主要的方法是节律和心率控制,包括电复律、药物复律和导管消融。这些方法延缓了房颤的进展,还减少了心肌耗氧量和心肌缺血的发生,这对预防冠心病心血管事件的发生具有重要意义。

五、小结

当代社会,同时罹患冠心病和房颤的患者与日俱增。两种疾病有许多共同促发的危险因素,参与疾病的发生与进展。此外,两种疾病也可以互为因果,导致恶性循环。治疗需要兼顾两种疾病,以及其共有的危险因素治疗。目前房颤合并冠心病的抗栓方案有了更多的循证医学证据支持,抗栓方案也更为合理,需要更多地兼顾患者的缺血和出血风险。未来的研究针对更具体的病理生理学通路,仍有待进一步探讨,为这类患者的治疗带来更多的选择。

（刘 铮 杨新春）

参 考 文 献

[1] SCHMITT J, DURAY G, GERSH B J, et al. Atrial fibrillation in acute myocardial infarction: a systematic review of the incidence, clinical features and prognostic implications [J]. Eur Heart J, 2009, 30 (9): 1038-1045.

[2] KANNEL W B, ABBOTT R D, SAVAGE D D, et al. Coronary heart disease and atrial fibrillation: the Framingham Study [J]. Am Heart J, 1983, 106: 389-396.

[3] ROMANOV A, MARTINEK M, PURERFELLNER H, et al. Incidence of atrial fibrillation detected by continuous rhythm monitoring after acute myocardial infarction in patients with preserved left ventricular ejection fraction: results of the ARREST study[J]. Europace, 2018, 20: 263-270.

[4] SCHNABEL R B, YIN X, GONA P, et al. 50 year trends in atrial fibrillation prevalence, incidence, risk factors, and mortality in the Framingham Heart Study: a cohort study[J]. Lancet, 2015, 386: 154-162.

[5] WENG L C, PREIS S R, HULME O L, et al. Genetic Predisposition, Clinical Risk Factor Burden, and Lifetime Risk of Atrial Fibrillation[J]. Circulation, 2018, 137: 1027-1038.

[6] ARONOW W S, AHN C, MERCANDO A D, et al. Correlation of atrial fibrillation, paroxysmal supraventricular tachycardia, and sinus rhythm with incidences of new coronary events in 1, 359 patients, mean age 81 years, with heart disease[J]. Am J Cardiol, 1995, 75: 182-184.

[7] ZUSMAN O, AMIT G, GILUTZ H, et al. The significance of new onset atrial fibrillation complicating acute myocardial infarction[J]. Clin Res Cardiol, 2012, 101: 17-22.

[8] BLOCH THOMSEN P E, JONS C, RAATIKAINEN M J, et al. Long-term recording of cardiac arrhythmias with an implantable cardiac monitor in patients with reduced ejection fraction after acute myocardial infarction: the Cardiac Arrhythmias and Risk Stratification After Acute Myocardial Infarction (CARISMA) study[J]. Circulation, 2010, 122: 1258-1264.

[9] BANG C N, GISLASON G H, GREVE A M, et al. New-onset atrial fibrillation is associated with cardiovascular events leading to death in a first-time myocardial infarction population of 89, 703 patients with long-term follow-up: a nationwide study[J]. J Am Heart Assoc, 2014, 3: e000382.

[10] LUSCHER T F. Acute and chronic coronary syndromes: coronary dissection, intraplaque haemorrhage, and late lumen loss[J]. Eur Heart J, 2018, 39: 3339-3342.

[11] ANTONI M L, BERTINI M, ATARY J Z, et al. Predictive value of total atrial conduction time estimated with tissue Doppler imaging for the development of new-onset atrial fibrillation after acute myocardial infarction[J]. Am J Cardiol, 2010, 106: 198-203.

[12] ALEXANDER B, MACHAALANY J, LAM B, et al. Comparison of the Extent of Coronary Artery Disease in Patients With Versus Without Interatrial Block and Implications for New-Onset Atrial Fibrillation[J]. Am J Cardiol, 2017, 119: 1162-1165.

[13] DUPONT E, KO Y, ROTHERY S, et al. The gap-junctional protein connexin40 is elevated in patients susceptible to postoperative atrial fibrillation[J]. Circulation, 2001, 103: 842-849.

6

3 危重症患者合并房颤的管理

  房颤是危重症患者最常见的心律失常。危重症患者合并房颤包括既往已存在的房颤急性加重以及危重症期间的新发房颤。房颤因心房不规律收缩及快速心室率,可导致心排血量下降及血流动力学障碍,增加了危重症患者的死亡风险。危重症患者出现新发房颤往往是疾病加重的标志,与无心律失常的患者相比,危重症患者的住院时间和住院死亡率显著增加。如何评估危重症患者房颤急性发作期血流动力学影响、心室率及节律的控制目标、可逆因素的识别及去除以及个体化的抗凝治疗策略选择,目前在临床治疗中仍存在实践差异,危重症患者房颤的最佳管理方法不能简单地套用非危重症患者的研究结果,本文就危重症患者合并房颤的可能发生机制、危险因素、急性期的管理、长期管理做一综述,增加读者对危重症患者合并房颤管理的认识。

一、危重症患者新发房颤的可能机制及危险因素

  房颤的病程常是一个逐渐加重的过程,患者若无有效控制,多从阵发性房颤演变为持续性房颤。心房重构是房颤发生的重要病理生理机制,早期表现为以电生理及离子通道特征发生变化的电重构,包括心房有效不应期和动作电位时限缩短、动作电位传导速度减慢、不应期离散度增加等改变;晚期表现为心房的纤维化、心房增大、线粒体堆积、细胞凋亡等组织结构改变的结构重构。除此之外,心房肌组织的炎性细胞浸润、氧化应激损伤改变及肾素 - 血管紧张素 - 醛固酮系统表达增高都会促进心房的电重构及结构重构,迷走神经和交感神经刺激也可引发房颤。

  危重症患者新发房颤的诱因及机制有其自身特点,危重症期间的急性事件会加速心脏重塑及心肌纤维化的进程,如常见的感染及炎症会加速心脏结构及电学重构,Walkey 等研究发现,新发房颤在脓毒症住院患者中很常见(5.9%)(无脓毒症患者仅为 0.65%),并与院内卒中风险增加(2.7 倍)和死亡率增加相关。脓毒症患者在使用抗生素的情况下,细菌仍会沉积在心肌细胞内,导致心房纤维化和致心律失常基质的发展,细菌还可会通过释放毒素改变钙离子通道基因表达,导致心房有效不应期缩短,产生电重构,在脓毒症期间进一步诱发房颤,脓毒症患者和术后患者的炎症标志物升高已明确和发生房颤的风险增加相关。另外,升压药多巴胺与肾上腺素的使用可能导致心房异位放电增加,诱发新的房颤。心房大小也与危重症患者新发房颤有关,需要注意医源性引起的心房压力增大或容积负荷增加诱发房颤。

二、急性期房颤的管理

  危重症患者合并房颤在急性期的管理需考虑诸多因素,包括患者的治疗目的、合并疾病、诱因或可逆触发因素、血流动力学情况以及治疗措施所带来的潜在风险等。房颤发生时引起

6

血流动力学异常或潜在变化是急性期管理首先要关注的问题,去除诱因(如β受体激动剂的使用)以及可逆触发因素(如电解质紊乱、通气障碍、心房牵拉)可减少房颤的发作,危重症患者不同于普通患者,在急性期的初始治疗建议选择风险小、潜在获益高的治疗策略。

(一)血流动力学不稳定房颤的管理

急性期房颤的管理首先需关注患者的血流动力学情况,如果是房颤导致的血流动力学不稳定,包括:①收缩压 <90mmHg,并有低灌注的表现(神志不安、躁动、迟钝,皮肤湿冷,尿量减少 <20ml/h);②急性心功能不全、肺水肿;③心肌缺血(持续性胸痛和/或有急性缺血的心电图表现),建议紧急直流电复律,但危重症患者紧急电复律的成功率较低,既往研究显示,危重症患者中尝试电复律约71%的患者立刻转为窦性心律,1 小时后仅有43%的患者仍维持窦性心律,24 小时后仅剩下23%的患者维持窦性心律,因此在尝试复律的危重患者中,考虑到成功复律后房颤的复发率高,应同时进行心室率及节律的控制措施,预先使用抗心律失常药物可增加房颤的复律成功率,成功后仍需要服用抗心律失常药物维持窦性心律。地高辛中毒时不推荐使用同步直流电复律,有发生室颤的风险。如果血流动力学异常非房颤引起,需积极寻找原因(如脓毒血症、肺栓塞、消化道出血等),针对病因进行治疗。血流动力学不稳定时,使用紧急直流电复律通常无充分准备评估患者心房血栓情况,可能会增加血栓栓塞事件发生的风险,依据急性房颤的抗凝治疗指南推荐:对卒中的中高危急性房颤患者,应立即抗凝治疗或继续抗凝治疗;对卒中低危的急性房颤,房颤发作时间 <48 小时,可直接行复律治疗;为避免房颤时心房顿抑可能形成血栓,推荐复律后仍进行4 周的抗凝治疗,之后是否长期抗凝治疗应根据 CHA_2DS_2-VASC 评分决定。

(二)血流动力学稳定房颤的管理

1. 抗凝治疗　抗凝管理包括评价患者血栓栓塞的风险,决定开始抗凝的时间以及是否需要长期抗凝治疗。危重症患者的抗凝方案总体遵循非危重症房颤的治疗方法。初始治疗仍推荐 CHA_2DS_2-VASc 评分评估血栓栓塞风险。对于卒中的低危患者(男性 CHA_2DS_2-VASc 评分为0 分,女性 CHA_2DS_2-VASc 评分为1 分)不需要长期抗凝治疗,但危重症患者往往是卒中的中高危患者(如严重感染、肿瘤、制动等都是高凝状态的危险因素),又是出血的高危患者,抗凝面临着较大的出血风险,研究显示在接受肠外抗凝治疗的患者临床出血风险显著增加,在抗凝时建议使用 HAS-BLED 评分进行出血风险评估,积极纠正能够纠正的出血危险因素,减少出血风险。对于持续时间 >48 小时的稳定房颤患者,如考虑复律治疗(电复律或药物复律),建议在复律前至少3 周及复律后4 周进行抗凝治疗,如需要尽快复律时,可经食管超声心动图检查排除心房血栓后再行房颤复律。对于因出血停用或未使用抗凝治疗的患者,出血事件后需重启抗凝治疗,应充分考虑出血的类型、严重程度、诱因的去除等因素,在多学科综合评估下,选择合适的抗凝药物及卒中预防方法,比如脑出血后经积极治疗 6~8 周,可考虑重新开始抗凝治疗,对于不适合抗凝药物治疗的患者可考虑左心耳封堵治疗。对于脓毒症期间合并房颤抗凝治疗的获益及风险,目前还未有标准化治疗推荐,Darwish 等研究发现,老年脓毒症患者住院期间接受抗凝治疗并发症更高,包括出血、肝素诱导的血小板减少症,而生存率与非抗凝组无显著统计学差异。鉴于缺乏明确的获益及存在潜在的危害,脓毒症期间新发房颤且没有计划复律的危重患者,目前不建议在急性期常规启动肠胃外抗凝以预防动脉血栓栓塞。

2. 心室率的控制 对于血流动力学稳定的房颤患者,根据心室率情况、有无临床症状及是否合并器质性心脏病等因素,决定控制心室率治疗的方案。对于心室率较快,合并心悸等症状的患者,建议首先进行心室率的控制,减轻症状。常用药物为β受体阻滞剂(艾司洛尔、美托洛尔)、非二氢吡啶类钙通道阻滞剂(维拉帕米、地尔硫䓬)及洋地黄制剂,用药前需纠正电解质紊乱。对于危重症患者,选择药物时需充分考虑药物的不良反应,心室率的控制首选β受体阻滞剂,因其心肌负性肌力及扩血管作用,建议使用半衰期短的种类(如艾司洛尔),对于急性肺水肿的患者不推荐使用。对于失代偿心力衰竭及心脏术后的患者不推荐使用非二氢吡啶类钙通道阻滞剂。对于房颤合并预激的患者,不推荐使用β受体阻滞剂、非二氢吡啶类钙通道阻滞剂、洋地黄类药物及静脉胺碘酮控制心室率。地高辛在危重症患者中的疗效往往有限,与肾上腺激素应激状态下其疗效降低有关。对于肾功能不全的患者,需注意地高辛中毒。另外,静脉注射镁疗法也可以在急性房颤期间提供有效的心率控制。

3. 节律的控制 节律控制治疗是改善患者症状的治疗,复律的药物包括胺碘酮、Ic类抗心律失常药物(普罗帕酮)、伊布利特及维纳卡兰。胺碘酮作为多通道的阻滞剂,临床应用的经验最多,但需注意甲状腺毒性、间质性肺炎等药物不良反应。普罗帕酮在心脏结构和功能异常的患者中需慎用,故在危重症患者中较少使用。伊布利特不适用于左心室功能不全或基础QT间期延长的患者。维纳卡兰避免用于SBP<100mmHg、新发ACS、NYHA Ⅲ/Ⅳ型心力衰竭、QT间期延长的患者,故也不适用于大多数危重症患者。

三、长期房颤的管理

早期的观点认为,危重症患者新发房颤可能与急性的危险因素有关,如严重感染、外科术后刺激等相关,病因或危险因素纠正后房颤可能不再发作,然而越来越多的研究证实,危重症期间发生房颤预后较未发生房颤的患者差,因此新发房颤对于危重症患者度过危险期后仍有重要的预后意义,即使短暂的促发因素消失,具有房颤促发因素的患者也具有一致的长期复发风险。大多数脓毒症患者在新发房颤出院后会再次发生房颤住院治疗,增加了心力衰竭、缺血性卒中和死亡的长期风险。

对于危重症患者出院后房颤仍持续存在,长期治疗的首要任务仍是预防卒中,没有抗凝禁忌证下建议在非低危血栓栓塞人群中开启抗凝治疗,具体治疗措施同非危重症患者,需要注意的是,危重症患者往往合并多种疾病,抗凝治疗期间应充分考虑肾功能情况、出血风险、药物相互作用等因素。后续选择心率或节律控制应根据患者的实际情况而定,目前研究认为节律控制相较于心率控制,在中短期内可改善患者的症状及心功能状态。对于急性期的单次、短暂、自限性房颤发作的患者,以及出院后没有房颤持续性但CHA_2DS_2-VASc评分较高的患者,建议定期门诊心电监护设备随访,筛查潜在房颤高危患者。

四、小结

综上所述,危重症患者合并房颤的管理除了在常规房颤管理中注意预防卒中、心率及节律控制外,同时也需要关注合并疾病(如高血压、心力衰竭、缺血性心肌病等)的诊疗,相较普通房颤患者的管理,在治疗决策上应更加全面、谨慎,初始治疗选择潜在获益高、风险较小的方案,长期治疗应根据房颤及合并疾病的情况全面评估,目前仍缺乏危重症患者合并房颤治疗及如何有效预防的大样本研究,临床上仍需要更多的证据及实践,从系统的、整体观的角度来提高危重症患者合并房颤的管理水平。

（朱文青　凌云龙）

参 考 文 献

[1] BORIANI G, FAUCHIER L, AGUINAGA L, et al. European Heart Rhythm Association (EHRA) consensus document on management of arrhythmias and cardiac electronic devices in the critically ill and post-surgery patient, endorsed by Heart Rhythm Society (HRS), Asia Pacific Heart Rhythm Society (APHRS), Cardiac Arrhythmia Society of Southern Africa (CASSA), and Latin American Heart Rhythm Society (LAHRS) [J]. Europace, 2019, 21 (1): 7-8.

[2] WALKEY A J, HOGARTH D K, LIP G Y H, et al. Optimizing atrial fibrillation management: from ICU and beyond [J]. Chest, 2015, 148 (4): 859-864.

[3] SHAH K B, SAADO J, KERWIN M, et al. Meta-Analysis of New-Onset Atrial Fibrillation Versus No History of Atrial Fibrillation in Patients With Noncardiac Critical Care Illness [J]. Am J Cardiol, 2022, 164: 57-63.

[4] ARRIGO M, JAEGER N, SEIFERT B, et al. Disappointing Success of Electrical Cardioversion for New-Onset Atrial Fibrillation in Cardiosurgical ICU Patients [J]. Crit Care Med, 2015, 43 (11): 2354-2359.

[5] WALKEY A J, QUINN E K, WINTER M R, et al. Practice patterns and outcomes associated with use of anticoagulation among patients with atrial fibrillation during sepsis [J]. JAMA Cardiol, 2016, 1 (6): 682-690.

[6] DARWISH O S, STRUBE S, NGUYEN H M, et al. Challenges of anticoagulation for atrial fibrillation in patients with severe sepsis [J]. Ann Pharmacother, 2013, 47 (10): 1266-1271.

[7] MORELLI A, ERTMER C, WESTPHAL M, et al. Effect of heart rate control with esmolol on hemodynamic and clinical outcomes in patients with septic shock: a randomized clinical trial [J]. JAMA, 2013, 310 (16): 1683-1691.

[8] BOSCH N A, CIMINI J, WALKEY A J, et al. Atrial Fibrillation in the ICU [J]. Chest, 2018, 154 (6): 1424-1434.

4　原发性高血压与房颤

高血压和房颤是两项重要的公共卫生优先处理事件,二者通常共存于同一患者。高血压是目前已知的最为重要的房颤危险因素。研究显示,高血压可使成年男性或女性的房颤发病率额外升高 50% 和 40%。而房颤患者中,有 60%~80% 合并高血压。虽然目前我们对高血压和房颤之间的流行病学关系了解得很清楚,但根据现有的基础研究结果和循证医学证据,尚有一些具体问题不能得到较好的解答,本文将就此简要论述。

当前,高血压患者更易患房颤的发生、发展机制尚未被完全认知。现有研究表明,高血压导致房颤的主要机制可能与高血压诱导的左心房心肌肥厚相关,大致可描述为:高血压相关的左心室心肌肥厚、左心室心肌顺应性减低和左心室舒张功能减低等因素可造成左心房扩张和左房舒张末压升高,进而导致左心房重构与左心房功能不全,表现为成纤维细胞增殖活动增强,细胞基质改变增加以及心房肌细胞肥厚,使心房肌束排列紊乱,导致心房不应期缩短、单向传导阻滞和折返现象发生频繁,触发因素累积,最终发展为房颤。

毫无疑问,高血压会显著增加房颤的发病率,我们希望获得二者之间的精确关系。基于现有研究结果,尚不能完全证明高血压与房颤的线性关系,或者给出一个明确的能导致房颤发病率显著增加的临界血压值。有研究报道,房颤的发病率与收缩压水平呈 J 型曲线关系:同收缩压保持在 120~129mmHg 的人群相比,收缩压高于 150mmHg 人群的房颤发病率是其 2 倍左右,收缩压介于 140~150mmHg 人群的房颤发病率与其相当,而收缩压低于 120mmHg 人群的房颤发病率再次升高。

上述的 J 型曲线关系也未能在其他研究中被证实。总体来讲,大部分研究提示房颤的发病率同血压水平存在近似的直接线性关系,相关的危险因素包括收缩压、脉压、年龄、左心室肥厚以及 BMI 等。

在高血压诱导房颤的发生、发展过程中,肾素 - 血管紧张素 - 醛固酮系统扮演了重要角色,其机制主要同肾素以及血管紧张素 II 诱导的纤维化相关。有研究报道,同原发性高血压患者相比,在由原发性醛固酮增多导致的继发性高血压患者中,房颤的发生率上调了 12 倍以上。基于评估 ACEI 或 ARB 类药物疗效的临床研究结果,我们发现,同应用其他药物治疗(钙通道阻滞剂、β 受体阻滞剂、利尿剂等)或应用安慰剂的高血压患者相比,应用 ACEI 或 ARB 类药物有可能降低房颤的发病率。这似乎提示,针对合并房颤的高血压患者,ACEI 或 ARB 类药物可能是更好的选择。而近期的一项荟萃分析显示,对于此类患者,积极降压获益明显,但与选择何种降压治疗药物无关。究竟 ACEI 或 ARB 类药物是否为最佳选择,需要更加进一步的针对性临床研究证据支持,期待未来的指南中能有所体现。

高血压是一个独立且有效的缺血性或出血性卒中预测因子。研究表明,血压水平自 115/75mmHg 始,在任何年龄段,血压升高与卒中相关的死亡率存在确切的线性关系。对于房颤患者而言,高血压是卒中及出血风险评分中的一项。在 CHA_2DS_2-VASc 评分中,高血压被定义为两次随机收缩压高于 140mmHg 或舒张压高于 90mmHg,或正在进行降压治疗。

6

在 HAS-BLED 评分中,高血压被定义为收缩压高于 160mmHg。在 2020 年 ESC 房颤管理指南中,对于房颤合并高血压的患者,指南推荐的降压目标为低于 130/80mmHg,此项推荐是基于 2018 年 ESC 高血压管理指南以及当前的多项临床研究结果。各项评分以及指南中关于高血压的定义以及降压目标值的统一有利于房颤合并高血压患者的综合管理。另外,强化降压治疗至更低的降压目标值是否能使房颤患者进一步获益,值得后续深入研究,期待针对房颤患者关于降压目标值的随机对照研究结果发表。

由于房颤较为特殊的临床表现,真实的房颤发病率可能会远远高于当前的流行病学数据。随着技术的逐渐进步,越来越多的房颤筛查设备被应用于流行病学研究和临床诊疗中。对于高血压患者,筛查诊断出隐匿性房颤,进而采取规范化的抗凝治疗,无疑会大大降低卒中风险。因此,当高血压患者合并隐匿性卒中、可疑或确诊的 TIA、心悸频繁发作、左心室肥厚、左心房扩张以及高龄等可疑房颤表现时,除规范化降压治疗外,应采取措施进行房颤筛查。在本中心近期完成的一项小型临床研究中,我们应用长程可穿戴设备对 CHA_2DS_2-VASc 评分 ≥3 分(女性 ≥2 分)的非房颤人群进行了筛查,获得了确切的阳性结果。在筛查中确诊房颤的患者中,约 75% 的患者合并高血压,我们对所有筛查确诊的房颤患者进行了规范化的抗凝治疗以及长期随访,此项研究结果将于近期发表。越来越多的研究结果提示我们应重视隐匿性房颤的发生,限于抗凝药物的高出血风险,我们不能对全部卒中高危的非房颤患者直接进行抗凝治疗。但对于高度可疑合并隐匿性房颤的高危人群,特别是高血压患者,是否可以采取激进的治疗措施值得探讨。

总之,当前我们已对高血压与房颤的关系有了较为深入的认识,未来应更加关注较为细化的问题,如是否能根据高血压水平预测未来发生房颤的概率,强化降压治疗是否对高血压合并房颤的患者获益,是否存在更加理想的降压目标,是否应对高度可疑合并房颤的高危患者进行抗凝治疗等,期待未来更多的循证医学证据和指南更新。

(孙英贤)

参 考 文 献

[1] BENJAMIN E J, LEVY D, VAZIRI S M, et al. Independent risk factors for atrial fibrillation in a population-based cohort. The Framingham Heart Study[J]. JAMA, 1994, 271(11): 840-844.

[2] BENJAMIN E J, CHEN P S, BILD D E, et al. Prevention of atrial fibrillation: report from a national heart, lung, and blood institute workshop[J]. Circulation, 2009, 119(4): 606-618.

[3] SCHOTTEN U, VERHEULE S, KIRCHHOF P, et al. Pathophysiological mechanisms of atrial fibrillation: a translational appraisal[J]. Physiol Rev, 2011, 91(1): 265-325.

[4] THOMAS M C, DUBLIN S, KAPLAN R C, et al. Blood pressure control and risk of incident atrial fibrillation[J]. Am J Hypertens, 2008, 21(10): 1111-1116.

[5] VERDECCHIA P, DAGENAIS G, HEALEY J, et al. Blood pressure and other determinants of new-onset atrial fibrillation in patients at high cardiovascular risk in the Ongoing Telmisartan Alone and in Combination With Ramipril Global Endpoint Trial/Telmisartan Randomized AssessmeNt Study in ACE iNtolerant subjects with cardiovascular Disease

studies［J］. J Hypertens, 2012, 30（5）: 1004-1014.

［6］GOETTE A, LENDECKEL U. Electrophysiological effects of angiotensin Ⅱ. Part Ⅰ: signal transduction and basic electrophysiological mechanisms［J］. Europace, 2008, 10（2）: 238-241.

［7］WAGNER S, DANTZ C, FLBBE H, et al. NADPH oxidase 2 mediates angiotensin Ⅱ-dependent cellular arrhythmias via PKA and CaMKII［J］. J Mol Cell Cardiol, 2014, 75: 206-215.

［8］SECCIA T M, CAROCCIA B, ADLER G K, et al. Arterial Hypertension, Atrial Fibrillation, and Hyperaldosteronism: The Triple Trouble［J］. Hypertension, 2017, 69（4）: 545-550.

［9］MILLIEZ P, GIRERD X, PLOUIN P F, et al. Evidence for an increased rate of cardiovascular events in patients with primary aldosteronism［J］. J Am Coll Cardiol, 2005, 45（8）: 1243-1248.

［10］WACHTELL K, LEHTO M, GERDTS E, et al. Angiotensin Ⅱ receptor blockade reduces new-onset atrial fibrillation and subsequent stroke compared to atenolol: the Losartan Intervention For End Point Reduction in Hypertension（LIFE）study［J］. J Am Coll Cardiol, 2005, 45（5）: 712-719.

［11］SCHMIEDER R E, KJELDSEN S E, JULIUS S, et al. Reduced incidence of new-onset atrial fibrillation with angiotensin Ⅱ receptor blockade: the VALUE trial［J］. J Hypertens, 2008, 26（3）: 403-411.

［12］SCHAER B A, SCHNEIDER C, JICK S S, et al. Risk for incident atrial fibrillation in patients who receive antihypertensive drugs: a nested case-control study［J］. Ann Intern Med, 2010, 152（2）: 78-84.

［13］LI C Y, LIN C P, LIN Y S, et al. Newly diagnosed atrial fibrillation is an independent factor for future major adverse cardiovascular events［J］. PLoS One, 2015, 10（4）: e0123211.

［14］LEWINGTON S, CLARKE R, QIZIBASH N, et al. Age-specific relevance of usual blood pressure to vascular mortality: a meta-analysis of individual data for one million adults in 61 prospective studies［J］. Lancet, 2002, 360（9349）: 1903-1913.

［15］HINDRICKS G, POTPARA T, DAGRES N, et al. 2020 ESC Guidelines for the diagnosis and management of atrial fibrillation developed in collaboration with the European Association for Cardio-Thoracic Surgery（EACTS）: The Task Force for the diagnosis and management of atrial fibrillation of the European Society of Cardiology（ESC）Developed with the special contribution of the European Heart Rhythm Association（EHRA）of the ESC［J］. Eur Heart J, 2021, 42（5）: 373-498.

［16］WILLIAMS B, MANCIA G, SPIERING W, et al. 2018 ESC/ESH Guidelines for the management of arterial hypertension: The Task Force for the management of arterial hypertension of the European Society of Cardiology and the European Society of Hypertension: The Task Force for the management of arterial hypertension of the European Society of Cardiology and the European Society of Hypertension［J］. J Hypertens, 2018, 36（10）: 1953-2041.

［17］KIM D, YANG P S, KIM T H, et al. Ideal Blood Pressure in Patients With Atrial Fibrillation

［J］. J Am Coll Cardiol, 2018, 72（11）: 1233-1245.

［18］KIM T H, YANG P S, YU H T, et al. Effect of hypertension duration and blood pressure level on ischaemic stroke risk in atrial fibrillation: nationwide data covering the entire Korean population［J］. Eur Heart J, 2019, 40（10）: 809-819.

［19］LIP G Y, FRISON L, GRIND M, et al. Effect of hypertension on anticoagulated patients with atrial fibrillation［J］. Eur Heart J, 2007, 28（6）: 752-759.

5　先天性心脏病与房颤

一、流行病学特征

在过去的数十年中,由于外科技术及围手术期管理的不断进步,先天性心脏病（congenital heart disease, CHD）患者存活率显著增加。自 2000 年以来,超过 85% 的 CHD 患者能够活到成年。随着 CHD 患者持续老龄化,伴随而来的心血管疾病,尤其是心律失常患病率很可能在未来几十年持续增加。

成人 CHD 患者最常见的合并症就是房性心律失常,包括房颤、心房扑动和房性心动过速,其发生率是普通人群的 3 倍。年龄是 CHD 房颤患者发病率的主要因素之一,50 岁以上的 CHD 房颤患者显著增加,年轻 CHD 患者的房颤发病率有逐渐增加的趋势,而且 CHD 复杂程度越高,房颤发病率越高。不同年龄阶段修补手术,术后房性心律失常的患病率不同。研究随访中显示,15 岁之前接受房间隔缺损（atrial septal defect, ASD）外科闭合术的患者,房颤发生率为 0,心房扑动发生率为 2%。相反,成年期 ASD 修复时房颤的发生率明显升高。40 岁以后接受 ASD 手术治疗的患者中,23% 的患者术前有房颤或心房扑动。同样,55 岁后接受经皮 ASD 封堵术的患者,房性快速性心律失常的发生率更高。

发生房颤的成人 CHD 患者发生不良临床事件的风险增加。CHD 房颤患者发展可能导致三个主要潜在的后果,即心力衰竭、卒中和死亡。Bouchardy 等在成人 CHD 患者分析中发现,与没有房颤的患者相比,有房颤病史的 CHD 死亡率增加 50%,卒中或心力衰竭增加 100%,心脏干预风险增加 300%。在一项 321 名 Fontan 患者的单中心研究中,临床相关心律失常是预后最强的预测因子,将死亡或移植的风险增加了 6 倍。心力衰竭是最常见的并发症,估计在年轻 CHD 患者中的患病率约为 11%;与没有房颤的 CHD 患者相比,其风险急剧增加 11 倍,同时,心力衰竭也增加房颤复发的风险,也是该人群缺血性卒中的最强独立预测因子,尤其是在年轻患者和发病后的前 3 年内。

二、先天性心脏病导致房颤的病理生理学机制

成人 CHD 的患者通常有残留的心脏病变,会导致血流动力学异常和电紊乱。外科手术瘢痕、修复补片、弥漫性心肌纤维化会加剧电重构,随着这些患者年龄的增长,传统的心

血管危险因素的额外负担也会加重电异常,这些都是导致房性心律失常的因素。

房颤在非 CHD 人群中的具体机制仍有待阐明,但异位活动(主要是肺静脉的触发灶)和折返在其发生和持续中起着重要作用。在 CHD 患者中,这两种情况都可能产生作用。首先,肺静脉外的触发因素,包括右心房或上腔静脉(右上腔静脉或永存左上腔静脉),似乎与该人群相关。其次,通过先前的矫正或姑息手术导致心房纤维化(结构重塑),心房扩大,导致传导延迟、改变离子通道功能,促进折返。最后,慢性心房压力和/或容量超负荷有利于触发活动,导致期前收缩或房性心动过速,反过来也会触发房颤。

一些 CHD 患者,例如 ASD、法洛四联症、Ebstein 畸形、异位综合征和 Fontan 姑息症,发生房颤的可能性更高,其原因是可能基于许多因素。首先,简单的 CHD 患者更有可能活得更久,并且更常暴露于经典危险因素并发展为获得性心血管疾病。其次,很可能特定的血流动力学对心房重构有不同的影响。在 ASD 中,左心房出现了显著的结构重构,例如电压降低、传导延迟和异质性传导。最后,其他易感因素,如窦房结功能障碍,在一些 CHD 中更常见。

ASD 患者的房颤风险高于非 CHD 匹配人群。与晚期修复相比,早期手术或经皮闭合可降低这种风险。法洛四联症患者长期易患房性心律失常,尤其是累及左侧病变的患者,房颤患病率增加。在 Ebstein 畸形受试者中,虽然旁路介导的室上性心动过速是基础性心律失常,但 25~65 岁的患者可能会遇到房性心动过速(包括房颤)。Fontan 术后 10%~50% 的患者可能会出现房性心律失常作为晚期并发症。接受 Fontan 姑息治疗的单心室患者,由于心房极度增大和肥厚,有发生持续性或永久性房颤的风险。由于血流动力学储备有限和高黏度状态,发绀型 CHD 患者发生房颤的发病率较高。

房颤的发病风险随着年龄增加与其潜在机制有关,其机制通常是血流动力学减慢、心房压升高、心房重构以及高血压、糖尿病、肥胖、睡眠呼吸暂停等传统危险因素的增加。存在残余房室瓣反流或左侧梗阻性病变的患者,以及未修复、病情缓解的 CHD 患者尤其容易发生房颤。

三、先天性心脏病合并房颤的处理

1. 急性期处理　CHD 合并房颤患者,由于房室同步性丧失和快速心室率,存在血流动力学的不利影响,在大多数情况下,应积极恢复窦性心律。血流动力学不稳定的患者,无论CHD 的房颤持续时间和是否抗凝,都必须紧急电复律。

血流动力学稳定的 CHD 房颤患者,急性期处理包括抗凝预防血栓栓塞、控制心率和电复律。在非紧急情况下,对低危 CHD 患者抗凝 4 周后直接电复律已被证明是安全的。如果房颤发作在 48 小时内,对紧急电复律不推荐进行抗凝治疗,但最近的数据表明,具有高血栓栓塞风险(CHA_2DS_2-VASc 评分 ≥ 2 分)的患者,房颤发作超过 12 小时行电复律,血栓栓塞的风险事件明显增加。在这种情况下,电复律围手术期抗凝治疗将该风险降低了82%。2020 年欧洲心脏病房颤指南建议,具有高血栓栓塞风险的患者(CHA_2DS_2-VASc 评分 ≥ 2 分),如果房颤发作超过 12 小时,经食管超声心动图检查排除血栓或抗凝治疗 3 周后进行电复律。

CHD 解剖简单(如房间隔缺损或室间隔缺损)的患者,房颤持续时间 ≥ 48 小时或发作时间不明确,电复律之前需要至少3周的抗凝或经食管超声排除左心房血栓。如果解剖复杂的CHD患者,房性心律失常发作<48小时,电复律之前也要抗凝3周以上或做食管超声。

CHD合并房颤患者选择药物转律还是电转律,要根据个体情况而定。尽管药物转律可以避免麻醉镇静,但目前关于CHD患者药物转律的证据十分有限,且抗心律失常药物的疗效备受关注。药物转律包括Ⅰ类和Ⅲ类抗心律失常药物,但要注意相关的不良反应。应用Ⅰ类抗心律失常药物可能出现室性心动过速,而Ⅲ类抗心律失常药物要防止尖端扭转型室性心动过速的出现。大部分经验性的报道是应用伊布利特和索他洛尔,应用时要严密监测,尤其在患者苏醒之前,约4.3%的患者出现尖端扭转型室性心动过速。胺碘酮是常用药物,用于房颤转律或转律失败后控制心室率。控制过快的心室率,药物治疗包括β受体阻滞剂、钙通道阻滞剂和胺碘酮。

2. 长期处理方式 CHD患者房颤的长期治疗包括抗凝治疗、节律控制。在成人CHD中选择抗心律失常药物时必须考虑几个方面,包括心室功能、传导障碍(如窦房结功能障碍、房室结传导受损)、妊娠计划、可能影响药代动力学的肝肾功能障碍,以及伴随的具有潜在的相互作用。

与非CHD人群类似,由于潜在的死亡率增加,不推荐在冠状动脉疾病或心脏收缩功能中度至重度受损的患者中使用Ⅰ类抗心律失常药物,因此它们仅用于没有这些因素的CHD患者。

在预防房颤复发方面,Ⅲ类药物似乎更有效。然而,不良事件(主要用胺碘酮描述)很常见,导致大部分患者停止治疗,尤其是在长期服药的情况下,甲状腺功能障碍,主要是胺碘酮引起的甲状腺功能亢进症,是最常见的并发症,可能会导致快速性心律失常的恶化。索他洛尔可以完全或部分控制难治性快速性心律失常,尤其是与非药物方法联合使用时。然而,由于其促心律失常作用,不应将其用于有明显心室收缩功能障碍的患者。根据一般人群的数据推断,由于担心死亡率增加、心力衰竭和卒中恶化,不建议对中度或复杂CHD、心力衰竭或至少中度心室功能不全的患者使用决奈达隆。

四、先天性心脏病合并房颤导管和外科消融

抗心律失常药物在预防CHD患者房颤复发方面效果较差,而且药物有不良反应,这对需要长期治疗的年轻人来说是不理想的。房颤消融可以作为CHD合并房颤患者的一种选择,甚至可以作为单一治疗。

CHD房颤消融的主要困难是心脏解剖的变异,尤其在房间隔穿刺和消融过程中显得尤为突出。因此,使用心腔内超声对解剖结构进行直接可视化几乎是势在必行的。另一个难点是房间隔补片或闭合装置的存在,心腔内超声和使用射频能量穿透房间隔可以帮助克服这些障碍。

关于成人CHD房颤消融的研究报道很少,目前有小样本研究或病例报道,且多数为ASD修补术后合并房颤的导管消融,这些病例的标准消融策略都是左心房前庭肺静脉隔离,但不同研究之间的附加线不一致。CHD房颤患者更容易出现血栓栓塞事件,因此在消融过程中抗凝是积极的,手术相关的严重并发症暂时没有报道。

从现有文献中报道的临床结果是令人欣喜的,与一般人群相比具有相似的成功率。然而,术者都是经验丰富的团队成员,这一事实应该考虑在内。一项前瞻性随机试验,报道了CHD房颤消融组的成功率为56%~77%。房颤消融除了肺静脉隔离以外,可以考虑肺静脉以外的其他消融目标,尤其是在复发患者再次手术中,包括附加线,例如心房顶、二尖瓣或三尖瓣到肺静脉隔离峡部或非肺静脉触发因素。由于部分患者导管难以进入左心房,或者心房壁过厚或非肺静脉触发灶,可能是该人群复发率高的原因。对于药物治疗效果欠佳的房颤患者推荐导管消融作为一线治疗。

CHD缺陷越复杂,需要姑息治疗,房颤的发生率就越高、越早。人群中,ASD患者房颤的发生率随年龄的增加而增加。因为ASD在早期通常是无症状的,许多患者可能会在没出现房颤前矫正。尽管ASD矫正术后出现房性心律失常的大多数病例是阵发性房颤,但还是有发展永久房颤病例。导管消融一直是ASD伴房颤患者主要的治疗策略之一。Nie等描述了导管对未手术治疗的ASD的患者进行消融可行的,成功率与无ASD患者相似,这种消融术也可以用于矫正术后的患者。

有些专家建议在先天性心脏缺陷修复时(如ASD闭合、Ebstein异常和Fontan转换)进行外科消融手术(Cox-Maze手术),对患者同时进行预防性房颤消融手术。CHD手术同时对房颤进行外科治疗并没有增加并发症,且在6年的随访中无心律失常的生存率为75%。这使得一些团队提出对术前诊断的房颤同时进行系统的手术治疗,因为单独的缺陷矫正术不会显著降低心律失常的风险。

五、小结

CHD人数不断扩大并且也在老龄化,房颤在这些患者中很常见,也是导致严重并发症的原因,增加死亡风险。全面了解CHD合并房颤患者的基本解剖结构、既往手术史和机制,不断研究与普通人群不同的潜在机制,改进治疗方法,获得更好的治疗结果,对于优化管理这一心律失常人群至关重要。

(杨桂棠 李天浩)

参 考 文 献

[1] GILBOA S M, DEVINE O J, KUCIK J E, et al. Congenital heart defects in the United States: estimating the magnitude of the affected population in 2010[J]. Circulation, 2016, 134: 101-109.

[2] BOUCHARDY J, THERRIEN J, PILOTE L, et al. Atrial arrhythmias in adults with congenital heart disease[J]. Circulation, 2009, 120: 1679-1686.

[3] MOE T G, ABRICH V A, RHEE E K. Atrial Fibrillation in Patients with Congenital Heart Disease[J]. J Atr Fibrillation, 2017, 10(1): 1612.

[4] DILLER G P, GIARDINI A, DIMOPOULOS K, et al. Predictors of morbidity and mortality in contemporary Fontan patients: results from a multicenter study including cardiopulmonary exercise testing in 321 patients[J]. Eur Heart J, 2010, 31: 3073-3083.

［5］ESCUDERO C, KHAIRY P, SANATANI S, et al. Electrophysiologic considerations in congenital heart disease and their relationship to heart failure［J］. Can J Cardiol, 2013, 29: 821-829.

［6］KHAIRY P, VAN HARE G F, BALAJI S, et al. PACES/HRS expert consensus statement on the recognition and management of arrhythmias in adult congenital heart disease: developed in partnership between the Pediatric and Congenital Electrophysiology Society（PACES）and the Heart Rhythm Society（HRS）［J］. Can J Cardiol, 2014, 30: e1-e63.

［7］KARUNANITHI Z, NYBOE C, HJORTDAL V E, et al. Long-term risk of atrial fibrillation and stroke in patients with atrial septal defect diagnosed in childhood［J］. Am J Cardiol, 2017, 119: 461-465.

［8］VECHT J A, SASO S, RAO C, et al. Atrial septal defect closure is associated with a reduced prevalence of atrial tachyarrhythmia in the short to medium term: a systematic review and meta-analysis［J］. Heart, 2010, 96: 1789-1797.

［9］HOLST K A, CONNOLLY H M, DEARANI J A, et al. Ebstein's anomaly［J］. Methodist Debakey Cardiovasc J, 2019, 15: 138-144.

［10］KHAIRY P, ABOULHOSN J, GURVITZ M Z, et al. Arrhythmia burden in adults with surgically repaired tetralogy of Fallot: a multiinstitutional study［J］. Circulation, 2010, 122: 868-875.

［11］MONAGLE P, COCHRANE A, ROBERTS R, et al. A multicenter, randomized trial comparing heparin/warfarin and acetylsalicylic acid as primary thromboprophylaxis for 2 years after the Fontan procedure in children［J］. J Am Coll Cardiol, 2011, 58: 645-651.

［12］POTTER B J, LEONG-SIT P, FERNANDES S M, et al. Effect of aspirin and warfarin therapy on thromboembolic events in patients with univentricular hearts and Fontan palliation ［J］. Int J Cardiol, 2013, 168: 3940-3943.

［13］GRÖNBERG T, HARTIKAINEN J E, NUOTIO I, et al. Anticoagulation, CHA_2DS_2-VASc score, and thromboembolic risk of cardioversion of acute atrial fibrillation（from the FinCV Study）［J］. Am J Cardiol, 2016, 117: 1294-1298.

［14］HINDRICKS G, POTPARA T, DAGRES N, et al. 2020 ESC guidelines for the diagnosis and management of atrial fibrillation developed in collaboration with the European Association of Cardio-Thoracic Surgery（EACTS）: The Task Force for the diagnosis and management of atrial fibrillation of the European Society of Cardiology（ESC）Developed with the special contribution of the European Heart Rhythm Association（EHRA）of the ESC［J］. Eur Heart J, 2021, 42（5）: 373-498.

［15］KHAIRY P, VAN HARE G F, BALAJI S, et al. PACES/HRS expert consensus statement on the recognition and management of arrhythmias in adult congenital heart disease: developed in partnership between the Pediatric and Congenital Electrophysiology Society（PACES）and the Heart Rhythm Society（HRS）［J］. Can J Cardiol, 2014, 30: e1-e63.

［16］NIE J G, DONG J Z, SALIM M, et al. Catheter ablation of atrial fibrillation in patients with atrial septal defect: long-term follow-up results［J］. J Interv Card Electrophysiol, 2015, 42:

6

43-49.

[17] GIAMBERTI A，PLUCHINOTTA F R，CHESSA M，et al. Surgery for supraventricular tachycardia and congenital heart defects：long-term efficacy of the combined approach in adult patients[J]. Europace，2017，19：1542-1548.

6　心脏外科手术合并房颤

手术后房颤（post-operative atrial fibrillation，POAF）为心脏术后较为常见的并发症，由于人群中发病率极高，发病机制及影响因素复杂，且容易反复发作，极大地增加了心脏手术的风险，危害人类健康，其中大约有 30% 的冠状动脉旁路移植手术（coronary artery bypass grafting，CABG）患者并发房颤或心房扑动，而瓣膜术后并发房颤或心房扑动的比例则高达 60%。随着手术数量的增加，这一特定条件下房颤患者的数量也将继续增加。

一、POAF 发生机制

POAF 的发生机制是多因素的，主要是手术围手术期导致心房内不应期不一致而引起折返的因素包括手术创伤、心肌缺血、心房压力升高、代谢和电解质紊乱、自主神经失衡。最近研究表明，氧化作用和炎性反应在术后房颤的发生机制中起着主要作用，并有学者将术后房颤称之为"氧化作用介导的心肌损害现象"，心脏术后的炎症反应可分为全身炎症和局部炎症，通常由体外循环和心脏停搏引起。在分子水平上，心脏相关炎症通常由细胞因子介导，如白介素 1、白介素 6 和肿瘤坏死因子 α 等；在心血管水平上，这些细胞因子不仅能影响心脏的收缩功能，还能导致心室重塑和心肌顿抑，从而引起心肌动作电位改变，诱发心律失常，其他一些已知的机制包括儿茶酚胺产生过多、术后自主神经节律失衡、容量与压力变化引起的组织间液改变及神经激素内环境的变化。这些因素可能会改变心房不应期，并且减慢心房电传导。多重电刺激导致心房电活动紊乱，引发 POAF。

二、POAF 发生的危险因素

1. **年龄**　POAF 发生的危险因素有很多，高龄是文献中报道最多的危险因素之一。对于老年患者，心血管系统往往出现左心室重量指数增加，血管硬化，心室和大血管顺应性下降；除此之外，老年人身体素质较差，对手术的耐受力不强。Silva 等对 452 例心外手术后发生房颤的患者进行了研究，其中年龄 >75 岁、二尖瓣疾病、未应用 β 受体阻滞剂、液体负平衡等均为术后发生房颤的诱发因素。一项针对主动脉瓣置换术后患者房颤发生因素的研究显示，年龄、术前阵发性房颤病史、术前合并阵发性室上性心动过速为术后房颤发作的独立危险因素。

2. **心血管疾病**　高血压、充血性心力衰竭史和平均射血分数是显著影响 POAF 发生的危险因素。左心房容积指数、舒张功能障碍也可以增加 POAF 的患病风险,是 POAF 的显著预测因子。合并瓣膜病的患者,心脏明显扩张并存在不均匀分布的纤维化。心房肌纤维肥大是房颤患者主要的组织学改变,有时是唯一的组织学改变。房颤发生率与左心房内径呈正相关,房颤的产生源于心房增大并可进一步使心房增大术前合并心力衰竭的患者,术后房颤发生概率增加 30%,左室射血分数(left ventricular ejection fraction, LVEF)降低是心脏外科术后房颤发生危险因素,一些学者认为术前 LVEF<40% 为术后心力衰竭发作的重要危险因素之一。同时射血分数保留的心力衰竭患者房颤发生率也明显增高,射血分数保留的心力衰竭患者左心房后负荷明显升高,从而增加了左心房肌张力及前负荷,最终导致左心房扩张、左心房增大及心房纤维化。

3. 肥胖 肥胖体重指数(body mass index, BMI)>35kg/m² 导致新发房颤风险增加 2~3 倍。肥胖越明显,新发房颤风险越高。BMI 每增加 1.0kg/m²,新发房颤风险增加 6%。超重(BMI 25~30kg/m²)和肥胖(BMI>30kg/m²)使新发房颤风险分别增加 14% 和 52%。Echahidiet 等对肥胖人群心脏外科术后房颤发生率进行了研究,代谢综合征患者术后房颤发病率增加 2.36 倍,同时中度肥胖患者术后房颤风险增加 1.4 倍,而重度肥胖患者术后房颤风险增加 2.3 倍。

4. 阻塞性睡眠呼吸暂停(obstructive sleep apnea, OSA) OSA 可导致新发房颤风险增加 54%,随着 OSA 加重,新发房颤风险逐渐升高。OSA 相关的低氧血症、血 pH 降低、胸腔负压增加、心房牵张等,是导致新发房颤的主要原因。持续呼吸道正压通气作为 OSA 的标准治疗方案,可通过改善睡眠中的缺氧状态,纠正 OSA 相关的新发房颤风险。一项包含 396 657 例行 CABG 或心脏瓣膜手术的成年患者 30d 内再住院分析结果表明,OSA 组再住院率为 19.6%,非 OSA 组再住院率为 17.1%,再住院的主要原因为 POAF(38.6%),统计分析发现 OSA 组患者 POAF 发生率为 41.7%,虽然 OSA 的重要性日益得到认可,但其仍是心脏手术 POAF 及术后再再住院的危险因素。

5. 其他因素 手术创伤大、手术矫治不彻底、酸碱平衡破坏、电解质紊乱等均是心外科术后房颤的危险因素。另外,体外循环会造成复杂的炎性反应过程,心脏手术后还引起心包炎,使患者更易于发生心房颤动。

三、心外科术后房颤预防与治疗

预防术后房颤主要从保护心肌、抗炎、抗氧化和预防性使用抗心律失常药物入手。临床用于治疗 POAF 的药物包括 β 受体阻滞剂、钙通道阻滞剂、胺碘酮等,因常加重心律失常临床一般不应用钠离子通道抑制剂。

1. β 受体阻滞剂 β 受体阻滞剂是预防和治疗 POAF 的基础药物,也是目前欧洲心脏病学会(ESC)/欧洲心胸外科协会(EACTS)指南唯一明确推荐预防术后房颤的药物(Ⅰ类推荐,B 级证据)。其原理是降低交感神经张力,使患者术后心律失常发生的敏感性降低。美国心脏病学会(American College of Cardiology, ACC)/美国心脏协会(American Heart Association, AHA)/欧洲心脏病学会(European Society of Cardiology, ESC)指南一致推荐,应用 β 受体阻滞剂预防心脏外科术后房颤的发生。β 受体阻滞剂与其他抗心律失常药物相比,不良反应更少,安全性更高。目前大多数指南一致推荐,若心外科术后无禁忌证存在,术后应尽快恢复使用β受体阻滞剂,如果术前罹患房颤,应用β受体阻滞剂可减慢心室率,降低心脏耗氧量。Burgess 等在对比了多种治疗方法后发现,围手术期使用β受体阻滞剂与术后房颤的减少存在显著相关性。

2. 胺碘酮　胺碘酮是Ⅲ类抗心律失常药物,同时具有Ⅳ类抗心律失常药物的功效,应用胺碘酮可以有效抑制交感神经亢进,同样被国内外众多指南推荐为预防心脏外科术后节律控制最有效的药物之一。胺碘酮可以有效减慢心室率,降低心肌耗氧量,并且显著降低心脏外科术后房颤发生率。但应用胺碘酮对肺、肝、甲状腺等多器官存在毒性反应,限制了术前常规应用胺碘酮预防房颤的应用。ACCP 指南明确表明,对于那些左心室功能被抑制但不需要紧急电复律的术后房颤患者,建议应用胺碘酮进行药物复律。对于 CABG 或瓣膜手术后房颤患者来说,胺碘酮是理想的治疗选择,原因在于其对结构性心脏病患者相对安全,并且不会导致低血压。Gu 等对心脏外科术后应用胺碘酮和安慰剂房颤发生率进行一项随机双盲对照研究,给予胺碘酮后心脏外科术后房颤发生率为 16%,明显低于安慰剂组(37.7%)。近年来研究证实,术中经心外膜喷洒可释放胺碘酮的水凝胶,术后房颤发生率为 8%,明显低于喷洒氢化可的松组及对照组,故释放胺碘酮水凝胶经心外膜喷洒可有效减少术后房颤的发生率。

3. 他汀类　炎性反应在心脏手术后房颤发生机制中起重要作用,因此目前抗炎抗氧化的药物在术后房颤发生疗效的研究中提示有一定的作用。应用他汀类药物可以降低体外循环冠状动脉搭桥患者的并发症发生率及死亡率,术前服用他汀类药物的患者,POAF 的发生率明显降低。也有研究者认为,他汀类药物长期应用于冠心病患者的目的并非预防房颤的发生,所以其预防 POAF 的有效性还有待于进一步研究。许多研究已提示抗炎、抗氧化的治疗策略在预防术后房颤的发生方面具有一定的疗效,包括他汀类药物、皮质激素、多不饱和脂肪酸、N-乙酰半胱氨酸等。

4. 糖皮质激素　糖皮质激素主要是通过抑制多种炎症细胞因子的产生来发挥抗炎作用。大量研究表明,糖皮质激素可使心脏手术后炎症因子(如 CRP、白细胞介素类)减少,一项荟萃分析表明糖皮质激素能够使术后心房颤动发生率减少 31%,缩短患者 1.4 天住院时间。Liu 等进行荟萃分析结果发现,使用类固醇可降低 POAF 的发生风险,但并不能降低死亡、心肌梗死、卒中、肾衰竭、新发心房颤动的风险,且类固醇增加了心脏手术中心肌损伤的风险。因此,美国心脏病学会(ACC)和美国心脏协会(AHA)关于 CABG 的临床指南建议行 CABG 可以预防使用糖皮质激素,但不作为常规推荐,而用药的最佳时机及持续时间待进一步的临床研究确定。

5. 调节水、电解质平衡　低钾血症是 POAF 的重要因素,维持血清钾在 4.0mmol/L 以上水平,由于低钾血症出现的 POAF 不需要给予除颤药物,及时补钾大部分就可以纠正。有文献报道,低镁血症也可以引起 POAF,所以在电解质检测中也要重视低镁对 POAF 的影响。相关研究发现,心脏手术后补充血清钾离子、镁离子能降低 POAF 的发生率。

6. POAF 的抗凝治疗　如何处理 POAF 的抗凝问题主要依据患者发生血栓栓塞的危险性。在心脏手术,特别是在进行体外循环下心脏手术时,凝血状态变得复杂:凝血因子减少、血小板功能改变且纤溶产物增加。此时,必须权衡对心脏手术后房颤患者抗凝治疗的利与弊,以减少患者发生血栓栓塞和卒中危险。对于心脏手术后短期内发生的房颤,持续时间≥48 小时或持续时间不明确者,如出血风险可以接受,建议口服华法林抗凝,目标 INR

为 2.5（范围为 2.0~3.0）。在转复窦性心律后继续抗凝数周，尤其对有血栓栓塞高危因素的患者。对于心脏瓣膜修补或置换术后合并房颤的患者，建议口服华法林治疗，目标 INR 为 3.0（范围为 2.5~3.5），即高于常规的抗凝靶目标 INR 为 2.5（范围为 2.0~3.0），并且可以根据瓣膜置换的类型、位置以及其他危险因素适当加用阿司匹林。尽管肝素会使出血危险增高，不推荐将其用作术后房颤抗凝常规治疗，但对于有卒中或一过性缺血发作病史的高危患者仍应考虑使用肝素。

四、小结

POAF 是心脏手术后常见并发症，易诱发血栓形成和卒中，导致患病率和死亡率增加，并增加治疗费用，目前对 POAF 的发病机制尚未完全清楚，需要对其发生机制做更深一步的探究。对于容易引起 POAF 的危险因素，手术前对患者充分评估，手术时应特别注意，避免心肌过度损伤，并积极预防和处理，手术后要用良好的管理。

（姜晓晓）

参 考 文 献

[1] ELAHI M M, FLATMAN S, MATATA B M, et al. Tracing the origins of postoperative atrial fibrillation: the concept of oxidative stress—mediated myocardial injury phenomenon[J]. Eur J Cardiovasc Prev Rehabil, 2008, 15(6): 735-741.

[2] ISHII Y, SCHUESSLER R B, GAYNOR S L, et al. Postoperative atrial fibrillation: the role of the inflammatory response[J]. J Thorac Cardiovasc Surg, 2017, 153(6): 1357-1365.

[3] BAEZA-HERRERA L A, ROJAS-VELASCO G, MÁRQUEZ-MURILLO M F, et al. Atrial fibrillation in cardiac surgery[J]. Arch Cardiol Mex, 2019, 89(4): 348-359.

[4] AXTELL A L, MOONSAMY P, MELNITCHOUK S, et al. Preoperative predictors of new-onset prolonged atrial fibrillation after surgical aortic valve replacement[J]. J Thorac Cardiovasc Surg, 2020, 159(4): 1407-1414.

[5] BROCK M A, COPPOLA J A, REID J, et al. Atrial fibrillation in adults with congenital heart disease following cardiac surgery in a single center: analysis of incidence and risk factors[J]. Congenit Heart Dis, 2019, 14(6): 924-930.

[6] LIU Z, KHUONG J N, CARUANA C B, et al. The prognostic value of elevated perioperative neutrophil-lymphocyte ratio in predicting postoperative atrial fibrillation after cardiac surgery: a systematic review and meta-analysis[J]. Heart Lung Circ, 2020, 29(7): 1015-1024.

[7] FENG T R, WHITE R S, MA X, et al. The effect of obstructive sleep apnea on readmissions and atrial fibrillation after cardiac surgery[J]. J Clin Anesth, 2019, 56: 17-23.

[8] BURGESS D C, KILBORN M J, KEECH A C, et al. Interventions for prevention of post-operative atrial fibrillation and its complications after cardiac surgery: a meta-analysis[J]. Eur Heart J, 2006, 27(23): 2846-2857.

[9] MAACK C, KARTES T, KILTER H, et al. Oxygen free radical release in human failing

myocardium is associated with increased activity of rac1-GTPase and represents a target for statin treatment[J]. Circulation, 2003, 108(13): 1567-1574.

7　非心脏外科手术围手术期合并房颤的处理策略

　　房颤是外科围手术期常见的心律失常,尽管与心脏外科手术中直接接触及操作心肌和心包组织对心脏产生的影响不同,非心脏外科手术围手术期房颤发生依然是较常见的,特别是在高龄和存在基础心脏疾患的患者。报道显示,不同类型和部位手术中房颤发生率为4.8%~19%。尽管早期的经验显示,外科围手术期房颤常见于术后第2~4天,多数表现为自限性过程,但目前对引起围手术期房颤的心脏外危险因素研究并不充分,心房已经存在纤维化等异常重构基质的房颤可以表现为持续性存在的过程,近期研究显示围手术期房颤同样会导致死亡率和住院时间及花费的增加。新发围手术期房颤也是卒中的重要危险因素,并因此导致近期及远期卒中及死亡率的增加。既往的综述研究显示,非心脏外科手术是住院患者发生房颤最常见的急性危险因素,因此外科术前应对患者进行房颤风险评估,评估内容包括既往房颤病史、心脏疾患及相关系统性疾病等其他可能导致房颤发生的因素。围手术期房颤可通过过快的心室率影响左心室收缩及舒张功能,不协调或丢失的心房收缩功能可显著降低左心室的输出。房颤的持续可加重心房的扩大、牵拉甚至重构,进一步加大房颤复律的困难,并由此导致合并症和死亡率的增加。目前已发表的研究及房颤管理指南及共识中,对于非心脏外科手术围手术期的房颤管理均研究不多,因此这一类房颤发生的预防并不容易,但毋庸置疑的是,围手术期房颤的发生明显同近期及远期的不良事件相关。随着患者老龄化,外科手术患者的平均年龄也在逐渐增高,围手术期房颤的发生率理论上会逐渐增加,因此围手术期房颤的预防和管理越来越受到重视。

一、围手术期房颤的发生机制及预防

　　房颤的常规发生机制包括自律性增高,折返及触发活动,这些机制同样是围手术期房颤发生的基础。慢性心力衰竭,高血压,瓣膜性心脏病,缺血性心脏病,心肌病等基础心脏疾病为围手术期房颤创造了心房纤维化基础,而外科手术围手术期的缺氧、炎症、应激、容量管理、内环境紊乱及感染等可以在短时间内产生心房细胞离子通道和离子交换的异常,甚至导致急性心房纤维化的发生。类似血管活性药物的持续应用,低钾血症、低镁血症、血容量异常、低氧及自主神经功能紊乱等因素可导致心房异常兴奋灶及触发活动,这些房颤触发因素发生在无房颤基质患者中,可导致一过性或自限性的房颤发作,但当触发因素发生在存在心房纤维化基质基础上时,房颤可以表现为持续性的过程,并在围手术期异常促心房重构因素未去除的情况下,无法有效恢复到正常的窦性心律。有血管外科手术研究发现,围手术期房颤同术后 30 天及 1 年的心肌缺血发生相关,2019 年的一项研究提示非心脏外科手术术后房颤患者,术后 30 天心脏并发症发生率更高。围手术期发生房颤的危险因素见表 6-7-1。

表 6-7-1 围手术期患者及手术相关的危险因素

患者相关的危险因素	手术相关的危险因素
年龄	低血容量或容量负荷过重
种族	低氧
高血压	术中低血压过程
既往房颤病史	β 受体激动效应血管活性药物应用
心力衰竭	严重外伤
缺血性心脏病	疼痛
瓣膜性心脏病	手术类型
重症感染	低血糖
呼吸系统慢性疾病	电解质及内环境紊乱
慢性肾脏病	贫血

术前对于患者基础情况及手术方案的评估,有助于尽早干预术后房颤急性发作及由此带来的不良影响。同高龄、基础疾病、手术类型等固定危险因素不同,既往研究显示,73% 的围手术期房颤患者具备 1 个,45% 的围手术期房颤患者具备 2 个以上的可干预的危险因素。避免围手术期血容量过低或过高、低氧血症、电解质紊乱可有效降低围手术期房颤的发生率。多巴胺及去甲肾上腺素等具有 β 受体激动作用的血管活性药物,通过增加儿茶酚胺分泌增多更易导致房颤的发生,因此围手术期尽量避免应用此类血管活性药物,或于发生房颤后尽早更换为其他非儿茶酚胺依赖性血管活性药物有助于减少房颤的发生。麻醉过程中,减少具有潜在致心律失常作用的麻醉药及肌肉松弛药有助于减少围手术期房颤的发生。目前,术后应用药物预防围手术期房颤发作的证据有限,一项 2018 年发表的荟萃分析显示,胺碘酮、β 受体阻滞剂和他汀类药物同术后房颤发作减少相关。但因涉及非心脏外科手术的研究仍非常有限,考虑到胺碘酮及 β 受体阻滞剂的潜在不良反应,目前指南并未推荐在非心脏外科手术围手术期常规应用以上药物进行房颤的预防。有限的研究显示,术后第 1 天恢复术前的 β 受体阻滞剂治疗可以降低非新发房颤的发生率,但手术当天恢复β 受体阻滞剂治疗并无此效应。因此,是否应用抗心律失常药物进行非心脏外科手术的围手术期房颤的预防应结合具体的病例进行个体化的考量。

二、围手术期房颤的管理

1. **术前** 既往存在房颤病史的患者,术前应进行常规心电图检查排除正在发作的房颤。外科医师经常因术前发现的房颤而无法确定是否可以继续进行手术。美国心脏病协会及心脏医师学会(AHA/ACC)房颤管理指南建议,外科术前新发现的房颤应进行病因筛查,包括心肺系统疾病、不稳定型心绞痛,既往心肌梗死、药物继发性及内分泌代谢疾病相关等因素。因阵发性房颤本身发作具有不确定性,确定是否为已知房颤状态存在困难,心内科医师的会诊有助于评估患者的风险状态,同时基于病例个体的心内科及外科医师的联合会诊,有助于决策手术能否安全进行。静脉应用心室率控制药物可成功控制快心室率房颤患者的心率,为急诊手术提供必要的支持。但当患者房颤心室率控制效果不佳时,需排除是否存在急性心肌缺血、急性心力衰竭或肺栓塞等重症的情况,这种情况下,择期类手术应推迟,以期更全面地评估患者的风险状态。术前应用心室率控制药物的患者,心室率控制药物应服用至术前一天,手术当天室率控制药物应根据患者的心率、血压及心脏功能进行综合评估后决定。对于非心脏外科术后房颤患者,美国胸外科学会共识(STS/AATS)建议持续应用术前已经服用的 β 受体阻滞剂(证据级别Ⅰ),但对于术前无该药物服用的患者,该共识推荐高危围手术期房颤患者应用地尔硫䓬治疗围手术期房颤(证据级别Ⅱa)。胺碘酮可以用于非肺切除术患者的围手术期房颤预防(证据级别Ⅱa),氟卡尼和洋地黄类药物均建议避免在围手术期应用。静脉补充镁剂可以作为单一预防治疗(证据级别Ⅱa)或低镁血症时的支持治疗(证据级别Ⅱb)。阿托伐他汀可以用于中高危胸外科手术患者的房颤预防(证据级别Ⅱb)。

2. 术中　术中发生的快心室率房颤,根据患者的血压及心率状态,可应用 β 受体阻滞剂及钙通道阻滞剂进行室率的控制。目前没有相关的研究提供术中房颤心室率控制目标的证据,因此该类患者用药更多依赖于术中麻醉医师根据患者综合情况所作出的判断。如果 β 受体阻滞剂及钙通道阻滞剂均无法有效控制心率,可以考虑应用胺碘酮。应用胺碘酮控制心室率时,首先给予 150mg 静脉推注负荷,然后以 1mg/min 给予持续静脉滴注,根据用药后的心率情况可以考虑再次给予 150mg 静脉推注以加强效果。因外科手术患者常存在的交感神经兴奋状态,洋地黄类药物在该状态下应用价值有限。患者出现血流动力学不稳定的快心室率房颤时,应及时通过电复律恢复窦性心律。

3. 术后　对于血流动力学稳定及无症状的术后房颤患者,建议首先给予 24 小时的室率控制治疗(证据级别Ⅰ/Ⅱa),随后根据患者的情况,给予药物(证据级别Ⅱa)或电复律治疗(证据级别Ⅱb)。鉴于相当一部分术后患者存在交感神经兴奋状态,β 受体阻滞剂在血压及心功能状态允许的患者中,是更合理的室率控制药物选择。对于术后存在一定程度低血压的患者,胺碘酮可作为 β 受体阻滞剂的替代室率控制选择药物,因其降低血压的作用相对更弱,但长期应用需注意不良反应的问题。胺碘酮、多菲利特、维纳卡兰及氟卡尼可用于节律控制的复律治疗,但胺碘酮应避免在严重肺病或接受肺切除的患者中应用,多菲利特应避免在 QT 间期延长及严重电解质紊乱患者中的应用。对于药物控制困难、反复发生及持续的房颤患者,应通过超声心动图等其他治疗排除急性冠脉综合征、急性心力衰竭或肺栓塞等危急重症,并给予相应的治疗。美国胸外科学会共识建议围手术期房颤发生 48 小时内给予节律控制治疗,以期避免后续的抗凝治疗。相当部分围手术期患者的新发房颤会在出院前恢复窦性心律,但对于出院时仍维持房颤的患者,建议给予一段时间的节律控制药物治疗,长期房颤节律控制治疗选择应后续由心内科医师进一步评估后决定。

需要指出的是,单一针对非心脏外科手术围手术期的研究非常有限,因此围手术期房颤管理(表 6-7-2)部分参考心脏外科手术围手术期的证据。

表 6-7-2　围手术期房颤患者管理原则

术前	术中	术后
评估患者相关危险因素	避免外科手术致房颤相关因素	呼吸系统异常患者有效通气治疗
确定围手术期抗凝策略	快心室率房颤及时电复律	血流动力学不稳定状态的密切监测
预测新发房颤的危险因素	持续房颤心室率有效控制	快心室率房颤及时复律
术前持续应用心室率控制药物	高危患者术前 TEE 评估血栓风险	持续房颤室率的药物治疗
心室率控制不佳者延迟手术	避免或减少致心律失常及交感神经兴奋的药物应用	高危患者启动抗凝治疗

三、围手术期房颤的卒中预防

围手术期房颤,特别是新发围手术期房颤的抗凝治疗根据每一位患者的具体情况进行个体化的决策。研究提示,非心脏外科术后新发房颤患者 1 年卒中的发生率为 1.47%,高于无房颤患者,尽管心脏外科手术围手术期房颤发生率更高,非心脏外科手术术后发生房颤的患者,长期卒中率及心血管事件率似乎更高。术前接受抗凝治疗的房颤患者,应根据手术种类、风险及患者血栓和出血风险,术前停用一定时间的抗凝药物。近期的临床研究提示,华法林及新型口服抗凝药物围手术期出血及血栓事件率相似,因此两种药物均可作为抗凝治疗的选择。但需要注意的是,围手术期抗凝存在更多的不确定因素,因此终止、维持和启动抗凝治疗更应基于内外科医师联合根据患者具体情况作出个体化方案。对于术前已经接受抗凝治疗的患者,是否采用标准肝素或低分子量肝素进行桥接治疗,这一决策应结合患者的血栓栓塞风险、出血风险、肾功能状态,手术出血风险进行制订,同时选择标准肝素或低分子量肝素同样与外科手术的类型及术者习惯相关,因此更多地由外科医师决定。目前的专家共识建议患者肌酐清除率低于30ml/min 时,标准肝素是更优先的选择。标准肝素应于术前 4~6 小时予以停用,低分子量肝素应于术前 12~24 小时停用。尽管目前外科术前进行肝素桥接的策略仍是广泛被外科医师所应用的,近期少量研究显示肝素桥接可能增加外科手术围手术期的出血风险及心血管风险。已有研究显示新型口服抗凝药物治疗的患者,择期外科手术围手术期间断停用新型口服抗凝药物可减少出血事件的发生。评估患者是否应启动或持续应用抗凝治疗,建议参考血栓栓塞风险(CHA$_2$DS$_2$-VASc)评分及出血风险(HAS-BLED)评分综合进行,CHA$_2$DS$_2$-VASc 评分≥2 分男性或≥3 分女性应考虑启动和维持长期抗凝策略。需要注意的是,CHA$_2$DS$_2$-VASc 评分及 HAS-BLED 评分均缺乏在外科术后房颤患者中验证的数据,同时接受肝素桥接或非桥接治疗的患者在围手术期时间窗内总体血栓栓塞事件率相对低,因此等待有效止血后再重启术前抗凝治疗是合理的选择,这同样依赖于医师基于患者情况的个体化决策。

四、小结

房颤是非心脏外科手术围手术期最常见的心律失常,发生率随患者年龄增加而升高。

围手术期房颤可表现为新发房颤或既往房颤的急性发作。避免围手术期房颤的触发因素、优化患者相关房颤促发因素的管理是目前围手术期房颤处理的主要原则，未来的研究可为预防策略提供更多的证据。术中房颤的预防以减少促发因素为原则，包括低血压、交感神经兴奋、低氧血症及代谢功能紊乱等。术中麻醉药及肌肉松弛药的应用应选择具有更少致心律失常作用的药物。房颤的自然病程由阵发性逐渐向持续性发展，因此积极处理围手术期的房颤发生有助于避免房颤向持续性病程转变，从而降低死亡率和病残率。外科手术中存在机体刺激、出血、生命体征不稳定及血容量变化等情况，因此围手术期房颤的处理常常是充满挑战性的，术中超声心动图的评估，有助于排除肺栓塞或心肌梗死等严重状态，并尽早开始相应治疗。尽管以往经验认为，相当部分的围手术期房颤是良性和自限性的，但其发生仍然伴随围手术期卒中及不良临床结局的增加。目前指南和共识建议术后应延续房颤心室率控制治疗，但具体的方案仍需要进一步研究。围手术期房颤同样伴随血栓栓塞事件的增加，因此外科医师、麻醉医师及心血管内科医师应进行多学科会诊，全面评估患者个体的出血及血栓风险和抗凝治疗获益后，制定患者的围手术期抗凝治疗方案。

（张　凝）

参 考 文 献

［1］ BHAVE P D, GOLDMAN L E, VITTINGHOFF E, et al. Incidence, predictors, and outcomes associated with postoperative atrial fibrillation after major noncardiac surgery［J］. Am Heart J, 2012, 164(6): 918-924.

［2］ GIALDINI G, NEATING K, BHAVE P D, et al. Perioperative atrial fibrillation and the long-term risk of ischemic stroke［J］. JAMA, 2014, 312(6): 616-622.

［3］ ROYSTER R L, DENG H, WHALEN S P. Postoperative atrial fibrillation［J］. Anesth Analg, 2017, 125(1): 10-12.

［4］ WALKEY A J, BENJAMIN E J, LUBITZ S A. New-onset atrial fibrillation during hospitalization［J］. J Am Coll Cardiol, 2014, 64(22): 2432-2433.

［5］ ALDHOON B, MELENOVSKY V, PEICHL P, et al. New insights into mechanisms of atrial fibrillation［J］. Physiol Res, 2010, 59(1): 1-12.

［6］ KLEIN KLOUWENBERG P M, FRENCKEN J F, KUIPERS S, et al. Incidence, predictors, and outcomes of new-onset atrial fibrillation in critically ill patients with sepsis a cohort study［J］. Am J Respir Crit Care Med, 2017, 195(2): 205-211.

［7］ HIGUCHI S, KABEYA Y, MATSUSHITA K, et al. Incidence and complications of perioperative atrial fibrillation after non-cardiac surgery for malignancy［J］. PLoS One, 2019, 14(5): e0216239.

［8］ KANJI S, WILLIAMSON D R, YAGHCHI B M, et al. Epidemiology and management of atrial fibrillation in medical and noncardiac surgical adult intensive care unit patients［J］. J Crit Care, 2012, 27(3): 326.e1-e8.

［9］ WALSH M, DEVEREAUX P J, GARG A X, et al. Relationship between intraoperative mean arterial pressure and clinical outcomes after noncardiac surgery: toward an empirical

6

definition of hypotension[J]. Anesthesiology, 2013, 119(3): 507-515.

[10] HAJJAR L A, VINCENT J L, BARBOSA GOMES GALAS F R, et al. Vasopressin versus norepinephrine in patients with vasoplegic shock after cardiac surgery: the VANCS randomized controlled trial[J]. Anesthesiology, 2017, 126(1): 85-93.

[11] OESTERLE A, WEBER B, TUNG R, et al. Preventing postoperative atrial fibrillation after noncardiac surgery: a meta-analysis[J]. Am J Med, 2018, 131(7): 795-804.e5.

[12] KHANNA A K, NAYLOR D F Jr, NAYLOR A J, et al. Early resumption of β blockers is Associated with decreased atrial fibrillation after noncardiothoracic and nonvascular surgery: a cohort analysis[J]. Anesthesiology, 2018, 129(6): 1101-1110.

[13] DOUKETIS J D, SPYROPOULOS A C, DUNCAN J, et al. Perioperative management of patients with atrial fibrillation receiving a direct oral anticoagulant[J]. JAMA Intern Med, 2019, 179(11): 1469-1478.

[14] BEKKER J G, MACAULAY T E. Strategies for the management of postoperative atrial fibrillation[J]. Orthopedics, 2011, 34(5): 379.

[15] DOUKETIS J D, SPYROPOULOS A C, KAATZ S, et al. Investigators. Perioperative bridging anticoagulation in patients with atrial fibrillation[J]. N Engl J Med, 2015, 373(9): 823-833.

8　慢性肾脏病与房颤

　　房颤是成人最常见的心律失常疾病,而慢性肾脏病是房颤发生的独立危险因素之一。慢性肾脏病和房颤具有共同的危险因素,比如年龄、高血压、糖尿病等。同时它们两者之间又具有复杂的相互关系:慢性肾脏病的患者易发生房颤,而房颤又与慢性肾脏病发生率的增加以及疾病进展相关,这两种疾病经常共存,相互恶化。它们共同增加了患者卒中、心肌梗死、心力衰竭和死亡的风险。因此,与只有房颤或慢性肾脏病的患者相比,同时有两种疾病的患者预后更差。近年来,两者的患病率在世界范围内均呈上升趋势,房颤合并慢性肾脏疾病因此成为研究热点之一。本文主要介绍房颤和慢性肾脏病的流行病学、两者之间的机制、血栓和出血风险以及房颤合并慢性肾脏疾病的抗凝管理和导管消融策略。

一、房颤和慢性肾脏病的流行病学

　　目前,房颤在世界范围内的发病率和患病率都在不断增加。据估计,2010年全球患病人数达到3 350万人,而且以每年近500万人的速度增长。随着老龄人口的增加和人均寿命的延长,慢性肾脏病发病率和患病率也在增加。根据一项包含100个观察性研究的荟萃分析显示,全球慢性肾脏病的平均患病率为13.4%,其中,以第3期的慢性肾脏病[肾小球滤过率30~59ml/(min·1.73m^2)]最为常见。

一方面,许多流行病学研究已将慢性肾脏病确定为房颤发生的独立危险因素。非透析慢性肾脏病患者的房颤患病率通常是普通人群的2~3倍,而且房颤发生的风险随着肾小球滤过率(estimated glomerular filtration rate, eGFR)的降低而增加。ARIC研究表明,与eGFR≥90ml/(min·1.73m²)的患者相比,eGFR为60~89ml/(min·1.73m²)、30~59ml/(min·1.73m²)、15~29ml/(min·1.73m²)患者的房颤发生率分别提高了1.3倍、1.6倍和3.2倍。而对于需要透析的终末期肾病患者而言,房颤的发生率则有可能进一步提高。

另一方面,房颤增加了患者罹患慢性肾脏病的风险。慢性肾脏病患者中的新发房颤与卒中、心力衰竭、肾功能恶化和死亡的风险提高相关。Watanab等的一项队列研究发现,一开始就诊断为房颤的参与者在近6年的随访当中,发生慢性肾脏病或蛋白尿的风险比无房颤的参与者增加近2倍。另一项包含206 229名慢性肾脏病患者的5年随访研究则表明,房颤的发生增加了慢性肾脏病患者进展为终末期肾脏病的风险。这表明新发的房颤不仅预示着慢性肾脏病的进展,而且加速了其向终末期肾脏病的发展。

二、房颤合并慢性肾脏疾病的机制

(一)慢性肾脏病导致房颤机制

慢性肾脏病导致房颤的机制尚未完全明确,但以心房的结构重构、电重构以及炎症和氧化应激与房颤之间关系的研究较为深入。

1. 结构重构　慢性肾脏病患者常常伴有因心脏前后负荷增加所导致左心室肥厚,并有明显的心肌纤维化、心室舒张功能障碍和左心房增大。这些都与慢性肾脏病导致的肾素-血管紧张素-醛固酮系统(renin-angiotensin-aldosterone system, RAAS)的激活有关。

RAAS激活是导致心房纤维化的主要原因,而心房的纤维化是导致心房重构的主要因素之一。心房结构重构通过形成折返性电活动导致不均匀的电传导从而导致房颤。一项临床试验表明,使用非奈利酮可以显著减少合并糖尿病的慢性肾脏病患者发生房颤的风险,其机制与减少盐皮质激素受体介导的心肌重塑有关,包括预防左心房扩张和纤维化。另一项荟萃分析同样也提示,阻断RAAS通路可以降低房颤新发或者复发的风险。这从侧面表明了RAAS对促进房颤发生的作用。

血管紧张素Ⅱ可以促进转化生长因子β₁(transforming growth factor, TGF-β₁)的表达从而促进心房纤维化。TGF-β₁是促纤维化的重要细胞因子之一,在心脏纤维化的发生、发展过程中起着重要的作用。有研究通过切除大鼠肾脏所建立的慢性肾脏病模型验证了慢性肾脏病激活了TGF-β₁相关通路,从而引起心房组织的纤维化,最终诱导房颤的发生。

2. 电重构　慢性肾脏病也可能与心律失常的电生理变化有关。有动物研究显示,慢性肾脏病与肺静脉心肌细胞内的钙超载有关。正常情况下,从胞外流入胞内的钙离子与兰尼碱受体(ryanodine receptor, RyR)上的钙离子位点结合后,肌质网内的钙离子被释放。但当心肌细胞内的发生钙超载或者RyR异常时,肌质网释放钙离子的频率和强度增加,由此导致了电紊乱。另外,有实验表明肌质网中钙离子通道活性上调所引起的钙离子释放增加可以导致房颤的发生。

慢性肾脏病导致电重构的另一种机制则是影响细胞间隙连接蛋白。心房细胞间隙连接蛋白的数量和分布改变可以影响细胞间信号的传递,造成细胞的电活动传导异常从而形成局部的电流紊乱,促进了房颤的发生、发展。一项动物研究表明,慢性肾脏病大鼠中间隙连接蛋白 43 和磷酸化间隙连接蛋白 40 表达减少,这一定程度上可以解释慢性肾脏病患者容易发生房颤的原因。

3. **炎症和氧化应激**　研究发现,房颤时心房肌组织存在炎症细胞的浸润,这提示炎症与房颤之间可能存在关联。随着肾功能的下降,炎症因子(如 C 反应蛋白、纤维蛋白原和 IL-6)的浓度增加。慢性炎症状态刺激血管紧张素 II 的产生,促进了白细胞的活化和心房组织的重构,从而导致房颤的发生。

研究发现,与普通人群相比,房颤患者血液中的 C 反应蛋白(C-reactive protein, CRP)水平显著升高,而且持续性房颤患者的 CRP 水平高于阵发性房颤患者。CRP 水平的升高可预测房颤的进展以及房颤消融和电复律后房颤的复发。而另一种炎症因子白介素 6 (interleukin 6, IL-6)是房颤合并卒中和死亡的独立危险因素。血液中 IL-6 的水平越高,发生房颤的风险就越大。炎症因子所致的炎症反应可能通过引起动脉粥样硬化或直接作用于心肌细胞及传导系统,影响窦性心律的维持和心脏的复律。一些具有抗炎特性的药物,如糖皮质激素等,可显著减少心脏手术后的房颤发生风险。

随着肾脏清除功能的下降,慢性肾脏病患者体内的毒素增加,包括硫酸吲哚酚、对甲酚、尿素氮和肌酐等。这些毒素不仅可以诱发心肌细胞的氧化损伤从而引起细胞的纤维化,而且可以导致血管内皮的功能障碍。目前研究认为内皮功能障碍是房颤和血栓形成的重要因素之一。另外,有研究表明,硫酸吲哚酚可导致肺静脉和心房的电位异常从而进一步导致房颤。

(二)房颤导致慢性肾脏病恶化的机制

房颤患者炎症因子增加和高凝状态的形成,可导致肾功能进一步下降,其机制具体表现为,一方面,心肌细胞纤维化导致左心室功能下降,进而发生血流动力学改变,从而加速慢性肾脏病的进展;另一方面,房颤通过下调中性内肽酶的表达诱导肾纤维化。此外,高凝状态还可以通过肾微小梗死导致肾功能障碍。Bansal 等对 3 091 名慢性肾脏病患者的研究发现,发生房颤的慢性肾脏病患者最后进展为终末期肾病的风险是无房颤患者的 3.2 倍。

三、房颤合并慢性肾脏病的危害

1. **血栓和卒中**　房颤和慢性肾脏病可通过影响凝血过程、纤溶系统、血小板聚集和内皮功能而促进血栓或高凝状态的形成。首先房颤患者中肾功能的下降与左心耳中的血流速度减慢和瘀滞以及血栓的形成相关。其次,慢性肾脏病相关的血管内皮损伤可导致内皮功能异常,直接表现为血流速度的改变或间接表现为内皮素和血管性血友病因子(von Willebrand factor, vWF)水平的升高。最后,在慢性肾脏病患者中纤溶酶原激活物抑制剂 1(plasminogen activator inhibitor-1, PAI-1)和 vWF 水平的升高抑制了纤维蛋白溶解系统,从而促进血栓形成。此外,慢性肾脏病患者血浆组织因子水平升高也容易引发凝血级联反应。

房颤与慢性肾脏病都是缺血性卒中的独立危险因素。与只有房颤或慢性肾脏病的患者相比,同时有两种疾病患者的卒中、血栓栓塞风险以及死亡率都更高。对于房颤患者而言,蛋白尿的出现和肾小球滤过率的下降预示着血液的高凝状态。ATRIA 临床研究发现在非瓣膜性房颤患者中,出现蛋白尿的患者与无蛋白尿的患者相比血栓栓塞风险提高了54%,且卒中发生率随着肾小球滤过率的下降而升高。有研究也同样显示合并非终末期肾脏病患者的卒中和血栓栓塞风险比肾功能正常者增加了49%,而合并终末期肾脏病患者的卒中和血栓栓塞风险则增加了83%。另一项研究也证明了肾小球滤过率的下降与卒中发生的增加有关。

慢性肾脏病本身也与卒中和血栓栓塞风险增加有关。透析患者的卒中风险通常是正常人群的2~3倍,而合并房颤则使得患者这些风险进一步增加。Bansal 等的研究提示在去除混杂因素后房颤的发生与慢性肾脏病患者死亡率增加相关。Zimmerman 等的荟萃分析也表明,伴有房颤的终末期肾病患者的死亡率和卒中风险分别为 26.9% 和 5.2%,而无房颤患者的则分别为 13.4% 与 1.9%。但有研究表明,虽然合并房颤的血液透析患者发生缺血性卒中的风险比无房颤患者的更高。然而在将在院死亡考虑为竞争性风险后,房颤对缺血性卒中风险的影响却变得无统计学意义。

2. 出血　房颤患者合并慢性肾脏病不仅与血栓和缺血性卒中的增加有关,而且与出血风险的增加也有关。在终末期肾脏病患者中,血液中积累的毒素使得血小板黏附和聚集功能受损,表现为花生四烯酸和前列腺素代谢失调、ADP 释放减少、血小板糖蛋白Ⅱb 或Ⅲa 的功能受损。同时由慢性肾脏病所导致的贫血可以引起体内一氧化氮水平的升高,从而影响血小板聚集。此外,慢性肾脏病患者中药物代谢酶和转运蛋白活性的改变可引起抗凝药物药代动力学或药效学的改变,出血风险也随之增加,所以慢性肾脏病的患者在使用抗凝抗血小板药物时需要格外注意。

慢性肾脏病患者经常发生消化道出血,特别是其中的透析患者因为需要长期接受肝素透析治疗,所以相关出血风险更大。慢性肾脏病也是出血性卒中的独立危险因素之一。CIRCS 研究提示,慢性肾脏病与男性患者的出血性卒中风险增加有关,而且随着肾小球滤过率的降低,出血性卒中的风险显著增加。

四、小结

目前慢性肾脏病和房颤的发病率和患病率都在不断增加,两者相互作用导致患者血栓栓塞和出血风险也在不断增加。慢性肾脏病和房颤之间的相互关系非常复杂,包括由氧化应激和炎症触发的心房结构、电机械结构的改变,未来的研究应进一步阐明慢性肾脏病与房颤的相互机制和房颤合并慢性肾脏病的最佳治疗策略。

(罗鑫淼　李树岩)

参 考 文 献

[1] FILIPPATOS G, BAKRIS G L, PITT B, et al. Finerenone Reduces New-Onset Atrial Fibrillation in Patients With Chronic Kidney Disease and Type 2 Diabetes[J]. J Am Coll Cardiol, 2021, 78(2): 142-152.

［2］CHAUGAI S, MENG W Y, ALI SEPEHRY A. Effects of RAAS Blockers on Atrial Fibrillation Prophylaxis：An Updated Systematic Review and Meta-Analysis of Randomized Controlled Trials［J］. J Cardiovasc Pharmacol Ther, 2016, 21（4）：388-404.

［3］QIU H, JI C, LIU W, et al. Chronic Kidney Disease Increases Atrial Fibrillation Inducibility：Involvement of Inflammation, Atrial Fibrosis, and Connexins［J］. Front Physiol, 2018, 9：1726.

［4］HUANG S Y, CHEN Y C, KAO Y H, et al. Redox and Activation of Protein Kinase A Dysregulates Calcium Homeostasis in Pulmonary Vein Cardiomyocytes of Chronic Kidney Disease［J］. J Am Heart Assoc, 2017, 6（7）：e005701.

［5］SHIMIZU Y, MAEDA K, IMANO H, et al. Chronic kidney disease and drinking status in relation to risks of stroke and its subtypes：the Circulatory Risk in Communities Study（CIRCS）［J］. Stroke, 2011, 42（9）：2531-2537.

［6］DAHAL K, KUNWAR S, RIJAL J, et al. Stroke, Major Bleeding, and Mortality Outcomes in Warfarin Users With Atrial Fibrillation and Chronic Kidney Disease：A Meta-Analysis of Observational Studies［J］. Chest, 2016, 149（4）：951-959.

［7］CHUGH S S, HAVMOELLER R, NARAYANAN K, et al. Worldwide epidemiology of atrial fibrillation：a Global Burden of Disease 2010 Study［J］. Circulation, 2014, 129（8）：837-847.

［8］HILL N R, FATOBA S T, OKE J L, et al. Global Prevalence of Chronic Kidney Disease-A Systematic Review and Meta-Analysis［J］. PLoS One, 2016, 11（7）：e0158765.

［9］ALONSO A, LOPEZ F L, MATSUSHITA K, et al. Chronic kidney disease is associated with the incidence of atrial fibrillation：the Atherosclerosis Risk in Communities（ARIC）study［J］. Circulation, 2011, 123（25）：2946-2953.

［10］WATANABE H, WATANABE T, SASAKI S, et al. Close bidirectional relationship between chronic kidney disease and atrial fibrillation：the Niigata preventive medicine study［J］. Am Heart J, 2009, 158（4）：629-636.

9　2型糖尿病与房颤

2型糖尿病（type 2 diabetes mellitus, T2DM）是临床常见的慢性病，能显著增加心血管疾病发生率和死亡率。研究表明，T2DM患者的房颤发病率增加，并且是房颤独立危险因素，积极控制血糖能够降低房颤的发生率。本文针对T2DM在房颤发生与发展中的流行病学、致病机制、治疗与管理等几方面进行综述。

一、流行病学

多个研究已证实T2DM是房颤发生、发展的独立危险因素，并能增加房颤导致的卒中风险。Framingham长期前瞻性队列研究首次证明T2DM患者房颤发生风险增加，并且男女发病率相近;一项荟萃分析发现 T2DM 患者房颤发生风险增加 34%,T2DM 累积暴露时间越长,房颤发病风险越高;在 311 例 T2DM 患者治疗过程中发现,治疗时间每增加 1 年,房颤发生风险增加 3%,糖化血红蛋白每增加 1%,房颤发病风险为正常者 1.14 倍。

T2DM 和房颤共病存在可能比单独两种疾病预后更差。ADVANCE 和 ORBIT-AF 研究均发现,与无房颤的 T2DM 患者相比,T2DM 合并房颤患者主要冠状动脉事件、卒中、心力衰竭、再住院率、心血管病死亡率和全因死亡率显著增加,生活质量降低。

二、致病机制

1. **结构重构** 心房结构重构包括心房扩张和心房纤维化,构成 T2DM 发生房颤基质。许多研究表明,糖尿病与心肌纤维化独立相关,纤维化促进房颤触发和维持。糖尿病相关心肌纤维化可能与氧化应激、炎症、晚期糖基化终末产物的产生增加和生长因子表达增加相关。在糖尿病大鼠中,高糖诱发氧化应激和炎症反应后促进转化生长因子 β (transforming growth factor-β,TGF-β)表达,后者进一步激活促纤维化信号通路。心肌纤维化能够导致舒张功能障碍,进而左心房扩张诱发房颤,形成恶性循环。

2. **电重构** 糖尿病导致心房电生理变化,构成房颤电活动基质。糖尿病时心房传导时间延长、动作电位持续时间和有效不应期离散度增加,房颤易感性增加;糖尿病兔心房肌细胞 Na^+ 电流密度减少,L 型 Ca^{2+} 电流密度增加,可能导致心房传导延缓,增加房颤发生;糖尿病患者行房颤导管消融时心房激活时间明显延长,双极电压较低,并且消融后房颤复发率高于无糖尿病者。

糖尿病亦影响心房兴奋 - 收缩耦联。四氧嘧啶诱导的糖尿病兔心房电机械功能受损,与心房纤维化、心房传导延迟和房颤易感性增加相关;空腹血糖受损患者心房传导时间显著延长,左心房排空容积和排空分数均减少;T2DM 患者心房内和心房间电机械延迟 (electromechanical delay,EMD)明显升高,EMD 是新发房颤和房颤复发的独立预测因子。

3. **自主神经重构** 自主神经病变是糖尿病常见并发症,特征是副交感神经活性丧失,随后交感神经活动不受调节,最终交感神经活性丧失,交感神经和副交感神经活动失衡容易发生房颤。链佐星诱导的糖尿病大鼠刺激交感神经后房颤发生率明显升高,可能与心房交感神经分布异质性增加相关,提示糖尿病存在自主神经重构;糖尿病患者心率变异性显著降低,提示自主神经功能异常,同时心率变异性改变常与无症状房颤发生密切相关。

4. **氧化应激和炎症** 氧化应激和炎症是糖尿病患者心律失常前心房重构的关键因素。糖尿病患者心房内活性氧(reactive oxygen species,ROS)表达增加,ROS 激活核因子 -κB (nuclear factor-κB,NF-κB)通路,使 TGF-β 和肿瘤坏死因子 α (tumor necrosis factor-α,TNF-α)表达增加,促进心房纤维化,并通过降低钠通道 SCN5A 表达减慢心房传导,构建房颤关键基质。糖尿病患者炎症标志物如 C 反应蛋白、TNF-α 和白介素 6 显著升高,并且与左心房扩张和房颤发生率增加相关。

5. **血糖波动** 血糖波动可导致心肌纤维化、交感神经激活、不应期缩短,从而房颤发生率增加。Fatemi 等比较强化血糖控制和普通血糖控制对房颤发生的影响,其中强化血糖控制方案目标为糖化血红蛋白 HbA1c 小于 6%,标准血糖控制方案 HbA1c 7%~7.9%,结果强化组患者房颤年发病率为 5.9‰,标准血组患者年发病率为 6.37‰,两组差异无统计学意

6

义,提示强化血糖控制并不能减少新发房颤的发生,可能与低血糖发作增加相关。因此,糖尿病的治疗不仅要注重降低血糖水平,还要防止血糖波动。

三、治疗与管理

1. 降糖治疗 一些降糖药物能改善心房重构,降低房颤发生风险。二甲双胍是糖尿病最常用的降糖药物,研究表明,二甲双胍可减少氧化应激、炎症及纤维化,同时具有心血管保护作用。二甲双胍单药治疗能降低新发房颤发生风险,并且能够降低射频消融术后房颤复发率。但是随着 T2DM 病程进展,胰岛 β 细胞功能持续下降,血糖控制不佳以及心房重构导致二甲双胍的保护作用下降。

噻唑烷二酮类(thiazolidinedione, TZD)能够降低房颤发生风险。在一项来自中国台湾地区 12 065 名 T2DM 患者大型队列研究中,根据应用 TZD 情况分为 TZD 组(n=4 137)和非 TZD 组(n=7 028),随访(63 ± 25)个月后共有 194 例患者发生房颤,其中 TZD 组 49 例,非 TZD 组 145 例,校正基线特征和药物治疗后,TZD 为糖尿病患者新发房颤的保护性因素;荟萃分析发现,服用 TZD 患者房颤发生风险降低 27%,亚组分析提示吡格列酮能降低新发房颤的发生率,但罗格列酮无此效应;动物研究表明,TZD 能够减轻炎症反应及心房纤维化,可能通过该机制降低房颤发生。

磺脲类药物是最常用的二线降糖药物,但在降低糖尿病新发房颤中无保护性作用。一项来自中国台湾地区的巢式病例对照研究纳入 2005—2012 年 65 岁以上的新发房颤患者共计 1 958 例,年龄、性别、糖尿病病程等匹配的对照组患者 7 832 例,校正性别、年龄、合并症和同期用药后,磺脲类药物与新发房颤之间无相关性,可能原因为磺脲类药物发生严重低血糖风险较非磺脲类药物增加 4.5 倍,而严重低血糖能够激活交感神经,诱发心律失常。

胰岛素应用会增加房颤发生率。中国台湾地区巢式病例对照研究同时发现,与非胰岛素降糖患者相比,应用胰岛素降糖者新发房颤发生风险较高(OR 分别为 1.58 和 1.19)。ORIGIN 试验将 12 000 余例空腹血糖受损、糖耐量异常、T2DM 患者随机分为早期使用甘精胰岛素或标准治疗方案,结果发现,在应用甘精胰岛素治疗患者中房颤发生风险并没有增加。未来还需前瞻性随机研究明确胰岛素在房颤发生、发展中的作用。

二肽基肽酶 4 抑制剂(dipeptidyl peptidase 4 inhibitor, DPP-4i)是新型降糖药物,同时具有心脏保护作用。一项大型病例对照研究纳入 48 万名 T2DM 患者,分为二甲双胍组、DPP-4i 组(大多数服用西格列汀)、其他降糖药物组(大多数服用磺脲类),结果发现,DPP-4i 组新发房颤风险较低(OR=0.65);但其他研究 EXAMINE 试验(阿格列汀)、SAVOR-TIMI 试验(沙格列汀)、CARMELINA 试验(利拉利汀)没有发现 DPP-4i 和房颤发生率之间存在相关性。

胰高血糖素样肽 1 受体激动剂(glucagon-like peptide-1 receptor agonist, GLP-1RA)是另一类新型降糖药物,能够降低主要不良心血管事件发生风险。但最近对几个临床试验数据的荟萃分析中发现,GLP-1RA 与新发房颤发生率无直接相关性;EXSCEL 研究(艾塞那肽)和 Harmony 研究(阿必鲁肽)均未发现能降低新发房颤发生率。因此,目前现有实验证据尚不支持 GLP-1RA 在房颤中的保护作用。

钠-葡萄糖共转运体 2 抑制剂(sodium-glucose co-transporter 2 inhibitor, SGLT2i)亦能

降低 MACE 和心力衰竭住院风险,但几项临床试验的荟萃分析发现 SGLT2i 与新发房颤直接无相关性;EMPAREG 研究(恩格列净)、CANVAS 研究(卡格列净)、DECLARE 研究(达格列净)均发现 SGLT2i 能够预防 MACE 发生,但与房颤发生率无相关性。

2. 抗凝管理 与非糖尿病患者相比,T2DM 合并房颤患者高血压、血管疾病、左心房扩大和左心室功能障碍的患病率更高,T2DM 是房颤发生卒中和全身性栓塞的独立危险因素。因此,大多数 T2DM 合并房颤患者需要长期抗凝治疗。维生素 K 拮抗剂因 INR 波动大、需要频繁监测和剂量调整、药物和食物相互作用影响大等缺点,目前已逐渐被新型口服抗凝药物所替代。RELY 研究发现,T2DM 合并房颤患者服用达比加群较服用华法林、无 T2DM 的房颤患者相比,栓塞事件和颅内出血风险均降低;中国台湾地区一项研究纳入 2 221 例 T2DM 合并房颤患者,其中 322 例服用达比加群,1 899 例服用华法林,发现达比加群与华法林相比,可以显著降低全因死亡率和胃肠道出血风险;ROCKET-AF 试验发现利伐沙班或华法林在有无 T2DM 的房颤患者中有效性和安全性相似,但 Peacock 等发现 T2DM 合并房颤患者应用利伐沙班抗凝后颅内出血发生率高于无 T2DM 的房颤患者;另一项研究发现,与华法林相比,利伐沙班能够降低 T2DM 合并房颤患者不良肾脏结局和慢性肾脏病 5 期血液透析风险;ARISTOTLE 试验发现,阿哌沙班组患者卒中和全身栓塞发生率、全因死亡率、心血管病死亡率、颅内出血风险与华法林组相似。因此,目前大多数研究提示,新型口服抗凝药在 T2DM 合并房颤患者与华法林具有相似的有效性和安全性,甚至优于华法林,还需更多研究加以证实。但一项大型、前瞻性、多中心研究发现,应用胰岛素治疗的糖尿病患者 1 年发生卒中或全身栓塞风险为非胰岛素治疗的糖尿病患者的 2.5 倍,因此,对于 CHA_2DS_2-VASc 评分为 1 分的患者,若糖尿病病程较长或需要胰岛素治疗,建议抗凝治疗。

3. 节律控制 研究表明,T2DM 患者无论是电复律或射频消融,转复窦性心律概率低于无 T2DM 的房颤患者,并且复发率较高。一项回顾性研究纳入 102 例 T2DM 合并持续性房颤患者和 102 例无 T2DM 的持续性房颤患者进行电复律,T2DM 组即刻转复成功率低于对照组(66.6% *vs.* 84.3%),转复成功随 74.5 天后,T2DM 组窦性心律者显著低于对照组(37.2% *vs.* 61.8%),血糖控制欠佳是复律失败的独立预测因子;另一项多中心回顾性研究纳入 2 868 例患者,发现糖尿病是房颤 30 天内、7 天内转律失败的独立危险因素。射频消融是药物难治性症状性房颤的有效方法,几项研究评估糖尿病是否为消融后房颤复发的危险因素,结果相互矛盾,存在争议;荟萃分析显示,HbA1c 较高,消融后房颤复发率较高,提示控制血糖可能能减少房颤复发。

T2DM 和房颤发病率逐渐增加,其相关并发症如卒中、心力衰竭、冠心病等比例日趋升高。T2DM 与房颤之间的相关性比较复杂,血糖升高可能导致心房结构、电机械活动、交感神经等均发生变化。未来应深入探讨 T2DM 相关房颤的发病机制,以及该类患者的最佳治疗策略。

(陈菲菲 高连君)

参 考 文 献

[1] BENJAMIN E J, MUNTNER P, ALONSO A, et al. Heart disease and stroke statistics-2019 update: a report from the American Heart Association[J]. Circulation, 2019, 139(10):

e56-e528.

[2] BENICHOU T, PEREIRA B, MERMILLOD M, et al. Heart rate variability in type 2 diabetes mellitus: a systematic review and meta-analysis [J]. PLoS One, 2018, 13 (4): e0195166.

[3] DESHMUKH A, GHANNAM M, LIANG J, et al. Effect of metformin on outcomes of catheter ablation for atrial fibrillation [J]. J Cardiovasc Electrophysiol, 2021, 32 (5): 1232-1239.

[4] LIOU Y S, YANG F Y, CHEN H Y, et al. Antihyperglycemic drugs use and new-onset atrial fibrillation: a population-based nested case control study [J]. PLoS One, 2018, 13 (8): e0197245.

[5] CHANG C Y, YEH Y H, CHAN Y H, et al. Dipeptidyl peptidase-4 inhibitor decreases the risk of atrial fibrillation in patients with type 2 diabetes: a nationwide cohort study in Taiwan [J]. Cardiovasc Diabetol, 2017, 16 (1): 159-167.

[6] ROSENSTOCK J, PERKOVIC V, JOHANSEN O E, et al. Effect of linagliptin vs placebo on major cardiovascular events in adults with type 2 diabetes and high cardiovascular and renal risk [J]. JAMA, 2019, 321 (1): 69-79.

[7] MONAMI M, NREU B, SCATENA A, et al. Glucagon-like peptide-1 receptor agonists and atrial fibrillation: a systematic review and meta analysis of randomised controlled trials [J]. J Endocrinol Invest, 2017, 40 (11): 1251-1258.

[8] HOLMAN R R, BETHEL M A, MENTZ R J, et al. Effects of once-weekly exenatide on cardiovascular outcomes in type 2 diabetes [J]. N Engl J Med, 2017, 377 (13): 1228-1239.

[9] HERNANDEZ A F, GREEN J B, JANMOHAMED S, et al. Albiglutide and cardiovascular outcomes in patients with type 2 diabetes and cardiovascular disease (Harmony Outcomes): a double-blind, randomised placebo-controlled trial [J]. Lancet, 2018, 392 (10157): 1519-1529.

[10] USMAN M S, SIDDIQI T J, MEMON M M, et al. Sodium-glucose co-transporter 2 inhibitors and cardiovascular outcomes: a systematic review and meta-analysis [J]. Eur J Prev Cardiol, 2018, 25 (5): 495-502.

[11] WIVIOTT S D, RAZ I, BONACA M P, et al. Dapagliflozin and cardiovascular outcomes in type 2 diabetes [J]. N Engl J Med, 2019, 380 (19): 347-357.

[12] HSU C C, HSU P F, SUNG S H, et al. Is there a preferred stroke prevention strategy for diabetic patients with nonvalvular atrial fibrillation? Comparing warfarin, dabigatran and rivaroxaban [J]. Thromb Haemost, 2018, 118 (1): 72-81.

[13] AHERNANDEZ A V, BRADLEY G, KHAN M, et al. Rivaroxaban vs. warfarin and renal outcomes in non-valvular atrial fibrillation patients with diabetes [J]. Eur Heart J, 2019, 6 (4): 301-307.

[14] EBERT M, STEGMANN C, KOSIUK J, et al. Predictors, management, and outcome of cardioversion failure early after atrial fibrillation ablation [J]. Europace, 2018, 20 (9): 1428-1434.

10　呼吸系统疾病与房颤

呼吸系统在解剖上与心脏毗邻,功能上通过血液循环与心脏相互影响。呼吸系统疾病与房颤常合并存在,两者有多个共同的危险因素,且呼吸系统疾病可通过直接刺激、体液因素等影响心脏的负荷、功能和结构,进而引起心房解剖及电重构,促进房颤的发生。合并呼吸系统疾病同时也是房颤加重的危险因素,若忽视呼吸系统疾病,可能会影响房颤的治疗效果。呼吸系统疾病与房颤之间的联系和影响,值得呼吸和心血管专业的医师共同关注及探索。睡眠呼吸暂停本书中已有介绍,本文主要介绍房颤与慢性阻塞性肺疾病(chronic obstructive pulmonary disease, COPD)、呼吸系统感染、肿瘤及呼吸运动相关内容。

一、慢性阻塞性肺疾病与房颤

COPD 是最常见的慢性呼吸道 - 肺疾病之一,房颤患者中超过 10% 合并 COPD,65 岁以上的老年患者中可高达 23%。合并 COPD 的房颤患者往往年龄更大、合并更多基础疾病,症状更严重,全因死亡和心血管死亡风险更高。

研究显示,COPD 除与房颤相关外,还与房性心动过速、心房扑动、室性心动过速、传导异常等多种心律失常相关,提示 COPD 病程中可能存在有特定的致心律失常机制。虽然确切机制并不清楚,但多种与 COPD 相关的机制可能对房颤的发生及发展起作用,低氧和高碳酸血症引起的肺血管收缩、肺动脉压力增高,进而导致右心室肥厚和舒张功能下降;内源性呼气末正压使肺循环阻力增加,右心室压力升高从而影响左心室充盈,进一步使左心房压力升高,发生心房结构和电传导重构,成为房颤发生和维持的基础。COPD 促进全身炎症因子、促纤维化因子释放,缺氧和气流受限患者经常使用的 β 受体激动剂类药物可增加交感神经活性,也成为触发房颤的可能机制。

COPD 会增加房颤诊断、评估的难度,因两种疾病都可能会引起呼吸困难、活动耐量下降等症状。一方面,COPD 患者中更容易漏诊房颤,另一方面,即使发现房颤,也常误认为症状是肺源性而非房颤引起,容易让患者及医师更倾向选择相对消极的房颤治疗策略,因为房颤的症状严重程度是选择治疗策略的重要依据。若合并心功能不全,鉴别症状的来源则可能变得更加复杂。对于合并 COPD 的房颤患者,应仔细鉴别导致患者症状的主要原因,仔细分析症状特点、体征,结合肺影像学检查和肺功能结果,有时可借助心肺运动负荷试验等鉴别患者症状是心源性的,还是肺源性的。

房颤合并 COPD 患者的治疗应该兼顾两种疾病且避免相互影响。通过药物、氧疗、生活方式改善、危险因素控制等方式减轻 COPD 症状,减少 COPD 急性加重,可能可以减少房颤发作,改善房颤患者的生活质量,降低需入院治疗可能。吸入性 $β_2$ 受体激动剂可能增加快速性心律失常发生风险,或影响房颤患者心室率控制,应用这类药物时需监测患者心率情况,长效 $β_2$ 受体激动剂对心率的影响弱于短效制剂,吸入性抗胆碱能药物、糖皮质激素对心率影响更小,也适用于房颤合并 COPD 患者长期应用。对于房颤的治疗,心室率控制策略时常使用 β 受体阻滞剂,若患者合并 COPD,通常建议首选高选择性 $β_1$ 受体阻滞剂,但应警惕随着用药剂量增加,受体选择性下降问题,仍需监测患者症状、肺功能情况。抗心律失常药物胺碘酮有肺毒性,合并 COPD 的患者应尽量避免使用,若为必须使用,需尽可能小量、短时程,注意监测肺脏情况变化。接受导管消融治疗的房颤患者若合并 COPD,全身麻醉手术时更容易出现低通气、二氧化碳潴留,应提高警惕。COPD 患者常合并肺气肿、肺大疱,穿刺锁骨下静脉放置导管更容易出现气胸等并发症,穿刺时需小心操作,或选择股静脉途径。

二、呼吸系统感染与房颤

呼吸系统感染常引起缺氧、全身炎症反应、交感神经激活,一些病原体或其诱发的免疫反应还可能直接造成心肌损伤,使得呼吸道感染时容易出现房颤等心律失常。研究显示,约 10% 的肺炎患者会出现新发房颤,这些患者的短期和长期预后都较无房颤者更差。近期在世界范围内流行的新型冠状病毒感染(coronavirus disease 2019, COVID-19),有较高比例患者出现肺外并发症,心律失常发生率为 17%,在需要进入重症监护室的患者中更是高达 44%,其中房颤是最常见的心律失常,一项荟萃分析结果显示,COVID-19 感染患者中 8% 合并房颤,合并房颤者的死亡风险升高 4 倍。

感染状态合并房颤时,应积极治疗原发病,抗感染、加强支持治疗、改善缺氧状态等,若新发房颤引起血流动力学不稳定或心功能不全,除外心房血栓后应考虑转复心律,若症状不明显,可根据房颤病程、心脏结构情况选择节律或心室率控制策略。对于感染时新发的房颤,36.4% 会在感染治愈后的 1 年内再次出现房颤,7.6% 会出现血栓栓塞事件,因此即使既往无房颤病史,感染控制后恢复窦性心律,仍需加强随访,血栓预防措施、症状及危险因素控制等治疗策略参照初发房颤的推荐。

三、呼吸系统肿瘤与房颤

肿瘤患者中房颤发病率高,早期的报道主要集中在因肿瘤接受手术治疗或化疗的患者中,后续的研究发现,即使未开始治疗的肿瘤患者,房颤发病率仍高于非肿瘤患者,在除外了年龄、性别、高血压、心血管疾病的影响后,罹患肿瘤仍独立使房颤发病风险升高 19%。

肿瘤患者出现房颤的病理生理机制目前尚不完全清楚,可能包括多种途径。两种疾病有着一些共同的危险因素,如增龄、代谢异常等;邻近心房的呼吸系统肿瘤,或肿瘤的心脏转移灶可能直接刺激心房;副肿瘤综合征可引起甲状腺功能亢进、自身免疫异常,肿瘤时的全身炎症状态及疼痛等引起的交感神经活性增加;胸部手术及应用化疗等药物均有心肌受累风险,这些因素都具有诱发房颤的效应。

对于罹患肿瘤的患者,在选择治疗药物时应考虑诱发心房颤动的可能性,并避免电解质紊乱、急性心力衰竭等情况,尤其是高龄、合并基础心脏疾病的患者。对于呼吸系统肿瘤拟行手术的患者,既往研究显示,使用 β 受体阻滞剂或胺碘酮有助于预防术后房颤。房颤患者合并肿瘤时,在选择治疗策略时应考虑患者预期寿命,并注意改善患者生活质量,个体化决定节律还是心率控制策略。肿瘤患者多为高凝状态,常易合并静脉系统血栓、肺栓塞等疾病,所以是否需使用抗栓药物,不应拘泥于 CHA_2DS_2-VASc 评分等房颤血栓风险评估手段,评分低的肿瘤患者往往也需要接受长期抗凝治疗,而肿瘤患者使用抗凝药物更容易出血,需选择安全性更高的药物,更密切监测。

四、呼吸运动与房颤

即使无呼吸系统疾病,少见情况下呼吸运动本身也有诱发房颤的可能。如呼吸周期依赖性房性心动过速(respiratory cycle-dependent atrial tachycardia, RCAT),被认为与呼吸运动影响了神经节功能及心脏充盈有关,若处理不及时则有可能进展为房颤。有报道显示,RCAT 约占局灶性房性心动过速的 13%,其导管消融效果好,长期随访复发率低。

五、小结

多种呼吸系统疾病与房颤关系密切,疾病本身或者特定治疗可能会影响房颤的发生、发展和转归。在这些呼吸系统疾病患者中,尤其合并有增龄、高血压等房颤的危险因素时,或有不好解释的心悸、呼吸困难、黑矇、心力衰竭、栓塞等表现时,需加强筛查房颤,早发现、早治疗。对于房颤的患者,应注意排查有无呼吸系统疾病的影响,有些呼吸系统疾病起病隐匿,或症状易被房颤等心血管疾病掩盖,常得不到心血管医师的重视,以至于漏诊或误诊。呼吸系统疾病合并房颤的患者在选择治疗策略时,首先应考虑呼吸系统疾病与房颤的相关性,纠正影响房颤的呼吸因素,治疗房颤时根据所患呼吸系统疾病的特殊性,选择合理的治疗方案。

(黄波　周菁)

参 考 文 献

[1] HINDRICKS G, POTPARA T, DAGRES N, et al. 2020 ESC Guidelines for the diagnosis and management of atrial fibrillation developed in collaboration with the European Association for Cardio-Thoracic Surgery(EACTS):The Task Force for the diagnosis and management of atrial fibrillation of the European Society of Cardiology(ESC)Developed with the special contribution of the European Heart Rhythm Association(EHRA)of the ESC[J]. Eur Heart J, 2021, 42(5):373-498.

[2] YANG W Y, DU X, FAWZY A M, et al. Associations of atrial fibrillation progression with clinical risk factors and clinical prognosis:A report from the Chinese Atrial Fibrillation Registry study[J]. J Cardiovasc Electrophysiol, 2021, 32(2):333-341.

[3] LINZ D, MCEVOY R D, COWIE M R, et al. Associations of Obstructive Sleep Apnea With Atrial Fibrillation and Continuous Positive Airway Pressure Treatment:A Review[J]. JAMA Cardiol, 2018, 3(6):532-540.

[4] NALLIAH C J, WONG G R, LEE G, et al. Sleep apnoea has a dose-dependent effect on atrial

6

remodelling in paroxysmal but not persistent atrial fibrillation：a high-density mapping study ［J］. Europace, 2021, 23（5）: 691-700.

［5］ PROIETTI M, LAROCHE C, DROZD M, et al. Impact of chronic obstructive pulmonary disease on prognosis in atrial fibrillation：A report from the EURObservational Research Programme Pilot Survey on Atrial Fibrillation（EORP-AF）General Registry［J］. Am Heart J, 2016, 181: 83-91.

［6］ RODRÍGUEZ-MAÑERO M, LÓPEZ-PARDO E, CORDERO A, et al. A prospective study of the clinical outcomes and prognosis associated with comorbid COPD in the atrial fibrillation population［J］. Int J Chron Obstruct Pulmon Dis, 2019, 14: 371-380.

［7］ DURHEIM M T, HOLMES D N, BLANCO R G, et al. Characteristics and outcomes of adults with chronic obstructive pulmonary disease and atrial fibrillation［J］. Heart, 2018, 104（22）: 1850-1858.

［8］ SIMONS S O, ELLIOTT A, SASTRY M, et al. Chronic obstructive pulmonary disease and atrial fibrillation：an interdisciplinary perspective［J］. Eur Heart J, 2021, 42（5）: 532-540.

［9］ RUIZ L A, SERRANO L, ESPAÑA P P, et al. New-onset atrial fibrillation in patients with pneumococcal pneumonia. Impact of timing and duration on short- and medium-term mortality ［J］. J Infect, 2021, 82（1）: 67-75.

［10］ WANG D, HU B, HU C, et al. Clinical Characteristics of 138 Hospitalized Patients With 2019 Novel Coronavirus-Infected Pneumonia in Wuhan, China［J］. JAMA, 2020, 323（11）: 1061-1069.

［11］ ROMITI G F, CORICA B, LIP G, et al. Prevalence and Impact of Atrial Fibrillation in Hospitalized Patients with COVID-19：A Systematic Review and Meta-Analysis［J］. J Clin Med, 2021, 10（11）: 2490.

［12］ GUNDLUND A, OLESEN J B, BUTT J H, et al. One-year outcomes in atrial fibrillation presenting during infections：a nationwide registry-based study［J］. Eur Heart J, 2020, 41 （10）: 1112-1119.

［13］ SEMERARO G C, MERONI C A, CIPOLLA C M, et al. Atrial Fibrillation after Lung Cancer Surgery：Prediction, Prevention and Anticoagulation Management［J］. Cancers（Basel）, 2021, 13（16）: 4012.

11　妊娠期房颤

心律失常是妊娠期间最常见的心血管合并症之一。国外有研究报道2000年至2012年妊娠合并心律失常的住院率增加了58%,主要是由于房颤发病率升高,原因可能是患有结构性心脏病的妊娠女性数量增多。心律失常既可以在妊娠期间首次发生,也可以发生于既往有心律失常病史的患者。妊娠前患有心律失常的女性,在妊娠期间有很高复发风险。

心律失常可发生于妊娠期间的任何时间,高风险期包括妊娠中期、妊娠晚期和围产期。妊娠期间新发房颤和室性心律失常应及时评估是否合并结构性心脏病。

一、流行病学

房颤是妊娠期最常见的心律失常,在妊娠期住院妊娠妇女中的发病率约 27/10 万。在一项纳入了 7 项研究的荟萃分析中,共计 301 638 次妊娠,有结构性心脏病基础的妊娠妇女的房颤发病率显著高于无结构性心脏病者(2.2% *vs.* 0.3%)。

二、妊娠女性发生房颤的高危因素

妊娠期房颤的高危因素与非妊娠期的高危因素相似。肥胖和年龄≥40 岁显著增加妊娠女性发生房颤的风险。

在妊娠合并心血管疾病研究中发现,妊娠期房颤的其他危险因素包括先天性心脏病、既往房颤病史、妊娠前使用 β 受体阻滞剂以及二尖瓣膜病变。此项研究纳入了 28 个国家的 60 所医院共 1 321 名患有先天性心脏病、瓣膜疾病、缺血性心脏病和心肌病的妊娠女性。总体在妊娠期间发生房颤 / 心房扑动的比例为 1.3%,主要发生于妊娠中期结束前(61.5%)。患有房颤的妊娠妇女死亡率(11.8% *vs.* 0.9%)和新生儿低体重发生率(35% *vs.* 14%)高于无房颤妊娠妇女。

三、治疗策略

房颤在妊娠期的治疗原则与非妊娠期相似。在非妊娠人群中,循证医学研究在节律控制策略和心室率控制策略之间没有显示出心血管结局和总体死亡率的统计学差异。而目前还没有以母体和胎儿为研究对象的比较不同房颤控制策略的临床研究数据。根据 2018 年欧洲心脏病学会指南,妊娠期房颤管理首选节律控制策略。节律控制策略可使用小剂量心率控制药物如 β 受体阻滞剂,可能导致低血压、宫内生长受限和婴儿低血糖。节律控制可通过心律转复和 / 或抗心律失常药物治疗来实现。

四、临床转归

妊娠期房颤与胎儿和妊娠妇女的不良结局有关。不良的胎儿结局包括:胎儿宫内生长迟缓、新生儿肺透明膜病、脑室内出血和增加新生儿重症监护病房入院率等。此外,用于心室率控制的药物可能导致产妇低血压和胎盘灌注减少,增加早产的风险。妊娠妇女的不良结局包括心力衰竭和血栓栓塞事件。

五、血栓栓塞风险与抗凝

房颤在无结构性心脏病的妊娠女性中发生血栓栓塞的风险很低,并不都需要抗凝治

6

疗。但也有无结构性心脏病的妊娠妇女因持续性房颤出现左心耳血栓的个案报道。在非妊娠女性中，使用 CHA_2DS_2-VASc 评分（充血性心力衰竭、高血压、年龄≥75 岁、糖尿病、卒中或一过性脑缺血、血管疾病、65~74 岁、性别）来指导房颤的抗凝治疗。虽然 CHA_2DS_2-VASc 评分也常用于妊娠期房颤的血栓风险评估，然而尚未在妊娠女性人群中得出循证医学结论。对于妊娠女性房颤患者来说，原发性高血压、充血性心力衰竭、血管疾病，糖尿病、年龄偏大和既往发生过心源性栓塞事件是血栓栓塞的重要危险因素。抗凝治疗的选择取决于妊娠妇女所处的妊娠阶段和基础疾病情况。在妊娠早期和分娩前 4 周，建议皮下注射低分子量肝素，因为低分子量肝素不会通过胎盘；妊娠中期可以使用口服华法林或皮下注射低分子量肝素，直至预产期前 4 周。分期抗凝策略可以使得致畸风险和新生儿出血风险降至最低。非维生素 K 类抗凝药物，如利伐沙班，阿哌沙班和达比加群，目前均无妊娠期使用的安全性证据，禁用于妊娠期女性。

妊娠期房颤的抗凝治疗差异性很大。口服阿司匹林、治疗性抗凝、预防性使用依诺肝素，以及不进行特殊治疗均有报道。如果给妊娠女性房颤患者处方阿司匹林，建议剂量不超过 162mg/d。

六、抗心律失常药物与非药物治疗

1. 抗心律失常药物治疗 减慢房室结传导的药物可用于妊娠期房颤的心室率控制。首选 β 受体阻滞剂，可联合使用地高辛来控制心室率，但地高辛对于与活动和应激相关的房颤快速心室率效果甚微。地高辛可用来控制静息心室率，妊娠状态下测定地高辛血药浓度不可靠。第二选择为维拉帕米。

2. 电复律 电复律在妊娠期间是安全的，如果房颤发作未在 24 小时内自行终止，则应考虑电复律。在房颤发作后的 48 小时内进行电复律并非就不需要抗凝治疗。房颤心律转复导致心房顿抑和血栓凝血系统激活。血栓栓塞事件在复律后的第 1 个月内发生率最高，因此在心律转复后，抗凝治疗应至少持续 4 周。是否延长抗凝治疗时间或给予长期抗凝治疗应基于对患者血栓风险因素的评估。如果难以确定房颤发病的时间，则应在电复律前进行经食管超声心动图检查。

3. 介入治疗 美国心律学会指南关于妊娠期间反复发作室上性心动过速的导管消融指征为 IIb 类推荐，并注明应尽量减少 X 射线曝光，对于胎儿来说母亲妊娠早期的 X 射线曝光危害最大。目前有少量有经验的中心使用三维电解剖标测，在无 X 射线下成功进行妊娠期心律失常导管消融的报道，但仅可用于妊娠期难以控制的心律失常，并应密切监测胎儿情况，且需要产科和新生儿医疗团队的协作，以免在术中出现胎儿窘迫。通常不在妊娠期进行房颤导管消融。

（李 康）

参 考 文 献

[1] VAIDYA V R, ARORA S, PATEL N, et al. Burden of arrhythmia in pregnancy [J]. Circulation, 2017, 135 (6): 619-621.

［2］KATSI V，GEORGIOPOULOS G，MARKETOU M，et al. Atrial fibrillation in pregnancy：a growing challenge［J］. Curr Med Res Opin，2017，33（8）：1497-1504.

［3］CHOKESUWATTANASKUL R，THONGPRAYOON C，BATHINI T，et al. Incidence of atrial fibrillation in pregnancy and clinical significance：a meta-analysis［J］. Adv Med Sci，2019，64（2）：415-422.

［4］LEE M S，CHEN W，ZHANG Z，et al. Atrial fibrillation and atrial flutter in pregnant women-a population-based study［J］. J Am Heart Assoc，2016，5（4）：e003182.

［5］SALAM A M，ERTEKIN E，VAN HAGEN I M，et al. Atrial fibrillation or flutter during pregnancy in patients with structural heart disease：data from the ROPAC（Registry on pregnancy and cardiac disease）［J］. JACC Clin Electrophysiol，2015，1（4）：284-292.

［6］REGITZ-ZAGROSEK V，ROOS-HESSELINK J W，BAUERSACHS J，et al. 2018 ESC Guidelines for the management of cardiovascular diseases during pregnancy［J］. Eur Heart J，2018，39（34）：3165-3241.

［7］HENRY D，GONZALEZ J M，HARRIS I S，et al. Maternal arrhythmia and perinatal outcomes［J］. J Perinatol，2016，36（10）：823-827.

［8］SAUVÉ N，REY É，CUMYN A. Atrial fibrillation in a structurally normal heart during pregnancy：a review of cases from a registry and from the literature［J］. J Obstet Gynaecol Can，2017，39（1）：18-24.

［9］CAMM A J，KIRCHHOF P，LIP G Y H，et al. Guidelines for the management of atrial fibrillation：the Task Force for the Management of Atrial Fibrillation of the European Society of Cardiology（ESC）［J］. Europace，2010，12：1360-1420.

［10］KIRCHHOF P，BENUSSI S，KOTECHA D，et al. 2016 ESC Guidelines for the management of atrial fibrillation developed in collaboration with EACTS［J］. Europace，2016，18：1609-1678.

［11］HOELTZENBEIN M，BECK E，MEIXNER K，et al. Pregnancy outcome after exposure to the novel oral anticoagulant rivaroxaban in women at suspected risk for thromboembolic events：a case series from the German Embryotox Pharmacovigilance Centre［J］. Clin Res Cardiol，2016，105：117-126.

［12］FRANKEL D S，LIN D，ANASTASIO N，et al. Frequent additional tachyarrhythmias in patients with inappropriate sinus tachycardia undergoing sinus node modification：an important cause of symptom recurrence［J］. J Cardiovasc Electrophysiol，2012，23：835-839.

［13］TROMP C H，NANNE A C，PERNET P J，et al. Electrical cardioversion during pregnancy：safe or not?［J］. Neth Heart J，2011，19（3）：134-136.

［14］LIP G Y H，BANERJEE A，BORIANI G，et al. Antithrombotic therapy for atrial fibrillation：CHEST guideline and expert panel report［J］. Chest，2018，154（5）：1121-1201.

［15］HARADA M，VAN WAGONER D R，NATTEL S. Role of inflammation in atrial fibrillation pathophysiology and management［J］. Circ J，2015，79（3）：495-502.

［16］NUOTIO I，HARTIKAINEN J E，GRÖNBERG T，et al. Time to cardioversion for acute

6

atrial fibrillation and thromboembolic complications［J］. JAMA, 2014, 312（6）: 647-649.

［17］ HELLMAN T, KIVINIEMI T, NUOTIO I, et al. Intensity of anticoagulation and risk of thromboembolism after elective cardioversion of atrial fibrillation［J］. Thromb Res, 2017, 156: 163-167.

［18］ PAGE R L, JOGLAR J A, CALDWELL M A, et al. 2015 ACC/AHA/HRS guideline for the management of adult patients with supraventricular tachycardia: a report of the American College of Cardiology/American Heart Association Task Force on Clinical Practice Guidelines and the Heart Rhythm Society［J］. Heart Rhythm, 2016, 13: e136-e221.

12　Brugada 综合征与房颤

Brugada 综合征（Brugada syndrome, BrS）是一种具有遗传倾向的离子通道病。典型心电图表现为右胸导联（V_1~V_3）ST 段抬高≥2mm, T 波倒置。BrS 易发生室性心动过速、室颤和心源性猝死，而心脏结构基本正常。BrS 好发于东南亚青壮年男性，发病年龄在 30~40 岁，男女比例为（8~10）: 1，是仅次于交通事故导致猝死的第二位死因。目前资料显示，BrS 死亡率占每年猝死总数的 4%~12%，甚至占非器质性心脏病猝死总数的 20%。

房颤的存在使得 BrS 患者晕厥和室性心律失常的发生率更高，病程更凶险，预后更差。本文就 BrS 合并房颤的流行病学、遗传学特点、病理生理、治疗和预后等方面进行介绍。

一、流行病学

1992 年，BrS 首次被 Brugada 兄弟报道。在他们描述的 8 名 BrS 患者中有一位 8 岁的小女孩，她在出生后不久就患有阵发性房颤，8 岁时反复出现晕厥植入心律转复除颤器（implantable cardioverter defibrillator, ICD），提示 BrS 同时合并房颤的存在可能会导致预后不良。Conte 等发现，在 BrS 儿童患者中，与无症状儿童相比，有症状儿童合并房颤的概率更高，合并房颤使得 BrS 更容易出现症状。Sacher 等在一项对 BrS 患者的大型回顾性研究中发现，220 例患者中 32 例出现室上性心律失常，其中房颤/心房扑动 26 例（11.8%），BrS 中合并房颤的发生率高，且合并房颤后更容易有症状。

Morita 等发现，在 18 例 BrS 患者中有 7 例（39%）存在自发性房颤，而对 14 例 BrS 患者行程序性心房刺激可以诱发 8 例（57%）产生房颤。Bordachar 等对 59 例 BrS 患者近 3 年随访发现，12 例（20%）患者发生房性心律失常，10 例表现为阵发性房颤，1 例表现为心房扑动，1 例同时表现为心房扑动和房颤。Eckardt 等对 35 名 BrS 患者行电生理检查，10 例可以诱发室上性心动过速，其中有 1 例为房颤。Itoh 等报道 30 例 BrS 患者中有 9 例（30%）存在阵发性房颤。总体来说 BrS 合并房颤的发病率并不低，介于 10%~53%。

Morita 等发现 BrS 患者心房易损性增加，心房异常传导可能是 BrS 患者诱发房颤的电生理学基础。10%~20% 的 BrS 患者伴有室上性心律失常，特别是房颤。BrS 合并房颤时容

6

易引起 ICD 不适当的放电。Bordachar 等对 59 名 BrS 患者研究发现,有植入 ICD 指征的患者房性心律失常的发生率远高于无植入 ICD 指征的患者(27% *vs.* 13%),植入 ICD 的患者有 14% 由于房性心律失常导致不恰当放电;在另一项包括 370 名 BrS 患者长达约 4 年的随访中,104 名患者接受 ICD 治疗,其中 9 名患者发生了 37 次不适当放电,其中 2 例是因为房颤。BrS 合并房颤更容易出现恶性心律失常事件,甚至引起 ICD 不恰当放电。

二、遗传和细胞基础

BrS 是常染色体显性遗传的离子通道疾病。到目前为止,已有 23 个基因被证实与 BrS 相关,包括导致钠、钙、钾等离子通道功能障碍或相互作用蛋白的基因突变 / 变异。30%~35% 的 BrS 患者存在致病性突变基因,而编码心脏钠通道 Nav1.5 α 亚基的 SCN5A 突变 / 变异占 20%~30%。SCN5A 的功能缺失性突变可以引起 BrS,而 SCN5A 功能获得性和 / 或缺失性突变均可导致房颤,突变率约为 6%。本文主要关注 SCN5A 在 BrS 合并房颤中的作用。

关于 BrS 的发病机制目前主要有两种假说——"去极化假说"和"复极化假说"。心肌钠电流(I_{Na})的减少可能导致瞬时外向钾电流(I_{to})的相对增加,使心肌细胞膜的复极加速,导致动作电位 2 相平台消失。另外,由于 I_{to} 在心内膜和心外膜分布不均,故动作电位的穹窿部丢失不均一,在心内膜和心外膜之间形成复极化跨壁离散,引起 ST 段抬高("复极化假说"),形成 2 相折返,容易触发心律失常。由于右室流出道心外膜的 I_{to} 分布较多,这个部位容易发生 2 相折返,而心房的 I_{to} 分布也多,同时由于心房肌偶联密切,因此有利于房性期前收缩、房颤的发生和维持。另外,SCN5A 突变引起房内传导延缓。SCN5A 突变的 BrS 患者的 P 波时间延长,这有利于房颤的维持。

三、病理生理特点

研究显示 SCN5A 在犬心内神经节有表达,SCN5A 功能缺失性突变可以导致心内神经节活动失衡,并增加迷走神经张力。迷走神经张力在心律失常中发挥作用。迷走神经兴奋可以降低心房传导速度,同时缩短有效不应期,促进房颤的发生。

BrS 患者的右心室心外膜的存在解剖结构和电异常,但是目前也有研究提出 BrS 患者的心房也发生相应改变。Toh 等发现,与没有 SCN5A 突变的 BrS 患者相比,携带 SCN5A 突变的 BrS 患者心房传导时间显著延长,左心房容积增加。另外有学者发现,SCN5A 功能缺失性突变携带者心房结构重构明显,SCN5A 突变携带者中持续性房颤的发病率更高。

SCN5A 突变可引起心房内电传导的延缓和异常的心房电活动。SCN5A 功能缺失突变携带者的心房结构重构更明显。也有研究提出,SCN5A 突变由于 I_{Na} 的减少而降低心房兴奋性,从而可能抑制心房异位活动和房颤的发生。Kusano 等发现携带 SCN5A 突变的 BrS 患者和没有 SCN5A 突变的患者自发性房颤或室性心律失常发作没有差异。因此,BrS 患者基因改变与风险分层的关系并不明确,有待后续进一步研究。

总之,BrS 合并房颤发生、发展与迷走神经兴奋有关。SCN5A 突变不仅影响心室的功能和结构的改变,而且导致 BrS 患者心房结构重构和电重构,从而有利于房颤的触发和维持。

6

四、治疗和长期管理

目前推荐的 BrS 治疗方法包括 ICD 植入、导管消融术和药物治疗（奎尼丁、异丙肾上腺素、西洛他唑等），但药物治疗效果不甚理想。

ICD 植入仍然是公认的可以降低 BrS 死亡率的有效治疗方法。有症状的患者建议植入 ICD。对于自发 1 型 Brugada 波的无症状患者，行电生理检查（EPS）以评估是否需要 ICD 的植入。

BrS 合并房颤患者的心源性卒中发生率明显升高。De Asmundis 等分析了 671 例 BrS 患者，平均随访（10.8 ± 5.5）年，尽管大多数患者（82%）CHA$_2$DS$_2$-VASc 评分较低（<2 分），但是 BrS 合并房颤患者心源性卒中发生率为 13.9%。Giustetto 等分析了 BrS 患者房性心律失常的发生率和奎尼丁治疗的疗效，随访 28 个月，奎尼丁能有效治疗房颤，无房颤复发。Kusano 等发现 2 名 BrS 合并房颤患者，服用奎尼丁和伯普地而后未再发作。奎尼丁可有效预防 BrS 患者房颤和室颤的诱发，是预防房颤和室颤发作的理想药物。

由于房颤仍无有效的治疗药物，且药物治疗本身容易加剧甚至诱导 Brugada 波，故导管消融成为不错的治疗选择。目前对 BrS 合并房颤机制的认识仍不清楚，肺静脉隔离术的效果仍不明确。Yamada 等报道 6 例房颤合并 Brugada 样心电图患者，在 1 年随访中，83% 的患者在导管消融后无房颤。Conte 等对 BrS 合并房颤患者使用冷冻消融或射频消融进行肺静脉隔离，在 2 年的随访中，67% 的患者在没有使用抗心律失常药物的情况下，未出现房性心律失常，从而避免了由于房性心律失常而引起不适当的 ICD 放电。Kitamura 等证实肺静脉隔离可以有效防止不适当的 ICD 放电。对 9 例 BrS 曾发生电风暴患者行导管消融术，发现其中 8 例室性心律失常减少，提示导管消融术也是一种治疗 BrS 的方法。

五、小结

房颤可能先于室性心律失常发生，是某些 BrS 患者的首发临床表现。伴有房颤的 BrS 患者不仅更难以管理，而且心源性猝死风险也更高。BrS 患者发生房颤的潜在机制可能是多种因素的组合，遗传的或后天的，这些因素可能影响自主神经功能、心室和心房结构和电传导。ICD 植入是能有效降低 BrS 患者发生心源性猝死的"金标准"治疗。对于合并房颤的 BrS 患者，奎尼丁是有效的药物选择，可以减少电风暴和 ICD 的不恰当放电。肺静脉隔离术也能有效避免房性心律失常对 ICD 放电的影响。未来的研究可以集中在更安全的医疗选择、植入式心电检测仪和设备编程优化上，包括心室、心房心律失常的识别技术以及家庭监控系统的使用。

（黄峥嵘 张紫冠）

参 考 文 献

［1］ CONTE G, DEWALS W, SIEIRA J, et al. Drug-induced brugada syndrome in children: clinical features, device-based management, and long-term follow-up［J］. J Am Coll Cardiol,

2014, 63（21）: 2272-2279.

［2］HERNANDEZ-OJEDA J, ARBELO E, BORRAS R, et al. Patients With Brugada Syndrome and Implanted Cardioverter-Defibrillators: Long-Term Follow-Up［J］. J Am Coll Cardiol, 2017, 70（16）: 1991-2002.

［3］JUANG J J, HORIE M. Genetics of Brugada syndrome［J］. J Arrhythm, 2016, 32（5）: 418-425.

［4］CERRONE M. Controversies in Brugada syndrome［J］. Trends Cardiovasc Med, 2018, 28（4）: 284-292.

［5］WANG Q I, OHNO S, DING W G, et al. Gain-of-function KCNH2 mutations in patients with Brugada syndrome［J］. J Cardiovasc Electrophysiol, 2014, 25（5）: 522-530.

［6］LE SCOUARNEC S, KARAKACHOFF M, GOURRAUD J B, et al. Testing the burden of rare variation in arrhythmia-susceptibility genes provides new insights into molecular diagnosis for Brugada syndrome［J］. Hum Mol Genet, 2015, 24（10）: 2757-2763.

［7］ADLER A. Brugada syndrome: diagnosis, risk stratification, and management［J］. Curr Opin Cardiol, 2016, 31（1）: 37-45.

［8］MASCIA G, ARBELO E, HERNANDEZ-OJEDA J, et al. Brugada Syndrome and Exercise Practice: Current Knowledge, Shortcomings and Open Questions［J］. Int J Sports Med, 2017, 38（8）: 573-581.

［9］NADEMANEE K, HOCINI M, HAÏSSAGUERRE M. Epicardial substrate ablation for Brugada syndrome［J］. Heart Rhythm, 2017, 14（3）: 457-461.

［10］NADEMANEE K, RAJU H, DE NORONHA S V, et al. Fibrosis, Connexin-43, and Conduction Abnormalities in the Brugada Syndrome［J］. J Am Coll Cardiol, 2015, 66（18）: 1976-1986.

［11］LETSAS K P, EFREMIDIS M, VLACHOS K, et al. Right ventricular outflow tract high-density endocardial unipolar voltage mapping in patients with Brugada syndrome: evidence for electroanatomical abnormalities［J］. Europace, 2018, 20（FI1）: f57-f63.

［12］PRIORI S G, BLOMSTRÖM-LUNDQVIST C. 2015 European Society of Cardiology Guidelines for the management of patients with ventricular arrhythmias and the prevention of sudden cardiac death summarized by co-chairs［J］. Eur Heart J, 2015, 36（41）: 2757-2759.

［13］DE ASMUNDIS C, MUGNAI G, CHIERCHIA G B, et al. Abnormally high risk of stroke in Brugada syndrome［J］. J Cardiovasc Med（Hagerstown）, 2019, 20（2）: 59-65.

［14］GIUSTETTO C, CERRATO N, GRIBAUDO E, et al. Atrial fibrillation in a large population with Brugada electrocardiographic pattern: prevalence, management, and correlation with prognosis［J］. Heart Rhythm, 2014, 11（2）: 259-265.

［15］BELHASSEN B, RAHKOVICH M, MICHOWITZ Y, et al. Management of Brugada Syndrome: Thirty-Three-Year Experience Using Electrophysiologically Guided Therapy With Class 1A Antiarrhythmic Drugs［J］. Circ Arrhythm Electrophysiol, 2015, 8（6）: 1393-1402.

［16］CONTE G, CHIERCHIA G B, WAUTERS K, et al. Pulmonary vein isolation in patients with Brugada syndrome and atrial fibrillation: a 2-year follow-up［J］. Europace, 2014, 16（4）:

6

528-532.

［17］KITAMURA T, FUKAMIZU S, KAWAMURA I, et al. Long-term efficacy of catheter ablation for paroxysmal atrial fibrillation in patients with Brugada syndrome and an implantable cardioverter-defibrillator to prevent inappropriate shock therapy［J］. Heart Rhythm, 2016, 13（7）: 1455-1459.

［18］PAZOKI R, DE JONG J S, MARSMAN R F, et al. SNPs identified as modulators of ECG traits in the general population do not markedly affect ECG traits during acute myocardial infarction nor ventricular fibrillation risk in this condition［J］. PLoS One, 2013, 8（2）: e57216.

13　新型冠状病毒感染后疫情时代的房颤管理

随着新型冠状病毒感染（coronavirus disease 2019, COVID-19）疫情的影响越来越广泛，为减少面对面的接触导致潜在的 COVID-19 感染风险，远程医疗将是后疫情时代慢性病管理的一个重要模式。最近欧洲心脏病学会、心律学会、美国心脏病学会和美国心脏协会均建议应用远程医疗和移动医疗房颤进行管理。同时对感染 COVID-19 的房颤患者的治疗需综合考虑抗病毒药物的影响。本文结合目前国内外相关研究进展，针对 COVID-19 后疫情时代房颤患者的管理进行阐述。

一、疫情大流行对房颤患者的影响

研究报道在 COVID-19 疫情期间新诊断的房颤发病率较疫情前降低，但研究者认为这反而反映了有一大群未被诊断及治疗的房颤患者。同样的发现，急性 ST 段抬高心肌梗死的急诊就诊率较疫情前下降，且患者从发病至到达急诊室时间明显较疫情前延长，这可能与社会隔离或患者担心去医院感染 COVID-19 而避免就医有关。因此，不愿意就医可能是其发病率下降的原因。社会隔离可能导致人群对食物及酒精消费的增加及体力活动的减少，这均是诱发房颤发生的风险因素，因此实际并非新发房颤率下降，而是更多的房颤患者可能没有得到确诊。另外，在普通诊所或医院系统以外的其他医疗机构诊断的房颤患者没有被登记，这也可能是疫情期间房颤发生率下降的部分原因。对房颤的诊断不足使房颤的治疗及管理滞后，从而可能导致房颤患者的健康状态恶化。目前有较多证据支持了这种担心，急性 ST 段抬高心肌梗死患者因为疫情影响而导致其就诊时的病情较疫情前更复杂，预后更差。研究发现，在隔离期间房颤患者的卒中或死亡率没有明显增加，作者认为这可能是一种假象。因为隔离期间的心力衰竭、血管疾病、癌症的发病率明显升高，且心力衰竭、癌症是房颤人群中最常见的死亡原因之一，这可能解释在隔离期间房颤的全因死亡率不明显但实际数字可能更高的原因。因此，有研究认为与疫情前相比，疫情期间可能有更高比例的房颤患者出现相关的缺血性卒中。

二、房颤的远程管理：TeleCheck-AF

目前国外应用较多的房颤远程管理系统为 Telecheck-AF，其主要包括三个重要组成部分：①远程会诊的架构（"Tele"）；②监测心率及节律的基础设备（"Check"）；③综合的房颤管理决策。在 TeleCheck-AF 系统中医患之间可通过视频会议或视频电话交流沟通。TeleCheck-AF 可发送推送通知及关于房颤的科普知识，定期告知患者的病情情况及坚持治疗的重要性，激发患者的自我管理意识。同时患者可通过监测自身血压、体重及心率（律）信息获得参与感。该模式是移动医疗对病患正反馈影响的较好范例（即通过平台推送不断提醒病患坚持治疗的重要性），病患积极参与监测自身心率（律），医护专业人员根据病患的心率（律）情况提供对应的治疗措施。在 COVID-19 流行期间，选择性的干预措施相对有限，如心脏电复律、房颤导管消融等。然而，基于对患者心率（律）等病情信息的了解实施远程药物调整治疗，同时多学科团队对病患进行全面风险评估及综合的管理，已被证明可以让大多数房颤患者避免导管消融而维持窦性心律及控制心室率，从而明显改善其临床症状。

TeleCheck-AF 中监测心率（律）的设备是基于手机应用程序（FibriCheck VR）为载体，通过内置摄像头使用光容积描记技术（Photoplethysmography，PPG），连接至安全且经认证的云端，通过 PPG 信号检测心率（律）。患者可设定每天使用 3 次，若出现症状可通过应用程序获得心率（律）信息，应用程序会自动评估心律（率）和症状的相关性，并提供治疗策略。同时应用程序可根据需要在预设的时间段激活二维码。二维码被激活后所有 PPG 记录将立即提交到安全云端，诊疗医师可访问云端获得记录信息指导远程会诊。一般建议将应用程序激活 7 天，7 天后患者和医护工作者通过视频形式会面，针对数据结果讨论及修改诊疗方案。当然医患之间可根据临床实际情况灵活调整及控制应用程序的激活。这种按需激活的使用方法避免了不必要的数据负荷及长期使用应用程序有关的维护费用，可极大地降低使用成本。TeleCheck-AF 监测心率（律）的设施是一个独立完整的装置，不需要在电脑上安装任何软件，在手机普及的时代可快速推广应用。

目前远程及移动医疗尚处于起步阶段，政府对数字医疗、报销模式及远程处方等相关问题尚无法律条文的规定，因此如何保障及履行医患双方的权利及义务是将来需要进一步明确及完善的。远程医疗的数据管理及其与电子病历的整合将是远程医疗管理系统的重要组成部分。因为不同公司的系统格式、设计及问卷调查等均不同而导致数据难以统一解析和整合到电子病历中。因此将来远程医疗广泛推广应用需要政府或其他职能部门进行统一管理，否则每个单独的站点都将有不同的电子病历系统而将导致管理的混乱。

TeleCheck-AF 应用系统于 2020 年 4 月 4 日正式启动，目前已在欧洲的多个大型房颤中心得到广泛的应用，且反响效果良好。TeleCheck-AF 的口号是"在 COVID-19 期间让房颤患者远离医院！"，其目标是在 COVID-19 期间确保房颤患者获得良好的照护。TeleCheck-AF 在智能手机上的广泛使用，可以惠及广大人群并帮助其对疾病的管理及教育，是非常值得肯定的。同时希望可以借助 COVID-19 的挑战来加快突破远程医疗与医疗保险、医院和行业合作伙伴的壁垒，以便未来远程医疗及移动医疗在临床实践中得到更广泛的应用。因此，目前迫切需要进一步的研究数据来证实远程医疗及移动医疗的有效性、安全性及持久性。

三、房颤合并 COVID-19 的药物治疗

目前临床研究已经证实多种药物可用于治疗 COVID-19 新冠肺炎,但其中羟基氯喹及阿奇霉素由于药物不良反应(包括长 QT 间期和室性心律失常)而被药品监督管理局提出了安全警告。因此当其与房颤药物合用时应高度警惕其不良反应。研究发现房颤和 COVID-19 的相关治疗药物可能出现相互影响而产生不良反应(表 6-13-1)。因此,在房颤的药物治疗时不但要评估患者的肝肾功能,还要详尽地考虑药物间的相互作用,同时进行调整及监测,确保患者的安全及治疗效果。

表 6-13-1 房颤与 COVID-19 治疗药物的相互作用

	雷姆德西维尔	羟基氯喹	阿奇霉素
控制心室率药物			
β 受体阻滞剂	–	–	–
阿替洛尔	–	–	–
比索洛尔	–	–	–
美托洛尔	–	–	–
普萘洛尔	–	–	–
钙通道阻滞剂			
地尔硫䓬	–	–	–
维拉帕米	–	+	–
其他			
地高辛	–	++	–
节律控制药物			
胺碘酮	–	+++	+++
决奈达隆	无相关数据	+++	+++
氟卡尼	–	+++	++
普罗帕酮	–	–	+++
口服抗凝药			
阿哌沙班	–	+	++
达比加群	–	++	++
艾多沙班	–	++	+++
利伐沙班	–	+	++
华法林	–	–	–

注:+++,药物相互作用显著,不建议同时应用;++,药物相互作用适度增加,需调整药物剂量或密切监测;+,药物相互作用较弱;–,无明显影响。本表中的药物相互作用数据来自利物浦药物小组的工作。

　　大多数 β 受体阻滞剂可与 COVID-19 药物安全使用。维拉帕米是一种与 CYP3A4 型细胞色素 P450 依赖性酶相关和代谢的 P- 糖蛋白（P-glycoprotein, P-gp）。羟基氯喹可影响超极化激活电流的调节而作用于窦房结及房室结细胞中，若联合应用维拉帕米和羟基氯喹，可能会引起严重的心动过缓和传导障碍。同样阿奇霉素与羟基氯喹均可诱导 QT 间期延长，其与抗心律失常药物（如胺碘酮、决奈达隆、氟卡尼和普罗帕酮）联用可加重 QT 延长的风险而诱发恶性心律失常或心脏性猝死。因此，COVID-19 与房颤药物联用时应定期监测血药浓度及心电图，根据监测结果不断调整治疗方案，预防及减少相关风险的发生。如果 QT 间期 >500 毫秒，应及时停用上述药物。

　　研究发现，COVID-19 与高凝状态有关。COVID-19 合并急性呼吸衰竭等重症肺炎患者中其静脉血栓栓塞的发生率高达 25%。在另一队列研究中发现，其出现症状性的急性肺栓塞、深静脉血栓、缺血性卒中、心肌梗死或全身动脉栓塞等的复合事件发生率为 31%。有报道发现 COVID-19 患者的卒中发生率为 1%~2%，低于静脉血栓栓塞率。尽管如此，仍需更多的研究明确卒中与 COVID-19 之间的因果关系。国际血栓与止血协会和美国血液学会建议，在无禁忌证的情况下，对所有住院的 COVID-19 患者使用低分子量肝素预防静脉血栓栓塞。然而，对低卒中风险（CHA_2DS_2-VASc 评分男性为 0 分，女性为 1 分）房颤合并 COVID-19 的患者是否应积极抗凝预防卒中仍缺乏相关的研究证据。但值得注意的是，严重的 COVID-19 患者常同时存在高凝及多器官功能障碍综合征等合并症，抗凝药物的使用也将极大地增加出血的风险。因此，在对感染 COVID-19 的房颤患者进行抗凝治疗前，必须完善血小板计数、凝血功能（如凝血酶原时间和活化部分凝血活酶时间）以及肝肾功能等相关检查。同时，在治疗过程中要密切监测及随访这些参数，并在需要时调整抗凝药物的剂量。

　　目前的房颤管理指南推荐新型口服抗凝药（novel oral anticoagulant, NOAC）作为房颤抗凝治疗的一线用药，但所有 NOAC 重要的一个相互作用机制是在肠道吸收后在 P-gp 转运体上有显著的胃肠道的再分泌，同时 CYP3A4 依赖性清除与利伐沙班和阿哌沙班的肝脏清除有关。因此，对 CYP3A4 或 P-gp 抑制或诱导的 COVID-19 的相关治疗药物均可能会影响 NOAC 的血浆浓度。羟基氯喹因为是 CYP3A4 的底物可能增加 NOAC 的血浆浓度。然而，多数情况下对于常规剂量（阿哌沙班或利伐沙班）或调整剂量（达比加群或艾多沙班）的 NOAC 可与羟基氯喹共同使用。但对于中等程度的 P-gp 竞争者和强 CYP3A4 抑制剂的大环内酯类抗生素（如红霉素或克拉霉素或阿奇霉素），其可能明显增加 NOAC 的血浆浓度，研究显示其增加的血浆浓度分别为达比加群 15%~20%、阿哌沙班 60%、艾多沙班 90%、利伐沙班 34%（红霉素）/54%（克拉霉素）。因此，如果对合并 COVID-19 的房颤患者采用羟基氯喹联合阿奇霉素方案，应谨慎使用 NOAC。雷姆德西维尔是一种抑制病毒 RNA 聚合酶的核苷酸类似物前体药物，是目前治疗 COVID-19 非常有希望的药物。目前研究并未发现其与 NOAC 有明显的相互作用，因此可建议与 NOAC 联合使用。传统抗凝药华法林因为多种药物 - 食物的相互作用及其治疗窗较窄等原因，目前临床应用较少，但研究发现华法林与雷姆德西维尔或羟基氯喹之间没有任何明显的相互作用，可推荐与抗病毒药联合使用，但切记监测国际正常化比率，并维持达标范围。由于 NOAC 与 COVID-19 药物具有相互作用，故当 NOAC 和 COVID-19 药物联合使用时，应尽量监测 NOAC 的血药浓度。

四、COVID-19后疫情时代的常规管理

COVID-19新型冠状病毒短期内可能难以消除，甚至有专家预言人类可能将长期与其共存，因此可在充分保护和控制感染的情况下重新启动常规手术。针对房颤导管消融手术应制定严格的预防感染的规章制度，建议对所有入院患者及陪护人员均进行核酸检查，特别是要详细询问其近期的旅行史、接触史等。尽量缩短患者的住院时间以降低感染的风险。必要时可通过手机或移动平板进行视频问诊，对可疑或确诊的COVID-19的房颤患者尽量避免行导管消融等有创性操作治疗。需要房颤导管消融术前可以考虑用左心房CT排除心房血栓代替经食管超声心动图。总之，后疫情时代对慢性病的常规管理应建立在以"预防COVID-19"的核心前提下进行，时刻保持高度警惕，做好个人防护，胆大心细地开展工作。

（黄尾平　余雯曦　鲁志兵）

参 考 文 献

［1］MIDDELDORP M E, ARIYARATNAM J, LAU D, et al. Lifestyle modifications for treatment of atrial fibrillation［J］. Heart, 2020, 106（5）: 325-332.

［2］HOLT A, GISLASON G H, SCHOU M, et al. New-onset atrial fibrillation: incidence, characteristics, and related events following a national COVID-19 lockdown of 5.6 million people［J］. Eur Heart J, 2020, 41（32）: 3072-3079.

［3］GARCIA S, ALBAGHDADI M S, MERAJ P M, et al. Reduction in ST segment elevation cardiac catheterization laboratory activations in the United States during COVID-19 pandemic［J］. J Am Coll Cardiol, 2020, 75（22）: 2871-2872.

［4］COSENTINO N, ASSANELLI E, MERLINO L, et al. An inhospital pathway for acute coronary syndrome patients during the COVID-19 outbreak: initial experience under real-world suboptimal conditions［J］. Can J Cardiol, 2020, 36（6）: 961-964.

［5］PLUYMAEKERS N A H A, HERMANS A N L, VAN DER VELDEN R M J, et al. Implementation of an on-demand app-based heart rate and rhythm monitoring infrastructure for the management of atrial fibrillation through teleconsultation: TeleCheck-AF［J］. Europace, 2021, 23（3）: 345-352.

［6］LAKKIREDDY D R, CHUNG M K, GOPINATHANNAIR R, et al. Guidance for Cardiac Electrophysiology During the Coronavirus（COVID-19）Pandemic from the Heart Rhythm Society COVID-19 Task Force; Electrophysiology Section of the American College of Cardiology; and the Electrocardiography and Arrhythmias Committee of the Council on Clinical Cardiology, American Heart Association［J］. Heart Rhythm, 2020, 17（9）: e233-e241.

［7］PROESMANS T, MORTELMANS C, VAN HAELST R, et al. Mobile phone-based use of the photoplethysmography technique to detect atrial fibrillation in primary care: diagnostic accuracy study of the Fibri Check app [J]. JMIR Mhealth Uhealth, 2019, 7 (3): e12284.

[8] O'SULLIVAN J W, GRIGG S, CRAWFORD W, et al. Accuracy of smartphone camera applications for detecting atrial fibrillation: a systematic review and meta-analysis [J]. JAMA Netw Open, 2020, 3 (4): e202064.

[9] SAPP J L, ALQARAWI W, MACINTYRE C J, et al. Guidance on minimizing risk of drug-induced ventricular arrhythmia during treatment of COVID-19: A statement from the Canadian Heart Rhythm Society [J]. Can J Cardiol, 2020, 36 (6): 948-951.

[10] JANUARY C T, WANN L S, CALKINS H, et al. 2019 AHA/ACC/HRS focused update of the 2014 AHA/ACC/HRS guideline for the management of patients with atrial fibrillation: A report of the American College of Cardiology/American Heart Association Task Force on Clinical Practice Guidelines and the Heart Rhythm Society in Collaboration With the Society of Thoracic Surgeons [J]. Circulation, 2019, 140 (2): e125-e151.

[11] LEWIS J, GREGORIAN T, PORTILLO I, et al. Drug interactions with antimalarial medications in older travelers: A clinical guide [J]. Travel Med, 2020, 27 (1): taz089.

[12] NOUJAIM S F, STUCKEY J A, PONCE-BALBUENA D, et al. Structural bases for the different anti-fibrillatory effects of chloroquine and quinidine [J]. Cardiovasc Res, 2011, 89 (4): 862-869.

[13] SPIEZIA L, BOSCOLO A, POLETTO F, et al. COVID-19-related severe hypercoagulability in patients admitted to intensive care unit for acute respiratory failure [J]. Thromb Haemost, 2020, 120 (6): 998-1000.

[14] VIOLI F, PASTORI D, CANGEMI R, et al. Hypercoagulation and antithrombotic treatment in coronavirus 2019: A new challenge [J]. Thromb Haemost, 2020, 120 (6): 949-956.

[15] KLOK F A, KRUIP M J H A, VAN DER MEER N J M, et al. Incidence of thrombotic complications in critically ill ICU patients with COVID-19 [J]. Thromb Res, 2020, 191: 145-147.

[16] AHMAD I, RATHORE F A. Neurological manifestations and complications of COVID-19: A literature review [J]. J Clin Neurosci, 2020, 77: 8-12.

[17] GREIN J, OHMAGARI N, SHIN D, et al. Compassionate use of remdesivir for patients with severe Covid-19 [J]. N Engl J Med, 2020, 382 (24): 2327-2336.

6

第七篇　房颤的综合管理

1　房颤合并心力衰竭的综合管理

　　房颤和心力衰竭正逐渐发展成为一类疾病,它们增加了心血管疾病的发病率,并使医疗支出大幅增加。目前全球范围内约有 3 300 万人患有房颤,约 2 600 万人患有心力衰竭,预计到 2030 年,心力衰竭的患病率将增加 46%。在心力衰竭中,最常见的心律失常是房颤,其平均患病率为 25%。当房颤和心力衰竭合并发生时(AF-HF),临床预后特别差。在有心力衰竭的患者中,随着房颤的发生、发展,可使死亡率翻倍,而在有房颤的患者中,心力衰竭可使死亡率增加 3 倍。尽管已有大量的研究,但房颤和心力衰竭之间的病理生理相互作用仍未完全明确。近年来,射血分数保留的心力衰竭已成为一种重要的疾病,但是,与射血分数降低的心力衰竭不同,对其与房颤的关系了解非常有限。AF-HF 患者的最佳治疗策略尚未明确,目前对于药物治疗仍存在质疑,那么导管消融能否有望成为一线治疗方案,未来仍需大量研究来证实,且需观察能否改善房颤合并心力衰竭患者的长期预后,并寻找该类疾病有效的一级预防措施。本文就 AF-HF 的病理生理学关系、药物和介入治疗在该类患者中的应用及研究进展做一简要综述。

一、病理生理学

　　房颤和心力衰竭共同增加了卒中、心力衰竭住院率和全因死亡率的风险。目前研究表明,有很多机制可使心力衰竭增加房颤风险,包括心房压力负荷增加、心肌传导改变、基因表达不良和结构重构。其中的一个机制是通过左心房压力的急性和慢性升高。心房压力的增加和心房的扩张可促进瘢痕的形成和纤维化,最终可导致传导异常,包括心房传导速度降低和心排血量减少。心排血量的减少主要是由于心室率过快、心房收缩功能丧失、心室充盈不规律和心动过速引起的心肌病所致。心力衰竭和房颤对生活质量、运动能力和再住院率有很大的负面影响。

　　在心力衰竭中发现,神经激素、结构和超微结构的变化,促进了房颤的发生和维持。犬类研究表明,左心房扩张导致心房有效不应期显著缩短,而目前已证实这一时相的缩短能促进人类房颤的发生。同样的病理生理过程也可能导致窦房结功能障碍。

　　房颤是心力衰竭发生的主要诱发因素。心房收缩功能的下降和舒张时间的不规则会导致左房舒张末压升高,血压、每搏输出量和心排血量的下降。在有轻微液体失衡的心力衰竭患者中,心功能失代偿的主要原因可能是左房舒张末压的升高。与窦性心律患者相比,房颤在心力衰竭和继发于左心衰竭的肺动脉高压患者中更常见。在肺动脉高压患者中,相较于窦性心律患者,房颤患者的左室射血分数降低,左心房内径增加,肺动脉楔压升高。

　　虽然房颤的焦点通常集中在心房病理上,但房颤可能更好地被认为是一种全身性疾病的症状。如果房颤是由全身炎症引起的,那么仅针对心脏的治疗可能会导致较高的复发

7

率。炎症反应已经被研究既是房颤最初发展的触发因素,也是使心律失常持续存在的因素。炎症是心力衰竭和房颤共同的发病机制之一。慢性炎症最终导致心脏结构和电重构,从而导致房颤。

房颤可通过心动过速引起的心肌病导致左心功能不全和心力衰竭。虽然心动过速引起的心肌病较常见,但它是一种排除性诊断,定义为继发于持续性心动过速的心房或心室功能障碍,通过治疗心动过速而心功能改善。尽管任何快速型心律失常都可能导致心肌病,但房颤是最常见的心律失常之一。最近一项研究表明,即使左室射血分数恢复正常,但心动过速引起的心肌病对左心室重构仍持续存在不良的影响。这就提示我们一个问题,即在有这种情况的患者是否有亚临床型心肌病,需要我们进一步研究及验证。

二、房颤 - 心力衰竭患者的临床管理

房颤患者治疗的主要目标是预防卒中,控制心室率,缓解症状,提高生活质量。这些治疗目标在房颤合并心力衰竭的患者中是相同的。

1. 卒中预防 房颤合并心力衰竭会显著增加血栓栓塞的风险。根据 $CHA_2DS_2\text{-}VASc$ 评分进行风险分层(充血性心力衰竭、高血压、糖尿病、血管疾病、65~74 岁、女性各 1 分;≥75 岁,或既往卒中或短暂性脑缺血发作或血栓栓塞各 2 分)。目前的指南建议非瓣膜性房颤患者抗凝,$CHA_2DS_2\text{-}VASc$ 评分男性≥1 分,女性≥2 分。目前多个指南建议,房颤合并心力衰竭的患者在没有禁忌证的情况下,应口服抗凝药物。房颤的卒中预防原则同样适用于房颤合并心力衰竭的患者。

2. 心率和节律控制 房颤的心率和节律控制取决于多个因素,包括合并症、年龄、房颤的持续时间和类型等。但最重要的因素是症状。有症状的房颤患者,尽管心室率控制良好,但仍应进行节律控制。在 AF-CHF 研究中表明,在预防心源性死亡方面,药物节律控制并不优于心率控制。但几项临床试验的结果表明,在房颤合并心力衰竭的患者中导管消融术可能优于药物控制心率和节律。房颤患者的最佳心率控制目标取决于多个因素,包括症状的管理、预防心力衰竭的恶化和心动过速引起的心肌病。

目前有多种控制心率药物,包括 β 受体阻滞剂、非二氢吡啶钙通道阻滞剂、小剂量胺碘酮等。非二氢吡啶钙通道阻滞剂包括地尔硫䓬和维拉帕米,在左心室收缩功能障碍的患者中慎用。β 受体阻滞剂是心力衰竭患者治疗的基石。在一项大型荟萃分析中发现,处于窦性心律的心力衰竭患者应用 β 受体阻滞剂治疗可提高生存率,并能减少再住院次数。但在房颤合并心力衰竭的患者中并没有同样获益。抗心律失常药物主要用于维持窦性心律和预防房颤的复发,但抗心律失常药物在治疗同时合并心力衰竭的患者中仍存在争议。多非利特和胺碘酮是目前指南推荐的抗心律失常药物,可用于治疗心力衰竭患者的房颤;但应用这两种药物都存在风险,并且存在药物与药物之间的相互作用。

3. 非药物节律控制 关于房颤合并心力衰竭患者的节律控制方面的研究越来越多。一项临床试验表明,射血分数下降的心力衰竭患者中,与接受药物治疗的患者相比,导管消融术后心功能得到了明显改善。在过去的几年中有几个小型的随机对照试验表明与药物治疗相比,在房颤合并射血分数下降的心力衰竭患者中,导管消融术改善了患者的生活质量、左室射血分数等。ARC-HF 试验表明,与药物控制心率相比,在房颤合并心力衰竭的患

7

者中,导管消融改善了生活质量和运动能力,降低了 B 型钠尿肽。这项研究是首先提出导管消融比药物治疗对房颤合并射血分数下降心力衰竭患者有客观益处的研究之一。Castle-AF 试验比较了内科治疗和导管消融治疗有症状的房颤合并射血分数降低的心力衰竭患者,发现导管消融降低了全因死亡或心力衰竭住院的风险。CASTLE-AF 是第一个前瞻性设计来评估硬性心血管结果的研究。在比较导管消融和药物治疗的随机试验的荟萃分析显示,在房颤合并心力衰竭患者中,导管消融减少了心血管住院和死亡率。

因此,导管消融术在提高生活质量、运动耐量、左室射血分数、减轻房颤负荷方面优于药物治疗。相较于抗心律失常药物治疗,在难治性房颤的患者中,导管消融给房颤合并心力衰竭的患者提供了治疗的希望。2021 年欧洲心脏病学会(ESC)与欧洲心胸外科协会(EACTS)联合更新并颁布了 2020 ESC/EACTS 房颤诊断管理指南,指南中对于 AF-HF 患者导管消融适应证的推荐级别由Ⅱb 类提升到Ⅱa 类。

4. 心脏再同步治疗 房室结消融联合心脏再同步化治疗是永久性房颤伴有左心室收缩功能障碍患者的一种治疗策略,这些患者尽管接受了药物治疗,但心室率仍很快。但这种消融和起搏策略会导致起搏器的依赖。房室结消融应谨慎进行,仅在心脏频率和节律治疗失败时才考虑,且这部分患者可否从房室结消融(atrioventricular node ablation, AVNA)联合心脏再同步治疗(cardiac synchronization therapy, CRT)中获益尚不明确。

2021 年 8 月在 *European Heart Journal* 发表的 APAF-CRT 的研究是一项国际多中心、前瞻性、随机对照、开放标签、盲法的试验。共纳入了 133 例症状严重的窄 QRS 波、永久性房颤伴心力衰竭的患者,随机分为 AVNA+CRT 组(63 例)和药物治疗组(70 例)。主要终点为全因死亡。研究结果表明 AVNA+CRT 组的发生率显著低于药物治疗组(11% *vs.* 29%,*HR*=0.26,*P*=0.004)。次要终点为全因死亡和心力衰竭再住院的复合事件,AVNA+CRT 组较药物治疗组发生风险显著降低(29% *vs.* 51%,*HR*=0.40,*P*=0.002)。该项研究的结果为窄 QRS 波心力衰竭伴永久性房颤患者的治疗策略提供了新的选择。

三、小结

目前 AF-HF 的流行病学、病理生理学、评估和治疗方面取得了重大进展,但仍有许多疑问需要研究。如为什么消融可以改善 AF-HF 患者的预后。哪类患者能从导管消融策略中获益最多? 这类患者消融的最佳时机是什么? 虽然卒中预防很重要,但发生心力衰竭是房颤患者的常见事件,也需要有效的策略来预防心力衰竭。因此未来仍需大样本、多中心、前瞻性的研究来进一步证实,为房颤合并心力衰竭的患者提供更优的治疗策略。

(杨明晖 杨延宗)

参 考 文 献

[1] VERMA A, KALMAN J M, CALLANS D J. Treatment of Patients With Atrial Fibrillation and Heart Failure With Reduced Ejection Fraction [J]. Circulation, 2017, 135(16): 1547-1563.

[2] BUNCH T J, MAY H T. Atrial fibrillation: a risk factor or risk marker? [J]. Eur Heart J, 2016, 37(38): 2890-2892.

［3］HU Y F，CHEN Y J，LIN Y J，et al. Inflammation and the pathogenesis of atrial fibrillation［J］. Nat Rev Cardiol，2015，12（4）：230-243.

［4］MARROUCHE N F，BRACHMANN J，ANDRESEN D，et al. Catheter ablation for atrial fibrillation with heart failure［J］. N Engl J Med，2018，378：417-427.

［5］VAN GELDER I C，RIENSTRA M，CRIJNS H J，et al. Rate control in atrial fibrillation［J］. Lancet，2016，388（10046）：818-828.

［6］KHAN S U，RAHMAN H，TALLURI S，et al. The Clinical Benefits and Mortality Reduction Associated With Catheter Ablation in Subjects With Atrial Fibrillation：A Systematic Review and Meta-Analysis［J］. JACC Clin Electrophysiol，2018，4（5）：626-635.

［7］HINDRICKS G，POTPARA T，DAGRES N，et al. 2020 ESC Guidelines for the diagnosis and management of atrial fibrillation developed in collaboration with the European Association for Cardio-Thoracic Surgery（EACTS）：The Task Force for the diagnosis and management of atrial fibrillation of the European Society of Cardiology（ESC）Developed with the special contribution of the European Heart Rhythm Association（EHRA）of the ESC［J］. Eur Heart J，2021，42（5）：373-498.

［8］BRIGNOLE M，PENTIMALLI F，PALMISANO P，et al. APAF-CRT Trial Investigators. AV junction ablation and cardiac resynchronization for patients with permanent atrial fibrillation and narrow QRS：the APAF-CRT mortality trial［J］. Eur Heart J，2021，42（46）：4731-4739.

2 吸烟与房颤

在世界范围内，房颤是成年人最常见的持续性心律失常。房颤给全球的患者、医师和医疗系统带来了沉重负担。房颤的危险因素包括年龄、基因、糖尿病、阻塞性呼吸睡眠暂停、吸烟、肥胖、饮酒等，吸烟是其中的可改变因素。吸烟危害健康已是公认的医学事实，也是已经被广泛证实的心血管疾病的重要危险因素，包括冠心病、高血压、心力衰竭等，吸烟与房颤的关系引起越来越多人的关注，本文将对吸烟与房颤的关系进行综述。

一、吸烟和房颤的流行病学特点

据估计，全世界大约有10亿吸烟者，烟草使用每年在全球造成600多万人死亡，是全世界可预防的主要死亡原因之一。我国是吸烟大国，根据我国最新的成人烟草流行特点调查的结果，我国吸烟人数超过3亿人，15岁及以上人群吸烟率为26.6%，其中成年男性吸烟率为50.5%，女性为2.1%，此次调查虽与往年调查结果相比呈下降趋势，但仍处在较高水平。我国每年100多万人因烟草失去生命，超过因艾滋病、结核、交通事故以及自杀死亡人数的总和。

在全球范围内，房颤的发病率和患病率正在增加，目前估计成人房颤的患病率在2%~4%，根据Framingham心脏研究的数据，房颤的患病率在过去50年增加了3倍。全球疾

7

病负担项目估计，2016 年全球房颤患病人数约为 4 630 万人。我国目前权威的房颤患病率数据是周自强等在 2004 年的调查研究结果，通过在我国 14 省整群抽样各约 2 000 人，总数为 29 079 人的研究得出，我国房颤的总体患病率为 0.77%，标准化后为 0.61%。2010 年，周自强等采用第五次全国人口普查结果对其抽样调查重新标准化后，得出其患病率为 0.65%。

二、吸烟对房颤的影响

（一）吸烟增加房颤的发病风险

目前，多数研究均提示吸烟是房颤的危险因素，部分研究见表 7-2-1。Rotterdam 研究通过对 5 668 人、平均 7.2 年的随访发现，当前吸烟和既往吸烟都会增加房颤的发生风险，但两者都未发现与房颤发生率之间的剂量 - 效应关系。ARIC 研究结果显示，既往吸烟者与当前吸烟者的房颤发病风险分别是从不吸烟者的 1.32 倍和 2.05 倍，且风险与累计吸烟量成正比，戒烟者房颤发生率较低，但和非戒烟者间无统计学意义。对韩国的国家数据库资料分析结果显示：与非吸烟者相比，既往吸烟者和当前吸烟者都与房颤风险增加有关（HR 分别为 1.22 和 1.56）。中国学者通过孟德尔随机化方法对全基因组关联研究中的数据进行分析，研究结果表明经常吸烟（当前或之前）与增加房颤的发生风险相关，这一关联独立于开始经常吸烟年龄或每日吸烟量。现有资料不乏入组规模大、随访时间长的研究，并合理地进行了混杂因素控制、统计分析，研究结果可靠性较强。另外，一项研究吸烟与房颤的剂量 - 效应关系的荟萃分析，纳入了 29 项前瞻性研究，结果显示吸烟与房颤风险的增加存在剂量依赖性，这种剂量依赖性在既往吸烟者比当前吸烟者的相关性更弱（RR 分别为 1.09、1.32）。

表 7-2-1　吸烟对房颤发生风险的影响

研究名称	研究类型	随访时间/年	病例总数/例	房颤例数/例	对照组	调整后 HR
REGARDS	前瞻性队列研究	4	11 047	945	非吸烟者	吸烟者 1.15（95%CI 1.00~1.31）
Shinken 数据库	前瞻性队列研究	2	15 221	190	非吸烟者	当前吸烟者 1.81（95%CI 1.17~2.79）；戒烟者 1.33（95%CI 0.94~1.89）
ARIC 研究	前瞻性队列研究	13.1	15 329	876	非吸烟者	既往吸烟者 1.32（95%CI 1.10~1.57）；当前吸烟者 2.05（95%CI 1.71~2.47）
Rotterdam 研究	前瞻性队列研究	7.2	5 668	371	非吸烟者	既往吸烟者 1.49（95%CI 1.14~1.97）；当前吸烟者 1.51（95%CI 1.07~2.12）
NHCD 研究	前瞻性队列研究	5	1 719 401	47 334	非吸烟者	既往吸烟者 1.32（95%CI 1.29~1.35）；当前吸烟者 1.37（95%CI 1.34~1.41）

注：CI，置信区间；HR，危险度；REGARDS，Reasons for Geographic And Racial Differences in Stroke Study；ARIC，Atherosclerosis Risk in Communities；NHCD，national health claims database。

被动吸烟与房颤关系的研究也取得了一些进展。一项基于REGARDS数据的横断面研究发现，与从不吸烟者相比，环境中的烟草暴露与房颤的发生具有明确的相关性，即使在调整混杂因素后，这一结果仍具有统计学意义。Dixit等的研究发现，在子宫内或婴儿时期接触二手烟可能会增加成年后发生房颤的风险，在没有其他确定的房颤危险因素的情况下，这种相关性甚至更强。上述团队也基于Framingham心脏研究数据进行了分析，得出了与之一致的结论。当然，这一联系在可能在某种程度上存在其他中介，比如吸烟者的后代更倾向于吸烟，吸烟可能通过基因影响后代房颤发生率。

近年来也有学者对非传统烟草的无烟香烟、口嚼香烟、电子烟等进行了研究。日本的一项数据分析指出，吸烟是心血管疾病的危险因素，目前没有证据表明非燃烧香烟比传统香烟更安全，烟草对健康的不良影响不会因为其摄入形式的变化而消失。Bold等分析了近年来有关电子烟的使用情况，发现电子烟也是心血管疾病的潜在危险因素。挪威学者通过纳入7项前瞻性研究队列，试图研究鼻烟是否为替代香烟的一种"减少伤害"的产品，结果显示鼻烟使用与房颤发生没有直接明确关系。可见相关内容仍然存在争议，希望在不远的将来看到新的进展。

既往关于吸烟与房颤关系的研究主要集中于吸烟对房颤发生的影响，基于上述研究结果，可以将吸烟作为一项独立危险因素认识其在房颤发生中的作用。但仍有部分新的领域需要继续探索。二手烟、戒烟与房颤的关系仍需要进一步明确。吸烟对房颤消融术后影响的研究还较少，蒋超等的研究发现，当前吸烟的阵发性房颤患者，导管消融术后房颤复发率明显高于从不吸烟者（$HR=1.32$），为相关研究提供了新思路。目前也尚缺少吸烟对房颤患者卒中和死亡风险的影响相关研究，韩国的一项研究发现，对于新发房颤患者，与当前吸烟相比，房颤发生后戒烟与缺血性卒中和全因死亡的风险降低相关。在阵发性房颤发展为持续性房颤的过程中，吸烟是否在其中发挥作用，目前也尚无定论。

（二）吸烟增加房颤发生风险的机制

烟草中主要成分包括尼古丁、焦油、一氧化碳等，目前认为吸烟可能通过间接作用和直接作用对房颤发生的产生影响。

1. 间接影响　烟草成分引起的氧化应激和炎症因子的上调被认为在内皮功能障碍中发挥重要作用，而内皮细胞障碍被认为是心血管疾病发展的第一步。同时吸烟可能间接地增加全身儿茶酚胺的释放，使冠状动脉血管痉挛，导致心肌缺血，进而导致房颤。一项基于REGARDS研究的数据分析，对11 047例参与者进行了长达10.3年的随访，结论显示吸烟会使房颤发生风险增加15%（$OR=1.15$），但纳入其他心血管危险因素后，两者关联的显著性较前降低（$OR=1.12$）。提示某些因素可能是吸烟对房颤发生的中介，这与基础研究的结果相一致。上述研究表明了吸烟对房颤发生的间接作用，即吸烟可以通过影响其他房颤危险因素或心血管疾病等来促进房颤的发生。

2. 直接影响　吸烟对房颤的直接作用又可分为两方面，一是对心房纤维化的影响，二是影响心房电活动致电不稳定性。Shan等通过建立犬的房颤模型并分离心房成纤维细胞，分别用尼古丁进行培养刺激，发现尼古丁增加了房颤的易感性，并在体外培养的成纤维细胞和体内的心房细胞都观察到尼古丁显著刺激了胶原生成和心房的纤维化。上述显示了吸烟对在心肌重构中的作用，而心肌重构、心房纤维化是发生房颤的原因之一。尼古丁通

7

过与细胞外结合位点的结合触发尼古丁诱发的胞外儿茶酚胺释放,增加交感神经易感性,增加心电向量离散度。Wang 等从全细胞和单通道水平研究了尼古丁对非洲爪蟾卵母细胞钾离子通道表达的影响,结果显示阻断瞬时外向钾电流,可能导致心肌复极延迟导致房颤发生。总的来说,相对于临床研究来说,吸烟对房颤影响机制的基础研究尚值得期待新的突破性进展。

三、小结

加拿大的研究者呼吁解决包括吸烟在内的心脏外的危险因素以改善房颤治疗及预后,一项来自韩国人群的研究数据显示,不良生活方式可以单独或共同发挥作用导致房颤发生风险的增高。令人欣喜的是,戒烟目前已纳入部分指南、共识的推荐内容,吸烟作为可改变的房颤的危险因素,积极将戒烟纳入房颤诊断、治疗、随访的全过程,将有助于房颤的综合管理。

（范朋飞　段江波）

参 考 文 献

[1] BENJAMIN E J, MUNTNER P, ALONSO A, et al. Heart Disease and Stroke Statistics-2019 Update: A Report From the American Heart Association[J]. Circulation, 2019, 139（ 10 ）: e56-e528.

[2] STAERK L, SHERER J A, KO D, et al. Atrial Fibrillation: Epidemiology, Pathophysiology, and Clinical Outcomes[J]. Circ Res, 2017, 120（ 9 ）: 1501-1517.

[3] KONDO T, NAKANO Y, ADACHI S, et al. Effects of tobacco smoking on cardiovascular disease[J]. Circ J, 2019, 83（ 10 ）: 1980-1985.

[4] WEST R. Tobacco smoking: Health impact, prevalence, correlates and interventions[J]. Psychol Health, 2017, 32（ 8 ）: 1018-1036.

[5] KALKHORAN S, BENOWITZ N L, RIGOTTI N A. Prevention and treatment of tobacco use: JACC Health Promotion Series[J]. J Am Coll Cardiol, 2018, 72（ 9 ）: 1030-1045.

[6] 王辰,肖丹,池慧.《中国吸烟危害健康报告 2020》概要[J]. 中国循环杂志, 2021, 36 （ 10 ）: 937-952.

[7] DIXIT S, PLETCHER M J, VITTINGHOFF E, et al. Secondhand smoke and atrial fibrillation: Data from the Health eHeart Study[J]. Heart Rhythm, 2016, 13（ 1 ）: 3-9.

[8] BOLD K W, KRISHNAN-SARIN S, STONEY C M. E-cigarette use as a potential cardiovascular disease risk behavior[J]. Am Psychol, 2018, 73（ 8 ）: 955-967.

[9] VANHOUTTE P M. Endothelial dysfunction: the first step toward coronary arteriosclerosis [J]. Circ J, 2009, 73（ 4 ）: 595-601.

[10] DEFILIPPIS E M, SINGH A, DIVAKARAN S, et al. Cocaine and Marijuana Use Among Young Adults With Myocardial Infarction[J]. J Am Coll Cardiol, 2018, 71（ 22 ）: 2540-2551.

［11］SHAN H, ZHANG Y, LU Y, et al. Downregulation of miR-133 and miR-590 contributes to nicotine-induced atrial remodelling in canines［J］. Cardiovasc Res, 2009, 83（3）: 465-472.

［12］HAASS M, KÜBLER W. Nicotine and sympathetic neurotransmission［J］. Cardiovasc Drugs Ther, 1997, 10（6）: 657-665.

［13］WANG H, SHI H, ZHANG L, et al. Nicotine is a potent blocker of the cardiac A-type K$^+$ channels. Effects on cloned Kv4.3 channels and native transient outward current［J］. Circulation, 2000, 102（10）: 1165-1171.

［14］ANDRADE J G, MACLE L. Addressing Extracardiac Risk Factors to Improve Atrial Fibrillation Treatment Outcomes［J］. J Innov Card Rhythm Manag, 2019, 10（11）: 3881-3890.

3 酒精与房颤

中国已有 5 000 余年的饮酒历史,出现了米酒、黄酒、白酒等风味各异的酒类,并延伸出了源远流长的一系列酒文化。早在《黄帝内经》就有记载以酒治病,如帝曰:上古圣人作汤液醪醴,为而不用何也?《伤寒杂病论》也有瓜蒌薤白白酒汤和红蓝花酒,分别用于胸痹和妇人血气腹痛。《千金方》曰:一人饮,全家无疫。而《本草纲目》则曰:烧酒,纯阳毒物也。由此可见,在不同的中医药巨著中,对酒的评价也天差地别,事实上至今为止,酒对于饮用者身体的影响都存有争议。

现代医学认为,过量饮酒不仅可导致酒精成瘾、消化道系统损害,大量饮酒还是高血压的常见原因之一,甚至可导致酒精性心肌病。房颤是临床上最常见的持续性心律失常,是导致卒中、心力衰竭的常见原因之一。目前关于酒精和房颤的关系,已开展的一些临床研究一定程度上回答了两者之间的关系。

一、酒精摄入和房颤发生风险的相关研究

20 世纪 70 年代,美国学者 Ettinger 发现周末或假期期间大量饮酒后心律失常发生率明显增加,尤其是房颤风险显著增加,他将这一现象称为"假期心脏综合征"。有些是在喝醉的时候出现房颤,有些是喝醉后 12~36 小时后出现房颤,但房颤也发生在不经常饮酒和非酗酒人群中。观察研究显示,上述大部分患者出现房颤 24 小时之内可自动终止,其中26% 的人群在 1 年后复发,提示饮酒可显著增加房颤的发生。

既然饮酒和房颤的关系密切,那是否具有一定的量化关系呢? Liang 等研究发现,酗酒(>5 标准杯 / 次,1 标准杯约含酒精 12g)人群出现房颤的风险和习惯性大量饮酒(>21 标准杯 / 周)相当。Larsson 等对包含 7 个大型前瞻性研究的荟萃分析显示,总共 859 420 例研究人群,其中 12 554 例为房颤患者,在校正了酗酒和其他房颤危险因素后,均表明酒精可显著增加房颤的发生,与酒的种类也有一定关系。其中,对于饮酒 >14 标准杯的人群,饮用啤

酒和房颤发生关系不大,而白酒和红酒则有明显的正性关系,可能和酒精浓度相关。同时,Larsson 等对 79 000 名的问卷调查中发现,与每周饮酒 <1 标准杯的相比,每周 15~21 标准杯和 >21 标准杯的人群房颤风险分别增加 14% 和 39%。而每周 <15 标准杯人群房颤发生风险则无明显增加。Conen 等发现每增加 12g 酒精,房颤发生风险增加 8%。

2020 年,韩国学者 Myung-Jin Cha 的一项纳入 19 634 名健康人群的临床研究发现,酒精摄入显著增加新发房颤的风险,风险比为 2.21,并呈剂量依赖性,且男性风险高于女性,每天饮酒者风险高于偶尔饮酒者。

此外,除了饮酒量以外,饮酒习惯和房颤的发生也有一定的关系。Samokhvalov 等发现房颤发生具有一定的酒精临界值,即男性每天 3 个标准杯,女性每天 2 个标准杯,并呈剂量依赖关系。女性每周饮酒超过 14 标准杯,房颤发生风险增加 17%,而男性每周饮酒超过 21 标准杯,房颤发生风险则增加 25%。且频繁少量饮酒比狂饮(一次饮用超过 5 个标准杯)的房颤发生风险要高。

在一项包含 8 600 多例研究对象的观察研究发现,大量饮酒(>40 标准杯 / 周)人群房颤发生风险比为 2.68,而同期肥胖、高血压人群房颤风险比分别为 1.72 和 1.02,这提示大量饮酒是比高血压、肥胖更为显著的诱发房颤的危险因素。此外,在一项纳入 26 000 多例观察人群的纵向性研究也发现,与肥胖和高血压相比,饮酒量 >25 标准杯 / 周对房颤的发生具有更高的预测价值,风险比是 3.8,而肥胖和高血压的风险比是 1.9 和 1.08。Kodama 等的荟萃分析发现,对于不饮酒的人,10g/d 的酒精摄入也增加房颤发生风险 1.08(95%*CI* 1.05~1.1),这提示对于不饮酒人群,适量的饮酒仍显著增加房颤的发生率。Gallagher 等的系统回顾研究发现,高剂量的酒精摄入显著增加房颤的发生,中等剂量的酒精摄入只增加男性房颤的发生风险,但不增加女性的房颤发生风险。低剂量的酒精摄入不增加人群房颤发生风险。这个和前面的结论略有不同。

瑞典学者 Johansson 进行的一项针对 109 230 例观察对象的研究显示,每周饮酒的男性房颤风险增加 25%,酗酒的男性则房颤发生风险显著增加,但不管饮酒量多少对于女性房颤发生风险则无明显影响。这结合上述韩国的研究似乎提示女性性别似乎是饮酒诱发房颤的保护性因素,但是否确实如此仍需要进一步的证据支持。

关于慢性酒精摄入与房颤患者预后的研究较少,目前尚无明确结论,但最近观察性研究结果提示,酒精摄入减少至每周 30g 以下,可改善这类房颤患者的预后。我国学者姚焰的研究显示,每天饮酒和心房重构密切相关,且重度饮酒可增加环肺静脉消融术后房颤的复发。

总之,酒精摄入可增加房颤的发生风险,尤其是酗酒,且戒酒对房颤患者的预后可能有改善。结合上述的研究结果,酒精摄入是房颤发生的重要危险因素。

二、酒精摄入导致房颤的机制

目前已有大量的研究证实酒精可增加房颤发生风险,但具体机制如何?

1. 酒精摄入和心房结构重构　研究显示,酒精可直接影响心房的结构。在对 6 797 例合并心脏收缩功能障碍患者的研究中发现,小于 14 标准杯 / 周的轻中度饮酒对其无明显影响,但是大量饮酒则可导致酒精性心肌病,引发心脏重构和心力衰竭,诱发房颤的发生。其

7

次,酒精及其代谢产物对心肌细胞有直接毒性作用;同时酒精可通过抑制肌质网释放钙离子,从而影响心肌细胞兴奋收缩偶联;此外,酒精摄入还可以通过增强细胞氧化应激、蛋白质损伤和脂质过度氧化的途径损害心肌细胞,导致心房组织纤维化,触发心房结构重构。基础研究结果也提示酒精可导致心房重构,在对大鼠进行摄入酒精2个月后发现心肌中肌丝钙的敏感性降低收缩功能减弱。"酒精动物"模型研究中也发现,大于1年的饮酒史使心肌细胞超微结构发生改变,主要包括心肌细胞的局部扩张、闰盘脉冲传播性能的改变。因此,酒精的摄入可通过不同的方式导致心房结构重构如心房纤维化,为房颤发生提供了解剖基础和结构基础。

2. 酒精和心房电重构 酒精可通过直接作用和间接作用导致心房电重构。直接作用体现在酒精摄入后直接影响心肌细胞的电生理特性改变。比如在兔子实验中发现,连续5天酒精摄入后,心肌细胞的L型钙离子通道和钠通道的电流密度明显降低,同时增加外向钾电流活性,缩短肺静脉袖细胞的动作电位时程。同时,在大鼠的研究中也发现,酒精暴露可导致心肌细胞的乙酰胆碱敏感性钾离子通道蛋白表达明显增加,由此可缩短心房肌细胞动作电位时程。此外,在针对中等量到大量饮酒人群的研究中发现,饮用6标准杯的威士忌可导致71%的人群表现房性心律失常或室性心律失常,其中机制可能与其延长HV间期(希氏束到心室的传导时间)和缩短窦房结恢复时间相关。同时发现,有酗酒史人群的房内传导时间显著延长。同时在一项纳入48例房颤患者的研究发现,饮酒患者的心房不应期明显缩短,P波时限缩短。这些电生理改变均为酒精促发房颤提供了电生理基础。

3. 酒精和心房自主神经反应 众所周知,自主神经的调节参与房颤的发生和发展。Quintana等研究发现,轻到中量习惯性饮酒者的高频心率变异性明显增强,提示酒精可提高副交感神经张力即激活迷走神经,从而导致心房不应期缩短。此外,Sufke发现酒精摄入后可导致心率变异性显著下降及持续改变,这种变化可导致交感神经兴奋,且持续至饮酒后24小时,交感神经的激活可增加细胞内肌质网钙离子的自发释放。因此,酒精摄入后的副交感神经和交感神经的变化,引发心房细胞的钙离子浓度的改变以及有效不应期缩短,有助于触发房颤的发生。

4. 酒精摄入和房颤其他相关危险因素 我们知道饮酒是众多心脑血管疾病的高危因素,比如高血压、高脂血症、肥胖、糖尿病、冠心病、睡眠呼吸暂停综合征等,而这些心脑血管疾病的出现使得房颤的风险也明显增加。

目前研究显示,酒精与16%的高血压疾病相关,如果每周饮酒>14标准杯,则高血压风险增加40%。高血压可导致左房舒张末压增加,左心房肥大,心室肥厚,这些结构改变促进了房颤的发生。此外,一项荟萃分析结果显示,戒酒可显著降低收缩压和舒张压,且收缩压控制在130mmHg以下,房颤的发生风险降低40%。

肥胖是心脑血管疾病的一个非常重要的危险因素。同时也是房颤的重要危险因素之一。一些观察性研究发现,每周饮酒>21标准杯以及酗酒显著增加体重指数、腰围和臀围比,因此,长期饮酒患者肥胖风险明显增加。肥胖患者心外膜脂肪组织也较正常体重人群增多,且主要集中在左心房周围,心外膜脂肪增加导致房颤的风险明显增加。同时,减肥和运动锻炼有助于改善房颤症状。

阻塞性睡眠呼吸暂停综合征(obstructive sleep apnea syndrome, OSAS)和房颤发生有着

7

密切的关系。长期饮酒和酗酒人群发生 OSAS 的风险明显增加。研究显示，若 OSAS 人群呼吸暂停低通气指数大于 5,12 年内房颤发生风险增加 55%。其中机制可能与 OSAS 患者由于夜间出现呼吸暂停导致低氧血症，此时心肌细胞处于缺氧状态且细胞氧化应激和炎症应激增强等导致心房结构重构进而促发房颤。

5. 酒精性心肌病　长期酗酒和大量酒精摄入可引发酒精性心肌病，临床表现呼吸困难、咳嗽、气促、双侧下肢水肿等心功能不全表现，心脏彩超表现类似扩张型心肌病。特别对于每日饮酒大于 7 标准杯且时间持续超过 5 年，可促发心室肥厚和左心室收缩功能不全。此外，超过 1/3 大量饮酒者超声提示左心室舒张功能障碍。这些改变均可导致左心房结构重构和电重构，增加房颤发生风险。

6. 酒精是房颤复发的独立危险因素　研究显示持续饮酒患者房颤射频消融治疗术后复发率更高，且阵发性房颤患者更容易转为持续性房颤，同时卒中和出血风险也增加。Ruigomez 等在对 418 例阵发性房颤的队列研究发现中重度饮酒（>14 标准杯 / 周）是阵发性房颤进展为持续性房颤最重要的危险因素之一。此外，饮酒也是房颤导管消融术后复发的独立预测因子。中国医学科学院阜外医院姚焰教授团队曾对 122 例阵发性房颤环肺静脉电隔离术患者随访 1 年发现，轻中度饮酒患者（男性 1~4 标准杯 / 周，女性 1~7 标准杯 / 周）无心律失常复发为 69%，大量饮酒者则为 35%。

总之，酒精摄入是房颤的独立危险因素，不管是在新发房颤还是房颤术后复发均是如此。酒精摄入参与心房的结构重构和电重构，增加房颤的发生风险，同时，也是房颤患者不良事件发生风险增加的独立危险因素。因此，控制酒精摄入对于房颤的管理非常重要。

（谢勇　陈样新）

参 考 文 献

[1] LARSSON S C, DRCA N, WOLK A. Alcohol consumption and risk of atrial fibrillation: a prospective study and dose-response meta-analysis[J]. J Am Coll Cardiol, 2014, 64(3): 281-289.

[2] CHA M J, OH G C, LEE H, et al. Alcohol consumption and risk of atrial fibrillation in asymptomatic healthy adults[J]. Heart Rhythm, 2020, 17(12): 2086-2092.

[3] SANO F, OHIRA T, KITAMURA A, et al. Heavy alcohol consumption and risk of atrial fibrillation. The Circulatory Risk in Communities Study (CIRCS)[J]. Circ J, 2014, 78(4): 955-961.

[4] SUZUKI H, OHIRA T, TAKEISHI Y, et al. Increased prevalence of atrial fibrillation after the Great East Japan Earthquake: Results from the Fukushima Health Management Survey[J]. Int J Cardiol, 2015, 198: 102-105.

[5] GALLAGHER C, HENDRIKS J M L, ELLIOTT A D, et al. Alcohol and incident atrial fibrillation- A systematic review and meta-analysis[J]. Int J Cardiol, 2017, 246: 46-52.

[6] JOHANSSON C, LIND M M, ERIKSSON M, et al. Alcohol consumption and risk of incident atrial fibrillation: A population-based cohort study[J]. Eur J Intern Med, 2020, 76: 50-57.

[7] QIAO Y, SHI R, HOU B, et al. Impact of Alcohol Consumption on Substrate Remodeling and

7

Ablation Outcome of Paroxysmal Atrial Fibrillation [J]. J Am Heart Assoc, 2015, 4 (11)：e002349.

[8] QUINTANA D S, GUASTELLA A J, MCGREGOR I S, et al. Moderate alcohol intake is related to increased heart rate variability in young adults：implications for health and well-being [J]. Psychophysiology, 2013, 50 (12): 1202-1208.

[9] OKIN P M, HILLE D A, LARSTORP A C, et al. Effect of lower on-treatment systolic blood pressure on the risk of atrial fibrillation in hypertensive patients [J]. Hypertension, 2015, 66 (2): 368-373.

[10] WONG C X, GANESAN A N, SELVANAYAGAM J B. Epicardial fat and atrial fibrillation：current evidence, potential mechanisms, clinical implications, and future directions [J]. Eur Heart J, 2017, 38 (17): 1294-1302.

[11] PATHAK R K, MIDDELDORP M E, LAU D H, et al. Aggressive risk factor reduction study for atrial fibrillation and implications for the outcome of ablation：the ARREST-AF cohort study [J]. J Am Coll Cardiol, 2014, 64 (21): 2222-2231.

[12] SAYON-OREA C, MARTINEZ-GONZALEZ M A, BES-RASTROLLO M. Alcohol consumption and body weight：a systematic review [J]. Nutr Rev, 2011, 69 (8): 419-431.

[13] CADBY G, MCARDLE N, BRIFFA T, et al. Severity of OSA is an independent predictor of incident atrial fibrillation hospitalization in a large sleep-clinic cohort [J]. Chest, 2015, 148 (4): 945-952.

[14] OMMEN S R, MITAL S, BURKE M A, et al. 2020 AHA/ACC guideline for the diagnosis and treatment of patients with hypertrophic cardiomyopathy：a report of the American College of Cardiology/American Heart Association Joint Committee on clinical practice guidelines [J]. J Am Coll Cardiol, 2020, 76 (25): e159-e240.

4　阻塞性睡眠呼吸暂停与房颤

随着人口老龄化的发展，目前房颤和睡眠呼吸暂停患病率均呈现上升趋势。房颤与睡眠呼吸暂停具有肥胖、高血压等共同的危险因素和合并状态。近些年研究发现阻塞性睡眠呼吸暂停是房颤发生的独立危险因素，其与房颤的发生与预后均有密切关系。

一、阻塞性睡眠呼吸暂停

阻塞性睡眠呼吸暂停（obstructive sleep apnea, OSA）是睡眠呼吸暂停最常见的形式，其特点是上呼吸道反复气流阻塞，出现反复性呼吸困难（气流减少到正常的 50% 以下）或呼吸暂停（气流完全停止 10 秒以上），可导致间歇性低氧血症，自主神经波动并影响睡眠。流行病学调查显示，约 34% 的中年男性和 17% 的中年女性符合 OSA 的诊断标准。研究提

7

示,在高血压、心力衰竭、冠状动脉疾病、肺动脉高压、房颤和卒中患者中,OSA 患病率高达40%~80%。尽管 OSA 在心脏病患者中患病率较高,且心脏病患者易受 OSA 的不良影响,但在临床实践中,OSA 往往未得到充分认识和治疗。

OSA 的诊断需同时满足以下条件:①夜间呼吸紊乱(打鼾、鼻息、喘气或睡眠期间呼吸暂停)或尽管有足够的睡眠但仍出现日间嗜睡或疲劳症状,且无法用其他原因解释;②每小时睡眠中呼吸暂停 - 低通气的次数即呼吸暂停 - 低通气指数(apnea hypopnea index, AHI)≥5。当无症状的情况下,如果 AHI≥15,OSA 仍诊断成立。通过 AHI 分级可将病情的严重程度分为轻度(5≤AHI<15)、中度(15≤AHI<30)和重度(AHI≥30)。

二、OSA 与房颤相关性

OSA 和房颤具有一些共同危险因素,包括肥胖、年龄增加、男性、高血压和心力衰竭。在无其他潜在心脏疾病的患者中,OSA 是房颤的独立危险因素。Mebra 等进行的睡眠心脏健康研究提示,OSA 患者是无 OSA 患者房颤发病率的 4 倍。OSA 可促进房颤的发生与进展,Tanigawa 等研究提示 OSA 患者发生房颤的风险随着 OSA 的严重程度而增加,通过观察1 763 例年龄 40~74 岁的日本男性,在血氧饱和度降低指数(oxygen desaturation index, ODI)为 3% 的水平组中,在 5≤AHI<15 的人群发生房颤的比数比(odds ratios, OR)为 2.47,而AHI≥15 的人群发生房颤的 OR 为 5.66。一项来自肥厚型心肌病的人群研究也提示,AHI严重程度与房颤发生独立相关。与没有 OSA 的患者相比,OSA 患者在心脏手术后 30 天再入院和术后房颤的风险增加。Abumuamar 等研究提示 OSA 在房颤患者中亦很常见,尤其是在非肥胖和 / 或女性患者中。以上研究提示,OSA 与房颤密切相关。

三、OSA 影响房颤的发生机制

1. **心房重塑**　OSA 与结构性和功能性心房重构有关。Iwasaki 等研究提示,强迫吸气引起的急性左心房扩张可能是肥胖患者 OSA 发作期间发生房颤的重要机制。阻塞性呼吸暂停期间引起胸膜腔内压力突变,增加了右心的静脉回流,同时又可增加心脏后负荷,使左心室压力升高,甚至导致左心室肥厚,进而影响心房压力升高,心房持续过度伸张,使心房扩大,导致心房结构重构和电重构,引起心房纤维化,连接蛋白下调和电生理改变,促进房颤的发生。

2. **自主神经失调**　心脏自主神经系统在 OSA 诱导的房颤中起着至关重要的作用。间歇性低氧血症和高碳酸血症通过刺激氧和二氧化碳的外周和中枢化学感受器作用引起交感神经系统兴奋性增加,OSA 诱导的交感神经激活在心房自主神经重构、结构重构和电重构中起关键作用,其可通过 RAAS 导致促纤维化介质和胶原蛋白合成的上调,引起心房纤维化,从而为房颤的维持和复发提供了基础。也有研究提示强迫吸气产生的气管内负压会激活胸腔内的迷走神经,诱发心房有效不应期(atrial effective refractory period, AERP)缩短,促进房颤的发生。心脏自主神经节消融后,可逆转 OSA 造成的 AERP 缩短,提示迷走神经可能是 OSA 合并房颤的重要部分,在房颤射频消融术中损毁心脏自主神经节可能减低房颤的发生率。Linz 等研究提示,肾去交感神经可通过抑制交感神经活性和肾素血管紧张素系统激活减少房颤的发生和呼吸暂停后的血压升高。因此,自主神经系统在 OSA 诱导的房颤中具有重要的作用,该系统的不同组分都有可能成为降低 OSA 诱发房颤的潜在治疗靶点。当然,自主神经调节在 OSA 相关房颤治疗中的作用还需要进一步研究加以证实。

3. 氧化应激和炎症反应 间歇性低氧血症和恢复氧浓度可引起缺血再灌注损伤,会产生更多的活性氧(reactive oxygen species, ROS)和炎症。研究提示,OSA 患者血清 C 反应蛋白、细胞间黏附分子 1、白介素 6(interleukin-6, IL-6)、白介素 8(interleukin-8, IL-8)、单核细胞趋化蛋白 1、肿瘤坏死因子 α 水平升高,并且这些炎症标志物与 OSA 的严重程度相关。近年来炎症因子被认为可以改变心房电生理和结构,进而增加房颤的易感性。尤其 C 反应蛋白和 IL-6 的升高与房颤的发展有密切关系。动物研究提示,急性模拟 OSA 与心房氧化应激相关。OSA 引起的氧化应激可以引发恶性循环,促进交感神经的激活和炎症,进而加剧氧化应激,导致房颤的发生。

四、OSA 对房颤预后的影响

房颤的危害不仅在于其疾病本身,更重要的是其并发症带来的影响,包括心力衰竭、卒中等严重后果。研究发现,未经治疗的 OSA 患者在转复后发生房颤的复发率更高,对 OSA 患者进行适当的持续气道正压通气(continuous positive airway pressure ventilation, CPAP)治疗可降低房颤复发。导管消融术是目前根治房颤的重要方法,但导管消融术后房颤的复发率仍较高。一项调查 CPAP 是否提高了房颤导管消融成功率的研究发现,OSA 是消融失败的独立预测因子,未接受 CPAP 治疗的患者失败的可能性是对照组的 8 倍。同时,与不伴 OSA 的房颤患者相比,伴有 OSA 的房颤患者的症状更重,住院风险更高,发生卒中的风险也更高,并且卒中的风险随 OSA 的严重程度而升高。Dalgaard 等对 22 760 例年龄 65~80岁的房颤患者进行回顾性分析,发现房颤患者中 OSA 的患病率为 17.8%,且 OSA 与房颤患者发生主要心脑血管事件明显相关,是 CHA_2DS_2-VASc 评分危险因素以外导致卒中发生的独立危险因素。这表明老年房颤患者中,OSA 的发病率高,且与心脑血管不良事件的发生有关。鉴于 OSA 在房颤的发生、发展及评估房颤预后中起重要作用,在临床中对患者进行 OSA 筛查及治疗显得尤为重要。

美国心脏协会在 2021 年 7 月发表的关于阻塞性睡眠呼吸暂停与心血管疾病的科学声明强调,建议对顽固性 / 控制不良的高血压、肺动脉高压和复律或消融后复发的房颤患者应进行 OSA 筛查。所有 OSA 患者都应该考虑治疗,包括行为减肥、戒烟、戒酒、侧卧位等。对于重度 OSA 患者应给予 CPAP,对于轻度至中度 OSA 患者或 CPAP 不能耐受患者可考虑使用口腔器械。

五、小结

尽管 OSA 会增加全因和心血管疾病死亡的风险,但在临床实践中,OSA 往往被忽视,且得不到充分的治疗。OSA 与许多心血管疾病之间存在着很强的联系,包括高血压、充血性心力衰竭、缺血性心脏病和卒中等,尤其与房颤密切相关。OSA 影响房颤发生、发展的机制非常复杂,目前研究的主要机制为反复胸腔内压力搏动、间歇性低氧血症和高碳酸血症

7

引起心房重塑、自主神经功能失调、氧化应激和炎症反应等，最终导致心房的结构重构与电重构，进而促进房颤的发生。OSA 严重影响房颤患者的预后，加重房颤患者的症状及增加住院率、房颤复发风险及卒中的发生，严重危害房颤患者预后。因此在房颤的诊断和治疗过程中，密切筛查患者是否存在 OSA 并给予正规的治疗具有重要的意义。来自房颤患者的非随机研究数据表明，CPAP 治疗 OSA 可能有助于维持电复律后的窦性心律，提高导管消融成功率。心脏自主神经节调节可减少房颤的发生，自主神经系统的不同组分都有可能成为降低 OSA 诱发房颤的潜在治疗靶点。常规 OSA 的筛查、经 CPAP 治疗及自主神经调节对降低 OSA 患者房颤复发的确切疗效及对房颤患者的远期预后影响仍需要更多的随机对照研究来进一步证实。同时也需要更多的研究来明确 OSA 与房颤的关系，进而为临床的诊疗提供指导。

（于晓红　关旭敏）

参 考 文 献

［1］ YEGHIAZARIANS Y, JNEID H, TIETJENS J, et al. Obstructive Sleep Apnea and Cardiovascular Disease: A Scientific Statement From the American Heart Association［J］. Circulation, 2021, 144（3）: e56-e67.

［2］ TIETJENS J, CLAMAN D, KEZIRIAN E, et al. Obstructive Sleep Apnea in Cardiovascular Disease: A Review of the Literature and Proposed Multidisciplinary Clinical Management Strategy［J］. J Am Heart Assoc, 2019, 8（1）: e010440.

［3］ LINZ B, HOHL M, LANG L, et al. Repeated exposure to transient obstructive sleep apnea-related conditions causes an atrial fibrillation substrate in a chronic rat model［J］. Heart Rhythm, 2021, 18（3）: 455-464.

［4］ XU H, WANG J, YUAN J, et al. Implication of Apnea-Hypopnea Index, a Measure of Obstructive Sleep Apnea Severity, for Atrial Fibrillation in Patients With Hypertrophic Cardiomyopathy［J］. J Am Heart Assoc, 2020, 9（8）: e015013.

［5］ ANTER E, DI BIASE L, CONTRERAS-VALDES F, et al. Atrial Substrate and Triggers of Paroxysmal Atrial Fibrillation in Patients With Obstructive Sleep Apnea［J］. Circ Arrhythm Electrophysiol, 2017, 10（11）: e005407.

［6］ LINZ D, MAHFOUD F, SCHOTTEN U, et al. Renal sympathetic denervation suppresses postapneic blood pressure rises and atrial fibrillation in a model for sleep apnea［J］. Hypertension, 2012, 60（1）: 172-178.

［7］ HUANG B, LIU H, SCHERLAG B, et al. Atrial fibrillation in obstructive sleep apnea: Neural mechanisms and emerging therapies［J］. Trends Cardiovasc Med, 2021, 31（2）: 127-132.

［8］ OHGA E, TOMITA T, WADA H, et al. Effects of obstructive sleep apnea on circulating ICAM-1, IL-8, and MCP-1［J］. J Appl Physiol（1985）, 2003, 94（1）: 179-184.

［9］ AYAS N T, HIRSCH ALLEN A J, FOX N, et al. C-Reactive Protein Levels and the Risk of Incident Cardiovascular and Cerebrovascular Events in Patients with Obstructive Sleep Apnea［J］. Lung, 2019, 197（4）: 459-464.

7

[10] KANAGALA R, MURALI N, FRIEDMAN P, et al. Obstructive sleep apnea and the recurrence of atrial fibrillation[J]. Circulation, 2003, 107(20): 2589-2594.

[11] DALGAARD F, NORTH R, PIEPER K, et al. Risk of major cardiovascular and neurologic events with obstructive sleep apnea among patients with atrial fibrillation[J]. Am Heart J, 2020, 223: 65-71.

5 房颤的运动康复

房颤的药物和手术治疗尚不能完全控制房颤的发生、发展,因此目前开始探讨针对房颤发生病因和诱因的治疗,其中运动疗法有望是一种预防房颤发生、发展的方法。本文对房颤的运动治疗思路做一总结。

一、房颤患者运动康复有效性和安全性证据

1. 运动与新发房颤 运动量与新发房颤之间的关系如何,有很多临床研究。一项研究观察运动员和非运动员之间房颤患病率的差异,精英运动员和非精英运动员与一般人群比较,房颤患病率显著增加,相反,一般人群的轻中度体力活动对房颤有保护作用,该研究显示运动与房颤之间的关联可能至少有两种不同的机制。但另一项研究纳入超过 50 万参与者的荟萃分析,发现高水平体力活动并没有显著增加房颤的发生,该研究结论是鼓励通过运动控制房颤的发生。瑞典一项研究,比较不同年龄和不同类型的身体活动对房颤发生的影响,共纳入 4 万多瑞典无房颤男性,平均随访 12 年,研究发现年轻时有体力运动与房颤风险增加相关,而老年时步行 / 骑自行车与风险降低相关。一项对不同性别和运动强度与房颤风险的差异关联的荟萃分析,纳入 60 万参与者,发现久坐的生活方式显著增加房颤风险,适度的体育活动降低男性和女性的房颤风险,然而高强度运动与房颤风险具有性别差异,表现为进行高强度运动的女性发生房颤的风险降低了 28%,而在男性中风险增加。从上述研究看,适当强度的有氧运动可降低房颤发生风险,高强度有氧运动与房颤发生的关系目前还不明确,可能增加房颤风险。

2. 运动与房颤复发 运动量与房颤复发的关系如何,同样有很多临床研究。Malmo 等将 51 名房颤射频消融术后患者随机分配到运动(间歇高强度有氧训练)组和不运动组,运动时间超过 12 周,结果显示运动组房颤负担显著减少,且干预后出现的症状也越少,同时峰值耗氧量、心脏功能和生活质量显著提升。对非永久性房颤患者进行每周中等强度耐力运动 200 分钟,结果显示,心肺适能与房颤风险间存在负相关,心肺适能越高,心律失常复发率越低,心肺适能每提高 1MET,房颤复发风险降低 13%。在 EORP-AF 研究中,2 442 例永久性房颤患者体力活动自我报告示,38.9% 的患者无运动,34.7% 偶尔运动,21.7% 有规律地运动,4.7% 有高强度运动。研究显示有规律和高强度运动的房颤患者心源性死亡率、全因死亡率较低。增加体力活动与心源性死亡、血栓栓塞事件、出血事件成反比,与性别、

7

年龄或卒中风险无关。故运动可改善永久性房颤患者的预后。

3. 指南中关于房颤患者运动的建议 目前对高强度运动是否增加房颤发生风险及增加复发风险尚未形成十分统一的定论。但是适当的运动对房颤患者的获益是值得肯定的,尤其是中等强度的运动。房颤患者心脏康复中国专家共识推荐中等强度有氧运动,但需结合房颤患者的具体情况和评估结果,个性化调整运动强度。2020 年 ESC 运动心脏病学和心血管疾病患者的体育锻炼指南推荐中等程度规律的体力活动以预防房颤,但应告知运动员长期持续高强度体育运动可能促发房颤。2020 年加拿大心血管学会房颤管理综合指南在对有氧运动量和强度、阻力训练和柔韧性目标的论证方面认为存在不足。AHA 声明在现有数据背景下,鼓励增加适度的体力活动可能有助于预防和治疗房颤,规律的有氧运动可有效减轻房颤负担,改善房颤相关症状和生活质量,2018 年物理活动指南咨询委员会建议的适度运动剂量(每周 150 分钟中等强度运动)不会增加房颤的风险。

在服用单剂量氟卡尼或普罗帕酮后,只要房颤仍持续,患者应避免运动,直到停用抗心律失常药物两个半衰期之后。

二、房颤患者运动评估

(一)房颤患者康复运动禁忌证

在运动康复前需对患者进行细致评估,以确认无运动康复禁忌证后,签署运动测试知情同意书。

房颤患者运动康复绝对禁忌证:①心肌梗死或其他急性心脏病发病 2 天内;②安静时心电图上可明确观察到有新的缺血表现;③不稳定型心绞痛;④引发症状或血流动力学障碍的未控制的心律失常(包括房颤);⑤心力衰竭失代偿期;⑥活动性心内膜炎、亚急性心肌炎或心包炎;⑦急性非心源性疾病,如感染、肾衰竭、甲状腺功能亢进症;⑧急性肺栓塞或肺梗死;⑨静息心率 >120 次 /min(包括瞬间上升);⑩严重主动脉瓣狭窄;⑪患者不能配合。

房颤患者运动康复相对禁忌证:①冠状动脉主干狭窄 >50% 或冠状动脉多支病变且无有效侧支循环;②电解质异常;③心动过缓或心动过速;④静息状态下收缩压 >180mmHg,舒张压 >100mmHg;⑤复杂室性心律失常,如频发室性期前收缩、短阵室性心动过速等;⑥严重瓣膜疾病;⑦梗阻性肥厚型心肌病或其他流出道梗阻;⑧严重肺动脉高压;⑨三度房室传导阻滞;⑩未控制的代谢性疾病(如糖尿病、甲状腺功能亢进症等);⑪患者智力或肢体功能障碍无法配合运动;⑫存在心房血栓或血栓高风险者未规律服用适量抗凝药物者。

如在运动中或运动后出现异常心电图和血流动力学变化,应终止运动方案,至康复评估后患者符合继续运动康复的条件。

房颤患者终止运动的指征:①心绞痛发作,严重气喘、晕厥、头晕、跛行;②发绀,面色苍白,虚汗,共济失调;③收缩压 >180mmHg,舒张压 >110mmHg 或收缩压随运动负荷增加而下降;④室性心律失常随运动发生频率增加;⑤ST 段水平或下斜型压低超过 1mm;⑥新出现二三度房室传导阻滞、房颤、室上性心动过速、R-on-T 型室性期前收缩;⑦其他体力活动不耐受的体征与症状。

（二）房颤患者体适能评估

体适能评估包括有氧运动能力、抗阻运动能力、平衡性和柔韧性等多方面评估。其中，以有氧运动能力评估最为重要。

1. 有氧运动能力

（1）心肺运动试验（cardiopulmonary exercise testing, CPET）：肺运动试验可通过测量呼吸道内的气体交换而同步评估心血管系统和呼吸系统对同一运动应激的反应情况。在测量气体交换的同时，还测量心电图、心率和血压的改变。心肺运动试验还可以测量在特定工作强度时心脏每次搏动所提供的氧而提供关于运动时每搏输出量方面的反应情况，所以心肺运动试验是心脏康复中评估和制定个性化运动处方的重要辅助手段，在心脏康复中至关重要。在心脏康复中主要使用到的 CPET 指标有：无氧阈时的心率和耗氧量、呼吸商、峰值 VE/VCO$_2$、峰值每分通气量占预期值的百分比、峰值摄氧量、峰值代谢当量、运动过程中血压和心率反应。根据 CPET 结果，可评估房颤患者心血管危险分层、心脏储备功能及肺脏储备功能，再结合药物使用情况进一步为房颤患者制定个性化心脏康复的运动处方。平板运动试验有 Bruce、Naughton 等方案，其中 Bruce 方案应用较多。运动方案一般从无负荷开始，热身运动 3 分钟，再开始进行变速变斜率运动（BRUCE）方案（表 7-5-1）。重症患者可采用 BRUCE 改良方案或恒速变斜率运动（NAUGHTON）方案。在实际操作中应根据患者的情况选择不同的运动负荷方案，包括低水平、亚极量和症状限制性运动负荷试验。除非有其他并发症，房颤导管消融术后患者可在 1 周后进行 CPET。

表 7-5-1　Bruce 方案的分级

运动级别	平板速度 /mph	平板坡度 /%	运动时间 /min
Ⅰ	1.7	10	3
Ⅱ	2.5	12	3
Ⅲ	3.4	14	3
Ⅳ	4.2	16	3
Ⅴ	5.0	18	3
Ⅵ	5.5	20	3

（2）6 分钟步行试验（6 minute walk test, 6MWT）：6MWT 要求患者在 6 分钟内快速步行，不管中途是否继续步行，最终得到 6 分钟患者所走的距离、心率、血压、心电图的改变以及呼吸和体力疲劳情况变化，能反映次极量心肺运动耐力。房颤如持续存在，心律绝对不齐，靶心率法无法确定靶运动强度，可根据自我感知劳累用力程度的 Borg 评分了解患者的运动能力进行调整运动方案。

身体活动水平低下的患者可使用国际身体活动量表评估患者活动水平。

2. 抗阻运动能力

抗阻运动能力评估可采用徒手、小器械或肌力测定仪评估，徒手和小器械评估包括肌力级别、握力和上下肢最大重复次数（repetition maximum, RM）等。通过对抗阻运动能力评估以指导房颤患者运动康复中的力量训练，有利于增加心肌血流灌注，提高基础代谢率，改善运动耐力，刺激骨质形成，改善糖脂代谢等作用。

7

3. **平衡性和柔韧性能力**　平衡性分为静态平衡和动态平衡,静态平衡可评估单腿站立时间,动态平衡可评估 3m 来回往返的时间;运动协调性可评估脚尖脚后跟走(20 步)以及指鼻实验。评估过程中注意观察患者起步,抬腿高度,步伐连续性,躯干稳定性。关节活动度的评估也很重要,包括肩关节、髋关节。平衡功能与柔韧性训练可以改善患者维持身体姿势的能力和完成动作平衡、准确和良好的控制运动能力。减少跌倒风险以及减轻跌倒的后果,提高日常生活活动能力及生活质量,有助于释放压力,降低受伤风险及肌肉僵硬,改善体形及平衡肌肉。

4. **呼吸功能**　观察是否有耸肩现象,测量肋骨开合度以及胸廓活动度,肺功能可用简易呼吸仪判断。尽可能调动主要的呼吸肌参与呼吸,对改善呼吸效率、胸廓结构、血液回流具有积极作用。

三、房颤患者运动处方制定

运动处方制定的基本原则是 FITT,即频度(frequency)、强度(intensity)、时间(time)和类型(type)。运动可分为增强心肺功能运动、抗阻运动、身体功能性训练、骨质增强型运动、柔韧性练习和神经运动能力锻炼 6 大类。需要注意的是,心脏康复运动不是单一的运动类型,需根据患者的实际情况,把各种运动搭配起来才能起到最好的效果。一次心脏康复运动包括:①热身活动(5~10 分钟):低强度心肺耐力、肌肉耐力、关节活动度练习;②运动(30~40 分钟):有氧训练、肌肉力量训练、神经控制类练习;③整理活动(5~10 分钟):低强度耐力、肌肉耐力练习、柔韧性训练。其中,增强心肺功能运动和抗阻运动的运动处方的制定最为重要。

(一)增强心肺功能运动

增强心肺功能运动又称有氧耐力运动,是最基本的有益于健康的运动。

房颤患者有氧耐力运动处方建议:

1. **运动的强度**　推荐中等强度耐力运动,房颤患者耐力运动强度的判断方法:①Borg评分,中等强度评分为 11~13 分,也可以通过运动中谈话来判断,即在中等强度运动时,可以正常地说话交谈,但不能唱歌;②根据代谢当量法确定有氧运动的强度:中等强度的有氧运动的代谢当量为 3~6METs,根据心脏康复的危险分层,运动强度从 3METs 开始,逐渐过渡到 6METs;③靶心率法,根据 CPET 可准确得到无氧阈时的运动负荷强度和运动心率,即为中等强度运动。应该注意,在房颤未复律的患者中,因其心率本身就高,故靶心率法对未复律患者使用不合适。总之,在运动过程中,需根据临床症状、血压、身体疲劳程度、呼吸状况等进行运动强度的调整,以保证患者的安全。

2. **运动的频率**　建议每周 5~7 次的有效中等强度运动。

3. **运动持续时间**　根据患者自身情况,对于平常没有运动习惯、稍微运动就身体疲劳或存在呼吸困难,每次耐力运动持续 5 分钟,大部分患者从 10 分钟有效运动时间开始,每周增加 5min/d 的有效运动时间,直至运动时长达到 30~40 分钟,在每次运动前后需先进行5~10 分钟的热身活动和在每次运动结束时进行整理活动。

4. **运动的类型**　运动的类型可以是持续性的或者间歇性的。房颤患者本身心率高、心

7

律绝对不齐和自主神经功能受损,交感神经亢奋,导致运动过程中常有心率增加不足,致使心排血量不够,从而引发呼吸困难或下肢疲劳的现象。故推荐以短时间,多组数的间歇性耐力运动开始,逐渐过渡到长时间的持续性的有氧运动类型。运动方式包括步行、骑自行车、平板运动、广播体操等。

(二)抗阻运动

抗阻运动,也称力量练习。抗阻运动不仅起到力量锻炼的效果,也改善身体的平衡性和柔韧性,所以力量练习有利于增加心肌血流灌注,改善运动耐力、刺激骨质形成减少跌倒风险以及减轻跌倒的后果,提高日常生活活动能力及生活质量,有助于释放压力,降低受伤风险及肌肉僵硬,改善体型及平衡肌肉。

1. 运动的强度　抗阻运动的基本单位是 RM。1-RM 代表只能重复一次的最大重量用力程度。房颤患者进行抗阻运动前应进行充分的热身和有氧运动,抗阻运动一律应从低强度训练开始,初始强度必须个体化。一般上肢的初始强度为 1-RM 的 30%~40%,下肢为 1-RM 的 50%~60%,使训练强度控制在主观劳累程度评分法的 11~14 分,以锻炼全身大肌群为主,每个肌群进行 2~3 组,每组重复 8~10 次动作,躯干上部和下部肌群可交替训练。组间的运动间隔休息 1~3 分钟,更大重量可休息 3~5 分钟。房颤患者进行抗阻运动训练时,需注意按照危险程度分层,确定运动的负荷上限,不得过量。每 2 周可进步的幅度不超过 5%。运动时要绝对避免屏气,发力时呼气,放松复位时吸气,避免 Valsalva 动作。

2. 运动的频率　每周进行 2~3 次,或隔天进行,两次之间至少有 1 天的休息时间间隔。

3. 运动的方式　抗阻运动常用的运动方式有自身重量(如俯卧撑)、哑铃/杠铃、健身器械和弹力带 4 种。弹力带抗阻训练是老年人抗阻运动最常见的方式,弹力带抗阻运动不受年龄、场所及季节的限制,携带方便、价格低廉,是一种柔性抗阻运动方式,不容易发生危险,能涉及全身大部分肌群,训练效果较好,是循环抗阻运动的常见方式,非常适合老年心血管疾病患者使用。

(三)呼吸锻炼

呼吸训练在改善心血管自主神经功能、应激方面具有较好的效果。研究表明,长期适当的运动训练可以预防心血管事件的发生,改善患者预后,提高患者运动功能及生活质量。

1. 腹式缩唇呼吸　采用卧、立位,一手放于腹部,用鼻慢慢吸气,吸气时腹壁降起,再慢慢用口呼气,呼气时嘴唇缩成吹口哨状,可稍用力按压腹部,使腹部尽量回缩,呼气时间要比吸气时间长 1~2 倍,每次 5~10 分钟,2 次/d。

2. 呼吸操　患者站立位,两脚分开与肩同宽,双手叉腰呼吸 4~8 次;一手搭同肩,一手平伸旋转上身,左右交替 4~8 次,旋呼复吸;双手放于肋缘吸气,压胸时呼气 4~8 次;双手叉腰,交替单腿抬高 4~8 次,抬吸复呼;缩唇腹式呼吸 4~8 次;双手搭肩,旋转上身 4~8 次,旋呼复吸;展臂吸气,抱胸呼气 4~8 次;双腿交替外展 4~8 次,展吸复呼;隆腹深吸气,弯腰缩腹呼气 4~8 次。

制定运动处方时须注意运动强度的相对性,应根据患者具体情况制定个性化运动处方。推荐进行以调息为主导的有氧运动,如八段锦、瑜伽、站桩、正念行走等,尤其对于静息心室率较快的患者。

（丁荣晶　刘　强）

参 考 文 献

［1］ MORSETH B, LØCHEN M L, ARIANSEN I, et al. The ambiguity of physical activity, exercise and atrial fibrillation［J］. Eur J Prev Cardiol, 2018, 25（6）: 624-636.

［2］ MOHANTY S, MOHANTY P, TAMAKI M, et al. Differential Association of Exercise Intensity With Risk of Atrial Fibrillation in Men and Women: Evidence from a Meta-Analysis［J］. J Cardiovasc Electrophysiol, 2016, 27（9）: 1021-1029.

［3］ ELLIOTT A D, LINZ D, MISHIMA R, et al. Association between physical activity and risk of incident arrhythmias in 402 406 individuals: evidence from the UK Biobank cohort［J］. Eur Heart J, 2020, 41（15）: 1479-1486.

［4］ MALMO V, NES B M, AMUNDSEN B H, et al. Aerobic Interval Training Reduces the Burden of Atrial Fibrillation in the Short Term: A Randomized Trial［J］. Circulation, 2016, 133（5）: 466-473.

［5］ PATHAK R K, ELLIOTT A, MIDDELDORP M E, et al. Impact of CARDIO respiratory FITness on Arrhythmia Recurrence in Obese Individuals With Atrial Fibrillation: The CARDIO-FIT Study［J］. J Am Coll Cardiol, 2015, 66（9）: 985-996.

［6］ PROIETTI M, BORIANI G, LAROCHE C, et al. Self-reported physical activity and major adverse events in patients with atrial fibrillation: a report from the EURObservational Research Programme Pilot Survey on Atrial Fibrillation（EORP-AF）General Registry［J］. Europace, 2017, 19（4）: 535-543.

［7］ PELLICCIA A, SHARMA S, GATI S, et al. 2020 ESC Guidelines on sports cardiology and exercise in patients with cardiovascular disease［J］. Eur Heart J, 2021, 42（1）: 17-96.

［8］ ANDRADE J G, AGUILAR M, ATZEMA C, et al. The 2020 Canadian Cardiovascular Society/Canadian Heart Rhythm Society Comprehensive Guidelines for the Management of Atrial Fibrillation［J］. Can J Cardiol, 2020, 36（12）: 1847-1948.

［9］ CHUNG M K, ECKHARDT L L, CHEN L Y, et al. Lifestyle and Risk Factor Modification for Reduction of Atrial Fibrillation: A Scientific Statement From the American Heart Association［J］. Circulation, 2020, 141（16）: e750-e772.

［10］ HERDY A H, RITT L E, STEIN R, et al. Cardiopulmonary Exercise Test: Background, Applicability and Interpretation［J］. Arq Bras Cardiol, 2016, 107（5）: 467-481.

［11］ 丁荣晶, 胡大一, 马依彤. 冠心病患者运动治疗中国专家共识［J］. 中华心血管病杂志, 2015, 43（7）: 575-588.

［12］ ARNETT D K, BLUMENTHAL R S, ALBERT M A, et al. 2019 ACC/AHA Guideline on the Primary Prevention of Cardiovascular Disease: Executive Summary: A Report of the

7

American College of Cardiology/American Heart Association Task Force on Clinical Practice Guidelines [J]. J Am Coll Cardiol, 2019, 74 (10): 1376-1414.

[13] PIERCY K L, TROIANO R P, BALLARD R M, et al. The Physical Activity Guidelines for Americans [J]. JAMA, 2018, 320 (19): 2020-2028.

[14] ADACHI H. Cardiopulmonary Exercise Test [J]. Int Heart J, 2017, 58 (5): 654-665.

[15] GORENEK B, PELLICCIA A, BENJAMIN E J, et al. European Heart Rhythm Association (EHRA)/European Association of Cardiovascular Prevention and Rehabilitation (EACPR) position paper on how to prevent atrial fibrillation endorsed by the Heart Rhythm Society (HRS) and Asia Pacific Heart Rhythm Society (APHRS) [J]. Europace, 2017, 19 (2): 190-225.

[16] RISOM S S, ZWISLER A D, RASMUSSEN T B, et al. Cardiac rehabilitation versus usual care for patients treated with catheter ablation for atrial fibrillation: Results of the randomized CopenHeart (RFA) trial [J]. Am Heart J, 2016, 181: 120-129.

[17] THIEBAUD R S, LOENNEKE J P, FAHS C A, et al. The effects of elastic band resistance training combined with blood flow restriction on strength, total bone-free lean body mass and muscle thickness in postmenopausal women [J]. Clin Physiol Funct Imaging, 2013, 33 (5): 344-352.

6　房颤的综合护理干预

房颤是一种常见的心律失常,随着人口老龄化,其在全球范围内的患病率稳步上升,已成为国际医疗保健的重点疾病之一。房颤相关危险因素包括传统的危险因素,如年龄、高血压、心力衰竭、糖尿病和心脏瓣膜病。同时,人们逐渐认识到由于肥胖、睡眠呼吸暂停、高脂血症、吸烟、饮酒、缺乏身体活动可改变的生活方式等危险因素增加,导致房颤发病率持续上升。因此包括结构化的风险因素管理计划,积极的生活方式改变等综合护理干预,将显著改善患者症状,功能状态及长期预后。为了提高房颤患者的预后及生活质量,需重视护理干预对患者的积极影响,给予患者心理、认知以及行为等多方面综合护理干预,其在改善患者症状管理、生活质量和降低医疗保健成本方面将显示出巨大优势。

一、生活方式改变

1. 血压管理　研究表明,高血压患者发生房颤的可能性比血压正常的患者高 73%。护士应协助患者积极控制血压,指导患者使用家用自动监测仪每天测量血压 3 次。此外,还可以进行运动压力测试以确定是否存在运动诱发的高血压。协助患者采取健康的生活方式,限制盐的摄入。通过肾素 - 血管紧张素 - 醛固酮系统拮抗剂控制血压水平,必要时使用其他药物。

2. 体重管理 研究表明,体重指数(body mass index, BMI)每增加 5 分,房颤发生的风险就会增加 29%,显著的体重减轻将大大降低房颤发生风险。护士评估患者的基线饮食和运动习惯,并提供关于健康饮食和肥胖对房颤影响的教育。最初的体重减轻目标是通过使用膳食计划和行为改变来实现的。膳食应由高蛋白、低血糖指数、低热量的食物组成。鼓励患者增加水果和蔬菜的摄入量,限制加工食品和添加糖的摄入,并减少酒精摄入。与患者合作制定个性化的生活方式调整目标,以改善饮食和体育活动,运动计划由最初规定每周 3 次低强度运动,每次 20 分钟,增加到每周至少 200 分钟的中等强度运动。另外,数据表明,要实现房颤风险的显著降低,需要持续性的体重减轻,对于重度肥胖患者,通过减肥手术减轻体重,可达到降低新发房颤风险,减少消融术后复发的目的。

3. 脂质管理 高脂血症应按照现行的一般心血管健康指南进行管理,脂质水平最初是通过生活方式改变来管理的;如果患者在 3 个月后无法达到低密度脂蛋白胆固醇水平 <100mg/dl,则开始使用药物将血脂控制在合理水平。但目前对于房颤患者使用的特定降脂药物数据有限,需进一步大型随机对照试验进行验证。

4. 血糖管理 与年龄和性别匹配的正常患者相比,糖尿病患者发生房颤的风险增高 35%。血糖控制是减少房颤复发负担的重要策略,应遵循当前的指南对葡萄糖耐量受损或糖尿病患者进行管理,通过饮食,运动等生活方式改变来控制血糖水平,如果患者在 3 个月后无法维持糖化血红蛋白水平 ≤6.5%,则开始使用二甲双胍等控制血糖的药物,血糖控制不佳者应及时转诊至糖尿病门诊。

5. 睡眠呼吸障碍管理 睡眠呼吸暂停显著增加房颤和卒中的风险,与没有睡眠呼吸障碍的个体相比,患有阻塞性睡眠呼吸暂停的人发生房颤的可能性是其 5 倍,心脏复律或导管消融术后再次发生房颤的可能性是其 2 倍。护士应提供有关睡眠呼吸障碍及其对房颤的影响的教育,采用美国睡眠医学会多导睡眠评分标准对患者进行评价。如果呼吸暂停低通气指数 ≥30 次 /h 或如果呼吸暂停低通气指数 >20 次 /h 伴有顽固性高血压或有问题的白天嗜睡,则为患者提供治疗,包括体位疗法和持续气道正压通气。

6. 吸烟与饮酒管理 戒烟和减少酒精摄入量是房颤管理的重要问题。一项大型荟萃分析报道,与从不吸烟的人相比,吸烟者患房颤的风险增加了 33%。此外,吸烟会增加房颤患者卒中、血栓栓塞或死亡的风险。我们可采用"5A"(ask, advise, assess, assist, and arrange follow-up),包括询问、建议、评估、协助、随访五部分的结构化戒烟框架。通过多学科诊所向吸烟者提供行为支持,达到戒烟的最佳目的。

所有房颤病例中有 5%~10% 是由饮酒引起的,饮酒会以剂量依赖性方式增加左心房扩张、心房纤维化和房颤的发生率。研究表明,即使每天饮酒 1 杯(定义为 14g 乙醇)也显著增加房颤的风险。为此医护人员应采取书面和口头咨询等积极有效的干预措施,督促患者戒酒,规范其不良的生活方式,并定期进行支持性随访,以达到戒酒的目的,从而改善患者的生活质量水平。

7. 运动指导 研究表明,轻度至中度体育活动,例如步行,与房颤的发生率呈负相关,随着距离和步速的增加,风险逐渐降低。在长期进行中等强度运动的队列中发现房颤的风险最低,定期有氧运动可有效减轻房颤负担,改善房颤相关症状和生活质量。相比之下,过度剧烈运动和高剂量耐力训练已被证明会增加年轻、中年和老年人群发生房颤的风险。

运动锻炼计划可以是耐力和阻力训练的结合,包括骑自行车或跑步机行走,以及基于机器的力量训练,应由经验丰富的物理治疗师在院内监督,并使用穿戴式设备监测患者是否出现心脏异常以及训练强度水平。对于耐力训练,应确保可重复性和最大的运动效果,规定的运动强度和时间分别设置为中等(通过心肺运动试验测量的无氧阈值)和 30 分钟。对于阻力训练,指导患者使用机器进行上肢、躯干和下肢运动,包括胸腔按压、划船、腹部、伸腿、旋腿、髋关节外展、髋关节内收和腿压等。

身心锻炼是一种锻炼的形式结合了身体运动、精神、集中注意力和控制呼吸等方面,以改善力量、平衡性、灵活性和整体身心健康。身心练习的例子包括瑜伽、太极和气功。鉴于自主神经系统在房颤发生中的作用,以及身心运动对心脏自主神经功能的有益影响,瑜伽和太极可能会增强对房颤的管理效果。研究表明,3 个月的瑜伽训练可减轻颤负担和症状,并改善患者生活质量。

二、心理护理

房颤患者因心功能受损,日常生活能力受到限制,病程漫长,病情反复发作。房颤导管消融现已成为房颤的主要治疗方式,由于对手术的恐惧、对房颤复发的担忧以及手术药物等治疗的经济负担使房颤患者容易出现焦虑、抑郁等负性情绪。常规的治疗和护理主要针对患者生理功能进行干预,虽然患者的病情得到缓解和改善,但其心理问题并未得到关注和解决。心理护理是通过社会心理支持,为患者提供应对策略,以便对身体和心理症状(例如担心房颤复发)作出适当的反应,为患者提供相应知识,帮助其恢复日常生活。

心理支持应由在房颤方面经过专业培训的心血管护理专科护士提供,所提供的信息基于房颤治疗的相关指南及共识,为保证效果,心理咨询应持续至少 6 个月。根据患者不同情况,给予个性化心理疏导,如患者有焦虑、抑郁等负性情绪分析原因并给予适当的心理护理,若患者对疾病治疗存在恐惧心理,护理人员可再次说明治疗流程及意义;如患者担心疾病的预后和转归,可将治疗成功案例告知患者,及时进行心理疏导,以避免疾病的继续加重,保证患者健康和生活质量。研究证实,采取心理护理干预,对房颤患者进行健康宣教、病友交流、音乐疗法,患者的负性情绪得到显著的改善。

三、小结

房颤作为一种日益普遍的疾病,具有可控的、相互关联的风险因素。以管理风险因素为目的的生活方式改变,应与抗凝、节律控制和心率控制一起,成为房颤管理的重要补充支柱。研究表明,生活方式改变、心脏康复、心理护理等整体护理干预对房颤患者的相关结局有积极影响,可缓解房颤患者的症状并减轻心脏负担。但目前的研究普遍存在规模较小,干预措施不均,证据质量低至中等问题,有待更多大型多中心的随机对照试验研究来进一步明确。

(史铁英)

参 考 文 献

［ 1 ］郝大洁,何海燕,王蓓. 一体化护理模式在持续性心房颤动射频消融手术病人中的应用
　　　［J］. 护理研究, 2020, 34（10）: 1819-1822.

［ 2 ］LARSEN R T, GOTTLIEBSEN C R, WOOD K A, et al. Lifestyle interventions after ablation
　　　for atrial fibrillation: a systematic review［J］. Eur J Cardiovasc Nurs, 2020, 19（7）:
　　　564-579.

［ 3 ］BOWYER J L, TULLY P J, GANESAN A N, et al. A Randomised Controlled Trial on the
　　　Effect of Nurse-Led Educational Intervention at the Time of Catheter Ablation for Atrial
　　　Fibrillation on Quality of Life, Symptom Severity and Rehospitalisation［J］. Heart Lung
　　　Circ, 2017, 26（1）: 73-81.

［ 4 ］MOHANTY S, MOHANTY P, NATALE V, et al. Impact of weight loss on ablation outcome in
　　　obese patients with longstanding persistent atrial fibrillation［J］. J Cardiovasc Electrophysiol,
　　　2018, 29（2）: 246-253.

［ 5 ］RISOM S S, ZWISLER A D, RASMUSSEN T B, et al. Cardiac rehabilitation versus usual
　　　care for patients treated with catheter ablation for atrial fibrillation: Results of the randomized
　　　CopenHeart$_{RFA}$ trial［J］. Am Heart J, 2016, 181: 120-129.

［ 6 ］ALONSO A, BAHNSON J L, GAUSSOIN S A, et al. Effect of an intensive lifestyle
　　　intervention on atrial fibrillation risk in individuals with type 2 diabetes: the Look AHEAD
　　　randomized trial［J］. Am Heart J, 2015, 170（4）: 770-777.

［ 7 ］YAEGER A, KEENAN B T, CASH N R, et al. Impact of a nurse-led limited risk factor
　　　modification program on arrhythmia outcomes in patients with atrial fibrillation undergoing
　　　catheter ablation［J］. J Cardiovasc Electrophysiol, 2020, 31（2）: 423-431.

［ 8 ］ARIYARATNAM J P, MIDDELDORP M, THOMAS G, et al. Risk Factor Management Before
　　　and After Atrial Fibrillation Ablation［J］. Card Electrophysiol Clin, 2020, 12（2）: 141-154.

［ 9 ］MIDDELDORP M E, ARIYARATNAM J, LAU D, et al. Lifestyle modifications for treatment
　　　of atrial fibrillation［J］. Heart, 2020, 106（5）: 325-332.

［ 10 ］KATO M, OGANO M, MORI Y, et al. Exercise-based cardiac rehabilitation for patients with
　　　catheter ablation for persistent atrial fibrillation: A randomized controlled clinical trial［J］.
　　　Eur J Prev Cardiol, 2019, 26（18）: 1931-1940.

［ 11 ］O'KEEFE E L, STURGESS J E, O'KEEFE J H, et al. Prevention and Treatment of Atrial
　　　Fibrillation via Risk Factor Modification［J］. Am J Cardiol, 2021, 160（1）: 46-52.

［ 12 ］CHUNG M K, ECKHARDT L L, CHEN L Y, et al. Lifestyle and Risk Factor Modification
　　　for Reduction of Atrial Fibrillation: A Scientific Statement From the American Heart
　　　Association［J］. Circulation, 2020, 141（16）: 750-772.

［ 13 ］NALLIAH C J, SANDERS P, KALMAN J M. The Impact of Diet and Lifestyle on Atrial
　　　Fibrillation［J］. Curr Cardiol Rep, 2018, 20（12）: 137.

7

7 肥胖与房颤：管理与预后

在导致房颤流行的各种高危因素中，肥胖无疑是其中最重要的因素之一。多项研究证实肥胖患者较正常体重患者的房颤发生率、消融后房颤复发率更高，且远期并发症更多。炎症、纤维化、氧化应激等均参与了肥胖引起左心房重塑的病理生理过程。超重和肥胖的房颤患者的全因死亡率似乎更低，减轻体重对房颤预后的影响是有益。在本文中，我们回顾了肥胖人群中的房颤发病率，总结了肥胖可能引起房颤的发病机制，以及肥胖对房颤消融的影响，最后强调了体重减轻和风险因素控制对房颤预后的改善作用。

一、肥胖和房颤的流行病学

早期的流行病学研究确定了许多与房颤发生独立危险因素。最近 Framingham 前瞻性队列研究提示肥胖是新发房颤的危险因素。具体而言，男性体重指数（body mass index，BMI）每增加 1 个单位，房颤风险增加 4%。Tsang 等基于一项长达 21 年的纵向队列研究，进一步证实肥胖可促进阵发性房颤进展到永久性房颤。调整年龄和性别后，与正常 BMI（$18.5 \sim 24.9 \text{kg/m}^2$）相比，肥胖（$30 \sim 34.9 \text{kg/m}^2$）和重度肥胖（$\geqslant 35 \text{kg/m}^2$）的患者进展到永久性房颤的风险比分别为 1.54 和 1.87。值得一提的是，Framingham 前瞻性研究中，在调整超声心动图左心房直径后，BMI 不再与房颤风险相关，而该研究发现在调整左心房体积后，BMI 仍可独立预测房颤进展，进一步强调了肥胖的重要性。随后的多项研究进一步佐证了肥胖预测新发房颤以及从阵发性房颤进展到永久性房颤的能力。

肥胖通常和高血压、代谢综合征、阻塞性睡眠呼吸暂停有关。多项研究进一步评估了高血压、睡眠呼吸暂停、代谢综合征作为混杂因素在肥胖促进房颤发展中的影响。Lee 等在纳入 389 321 名个体的回顾性队列中发现，代谢健康的肥胖使房颤风险增加 20%，代谢不健康的肥胖则使房颤风险增加 40%，进一步确立了肥胖独立于代谢综合征的预测地位。Gami 等则通过分析 1987—2003 年间接受初步诊断性多导睡眠图检查的 3 542 名奥姆斯特德县成年人的房颤的影响因素，证实肥胖可独立于阻塞性睡眠呼吸暂停综合征预测房颤，体重指数每增加 1 单位，风险增加 7%，但是肥胖不能独立预测 $\geqslant 65$ 岁受试者的房颤发生率。新近在西澳大利亚巴瑟尔顿开展的 Busselton 健康研究证实较高的 BMI 是独立于高血压的房颤危险因素，且在男性中的预测能力更强。

最近针对肥胖的动态变化对房颤发展的影响的研究，强调了生命早期的肥胖对整个成年期发生房颤的影响，以及肥胖的累积效应。具体而言，与正常体重相比，平均 BMI $25.0 \sim 29.9 \text{kg/m}^2$ 的多变量调整风险比为 1.2，平均 BMI $\geqslant 30 \text{kg/m}^2$ 的风险比为 1.6。在调整最近的 BMI 后，平均 BMI 与房颤风险的关联仅略有减弱。然而，在调整生命早期的平均 BMI 后，当前的 BMI 与房颤风险没有强相关性。该项研究提示，在评估肥胖对房颤发展的影响时，相较于当前的体重状态，更应考虑生命早期的肥胖。

7

二、肥胖易患房颤的机制

尽管流行病学研究已经确定了肥胖在独立预测房颤发生及进展中的地位,肥胖和房颤之间的病理生理机制非常复杂,目前仍不甚清楚。肥胖患者易患房颤,可能和肥胖导致的全身性变化,如高血压、糖尿病、阻塞性睡眠呼吸暂停综合征有关,后者均为房颤的危险因素。除此之外,肥胖患者在心脏局部形成的心外膜脂肪引起炎症,脂肪纤维堆积等加速左心房结构和功能重构,诱发和维持电传导异常。

1. 高血压　临床上,高血压和房颤常并存。在确诊的房颤患者中,超过 60% 同时罹患高血压,Framingham 研究显示,高血压可将房颤风险提高 40%~50%,欧洲心律学会和欧洲心脏病学高血压委员会将高血压患者的房颤管理纳入最近的讨论议题,并得到了心律学会和亚太心律学会的大力支持。

高血压引起的心肌收缩 - 舒张功能下降,最终会导致左心房压力增加,左心房被迫扩张,以此形成房颤发生的基础。此外,针对高血压模型小鼠的研究,已经观察到高血压小鼠的心肌出现房颤的潜在触发因素,例如 Ca^{2+} 转运障碍、心肌细胞超微结构改变、炎症浸润以及成纤维细胞激活等,同时也捕捉到了左心房的电生理变化,例如传导的异质性增强、心房波长缩短、房颤持续时间延长等,以上改变在高血压产生后几周即可监测到。

2. 糖尿病　多项前瞻性队列研究、回顾性研究及荟萃分析显示,糖尿病是房颤的独立危险因素。糖尿病前期和糖尿病分别使房颤的风险增加 20% 和 28%,并且血糖升高与房颤之间存在对应关系,血糖每增加 20mg/dl,房颤风险增加 11%。匹配年龄和性别后,糖尿病的房颤风险增加到 35%。并且随着糖尿病的病程延长,房颤风险进一步增加。较非糖尿病患者,糖尿病患者在进行房颤导管消融术后也具有更高的复发率。最近 DECLARE-TIMI 58(达格列净对心血管事件 - 心肌梗死溶栓的影响 58)研究提示,达格列净将 2 型糖尿病患者的房颤 / 心房扑动事件风险降低了 19%,进一步强调了糖尿病在诱发房颤中的作用。

糖尿病引起的心房纤维化增加和心房扩张是诱发房颤的基础,多种刺激因素包括炎症,晚期糖基化终产物(advanced glycation end product,AGE),转化生长因子 β 等均能促进纤维化的发生、发展。促炎细胞因子和趋化因子在细胞间质中招募纤维化白细胞亚群。高血糖诱发的 AGE 累积可通过 RAGE 途径 / 氧化应激转导纤维化信号,转化生长因子 β/Smad 信号转导的激活可以激活成纤维细胞,诱导结构性细胞外基质蛋白的沉积。此外,糖尿病引起的心房传导时间延长,心房有效不应期离散度增加,交感神经和副交感神经活动的不平衡等都增加了房颤的易感性。

3. 阻塞性睡眠呼吸暂停综合征(obstructive sleep apnea syndrome,OSAS)　阻塞性睡眠呼吸暂停综合征在肥胖人群中普遍存在,已被确定为房颤发生和发展的重要危险因素。有 OSAS 的患者发生房颤的风险比无 OSAS 者高 2 倍。和非房颤患者相比,房颤患者的 OSAS 患病率也更高,匹配年龄、性别和其他电生理症状后,房颤患者的 OSAS 患病率比非房颤高 24%。此外,OSAS 还会降低抗心律失常药物、电复律和导管消融治疗房颤的疗效。

OSAS 和房颤之间关系复杂,多项研究证实 OSAS 是心肌舒张功能障碍的独立预测因素,舒张功能障碍可能会导致左心房扩大。OSAS 引起的缺氧发作一方面激活交感神经,导致心动过速和血压升高，造成心房肌相对缺血；另一方面缺氧导致心房传导速度降低，异质性增强，致使房颤易感性增加，长时间的呼吸暂停也会增加肺静脉附近神经节丛的神经元放电。此外，OSAS诱导的交感迷走神经失衡，心房纤维化等也在不同层面上促进房颤的发生和维持。

4. 心外膜脂肪（epicardial adipose tissue，EAT） EAT是指脏层心包和心外膜之间的米色脂肪组织，代谢活跃，和心肌直接接触，心房的病理生理学变化和局部的EAT累积浸润密切相关。临床研究表明心房周围的EAT和房颤相关。与阵发性房颤相比，持续性房颤患者的EAT体积更大，血清炎症生物标志物水平更高。在校正了包括BMI在内其他房颤因素后，EAT依然可以预测房颤的发生。EATV指数被认为是房颤的独立预测因子。此外，左心房EAT/总EAT比率，EAT中Activin A的表达，左心房后壁隔离线上的EAT含量以及EATV指数均与术后房颤具有强关联，可作为消融后房颤复发的独立预测因子。

心房的局部纤维化导致的局部传导阻滞和传导延迟，是形成折返性心律失常的基础。心外膜脂肪组织中的多种促炎和促纤维化细胞因子/趋化因子，和左心房心肌中的总胶原正相关，已经证实通过中和抗体阻断脂肪纤维因子的促纤维化作用可逆转心房纤维化。除了诱导成纤维细胞外，脂肪组织本身也可以形成纤维化，CD8$^+$ T淋巴细胞介导的免疫反应可能参与其中，脂肪纤维的形成已被证实是持续性房颤的独立危险因素。较低密度、较高体积的EAT和炎症标志物的血清水平密切相关。除了促纤维化和促炎外，心外膜脂肪也被证实在促进氧化应激，钙稳态失衡，激活神经节丛中自主神经等方面进一步推动房颤的形成和保持。

多种成像技术，例如计算机断层扫描、磁共振成像和超声心动图，可用于EAT量化，有望作为房颤预后标志物。在超声心动图上，EAT被定义为右心室游离壁上方的无回声区，测量厚度所取的切面为胸骨旁长轴或短轴。线性回归分析显示超声心动图测量的心外膜脂肪组织厚度和MRI测得的数据具有极好的相关性。超声心动图测量EAT厚度受到位置和观测点的影响，观察者间和观察者内的变异性较大，因此其准确性被大大限制。随着心血管磁共振成像技术（cardiovascular magnetic resonance，CMR）的进展，研究发现不是心外膜脂肪厚度，而是心外膜脂肪体积和心外膜总量强相关。该项研究首次验证了CMR对心外膜脂肪体积估算的准确性和可重复性。最近可视化心外膜脂肪运动能力的3D cine Dixon MRI也在3D单相Dixon的基础上被发现，该方法可降低观察者内和观察者间变异性，并帮助区分心外膜和心旁脂肪组织，清晰绘制心外膜脂肪边界。Nakamori等发现，正常老年男性［（58±11）岁］的心外膜脂肪体积为（14.2±7.3）ml，房颤患者为（28.9±12.3）ml，显著高于正常人。然而由于心外膜脂肪组织受到年龄、性别、血流动力学、代谢状态的影响，目前尚未确定可以预测房颤的心外膜脂肪体积。

和CMR一样，计算机断层扫描（computed tomography，CT）可提供空间高分辨率和心脏的真实心外膜脂肪体积覆盖率，因此CT也是量化心外膜脂肪体积的重要手段。心外膜脂肪通过CT衰减阈值来识别并量化。基于CT估计的男性EAT体积中位数为73.0ml，女性为64.8ml。Maeda等证明，EAT容积截至值≥116ml/m^{2}可以预测导管消融后房颤复发，而与其他风险因素无关。类似于CMR，多种基于算法的半自动/全自动分割和定量心外膜脂肪的方法被不断提出，在规避手动计算的耗时问题时，保留了CT本身的准确性。在普通个人计算机上进行的一次CT扫描计算，可在<6秒内完成。

7

CMR 和 CT 作为"金标准"技术,提供了安全、准确地估计心外膜脂肪体积的方法,但是 MRI 和 CT 成本高、计算时间长,而且 CT 需要辐射照射,在一定程度上限制了其使用。超声心动图简单、快捷且无辐射,但是损失了准确性和可重复性。三种测量方法各有优劣,在临床实际应用时,应根据不同的情况选择合适的测量方法。

三、肥胖房颤患者的消融结果

极端肥胖(BMI ≥ 40kg/m²)与房颤导管消融成功率低有关。极端肥胖患者术中严重并发症的发生率可高 7.4%。由于肥胖是房颤患者接受肺静脉隔离治疗时辐射剂量的主要决定因素,超重和肥胖患者接受的电离辐射明显增加,甚至高达 75%。

尽管如此,目前的研究证据均提示除了肥胖和超重患者会接受较高的电离辐射暴露以及更长的手术时间外,和正常体重相比,其手术有效率和手术选择方式上并无明显差异。Phan 等在大约一半患有持续性或长期房颤的回顾性队列中,证实胸腔镜混合心外膜心内膜消融在肥胖与非肥胖患者中同样有效和安全。在 3 年的随访期间无患者死亡,无血栓 / 出血事件等手术相关并发症发生。Weinmann 等对 600 名接受冷冻球囊肺静脉隔离的房颤患者的消融相关程序进行分析,发现和正常体重患者相比,超重和肥胖患者在消融的次数和持续时间、隔离时间和最低点温度方面没有差异,房性心律失常的复发在统计学上也没有差异。

多项研究证实肥胖,尤其是病理性肥胖是导管消融术后房颤复发的独立预测因子,一项纳入了 51 项研究共计 626 603 人的荟萃分析发现,BMI 每增加 5 个单位,术后和消融后房颤的额外风险分别增加 10% 和 13%。但更多的研究发现 BMI 和房颤复发的剂量反应关系是非线性的,BMI 超过 30kg/m² 时,曲线变得陡峭。值得一提的是,体重过轻(BMI<18.5kg/m²)也会增加房颤复发的风险,同时卒中和心力衰竭风险较正常体重患者也大幅度增加。

Letsas 等研究发现,BMI 不是左心房导管消融后房颤复发的独立预测因子,肥胖患者和正常体重患者在房颤复发和术后并发症方面并没有显著差异。这可能和纳入的房颤类型有关,相较于阵发性房颤,在药物难治性和持续性房颤病理生理中,肥胖可能不是最核心的影响因素。这一现象随后被 Sivasambu 等再次报道,他们发现超重、肥胖和病态肥胖患者导管消融后的房颤复发率高于正常体重对照组,主要是由于阵发性房颤患者的结局差异所致,在持续性房颤患者中并没有观察到 BMI 对房颤复发以及相关并发症的影响。该现象提示其他病理生理因素,例如心房纤维化,心房电重构和结构改变可能在持续性房颤的复发上起着更关键的作用。

四、减肥对房颤的影响

尽管有房颤的超重和肥胖患者的预后优于房颤严重程度相同的较瘦患者,但是目前主流观点仍认为体重减轻、进行风险因素管理对预后的影响是有益的。美国心脏协会强烈建议通过调整生活方式,控制危险因素(包括肥胖、缺乏运动、睡眠呼吸暂停、糖尿病、高血压和其他可改变的因素)来减少房颤。

多项研究表明,肥胖管理和风险因素管理逆转了房颤的自然进展。Donnellan 等对比不同减肥手术对房颤的影响,结果显示体重减轻百分比与房颤逆转显著相关。长期持续房颤的肥胖患者的体重减轻也有效地改善了生活质量,虽然对症状严重程度和长期消融结果没有变化。Middeldorp 等在 30 只绵羊开展的动物实验部分回答了减重在房颤发展中的作用。肥胖绵羊体重减轻后,心脏结构和电生理学出现逆向重构,具体表现为炎症纤维化减轻,心房有效不应期增加,传导速度提高等。

持续稳定的体重降低是肥胖管理逆转房颤的必要因素,体重波动会抵消体重下降带来的益处。Jones 等开展的一项荟萃分析显示,体重减轻 5% 与房颤发生率的显著变化无关。Johansson 等在瑞典北部开展的一项超过 10 万人的健康调查,发现中年体重降低与发生房颤的风险没有显著相关性,可能和体重处于波动状态有关。

在比利时进行的一项多中心横断面描述性研究发现,有超过 30% 的肥胖患者不了解体重减轻对房颤进展的积极影响,且受教育程度较低、高血压、独居、从未尝试过减肥、BMI 较低但仍存在较高房颤风险的女性患者缺乏内在动力来减肥。鉴于体重管理是一种有效的干预措施,不会像基于药物和设备的疗法需要推销和大量的财力推动,因此应大力推广,心血管内科医师也应在肥胖房颤患者群体的治疗中纳入体重管理计划,以改善以患者为中心的治疗结果。

五、小结

肥胖是房颤的主要危险因素,通过多种机制促进左心房扩大和电重塑,诱发房颤的产生并促进其类型转换。体重管理和风险因素控制当前研究已经充分证实了肥胖对于房颤的影响,但是仍然需要进一步的工作。和成年后肥胖相比,生命早期的肥胖已经被证实更能预测整个成年期房颤的发病风险,当前的研究均集中在成年肥胖,需要更多的研究来探讨生命早期的肥胖促进房颤发生的机制。肥胖患者的心外膜脂肪在左心房结构重塑和电重塑上发挥关键作用,心外膜组织的大小与厚度均能预测房颤的发生、发展和类型转换,有助于识别房颤风险高以及复发风险高的患者,然而当前的影像检测技术不能同时满足快捷、经济、准确、快速等临床需求。肥胖是导管消融后阵发性房颤复发的危险因素,但不适用于永久性房颤,仍需要进一步的工作来探讨肥胖和消融后永久性房颤的关系。减肥有利于减少房颤的发生,然而减重可减轻房颤负担的观念并不深入人心,且大多数人缺乏内在动力来减重,因此大力推广体重管理,并将体重管理计划强制纳入房颤患者的日常治疗中很有必要。

(舒鸿洋　周宁)

7

参 考 文 献

[1] JONES N R, TAYLOR K S, TAYLOR C J, et al. Weight change and the risk of incident atrial fibrillation: a systematic review and meta-analysis[J]. Heart, 2019, 23 (105): 1799-1805.

[2] FENG T, VEGARD M, STRAND L B, et al. Weight and weight change and risk of atrial fibrillation: the HUNT study[J]. Eur Heart J, 2019, 34 (40): 2859-2866.

［3］HIGA S, MAESATO A, ISHIGAKI S, et al. Diabetes and Endocrine Disorders (Hyperthyroidism/Hypothyroidism) as Risk Factors for Atrial Fibrillation［J］. Card Electrophysiol Clin, 2021, 1 (13): 63-75.

［4］SEYED AHMADI S, SVENSSON A M, PIVODIC A, et al. Risk of atrial fibrillation in persons with type 2 diabetes and the excess risk in relation to glycaemic control and renal function: a Swedish cohort study［J］. Cardiovasc Diabetol, 2020, 1 (19): 9.

［5］ZELNIKER T A, BONACA M P, FURTADO R H M, et al. Effect of Dapagliflozin on Atrial Fibrillation in Patients With Type 2 Diabetes Mellitus: Insights From the DECLARE-TIMI 58 Trial［J］. Circulation, 2020, 15 (141): 1227-1234.

［6］ZHOU Y, YU M, CUI J, et al. The predictive value of epicardial adipose tissue volume assessed by cardiac magnetic resonance for atrial fibrillation in patients with hypertrophic obstructive cardiomyopathy［J］. Int J Cardiovasc Imaging, 2021, 4 (37): 1383-1393.

［7］KOGO H, SEZAI A, OSAKA S, et al. Does Epicardial Adipose Tissue Influence Postoperative Atrial Fibrillation?［J］. Ann Thorac Cardiovasc Surg, 2019, 3 (25): 149-157.

［8］WANG Q, MIN J, JIA L, et al. Human Epicardial Adipose Tissue Activin A Expression Predicts Occurrence of Postoperative Atrial Fibrillation in Patients Receiving Cardiac Surgery［J］. Heart Lung Circ, 2019, 11 (28): 1697-1705.

［9］NAKATANI Y, SAKAMOTO T, YAMAGUCHI Y, et al. Epicardial adipose tissue affects the efficacy of left atrial posterior wall isolation for persistent atrial fibrillation［J］. J Arrhythm, 2020, 4 (36): 652-659.

［10］LIU Q, ZHANG F, YANG M, et al. Increasing Level of Interleukin-1β in Epicardial Adipose Tissue Is Associated with Persistent Atrial Fibrillation［J］. J Interferon Cytokine Res, 2020, 1 (40): 64-69.

［11］GLOVER B M, HONG K L, DAGRES N, et al. Impact of body mass index on the outcome of catheter ablation of atrial fibrillation［J］. Heart, 2019, 3 (105): 244-250.

［12］PEIGH G, WASSERLAUF J, VOGEL K, et al. Impact of pre-ablation weight loss on the success of catheter ablation for atrial fibrillation［J］. J Cardiovasc Electrophysiol, 2021, 8 (32): 2097-2104.

［13］DING W Y, YANG P S, JANG E, et al. Impact of abdominal obesity on outcomes of catheter ablation in Korean patients with atrial fibrillation［J］. Int J Clin Pract, 2021, 10 (75): e14696.

［14］MUGNAI G, PAPARELLA G, OVEREINDER I, et al. Long-term clinical outcomes after single freeze cryoballoon ablation for paroxysmal atrial fibrillation: a 5-year follow-up［J］. J Interv Card Electrophysiol, 2021, 1 (61): 87-93.

［15］CHUNG M K, ECKHARDT L L, CHEN L Y, et al. Lifestyle and Risk Factor Modification for Reduction of Atrial Fibrillation: A Scientific Statement From the American Heart Association［J］. Circulation, 2020, 16 (141): e750-e772.

［16］JOHANSSON C, LIND M M, ERIKSSON M, et al. Weight, height, weight change, and risk of incident atrial fibrillation in middle-aged men and women［J］. J Arrhythm, 2020, 6 (36):

7

974-981.

［17］DELESIE M, DESTEGHE L, BERTELS M, et al. Motivation of overweight patients with atrial fibrillation to lose weight or to follow a weight loss management program：a cross-sectional study［J］. Acta Cardiol, 2021, 5（76）: 494-503.

8　无症状房颤筛查的目标人群及管理

无症状房颤发作时呈隐匿性,可不伴有任何症状及不适。研究表明,社区人群中存在相当的未被诊断的无症状房颤患者,且往往因房颤相关并发症首次入院。由于知晓率和治疗率较低,其血栓等并发症风险往往高于临床房颤患者。而通过积极的早期筛查及管理可有效降低这一人群的并发症风险。鉴于目前社区无症状房颤筛查的研究现状,本文旨在探讨无症状房颤的筛查目标、管理、成本效益及目前存在的争议。

一、流行病学特征及目标人群

无症状房颤在不同的研究中又被称为"亚临床房颤""隐匿性房颤",在心脏植入器械研究中又称心房高频率事件（atrial high rate episodes, AHRE）,或是欧洲心律协会（EHRA）评分1分的房颤。主要指无临床症状、无确切房颤病史,可通过心电手段诊断的房颤。

我国房颤筛查的研究较少,但由于巨大的人口基数,现有房颤患病率被显著低估。同样对≥18岁人群进行单次心电记录,在2017年中国香港的研究中房颤检出率为0.8%;而在2018年一项包含了国际52项房颤筛查的荟萃分析中为1.7%（0.7%~9.5%）。对于年龄较大人群,2018年mSToPS试验对1 366名≥75岁或≥65岁且存在至少一项房颤危险因素的社区人群进行为期2周的连续监测,检出率为3.9%;2019年一项纳入141 220名对象的国际多中心研究显示使用单次心电图的检出率从0.34%（<60岁）逐渐增加到2.73%（≥85岁）。以上数据多来自初级卫生保健完善的欧美发达国家,而作为中、低收入国家代表的印度,对2 100名居民使用单导联心电设备重复记录,发现<65岁人群检出率<1%,而≥65岁为3.2%,且男性检出率更高,75岁以上男性的房颤检出率高达7.2%。这一数据与北美和欧洲的研究相当。综上,房颤筛查的检出率随着筛查对象的年龄及男性比例增加、筛查强度增大以及合并房颤危险因素而显著升高。2020年欧洲心脏协会（ESC）指南也推荐,对年龄≥65岁的患者进行机会性筛查如脉搏触诊,若结果异常,则进行心电图检查（Ⅰ级推荐）;其次,对年龄>75岁或合并高血压、糖尿病、既往卒中、冠心病等卒中危险因素的高危人群进行标准心电图、各种筛查设备的系统性规范筛查。

二、筛查工具

1. 脉搏触诊　合格的设备必须具有较高的阳性预测值及易耐受、低成本的特点。近年来各类新型诊断工具大量涌现,筛查设备的便携性、诊断准确性大大提高。SAFE 研究表明,针对≥65 岁社区居民的无症状房颤筛查,脉搏触诊与 12 导联心电图准确性相当,前者的成本更低,并且在高收入和中、低收入国家均有较高可行性,然而在初级保健机构中,脉搏触诊很少作为一项常规体检项目进行,非专科医护人员还需要接受培训,这使得脉搏触诊并未广泛应用。

2. 房颤检测血压计　基于脉搏不规则性原理的房颤检测血压计具有高灵敏度(92%~100%)和高特异性(90%~97%),准确性优于脉搏触诊。Kabutoya 等研究发现,心电图 RR 间期和血压计检测到的脉搏间期存在相关性,表明此类设备对房颤筛查有效。Wiesel、Makoto 等通过包含房颤诊断算法的自动血压仪对受试者重复测量 3 次血压,发现其诊断算法的敏感性达 95.5%,特异性达 96.5%。

3. 光电容积描记法　使用智能手机摄像头和闪光灯的光电容积描记法(photoplethysmography, PPG)对于房颤检测具有 93% 的灵敏度和 98% 的特异性,并广泛应用于智能手表和手环中。苹果心脏研究对 419 297 名无房颤病史对象进行平均 117 天的监测,2161 名(0.52%)收到了脉搏不规则的提醒,给这部分人群邮寄心电图贴片以便在家中进行心电图监测。450 名完成并采集到有效心电图,其中 34% 出现房颤,阳性预测值为84%,但此设备不适于已明确诊断房颤及其他心律失常的患者。2019 年华为心脏研究更值得关注,在 2018 年 11 月至 2019 年 6 月期间 187 912 名基于 PPG 技术的手表或手环的人群中,0.23% 收到了"疑似房颤"通知,通过心电图或 24 小时动态心电图监测,87% 被确诊为房颤,阳性预测值达 91.6%。确诊患者的 95% 进入华为手机的房颤管理应用程序进行评估,其中 80% 启动抗凝治疗。苹果和华为心脏研究都表明,可用于家庭监测的基于 PPG的智能设备可用于大规模房颤筛查,且华为心脏研究在房颤后续电子化管理上显示突出优势。需要注意的是,对于所有基于脉搏的检测系统,最终都需要 12 导联心电图或医疗级别的单导联心电设备来确诊。

4. 单导联心电设备　以 AliveCore 为代表的单导联心电设备迅速发展,具有比脉搏触诊更精确的自动诊断算法(灵敏度为 94%~99%,特异性为 92%~97%)。它通过多个手指触点来描记心电图,其内置存储器允许采集多个 30~60 秒的记录。Proietti 等研究表明,监测时间在 14~28 天时,此类设备对阵发性房颤的诊断准确度优于 12 导联心电图和 24 小时动态心电图。其主要局限性在于 P 波/f 波偶尔显示不清,但 2018 年 Ramkumar 等在回顾性研究中发现,此类设备的整体准确性及应用率较其他类型设备更高,目前被广泛接受。

5. 连续心电监测　不论筛查强度如何,机会性筛查仍会遗漏阵发性房颤患者,而连续长程心电监测可弥补这一缺点,主要包括 24 小时动态心电图和心脏植入式电子装置(cardiac implantable electronic device, CIED)。但由于依从性差,此外 CIED 为侵入性检查且成本高,不易被院外对象所接受,仅适用于高危或有症状的人群或因其他原因需要植入电子设备的患者。

三、筛查场景

多数筛查在社区初级保健机构中进行,通常与常规工作相结合,既便于医疗人员操作,又具有较好的可行性、重复性及依从性。如比利时的心律周、墨西哥的健康博览会以及社区统一疫苗接种；同时澳大利亚、波兰等多个国家在药店通过脉搏触诊、单导联心电设备筛查是可行且有效的。目前我国农村房颤筛查尚未开展，随着低成本、便携式设备的普及，筛查可逐步扩展至医疗水平较落后的农村地区，从而将证据扩展到城市以外。但不论何种筛查场景，确保后续的房颤管理都十分关键，因此初级卫生保健机构医师的培训以及建立从社区-区域医疗中心双向转诊管理模式至关重要。

四、目前存在的问题

尽管房颤筛查的研究越来越多，然而目前国内外研究多基于筛查检出率及启动抗凝治疗，仍缺少随机对照试验证明房颤筛查-管理带来的预后方面的获益。这也是目前国际上对于房颤筛查必要性的争议焦点。支持的学者认为各种筛查设备的准确性已被多项研究所证实，而且研究对象对筛查过程及后续治疗，尤其是抗凝治疗的依从性也较好。而有些学者认为必须慎重对待检出人群的抗凝治疗，在慢性房颤患者中进行的 RESTACT-AF 试验表明，接受抗凝治疗的患者仍然会由于动脉粥样硬化及其危险因素（高血压、糖尿病、肾功能损害等）、肥胖、通气不足、阻塞性呼吸睡眠暂停、吸烟等发生卒中。即抗凝治疗虽然能减少一部分卒中，但并不会消除危险因素及共病。而且部分持续性/阵发性房颤可存在数十年而不会对某些年轻、低风险患者造成影响。

此外，筛查能否降低目标人群的卒中率及死亡率，筛查工具、策略和目标人群的最佳组合以及对应的成本效益也尚未明确，疾病诊断带来的心理负担，抗凝治疗导致的出血风险，以及医疗资源的占用也是必须要考虑的。目前尚缺少相关的前瞻性循证医学证据，已发表的数据仅针对 CIED 患者，不具有人群普适性。目前认为需要更多随机对照试验来回答上述问题。试验结果发布前不应盲目推进大规模的房颤筛查。目前，mSTOPs 研究对 1 366 名≥75 岁或≥65 岁且存在至少一项房颤危险因素的社区人群进行为期 2 周的连续监测，检出后进行房颤管理进行 2~3 年的随访，通过对比筛查组和非筛查组的主要预后终点及安全性终点的对比来观察房颤筛查的安全性及有效性。同时，大连医科大学附属第一医院牵头的以多个社区老年人体检为依托建立心血管病慢性病管理队列，预计样本量 20 000 例，每年规律随访全因死亡、心血管疾病、卒中等主要终点。将房颤随机化筛查嵌入其中，筛查组居民接受连续单导联 5~7 天、一年 2 次的高强度筛查。后续对接至心律失常专科进行处理，且该队列基线资料具备超声心动图及 NT-proBNP 等生物标志物。期待为房颤筛查的安全性及有效性增添诸多证据。

五、房颤筛查慢性病管理模式的建立

2020 年 ESC 房颤指南中推荐合并疾病管理的整合管理模式即 ABC pathway 来降低房颤负担。显然，一个理想的筛查-管理闭环程序不仅包括合理经济的筛查方案本身，通过合适的管理方式对检出患者进行个体化管理更为重要，包括改变生活方式、控制上游危险因素，以及抗凝、控制心室率甚至节律控制治疗，并在有条件的情况下积极探索可能导致房颤的根本原因，如高血压、心肌病、心脏瓣膜病等，关注共病，以最大限度地减少未来并发症的机会。由于我国医疗资源分布不均，社区至上级医院的转化率较差，居民的依从性等原

7

因对社区检出患者的房颤管理并不理想。一个可行性较高的闭环管理方案是目前急需解决的问题。中国人民解放军总医院开展的 mAFA 系列研究在 2018 年 6 月 1 日至 2021 年 4 月 1 日中国 40 家研究中心招募成年房颤多共病患者（合并 2 项以上房颤以外的共病），随机分组到 mAFA 干预组（n=1 646）及对照组（n=1 678）。干预组房颤患者佩戴一个安装移动应用软件的智能手机，通过与 mAFA 网络平台的研究人员远程沟通互动，实施 ABC 治疗路径，并根据移动设备监测情况，及时调整治疗，改善药物依从性。结果显示，与对照组相比，mAFA 干预组多共病患者缺血性卒中 / 血栓、全因死亡及再入院率复合一级终点事件风险显著降低（HR=0.37，95%CI 0.26~0.53，P<0.001）。mAFA 干预组明显降低再入院率（HR=0.42，95%CI 0.27~0.64），呈现全因死亡趋势降低（HR=0.52，95%CI 0.27~1.00，P=0.058）。同时澳大利亚 Freedman 开展的 AF-SMART 研究开发了一套电子系统用于房颤筛查，它嵌入了医疗机构的电子病历或体检资料，以及最新的管理指南，综合了患者的所有健康信息，涵盖了筛查的所有环节，包括根据设置的纳入标准自动选择合适的筛查对象，提取病历，及时在卫生人员的操作界面弹出筛查提示，记录筛查结果，并根据指南推荐提供决策支持；此类研究证实了基于移动终端平台的房颤管理模式的可行性。为未来进行房颤以及其他慢性病管理提供了平台依托及模板。

六、小结

目前对于无症状房颤筛查应针对重点、高危人群，更重要的是已检出后的房颤的综合管理，基于目前证据提示在基层医疗机构选择适当的筛查策略，强化筛查后管理，围绕移动终端管理的社区 - 区域医疗中心慢性病管理模式具有很广阔的前景，从而真正提高房颤的知晓率及治疗率，使房颤筛查真正获益。

（杨乙珩 夏云龙）

参 考 文 献

[1] BORIANI G, LAROCHE C, DIEMBERGER I, et al. Asymptomatic atrial fibrillation: clinical correlates, management, and outcomes in the EORP-AF Pilot General Registry[J]. Am J Med, 2015, 128(5): 509-518.

[2] STEINHUBL S R, WAALEN J, EDWARDS A M, et al. Effect of a Home-Based Wearable Continuous ECG Monitoring Patch on Detection of Undiagnosed Atrial Fibrillation: The mSToPS Randomized Clinical Trial[J]. JAMA, 2018, 320(2): 146-155.

[3] SONI A, KARNA S, FAHEY N, et al. Age-and-sex stratified prevalence of atrial fibrillation in rural Western India: Results of SMART-India, a population-based screening study[J]. Int J Cardiol, 2019, 280: 84-88.

[4] KABUTOYA T, IMAI Y, HOSHIDE S, et al. Diagnostic accuracy of a new algorithm to detect atrial fibrillation in a home blood pressure monitor[J]. J Clin Hypertens(Greenwich), 2017, 19(11): 1143-1147.

[5] ISHIZAWA M, NOMA T, IZUMI T, et al. Development of a Novel Algorithm to Detect Atrial

Fibrillation Using an Automated Blood Pressure Monitor With an Irregular Heartbeat Detector ［J］. Circ J, 2019, 83（12）: 2428-2433.

［6］ PEREZ M V, MAHAFFEY K W, HEDLIN H, et al. Large-Scale Assessment of a Smartwatch to Identify Atrial Fibrillation［J］. N Engl J Med, 2019, 381（20）: 1909-1917.

［7］ REIFFEL J A. Mass Screening for Atrial Fibrillation: The Hype, The Methods, and The Application［J］. Am J Med, 2019, 132（6）: 668-670.

［8］ GUO Y, WANG H, ZHANG H, et al. Mobile Photoplethysmographic Technology to Detect Atrial Fibrillation［J］. J Am Coll Cardiol, 2019, 74（19）: 2365-2375.

［9］ TIELEMAN R G, PLANTINGA Y, RINKES D, et al. Validation and clinical use of a novel diagnostic device for screening of atrial fibrillation［J］. Europace, 2014, 16（9）: 1291-1295.

［10］ FREEDMAN B, CAMM J, CALKINS H, et al. Screening for Atrial Fibrillation: A Report of the AF-SCREEN International Collaboration［J］. Circulation, 2017, 135（19）: 1851-1867.

［11］ LOWRES N, NEUBECK L, SALKELD G, et al. Feasibility and cost-effectiveness of stroke prevention through community screening for atrial fibrillation using iPhone ECG in pharmacies. The SEARCH-AF study［J］. Thromb Haemost, 2014, 111（6）: 1167-1176.

［12］ GUO Y, LANE D A, WANG L, et al. Mobile Health Technology to Improve Care for Patients With Atrial Fibrillation［J］. J Am Coll Cardiol, 2020, 75（13）: 1523-1534.

9 人工智能和可穿戴设备在房颤综合管理中的应用

近年来,智能技术在房颤的筛查、诊断及综合管理中得到应用,并体现出独特优势。

一、可穿戴设备房颤筛查、诊断中的应用

基于可穿戴设备发展的房颤检测技术包括单导/多导心电图、光电容积脉搏波、高频示波、视频分析技术等,研究显示上述技术具有与12导心电图可比的房颤诊断效能。光电容积脉搏波检测房颤的阳性预测率、阴性预测率、准确率超过94%。在100万人群"真实世界",超过1年的人群筛查研究证实,光电容积脉搏波技术可穿戴手环/表检测房颤准确率为93.6%。

报道的可穿戴设备房颤检出率波动于0.2%~13.0%,不同的房颤检出率与筛查人群风险、使用的筛查技术和策略有关。几项临床随机试验证实,与对照组相比,可穿戴设备改善了房颤检测。

房颤检测率与房颤负荷有关,房颤负荷小于50%的阵发性房颤,需要平均4天的主动测量,或者2天的周期测量检测出来。更长时间、更频繁的检测将有助于房颤检出。单导心电图单次检测能会遗漏阵发性房颤,单次10秒心电图对房颤检测的敏感性(阴性预测

值）为 1.5%（66%），如果 14 天内每天 2 次进行 30 秒心电图检测，房颤检出的敏感性（阴性预测值）增加到 8.3%（67%）。光电容积脉搏波周期可持续测量特性有助于阵发性房颤或无症状房颤的检出。

年龄和合并症是影响房颤检出率的重要因素。在一项包括 19 项心电图筛查研究共 141 220 人的荟萃分析中，房颤检出率随着增龄而增加，从 0.34%（<60 岁）增加到 2.73%（≥85 岁）。为检出一例房颤患者，在年龄≥65 岁的人群中需筛查 83 例，在 60~64 岁者人群中筛查 926 例，<60 岁人群中筛查 1 089 例。因此，使用心电图技术进行的房颤筛查建议在 65 岁以上人群中进行。

高危人群是房颤筛查的重点人群，然而高龄和多共病是影响可穿戴设备使用的潜在因素。STROKESTOP 研究中，48.7% 的筛查组受试者拒绝使用单导联心电图，尤其是高龄和 / 或卒中风险高的受试者。医师主导的房颤筛查策略，受限于筛查设备的可及性、可操作性及患者的参与意识，可能导致房颤低检出率。

智能设备（手表、手环等）的普及，对发展消费者主导的房颤筛查提供了前景。在对 1 187 381 例使用光电容积脉搏波手环人群筛查研究显示，65~74 岁人群中疑似房颤的男性检出率为 4.3%，女性为 2.4%。与单次 12 导心电图检测相比，光电容积脉搏波可穿戴设备具有持续周期监测的能力，系统机会筛查成本低于单导 / 多导或 12 导心电图筛查成本。

基于成本效益分析证据，当前指南建议单导 / 多导心电图在高危人群（65 岁以上，卒中后）中进行房颤筛查。然而最近的一项指南将房颤筛查的年龄降低到 50 岁以上，既往无房颤及卒中病史的人群。

二、人工智能技术在房颤预警、诊断、管理中的应用

基于可穿戴设备的人工智能机器学习算法已被应用于房颤的诊断和预测。将卷积递归神经网络模型用于单导联心电图房颤的自动诊断，窦性心律及房颤分类的 F1 正确率为 82%。最近，基于 I 导联心电图建立的机器学习分类器，在房颤预测的灵敏度、特异性、阴性预测值和准确性方面表现良好，但阳性预测值较低。其他新的人工智能技术，如 ECG 语义分析，被用于 ECG 信号分析，改进现有的机器学习模型诊断房颤。

人工智能除应用于房颤诊断外，也用于房颤预警。一项使用 12 导心电图数据建立人工智能机器学习模型预测 30 天内房颤发生，总体准确率为 83.3%（95%CI 83.0%~83.7%）。基于心电图的人工智能房颤模型预测未发生的房颤的 C-index 为 0.69（95%CI 0.66~0.72），与临床风险评分工具的 C-index 0.69（95%CI 0.66~0.71）无明显差别。另一项在光电容积脉搏波数据基础上，使用人工智能机器学习技术建立的预测模型即使在高心房期前收缩负荷状态下，仍具有更好的预测效能，预测房颤的 C-index 为 0.986~0.988。移动技术支持的房颤筛查及整合管理项目（mobile Atrial Fibrillation Application, mAFA）房颤筛查研究显示，与 72 小时动态心电图相比，基于光电容积脉搏波房颤预警模型敏感性、特异性、阳性预测率、阴性预测率及准确率分别为 81.9%、96.6%、96.4%、83.1% 和 88.9%，与单导心电图单次检测数据不同，光电容积脉搏波技术提供持续高密度检测数据有关。

尽管人工智能技术广泛地应用于房颤诊断和预测，但仍面临着挑战。一个挑战是人工智能技术的安全性。一个例子是反向模型降低人工智能预警效能。研究者建立了一个针

7

对心电图机器学习模型的反向模型,使心电图机器学习模型节律分类诊断效能从 88% 降低为 26%。这一研究使人们关注人工智能技术的安全性。此外,如何将人工智能机器学习模型房颤预警、诊断应用于房颤整合管理,也需要进一步探索。一项将人工智能心电图房颤诊断应用于临床管理的研究正在进行。

mAFA 研究中,基于光电容积脉搏波手环 / 表的持续监测数据,人工智能模型可提前 4 小时预测房颤发作风险,房颤患者可进行自我症状评估,生活行为方式调整,在医师指导下,进行"上游"心律 / 率药物管理,证实可降低房颤负荷。

三、智能技术房颤综合管理中的应用

尽管几个随机对照试验证实可穿戴设备提高房颤检出率,但未观察到降低心血管不良事件。房颤筛查不是目的,筛查出的房颤患者需进行综合管理,降低不良事件的发生率。

当前指南强调,筛查出的房颤患者应进一步明确诊断,优化管理。智能技术不仅应用于房颤监测和诊断,还应用于协助指南推荐的综合管理路径、生活方式管理和以患者为中心的自我管理等。

mAFA-Ⅱ研究包括房颤筛查及整合管理 2 个阶段,人群筛查出的房颤患者考虑进入 mAFA-Ⅱ集群随机对照研究,获得移动技术支持的房颤整合管理路径,即:①优化抗凝降低房颤卒中 / 血栓;②患者中心,更好的症状控制;③心血管危险因素及合并疾病管理。与平均随访 262 天的常规对照组相比,mAFA 干预的"缺血性卒中 / 全身血栓栓塞、死亡和再住院"的复合终点事件更低(1.9% vs. 6.0%,RR=0.39,95%CI 0.22~0.67,P<0.001)。mAFA-Ⅱ长期队列证实,使用 mAFA 超过 1 年的患者,比对照组更少血栓栓塞、出血事件、复发房颤和心力衰竭等不良事件,其依从性(>70%)和持久性(>90%)良好。此外,mAFA 降低高龄老年或多共病房颤患者再入院率、急性冠脉综合征、心力衰竭及未控制高血压等有意义的临床事件。

（郭豫涛　张慧）

参 考 文 献

［1］ DESTEGHE L, RAYMAEKERS Z, LUTIN M, et al. Performance of handheld electrocardiogram devices to detect atrial fibrillation in a cardiology and geriatric ward setting ［J］. Europace, 2017, 19（1）: 29-39.

［2］ GUO Y, WANG H, ZHANG H, et al. Mobile Photoplethysmographic Technology to Detect Atrial Fibrillation［J］. J Am Coll Cardiol, 2019, 74（19）: 2365-2375.

［3］ YAN B P, LAI W H S, CHAN C K Y, et al. High-Throughput, Contact-Free Detection of Atrial Fibrillation From Video With Deep Learning［J］. JAMA Cardiol, 2020, 5（1）: 105-107.

［4］ GUO Y, GUO J, SHI X, et al. Mobile health technology-supported atrial fibrillation screening and integrated care: A report from the mAFA-Ⅱ trial Long-term Extension Cohort［J］. Eur J Intern Med, 2020, 82: 105-111.

［5］ DIEDERICHSEN S Z, HAUGAN K J, KRONBORG C, et al. Comprehensive Evaluation of

Rhythm Monitoring Strategies in Screening for Atrial Fibrillation: Insights From Patients at Risk Monitored Long Term With an Implantable Loop Recorder[J]. Circulation, 2020, 141 (19): 1510-1522.

[6] SVENNBERG E, FRIBERG L, FRYKMAN V, et al. Clinical outcomes in systematic screening for atrial fibrillation (STROKESTOP): a multicentre, parallel group, unmasked, randomised controlled trial[J]. Lancet, 2021, 398(10310): 1498-1506.

[7] TAVERNIER R, WOLF M, KATARIA V, et al. Screening for atrial fibrillation in hospitalised geriatric patients[J]. Heart, 2018, 104(7): 588-593.

[8] KWON S, HONG J, CHOI E K, et al. Deep Learning Approaches to Detect Atrial Fibrillation Using Photoplethysmographic Signals: Algorithms Development Study[J]. JMIR Mhealth Uhealth, 2019, 7(6): e12770.

[9] GUO Y, WANG H, ZHANG H, et al. Photoplethysmography-Based Machine Learning Approaches for Atrial Fibrillation Prediction. A Report From the Huawei Heart Study[J]. JACC Asia, 2021, 3(1): 399-408.

[10] HAN X, HU Y, FOSCHINI L, et al. Deep learning models for electrocardiograms are susceptible to adversarial attack[J]. Nat Med, 2020, 26(3): 360-363.

10 心电事件记录仪在房颤中的应用

心律失常最基本的检测方式为心电图,但因为心电图描记心电的时间很短,除非心律失常发作很频繁,或者在做心电图的时候正巧发生心律失常,否则很难记录到潜在的心律失常事件。为了增加心律失常检出率,住院患者可以行持续性心电监测,而门诊患者可以行24小时动态心电图或者7天动态心电图、体外循环记录仪来增加心律失常检出率。但由于有些心律失常发作不频繁,可能数天、数月,甚至数年才发作一次,故上述检查方式仍存在很大的局限性。而植入式心电事件记录仪(implantable cardiac monitor, ICM)因其更长的使用寿命,在不明原因晕厥、房颤、室性心律失常等方面大大增加了检出率,在明确心律失常类型的诊断后,使患者得到更及时、有效、精准的治疗方式。

ICM是一种植入式、可由患者主动或由心律失常事件自动激活的监测系统,用于记录皮下ECG。适应证:有临床症状或状况,处于心律失常风险增加状态的患者;经历过短暂症状,可能提示有心律失常的患者。2009年ESC指南中提出,ICM用于不明原因晕厥的诊断,房颤的检测与评价,心悸的病因学诊断以及心肌梗死后预后判断。

一、植入性心电事件记录仪的发展历程

1992年加拿大的一名心血管医师将一台心脏起搏器改装为单纯的心电记录器植入体内,成为ILR(implantable loop recorder)的原型,植入到78岁不明原因晕厥的患者体内,最

终证实是长时间的窦性停搏引起晕厥，随后植入心脏起搏器后，晕厥未再发生。1998 年，市场上第一台植入式循环记录器 Reveal 用于诊断不明原因的晕厥。2000 年，出现了 Reveal Plus 款心电事件记录仪，具有自动检测心律失常的功能。后来又出现了首款具有远程监控功能的 ILR-Transoma Sleuth。

2007 年 Reveal DX 使用寿命延长至 3 年，可检测停搏、心动过缓、室性心动过速、室上性心动过速，具有远程监控功能。2009 年 Reveal XT 除了能准确检测室性心动过速、室上性心动过速、停搏及心动过缓事件外，还提高了对房颤的识别精准度；最多可储存 49.5 分钟心电图资料，足以记录保存心律失常关键信息。Cardiac Compass 可提供心律变异数据、心率趋势报告。对于不明原因晕厥的患者，EaSyAS 研究显示，其诊断率为心电图的 6.5 倍；PICTURE 表明其可以帮助 78% 的患者明确诊断，这为 ESC/HRS 晕厥指南中"早期植入"提供了证据支持；植入 ICM 并不影响磁共振检查，在规定条件下可安全接受 1.5T 和 3.0T 的磁共振扫描。可以通过 Carelink 直接进行远程随访，将数据传输到云端，尤其可为偏远地区患者节约时间和往返交通费用，也可使医师第一时间及时了解患者信息。

2015 年最新款的 Reveal LINQ 诞生，在实体外形和功能上，进一步提升：重量为 2.5g，体积为 1.2cm³，储存时间提升了 20% 达到了 59 分钟；装置为注射植入工具，切口很小，无须标测，操作简单；增强型房颤检测算法（Lorenz 图 +P 波分析），精确检测出 99.1% 的发生过房颤的患者，假阳性事件减低 46%；FullView 功能可区分低振幅 R 波，提升停搏的识别能力，加强识别和忽略噪声的能力；患者可主动激活开始记录，或者心律失常事件诊断成立后进行自动记录，通过追溯储存心电事件，一键式程控操作便利。起搏器通过电极感知心内膜心房电活动，Lorenz 图为新的识别房颤的方法，ILR 通过分析连续 RR 间期变异来诊断房颤，RR 间期不规则为房颤的诊断标准。

二、植入性心电事件记录仪的植入方法

传统 ILR 植入部位为胸骨左缘 2~4 肋间的皮下，最佳植入部位是指植入后记录心电图的 P 波、T 波的振幅 <1/2 的 R 波振幅，做一个紧密的囊袋，将 ILR 紧密缝扎于皮下组织上。

Reveal LINQ 被预先放置在植入工具中，最佳植入位置为距离胸骨左缘 2cm、第 4 肋间、45°角，无须标测。

三、植入性心电事件记录仪在房颤中的应用

《2015 心房颤动：目前认知和治疗建议》中提出，心电事件记录仪适用于发作间隔超过 24 小时的情况，其中患者激活的心电事件记录仪可用于判断心电异常的类型及其是否与症状相关，自触发式事件记录仪则可用于记录无症状性房颤事件。2016 年 ESC 房颤管理指南提出，在卒中的患者中，如果普通心电图或 Holter 没有捕捉到房颤，应考虑长程非侵入的心电监测或植入式心电记录仪，以捕捉无症状性房颤（Ⅱa）。长程的心电监测推荐用于评估有症状的房颤患者心率控制的效果，或者用于分辨心悸等症状是否与房颤相关（Ⅱa）。

ILR 诊断房颤是应用差值散点图，能对患者的窦性心律、房性心动过速、心房扑动、房颤

等作出精准的诊断；同时，针对房颤患者还能计算出房颤负荷、房颤发作时的心室率、白天和夜间的平均心率以及心率变异性等。

一方面，ILR 用于房颤的筛查和诊断，尤其是可以高效地帮助医师筛查出无症状房颤患者。最早期，德国莱比锡大学心脏中心 Hindricks 等进行的一项研究，量化分析了有房颤检出能力的植入式心电事件记录仪（Reveal XT）的性能，其将 46 小时动态心电图检出的房颤作为参照：本研究共纳入了 247 例患者，在有效动态心电图记录的 206 例患者中，76 例（37%）患者记录到 >2 分钟的房颤发作，这 76 人中有 73 例携带的 IRL 同样也记录到房颤的发作；130 例动态心电图未记录到房颤发作，其中 111 例的 ILR 亦无房颤发作记录；因此 IRL 记录房颤的敏感性为 96.1%，特异性为 85.4%；而 ILR 诊断房颤的整体准确率高达 98.5%；且 IRL 测量的房颤负荷与动态心电图测出的参照值之间存在很好的相关性（Pearson 系数为 0.97）。

缺血性卒中是最常见的致死和致残原因之一，其中有 20%~40% 的病例在常规检查后仍然不能找到病因，通过排除法可将这些病例归类为隐源性卒中。而房颤是公认导致缺血性卒中的常见原因之一，可通过有效抗凝治疗来降低卒中风险。发生卒中后如有存在房颤的证据，则应立即开始抗凝治疗。ILR 可对这类隐源性卒中患者进行房颤筛查：研究共纳入 60 例中位年龄 63 岁的隐源性卒中患者，在卒中事件平均 13 天后植入 IRL，在 IRL 植入后进行 7 天的动态心电图监测，10 例（17%）患者通过 ILR 检出阵发性房颤，而 7 天的动态心电图监测期间仅有 1 例（1.7%）检测出阵发性房颤，这提示在隐源性卒中患者中，利用 ILR 检测阵发性房颤具有可行性，并且效果优于动态心电图检查。REVEAL AF 研究是一项前瞻性、单臂、多中心的临床研究，纳入的 38 例 CHADS$_2$ 评分 ≥3 分且既往未明确诊断为房颤的缺血性卒中的患者，植入 Reveal LINQ 和 Reveal XT，在植入后 30 天房颤的检出率为 6.2%，18 个月时房颤检出率为 29.3%，30 个月时房颤检出率为 40.2%；首次发现房颤事件的中位数时间为 123 天，远远超过常规心电监测的监测区间；在 18 个月内被诊断为房颤的患者中，75.7% 的患者至少接受一项临床治疗；通过 ICM 被明确诊断为房颤后，有 56.3% 的患者被医师建议服用抗凝药进行卒中的二级预防。在另一项研究中，ILR 检测到房颤的平均时间为 109 天，亦远超常规检测方法。

另一方面，ILR 也为房颤介入术后的随访提供了更加客观的依据。连续性的检测手段监测到的房颤复发率要高于间断性的检测手段。而起搏器因心房电极过感知和远场感知的存在，也会出现检测到的房颤发作频率高于实际的情况。所以 Arya 对行房颤射频导管消融术的患者用不同的检测方式来观察术后的房颤发作情况，结果显示对于同批次、同时空的受试者，植入性的心电监测仪器对房颤的检出率要明显高于心电图、长程动态心电图等常规检测方式。

而我们更希望得到最接近真实情况的房颤发作情况。2021 年发表在新英格兰杂志的一项随机对照临床研究：共纳入了 303 例阵发性房颤患者随机分为冷冻球囊消融组（154 例）和抗心律失常药物组（149 例），所有患者均植入心电事件记录仪（Reveal LINQ），随访 1 年时冷冻球囊组 66 例（42.9%）再发房性心律失常，药物组 101 例（67.8%）再发房性心律失常（P<0.001）；冷冻球囊组 11% 的患者在随访期间出现了症状性房性心律失常，药物组 26.2% 患者出现了症状性房性心律失常；冷冻球囊组房颤负荷的中位值为 0，药物组房颤负荷中位值 0.13%。Jason 等对 CIRCA-DOSE 临床研究进行了亚组分析，该研究亦通过植入性

心电事件记录仪来评价射频导管消融术和冷冻球囊消融术术后房颤复发情况：术前房颤每次发作时间 <24 小时的患者同其他患者相比，其术后房性心律失常事件的发生率会更低，且术后房颤负荷的中位值也更低。而对于房颤消融术后的患者，通过 7 天动态心电图检测到的房颤复发率为 26%，间断行心电图对房颤复发的检出率为 12%，整体上都是低于 ILR 对房颤的检出率的。

植入式心电事件记录仪除了可以用于晕厥待查的患者，还可以用于心悸患者的诊断与心律失常治疗的监测、随访，为临床提供用药依据，同时为手术指征评估以及术后效果随访提供更加真实、客观、详细的心电数据。我国房颤患者基数大，无症状房颤容易被忽视，但是这部分患者亦存在很大的栓塞风险，采用植入式心电记录仪用来筛查、监测房颤的发作、负荷情况，可以及时启动抗凝治疗，降低这类患者卒中的风险。

（董颖雪　王　楠）

参 考 文 献

［1］BRIGNOLE M，VARDAS P，HOFFMAN E，et al. Indications for the use of diagnostic implantable and external ECG loop recorders［J］. Europace，2009，11（5）：671-687.

［2］黄从新，张澍，黄德嘉，等 . 心房颤动：目前的认识和治疗建议 -2015［J］. 中国心脏起搏与心电生理杂志，2015，29（5）：377-434.

［3］GERHARD H，EVGUENY P，LUBOS U，et al. Performance of a New Leadless Implantable Cardiac Monitor in Detecting and Quantifying Atrial Fibrillation Results of the XPECT Trial ［J］. Circ Arrhythm Electrophysiol，2010，3（2）：141-147.

［4］MARTIN A R，SIMON K，THOMAS D，et al. Occult atrial fibrillation in cryptogenic stroke：detection by 7-day electrocardiogram versus implantable cardiac monitors［J］. Stroke，2013，44（5）：1449-1452.

［5］REIFFEL J A，VERMA A，KOWEY P R，et al. Incidence of Previously Undiagnosed Atrial Fibrillation Using Insertable Cardiac Monitors in a High-Risk Population The REVEAL AF Study［J］. JAMA Cardiol，2017，2（10）：1120-1127.

［6］CHRISTENSEN L M，KRIEGER D W，HØJBERG S，et al. Paroxysmal atrial fibrillation occurs often in cryptogenic ischaemic stroke. Final results from the SURPRISE study［J］. Eur J Neurol，2014，21（6）：884-889.

［7］ARYA A，PIORKOWSKI C，SOMMER P，et al. Clinical implications of various follow up strategies after catheter ablation of atrial fibrillation［J］. Pacing Clin Electrophysiol，2007，30：458-462.

［8］JASON G A，GEORGE A W，MARC W D，et al. Cryoablation or Drug Therapy for Initial Treatment of Atrial Fibrillation［J］. N Engl J Med，2021，384（4）：305-315.

［9］JASON G A，MARC W D，MARIANO B，et al. Randomised clinical trial of cryoballoon versus irrigated radio frequency catheter ablation for atrial fibrillation-the effect of double short versus standard exposure cryoablation duration during pulmonary vein isolation （CIRCADOSE）：methods and rationale［J］. BMJ Open，2017，7（10）：e017970.

7

［10］JASON G A, MARC W D, ATUL V, et al. Association of Atrial Fibrillation Episode Duration With Arrhythmia Recurrence Following Ablation A Secondary Analysis of a Randomized Clinical Trial［J］. JAMA Netw Open, 2020, 3（7）: e208748.

［11］KOTTKAMP H, TANNER H, KOBZA R, et al. Time courses and quantitative analysis of atrial fibrillation episode number and duration after circular plus linear left atrial lesions: trigger elimination or substrate modification: early or delayed cure?［J］. J Am Coll Cardiol, 2004, 44（4）: 869-877.

11　房颤发生卒中：重视房颤之外的管理

目前对于房颤患者预防卒中的管理,欧美及亚洲指南都发布了新的管理路径——ABC综合管理路径。遵循ABC管理路径,可以降低房颤患者45%的卒中风险。ABC综合管理路径中, A指使用口服抗凝药（oral anticoagulant, OAC）预防卒中,优先使用新型口服抗凝药（non-vitamin K antagonist oral anticoagulant, NOAC）,对于瓣膜性房颤、有二尖瓣中重度狭窄或机械瓣置换术后的患者,只能使用华法林,且需要控制治疗范围内时间（time in therapeutic range, TTR）,国际标准化比值（international normalized ratio, INR）在治疗范围的时间百分比 >65%~70%；B指以患者的症状为中心,以心室率控制或节律控制来更好地控制患者的症状；C指心血管疾病危险因素及合并症的检测及管理,如高血压、心力衰竭、心肌缺血和阻塞性睡眠呼吸暂停综合征（obstructive sleep apnoea syndrome, OSAS）等的管理,以及患者生活方式的管理,如减肥、定期锻炼、减少酒精及兴奋剂的摄入和心理疾病的治疗（图 7-11-1）。

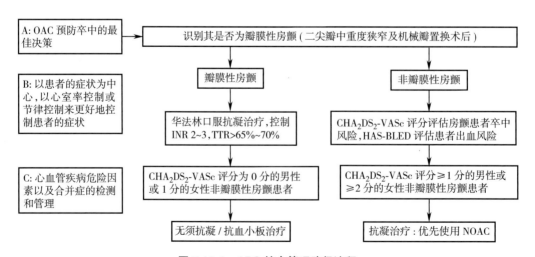

图 7-11-1　ABC 综合管理路径流程

OAC,口服抗凝药；INR,国际标准化比值；NOAC,新型口服抗凝药；TTR,治疗范围内时间。

一、OAC 预防卒中

房颤患者预防卒中的 OAC 治疗，分三步进行，第一步是识别其是否为瓣膜性房颤（二尖瓣中重度狭窄及机械瓣置换术后），如其为瓣膜性房颤则选择华法林用于抗凝治疗，如其为非瓣膜性房颤患者则进行第二步，评估其卒中及出血风险，第三步是根据其卒中及出血风险选择是否进行 OAC 治疗及药物类型。使用 $CHA_2DS_2\text{-}VASc$ 评分评估患者的卒中风险，该评分已被证实对亚洲房颤患者的卒中风险有良好的预测作用。针对 $CHA_2DS_2\text{-}VASc$ 评分为 0 分的男性或 1 分的女性非瓣膜性房颤患者，可不使用 OAC 及抗血小板药物预防卒中；对于 $CHA_2DS_2\text{-}VASc$ 评分≥1 分的男性或≥2 分的女性非瓣膜性房颤患者，不论其发作类型，可以立即启动抗凝治疗，优先使用 NOAC，因为其相对华法林可以减少亚洲房颤患者 51% 的颅内出血风险，且不增加胃肠道出血风险；二尖瓣中重度狭窄、机械瓣置换术后的患者只能使用华法林抗凝预防卒中，但由于华法林的使用需要控制 TTR>65%~70%，这需要更紧密的随访。对于非必须使用华法林而因为经济原因或其他原因使用华法林的房颤患者，我们通常认为 $SAMe\text{-}TT_2R_2$ 评分（心房颤动的抗凝适应药物评估）≤2 分的房颤患者方可以达到高 TTR，使用华法林的低 TTR 患者相对于高 TTR 患者有更高的卒中以及出血风险。房颤患者的卒中危险因素是呈现动态变化的，有研究表明多数初次诊断房颤 $CHA_2DS_2\text{-}VASc$ 评分为 0 分的男性患者或 1 分的女性患者在 4~5 个月之后都新增了一个或多个合并症，因此每 4 个月进行 1 次 $CHA_2DS_2\text{-}VASc$ 评分能更好地评估 OAC 的使用。对于房颤患者的出血风险，我们采用 HAS-BLED 评分进行评估，其相对其他评分（ORBIT、ATRIA、ORBIT、HEMORRH2AGES）有更好的出血预测作用，是目前最佳的预测房颤出血风险的评分。出血风险高不是不使用 OAC 的理由，使用 HAS-BLED 评分的主要目的是早期识别可纠正的出血风险并消除或减轻其相关危险因素，如高血压、饮酒、INR 值易波动、应用抗血小板药物或非甾体抗炎药等。即使对于 HAS-BLED 评分≥3 分的高出血风险患者，也不是使用 OAC 的绝对禁忌证，只是需要更紧密的随访，重复进行 HAS-BLED 评分以实时评估出血风险。如有长期抗凝的绝对禁忌如不可逆原因的颅内出血，可行左心耳封堵术。对于 NOAC 的使用，要根据患者的肾功能及年龄进行调整剂量，在计算肾功能时，使用 Cockcroft-Gault 法计算房颤患者肌酐清除率相较于使用 MDRD 或 CKD-EPI 公式更好，尤其是在大于 75 岁的老年人及小于 50kg 的低体重患者中，MDRD 或 CKD-EPI 公式会高估房颤患者的肾功能，导致 NOAC 的使用剂量过高。在亚洲房颤患者中利伐沙班可能需要减量使用，中国台湾地区新近的一篇研究比较了 ROCKET（标准剂量，eGFR<50ml/min 给利伐沙班 15mg、1 次 /d，eGFR≥50ml/min 给利伐沙班 20mg、1 次 /d）方案和 J-ROCKET（减量方案，eGFR<50ml/min 给利伐沙班 10mg、1 次 /d，eGFR≥50ml/min 给利伐沙班 15mg、1 次 /d）方案，结果表明两种方案的缺血性卒中风险差异无统计学意义，且在 eGFR<50ml/min 的房颤患者中 J-ROCKET 方案大出血风险较低，日本指南目前对于利伐沙班的使用主要依照 J-ROCKET 方案。

二、控制患者症状之心室率控制及节律控制

ABC 综合管理路径中的 B 是更好的控制症状，控制房颤患者的心室率可以控制房颤患

7

者的症状。AFFIRM 及 RACE 实验显示房颤患者心室率控制在 <110 次 /min 与严格地将心室率控制在静息 <80 次 /min 及适度运动 <110 次 /min，预后上差异无统计学意义，因此，如无特殊需求，房颤患者的心室率只需控制在 110 次 /min 以下即可。临床上目前主要采用洋地黄类药物、非二氢吡啶类钙通道阻滞剂以及 β 受体阻滞剂控制房颤患者的心室率，对于感染及贫血等交感神经兴奋导致的心室率快，洋地黄类药物的效果并不好，可使用非二氢吡啶类钙通道阻滞剂或 β 受体阻滞剂；对于合并有慢性阻塞性肺疾病（chronic obstructive pulmonary disease，COPD）的患者，首选非二氢吡啶类钙通道阻滞剂，如心室率控制不佳可合并使用洋地黄类药物；合并射血分数降低的心力衰竭患者首选 β 受体阻滞剂，如心室率控制不佳，可合并使用洋地黄类药物或胺碘酮；对于没有上述合并症或合并高血压、射血分数保留的心力衰竭的患者，则首选非二氢吡啶类钙通道阻滞剂及 β 受体阻滞剂，如心室率仍然控制不佳，可合用两种药物（洋地黄类药物、非二氢吡啶类钙通道阻滞剂及 β 受体阻滞剂两两组合）；对于预激综合征合并房颤的患者，导管消融治疗作为首选。如使用药物难以控制，可考虑采用房室结消融 + 起搏器植入，该方案不会恶化患者的左心功能，甚至能够提高患者的射血分数。对于既往有因心力衰竭住院经历的永久性房颤患者，房室结消融 + 心脏再同步化治疗（cardiac resynchronization therapy，CRT）治疗是其首选的治疗方案。节律控制同样可以控制房颤患者的症状。对于较年轻的患者、初发房颤或发生房颤时间短、存在心动过速心肌病、正常或中度的左心房容积指数（left atrial volume index，LAVI）增加以及心房传导延迟（局限性心房重构）、没有或少量合并症（如心力衰竭）、心室率难以控制、患者复律意愿大及由临时事件导致房颤急性发作，可采用药物复律、电复律、外科或内科导管消融进行复律。房颤复律也分三步进行，第一步确定患者是否有血流动力学不稳定，对于有血流动力学不稳定的直接行电复律，如无血流动力学不稳定转至第二步，了解患者是否在服用 OAC，如果长期服用 OAC 可直接复律，如未服用 OAC 则需明确患者房颤发作时间，如发作时间 <12 小时或在 12~48 小时，可选择直接复律或在发生 48 小时内等待自行复律（有特殊需要可行电复律），如发作时间 ≥48 小时，可在经食管超声排外左心房 / 左心耳血栓后复律或服用 OAC 3 周后复律，第三步即对于复律后的 OAC 治疗，CHA$_2$DS$_2$-VASc 评分为 0 分的男性或 1 分的女性非瓣膜性房颤患者复律后短期（4 周）OAC 治疗（房颤发作 ≤24 小时可不抗凝），CHA$_2$DS$_2$-VASc 评分 ≥1 分的男性或 ≥2 分的女性非瓣膜性房颤患者需长期 OAC 治疗。导管消融可以降低房颤患者卒中、死亡风险，提高患者生活质量。在阵发性房颤及没有左心房容积显著增大、高龄、房颤持续时间长、肾功能不全及其他心血管病危险因素的持续性房颤患者中，导管消融可作为一线治疗。在确诊患者有心动过速性心肌病时，也可行导管消融逆转患者左心室功能。

三、心血管疾病危险因素及合并症的管理

ABC 综合管理路径中的 C 是指心血管疾病危险因素及合并症的管理。肥胖是房颤一个重要的潜在、可改变的危险因素，可以影响房颤的发病率和持续性。肥胖还与其他心血管疾病的发生风险有关，包括高血压、OSA、冠心病等，而上述疾病均与房颤和房颤相关并发症的发生有关。研究表明，积极减肥可以减少房颤复发并减轻房颤的症状，体重减轻 >10% 与房颤负荷减轻、房颤类型逆转及疾病进展减缓相关，但也有研究表明，低体重及体重易波

动的人群房颤风险增加。过度饮酒同样是房颤的危险因素及诱发因素，且其可增加房颤患者的出血风险。戒酒可降低重度饮酒患者房颤的复发率。吸烟与房颤发生的风险增加相关，在 CHA_2DS_2-VASc 评分较低的亚洲房颤患者中，吸烟是缺血性卒中发生的危险因素，戒烟可降低发生缺血性卒中的风险。此外，长期接触细颗粒物与新发房颤发病率增加相关。缺乏体育锻炼会增加房颤风险，定期锻炼可减轻房颤负担，改善房颤相关症状和生活质量，但进行极限耐力运动（例如马拉松）的人群患房颤的风险增加。综上所述，对于房颤患者的生活方式管理，应要求其保持正常体重，每周进行 150 分钟以上的中等强度或 75 分钟以上的高强度体育锻炼，戒烟戒酒、避免生活在空气污染较重的环境并保持良好的心理状态。高血压的患者发生房颤的风险是正常人的 1.7 倍，且高血压会增加房颤患者卒中、心力衰竭及出血风险，房颤患者血压控制在 <130/80mmHg 可以减轻卒中及出血风险。糖尿病患者发生房颤的风险是正常人的 2 倍，且其发生房颤的风险随糖尿病微血管（肾脏以及视网膜）病变的进展而增加。房颤导管消融前 12 个月血糖控制良好与消融后房颤复发显著减少相关。二甲双胍与吡格列酮的服用与糖尿病患者发生房颤长期风险低相关。约 50% 的房颤患者同时合并有 OSA，OSA 已被证实可以降低药物复律、电复律以及导管消融复律的成功率，持续气道正压通气（continuous positive airway pressure，CPAP）是 OSA 的首选治疗方法，适当的 CPAP 可以改善房颤患者的节律控制，对每一个房颤患者节律控制前筛查 OSA 可以提高复律成功率并降低房颤复发率。

四、特定情况特殊人群的 ABC 综合管理路径

关于特定情况特殊患者的 ABC 综合管理路径如下：房颤合并血流动力学不稳定的患者，电复律是首选的治疗方式，胺碘酮可用于控制其心室率。房颤合并冠心病的患者，优先使用 NOAC 进行抗凝治疗，HAS-BLED 评分≥3 分的出血高危患者，使用利伐沙班 15mg、1 次/d 抗凝治疗优于 20mg、1 次/d，达比加群酯 110mg、2 次/d 优于 150mg、2 次/d，如果使用华法林用于抗凝治疗，应控制其 INR 为 2~2.5，TTR>70%。房颤合并急性冠脉综合征（acute coronary syndromes，ACS）或经皮冠状动脉介入治疗（percutaneous coronary intervention，PCI）术后的患者，如果其栓塞风险高，推荐阿司匹林 + 氯吡格雷 +OAC 三联治疗 30 天内，后氯吡格雷 +OAC 双联治疗至 1 年后予 OAC 单抗凝治疗。ACS 或 PCI 术后 1 年以上单抗凝治疗效果不亚于氯吡格雷联合 OAC 双联治疗，且降低 41% 大出血风险，如患者出血风险高，可考虑三联治疗 1 周内停用阿司匹林。对于稳定的冠心病进行了 PCI 且术后无并发症的患者，如栓塞风险低可考虑小于 1 周的三联治疗 +6 个月的双联治疗后持续单抗凝治疗。房颤合并急性卒中的患者，房颤导致的缺血性卒中往往更严重，致死、致残率更高。正在服用 NOAC 的肾功能正常的房颤患者如发生急性缺血性卒中，末次服药（NOAC）48 小时后溶栓是安全的，服用达比加群酯抗凝的患者可以使用 idarucizumab 拮抗其抗凝作用后进行溶栓治疗，服用 Xa 因子抑制剂（如利伐沙班）的患者可以使用 Andexanet alfa 拮抗其抗凝作用。房颤患者发生卒中后 48 小时至 2 周内易复发或者出现出血转化，出血性卒中相较于缺血性卒中更加危险，不建议卒中 48 小时内重启抗凝治疗。对于其何时启动抗凝治疗要根据患者的卒中严重程度及是否有出血转化而定，如无出血性转化，短暂性脑缺血发作（transient ischaemic attack，TIA）且无缺血性卒中影像学表现的房颤

患者无临床恶化可在 1 天后重启 NOAC 治疗,TIA 有缺血性卒中影像学表现的房颤患者无临床恶化可在 1~3 天后重启 NOAC 治疗,轻度缺血性卒中无临床恶化或有临床改善可在 ≥3 天后重启 NOAC 治疗,中度缺血性卒中在重启 NOAC 前一天内经影像学排除出血性转化后可在 ≥6~8 天后重启 NOAC 治疗,重度缺血性卒中在重启 NOAC 前一天内经影像学排除出血性转化后可在 ≥12~14 天后重启 NOAC 治疗。在已发生卒中的无房颤病史的患者,可以在发生卒中的起始 24~72 小时进行心电监测明确是否有房颤发作。并发出血性卒中的房颤患者,其重启抗凝的时间至少要在 4 周以后,使用 NOAC 较使用华法林的再发出血风险低。如复发颅内出血风险高,可行左心耳封堵术。房颤合并心力衰竭的患者,非二氢吡啶类钙通道阻滞剂不可用于射血分数降低的心力衰竭的心室率控制,胺碘酮可用于心力衰竭急性发作的心室率控制,导管消融可以改善心力衰竭患者的症状、运动能力、生活质量及左室射血分数。慢性肾脏病是缺血性卒中的独立预测因子,在 CCr 30~79ml/min 的患者中,应用 NOAC 相较于华法林发生缺血性卒中的风险低,在 CCr 50~79ml/min 的患者中,应用 NOAC 相较于华法林发生出血性卒中的风险低,在 CCr 30~49ml/min 的患者中,二者发生出血性卒中的风险差异无统计学意义。由于 80% 的达比加群酯由肾脏排出,该药禁忌用于 CCr<30ml/min 的患者,所有的 NOAC 都要根据 CG 法估计的肾小球滤过率调整用量,NOAC 不可用于 CCr<15ml/min 的终末期肾病患者。房颤患者往往合并有动脉粥样硬化性血管疾病,且房颤合并动脉粥样硬化性血管疾病将增加 1.3~2.5 倍卒中风险。有动脉粥样硬化性血管疾病的患者要常规进行房颤筛查是有必要的,如合并房颤,要进行口服抗凝治疗,在此类患者中,非二氢吡啶类钙通道阻滞剂对于心室率的控制优于 β 受体阻滞剂。房颤合并甲亢的患者在甲亢得到控制后房颤往往也能得到控制。房颤合并胃肠道出血的患者,在出血病因得到纠正后建议立即重启抗凝治疗。房颤合并肝功能异常的患者更推荐使用 NOAC 用于抗凝治疗,肝硬化 Child A 级、轻度肝功能异常、暂时性肝功能异常的患者对于 NOAC 的使用没有禁忌,利伐沙班不应用于 Child B 级肝硬化的患者。NOAC 禁忌应用于 Child C 级肝硬化、其他合并严重凝血功能障碍或出血风险增加的肝病患者。房颤合并血液病的患者,贫血以及血小板减少会使房颤患者服用 OAC 的出血风险增加,在应用 OAC 之前应尽量纠正贫血以及血小板减少。房颤患者使用 NOAC 可以预防认知损害。房颤合并肥厚型心肌病的患者,即使是 CHA_2DS_2-VASc 评分为 0 分的男性患者或 1 分的女性患者,其年卒中风险也超过 1%,需要予 NOAC 抗凝治疗。

（胡金柱　申其伟）

参 考 文 献

[1] HINDRICKS G, POTPARA T, DAGRES N, et al. 2020 ESC Guidelines for the diagnosis and management of atrial fibrillation developed in collaboration with the European Association for Cardio-Thoracic Surgery（EACTS）: The Task Force for the diagnosis and management of atrial fibrillation of the European Society of Cardiology（ESC）Developed with the special contribution of the European Heart Rhythm Association（EHRA）of the ESC[J]. Eur Heart J, 2021, 42（5）: 373-498.

[2] CHAO T F, JOUNG B, TAKAHASHI Y, et al. 2021 Focused Update Consensus Guidelines of

the Asia Pacific Heart Rhythm Society on Stroke Prevention in Atrial Fibrillation: Executive Summary[J]. Thromb Haemost, 2022, 122(1): 20-47.

[3] LIP G, BANERJEE A, BORIANI G, et al. Antithrombotic Therapy for Atrial Fibrillation: CHEST Guideline and Expert Panel Report[J]. Chest, 2018, 154(5): 1121-1201.

[4] ROMITI G F, PASTORI D, RIVERA-CARAVACA J M, et al. Adherence to the 'Atrial Fibrillation Better Care' Pathway in Patients with Atrial Fibrillation: Impact on Clinical Outcomes-A Systematic Review and Meta-Analysis of 285,000 Patients[J]. Thromb Haemost, 2022, 122(3): 406-414.

[5] CHAO T F, LIAO J N, TUAN T C, et al. Incident Co-Morbidities in Patients with Atrial Fibrillation Initially with a CHA_2DS_2-VASc Score of 0(Males) or 1(Females): Implications for Reassessment of Stroke Risk in Initially 'Low-Risk' Patients[J]. Thromb Haemost, 2019, 119(7): 1162-1170.

[6] CHAN Y H, LEE H F, WANG C L, et al. Comparisons of Rivaroxaban Following Different Dosage Criteria(ROCKET AF or J-ROCKET AF Trials) in Asian Patients With Atrial Fibrillation[J]. J Am Heart Assoc, 2019, 8(21): e13053.

[7] VAN GELDER I C, WYSE D G, CHANDLER M L, et al. Does intensity of rate-control influence outcome in atrial fibrillation? An analysis of pooled data from the RACE and AFFIRM studies[J]. Europace, 2006, 8(11): 935-942.

[8] 中华医学会心血管病学分会, 中华心血管病杂志编辑委员会. 冠心病合并心房颤动患者抗栓管理中国专家共识[J]. 中华心血管病杂志, 2020, 48(7): 552-564.

[9] STEFFEL J, VERHAMME P, POTPARA T S, et al. The 2018 European Heart Rhythm Association Practical Guide on the use of non-vitamin K antagonist oral anticoagulants in patients with atrial fibrillation[J]. Eur Heart J, 2018, 39(16): 1330-1393.

[10] STEFFEL J, COLLINS R, ANTZ M, et al. 2021 European Heart Rhythm Association Practical Guide on the Use of Non-Vitamin K Antagonist Oral Anticoagulants in Patients with Atrial Fibrillation[J]. Europace, 2021, 23(10): 1612-1676.

12 房颤合并心力衰竭的康复管理

一、房颤、心力衰竭与心脏康复

房颤的发病率、死亡率以及相关医疗资源占用在逐年增加。近年来,在房颤心律控制策略和卒中预防方面我们取得了很大进展,然而在降低和预防房颤发生方面,我们现有的有效措施却始终远远迟滞于房颤相关危险因素的增长速度。这些危险因素包括肥胖、缺乏运动、睡眠呼吸暂停、吸烟、酗酒、糖尿病、高血压等与生活方式相关因素,其中大部分是可控因素。越来越多的证据显示,对这些生活方式和房颤相关危险因素的多学科整合管理,

7

是房颤一级和二级预防的有效措施。各国学术组织越来越重视这种管理模式，先后把以运动为核心的心脏康复写入相关临床指南。

心力衰竭是一个复杂的临床综合征，所有心血管疾病和很多心外其他系统疾病都可以引发心力衰竭，而心力衰竭反过来又可以加重和影响心血管疾病和心外其他系统功能。越来越多的研究显示多学科团队管理的重要性，生活方式调整和相关危险因素管理是降低心力衰竭患者全因和心源性死亡以及住院率的重要措施，也是预防心力衰竭发生的重要措施，并已经被纳入临床指南和专家共识之中。

房颤和心力衰竭就像一对孪生姐妹，常相伴相随，互为因果、相互促进和恶化；也使患者的临床评估和治疗变得复杂和困难。当房颤和心力衰竭两者同时存在，心肺耐力和生活质量会进一步降低。慢性心力衰竭患者的峰值摄氧量（peak-VO$_2$）（评价心肺耐力的主要指标）较健康人下降约35%；如果同时合并房颤，peak-VO$_2$较窦性心律的心力衰竭患者进一步降低，仅为1.8ml/（kg·min），而低心肺耐力人群房颤发病率是高心肺耐力组人群的5倍（18.8% *vs.* 3.7%）。当房颤和心力衰竭同时存在时，患者的临床评估和治疗都变得十分困难和棘手。

静息心率与慢性心力衰竭患者的临床预后相关，静息心率越快，则心力衰竭患者的临床不良事件风险越高，且与左室射血分数和β受体阻滞剂的应用无关，但这一相关性在合并房颤的心力衰竭患者中并不适用，因为房颤患者的静息心室率并不能准确反映机体交感和副交感神经的活性，而可能更多提示房室结或结下传导功能障碍；如果运动中心室率不能变时性地升高，则进一步提示传导障碍可能，间接反应临床远期预后不良。最新研究显示，合并房颤的心力衰竭患者的静息心室率越高，运动心室率相关参数越低，则运动耐力越低。其中只有运动心室率参数与死亡率相关，心率储备每增加10次/min，peak-VO$_2$升高1.05ml/（kg·min），死亡率降低11%；静息心室率与peak-VO$_2$相关，但与死亡率并不相关。运动心室率相关参数包括，运动中最大心率（HRmax）、心率储备（=HRmax-HRrest）以及心率变时指数［=心率储备/（预计HRmax-HR rest）；预计HRmax=220-年龄］。

心力衰竭患者运动不耐受的生理机制是多因素的，许多非心脏源性机制起着重要作用，其中呼吸系统功能障碍起着核心作用。随着心力衰竭进展，患者会逐渐出现肺动脉高压和右心室功能不良，导致阻塞性或限制性通气障碍、呼吸做功增加、肺通气-灌注比例失调、气体交换发生障碍，中枢性呼吸调节异常，加之骨骼肌和呼吸肌疲劳而加重呼吸困难和乏力，这可能是心力衰竭患者运动不耐受的主要原因。

"骨骼肌假说"成为心力衰竭患者运动不耐受的另一个重要原因。心力衰竭患者由于心排血量的降低直接导致骨骼肌血流灌注降低，使骨骼肌氧摄取和氧利用能力受损。心力衰竭患者骨骼肌功能不良或骨骼肌无力的发生率可达32.3%，较同龄健康人群高出20%；老年心力衰竭患者骨骼肌失用和肌少症风险更高，运动耐力的降低更加显著。一项年轻扩张型心肌病患者研究显示肌少症的发病率可达47%，这与患者骨骼肌线粒体功能及能量代谢不良、分解代谢增加，肌纤维蛋白质丢失明显，激活性反射（化学反射和运动反射）增加，以及肌纤维由Ⅰ型（氧化代谢、抗疲劳型）向Ⅱ型（糖代谢、易疲劳型）纤维改变有关。心力衰竭患者体内过多的炎性细胞因子激活导致不同程度的营养不良也是肌肉力量下降的原因，这是心力衰竭患者力量或抗阻训练的病理生理和功能基础。

心力衰竭患者骨骼肌无力和萎缩同时常常合并呼吸肌疲劳或呼吸肌无力，后者的发生

7

率为 30%~50%,老年心力衰竭人群可达 70%。通气需求的增加导致膈肌负荷的慢性持续增加,膈肌纤维也发生上述骨骼肌改变,导致吸气肌力量(PImax)的降低,即使 PImax 接近正常,吸气肌工作能力(sustained PImax),即吸气肌耐力,也会降低。心力衰竭患者膈肌代谢反射活动增强与呼吸肌疲劳密切相关,进一步交感驱动增强、四肢血管收缩引起外周骨骼肌疲劳,有氧能力降低,这是吸气肌训练的基础。

二、心脏康复获益及安全性证据

现代心脏康复是在临床药物和器械/手术治疗基础上,通过医学评估、运动训练、心理咨询、营养咨询、教育及危险因素控制等进行多学科干预的综合医疗,其中运动训练也称为运动康复,是心脏康复的基石。已有大量研究显示,以运动为核心的心脏康复有助于改善包括房颤和心力衰竭在内的大部分心血管疾病患者的心肺耐力、生活质量以及心血管住院和死亡风险。

运动康复可以改善阵发性房颤患者的症状,可以预防房颤的发生,具有一定的抗心律失常效应。随访 12 年的心血管健康研究显示,房颤患病率随日常运动强度的增加而下降,中等强度运动量人群房颤发病率降低 28%;每提高 1 代谢当量的运动能力,房颤发病率降低 7%,但研究也发现,高强度运动可能增加房颤风险,导致房颤患者不良预后。

HF-ACTION(heart failure: a controlled trial investigation outcomes of exercise training)研究是迄今最大的一项关于心力衰竭患者心脏康复的多中心随机对照研究。结果显示,有氧运动训练可以改善对慢性稳定性心力衰竭患者(EF<35%,NYHA Ⅱ~Ⅳ级症状)的运动耐力、生活质量、降低全因死亡率和住院率,有效且安全。基于此研究及其后的大量相关研究,心力衰竭患者运动康复的安全性和有效性已经获得公认,并被写入各大学会的心力衰竭相关指南中。

Luo 等在 HF-ACTION 人群中进一步评价基线有无房颤与运动训练效果的关系,并收集了随访中新发房颤和房颤复发情况。结果发现,房颤与复合终点(全因死亡率和住院率)、次要终点(单独全因死亡率、心血管死亡率或心力衰竭住院率)显著相关;合并房颤的心力衰竭患者年龄更大、更多合并症,更低的基线运动耐力,导致更差的临床终点事件。尽管如此,合并房颤的心力衰竭患者仍能从监护下的运动训练中获得中等程度的心肺耐力的改善,peak-VO$_2$ 提高 4%,6MWD 增加 6%,获益与无房颤的心力衰竭患者相似(peak-VO$_2$ 也是提高 4%),而且重要的结果是,运动训练并没有增加心力衰竭患者的房颤事件率。

抗阻训练可以提高肌肉力量、四肢血流、改善肌肉线粒体能量代谢、增加步速、步行距离和日常生活活动所需力量、提高活动耐力和生活质量。虽然抗阻训练进一步提升 peak-VO$_2$ 的获益并未被充分肯定,但抗阻训练可以获得额外的血管舒张、通气效率和代谢效率改善;高强度抗阻训练可以显著提高骨骼肌力量 40%、增加骨骼肌质量,减少肌少症风险。越来越多证据表明,中强度的抗阻训练,单独或与有氧运动联合训练都是安全、可行的,并无不良重构等相关证据。

在有氧训练基础上联合呼吸肌力量训练,可进一步提高吸气肌功能、缓解呼吸困难、提高 peak-VO$_2$ 和生活质量。高强度吸气肌训练是安全可行的,可以有效提高心力衰竭患者的

7

PImax 和 Sustained PImax，缓解劳力性呼吸困难症状。吸气肌无力患者采用低强度吸气肌训练也是有效的；训练中联合无创通气支持，可以进一步改善呼吸困难症状和生活质量。

三、房颤合并心力衰竭患者的康复管理

（一）心脏康复的目标和内容

1. 心脏康复目标　房颤和心力衰竭患者的心脏康复目标总体是一致的，目的都是改善临床症状、提高生活质量，降低住院率和死亡率；房颤患者能够合理地恢复并维持窦性心律，减少复发，控制心室率，预防卒中等血栓栓塞并发症，降低致残和致死率。

2. 心脏康复内容　包括系统评估、药物处方、运动处方、营养处方、心理处方和危险因素控制（包括戒烟处方），以及患者教育以提高患者治疗依从性和自我管理能力。评估时间包括 5 个时间点，分别为初始基线评估、每次运动治疗前评估、针对新发或异常体征 / 症状的紧急评估、心脏康复治疗周期中每 30 天再评估以及结局评估。

（二）临床系统评估

在进行心脏康复之前，患者需要进行全面的临床评估，优化药物治疗以及基础病因治疗。另外，血流动力学的异常也需要评估，其中某些因素可能是导致患者运动耐力降低的原因，而这些大都可以通过运动训练改善。

相对单纯房颤患者，合并心力衰竭的房颤患者临床系统评估更为重要，更要细致详尽。通过病史采集、体格检查、生化及辅助检查，了解并记录患者的心血管疾病史和合并的其他系统脏器疾病史、患者目前病情是否平稳、心力衰竭缓解程度（心力衰竭体征、每日尿量或体重、B 型利钠肽或氨基末端 B 型利钠肽前体等）；了解患者基本心血管功能，包括基本结构和功能状态（超声心动图）、心肌血运情况（冠状动脉造影或冠状动脉 CT）、心电活动（心电图、动态心电图）；以及其他潜在的心血管风险因素和限制运动的因素（如贫血、电解质紊乱、血糖水平、肌肉骨骼系统疾病等）。

临床评估还需要采集和了解患者的社会心理状态和生活质量（家庭和社会支持情况、生活质量、睡眠情况、心理状态、认知状态等）以及日常生活习惯（运动习惯、饮食习惯、液体出入量 / 体重管理、盐摄入和营养状况，吸烟以及对疾病的看法和自我管理效能）。

（三）运动处方

运动康复是心脏康复的核心，在进行运动训练前应进行心肺耐力评估、肌肉力量和耐力评估以及呼吸肌力量评估，并对患者进行运动危险分层；在评估基础上进一步制订个体化的运动处方。运动康复包括有氧运动、抗阻运动、柔韧性运动训练和呼吸训练。

1. 运动评估

（1）心肺耐力评估：心肺耐力可以通过运动负荷试验进行评估。根据患者的病史、心功能和运动能力，可以选择不同的运动负荷方案，包括低水平、亚极量和症状限制性运动负荷试验。试验由简单到复杂，包括 2 分钟踏步、6 分钟步行试验（6 minutes walking test，6MWT）、运动平板试验、心肺运动试验（cardiac pulmonary exercise test，CPET）等。

CPET 是最精准的心肺耐力评估手段,可以提供多项心肺耐力和心功能参数,如 VO_2、无氧阈、呼吸代偿点(respiratory compensation point, RCP)、峰值心率、峰值负荷、心率随负荷增加的变异性、通气 / 二氧化碳排出量变化的斜率等。合并房颤的心力衰竭患者的 CPET 绝对和相对禁忌证和单纯房颤患者基本无大差异。测评时应进行心电图、血压、血氧饱和度的监测,严格把握心力衰竭患者的 CPET 相对和绝对适应证。运动方案通常从无负荷开始,之后每 2~3 分钟增加 25~50W 至运动峰值,重症患者可减量。平板运动方案一般采用变速变斜率运动方案,重症患者可采用变速变斜率改良方案或恒速变斜率运动方案。理想运动测评时间以 8~12 分钟为宜。

无条件进行 CPET 评估时,可采用 6MWT。6MWT 与日常活动量相近,可客观反映患者日常活动能力,方法简单、易行、重复性及安全性均较好。多项研究证明,6 分钟步行距离能够独立预测心力衰竭患者的预后。无论有无 CPET 和 6MWT 检测条件,均可采用国际身体活动量表评估患者身体活动水平,筛查出身体活动水平低下的患者。

(2)肌肉力量和肌肉耐力评估:可以采用肌力和肌耐力徒手评估方法,简单易行,如握力测试、30 秒手臂屈曲试验、30 秒椅子站立试验及爬楼梯试验(表 7-12-1)。

表 7-12-1 肌力和肌肉耐力徒手评估方法

评估方法	评估意义	操作方法
握力试验	衡量上肢功能	通过握力计测量个体抓握的最大力量,最大握力达 9kg 是满足日常生活各种活动的最低值
30 秒手臂屈曲试验	评估上肢肌群力量	测试受试者 30 秒内优势手负重完成前臂屈曲的次数,测试时男性抓握 8 磅哑铃,女性抓握 5 磅哑铃
30 秒椅子站立试验	评估上肢肌群及核心肌群力量	测试受试者 30 秒内能够完成的由"坐位"转换为"站立位"的次数
爬楼梯试验	评估下肢力量	测量受试者爬 10 级楼梯所需时间

注:1 磅 =0.454kg。

抗阻运动训练前应先进行肌力测试,并据此制订抗阻运动处方。1 次重复最大力量(1-repetition maximum, 1-RM)是单次运动完成所能耐受的最大重量,为抗阻运动强度的参照。由于 1-RM 测量可能会增加心力衰竭患者的心血管风险,目前并不常用;合并房颤的心力衰竭患者适宜进行 10~15RM 测试,即能够重复 10~15 次动作的最大重量。

(3)呼吸肌力量评估:心力衰竭患者吸气肌功能减退与呼吸困难、活动耐量差及不良功能状态密切相关。吸气肌力量可以通过主观粗略评估:正常呼吸时,吸气时腹部鼓起,呼气时腹部凹陷;吸气肌无力时,出现矛盾运动,吸气时腹部凹陷,呼气时腹部鼓起。压力测试可以精确评估吸气肌力量:可以通过仪器测定最大吸气压(吸气肌力量)、最大呼气压(呼气肌力量)及最大跨膈压(吸气肌力量)。膈肌功能还可以通过超声测量膈肌活动度及膈肌厚度的具体评定。

2. 运动危险分层 采用 CPET 中的 peak-VO_2 和无氧阈值可以进行慢性心力衰竭的 Weber 心功能分级(A~D 级),其中 A 级患者提示预后良好,D 级患者为心脏移植适应证。也可以联合更多指标进行预后评估,包括二氧化碳通气当量斜率≥34,计 7 分;心率储备≤16次/min,计5分;氧摄取效率斜率≤1.4,计3分;呼气末二氧化碳分压<33mmHg(1mmHg=0.133kPa),计3分,peak-VO$_2$≤14ml/(min·kg),计2分。分数范围0~20分,评分≥10分的患者的心血管事件预后与Weber心功能分级的C级相当,评分<10分的患者的预后与Weber心功能分级的A类患者相当。根据患者临床和运动能力可以进行心力衰竭患者的运动危险分层,中高危患者应在训练中进行运动监管、心电和血压监护(表7-12-2)。

表 7-12-2　美国心脏协会运动危险分层标准

危险级别	NYHA心功能分级	运动能力	基础疾病及临床特征	监管及心电图、血压监护
A	Ⅰ	>6METs	无心脏病史,无症状	无须监管及监测
B	Ⅱ	>6METs	有基础心脏病,无心力衰竭症状,静态或运动试验<6METs时无心肌缺血或心绞痛,未出现持续性或非持续性心动过速,运动时收缩压适度升高,具有自我检测运动强度能力	运动初期需监管及监测
C	Ⅲ	<6METs	有基础心脏病,运动负荷<6METs时出现心绞痛或缺血性ST段改变、非持续性室性心动过速,运动时收缩压低于静息状态,有心搏骤停史,有可能危及生命	整个运动和恢复期需全程监管指导和监测,直至确立安全性
D	Ⅳ	<6METs	严重基础心脏病,失代偿心力衰竭,未控制的心律失常,可因运动而加剧病情	不推荐以增强适应为目的的活动,应重点恢复到C级或更高级,日常活动需根据患者评估情况由医师确定

注:NYHA,纽约心脏病协会;METs,代谢当量(metabolic equivalents)。

6MWD也可用于评估心血管疾病患者预后和运动风险:低危为6MWD>450m,中危为6MWD 300~450m,高危为6MWD<300m,极高危为6MWD<150m。6WMD也可用于运动处方制定,即运动强度(km/h)=6MWD×10/1 000×(0.6~0.8)。

3. 运动训练处方　从原则上,合并房颤的心力衰竭患者的运动训练与无房颤的心力衰竭患者并无差异。急性失代偿心力衰竭患者(包括慢性心力衰竭急性发作),若生命体征平稳,可进行早期活动(Ⅰ期康复);纽约心脏病协会心功能Ⅰ~Ⅲ级、生命体征稳定的慢性心力衰竭患者建议运动康复。

依据心力衰竭患者和房颤患者运动康复相关共识和指南建议,不适宜进行运动训练的人群包括(禁忌证):①急性冠脉综合征早期(2天内);②未治疗的恶性心律失常;③急性心力衰竭(血流动力学不稳定期);④未控制的高血压,静息血压>200/110mmHg;⑤高度房室传导阻滞;⑥急性或亚急性心肌炎、心包炎或活动性心内膜炎;⑦有症状的主动脉瓣重度狭窄;⑧严重的梗阻性肥厚型心肌病;⑨急性全身性疾病,如感染、肾衰竭、甲状腺功能亢进症;⑩新发心内血栓;⑪近3~5天静息状态进行性呼吸困难加重或运动耐力减退;⑫低功率运动负荷出现严重的心肌缺血(<2代谢当量,或<50W);⑬糖尿病血糖未控制理想;⑭急性

肺栓塞或肺梗死；⑮血栓性静脉炎；⑯心力衰竭患者新发房颤或心房扑动；⑰房颤患者静息心率 >120 次 /min（包括瞬间上升）。

这类人群运动训练风险可能增加（相对禁忌证）：①过去 1~3 天内体重增加 >1.8kg；②正接受间断或持续的多巴酚丁胺治疗；③运动时收缩压降低；④NYHA Ⅳ 级；⑤休息或劳力时出现复杂性室性心律失常、三度房室阻滞、心动过缓或心动过速；⑥仰卧位时静息心率≥100 次 /min；⑦冠状动脉主干严重病变或多指病变且无有效侧支循环；⑧静息状态下收缩压 >180mmHg（1mmHg=0.133kPa），舒张压 >100mmHg；⑨未控制的代谢性疾病（如糖尿病、甲状腺功能亢进症、电解质异常等）；⑩严重肺动脉高压；⑪存在心房血栓或血栓高风险者未规律服用适量抗凝药物者；⑫严重瓣膜疾病或流出道梗阻性疾病；⑬合并有其他运动受限疾病或不能配合运动。

在运动中或运动后出现异常心电图和血流动力学变化，应终止运动方案，直至重新康复评估后患者符合继续运动康复的条件。终止运动指征：①心绞痛发作，严重气喘、晕厥、头晕、跛行；②发绀，面色苍白，虚汗，共济失调；③收缩压 >180mmHg，舒张压 >110mmHg 或收缩压随运动负荷增加而下降；④室性心律失常发生频率随运动增加；⑤ST 段水平或下斜型压低超过 1mm；⑥新出现二三度房室传导阻滞、房颤、室上性心动过速、R-on-T；⑦其他体力活动不耐受的体征与症状。

运动处方制定的总原则包括 6 大要素：运动种类、运动强度、频率、时间、运动进度、注意事项。运动类型以改善心肺功能的有氧运动为主，辅助抗阻运动、柔韧性运动、平衡运动及呼吸肌训练，柔韧性运动可以作为热身和整理运动。每一次训练都应包括适当的热身（约 10 分钟的健美操性运动），以及训练后的整理活动（约 10 分钟的拉伸和呼吸训练）。对大多数慢性心力衰竭患者，在 6~8 周内逐步增加运动强度、时间、频率，目标运动总量逐步达到 3~7MET·h/ 周。对于持续性房颤患者，开始运动训练的一个必要前提是心率已经得到适宜控制，不仅是静息心率，还包括运动心率。运动采取何种形式依赖于患者的临床状态（表 7-12-3）。

表 7-12-3 合并房颤的心力衰竭患者的运动处方建议

	建 议
运动训练递增基本原则	先增加运动时间，再逐渐增加强度
	每一次运动训练应从 5~10 分钟热身开始，5~10 分钟整理运动结束，包括柔软体操、呼吸训练或拉伸运动
根据临床状态确定运动强度	1. 运动耐力严重减低 [peak-VO$_2$<10ml/（kg·min）]：40%~50% peak-VO$_2$
	2. 运动耐力中度减退 [peak-VO$_2$：10~18ml/（kg·min）]：50%~80% peak-VO$_2$
	3. 运动耐力轻度减退 [peak-VO$_2$>18ml/（kg·min）]：60%~80% peak-VO$_2$
	运动强度应个体化：可选择 90% RCP
	自主疲劳程度评分（Borg 评分，6~20 分制）：建议 12~14 分
根据临床状态确定运动时间	1. 运动耐力严重受损：每次 5~10 分钟，每天 1 次或多次
	2. 运动耐力中度或轻度受损：从 15 分钟（每天 1~2 次）开始，逐渐增加到 30 分钟（每周 3~5 次）

续表

	建　议
运动形式	1. 持续有氧训练：走步、骑车、划船及健身操，强度可在 50%~80% peak-VO$_2$ 或 90% RCP
	2. 力量训练：股四头肌（下肢伸展）、肱二头肌（上肢屈曲）、背阔肌（前下拉）、三角肌（前上推）、菱形肌（后下拉）、胸大肌（蝴蝶机夹胸）、前锯肌（推胸）、肱三头肌（上肢伸展）、斜方肌（后下拉）= 低中强度运动下（50%~70% 1-RM）动态训练这些肌群，1~3 组，每组重复 10~15 次动作
	3. 间歇训练：选择适当患者，可以进行高强度（80%~90% peak-VO$_2$）和低中强度（40%~80% peak-VO$_2$）交替的有氧训练. 高强度时间可以很短（30 秒）或较长（4 分钟）。患者应知晓这种训练可能会存在不良事件增加风险
	4. 联合模式：联合持续或间歇有氧训练和力量训练可以产生更大获益。一般训练计划可以先以力量训练为主，之后逐渐增加有氧训练量

注：RCP，呼吸代偿点；VO$_2$，摄氧量；1-RM，1 次重复最大力量。

（1）有氧运动的运动强度、时间、频率以及运动形式：合并房颤的心力衰竭患者，建议进行低中 - 中等强度的有氧运动，每次可以从既往的运动时长开始，逐渐增加至 30~60 分钟，每周 3~5 次，最好每天进行；可以采取大肌肉群参与的步行、跑步机、功率车、爬楼、划船、手摇机等锻炼方式，也可以结合自身的条件，选择太极拳、八段锦、舞蹈、体操等运动，后者以调息为主导，对于静息心室率较快的患者尤为适宜。一般经过 6~8 周的运动，运动耐力等有所改善，可考虑运动强度和运动时间逐渐加强。建议每 4 周复测运动试验，调整运动处方，直至完成 36 次运动治疗；以后半年或 1 年复测运动试验调整。

运动强度（确定中等运动强度的方法有多种）：①自主主观感觉疲劳度法，Borg 评分法（11~13 分 /20 分级）或谈话试验（运动中可以正常说话交谈，但不能唱歌）；②摄氧量法（峰值摄氧量的 40%~60%）；③代谢当量法（3~6METs）；④无氧阈法：采用无氧阈时的运动强度；⑤心率法：由于心力衰竭和房颤患者大多应用 β 受体阻滞剂或其他影响心率的药物，不建议峰值心率法，推荐心率储备法，运动靶心率 =（最大运动心率 – 静息心率）× 靶运动强度（40%~60%）+ 静息心率；对于持续性或永久性房颤患者心率法不适用，可以根据运动中的血压、症状、主观疲劳程度调整运动强度。

运动形式：一些研究显示，稳定的心力衰竭患者有氧运动强度达到 85%~95% peak-VO$_2$ 也是可行且安全的；也有一些研究显示，间歇高强度训练或许可用于稳定性心力衰竭患者，但相关研究结果并不完全一致。近期一项荟萃分析显示，并没有哪一种模式在改善运动耐力、生活质量、心室功能方面更优于另一种。但研究明确显示，长程的高强度耐力训练（80% peak-VO$_2$ 或 90% RCP 水平）可以增加房颤的发生率和运动风险。因此，根据现有数据，不建议合并房颤的慢性心力衰竭患者进行高强度有氧训练。

安全注意事项：①识别高危患者，要求危险分层为 C、D 级患者运动时佩戴心率监测设备，必要时佩戴血氧饱和度监测设备，以保证安全性；②注意热身与整理阶段，高度重视患者运动中不适主诉及症状、体征的变化，做好应急预案；③个体化原则：对于特殊人群应个体化调整运动处方，如糖尿病患者，注意运动时间应避开降糖药物血药浓度达峰时间，运动中酌情补充糖分，避免出现低血糖。

（2）抗阻训练的强度、时间、频率以及运动形式：在慢性心力衰竭患者急性发作的住院

Ⅰ期康复,早期活动建议低强度的抗阻运动。稳定的慢性心力衰竭患者,建议在 3~4 周有氧运动后进行非低强度抗阻运动。抗阻运动训练前应先进行肌力测试,并据此制订抗阻运动处方。

推荐老年人或无运动习惯者以 40%~50% 的 1-RM(低到较低强度)为起始强度,逐渐过渡到 65%~75% 的 1-RM(中等强度),即重复 8~15 次的负荷;组数 1~3 组,从 1 组练习开始。有经验的力量练习者以 70%~80% 的 1-RM(较高到高强度),即重复 8~12 次的负荷,2~3 组重复练习。建议早期康复可以采用小哑铃、弹力带等简单器具或抬腿等克服自身体质量进行训练(心率增加 <20 次 /min,RPE<12);病情稳定后通常在数周至数月内,逐渐增加抗阻运动训练强度。上肢肌群、核心肌群(包括胸部、肩部、上背部、下背部、腹部和臀部)和下肢肌群可在不同日期交替训练,每次训练 8~10 个肌群。组间的运动间隔休息 1~3 分钟,更大重量可休息 3~5 分钟。每周训练 2~3 次,每次训练完,须至少有 1 天的休息时间间隔。当患者每个肌肉群能够轻松完成 3 组训练并每组重复 10~15 次时,可增加抗阻重量约5%,重复次数从 1 组开始,每组次数 10~15 次,最终增加到 70% 1-RM,重复 10~15 次;老年心力衰竭患者可增加每组重复次数(如 15~25 次 / 组),减少训练强度。

注意事项:①训练必须循序渐进,可从 30% 的 1-RM 做起,逐渐增加负荷的强度,建议每 2 周可进步的幅度不超过 5%。②运动时注意调整呼吸模式,要绝对避免屏气(Valsalva动作),发力时呼气,放松复位时吸气。若发力时需屏气才能完成,说明负荷强度过大,要及时调整运动强度。③运动时保持正确姿势,抗阻训练不应引起明显肌肉疼痛。④力量训练前也要进行热身,拉伸筋膜、活动关节、增加肌肉血供,不仅有利于运动的效果,还能防止受伤,提高运动的安全性。

(3)柔韧性训练的强度、时间、频率及运动形式:柔韧性运动种类包括动力拉伸和静力拉伸,常作为训练后的整理运动,对患者的平衡、协调能力亦有帮助。柔韧性运动强度包括牵拉某关键肌肉群和肌腱的次数和持续的时间。一般关键肌肉群牵拉 3~5 次,每次 20~30秒。柔韧性运动训练可进行 2~3 次 / 周,循序渐进增加肌肉群的牵拉次数。

柔韧性运动的注意事项:①应根据动作的难度、幅度等循序渐进、量力而行;②避免拉伤。

(4)呼吸训练:呼吸训练包括呼吸模式的调整以及呼吸肌力量和耐力训练。

缩唇呼吸训练:练习时嘴唇半闭(缩唇)时呼气,类似于吹口哨的嘴形,使气体缓慢均匀地从两唇间缓缓吹出,吸气时闭嘴用鼻缓慢吸气,稍屏气后行缩唇呼气,吸与呼时间比为1:2。这种方法可增加呼气时支气管内的阻力,防止小呼吸道过早塌陷,有利于肺泡内气体排出。

腹式呼吸训练:患者舒适位站立或坐位,左手置于胸前,右手置于腹部,鼻子慢慢深吸气,尽力将腹部鼓起,然后以口呼吸,尽量将腹内收(此时口型为鱼口状),呼吸要深,尽量延长呼气时间,10min/ 次左右,2~3 次 /d,可天天做。腹式呼吸可以提高膈肌的运动幅度和功能。

人工对抗阻力呼吸肌训练:可借助呼吸训练器,缓慢用力吸气,自我调节吸气流速,直至达到靶目标。训练强度要循序渐进,以不疲劳为度,尽量将吸气时间保持较长,结束后缓慢缩唇呼气,放松休息 2 分钟后下次锻炼。训练前应先进行最大吸气肌力量测评,以35%~60% 最大吸气压力(PImax)进行吸气肌训练,平均每天进行 20~30 分钟,每周 5 次。

7

辅助呼吸肌训练：可以通过一些拉伸或力量训练辅助呼吸肌力量和功能，如胸锁乳突肌、斜方肌等。

注意事项：①训练强度要循序渐进，注意防止过度换气，出现头晕、目眩、气急；②对于慢性心力衰竭患者建议长期进行呼吸肌训练。

4. 运动康复流程 心力衰竭的早期阶段（Ⅰ期康复），建议低强度抗阻运动（小哑铃、弹力带、沙袋）、关节松动、呼吸肌训练（缩唇呼吸、腹式呼吸）为主，目标是早日离床、减少卧床带来的不利影响及并发症。病情稳定、功能状态逐步改善后进行再次康复评定，以进入到下一阶段（Ⅱ~Ⅲ期康复）。Ⅱ期门诊康复可以根据危险分层评估结果，确定运动康复中是否需要心电与血压监护以及监护的次数；Ⅲ期家庭康复阶段，条件允许患者可选择家庭远程监测下进行运动康复。随访形式可电话随访或门诊随访，也可以建立电子随访系统及微信群等。

对于合并房颤的心力衰竭患者，根据患者状况，心力衰竭是否得到控制，心室率是否控制得良好，采用 CPET 等评估心肺功能制订运动处方，开始运动训练；训练过程中判断运动强度是否适合，是否需要重新调整运动处方，再继续运动康复治疗。

这一流程大致可以分为四步：①评估心力衰竭严重程度和是否稳定：了解患者的心力衰竭症状（如呼吸困难、水肿和厌食）、心力衰竭体征（1 周内体重增加 ≥2kg，休息时和运动后与基线相比，血氧饱和度降低，肺充血和胸膜积液恶化）。②评估运动训练的可行性及心率控制程度：应根据运动负荷试验期间的脉搏率的变化、症状、运动持续时间和峰值 METs 等结果来确定。当心率变异指数 ≤10 次 /min 时，认为是充分的心率控制。③进行 CPET 确定目标运动强度：可以使用运动期间 AT 时的运动强度或 METs 计算步行速度。在跑步机测试期间，对于需要中等强度和轻强度运动计划的患者，目标运动强度应分别确定为最大负荷下运动量的 40%~60% 和 20%~40%。④适时再评估并调整处方：如部分患者在 AT 时的摄氧量和脉搏率高于最大工作负荷下的 40%~60%，应考虑运动处方强度不足，可根据血压、心率、症状和自主疲劳程度评估，适当增加和调整运动强度。

抗阻训练也需循序渐进，可分为 3 个阶段，即指导适应阶段、抗阻 / 耐力训练阶段、力量训练阶段，各阶段具体运动强度、重复次数、训练频次见表 7-12-4。

表 7-12-4　慢性心力衰竭患者抗阻 / 力量训练建议

训练阶段	强度	重复次数	频率
指导适应阶段	<30%：1-RM，RPE<12	5~10	2~3 次 / 周
抗阻 / 耐力训练阶段	30%~40%：1-RM，RPE 12~13	12~25	2~3 次 / 周
力量训练阶段	40%~60%：1-RM，RPE<15	8~15	2~3 次 / 周

注：1-RM，1 次重复最大力量；RPE，自主疲劳指数。

（四）药物处方、营养处方、心理处方、戒烟处方（包括危险因素管理）

在药物、营养、心理、吸烟及危险因素的评估和处方制订方面，合并心力衰竭的房颤患者与无房颤的心力衰竭患者基本一致。由于心力衰竭患者合并的心脏基础疾病和其他系统疾病较多，在这些评估和管理上需要更加细致全面，详见本篇"1 房颤合并心力衰竭的

7

综合管理"和"5 房颤的运动康复"等相关内容,以及心力衰竭的相关治疗指南和康复共识,在此仅作简述。

1. 药物使用评估及药物处方 了解并记录患者的用药情况,包括房颤和心力衰竭治疗药物,也包括基础疾病、合并症的用药。评估用药是否规范合理、服药依从性和药物不良反应等。房颤药物使用和管理可参见《心房颤动:目前的认识和治疗的建议-2018》和《2020年ESC房颤诊断和治疗指南》;心力衰竭药物使用的适应证、禁忌证和具体使用方法可参见《中国心力衰竭诊断和治疗指南2018》和《2021年ESC心力衰竭诊断和管理指南》。

2. 心理处方 慢性心力衰竭患者常合并抑郁、焦虑等精神心理问题,是导致心力衰竭患者治疗不依从、预后不良的重要因素。心血管疾病患者可选用健康调查36条简表(SF-36)、健康调查12条简表(SF-12)、欧洲五维健康量表(EQ-5D)等普适量表以及明尼苏达心力衰竭生活质量问卷等特制量表,评估患者的日常生活能力和生活质量;通过患者健康问卷9项(PHQ-9)和广泛焦虑问卷(GAD-7)评估患者的精神心理状态;采用匹兹堡睡眠质量评定量表客观评价患者的睡眠质量,对高度怀疑有睡眠呼吸暂停的患者采用多导睡眠监测仪或便携式睡眠呼吸暂停测定仪了解患者夜间缺氧程度、睡眠呼吸暂停时间及次数。心理处方可参照《在心血管科就诊患者的心理处方中国专家共识》。

3. 营养处方 评估患者日常饮食情况、每日蛋白质、碳水化合物、脂肪、膳食纤维、水及酒精摄入情况,评估热量供给比例是否合理;可以通过体质分析进一步评估患者BMI、体脂尤其腹部脂肪含量、肌肉含量,以及基础代谢率情况。对于存在营养不良风险的患者可进一步行营养NSR2002量表评估。慢性心力衰竭营养处方原则可参照《心血管疾病营养处方专家共识》。

4. 戒烟处方及危险因素管理 吸烟的危害是全身心的,越早戒烟,获益越多。心脏康复评估中应了解患者吸烟史和被动吸烟情况,了解戒烟的意愿,可使用尼古丁依赖量表评估烟草依赖程度。需用明确清晰的态度建议所有患者戒烟,建议所有患者避免暴露于烟草烟雾的环境中。戒烟处方可参考《心血管病患者戒烟处方中国专家共识》和《2018年ACC戒烟共识》。房颤和心力衰竭患者可共有许多危险因素,或合并多种慢性病,对这些可干预危险因素的全面、全程、有效管理,已经成为房颤和心力衰竭患者管理的重要组成部分,具体方法可参见相关指南。

(五)提高心脏康复依从性和自我管理能力

提高患者心脏康复的依从性非常重要,这是患者能够获益的基础和保证;提高自我管理能力是心脏康复的重要目标,也是慢性病患者生活质量改善的重要保证。

1. 健康教育和指导 通过健康教育以加强慢性心力衰竭患者自我管理能力的培养。首次进行心脏康复评估时就应开始进行健康教育和指导,并且是具体化的指导。应明确告诉患者复诊的时间,应该服用的药物和剂量,血压心率的监测方法和次数,记录液体出入量以及监测体重的方法,对教育效果进行评价和反馈,了解患者认知和执行的薄弱环节,并在后续接触中持续调整和改进。例如体重管理:应指导患者学会通过自测体重和记录尿量调整利尿剂用量。体重增加通常是在肺淤血或体循环淤血症状之前出现液体潴

7

留。建议每天液体入量不超过 1.5L，每 2 周检测 1 次电解质。24 小时体重增加 >1.5kg 或者 3 天体重增加 >2.0kg，表明液体潴留正在加重，需增加利尿剂使用剂量，患者可根据液体出入量调整利尿剂用量。健康教育课程包括：什么是心力衰竭，引起心力衰竭发生和加重的病因和诱发因素，心力衰竭应该每日自我监测哪些指标，服用的药物，心力衰竭的非药物治疗，心力衰竭的运动治疗，心力衰竭的营养支持，心力衰竭的心理恢复，以及如何运动。

2. 运动处方的个体化　运动处方的个体化非常重要，必须要关注患者的运动能力、生活质量、日常生活活动和二级预防等相关问题。没有哪一项评估优于其他评估，即使对同一患者，不同时间段的评估侧重也有变化。因此，临床医师除了心肺耐力，还需评估患者的心理状态、病理生理情况以及环境和职业因素，根据患者的实际需求和可行性目标来制订个体化的运动处方。选择患者喜欢的运动，能够提高远期运动依从性；把患者的家庭因素和社会活动考虑进来，可以强化患者的康复动机和依从性。另外，医师还需考虑到患者的合并症情况，如呼吸系统疾病、糖尿病、肥胖以及肌肉骨骼活动障碍等，这些因素很可能会限制患者的运动表现。

3. 建立心脏康复团队，持续管理患者　建立多学科人员组成的心脏康复团队，包括心脏专科医师、全科医师、护士、药师、康复治疗师、营养师、心理治疗师等，具有长期稳定的配合和良好的沟通；并应定期对成员进行培训，以确保管理方案持续改进和实施标准化。为患者建立随访档案，每次随访做好记录，确定下一次随访时间，并给予患者调整后的五大处方指导。出院 3 个月内建议患者每个月随访 1 次，以后可延长为每 3 个月随访1 次。

当心力衰竭合并房颤时，患者的康复管理变得更为必要和迫切。美国心脏病学会已经将房颤管理策略在原有的节律控制、速率控制以及抗凝三大方面基础上，增加了联合生活方式和危险因素的管理策略，并将增加的这一策略放在基石治疗和第一支柱的重要位置；心力衰竭患者的多学科团队管理已被普遍纳入各大相关指南，但真正做到将心脏康复五大处方普遍应用到临床心力衰竭和房颤患者中仍需要走很长的路、付出很多的努力，需要医师、患者、家属以及社会各个方面的共同努力和支持。

（李　真）

参 考 文 献

［1］黄从新,张澍,黄德嘉,等.心房颤动:目前的认识和治疗的建议 -2018［J］.中国心脏起搏与心电生理杂志,2018,32(4):315-368.

［2］CHUNG M K, ECKHARDT L L, CHEN L Y, et al. Lifestyle and Risk Factor Modification for Reduction of Atrial Fibrillation: A Scientific Statement From the American Heart Association ［J］. Circulation, 2020, 141(16): e750-e772.

［3］中国康复医学会心血管病预防与康复专业委员会.心房颤动患者心脏康复中国专家共识［J］.中华内科杂志,2021,60(2):106-116.

［4］MCDONAGH T A, METRA M, ADAMO M, et al. 2021 ESC Guidelines for the diagnosis and treatment of acute and chronic heart failure［J］. Eur Heart J, 2021, 42: 3599-3726.

7

［5］ ELSHAZLY M B，SENN T，WU Y，et al. Impact of atrial fibrillation on exercise capacity and mortality in heart failure with preserved ejection fraction：insights from cardiopulmonary stress testing［J］. J Am Heart Assoc，2017，6（11）：e006662.

［6］ ELSHAZLY M B，WILKOFF B L，TARAKJI K，et al. Exercise Ventricular Rates，Cardiopulmonary Exercise Performance，and Mortality in Patients With Heart Failure With Atrial Fibrillation［J］. Circ Heart Fail，2021，14：e007451.

［7］ LALANDE S，CROSS T J，KELLER-ROSS M L，et al. Exercise intolerance in heart failure：central role for the pulmonary system［J］. Exerc Sport Sci Rev，2020，48（1）：11-19.

［8］ LUO N，MERRILL P，PARIKH K S，et al. Training in patients with chronic heart failure and atrial fibrillation［J］. J Am Coll Cardiol，2017，69（13）：1683-1691.

［9］ BITTENCOURT H S，CRUZ C G，DAVID B C，et al. Addition of non-invasive ventilatory support to combined aerobic and resistance training improves dyspnea and quality of life in heart failure patients：A randomized controlled trial［J］. Clin Rehabil，2017，31：1508-1515.

［10］ 中国康复医学会心血管病预防与康复专业委员会. 慢性心力衰竭心脏康复中国专家共识［J］. 中华内科杂志，2020，59（12）：942-952.

［11］ CORNRLIS J，MYERS J，HEIDBUCHEL H，et al. Exercise Training in Heart Failure Patients With Persistent Atrial Fibrillation：a Practical Approach［J］. Card Fail Rev，2018，4（2）：107-111.

［12］ ELLINGSEN Ø，HALLE M，CONRAADS V，et al. High-intensity interval training in patients with heart failure with reduced ejection fraction［J］. Circulation，2017，135：839-849.

［13］ BARUA R S，RIGPTTI N A，BENOWITZ N L，et al. 2018 ACC Expert Consensus Decision Pathway on Tobacco Cessation Treatment. A report of the American College of Cardiology Task Force on Clinical Expert Consensus Documents［J］. J Am Coll Cardiol，2018，72（25）：3332-3365.

13　房颤的无创心电学评估

近年来，人口老龄化现象日趋明显，房颤发病率也呈逐年升高趋势，随着治疗手段及技术的不断提高，一部分房颤患者已得到有效的治疗或进行了相关的干预。但是仍有大部分房颤人群未被发现及诊断，其中无症状房颤占有很大比例。众所周知，卒中为房颤患者最常见的严重不良事件，而隐源性卒中则危害更大，研究显示很多隐源性卒中发生与房颤关系密切，其中 1/4 的卒中患者为无症状房颤人群。如何增加无症状房颤的检出率，提高隐源性卒中患者房颤筛查及识别显得尤为重要。由于房颤发作时间的不确定性及部分人群症状隐匿，常规心电检测手段 12 导联 ECG 及 24 小时动态心电图存在局限，长时程的心电检查、手持式心电设备、植入式心电事件记录仪成了房颤诊断及评估的更有利的检查方法。

目前相关的临床循证医学证据已证实长时程及便携式心电设备较常规监测方法房颤检出率明显提高。同时,智能心电设备的开发应用为房颤的监测提供了更优的选择。不但有助于临床医师对房颤患者进行早期识别,而且对接受房颤抗栓及射频消融治疗的患者能够进行风险及疗效评估。此外,无创心电指标还可预测房颤的发生、评估房颤预后及复发,本文就无创心电检查与房颤相关性进行如下介绍。

一、无创心电学检查在房颤中的诊断价值

房颤引发的卒中是其高死亡率及高致残率的重要原因。研究显示,心房颤动使卒中的危险性提高 5 倍。心房颤动患者中至少 1/3 为无症状性房颤,常在出现卒中等严重并发症时才被发现,危害性较大。因此,卒中预防工作中的重点就是早期诊断房颤,尤其是无症状性房颤,及早进行抗栓治疗以减少卒中的发生。目前常规的检测方法包括 24 小时动态心电图及标准导联心电图,但房颤检出率较低,长时程连续心电监测、便携式的心电记录仪、智能心电监测等能够有效提高房颤的诊断率。

1. **常规动态心电图** 24 小时时动态心电图一直以来是房颤主要的检查方式,其应用导联线和贴片进行心电记录,数据需要借助软件由医师操作分析。由于其监测时间短,且对于症状性房颤患者适用性较好,主要在门诊及住院患者中应用。目前传统的监测方式房颤的检出率为 7.6%。指南针对卒中人群房颤的筛查仍以传统的 24 小时 Hoter 或更长时间的 Holter 为主。但对于无症状房颤、卒中原因不明、社区人群的房颤筛查其应用受限。

2. **长时程连续心电监测** 长时程无创心电检查作为一种新的房颤检查方式备受关注,其通常为单导联心电图,可连续记录 7~30 天心电数据。目前国内长时程 Holter 一般记录 7~14 天。多个随机研究显示,长程穿戴设备心电监测较传统的房颤监测方式效果更佳,尤其对于阵发性房颤人群。Gladstone 在 *New England Journal of Medicine* 发表了一项关于隐源性卒中的房颤筛查研究,入选 572 名隐源性卒中患者,应用 24 小时 Holter 和 30 天连续监测的动态事件记录器对房颤筛查效果进行分析比较,结果显示长时程动态心电记录器房颤检出率 16.1%,24 小时 Holter 房颤检出率为 3.2%。Dahal 对 4 个临床随机对照试验共 1 149 例卒中和短暂性脑缺血发作(transient ischemic attacks, TIA)患者进行汇总分析,显示 7 天或更长时程心电记录较 48 小时内的 Holter 房颤检出率明显提高,分别为 13.8% 与 2.5%。Sanna 对隐源性卒中患者应用植入式心电事件记录器和常规 24 小时 Holter 进行房颤筛查,结果显示植入式心电记录仪对新发房颤检出率明显优于常规监测方式,随访 6 个月时房颤检出率为 8.9% 与 1.4%, 12 个月时为 12.4% 与 2.0%, 36 个月时为 30.0% 与 3.0%。综上,对于阵发性房颤,尤其是无症状房颤,长程心电监测明显优于常规短时程心电设备,监测时间越长,检出率越高。

3. **手持式、便携式心电监测** 触发式心电事件监测仪是一种间断、便携式的心电事件记录器,可记录 30 秒至 1 分钟的单导联心电图(一般为 I 导联),通常需要佩戴人员进行触发或出现症状时随时进行心电记录,并自行将心电数据传输或邮寄至中心,由医师进行分析诊断。Klein-Wiele 对 184 名心悸患者应用了触发式心电事件记录器进行 4 周的心电监测。这种记录器无贴片,在患者症状发作时需放置于胸前,并触动按键进行 30 秒单导

联的心电记录,监测结果发现已知房颤反复发作 27 人(14.7%),新发房颤 19 人(10.3%)。Olsson 应用手持式心电记录仪对近期确诊卒中和 TIA 的患者进行房颤监测,周期为 14 天,每天早晚 2 次进行数据采集传输,结果显示卒中患者房颤检出率为 11%,TIA 检出率为 5%。手持式心电监测设备便于携带、操作简单,患者易于接受,但由于不能用于监测无症状房颤,因此应用也存在局限。

4. 智能手机心电监测　智能手机心电设备作为一种新的心律失常检查方式,已给无创心电领域带来了巨大改变。由于其监测房颤方便、廉价、易于操作,已成为房颤筛查的又一利器。目前智能手机监测设备主要两种模式:一种为智能手机背部附带金属电极,配合手机 APP 软件使用,如左右手同时接触电极片可产生单导联(Ⅰ 导联)心电图。患者可以实时在手机查看心电图片段,部分可以提供自动诊断,同时手机 APP 将数据自动发送至诊断中心存储。这种智能心电手机需要单独的感知器或设备,价格相对昂贵。另一种主要为基于光电脉搏波信号(photoplethysmography,PPG)方法,通过智能手机的摄像头或灯光进行心电数据的监测采集。其利用摄像头的感光,进行 PPG 波形监测。具体原理是 PPG 传感器检测由外周脉搏引起的组织血容量的变化当光源(智能手机摄像头的发光二极管闪烁)照亮手指的皮下组织,并且光电探测器(智能手机摄像头)检测到通过组织的光强度变化时,在智能手机内产生 PPG 波形。基于 PPG 的智能手机监测设备只需手机配备软件 APP,无须另加设备,因此使用方便、成本较低。但是 PPG 监测方法受到很多因素干扰,如血氧饱和度、血压、心率、呼吸等影响,同时期前收缩也会影响房颤的诊断,因此,对软件 APP 要求较高。

Lowres 等应用智能手机监测设备对 1 000 例入选者进行 30~60 秒的房颤筛查(SEARCH-AF 研究),新发房颤检出率为 1.5%,和以往新发房颤 1.4% 的结果相当,且敏感性为 98.5%,特异性为 91.4%。Chan 入选 1 013 例患者同时应用心脏监测仪和基于 PPG 检测方法的智能手机设备进行心律失常监测,当机器自动诊断房颤时会采集 12 导联标准心电图确认,最终诊断房颤 28 例,检出率为 2.76%,28 例中 25 例为既往持续性或永久性房颤病史,新发房颤 5 例(17.6%),基于 PPG 的智能手机房颤诊断敏感性为 92.9%,特异性为 97.7%。另外,多个研究显示和标准 12 导联心电图比较,PPG 智能手机监测房颤敏感性为 87%~100%,特异性为 97%~100%。其在房颤诊断筛查上的应用尚需更多的循证医学证据支持。智能心电监测设备在性能和自动诊断算法上仍需不断提升和改进,应用于临床房颤的诊断指日可待。

综上,无创心电监测在房颤的检测、筛查与管理中起着重要作用,需要根据实际情况选择合适的检查设备。针对阵发性房颤人群,14~18 天监测周期的手持式心电监测设备房颤检出率优于 12 导联心电图和 24 小时 Holter。长时程心电监测设备优于患者触发的事件记录器,且监测时程以 2~4 周最佳。智能心电设备作为新的检查手段,在房颤监测方面有着良好的应用前景。

7

二、无创心电指标对房颤的预测价值

无创心电检查除可以作为房颤诊断的重要工具,研究发现,其中的一些无创心电指标,如体表心电图的 P 波时限、离散度及心率情况等对房颤发生风险、术后房颤复发及生存预后有重要的预测价值。

1. P波与房颤 众所周知，心房异质性与房颤的发生、发展关系密切。与P波相关的一些心电学指标，如P波时限、P波离散度、PWD、PR间期等能够反映心房内不均一性。近些年研究发现，P波时限和P波离散度都是阵发性房颤的重要预测指标。P波时限延长或P波离散度增大易发生阵发性房颤。其机制可能是心房内电活动差异增大时房内易形成折返而引发房颤。研究发现，P波极性异常可能会增加房颤发生风险，Rangel分析4 274例健康参与者体表心电图的P波极性与房颤发生的相关性，结果发现P波极性异常的人群较正常人群房颤发生风险增加17%。Nielsen公布了Copenhagen研究结果，入选对象285 993例，历时6.7年随访，房颤每年增加0.49%，P波时限100~105毫秒人群房颤发生率最低，P波时限大于130毫秒和90~100毫秒房颤发生率最高，P波的时限缩短、延长均与房颤的发生相关。这为无创心电指标预测房颤发生提供了重要的参考。

房颤导管射频消融治疗后体表心电图P波形态特点及其对房颤复发的预测值得关注研究。Kizilirmak观察阵发性房颤患者导管射频消融治疗术前后体表心电图P波特点发现，P波的幅度、时限及离散度较术前均降低，手术前后P波的幅度差异在房颤非复发组明显高于复发组，提示P波振幅降低可能预示房颤复发率降低。Nakatani研究射频消融前后房颤患者的P波时限，结果发现房颤复发的患者无论射频消融手术前后P波时限均大于未复发患者，且存在统计学差异。因此作者得出房颤P波时限可以预测房颤复发。我院对首次行RFCA后的阵发性房颤患者进行单因素分析显示P波最大时限、P波最小时限、V$_1$导联P波终末电势（PtfV$_1$）≥0.04mV·s与房颤复发显著相关，PtfV$_1$≥0.04mV·s是房颤复发的独立预测因素。Supaneka最新报道ABCD-AF试验结果，这是一项小样本前瞻性随机试验，研究对象为160名射频消融术后的患者，发现V$_1$导联P波时限缩短、P波时限/PR间期降低可以预测房颤复发。

所以，P波时限不但可以预测房颤发生风险，而且对于接受RFCA的患者复发也有重要的提示作用。考虑原因，可能是P波时限与左心房直径存在相关性，左心房直径增大患者心房异质性增加，房颤发生率明显提高。因此，P波时限对预测房颤及复发有重要的参考价值。

2. 心率与房颤 研究发现，静息心率升高会增加负性心血管事件，那么静息心率对房颤人群的影响如何目前还不十分明确。对此，Andrade利用AFFIRM和AF-CHF两项大型研究中的数据进行统计分析，评估静息心率对房颤患者再住院率及死亡率的影响，其共观察5 164名房颤患者的7 179份静息心电图（其中4 848份为房颤，2 311份为窦性心律），随访2~4年，结果发现静息心率升高的窦性心律组与全因死亡率相关，心率每升高10次/min，死亡风险增加1.24倍。静息心率正常的房颤组与全因死亡无关，但是心率为90~114次/min或大于114次/min的房颤组全因死亡及心血管再住院风险增加。因此，静息心率升高会增加房颤人群心血管负性事件及全因死亡。

目前多数的房颤患者需要药物来控制心室率，但是室率控制目标一直存在争议。一般认为，对大多数房颤患者，静息时心室率应控制在60~80次/min，中度活动时心室率应控制在90~115次/min。RaceⅡ研究结果显示，对于永久性房颤，宽松室率控制（静息时<110次/min）与严格心室率控制（<80次/min），其在心血管死亡、心力衰竭住院、卒

中、出血等方面并无差异。因此,该研究得出对心功能稳定房颤患者可以采用宽松控制心室率的策略。但 Steinberg 发表了一项房颤注册登记研究 (ORBIT-AF) 结果,该研究入选 2 812 例永久性房颤患者,评估室率控制与全因死亡相关性,结果发现静息时心率小于 65 次 /min 的患者随着心率的降低死亡率呈升高趋势,同样大于 65 次 /min 的患者随着心率的增加死亡率同样呈升高趋势。因此作者建议,永久性房颤患者应该按照指南推荐严格控制心率。

3. QRS 及 PR 间期与房颤 Andrade 对 AFFIRM 和 AF-CHF 两项大型研究的心电图数据再次分析 QRS 波时限、PR 段等与房颤负性事件的相关性。结果发现,QRS>120 毫秒是全因死亡、心血管死亡、心律失常死亡、心血管再住院的独立危险因素。PR>200 毫秒是心血管死亡及心律失常死亡的独立危险因素,而 JT 和 QTc 则无相关性。Whitbeck 利用 AFFIRM 研究中的数据,对房颤患者的心电图进行分析,其按 QRS 波分为 <90 毫秒、90~119 毫秒、≥120 毫秒三组,随访 3.5 年发现,QRS≥120 毫秒组较 QRS<90 毫秒组死亡率及再住院率明显升高,QRS≥120 毫秒组无论有无心力衰竭死亡风险均增加,因此作者提出 QRS≥120 毫秒的房颤患者全因死亡率及住院率风险增加。一系列研究已证实 QRS 时限延长与心血管负性事件相关,另外 QRS 可作为房颤复发的预测指标。Canpolat 对 376 名持续性房颤患者的左心房瘢痕和碎裂 QRS 波 (fQRS) 相关性进行研究,结果发现 fQRS 与左心房瘢痕明显相关,射频消融术后房颤复发患者中 fQRS 比例明显高于无复发者 (53.2% *vs.* 16.8%),fQRS 可用于预测持续性房颤患者术后复发。

4. 心电图主频与房颤 主频分析在心内电生理中主要用于房颤的基质研究,通过主频分析证实转子机制、碎裂电位、自主神经机制及房颤巢机制都是房颤发生和维持的重要机制。目前房颤消融术中通过主频标测来完成一些消融术式的治疗,而主频分析与体表心电图相关性目前争议较多,尤其是 V_1 导联。研究发现,房颤起源于上腔静脉较起源于肺静脉的患者 V_1 导联主频值升高,对于这些部分起源的房颤,体表心电主频检测的应用价值较大。Sasaki 研究房颤患者体表心电图与腔内心电图主频相关性,以及体表心电图主频与心房电重构的关系,结果发现体表心电图 V_8~V_9 导联主频与左心房基底部主频一致,V_1 导联与右下肺静脉主频一致,持续性房颤较阵发性房颤 V_9 导联主频下降,因此作者提出 V_9 导联主频分析可以反映左心房的电活动。Raine 在此基础上,通过改良体表心电图 (用 V_8~V_9 导联代替 V_4~V_6 导联),对比两种心电图主频与房颤心房电活动的相关性。结果发现,与标准心电图相比,改良的体表心电图主频与左心房电活动反映性并未提高,两种体表心电图的主频还是主要与高位右心房、冠状窦及右肺静脉主频一致,且 V_1 导联仍是主要的检测指标。因此,目前多数研究结果仍倾向于 V_1 导联与右心房电活动明显相关,在一定程度上可反映左心房电活动,V_9 导联与左心房电活动的相关性仍需更多的研究进一步证实。

因此,无创心电指标对房颤的发生,术后复发预测及生存预后的评估有着重要参考价值,随着更多研究结果公布及发现,期待更多的无创检测手段可辅助于房颤的诊断治疗,让房颤人群从中切实获益。

（代佰玲 洪丽）

7

参 考 文 献

[1] JAAKKOLA J, MUSTONEN P, KIVINIEMI T, et al. Stroke as the first manifestation of atrial fibrillation [J]. PLoS One, 2016, 11: e0168010.

[2] STEINHUBL S R, WAALEN J, EDWARDS A M, et al. Effect of a Home-Based Wearable Continuous ECG Monitoring Patch on Detection of Undiagnosed Atrial Fibrillation The mSToPS Randomized Clinical Trial [J]. JAMA, 2018, 320 (2): 146-155.

[3] HALCOX J P J, WAREHAM K, CARDEW A, et al. Assessment of Remote Heart Rhythm Sampling Using the AliveCor Heart Monitor to Screen for Atrial Fibrillation: The REHEARSE-AF Study [J]. Circulation, 2017, 136 (19), 1784-1794.

[4] DAHAL K, CHAPAGAIN B, MAJARHAN R, et al. Prolonged cardiac monitoring to detect atrial fibrillation after cryptogenic stroke or transient ischemic attack: a meta-analysis of randomized controlled trial [J]. Ann Noninvasive Electrocardiol, 2016, 21 (4): 382-388.

[5] OLSSON A S, ENGDAHL J. Detection of Atrial Fibrillation with Intermittent Handheld Electrocardiogram in Patients with Ischemic Stroke and Transient Ischemic Attack [J]. J Stroke Cerebrovasc Dis, 2016, 25 (11): 2648-2652.

[6] CHAN P H, WONG C K, POH Y C, et al. Diagnostic Performance of a Smartphone-Based Photoplethysmographic Application for Atrial Fibrillation Screening in a Primary Care Setting [J]. J Am Heart Assoc, 2016, 5 (7): e003428.

[7] DE RIDDER B, VAN ROMPAEY B, KAMPEN J K, et al. Smartphone apps using photoplethysmography for heart rate monitoring: meta-analysis [J]. JMIR Cardio, 2018, 2 (1): e4.

[8] KRIVOSHEI L, WEBER S, BURKARD T, et al. Smart detection of atrial fibrillation [J]. Europace, 2017, 19 (5): 753-757.

[9] SUPANEKAR N, GILGE J L, AHMED A, et al. Post-ablation P wave characteristics correlate with recurrent atrial fibrillation in the ABCD-AF cohort [J]. J Interv Card Electrophysiol, 2022, 64 (2): 437-442.

[10] CANPOLAT U, MOHANTY S, TRIVEDI C, et al. Association of fragmented QRS with left atrial scarring in patients with persistent atrial fibrillation undergoing radiofrequency catheter ablation [J]. Heart Rhythm, 2020, 17 (2): 203-210.

7

14　起搏器携带合并房颤的程控管理

心脏起搏器植入是当前治疗各类缓慢性心律失常的常用有效手段。既往的研究表明，植入心脏起搏器人群与未植入人群相比,房颤的发生率从 3% 提高至 15%~30%。起搏器携带合并房颤的患者而言,不仅可以提高房颤的检出率,同时也可以通过适当的起搏器程控管理来减少房颤发作、干预和终止房颤。

一、起搏器携带者房颤的筛查与诊断

房颤和需要永久起搏器治疗的窦房结疾病都是年龄相关性疾病,发病率随年龄而增加。起搏患者发生房性心动过速 / 房颤和卒中的概率随植入时间大幅增加,早期资料显示,起搏器术后房颤的年发生率至少 5%,慢性持续性房颤的年发生率约 3%,房颤平均累计发生率高达 30%~40%,显著高于无起搏器人群。病窦起搏模式选择试验(MOST 研究)随访了 33 个月,房颤发生率为 22.5%。2012 年 ASSERT 研究结果发布,起搏器诊断的房性心动过速 / 房颤事件患者,缺血性卒中及系统性栓塞风险升高 2.5 倍,起搏器诊断的房性心动过速 / 房颤事件是缺血性卒中及系统性栓塞风险的预测因子。

准确的起搏器房性心动过速 / 房颤诊断可以辅助治疗方案调整,减少卒中风险。通过监测心房感知事件的频率和持续时间,房颤检出准确率为 59.7%~62%,增加 PRLogic 算法后,房颤诊断的准确率能够达到 96.2%。Purerfellner 等通过对大量临床试验中储存的房性心动过速 / 房颤事件进行荟萃分析,量化风险 AT500 和 GEM Ⅲ AT 这两种具有 PRLogic 算法来诊断房性心动过速 / 房颤事件的植入式设备中事件诊断的准确性。结果发现,对于 AT500 和 GEM Ⅲ AT,正确检出房性心动过速 / 房颤事件的比例分别为 95.3%(95%CI 93.5~96.7)和 95.7%(95%CI 84.3~98.9)。经 Holtel 确认,100% 的持续性房性心律失常和 95.3% 的房性心动过速 / 房颤发作事件能够被起搏器准确记录。

基于起搏器对于房性心动过速 / 房颤事件筛查和诊断的准确性,ESC 2016 年房颤管理指南和 2020 年房颤管理指南中,均推荐起搏器和埋藏式心脏复律除颤器携带患者应常规检查起搏器的心房高频事件(Ⅰ类推荐,B 级证据)。检测到心房高频事件患者在进行房颤治疗前应该进行进一步心电图检查。

二、起搏器携带者房颤的预防

1. 最小化心室起搏 目前,学者们已经广泛认同频繁的右心室心尖部起搏可增加左心功能不全和房颤的发生风险。MOST 研究结果提示,DDDR 起搏模式组心室起搏比例每增加 1%,房颤发生风险增加 1%。SAVE PACe 研究将 1 065 例病态窦房结综合征患者随机分为最小化右心室起搏 DDDR 组(心室起搏比例 9%)和固定短 AV 间期的 DDDR 组(心室起搏比例 99%),观察右心室起搏比例的不同对房颤发生率的影响。结果显示,最小化右心室起搏 DDDR 组房颤的发生风险显著降低于短 AV 间期 DDDR 组(7.9% *vs.* 12.7%,P=0.004)。

最小化心室起搏策略实际就是在双腔心脏起搏器中保障房室结优先功能,尽可能优先 AAI 起搏模式。现代心脏起搏器中实现房室结优先有以下几种形式:房室间期自动搜索(Search AV 及 Search AV+)、心室自身优先功能(VIP)、最小化心室起搏功能(MVP)和 AAI safe R 等,不同起搏器制造商针对房室结优先功能的名称、算法不完全一致,但基本工作原理都是通过动态调整 AV 间期或 AAI(R)-DDD(R)模式之间的自动转换,保证最大程度

7

的自身心室下传,减少右心室起搏比例。通过起搏器的优化程控管理可以实现最小化心室起搏,减少房颤的发生。

2. 房室同步起搏与起搏器术后房颤　房室同步起搏是多年来公认的非常重要的预防房颤的起搏模式。早期的随机对照临床试验结果发现,随访平均 5.5 年,保持房室同步的 AAI 起搏模式与 VVI 起搏模式相比,可以使病窦患者房颤负荷降低 46%。随后的临床试验荟萃分析结果进一步证实房室顺序起搏(AAI/DDD)与单腔心室(VVI)起搏相比,房颤负荷降低 20%(HR=0.80, 95%CI 0.72~0.89),同时卒中发生风险降低 19%(HR=0.81, 95%CI 0.67~0.99)。

因此,对于起搏器携带患者而言,通过程控管理保证房室同步起搏对于减少房颤的发生具有重要意义。

值得一提的是,并非所有的 AAI 起搏模式都保证了房室的同步性,对于长 PR 间期的患者,过度延迟的 AV 间期可导致房室不同步,房颤的发生率增加。

DANPACE 研究中 1 415 例病窦患者随机分入 AAIR 起搏模式组(707 例)和 DDDR 起搏模式组(708 例),平均随访 5.4 年,AAIR 组阵发性房颤发生率显著高于 DDDR 组(28.4% *vs.* 23%,P=0.024)。亚组分析发现,AAIR 组房颤发生率高与起搏时较长的 AV 延迟有关,基线时 PQ 间期延长显著增加 AAIR 模式下房颤的发生风险。近期 DANPACE 研究的延长期试验结果公布,平均随访 8.9 年,两组患者在房颤住院、卒中、心力衰竭的发生风险和死亡率方面没有差别。然而,在延长的随访期内,AAIR 起搏模式向 DDDR 起搏模式转换的年发生率为 4.5%,远高于试验期间的 2.3%。

MINERVA 研究亚组分析显示,PR 间期可以用作选择标准来识别最佳生理起搏模式。PR 间期延长(≥180 毫秒)的患者应接受 DDDR 生理性起搏治疗,而 AV 传导正常(PR<180 毫秒)的患者受益于最小化右心室起搏的算法。

这些结果表明,对于 PR 间期延长的患者,不能过度追求最小化心室起搏比例,保持房室同步性对于减少房颤的发生至关重要,必要时可以通过超声指导优化 AV 间期来保证房室的同步性,从而减少房颤的发生。

3. 心房起搏部位与房颤的发生　心房起搏部位的不同与房颤的发生率也有一定关系。右心耳起搏在临床上比较常用,但接受右心耳起搏的患者远期房颤的发生率高于其他心房部位起搏。原因与右心耳起搏引起房间传导的延迟有关,从而增加房颤发生的风险。房间隔起搏可减少 P 波的持续时间及心房离散度,从而降低房颤的发生率。近年来,有研究表明,在连接左右心房的 Bachmann 束附近的心房高位间隔起搏可以使左右心房同步兴奋,从而降低起搏器植入术后房颤的发生率。

三、起搏器携带者房颤的干预与治疗

随着现代心脏起搏器的不断发展,越来越多的算法被开发用于房颤的节律控制。这些算法可以通过多方面改善心房的电生理基质,防止电重构,从而减少“房颤触发房颤”,如:超速抑制异位兴奋灶、预防心动过缓及心脏停搏诱发的房颤、减少由于心房期前收缩所致的心房不应期的离散度,以及改善心房中的缓慢传导等(表 7-14-1)。

表 7-14-1 预防房颤发作的算法

对触发的反应	连续超速心房起搏
房性期前收缩抑制：检测到房性期前收缩后增加起搏心率	条件性起搏：心房起搏频率高于潜在固有节律
房性期前收缩后反应：房性期前收缩发生后通过起搏控制心房率	频率平滑功能：以略高于窦性心律的频率超速起搏心房。类似于条件性起搏算法，但心率没有大幅增加
运动后反应：避免运动后心率快速下降；起搏器保持运动后心率	
房颤后反应：在前一次房颤发作结束后，立即通过提高起搏频率来预防房颤再发	

1. 起搏器干预房性心动过速 / 房颤发生的算法和效果 预防性算法在不同的起搏器制造商有不同的设计，但基本原理相似，都是旨在通过对心房进行超速起搏来增加基线心房起搏频率，抑制房性期前收缩，防止停搏，从而试图减少房颤的发作。

根据房颤发生机制，大多起搏器开发了多种预防性算法，以期减少房颤的发作。然而，临床研究显示总体临床效果不理想。ASSERT 研究入选了 2 580 例无房颤病史的起搏患者，在长达 2.5 年的随访过程中，发现心房超速抑制程序不能减少房颤的负荷量。Lau 等进行的多中心随机对照 SAFE 研究，入选 385 例有阵发性房颤病史的病窦患者，随访 3.1 年后发现持续性房颤的发生率为 25.8%（年发生率为 8.3%），心房超速抑制程序不能减少持续性房颤的发生。

2. 起搏器终止房性心动过速 / 房颤发作的算法和临床效果 起搏器终止房性心动过速 / 房颤事件发作的算法主要基于抗心动过速起搏（anti-tachycardia pacing，ATP），一种基于高频心房刺激的疗法，可将房性快速性心律失常转为窦性心律。根据与心动过速周长的关系，可分为三种类型 ATP，即 Burst ATP、Ramp ATP 和 Reactive ATP。

ATP 对相对规则、频率不是很高的房性心动过速或心房扑动，具有较好的终止作用，恢复窦性节律的成功率高，很多房颤发作前，都会伴有房性心动过速和心房扑动。Reactive ATP 是新一代的抗心动过速起搏算法，可以根据房性心动过速 / 房颤的频率和规律性的变化，给予更多的 ATP 治疗，从而给房性心动过速 / 房颤更多恢复窦性心律的机会。

ATTEST 研究中第一代心房 ATP 治疗 + 房颤预防起搏并未降低房颤负荷或房颤发生率。MINERVA 随机试验观察了房颤预防起搏算法 + 心房 rATP+MVP 起搏模式对房颤的治疗作用，结果显示，DDDRP+MVP 可降低全因死亡率、心血管住院率和永久性房颤的复合终点发生率 26%，DDDRP+MVP 组对比 DDDR 组，降低永久性房颤发生率 61%，心房 rATP 可降低持续 7 天以上房颤的发生率，高心房 rATP 有效率是降低永久性房颤发生率的独立预测因子。Crosslcy 等在真实世界中观察了 rATP 对房性心动过速 / 房颤事件的干预效果，经过数据库筛选出的合格病例中 4 203 例患者打开 rATP，并依据临床资料基线匹配 4 016 例患者作为对照组。结果显示与对照组相比，试验组发生持续 ≥1 天（$HR=0.81$）、≥7 天（$HR=0.64$）和 ≥30 天（$HR=0.56$）的房性心动过速 / 房颤事件风险显著降低（$P<0.000\ 1$）。在亚组分析中，rATP 是房性心动过速 /AF 事件风险降低的独立预测因子。

7

这些研究结果表明新一代 rATP 可能是减少房颤发作的重要算法,联合房颤预防起搏算法和最小化心室起搏可能临床效果会进一步提高。

四、小结

综上所述,对所有植入心脏起搏器的患者,需要根据病情特点个体化进行起搏器的程控管理,以最大程度减少房颤的发作。对于减少房颤发作的程控策略,保持房室同步最重要,其次应最小化右心室心尖部起搏。对于预防和终止房颤发作的算法,应根据患者的情况酌情考虑,新一代 rATP 联合房颤预防起搏和最小化心室起搏策略可能有利于减少房颤的发作。

尽管优化的程控管理策略有利于降低起搏器患者房颤的发生率,但是包括抗凝和心率/节律控制在内的药物治疗仍然是房颤患者不可或缺的重要部分,对于药物控制不良的症状性房颤患者,导管消融仍然是需要优先考虑的治疗策略。

（张　萍　何　榕）

参 考 文 献

［1］ NIELSEN J C. Mortality and incidence of atrial fibrillation in paced patients［J］. J Cardiovasc Electrophysiol, 2002, 13: S17-S22.

［2］ SWEENEY M O, HELLKAMP A S, ELLENBOGEN K A, et al. Adverse effect of ventricular pacing on heart failure and atrial fibrillation among patients with normal baseline QRS duration in a clinical trial of pacemaker therapy for sinus node dysfunction［J］. Circulation, 2003, 107: 2932-2937.

［3］ HEALEY J S, CONNOLLY S J, GOLD M R, et al. Subclinical atrial fibrillation and the risk of stroke［J］. N Engl J Med, 2012, 366（2）: 120-129.

［4］ KIRCHHOF P, BENUSSI S, KOTECHA D, et al. 2016 ESC Guidelines for the management of atrial fibrillation developed in collaboration with EACTS［J］. Eur Heart J, 2016, 37（38）: 2893-2962.

［5］ HINDRICKS G, POTPARA T, DAGRES N, et al. 2020 ESC Guidelines for the diagnosis and management of atrial fibrillation developed in collaboration with the European Association for Cardio-Thoracic Surgery（EACTS）［J］. Eur Heart J, 2020, 42: 373-498.

［6］ SWEENEY M O, BANK A J, NSAH E, et al. Minimizing ventricular pacing to reduce atrial fibrillation in sinus-node disease［J］. N Engl J Med, 2007, 357: 1000-1008.

［7］ HEALEY J S, TOFF W D, LAMAS G A, et al. Cardiovascular outcomes with atrial-based pacing compared with ventricular pacing: meta-analysis of randomized trials, using individual patient data［J］. Circulation, 2006, 114: 11-17.

［8］ NIELSEN J C, THOMSEN P E, HØJBERG S, et al. A comparison of single lead atrial pacing with dual-chamber pacing in sick sinus syndrome［J］. Eur Heart J, 2011, 32: 686-696.

［9］ NIELSEN J C, THOMSEN P E, HØJBERG S, et al. Atrial fibrillation in patients with sick sinus syndrome: the association with PQ-interval and percentage of ventricular pacing[J]. Europace, 2012, 14: 682-689.

［10］BRANDT N H, KIRKFELDT R E, NIELSEN J C, et al. Single lead atrial vs. dual chamber pacing in sick sinus syndrome: extended register-based follow-up in the DANPACE trial[J]. Europace, 2017, 19(12): 1981-1987.

［11］BORIANI G, PIERAGNOLI P, BOTTO G L, et al. Effect of PR interval and pacing mode on persistent atrial fibrillation incidence in dual chamber pacemaker patients: a substudy of the international randomized MINERVA trial[J]. Europace, 2019, 21(4): 636-644.

［12］ZHANG L, JIANG H, WANG W, et al. Interatrial septum versus right atrial appendage pacing for prevention of atrial fibrillation: A meta-analysis of randomized controlled trials [J]. Herz, 2018, 43(5): 438-446.

［13］LAU C P, TACHAPONG N, WANG C C, et al. Prospective randomized study to assess the efficacy of site and rate of atrial pacing on long-term progression of atrial fibrillation in sick sinus syndrome: septal pacing for atrial fibrillation suppression evaluation (SAFE) Study [J]. Circulation, 2013, 128: 687-693.

［14］PADELETTI L, PURERFELLNER H, MONT L, et al. New-generation atrial antitachycardia pacing (Reactive ATP) is associated with reduced risk of persistent or permanent atrial fibrillation in patients with bradycardia: Results from the MINERVA randomized multicenter international trial[J]. Heart Rhythm, 2015, 12(8): 1717-1725.

［15］CROSSLEY G H, PADELETTI L, ZWEIBEL S, et al. Reactive atrial-based antitachycardia pacing therapy reduces atrial tachyarrhythmias[J]. Pacing Clin Electrophysiol, 2019, 42 (7): 970.

［16］MITCHELL A R, SULKE N. How do atrial pacing algorithms prevent atrial arrhythmias? [J]. Europace, 2004, 6(4): 351-362.

15　心脏植入电子装置指导下的房颤管理

7

　　一直以来,临床上主要基于自主脉搏监测、常规心电图、动态心电图及心电监测等对房颤患者进行管理,制订治疗策略。但是无症状房颤很难通过常规检查发现,这部分患者往往由于未早期发现和及时治疗而导致血栓栓塞等风险明显增高。近年来随着心脏植入电子装置(cardiovascular implanted electronic devices, CIED)的广泛应用,监测精度的不断提高与完善,以及其持续监测能力,为临床医师管理房颤患者带来了更准确的信息及依据,从而使得房颤及其并发症的防治效果明显提升。本文旨在探讨 CIED 指导下房颤管理的优势与不足。

一、流行病学

众所周知,房颤的主要并发症为脑栓塞(缺血性卒中)和体循环栓塞,其中缺血性卒中的风险是非房颤患者的 4~5 倍,并导致近 20% 致死率及 60% 致残率。每年全世界接近 1 690 万卒中人群中,仍有 20%~40% 的病例病因不明,其中有 10%~30% 可能是由无症状房颤、亚临床房颤或心房高频事件(atrial high-rate episode, AHRE)引起。房颤患者中至少 1/3 为无症状房颤,虽然没有明显症状和生活质量降低的表现,但并不意味着没有并发症的危险,相反,由于未被早期发现和及时治疗的患者血栓栓塞的危险明显增高,因为同样存在"房颤触发房颤"机制容易进展到持续性或永久性房颤。

二、CIED 指导下房颤的诊断

具有明显临床症状的房颤容易通过体表心电图、动态心电图等明确诊断,但目前对于无症状房颤患者的检出率并不完善,在老年人中发生无症状房颤尤为频繁已成为共识。在 AFFIRM 的研究中,12% 的患者为无症状房颤,在病死率和主要终点事件的 5 年随访中,有症状和无症状患者之间无差别。因此,提高无症状房颤的检出率极为重要。

CIED 主要包括心脏起搏器、植入型心律转复除颤器、心脏再同步治疗起搏器和心脏再同步化治疗除颤器、植入型心电事件记录仪,主要用于心动过缓、心动过速和心力衰竭的诊断、监测和治疗。随着医学科学技术的进步,除了治疗相关疾病,CIED 还具有强大的心律失常诊断功能。CIED 可以通过心房/心室电极长程持续监测和记录包括房颤在内的多种心律失常,其精确算法能够判断心律失常的类型。事实上,CIED 的心房电极可以检测到 AHRE, AHRE 包括房颤、心房扑动及房性心动过速。由于 CIED 可以将患者房性心律失常事件的发作时间、持续时间、发作频率等信息存储下来,为无症状房颤患者的诊断提供重要参考依据。

三、CIED 指导下房颤患者的抗凝治疗

目前越来越多的证据显示房颤负荷与缺血性卒中相关。2018 年美国心脏协会(AHA)发表了关于房颤负荷的科学声明,认为仅用有或无房颤来描述太过片面,应重视房颤负荷对患者临床结局的影响。CIED 使得监测房颤负荷成为可能。目前已确诊房颤患者的抗凝治疗是基于卒中风险($CHADS_2$ 或 $CHA_2DS_2\text{-}VASc$ 评分系统)来决定。值得注意的是,房颤负荷不是任何一个危险分层的一部分,目前大多数已发表的研究采用二元论方式(有或无)来评估房颤,缺乏对房颤负荷的评估。房颤负荷概念的提出,使房颤变为一个连续变量,不同的房颤负荷有着不同的卒中风险和治疗方法。因此可能需要重新定义房颤负荷作为临床治疗的基础。

抗凝治疗是预防房颤患者发生栓塞的最有效手段,但无症状性房颤往往缺乏典型的临床症状和体征,因此 10%~30% 的患者在确诊心脏血栓或脑栓塞后才被发现,已经错过了最佳的抗凝时机,给临床治疗增加了难度,临床预后也较差。此外,越来越多的临床资料支

持 AHRE 与卒中风险升高有关。已经发现持续不到 48 小时的 AHRE 增加了血栓栓塞和心血管事件的发生。持续 1 天以上的 AHRE 使患者栓塞的风险倍增。ASSERT 研究是迄今为止唯一一项评估 AHRE（定义为持续时间≥6 分钟的至少 190 次 /min 的心房率）与无房颤史的患者系统性血栓栓塞事件之间关系的大型前瞻性试验。在 ASSERT 研究中，检测到 AHRE 的患者中，4.2%（1.7%/ 年）在随访期间发生了卒中或全身栓塞。而 ASSERT-Ⅱ 试验及 REVEAL-AF 试验结果验证了无症状房颤患者在高危人群中具有很高的发病率。因此 2017 年 10 月，*Europace* 发表的由多学会制定的《2017 年 EHRA/HRS/APHRS/SOLAECE 心房颤动筛查共识文件》指出心房颤动的筛查不应仅局限于有症状的患者，还特别提出了无症状房颤的普遍性，对栓塞风险及早期筛查的潜在获益，其中包括对潜在风险患者口服抗凝药物治疗预防卒中及血栓栓塞事件的发生，预防症状性房颤的发作，逆转心房电机械重构及房颤相关的血流动力学紊乱等，当然还包括预防房颤相关并发症，减少相关住院率和降低死亡率。《2020 年 ESC/EACTS 心房颤动诊断与管理指南》则进一步将 AHRE 和亚临床房颤纳入房颤的定义。AHRE 由 CIED 记录，持续时间≥5 分钟及≥175 次 /min。亚临床房颤包括被确定为房颤、心房扑动或房性心动过速的 AHRE，以及植入或可穿戴性电子设备记录到的并经过临床医师审查后确诊的房颤。此外，新指南还强调了对于房颤负荷评估以辅助临床决策。

近年来，我国非瓣膜性房颤患者的血栓栓塞风险评估情况较前有了明显改善，但相较发达国家仍有差距。我国房颤患者目前抗凝现状存在以下特点：住院患者高于门诊患者；教学医院高于其他医院；第一住院原因为房颤的患者高于其他心脏疾病住院患者；首次检出房颤患者高于其他阵发 / 持续 / 长程持续或永久房颤患者；既往存在高血压、心力衰竭、卒中病史并因此接受过抗凝治疗的患者高于无上述情况者；CIED 尤其是随着起搏器植入人群的增加，使得亚临床房颤的检出比例大幅增加，并为该类人群的抗凝策略选择提供确凿的临床依据，从而降低卒中风险，较为理想地解决了上述难题。通过对高危人群的实时监测，不但有效缓解人力资源缺乏导致的卒中风险评估不足，还能通过每次程控就医间接督促临床医师对相关人群进行及时评估。有研究显示，起搏器随访发现亚临床房颤的检测率可高达 100%，即如发生房颤，定期起搏器随访均能发现。血栓风险高危患者（CHA$_2$DS$_2$-VASc 评分≥2 分）抗栓达标率为 53.03%，总体达标率更高，且积极手术治疗比例更高。相关研究显示，通过起搏器定期随访程控检出无症状性房颤发生率比心电图或 Holter 检出率明显增加，较心电图及 Holter 检测率（69.8%）敏感性更高，检出时间缩短。从而能够早期监测无症状房颤的发生，及时采取积极有效抗血栓治疗或更加积极的手术治疗，使脑栓塞和心脏内血栓形成的发生率明显下降。尤其植入起搏器的 AHRE 患者可实现实时监测和评估，尤其是具备远程监控功能的起搏器，可及时发现是否进展为临床房颤，同时跟踪患者的血栓栓塞危险分层变化，如 CHA$_2$DS$_2$-VASc 评分的变化。目前普遍认为对于 AHRE 持续时间 >24 小时，且血栓栓塞风险较高的患者可及时启动抗凝治疗。然而最近的一项研究表明，日本具有 CIED 的人口中，持续≥30 秒的 AHRE 是栓塞性卒中的风险因素。中国台湾地区的一项研究显示，通过双腔起搏器检测到的 AHRE 持续时间≥2 分钟与没有房颤史的台湾人口的卒中事件密切相关。此外，该研究显示 CHA$_2$DS$_2$-VASc 评分是卒中事件的独立风险因素。因此，该研究建议在双腔起搏器植入后记录到 AHRE≥2 分钟，或 AHRE≥1 分钟且 CHA$_2$DS$_2$-VASc 评分≥3 分，可启动抗凝治疗。但 AHRE 是血栓栓塞事件的直接原因，

7

还是只是风险增加的标志,目前仍存在争议。正在进行的随机临床试验（NOAH-AFNET 6 和 ARTESIA）的结果将为 OAC 治疗对 AHREs 的影响提供有力的证据。当然,CIED 装置对于 AHRE 的实时监测及卒中风险评估,有利于保证已启动抗凝治疗的患者的依从性及治疗的持久性,从而使脑栓塞和心脏内血栓形成的发生率明显下降。

四、CIED 指导下房颤患者治疗策略选择

一定比例的慢性心房颤动患者合并有慢心率或病态窦房结综合征,存在临床治疗矛盾,这部分人群往往在起搏器植入基础上应用药物行室率或节律控制治疗。同时起搏器可通过长期监测评价室率及节律控制效果及危险因素评估。《2020 年 ESC/EACTS 心房颤动诊断与管理指南》还强调了对于房颤负荷评估以辅助临床决策,由于起搏器具有持续可靠的监测功能,有利于治疗效果的定量分析和评估,从而进一步评价药物治疗的有效性及使用时间。

此外,随着起搏器功能的不断进化,许多特殊起搏程序应运而生,包括心房优先起搏、抗心动过速起搏、模式转换后的超速起搏、管理心室起搏等,为临床医师提供了除抗心律失常药物和导管射频消融治疗以外的另一种治疗手段,并可针对不同的潜在促发机制提供相应的干预,以早期终止房性心动过速并恢复窦性心律,减少因房颤引发的卒中及栓塞风险。针对房颤的快速反应程序,主要防治高频心房跟踪（即刻模式转换）；针对房颤发作时心室率不规则,可通过飞轮模式/心室率稳定程序最大程度地减轻临床症状。而且数字化起搏器能准确监测心房信号并逐跳分析心房节律,动态调整起搏频率。根据房颤发作的原因不同,起搏器可通过触发的超速抑制起搏及持续超速抑制起搏预防控制房颤的发生。房性期前收缩后反应是指起搏器可在一个房性期前收缩后主动刺激心房,向潜在的生理性频率平稳过渡以消除房性期前收缩后长间期进而防止房性心动过速事件发生。房性期前收缩抑制是指在房性期前收缩事件后增加起搏频率以减少房性期前收缩,阻止房性心动过速事件发生。运动后响应指运动后心房率快速下降会导致其不应期离散度增加而引发房颤,起搏器可在运动期间通过限制心房率快速下降减少房颤发生。起搏器可在一次房颤事件后提高起搏频率的程控值,进而阻止即刻发生的房性心动过速。通过提供稳定和持续的心房起搏从而避免激活复发环路所致的新的心房事件的发生。

当然,携带起搏器的房颤患者的管理并不总是带来积极的结果。有研究显示,49%的患者在植入双腔起搏器后的随访期内曾出现阵发房性心动过速,这往往是由过高的右心室起搏比导致的。研究显示,基于心房的起搏方式相比心尖部起搏,房性心律失常发生率更低,因此双腔起搏器相比单纯心室起搏能更好地减少起搏器患者房颤的发生率。SAVE PACe 研究显示,在保障心房起搏的前提下,运用减少右心室起搏策略（Search AV+、Search AV、MVP）的试验组可以减少 90% 以上不必要的右心室起搏,试验组的持续性房颤风险性相对降低 40%,从而也减少了因房颤引起的射频消融治疗和心力衰竭住院率。此外,最近的一项病例报道发现,植入双腔起搏器的患者由于较长房室间期和增加心率反应起搏虽然使许多患者获益,但也导致无休止性心动过速和反复非折返性室房同步（repetitive non-re-entrant ventriculoatrial synchrony, RNRVAS）。而且该团队还发现了一种类似于 RNRVAS 的新的心电图形式。但这种心律失常表现出不同的机制,并且此前未被发现,其不依赖于室

房传导,主要表现为窦性 P 波反复陷于心室后心房不应期。目前考虑原因为起搏器程序设置上主要为了避免无休止性心动过速的发生,从而延长心室后心房不应期,甚至在房室传导阻滞的患者中亦如此。然而,房室传导受自主神经调节的影响可能是间歇性的。而较长的心室后心房不应期,尤其是与延长的房室传导、速率自适应起搏或较高的基本起搏速率相结合后,在窦房结功能正常的患者群体中容易发生假性心室后心房不应期,从而潜在地诱发房颤。基于上述原因,针对携带起搏器的房颤患者定期起搏器程控随访,并根据患者的心律 / 心率情况采取适当的起搏模式至关重要。

与传统药物治疗相比,房颤射频导管消融术可以降低患者心力衰竭再住院率和全因死亡率,但其维持窦性心律的成功率受多种因素影响,如患者左心房内径、纤维化程度、房颤持续时间等。CABANA 试验显示 17.1% 的患者需要进行重复消融,因此房颤患者维持窦性心律难度较高。控制心室率治疗包括药物治疗、房室结消融术联合永久性起搏治疗。AFFIRM 研究显示,药物控制心室率时,只有 70% 的患者达标。2000 年 Wood 等的荟萃分析显示,房室结消融联合永久性起搏可以有效控制心室率,改善患者心功能和临床症状。因此,心室率快速、症状明显、药物治疗效果不佳,同时节律控制策略又不适合的房颤患者可行房室结消融联合永久性起搏器植入以控制心室率。然而房室结消融后的右心室起搏改变了心室激动顺序,可能会导致部分患者心力衰竭恶化、增加死亡率。双心室起搏看似生理,但 QRS 间期窄的患者并未明显获益。希氏束起搏(His bundle paceing, HBP)是近年来飞速发展的一种新的起搏治疗方法,通过生理性夺获希浦系统激动心室肌,确保了心室激动的电和机械同步性,从而提高左室射血分数,减小左心舒张容积,改善心室重塑及心功能。2017 年,黄伟剑教授和 Vijayaraman 教授等采用新型 3830 电极导线以及 C304 和 C315 鞘输送系统在房颤患者中进行 HBP,其植入成功率已经分别达到了 80% 和 95%。在 2019 年,黄伟剑教授等进一步引入左束支起搏,解决了之前研究中 20% 的患者由于 HBP 捕获阈值高而未能植入 HBP 这一问题,使最终希浦系统起搏成功率达到 94.5%。

五、小结

随着精准医学的发展,移动科学及监测技术已越来越多地应用于临床。其不仅填补了传统监测手段的局限性,提高了心律失常的诊断率,使部分隐匿性心律失常患者得到及时、有效的诊治;同时也使该类患者得到密切随访,起到及时预警并启动医疗干预的作用。相信不远的将来,随着起搏器远程监控技术的不断进步,远程操控、实时调整起搏模式亦很快成为可能。

(孙 伟 于晓红)

参 考 文 献

[1] ROJO-MARTINEZ E, SANDíN-FUENTES M, CALLEJA-SANZ A I, et al. High performance of an implantable Holter monitor in the detection of concealed paroxysmal atrial fibrillation in patients with cryptogenic stroke and a suspected embolic mechanism [J]. Rev Neurol, 2013, 57(6): 251-257.

［2］SANA T, DIENER H C, PASSMAN R S, et al. Cryptogenic stroke and underlying atrial fibrillation［J］. N Engl J Med, 2014, 370（26）: 2478-2486.

［3］BRACHMANN J, MORILLO C A, SANNA T, et al. Uncovering atrial fibrillation beyond short-term monitoring in cryptogenic stroke patients: three-year results from the cryptogenic stroke and underlying atrial fibrillation trial［J］. Circ Arrhythm Electrophysiol, 2016, 9（1）: e003333.

［4］GLADSTONE D J, SPRING M, DORIAN P, et al. Atrial fibrillation in patients with cryptogenic stroke［J］. N Engl J Med, 2014, 370（26）: 2467-2477.

［5］NAKANO M, KONDO Y, NAKANO M, et al. Impact of atrial high-rate episodes on the risk of future stroke［J］. J Cardiol, 2019, 74（2）: 144-149.

［6］WEIDA L, JUYI C. The optimal cutoff of atrial high-rate episodes for neurological events in patients with dual chamber permanent pacemakers［J］. Clin Cardiol, 2021, 44（6）: 871-879.

［7］HAO Y, LIU J, SMITH S C, et al. Rationale and design of the improving Care for Cardiovascular Disease in China（CCC）project: a national registry to improve management of atrial fibrillation［J］. BMJ Open, 2018, 8（7）: e020968.

［8］WANG Y, BAJOREK B. Decision-making around antithrombotics for stroke prevention in atrial fibrillation: the health professionals' views［J］. Int J Clin Pharm, 2016, 38（4）: 985-995.

［9］BERTHIAUME J T, TYLER P A, NG-OSORIO J, et al. Aligning financial incentives with "Get With The Guidelines" to improve cardiovascular care［J］. Am J Manag Care, 2004, 10（7 Pt 2）: 501-504.

［10］INOHARA T, KIMURA T, UEDA I, et al. Effect of compliance to updated AHA/ACC performance and quality measures among patients with atrial fibrillation on outcome（from Japanese multicenter registry）［J］. Am J Cardiol, 2017, 120（4）: 595-600.

16　生物标志物指导下的房颤管理

房颤及其相关的并发症严重危害到患者的健康。节律及心室率管理、抗凝管理是房颤患者管理的重要环节。但目前房颤管理的模型及方法仍存在缺陷，对于部分群体的特异性和敏感性均较差，随着近年来对心房功能、房颤及卒中上游机制的不断探索，生物标志物在房颤患者的管理及卒中评估上的价值逐渐体现。主要涵盖了心肌损伤、心力衰竭标志物和炎症标志物三类指标。

一、心肌损伤标志物

2012 年 RE-LY 试验的亚组研究发现房颤患者超敏肌钙蛋白 I（hypersensitive troponin, cTnI）升高与卒中风险的增加显著相关，高 cTnI 水平组（20.0~39.0ng/L）比低 cTnI 水平组（<10.0ng/L）的卒中风险高 1.99 倍。同样，在 ARISTOTLE 试验中，Hijazi 等发现较高水平 cTnI（>10.1ng/L）比低水平 cTnI（≤3.3ng/L）使卒中或系统性栓塞风险提高 1.98 倍。这些研究均证实将 cTn 浓度与 CHA_2DS_2-VASc 评分整合后的新模型有更好的预测能力，在 ARISTOTLE 试验中，将 CHA_2DS_2-VASc 评分与 hs-cTnI 结合可以增加对卒中和全身血栓风险的评估能力（C-statistics：0.629 vs. 0.653）；同样在 RE-LY 研究中，cTnI 和 N 末端 B 型利钠肽前体（N-terminal pro brain natriuretic peptide，NT-proBNP）的加入使 CHA_2DS_2-VASc 评分的预测能力提升（C-statistics：0.679 vs. 0.720）。具有代表性的是 Hijazi 等 2016 年提出 ABC 评分（包括年龄、BNP 和 hs-cTnI 以及临床特征）应用 8 个 NT-proBNP 和 6 个 cTnI 的浓度区间进行分层，计算房颤患者 1 年或 3 年的卒中风险；在 1 400 名外部验证队列中发现 ABC 评分表现出比 CHA_2DS_2-VASc 评分更强的预测能力（C-statistics：0.66 vs. 0.58），然而遗憾的是 ABC 评分的长期预测能力并不优于 CHA_2DS_2-VASc 评分，2020 年 ESC/EACTS 也明确指出生物标志物在进一步评估 CHA_2DS_2-VASc 评分为 1 分的女性患者的卒中风险时有较大收益，但在更高医疗花费的同时并无临床获益证据，这对 ABC 等评分的应用造成了限制。另外，2019 年的一项纳入 227 名首次射频消融患者的研究中发现，hs-cTnT 水平能够预测包括卒中在内的射频消融术后心血管事件。

二、心力衰竭生物标志物

作为经典的心力衰竭标志物，BNP 与 NT-proBNP 反映了心脏压力或容量负荷的程度。BNP 与 NT-proBNP 在房颤各个环节管理中均扮演着重要角色。

1. **抗凝管理**　在对 1 159 名无心力衰竭的房颤患者的观察中，NT-proBNP 水平较高的患者在规范抗凝治疗下的卒中发病率仍升高，且 NT-proBNP 升高是卒中的独立预测因子。此外，RE-LY 试验和 ARISTOTLE 试验的亚组分析表明，房颤患者 NT-proBNP 水平升高显著增加卒中或系统性栓塞风险。与此同时，在 ABC 评分中 NT-proBNP 也占据重要地位。近年来通过对 436 例心源性卒中患者的回顾分析中发现，高水平 BNP 与左心房增大正相关，结合 BNP/NT-proBNP 可以提高对卒中高危人群识别能力，且比单独应用 BNP 和左心房直径有更好的预测能力（C-statistics：左心房直径 0.786；BNP 0.791 vs. 联合使用 0.822）。对于导管消融术后的患者，今年一项对 162 例房颤伴心力衰竭患者的回顾性研究发现，围手术期高 BNP 水平与卒中和死亡等不良预后密切相关。且 BNP 水平对识别消融术后恢复窦性心律的卒中高危患者有潜在帮助。

2. **房颤筛查**　一项包含 7 173 名瑞典居民的研究显示 NT-proBNP>125ng/L 在新发房颤中具有诊断价值（特异度为 92%，敏感度为 75%）。另一项研究显示，NT-proBNP>124ng/L 具有 86% 的特异度，但这些诊断试验仍需要外部验证进一步证实。

3. **节律管理**　在外科手术围手术期中，BNP 及 NT-proBNP 是新发房颤的预测因素，且 NT-proBNP 的预测价值更好。此外，在非心胸外科的手术围手术期中，BNP 水平的升高（>59pg/ml）与新发房颤相关。在房颤进展中，在 <800pg/ml 范围内的 BNP/NT-proBNP 升高被证实为阵发性房颤进展为持续性房颤的预测因素。原因可能为更高水平 BNP 患者的 BNP 均来源于心室而非心房，其次更高水平 BNP 更容易发生心血管事件而具有更高死亡率。

7

此外,在房颤导管消融及电复律中,均发现术前高 BNP 水平与术后复发相关。此外,术后 BNP/NT-proBNP 水平显著降低。然而除诊断阈值外,其他关键因素如血样获得时间和方式,合并 β 受体阻滞剂、抗心律失常药的情况等应一并关注。

三、炎症标志物

超敏 C 反应蛋白(hypersensitive C-reactive protein, hs-CRP)作为炎症标志物在房颤卒中中受到广泛关注,2020 年 PALSE 评分的研究中发现高 hs-CRP 水平与房颤患者栓塞相关。白介素 6(interleukin 6, IL-6)是由免疫细胞和血管内皮细胞等共同合成的炎症因子。Conway 等对 106 名房颤患者和 41 名健康对照者的研究发现,卒中高危个体的 IL-6 和组织因子水平显著升高,提示 IL-6 可能与血栓前状态有关。然而 2020 年 Aulin 等对 ARISTOTLE 试验和 RE-LY 试验队列进行分析发现,IL-6 水平升高与卒中没有相关性。

相较 hs-CRP 和 IL-6,淋巴细胞比值(nutrophil to lymphocyte ratio, NLR)与血小板与淋巴细胞比值(platelet-to-lymphocyte ratio, PLR)在临床中更容易获得。2015 年在对 981 名房颤后首次卒中患者的队列研究发现 NLR>3.15 的患者较 NLR≤1.71 的患者卒中风险高 1.55 倍,提示 NLR 与卒中风险直接相关,此外,在 CHA_2DS_2-VASc 评分基础上加入 NLR,能够提高模型的预测能力(C-statistics: 0.627 *vs.* 0.635)。近年一项对 54 例房颤患者的生物标志物与超声结果分析中发现,PLR 较低水平(PLR<88.16)与左心耳血流速度和左心房应变率下降有关。

各类生物标志物在房颤卒中预测中均体现出较大潜力,在以 ABC 评分为代表性的新型评分中有较大的权重,尤其是在传统意义上的低风险人群中的预测分层能力优于 CHA_2DS_2-VASc 评分;抑或将上述标志物和 CHA_2DS_2-VASc 评分结合也体现更好的预测能力,提示生物标志物在房颤患者的卒中预测中有广泛的应用前景,为房颤患者提供更好的抗凝决策支持。临床中,各类生物标志物容易受体内环境影响,一项包括 940 名房颤患者的外部验证研究发现,加入生物标志物后 CHA_2DS_2-VASc 评分的预测能力并没有显著增加,且由于各个中心生化指标的检测存在一定的波动性,因此,目前临床中各类生化指标的应用尚有局限性。

四、总结

房颤及其并发症的本质是各种原因导致的心房功能降低,血流动力学改变造成的心房肌病变导致的临床表现和结局。近年对心房心肌病认识的不断提升,生物标志物在心房肌病变、进展中起重要作用。因此,对房颤患者以及节律控制干预之后的人群,将生物标志物与其他心房心肌病特征(左心房大小及功能,纤维化程度)相结合、进行新发房颤预测、节律控制成功率预测及卒中风险的重新评估似乎更加合理。未来期待添加更多证据。

(董皓宇　杨乙珩　夏云龙)

参 考 文 献

［1］RONG B，HAN W，LIN M，et al. Thromboembolic Risk of Cessation of Oral Anticoagulation Post Catheter Ablation in Patients With and Without Atrial Fibrillation Recurrence［J］. Am J Cardiol，2020，137：55-62.

［2］HIJAZI，LINDBÄCK J，ALEXANDER J H，et al. The ABC（age，biomarkers，clinical history）stroke risk score：a biomarker-based risk score for predicting stroke in atrial fibrillation［J］. Eur Heart J，2016，37（20）：1582-1590.

［3］TAMURA S，DOI A，MATSUO M，et al. Prognostic value of high-sensitive troponin T for predicting cardiovascular events after atrial fibrillation ablation［J］. J Cardiovasc Electrophysiol，2019，30（9）：1475-1482.

［4］HAMATANI Y，IGUCHI M，UENO K，et al. Prognostic significance of natriuretic peptide levels in atrial fibrillation without heart failure［J］. Heart，2021，107（9）：705-712.

［5］HIJAZI Z，OLDGREN J，ANDERSSON U，et al. Importance of persistent elevation of cardiac biomarkers in atrial fibrillation：a RE-LY substudy［J］. Heart，2014，100（15）：1193-1200.

［6］KURODA S，MIZUKAMI A，HIROKI J，et al. Clinical impact of serial change in brain natriuretic peptide before and after catheter ablation in patients with atrial fibrillation and heart failure［J］. J Cardiol，2021，77（5）：517-524.

［7］CETIN E H O，OZBAY M B，CETIN M S，et al. A new risk model for the evaluation of the thromboembolic milieu in patients with atrial fibrillation：the PALSE score［J］. Kardiol Pol，2020，78（7-8）：732-740.

［8］AULIN J，HIJAZI Z，SIEGBAHN A，et al. Serial measurement of interleukin-6 and risk of mortality in anticoagulated patients with atrial fibrillation：Insights from ARISTOTLE and RE-LY trials［J］. J Thromb Haemost，2020，18（9）：2287-2295.

［9］ZUO K，YANG X. Decreased platelet-to-lymphocyte ratio as predictor of thrombogenesis in nonvalvular atrial fibrillation［J］. Herz，2020，45（7）：684-688.

［10］RIVERA-CARAVACA J M，MARíN F，VILCHEZ J A，et al. Refining Stroke and Bleeding Prediction in Atrial Fibrillation by Adding Consecutive Biomarkers to Clinical Risk Scores［J］. Stroke，2019，50（6）：1372-1379.

7

第八篇　房颤与肿瘤

1　肿瘤与房颤概述

本篇所讲肿瘤均指恶性肿瘤。

肿瘤是我国人口最主要的死因之一,国际癌症研究机构(IARC)2020年统计数据显示,我国2020年肿瘤新发病例近457万例,占全球新发病例的23.7%;肿瘤死亡病例近300万例,占全球肿瘤死亡病例的30%。近年来随着肿瘤筛查、诊治水平的不断提高,肿瘤患者的预后明显改善、生存期明显延长,年龄标准化5年相对生存率,从2003—2005年间的30.9%上升至2012—2015年间的40.5%,与此同时,肿瘤治疗相关的不良反应日益凸显,其中心血管不良反应成为影响患者预后的重要并发症;另外,随着人口老龄化的进展,高龄人群在合并心血管疾病及其危险因素的基础上罹患肿瘤成为常见现象,两者治疗间的相互干扰及制约成为肿瘤科与心血管医师共同面临的一大挑战。而房颤作为肿瘤患者常见的心律失常,亦逐渐受到重视。

早在20世纪40—50年代,即有报道提出肿瘤患者易并发房颤,例如肿瘤侵及心脏、压迫心脏及肿瘤术后等,后期也有一系列研究证实,肿瘤术后(尤其是胸部手术)及化疗后,房颤发病率增加。一项流行病学研究纳入24 125例新确诊肿瘤的患者,发现房颤的患病率为2.4%,而随访过程中1.8%的患者出现新发房颤。丹麦一项纳入28 333例患者的大样本人群调查研究显示,与对照组相比,结肠癌患者在诊断后的90天内,出现房颤的风险显著增加(OR=12,95%CI 9.3~15),一项纳入5 889 234例患者的大型荟萃分析亦得出一致的结论。房颤的发生风险可能长期伴随肿瘤患者,一项长达16.3年的大型前瞻性研究表明,肿瘤患者的房颤风险显著增加(HR=2.47,95%CI 1.57~3.88)。不同肿瘤瘤种并发房颤的风险存在差异,研究报道在血液系统肿瘤中,最易并发房颤的为多发性骨髓瘤,其次为白血病、淋巴瘤;在实体肿瘤中,并发房颤的发病率从高到低依次为肺癌、肝癌、结肠癌、胃癌、甲状腺癌、乳腺癌,且所有肿瘤患者合并房颤的发病率均与年龄呈正相关。

反之,房颤患者肿瘤的罹患率亦增加,甚至有研究提出,房颤可能为肿瘤的隐匿性标志。房颤确诊患者罹患肿瘤的相对风险较高(HR=3.54,95%CI 2.05~6.1),且该风险长期存在(HR=1.42,95%CI 1.18~1.71)。另一项研究同样报道了房颤确诊后患者罹患肿瘤的风险增加,332 555例房颤患者中有22 911例(1.65%/年)随后被诊断为肿瘤,多项研究均得出一致结论。

肿瘤与房颤关系如此密切,可能的原因除两者具有共同的危险因素、发病机制外,还可能与肿瘤或房颤诊断之后,启动治疗及密切随诊有关。荷兰有研究报道,在临床最常见的5种肿瘤患者中,自肿瘤诊断后至启动肿瘤治疗,时间不超过60天,而肿瘤治疗是诱发房颤的一个重要因素。另外,房颤患者可能接受抗凝治疗,而目前有研究提出抗凝剂相关出血可能为肿瘤警示征。

虽然目前关于房颤对肿瘤患者预后影响的研究有限,有少数研究认为房颤不会影响肿瘤患者生存预后,但大多研究认为合并房颤会增加肿瘤患者死亡风险。2012年,一个单中

8

心研究探索了肺癌患者行肺叶切除术后的预后,该研究共纳入454例研究对象,其中45例在术后出现新发心房颤动,结果发现肺癌术后出现房颤的患者在院病死率、住院时间及术后进入重症监护室的比例均显著升高,且5年生存率更低。研究报道,应用蒽环类化疗药物治疗非霍奇金淋巴瘤出现新发房颤,会显著增加心力衰竭风险(*HR*=12.78,*P*<0.001)及全因死亡率(*HR*=4.77,*P*<0.001)。Chin等通过对583例行手术治疗的食管癌患者的观察发现,新发房颤与1年病死率相关(*HR*=2.556,95%*CI* 1.43~4.57)。

因此,对于肿瘤患者,房颤的基线筛查、合理防治,对肿瘤治疗的顺利进行、进一步改善肿瘤患者的预后至关重要。

（夏云龙　张艳丽）

参 考 文 献

［1］QIU H, CAO S, XU R. Cancer incidence, mortality, and burden in China: a time-trend analysis and comparison with the United States and United Kingdom based on the global epidemiological data released in 2020［J］. Cancer Commun（Lond）, 2021, 41（10）: 1037-1048.

［2］O'NEAL W T, LAKOSKI S G, QURESHI W, et al. Relation between cancer and atrial fibrillation（from the REasons for Geographic And Racial Differences in Stroke Study）［J］. Am J Cardiol, 2015, 115（8）: 1090-1094.

［3］HU Y F, LIU C J, CHANG P M, et al. Incident thromboembolism and heart failure associated with new-onset atrial fibrillation in cancer patients［J］. Int J Cardiol, 2013, 165（2）: 355-357.

［4］ERICHSEN R, CHRISTIANSEN C F, MEHNERT F, et al. Colorectal cancer and risk of atrial fibrillation and flutter: a population-based case-control study［J］. Intern Emerg Med, 2012, 7（5）: 431-438.

［5］YUAN M, ZHANG Z, TSE G, et al. Association of Cancer and the Risk of Developing Atrial Fibrillation: A Systematic Review and Meta-Analysis［J］. Cardiol Res Pract, 2019, 2019: 8985273.

［6］YUN J P, CHOI E K, HAN K D, et al. Risk of Atrial Fibrillation According to Cancer Type: A Nationwide Population-Based Study［J］. JACC CardioOncol, 2021, 3（2）: 221-232.

［7］CONEN D, WONG J A, SANDHU R K, et al. Risk of Malignant Cancer Among Women With New-Onset Atrial Fibrillation［J］. JAMA Cardiol, 2016, 1（4）: 389-396.

［8］HUNG Y P, HU Y W, LIU C J, et al. Risk and predictors of subsequent cancers of patients with newly-diagnosed atrial fibrillation-A nationwide population-based study［J］. Int J Cardiol, 2019, 296: 81-86.

［9］HU Y F, CHANG S L, CHERN C M, et al. Bleeding and New-Onset Cancers in Patients With Atrial Fibrillation Receiving Nonvitamin K Antagonist Oral Anticoagulants［J］. Am J Cardiol, 2019, 123（5）: 782-786.

［10］王彬浩,夏云龙,储慧民.肿瘤与心房颤动的相关性分析［J］.心血管病学进展,2017, 38（3）: 277-280.

8

2 肿瘤合并房颤的机制

一、肿瘤与房颤的共同危险因素

恶性肿瘤与房颤具有一些共有的危险因素。美国心脏协会（AHA）提出的心血管健康理想衡量指标包括是否吸烟、体力活动、饮食和体重4种行为指标，以及胆固醇、血压和空腹血糖3项检测指标。研究显示，符合7项心血管健康理想指标的人罹患恶性肿瘤的风险显著降低。与无危险因素人群相比，携带一个危险因素的患者恶性肿瘤风险比从1.40增加到5.14。因此，与房颤发生相关的多个危险因素，同样与肿瘤的发生密切相关，对于携带多种危险因素的房颤患者，临床上应考虑进行及时详尽的筛查，以早期发现隐匿性恶性肿瘤。

二、抗肿瘤治疗药物与房颤

肿瘤药物治疗包括化疗、靶向治疗、免疫治疗等，据临床报道，多种药物均可增加房颤发生风险（表8-2-1）。

表8-2-1 抗肿瘤药物相关心脏损伤及房颤

	药物	直接导致心脏毒性的机制	间接导致心肌损伤的机制
烷化剂	顺铂、环磷酰胺、异环磷酰胺、美法仑	心肌缺血、炎症、溶酶体损伤	化疗时液体超负荷
蒽环类药物	阿柔比星、柔红霉素、表柔比星、米托蒽醌	拓扑异构酶Ⅱ毒性、线粒体功能障碍、活性氧物质产生	QT间期延长
抗代谢类药物	卡培他滨、氟尿嘧啶、吉西他滨	心肌细胞中高能磷酸盐化合物耗竭导致缺氧	冠状动脉痉挛、心肌缺血
小分子酪氨酸激酶抑制剂	泊那替尼、索拉菲尼、舒尼替尼、依鲁替尼、贝伐单抗	钙调节异常，导致心肌损伤	内皮损伤进而导致动脉血栓形成，QT间期延长，高血压，血管痉挛
紫杉烷类	多西他赛、紫杉醇	促进微管蛋白聚合，导致微管功能失调，干扰细胞分裂	—
长春碱类	长春碱、长春新碱	—	动脉痉挛，缺血性事件
单克隆抗体	曲妥珠单抗	心肌细胞ErbB2-ErbB4信号通路中断	—
组蛋白去乙酰化酶抑制剂	罗米地辛	影响心肌细胞生长	QT间期延长

8

药物	直接导致心脏毒性的机制	间接导致心肌损伤的机制
免疫检查点抑制剂	伊匹木单抗、曲美木单抗；帕博利珠单抗、纳武利尤单抗、西米普利单抗、特瑞普利单抗、信迪利单抗、替雷利珠单抗、卡瑞利珠单抗；度伐利尤单抗、阿替利珠单抗、阿维鲁单抗	PD-1通路阻断，促进心房重构	—

三、外科手术与房颤

外科手术，尤其是经胸肺癌手术，是房颤的发生的重要危险因素，这部分患者术后房颤的发生率可高达9.9%~23%。术前有阵发性房颤肺癌患者，术后房颤的发生风险显著增加（OR=5.91，95%CI 2.07~16.88）。在腹部外科手术患者，亦观察到术后房颤罹患率增加的表现，房颤发生率可达6.6%~35.6%。导致术后房颤发生的慢性危险因素包括高血压、糖尿病、冠心病、肥胖和慢性阻塞性肺疾病等，在此基础上，炎症损伤、氧化应激、交感神经过度激活、电解质紊乱、经胸手术心包刺激、麻醉药物应用等因素，共同导致房颤的发生。

此外，近年来研究表明，有肺叶切除术史的房颤患者的肺静脉残端仍具有自律性。众所周知，肺静脉是房颤的主要触发灶，并且肺静脉残端与心脏自主神经在房颤中可能存在相互联系，连接肺静脉残端的神经和与内在神经节神经丛连接的神经放电被认为是房颤的潜在触发灶。研究表明，这些肺叶切除术后发生房颤的患者进行导管消融术与普通房颤患者的远期成功率相近。肺叶切除术后，心房钾通道蛋白表达发生改变，导致心房肌细胞外向钾电流增多、心房动作电位缩短、术后房颤易感性增加。术后低氧与食管癌术后房颤明显相关，氧化应激激活参与房颤发生、发展，抗氧化治疗可能有助于预防肿瘤患者术后的房颤发生。

四、心脏肿瘤与房颤

心脏肿瘤分为原发性和继发性肿瘤，原发性心脏肿瘤又分为良性（75%）和恶性（25%），继发性肿瘤均为恶性。不同心脏肿瘤常有特发心脏部位，如黏液瘤常见于左心房（75%），血管肉瘤常见于右心房，横纹肌瘤及纤维瘤常发于心室，乳头状弹性纤维瘤常发于瓣膜，转移性心脏肿瘤常累及心包、心肌（血源性转移）、肺静脉及下腔静脉（静脉转移）。心脏肿瘤患者可并发房颤。此外，多发性骨髓瘤、原发性轻链型淀粉样变可产生错误折叠的单克隆免疫球蛋白轻链，沉积在心肌导致心肌淀粉样变性，进而诱发房颤。

五、肿瘤合并房颤病理生理机制

1. 全身炎症反应　恶性肿瘤相关的全身炎症可能导致心房重构，增加患者发生房颤

8

的易感性。相关研究显示,炎症与恶性肿瘤呈现明显的相关性。炎症通过促进血管生长、肿瘤细胞增殖和肿瘤侵袭性,负性调节免疫反应,改变某些抗肿瘤药物的疗效,从而促进恶性肿瘤的发生和发展。同时,炎症与房颤的发生也呈独立相关性,在房颤的发展进程中可发现有多种炎症细胞因子如C反应蛋白、肿瘤坏死因子α、白细胞介素和巨噬细胞迁移抑制因子水平升高。由此可以推断全身炎症反应在恶性肿瘤与房颤的共存中起重要作用。

2. 自主神经系统失衡　恶性肿瘤患者发生房颤的第2个潜在机制是由于疼痛、情绪和/或身体不适造成的自主神经系统失衡。自主神经活动在房颤的发生和维持中起重要作用,异常的自主神经支配与房颤发生有关。对于恶性肿瘤患者,肿瘤原发病灶的压迫、异位机械牵拉、肿瘤细胞对周围组织的侵犯、肿瘤细胞分泌的物质(5-羟色胺、抗利尿激素等)等均可影响自主神经系统的正常功能,特别是交感神经的兴奋,引起心房电生理改变,诱发房颤。

3. 肿瘤患者常见合并症　肿瘤患者在治疗过程中,常合并感染、贫血、营养状态不佳、电解质紊乱、代谢异常、低氧等合并症,这些均为房颤诱发因素。

综上,肿瘤患者发生房颤的机制如图8-2-1汇总。

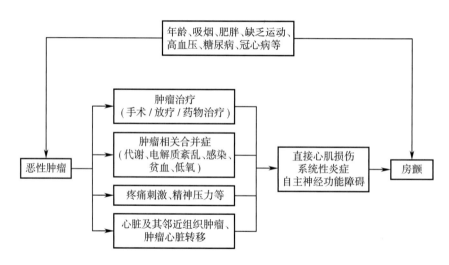

图 8-2-1　肿瘤患者发生房颤的机制

(刘　莹　张艳丽　刘蓓蕾)

参 考 文 献

［1］VIRANI S S, ALONSO A, BENJAMIN E J, et al. Heart Disease and Stroke Statistics-2020 Update: A Report From the American Heart Association［J］. Circulation, 2020, 141(9): e139-e596.

［2］HUNG Y P, HU Y W, LIU C J, et al. Risk and predictors of subsequent cancers of patients with newly-diagnosed atrial fibrillation-A nationwide population-based study［J］. Int J

Cardiol, 2019, 296：81-86.

［3］陈雨卉, 王运松, 夏云龙. 恶性肿瘤相关性心房颤动的研究现状［J］. 临床心血管病杂志, 2021, 37（2）: 177-181.

［4］MENICHELLI D, VICARIO T, AMERI P, et al. Cancer and atrial fibrillation：Epidemiology, mechanisms, and anticoagulation treatment［J］. Prog Cardiovasc Dis, 2021, 66: 28-36.

［5］IMPERATORI A, MARISCALCO G, RIGANTI G, et al. Dominioni L. Atrial fibrillation after pulmonary lobectomy for lung cancer affects long-term survival in a prospective single-center study［J］. J Cardiothorac Surg, 2012, 7: 4.

［6］刘彤, 夏云龙. 抗肿瘤治疗与心房颤动［J］. 实用心电学杂志, 2019, 28（6）: 397-401, 428.

［7］KNUR R, ÖZSE J. Left atrial myxoma in a patient with paroxysmal atrial fibrillation［J］. Herz, 2015, 40 Suppl 3: 228-230.

［8］CHU G, VERSTEEG H H, VERSCHOOR A J, et al. Atrial fibrillation and cancer-An unexplored field in cardiovascular oncology［J］. Blood Rev, 2019, 35: 59-67.

［9］WIJESURENDRA R S, CASADEI B. Mechanisms of atrial fibrillation［J］. Heart, 2019, 105（24）: 1860-1867.

3 肿瘤合并房颤的卒中与出血风险评估

一、卒中风险评估

心源性卒中是人们最为关注的房颤并发症, 13%~26% 的缺血性卒中与非瓣膜性房颤相关。同时, 与无肿瘤患者比较, 肿瘤相关缺血性卒中的死亡率、致残率显著升高。来自美国监测、流行病学及预后（Surveillance, Epidemiology and End Results, SEER）数据库的数据提示, 肿瘤患者 6 个月发生缺血性卒中的累积发病率为 3.0%, 而无肿瘤患者为 1.6%（$HR=1.9$, 95%CI 1.8~2.0）。研究进一步指出, 肿瘤患者卒中发病率较高主要是隐源性卒中比例增加所致, 其心源性卒中发病率并未升高。肿瘤是房颤患者卒中的危险因素。中国台湾地区的一项研究发现, 肿瘤合并房颤患者相比无肿瘤患者的 1 年卒中风险显著增加（$HR=2.13$, 95%CI 1.42~3.20）。另一项基于人群的研究表明, 肿瘤合并新发房颤患者较无房颤患者具有更高的血栓栓塞事件风险（$HR=1.98$, 95%CI 1.60~2.46）, 其中血栓栓塞事件包括卒中、肺栓塞和外周栓塞。

房颤和肿瘤都可以导致高凝状态, 但其血栓形成机制不同。房颤发作时心房血流淤滞, 心房尤其是左心耳内容易形成血栓, 从而增加卒中风险。而肿瘤相关高凝状态可能由多种因素介导, 肿瘤类型、分期及活动度均可能导致全身血液高凝状态。此外, OASIS-CANCER 研究发现, 肿瘤（尤其是癌症）可释放循环微粒入血, 并通过组织因子非依赖途径

8

诱发血栓形成。肿瘤也能升高其他促凝因子水平（如因子 X）、释放黏蛋白激活血小板和内皮细胞、刺激中性粒细胞形成中性粒细胞外捕获网，从而促进血栓形成。此外，肿瘤（脑肿瘤）可过度表达平足蛋白，后者是一种跨膜糖蛋白，可引起血小板活化聚集。抗肿瘤治疗也可能增加卒中风险，如化疗（如甲氨蝶呤、氟尿嘧啶、顺铂）可产生内皮细胞毒性及凝血因子异常、放射治疗可加速动脉粥样硬化，进而导致卒中。其他可能增加肿瘤患者卒中风险包括肿瘤患者心理压力增加、因担心出血而未合理应用抗栓治疗等。

目前国内外指南均推荐应用 $CHA_2DS_2\text{-}VASc$ 评分评估非瓣膜性房颤患者的卒中风险，并建议 $CHA_2DS_2\text{-}VASc$ 评分 ≥2 分的男性或 ≥3 分的女性房颤患者接受抗凝治疗。

Wei 等研究发现该评分中的心力衰竭、高血压、糖尿病等临床指标也是肿瘤患者发生卒中的危险因素，可见肿瘤和房颤具有共同的卒中危险因素。Patell 等进行的一项回顾性研究调查了 2 037 例肿瘤合并房颤患者卒中风险评分与卒中之间的联系，结果表明 $CHADS_2$ 和 $CHA_2DS_2\text{-}VASc$ 评分每增加 1 分，卒中风险分别增加 41%（$HR=1.41$, 95%CI 1.19~1.67）和 26%（$HR=1.26$, 95%CI 1.11~1.43），提示 $CHADS_2$ 评分和 $CHA_2DS_2\text{-}VASc$ 评分能够预测肿瘤合并房颤患者的卒中风险，其他研究也得出了同样的结论。有意思的是，一项共纳入 781 473 例肿瘤患者（其中 21 134 例合并房颤）的研究发现，肿瘤合并房颤患者在 $CHA_2DS_2\text{-}VASc$ 评分 0~1 分时的卒中风险为无房颤患者的 4.15 倍，而在 $CHA_2DS_2\text{-}VASc$ 评分 >5 分时为 1.82 倍，提示 $CHA_2DS_2\text{-}VASc$ 评分越高，房颤对肿瘤患者缺血性卒中风险的影响越小。

值得注意的是，肿瘤患者发生缺血性卒中时 B 型钠尿肽前体、D- 二聚体等生物标志物相比无肿瘤患者显著升高，提示实验室指标在预测肿瘤患者卒中风险中可能具有一定作用。而目前也有一些房颤卒中风险评分在临床指标的基础上加入了生物标志物。如 ABC 卒中评分纳入 N 末端 B 型钠尿肽前体和心肌肌钙蛋白 I 评估卒中风险，并且相比 $CHA_2DS_2\text{-}VASc$ 评分显示出优效性。

鉴于肿瘤合并房颤患者人群的特殊性及其卒中发病机制的复杂性，直接将房颤卒中风险评分应用到此类患者可能会低估相关风险，需要进一步临床研究验证现有卒中风险评估量表的应用价值，未来可能需要制定更适合的卒中评分量表。同时建议对肿瘤合并房颤患者进行包括超声心动图、相关生物标志物等在内的全方位评估，以综合判断其卒中风险。

二、出血风险评估

接受维生素 K 拮抗剂治疗的房颤患者每年大出血发生率为 1.3%~7.2%。由于肿瘤局部侵袭、肿瘤血管生成、肿瘤全身效应、抗肿瘤治疗（如手术、放疗）及肿瘤合并疾病（如感染、血小板减少症）等，出血也是肿瘤患者的常见问题。研究显示，晚期肿瘤患者中约 10% 至少发生一次出血事件，恶性血液肿瘤患者近 30% 发生出血。美国一项队列研究纳入 3 283 140 例肿瘤患者，其中 435 140 例（13.3%）在肿瘤诊断后 6 个月内接受了抗凝治疗，研究发现，无论应用何种抗凝剂，肿瘤相比非肿瘤患者的出血发生率均显著升高：华法林（20.2% *vs.* 12.6%）、利伐沙班（16.7% *vs.* 12.1%）、低分子量肝素（13.2% *vs.* 9.7%）、阿哌沙班（14.5% *vs.* 9.3%）；而且胃肠道肿瘤相比其他肿瘤出血发生率更高。

多项研究也提示，肿瘤合并房颤患者具有更高的出血风险。一项瑞典大型队列研究共纳入 294 989 例房颤患者,其中 71 882 患者存在肿瘤病史,研究发现,多种肿瘤与大出血风险相关,其中前列腺癌合并房颤患者相比无肿瘤患者颅内出血风险更高(*HR*=1.31,95%*CI* 1.06~1.62)、胰腺癌患者胃肠道出血风险更高(*HR*=2.86,95%*CI* 1.80~4.55)。来自丹麦的一项研究对接受口服抗凝剂治疗的房颤患者随访 1 年后发现,无论是否合并肿瘤,房颤患者的出血风险无明显差异,但亚组分析结果提示肺癌或胸膜癌(*HR*=2.0,95%*CI* 1.4~2.8)以及泌尿系肿瘤(*HR*=1.7,95%*CI* 1.4~2.0)患者出血事件风险增加。另一项前瞻性队列研究分析了 2 228 例应用直接口服抗凝药(direct oral administration of anticoagulant,DOAC)的房颤患者,其中 289 例(12.6%)合并肿瘤,平均随访 451 天后发现肿瘤组和非肿瘤组的大出血发生情况分别为 6.6% 患者年和 3.0% 患者年(调整的 *HR*=2.02,95%*CI* 1.25~3.27),临床相关出血分别为 18.2% 患者年和 10.6% 患者年(调整的 *HR*=1.65,95%*CI* 1.23~2.19),且主要是胃肠道和泌尿道出血事件。

肿瘤合并房颤患者出血风险增加的机制可能与肿瘤相关血小板减少、弥散性血管内凝血和肿瘤细胞分泌纤溶因子相关。肿瘤直接浸润(如肾、胃肠道、黑色素瘤)可能会导致血管脆性增加。此外,化疗相关的骨髓抑制、放射诱导的组织损伤和手术后伤口愈合问题都可能使出血风险增加。对于接受 DOAC 治疗的肿瘤合并房颤患者,由于 DOAC 经过 CYP3A4 代谢和 / 或 P- 糖蛋白转运,同时大多数抗肿瘤药物和辅助药物(如止吐、阿片类、抗生素)也经过相关途径代谢,可能与 DOAC 产生竞争性抑制关系,从而增加出血风险。

目前已有多种风险评分用于评估房颤患者接受抗凝治疗的出血风险,以明确可纠正及不可纠正的危险因素,同时识别潜在的高出血风险患者。常用的评分有 HAS-BLED 评分、ATRIA 评分、ORBIT 评分、ABC 出血评分(表 8-3-1),上述不同预测模型源于不同的背景人群、包含不同的临床指标及生物标志物。

表 8-3-1　房颤患者常用出血风险评分

评分	危险因素	积分	出血风险分层
HAS-BLED 评分	高血压(H)	1	低危,0~2 分 高危,3~9 分
	肝肾功能异常(各 1 分)(A)	1 或 2	
	卒中(S)	1	
	出血(B)	1	
	INR 值易波动(L)	1	
	老年(如年龄 >65 岁)(E)	1	
	药物或嗜酒(各 1 分)(D)	1 或 2	
ATRIA 评分	贫血	3	低危,0~3 分 中危,4 分 高危,5~10 分
	严重的肾脏疾病	3	
	高龄(年龄≥75 岁)	2	
	出血史	1	
	高血压	1	

8

续表

评分	危险因素	积分	出血风险分层
ORBIT 评分	高龄（年龄≥75 岁）	1	低危, 0~2 分
	血红蛋白或血细胞比容降低 / 贫血史	2	中危, 3 分
	出血史	2	高危, 4~7 分
	肾功能不全	1	
	抗血小板治疗	1	
ABC 出血评分	年龄	根据模型计算	根据 1 年出血风险分层 低危, <1% 中危, 1%~2% 高危, >2%
	生物标志物（TnT、GDF-15、血红蛋白）		
	出血史		

注：INR，国际标准化比值；TIA，短暂性脑缺血发作；TnT，肌钙蛋白 T；GDF-15，生长分化因子 15。

2020 年 ESC 房颤管理指南推荐应用 HAS-BLED 评分评估房颤患者的出血风险，HAS-BLED 评分≥3 分提示出血风险增高，≤2 分提示低出血风险。但 HAS-BLED 评分不包括肿瘤因素，可能并不适用于肿瘤合并房颤患者出血风险评估。表 8-3-2 列出了目前纳入肿瘤变量的房颤出血风险评分，包括 HEMORR$_2$HAGES 评分、NBLDSCOR 评分以及全连续 ORBIT（12 项）模型（表 8-3-2），但其应用价值尚需进一步研究验证。

表 8-3-2　含肿瘤因素的出血风险评分

评分 / 模型	危险因素	积分	出血风险分层
HEMORR$_2$HAGES 评分	肝脏和 / 或肾脏疾病	1	低危, 0~1 分 中危, 2~3 分 高危, 4~12 分
	酗酒	1	
	恶性肿瘤	1	
	年龄≥75 岁	1	
	血小板计数减少	1	
	再出血风险	2	
	未控制的高血压	1	
	贫血	1	
	CYP2C9 基因多态性	1	
	高跌倒风险	1	
	卒中和 / 或 TIA 病史	1	
全连续 ORBIT（12 项）模型（右侧为危险因素）	抗血小板类药物史	年龄≥75 岁	
	肿瘤病史	充血性心力衰竭	
	出血史	血红蛋白（男性 <130g/L，女性 <120g/L）	
	吸烟史	血细胞比容（男性 <40%，女性 <36%）	
	贫血史	肾功能不全 [eGFR<60mg/（dl·1.73m^2）]	
	慢性阻塞性肺疾病病史	髋关节骨折史（或骨质疏松）	

8

评分 / 模型	危险因素	积分	出血风险分层
NBLDSCOR 评分	年龄（65~75 岁 1 分；≥75 岁 2 分）	1 或 2	
	血型（Rh 阴性）	1	
	肾功能不全[eGFR<30ml/（min·1.73m^2）]	3	
	贫血	4	
	消化性溃疡	4	
	转移癌	5	

注：TIA，短暂性脑缺血发作；eGFR，估算的肾小球滤过率。

综上，对于肿瘤合并房颤患者的出血风险评估尚需进一步考虑肿瘤类型、合并疾病、治疗方案等因素，制订更加适合此类人群的出血风险预测模型，同时动态监测患者临床表现、凝血功能等变化，强调肿瘤科和 / 或血液科及心内科医师相互协作，以降低此类患者出血风险。

（陈子良　刘 彤）

参 考 文 献

[1] SEIFFGE D J, WERRING D J, PACIARONI M, et al. Timing of anticoagulation after recent ischaemic stroke in patients with atrial fibrillation[J]. Lancet Neurol, 2019, 18（1）: 117-126.

[2] WEI Y C, CHEN K F, WU C L, et al. Stroke Rate Increases Around the Time of Cancer Diagnosis[J]. Front Neurol, 2019, 10: 579.

[3] DARDIOTIS E, ALOIZOU A M, MARKOULA S, et al. Cancer-associated stroke: Pathophysiology, detection and management（Review）[J]. Int J Oncol, 2019, 54（3）: 779-796.

[4] HU W S, LIN C L. Impact of atrial fibrillation on the development of ischemic stroke among cancer patients classified by CHADS-VASc score-a nationwide cohort study[J]. Oncotarget, 2018, 9（7）: 7623-7630.

[5] UUDAS A, DRABIK L, POTPARA T. Bleeding in anticoagulated patients with atrial fibrillation: practical considerations[J]. Kardiol Pol, 2020, 78（2）: 105-116.

[6] ASPBERG S, YU L, GIGANTE B, et al. Risk of Ischemic Stroke and Major Bleeding in Patients with Atrial Fibrillation and Cancer[J]. J Stroke Cerebrovasc Dis, 2020, 29（3）: 104560.

[7] MOSARLA R C, VADUGANATHAN M, QAMAR A, et al. Anticoagulation Strategies in Patients With Cancer: JACC Review Topic of the Week[J]. J Am Coll Cardiol, 2019, 73（11）: 1336-1349.

[8] PROIETTI M, HIJAZI Z, ANDERSSON U, et al. Comparison of bleeding risk scores in

8

patients with atrial fibrillation：insights from the RE-LY trial［J］. J Intern Med, 2018, 283（3）：282-292.

［9］HIJAZI Z, OLDGREN J, LINDBÄCK J, et al. The novel biomarker-based ABC（age, biomarkers, clinical history）-bleeding risk score for patients with atrial fibrillation：a derivation and validation study［J］. Lancet, 2016, 387（10035）：2302-2311.

［10］POURAFKARI L, BAGHBANI-OSKOUEI A, SAVADI-OSKOUEI S, et al. Prediction Model for Significant Bleeding in Patients with Supratherapeutic International Normalized Ratio After Oral Administration of Warfarin［J］. Clin Drug Investig, 2019, 39（6）：533-542.

4 肿瘤合并房颤的抗凝管理

如前一篇文章所述,肿瘤合并房颤患者具有较高的卒中及出血风险,且相关循证医学证据有限,因此临床实践中其抗凝管理存在一定困难。2016 年欧洲心脏病学会（ESC）癌症治疗与心血管毒性立场声明指出, CHA_2DS_2-VASc 评分 ≥2 分、血小板计数 >50 000/mm^3 的肿瘤合并房颤患者可以考虑抗凝治疗,但并未提出具体的临床决策方案。本章将对肿瘤合并房颤患者抗凝治疗的相关研究进展做一汇总。

一、维生素 K 拮抗剂

维生素 K 拮抗剂（vitamin K antagonist, VKA）如华法林,通过干扰肝脏产生维生素 K 依赖性凝血因子间接发挥抗凝作用,是目前瓣膜性房颤患者的首选抗凝方案。非瓣膜性房颤患者中,VKA 较抗血小板治疗能够降低 40% 的卒中风险。而相比非肿瘤患者,肿瘤患者接受华法林治疗时国际标准化比值（international normalized ratio, INR）波动更大,血栓发生率更高。研究进一步发现,长期服用华法林的患者新发肿瘤后治疗范围内的时间（timeintherapeuticrange, TTR）显著缩短,尤其在肿瘤确诊后前 6 个月。同时,应用华法林需要经常监测 INR,这会对患者的生活质量产生不良影响。此外,通过细胞色素 P450（cytochrome P450, CYP450）同工酶诱导或抑制、血浆结合蛋白置换、维生素 K 浓度变化等机制,华法林与多种食物和药物（如部分抗肿瘤及辅助治疗药物）存在相互作用,使其临床应用更为复杂。鉴于 INR 容易波动,2016 年 ESC 立场声明也建议存在肿瘤转移及高出血风险的肿瘤患者应避免使用华法林。

二、低分子量肝素

多项随机对照临床试验（randomized comparison clinical trial, RCT）证实,低分子量肝素（low molecular weight heparin, LMWH）较 VKA 能显著降低肿瘤相关静脉血栓栓塞（venous thromboembolism，VTE）及出血事件，因而 LMWH 已经成为 VTE 的标准治疗方案。虽然目前尚缺乏 LMWH 在肿瘤合并房颤患者中有效性和安全性证据，但临床实践中常应用 LMWH 预防此类患者的血栓栓塞风险。

来自意大利的一项研究对 394 例肿瘤合并房颤患者的抗凝处方回顾性分析后发现，仅 40% 的患者接受了抗凝治疗，大部分患者（35%）使用了预防性、非治疗剂量的 LMWH，而且抗凝治疗未对总体生存率产生影响。另一项基于网络的国际研究对 960 名医师（82.4% 为心脏科医师）问卷调查后显示，在用于预防活动期肿瘤患者卒中风险的抗凝药物中，62.6% 的医师首选非维生素 K 拮抗剂口服抗凝药（non-vitamin K antagonist oral anticoagulant，NOAC），24.1% 选择 LMWH，7.3% 选择华法林。这项调查表明目前肿瘤合并房颤患者的抗凝选择存在很大异质性，NOAC 似乎越来越受欢迎，但在缺乏有关房颤血栓预防证据的情况下，LMWH 的临床应用仍然很普遍。此外，LMWH 需皮下注射用药，非住院患者依从性较差，不宜长期应用，同时 LMWH 存在血小板减少症等不良反应。

2016 年 ESC 立场声明建议 LMWH 可以作为短期和中期抗凝治疗选择，并且推荐 LMWH 可作为转移及高出血风险肿瘤患者的首选方案。2019 年西班牙活动性肿瘤合并房颤专家共识进一步提出，当口服抗凝剂（oral anticoagulants，OAC）耐受性差（如因化疗频繁呕吐）或与抗肿瘤药物发生严重相互作用时，可考虑使用 LMWH。

三、非维生素 K 拮抗剂口服抗凝药

鉴于其良好的有效性、耐受性和安全性，近年来 NOAC 在临床实践中的应用越来越普遍，其优点具体包括起效快、半衰期短、口服制剂可用、特异性逆转剂可用、与食物或其他药物相互作用少以及药代动力学可预测（无须系统监测即可进行适度抗凝）。目前共有 4 种 DOAC 被批准用于非瓣膜性房颤患者的卒中/全身栓塞预防，包括直接凝血酶抑制剂（达比加群）和凝血因子 Xa 抑制剂（利伐沙班、阿哌沙班、依度沙班）两类。

2020 年 ESC 房颤管理指南指出 NOAC 在非瓣膜性房颤中的抗凝效果优于 VKA，并推荐 NOAC 预防房颤患者血栓栓塞事件（Ⅰ级推荐，B 级证据）。而目前肿瘤患者应用 NOAC 的证据主要源于 VTE 治疗相关 RCT 研究，因此一些指南共识推荐指出，在没有高出血风险及药物间相互作用的情况下，NOAC 可以作为肿瘤相关 VTE 的替代疗法。虽然现在已经有一些 RCT 事后分析以及队列研究探索了 NOAC 在肿瘤合并房颤患者中的安全性和有效性，但既往大型 RCT 通常排除了血小板计数 <100 000/mm³ 或生存期有限的肿瘤患者，所以 NOAC 预防肿瘤合并房颤患者血栓栓塞事件风险的证据基础并不可靠。

ARISTOTLE 试验事后分析提示，无论是否存在肿瘤病史，阿哌沙班与华法林两组间卒中/全身栓塞、大出血发生率没有差异；但相比非肿瘤患者，阿哌沙班能够降低活动期肿瘤患者复合终点事件（包括卒中/全身栓塞、心肌梗死、死亡；$HR=0.30$，$95\%CI$ 0.11~0.83）。ENGAGE AF-TIMI 48 试验包括 1 153 例入组后新发或复发肿瘤的房颤患者，事后分析同样发现高剂量依度沙班（60mg、1 次/d）相比华法林具有一致的卒中/全身栓塞以及大出血风

8

险。对 ROCKET AF 研究进一步分析后同样得出上述结论。一项来自美国 MarketScan 数据库的观察性研究发现，DOAC 相比华法林治疗房颤合并活动性肿瘤患者的卒中发生率相似，但阿哌沙班相比华法林的严重出血发生率较低。

Cavallari 等对上述三项 RCT 事后分析结果汇总后发现，肿瘤合并房颤患者应用 NOAC 或 VKA 后两组间卒中 / 全身栓塞（$OR=0.70$，95%CI 0.45~1.09）、缺血性卒中（$OR=0.71$，95%CI 0.31~1.64）、大出血（$OR=0.81$，95%CI 0.61~1.06）和全因死亡（$OR=1.02$，95%CI 0.72~1.42）风险相当，但 NOAC 组颅内出血发生率显著低于 VKA 组（$OR=0.11$，95%CI 0.02~0.63）；而进一步对相关观察性队列研究荟萃分析后发现，应用 NOAC 可以显著降低缺血性卒中风险（$OR=0.47$，95%CI 0.25~0.90）。Yang 等进行的一项网状荟萃分析共纳入 5 项临床试验，共 31 660 例肿瘤合并房颤患者，并根据优选概率排名曲线（surface under the cumulative ranking，SUCRA）值对 OAC 进行排序。结果发现，在降低卒中或全身栓塞方面，利伐沙班最优，阿哌沙班次之，再次为达比加群、依度沙班和华法林（SUCRA 分别为 25.2%、29.3%、52.3%、55.8%、87.4%）。在大出血方面，除阿哌沙班相比华法林出血风险更低外（$OR=0.39$，95%CI 0.18~0.79；SUCRA=4.9%），其他 OAC 大出血风险均无显著性差异。该研究提示在肿瘤合并房颤患者应用抗凝药物时，NOAC（尤其是阿哌沙班）可能优于华法林。从已有证据来看，NOAC 的有效性和安全性至少不劣于 VKA。

当选择 NOAC 用于肿瘤合并房颤患者的卒中 / 全身栓塞预防时，需注意以下因素：①药物间相互作用：虽然 NOAC 相比 VKA 的药物间相互作用明显减少，但所有 NOAC 均经 P-糖蛋白（P-glycoprotein，P-gp）转运代谢，利伐沙班和阿哌沙班也经 CYP3A4 在肝脏代谢，同时大多数肿瘤辅助治疗（如止吐、镇痛、抗生素）也经相关途径代谢，因此 NOAC 与其他 P-gp 或 CYP3A4 抑制或诱导药物联合使用可能会影响抗凝及肿瘤治疗效果。2018 年欧洲心律协会关于房颤患者 NOAC 应用指南建议，避免在接受激素类药物、酪氨酸激酶抑制剂、蒽环类药物的患者中使用 NOAC。需要注意的是，上述相互作用数据仅依赖于体外研究，其临床意义尚不明确，但临床医师仍然需要充分了解潜在的药物间相互作用并谨慎用药（表 8-4-1）。②合并疾病：肿瘤及房颤患者常合并肾功能不全，而 NOAC 均需经肾脏清除（达比加群 80%，依度沙班 50%，利伐沙班 33%，阿哌沙班 27%），因此肾功能不全患者应用 NOAC 时应慎重考虑调整剂量或药物（肌酐清除率 <15ml/min 为 NOAC 的绝对禁忌证，其中达比加群禁用于肌酐清除率 <30ml/min）。NOAC 经肝脏代谢，肝功能不全患者同样需要监测并进行剂量调整。指南推荐接受 NOAC 的患者至少每年复查 1 次肝肾功能。由于化疗相关骨髓抑制、肿瘤浸润、继发性免疫反应等，肿瘤患者常发生血小板减少症，目前一般认为当血小板计数 $<50 \times 10^9$/L 时应避免抗凝治疗，血小板计数更低时可以考虑血小板输注或采取减量抗凝治疗。③逆转剂：DOAC 逆转剂（如 idarucizumab、andexanet alfa）已被批准临床应用，可用于 DOAC 相关严重出血事件的紧急治疗，为 DOAC 的使用提供了保障。ciraparantag 是一种正在研究中的抗凝逆转剂，可与肝素、LMWH 和 DOAC 非共价结合，其起效迅速、半衰期短，在多种动物模型中可减少抗凝相关出血风险。

8

表 8-4-1　NOAC 与部分抗肿瘤治疗的药物间相互作用

	P-gp 途径（所有 DOAC）	CYP3A4 途径（主要为利伐沙班和阿哌沙班）
抑制效应	• 免疫调节剂（如他克莫司，强至中度竞争或无作用） • 酪氨酸激酶抑制剂（如伊马替尼，强至中度竞争或无作用） • 激素类药物（如阿比特龙，强竞争或无作用）	• 免疫调节剂（如环孢素，中至轻度竞争作用） • 酪氨酸激酶抑制剂（如尼洛替尼，中至轻度竞争作用） • 激素类制剂（如比卡鲁胺，中至轻度竞争或无作用） • 拓扑异构酶抑制剂（如依托泊苷，轻度竞争或无作用） • 蒽环类药物（如伊达霉素，轻度竞争或无作用） • 烷化剂（如环磷酰胺，轻度竞争或无作用）
诱导效应	• 蒽环类药物（如阿柔比星，强竞争或无作用） • 抗有丝分裂药物（如长春碱，强竞争作用） • 免疫调节剂（如地塞米松，强竞争或无作用）	• 免疫调节剂（如地塞米松，强至中度竞争作用） • 抗有丝分裂药物（如紫杉醇，中至轻度竞争作用） • 酪氨酸激酶抑制剂（如维莫非尼，中度竞争作用） • 激素类药物（如苯扎鲁胺，强竞争或无作用）

注：根据无、竞争或潜在相互作用（轻度、中度、强）表示药物间相互作用；各类药物的抑制/诱导效应以及相互作用强度存在内部差异。P-gp，P-糖蛋白；CYP3A4，细胞色素 P450 3A4；NOAC，非维生素 K 拮抗剂口服抗凝药。

四、左心耳封堵

2020 年 ESC 房颤管理指南推荐在长期抗凝存治疗禁忌的房颤患者（如不可逆的颅内出血）中，可以考虑经皮左心耳封堵（percutaneous left atrial appendage occlusion，LAAO）预防卒中（Ⅱb 级推荐，B 级证据）。德国的一项研究提示肿瘤是 LAAO 术后院内死亡的独立预测因素（OR=2.49，95%CI 1.00~6.12）。但 Isogai 等对美国国家再入院数据库中 15 399 例应用 Watchman 封堵器的房颤患者分析后发现，肿瘤与 LAAO 术后院内死亡率并不相关；但相比无肿瘤患者，活动期肿瘤合并房颤患者 LAAO 术后院内缺血性卒中/TIA 风险明显升高（OR=3.06，95%CI 1.17~8.01），尤其在 CHA_2DS_2-VASc 评分 >4 分的患者中。虽然目前缺乏大型随机对照研究验证 LAAO 在房颤合并肿瘤（尤其是活动期肿瘤）患者中的有效性和安全性，但鉴于肿瘤患者出血风险增加，LAAO 在未来可能成为预防此类人群血栓栓塞事件的一种选择。

综上，肿瘤合并房颤患者具有人群特殊性，且不同抗凝方案各有优劣。2019 年国际血栓与止血学会（ISTH）关于接受化疗的肿瘤合并房颤患者抗凝治疗指南建议：在其他相关研究基础上，需要从有效性（卒中预防）、安全性（出血风险评估）、药物间相互作用以及患者意愿和生活质量等方面为肿瘤合并房颤患者制订个体化抗凝方案，以实现患者的最大获益。同时期待未来更多高质量循证医学证据，为肿瘤合并房颤患者提供更好的抗凝管理。

（陈子良　刘彤）

参 考 文 献

［1］DELLUC A，WANG T F，YAP E S，et al. Anticoagulation of cancer patients with non-valvular atrial fibrillation receiving chemotherapy：Guidance from the SSC of the ISTH［J］. J Thromb

Haemost, 2019, 17（8）: 1247-1252.

［2］MOSARLA R C, VADUGANATHAN M, QAMAR A, et al. Anticoagulation Strategies in Patients With Cancer: JACC Review Topic of the Week［J］. J Am Coll Cardiol, 2019, 73（11）: 1336-1349.

［3］BORIANI G, LEE G, PARRINI I, et al. Anticoagulation in patients with atrial fibrillation and active cancer: an international survey on patient management［J］. Eur J Prev Cardiol, 2020, 28（6）: 611-621.

［4］DU S, YU Y, XU C, et al. LMWH and its derivatives represent new rational for cancer therapy: construction strategies and combination therapy［J］. Drug Discov Today, 2019, 24（10）: 2096-2104.

［5］HINDRICKS G, POTPARA T, DAGRES N, et al. 2020 ESC Guidelines for the diagnosis and management of atrial fibrillation developed in collaboration with the European Association for Cardio-Thoracic Surgery（EACTS）: The Task Force for the diagnosis and management of atrial fibrillation of the European Society of Cardiology（ESC）Developed with the special contribution of the European Heart Rhythm Association（EHRA）of the ESC［J］. Eur Heart J, 2021, 42（5）: 373-498.

［6］KHORANA A A, NOBLE S, LEE A Y Y, et al. Role of direct oral anticoagulants in the treatment of cancer-associated venous thromboembolism: guidance from the SSC of the ISTH［J］. J Thromb Haemost, 2018, 16（9）: 1891-1894.

［7］CARRIER M, BLAIS N, CROWTHER M, et al. Treatment algorithm in cancer-associated thrombosis: Canadian expert consensus［J］. Curr Oncol, 2018, 25（5）: 329-337.

［8］CHEN S T, HELLKAMP A S, BECKER R C, et al. Efficacy and safety of rivaroxaban vs. warfarin in patients with non-valvular atrial fibrillation and a history of cancer: observations from ROCKET AF［J］. Eur Heart J Qual Care Clin Outcomes, 2019, 5（2）: 145-152.

［9］SHAH S, NORBY F L, DATTA Y H, et al. Comparative effectiveness of direct oral anticoagulants and warfarin in patients with cancer and atrial fibrillation［J］. Blood Adv, 2018, 2（3）: 200-209.

［10］YANG P, ZHU D, XU X, et al. Efficacy and safety of oral anticoagulants in atrial fibrillation patients with cancer-a network meta-analysis［J］. Heart Fail Rev, 2020, 25（5）: 823-831.

［11］ISOGAI T, SAAD A M, ABUSHOUK A I, et al. Procedural and Short-Term Outcomes of Percutaneous Left Atrial Appendage Closure in Patients With Cancer［J］. Am J Cardiol, 2021, 141: 154-157.

［12］SEQUEIRA A R, BHANDARI A, KILPATRICK B, et al. Managing thromboembolic risk from atrial fibrillation in patients with cancer: a role for nonpharmacologic approaches［J］. Future Cardiol, 2020, 16（6）: 687-693.

5 肿瘤合并房颤的节律与心室率控制

节律和心室率控制是房颤综合管理的重要组成部分,能够显著改善患者症状及生活质量,但在肿瘤合并房颤人群中的相关研究较少。2016 年欧洲心脏病学会(ESC)癌症治疗与心血管毒性立场声明提出,以患者为中心、以症状为导向,对肿瘤合并房颤患者应采取个体化节律和心室率管理方案。2021 年美国心脏协会(AHA)肿瘤患者心律失常及自主神经功能障碍的识别、预防和管理科学声明建议,参考一般房颤患者管理指南对肿瘤合并患者进行节律和心室率控制,同时需要重点关注肿瘤与房颤用药潜在的药物间相互作用(drug-drug Interaction, DDI),科学声明推荐的管理流程如图 8-5-1 所示。

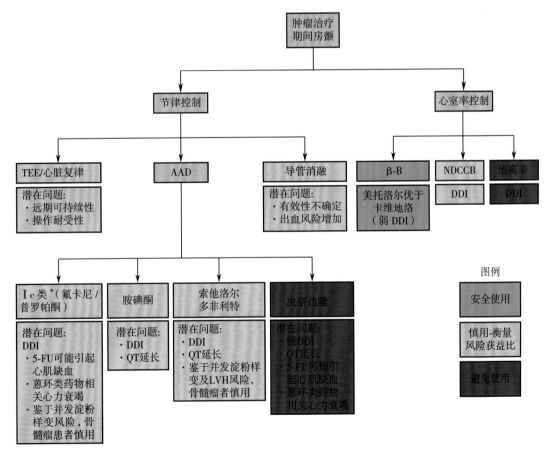

图 8-5-1 肿瘤治疗期间房颤管理流程

AAD,抗心律失常药物;β-B,β 受体阻滞剂;DDI,药物间相互作用;5-FU,氟尿嘧啶;NDCCB,非二氢吡啶类钙通道阻滞剂;LVH,左心室肥厚;TEE,经食管超声心动图。*Vaughan Williams 分类。

一、节律控制

节律控制指尝试恢复并维持窦性心律,即在适当心室率控制、抗凝治疗及综合管理(如上游治疗)的基础上进行心脏复律、抗心律失常药物(antiarrhythmic drugs,AAD)和导管消融治疗。鉴于抗凝管理的复杂性,节律控制对于肿瘤合并房颤患者尤为重要。2021年AHA科学声明建议,对于症状性房颤或因房颤导致心力衰竭恶化的患者,优先选择节律控制。EAST-AFNET 4(早期治疗房颤预防卒中试验)表明,即使在没有症状的情况下,采用早期节律控制策略的房颤患者不良事件发生率较低($HR=0.79$,95%CI 0.66~0.94)。这一结论在我国台湾地区的真实世界研究中得到了进一步支持。然而,这种方法在肿瘤患者中尚未得到验证。

根据一般房颤患者管理指南,心脏复律前需要评估心房内是否存在血栓形成,并且根据房颤持续时间适当抗凝。对于血流动力学不稳定的房颤患者应考虑紧急电复律,但需要镇静或麻醉。对于血流动力学稳定的新近发生的房颤(通常指房颤持续7天内)患者,优先考虑药物复律,同时纠正可逆性危险因素。复律药物的选择需要考虑患者基础心脏病的类型及严重程度、药物安全性等因素,无器质性心脏病患者常选择氟卡尼、普罗帕酮、伊布利特、维纳卡兰等药物,伴器质性心脏病患者常选择胺碘酮。虽然缺乏相关循证医学证据支持,但鉴于AAD与肿瘤治疗之间潜在的药物间相互作用,肿瘤合并房颤患者的药物复律可能更为复杂,必须慎重对待。

房颤患者心脏复律成功后通常具有较高的复发风险,同时考虑到肿瘤炎症微环境及致抗肿瘤治疗的心律失常性,节律控制的远期窦性心律维持率尚不明确。复律后一般需要应用AAD维持窦性心律,但许多AAD经过肝脏细胞色素P450 3A4(cytochrome P450 3A4,CYP3A4)、细胞色素P450 2D6(cytochrome P450 2D6,CYP2D6)系统以及P-糖蛋白(P-glycoprotein,P-gp)途径代谢,同时具有潜在QT间期延长效应,尤其在AAD与抗肿瘤治疗联合使用情况下。例如,胺碘酮因其相对易用而普遍应用于临床,但其可以通过竞争性抑制P-gp增加相似代谢途径肿瘤药物的浓度。决奈达隆常用于复律后预防房颤复发,但具有P-gp竞争及CYP450抑制作用,同时给予经相同代谢途径的抗癌治疗可导致两种血药浓度增加。此外,肿瘤患者容易出现电解质紊乱(呕吐、腹泻相关),而且抗肿瘤治疗(如三氧化二砷及部分酪氨酸激酶抑制剂)也可以直接延长QT间期。QT间期延长会增加致命性室性心律失常(如尖端扭转型室性心动过速)发生风险,虽然相关研究提示此类心律失常较为罕见,但仍然需要引起足够重视。肿瘤合并房颤患者接受潜在QT间期延长药物期间,应监测12导联心电图及相关实验室指标(如电解质、肾功能)变化。肿瘤患者中,推荐采用Fridericia公式计算校正的QT间期(QTc),当男性QTc>450毫秒、女性QTc>460毫秒时定义为QT间期延长,只要QTc<500毫秒或QTc变化<60毫秒就可以继续抗肿瘤治疗。

药物治疗不佳或不耐受的症状性房颤患者可以考虑行导管消融治疗,但很少有研究探讨其在肿瘤合并房颤患者中的应用价值。来自意大利的一项单中心回顾性研究评估了［房］颤导管消融在肿瘤患者中的安全性,研究共纳入21例肿瘤幸存者,采用倾向性评分匹配［肿］瘤幸存者消融术后30天临床相关出血风险相比非肿瘤患者显著升高($OR=3.6$,［　　］~12.7)。我国学者进一步发现罹患肿瘤与射频消融术后房颤复发间无相关性

（ *HR*=0.508, 95%*CI* 0.192~1.342 ），提示射频消融在肿瘤合并房颤患者节律控制中的有效性。鉴于房颤用药与肿瘤药物之间存在潜在相互作用，导管消融是一种可供选择的治疗策略，但已有研究很少纳入活动期以及正在接受抗癌治疗的肿瘤患者，需要未来研究进一步探讨导管消融在这类人群中的可及性。

近年来，有研究探讨了立体定向体部放疗（ SBRT ）在难治性心律失常中的作用。Shoji 等在 3 例肿瘤合并药物难治性房颤患者中探索了 SBRT 技术的可行性，结果发现 3 例患者均接受到预期的辐射剂量，且在 24 个月随访期间未观察到并发症，1 例患者成功实现了电隔离。SBRT 技术可能为不能耐受有创性操作的肿瘤合并房颤患者带来新的选择，但仍需要更多的研究证据验证其安全性和有效性。

二、心室率控制

心室率控制是目前房颤治疗的基本目标之一，通常可明显改善房颤相关症状。当怀疑房颤发作与抗肿瘤治疗相关时，应首选心率控制策略而非节律控制策略。虽然尚无研究探讨肿瘤合并房颤患者的最佳心率范围，但结合国内外最新房颤管理指南，2021 年 AHA 科学声明建议对无症状性房颤患者进行心率控制，目标静息心率 <110 次 /min。

房颤心室率控制的常用药物包括 β 受体阻滞剂、非二氢吡啶类钙通道阻滞剂（ non-dihydropyridine calcium channel blocker, NDCCB ）（维拉帕米和地尔硫䓬）、洋地黄类（如地高辛）及某些 AAD（如胺碘酮），单一药物难以实现室率控制目标时可考虑联合用药。一般首选 β 受体阻滞剂。PRESAGE 研究发现美托洛尔相比安慰剂能够显著降低高危肺癌术后的房颤发生率（ *RR*=0.19, 95%*CI* 0.09~0.37 ），另一项 RCT 试验在食管癌切除术后患者中得出类似结论，这可能与 β 受体阻滞剂抑制全身炎症反应、降低交感神经张力相关。然而，应用 β 受体阻滞剂时同样需要考虑药物间相互作用。例如，美托洛尔主要经 CYP2D6 代谢，而包括伊马替尼（用于慢性髓系白血病）和阿比特龙（用于转移性前列腺癌的抗雄激素）在内的多种抗治疗药物可影响 CYP2D6 代谢，并增加包括美托洛尔和卡维地洛在内的各种 β 受体阻滞剂的血药浓度。

NDCCB 可有效控制房颤快速心室率，但其经 CYP3A4 代谢，可与代谢途径重叠的抗肿瘤药物产生竞争性抑制效应。当维拉帕米 / 地尔硫䓬与依鲁替尼联合使用可显著增加后者的血药水平。同时，NDCCB 具有负性肌力作用，应避免用于心脏收缩功能障碍的患者，尤其是肿瘤治疗相关心功能不全的患者。值得注意的是，已有多项研究发现钙通道阻滞剂（含 NDCCB ）能够增加肺癌、前列腺癌等肿瘤发生风险。

地高辛常用于房颤合并射血分数降低的心力衰竭的心室率控制。在肿瘤患者中也应谨慎使用地高辛，因为包括依鲁替尼在内的多种抗肿瘤药物可抑制 P-gp 转运体，从而增加地高辛血药浓度及潜在毒性。胺碘酮也可竞争性抑制 P-gp，同时具有诸多潜在器官毒性，常作为其他药物联合控制心室率不佳的备选方案。而当药物控制心室率失败后，可考虑行房室结消融联合永久起搏器植入，但此类有创性操作在肿瘤患者中的可行性需要进一步评估。此外，紫杉醇类和间变性淋巴瘤激酶抑制剂（如克唑替尼）抗癌治疗常导致心动过缓，提示联合应用心室率控制药物需要注意密切监测心率变化并酌情调整剂量或停药。

综上,结合前一篇文章所述新型口服抗凝药与抗肿瘤治疗存在药物间相互作用,当肿瘤合并房颤患者同时应用节律及心室率控制药物时,更需要仔细评估各类治疗潜在的药物间相互作用,以便及时采取适当措施(如调整剂量、频繁监测),从而实现此类患者的最佳临床管理。

(陈子良 刘 彤)

参 考 文 献

[1] FRADLEY M G, BECKIE T M, BROWN S A, et al. Recognition, Prevention, and Management of Arrhythmias and Autonomic Disorders in Cardio-Oncology: A Scientific Statement From the American Heart Association[J]. Circulation, 2021, 144(3): e41-e55.

[2] HINDRICKS G, POTPARA T, DAGRES N, et al. 2020 ESC Guidelines for the diagnosis and management of atrial fibrillation developed in collaboration with the European Association for Cardio-Thoracic Surgery(EACTS): The Task Force for the diagnosis and management of atrial fibrillation of the European Society of Cardiology(ESC)Developed with the special contribution of the European Heart Rhythm Association(EHRA)of the ESC[J]. Eur Heart J, 2021, 42(5): 373-498.

[3] KIRCHHOF P, CAMM A J, GOETTE A, et al. Early Rhythm-Control Therapy in Patients with Atrial Fibrillation[J]. N Engl J Med, 2020, 383(14): 1305-1316.

[4] GARG L, FRADLEY M G. QT prolongation and cancer therapeutics: a coming Tempest or Much Ado About Nothing?[J]. Eur Heart J, 2021, 42(38): 3929-3931.

[5] GIUSTOZZI M, ALI H, REBOLDI G, et al. Safety of catheter ablation of atrial fibrillation in cancer survivors[J]. J Interv Card Electrophysiol, 2021, 60(3): 419-426.

[6] 王运松,李道博,陈程,等. 射频消融治疗恶性肿瘤合并心房颤动患者的可行性[J]. 中华心血管病杂志, 2021, 49(8): 790-795.

[7] RHEA I, BURGOS P H, FRADLEY M G. Arrhythmogenic Anticancer Drugs in Cardio-Oncology[J]. Cardiol Clin, 2019, 37(4): 459-468.

[8] SHOJI M, INABA K, ITAMI J, et al. Advantages and challenges for noninvasive atrial fibrillation ablation[J]. J Interv Card Electrophysiol, 2021, 62(2): 319-327.

[9] ALEXANDRE J, CAUTELA J, EDERHY S, et al. Cardiovascular toxicity related to cancer treatment: a pragmatic approach to the American and European cardio-oncology guidelines[J]. J Am Heart Assoc, 2020, 9(18): e018403.

[10] ALEXANDRE J, SALEM J E, MOSLEHI J, et al. Identification of anticancer drugs associated with atrial fibrillation: analysis of the WHO pharmacovigilance database[J]. Eur Heart J Cardiovasc Pharmacother, 2021, 7(4): 312-320.

[11] YANG H, YU Y, HU X, et al. Association Between the Overall Risk of Prostate Cancer and Use of Calcium Channel Blockers: A Systematic Review and Meta-analysis[J]. Clin Ther, 2020, 42(9): 1715-1727.

6　肿瘤治疗相关房颤的综合管理

多项研究发现,肿瘤患者的房颤发生风险显著上升,这可能与肿瘤本身、肿瘤相关药物及外科治疗等多种因素相关。例如,包括化学治疗(如蒽环类)、烷化剂(如顺铂)、靶向治疗(如依鲁替尼)和免疫治疗(如纳武利尤单抗)在内的多种抗肿瘤药物均可导致房颤发生;肺癌切除术后房颤发生率为 13%~28%。肿瘤治疗相关房颤的发生机制可能包括共同危险因素、合并疾病、手术创伤、全身炎症、氧化应激、交感激活及免疫反应等因素,虽然缺乏足够临床证据支持,但可以考虑针对这些靶点进行房颤风险干预。

既往房颤管理的重点是通过抗凝治疗预防卒中事件,但越来越多的研究提示房颤相关医疗负担依然很重。例如,RE-LY 队列研究对 15 400 例急诊就诊的房颤患者随访 1 年后发现,在抗凝治疗率达到 54% 的情况下,房颤患者的死亡率仍然很高,其中卒中死亡仅占比 8%,而心力衰竭死亡为 30%。为此,国外专家提出房颤患者的"ABC"综合管理方案("A"抗凝/避免卒中;"B"更好的症状管理/室率和节律控制;"C"心血管危险因素与合并疾病管理),以精简房颤管理流程、提高医护综合决策能力、全方位改善患者预后。2020 年欧洲心脏病学会(ESC)房颤管理指南也基于这一策略作出相应推荐,我国学者进行的 mAFA-Ⅱ研究也证实 ABC 综合管理方案相比常规管理能够显著降低房颤患者的复合终点事件风险(卒中/血栓栓塞、全因死亡和再住院;$HR=0.39$,$95\%CI\ 0.22\sim0.67$)。

目前关于肿瘤相关房颤综合管理的研究证据较为缺乏,本章将重点讨论肿瘤治疗相关房颤的心血管危险因素与合并疾病管理。

一、生活方式干预

1. 减重与肥胖　肥胖是肿瘤与房颤共有的危险因素,可增加患者不良结局风险。此外,肥胖能够增加肿瘤患者的房颤发生风险。研究发现,子宫内膜癌患者相比普通人群的新发房颤患病率明显升高,而更高的体重指数是其独立危险因素。此外,弗明汉心脏研究提示肥胖可导致阻塞性睡眠呼吸暂停(obstructive sleep apnea, OSA)、高血压和糖尿病的发生,而这些疾病能够独立增加房颤风险。虽然存在肥胖悖论的观点,但越来越多的证据表明减重能够改善房颤症状、延缓房颤复发。相关研究发现,在肿瘤幸存者中,体重管理同样能够改善患者生活质量、降低发病率和死亡率。但目前尚缺乏阐述肥胖及减重在肿瘤治疗相关房颤中作用的直接证据,鉴于肿瘤及治疗相关恶病质、胃肠道不良反应等问题,该人群的体重管理可能更为复杂。

2. 运动　多项研究结果表明,适度规律运动能够提高生活质量、降低房颤发生率,而且在肥胖人群中效果更为明显。但长期高强度耐力运动却能增加房颤风险,提示运动与房颤之间存在非线性关系。一项大型系统评价同样发现运动能够降低肿瘤发生风险,并改善肿瘤患者的存活率。另一项纳入 2 973 例非转移性乳腺癌患者的研究进一步发现运动能够显著降低肿瘤患者的心血管事件。2021 年 ESC 心血管疾病预防指南提出,运动(尤其是有氧运动)可能是一种有效防治化疗毒性的非药物策略。但同样,运动在肿瘤合并房颤患者中的应用需要进一步探讨。

3. **酒精**　饮酒与房颤之间存在一定的量效关系。研究提示,低水平酒精摄入不增加房颤发生风险,而中高水平酒精摄入可分别使房颤发生风险增加 26%、34%,且在男性人群中风险更高。此外,作为 HAS-BLED 评分因素之一,饮酒可增加房颤抗凝出血风险。研究进一步表明,经常饮酒的房颤患者戒酒可延缓并降低心律失常复发风险。大量证据表明,酒精与多种肿瘤之间存在因果关系,已经被国际癌症研究署(IARC)列为人类 1 类致癌物。针对美国成年人的一项全国性调查显示,大量饮酒可显著增加肿瘤相关死亡风险(HR=1.27,95%CI 1.13~1.42)。因此,肿瘤治疗相关房颤患者应该做到酒精"0"摄入。

二、合并疾病管理

1. **高血压**　高血压是房颤最常见的独立危险因素,血压控制不佳可导致房颤血栓栓塞及抗凝出血风险增加。高血压同样能够增加肿瘤发生风险,而多种抗肿瘤治疗(如血管生成抑制剂、抗微管类药物)也可诱发高血压事件。研究发现,血管生成抑制剂相比常规肿瘤治疗可使高血压风险显著增加,但两组间血栓栓塞、心力衰竭、致死性心血管事件等终点发生风险并无差异。更有研究提示,接受血管生成抑制剂的患者出现高血压可能是抗肿瘤治疗有效的标志。

由于缺乏相关临床证据,肿瘤合并房颤患者的血压管理是一个棘手的问题。2017 年 ACC/AHA 指南将普通人群高血压治疗目标设定为 130/80mmHg,但该阈值尚未在肿瘤患者中验证。2020 年欧洲肿瘤内科学会(ESMO)癌症患者在肿瘤治疗过程中心脏病的管理共识建议:对接受可能诱发高血压风险的抗肿瘤治疗的患者进行基线以及连续血压监测(I 类推荐,A 级证据)。Cohen 等对肿瘤患者高血压管理的药物选择作出了推荐,强调对患者基础情况及药物间相互作用的评估。临床常用降压药物包括血管紧张素转化酶抑制剂、血管紧张素受体阻滞剂和二氢吡啶类钙通道阻滞剂、β 受体阻滞剂等。有证据表明,血管紧张素转化酶抑制剂及血管紧张素受体阻滞剂可以改善房颤的预后、延缓心律失常的进展。但需注意,非二氢吡啶类钙通道阻滞剂(如维拉帕米)可能通过抑制细胞色素 P450 3A4 与相关抗肿瘤药物相互作用。此外,研究发现 β 受体阻滞剂能够改善某些肿瘤患者的生存率。未来的研究仍需要进一步探索此类人群高血压的最佳管理目标和方法。

2. **糖尿病**　糖尿病是成年人发生房颤的独立危险因素,ORBIT-AF 研究显示合并糖尿病的房颤患者住院率、心血管及全因死亡率明显上升。糖尿病同样是肿瘤发生及不良预后的危险因素,同时抗肿瘤治疗(如依维莫司、尼罗替尼)也能导致血糖异常或糖尿病。由此可见,糖尿病、房颤与肿瘤及其治疗之间存在复杂的相互联系。

糖尿病合并房颤患者中,研究发现良好的血糖控制能够降低房颤及卒中发生风险。因此,虽然缺乏针对肿瘤合并房颤患者的糖尿病管理指南,但积极的血糖控制可能是合理的。要注意的是,除降糖作用之外,不同的糖尿病药物对房颤和肿瘤也具有一定影响。例如,双胍、磺脲类、噻唑烷二酮类、二肽基肽酶-4 抑制剂、钠-葡萄糖共转运蛋白2 抑制剂发房颤风险,而磺脲类、二肽基肽酶-4 抑制剂、甘精胰岛素可能增加肿瘤的发生风险。此外,尚需注意降糖药物与抗肿瘤治疗之间的潜在相互作用。

3. 睡眠呼吸暂停 OSA 是最常见的睡眠呼吸紊乱形式,在房颤患者中非常普遍,可增加死亡、心血管事件及心律失常风险。既往研究提出,OSA 可能通过慢性间歇性缺氧增加肿瘤发生风险,并在多项临床研究中得到验证。OSA 进一步降低房颤患者抗心律失常药物、电复律及导管消融治疗效果。虽然目前普遍认为持续气道正压通气可以改善 OSA 患者生活质量及房颤相关症状,但持续气道正压通气能否提高房颤复律成功率仍然存在争议。此外,OSA 患者的持续气道正压通气依从性较低。在肿瘤治疗相关房颤患者中,需要更多的临床试验明确此类房颤与 OSA 的相关性、更佳的 OSA 治疗方案,以及对 OSA 诊断和治疗的成本效益。

三、小结

肿瘤治疗相关房颤综合管理的临床研究匮乏,尚无高质量证据以形成针对性推荐建议。临床实践可根据现有相关疾病管理指南展开,时刻意识到肿瘤合并房颤患者的特殊性、潜在的药物间相互作用,同时积极开展相关研究以增加诊疗依据。临床工作者与患者更应该联合起来,加强对肿瘤与房颤共同危险因素以及合并疾病的识别和管理,努力降低卒中风险及改善整体预后。

(陈子良　刘　彤)

参 考 文 献

[1] GUO Y, LANE D A, WANG L, et al. Mobile Health Technology to Improve Care for Patients With Atrial Fibrillation [J]. J Am Coll Cardiol, 2020, 75 (13): 1523-1534.

[2] KOENE R J, PRIZMENT A E, BLAES A, et al. Shared Risk Factors in Cardiovascular Disease and Cancer [J]. Circulation, 2016, 133 (11): 1104-1114.

[3] SHAIKH H, BRADHURST P, MA L X, et al. Body weight management in overweight and obese breast cancer survivors [J]. Cochrane Database Syst Rev, 2020, 12 (12): CD012110.

[4] MCTIERNAN A, FERIEDENREICH C M, KATZMARZYK P T, et al. Physical Activity in Cancer Prevention and Survival: A Systematic Review [J]. Med Sci Sports Exerc, 2019, 51 (6): 1252-1261.

[5] VOSKOBOINIK A, KALMAN J M, DE SILVA A, et al. Alcohol Abstinence in Drinkers with Atrial Fibrillation [J]. N Engl J Med, 2020, 382 (1): 20-28.

[6] KIM C S, HAN K D, CHOI H S, et al. Association of Hypertension and Blood Pressure With Kidney Cancer Risk: A Nationwide Population-Based Cohort Study [J]. Hypertension, 2020, 75 (6): 1439-1446.

[7] COHEN J B, GEARA A S, HOGAN J J, et al. Hypertension in Cancer Patients and Survivors: Epidemiology, Diagnosis, and Management [J]. JACC CardioOncol, 2019, 1 (2): 238-251.

[8] WANG A, GREEN J B, HALPERIN J L, et al. Atrial Fibrillation and Diabetes Mellitus: JACC Review Topic of the Week [J]. J Am Coll Cardiol, 2019, 74 (8): 1107-1115.

［9］WANG M,YANG Y,LIAO Z. Diabetes and cancer：Epidemiological and biological links［J］. World J Diabetes, 2020, 11（6）: 227-238.

［10］GUO J, WANG J, ZHAO Z, et al. Association between glycemic control assessed by continuous glucose monitoring and stroke in patients with atrial fibrillation and diabetes mellitus［J］. Ann Palliat Med, 2021, 10（8）: 9157-9164.

［11］HUANG T, LIN B M, STAMPFER M J, et al. Associations of self-reported obstructive sleep apnea with total and site-specific cancer risk in older women：a prospective study［J］. Sleep, 2021, 44（3）: zsaa198.

［12］KENDZERSKA T, POVITZ M, LEUNG R S, et al. Obstructive Sleep Apnea and Incident Cancer：A Large Retrospective Multicenter Clinical Cohort Study［J］. Cancer Epidemiol Biomarkers Prev, 2021, 30（2）: 295-304.

［13］CHUNG M K, ECKHARDT L L, CHEN L Y, et al. Lifestyle and Risk Factor Modification for Reduction of Atrial Fibrillation：A Scientific Statement From the American Heart Association［J］. Circulation, 2020, 141（16）: e750-e772.

［14］HUANG B, LIU H, SCHERLAG B J, et al. Atrial fibrillation in obstructive sleep apnea：Neural mechanisms and emerging therapies［J］. Trends Cardiovasc Med, 2021, 31（2）: 127-132.